高齐民先生经方临床经验集

高齐民　编著

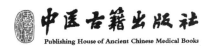

图书在版编目（CIP）数据

高齐民先生经方临床经验集/高齐民编著．－北京：中医古籍出版社，2019.5（2024.6重印）
ISBN 978－7－5152－1132－9

Ⅰ.①高… Ⅱ.①高… Ⅲ.①中医学－临床医学－经验－中国－现代 Ⅳ.①R249.7

中国版本图书馆CIP数据核字（2015）第316451号

高齐民先生经方临床经验集

高齐民　编著

责任编辑	黄　鑫
封面设计	韩博玥
封面插图	赵石涛
出版发行	中医古籍出版社
社　　址	北京市东城区东直门内南小街16号（100700）
电　　话	010－64089446（总编室）　010－64002949（发行部）
网　　址	www.zhongyiguji.com.cn
印　　刷	北京市泰锐印刷有限责任公司
开　　本	787mm×1092mm　1/16
印　　张	42.75　彩插8面
字　　数	939千字
版　　次	2019年5月第1版　2024年6月第3次印刷
书　　号	ISBN 978－7－5152－1132－9
定　　价	198.00元

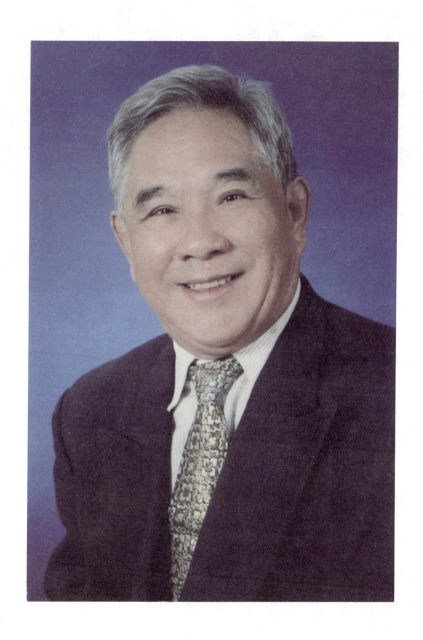

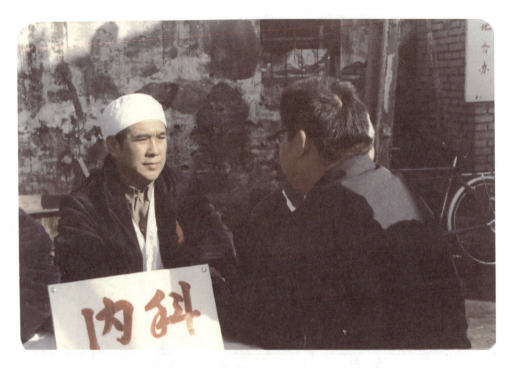

20世纪80年代在北京街头义诊

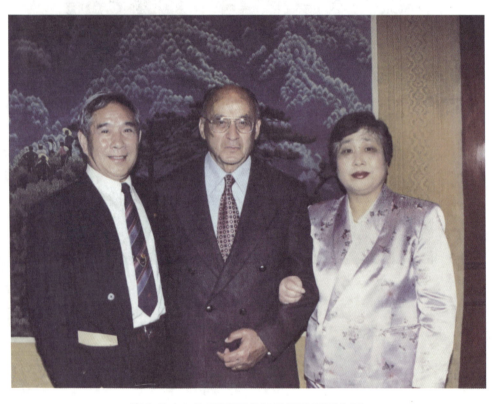

高先生夫妇和墨西哥前总统切维利亚合影

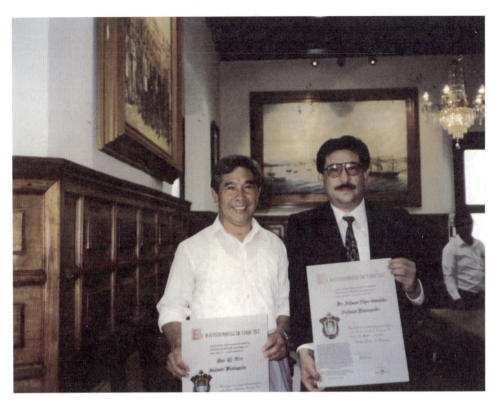

高先生与墨西哥卫生部部长合影

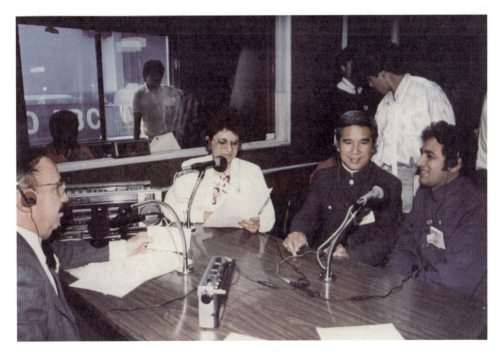

高先生在墨西哥接受电台采访

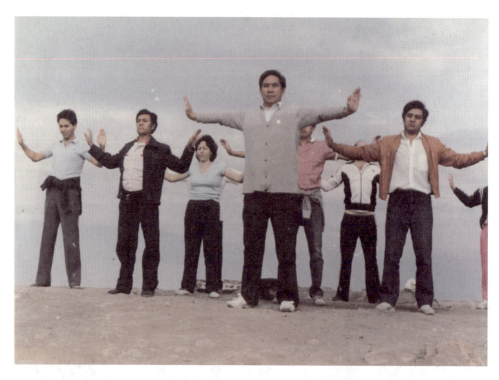

高先生在墨西哥向学员传授八段锦

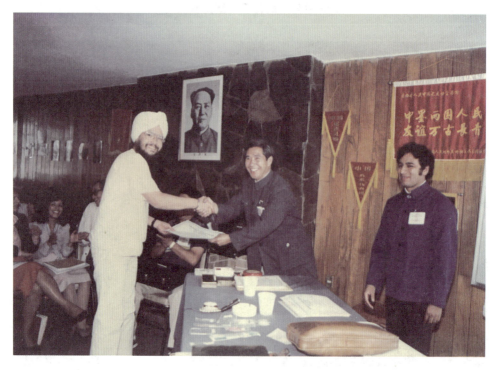

高先生在墨西哥向中医班学员颁发证书

编者的话

本书系现代经方临床大家，北京中医药大学东直门医院内科高齐民先生毕生心血的结晶。高老出身中医世家，后从事中医临床及教学工作长达六十余年之久，以临床擅用经方，救治患者无数而医名远扬，惟其秉性淡泊名利，孜孜以求，踏踏实实做学问，虽满腹真才实学，却不齿世俗哗众取宠、沽名钓誉之举，实乃书生本色也。

本书是高老学术及临证经验的集大成作品，分为上下两部。上部真实地记载了高老自20世纪50年代以来积累的数百则临床医案及笔记，展现了珍贵的经方使用体会和临床实用经验；记录了高老所辑现代中医大家的学问之道以及经方临床应用文献近百篇；收载了高老多年来的临床教案及学习心得数十篇。下部则是高老对仲景经文的深刻剖析，无论是对经方研究方法的娓娓道来、还是从组方药味多少的新角度挖掘整理仲景组方思路、抑或是对今人鲜有提及的禁方深入探讨；以及对《伤寒杂病论》的重订、对《内经》《难经》之"症"配"经方十一家"之"方"的重组，无不彰显高老学业之精，视角之独特，临床经验之丰富！

编者窃以为，该书乃是中医学子必读之上乘佳作，其主要特点可概括为拍案六奇：

一奇之内容广博：本书的内容之丰富可谓一奇，仅就临证而言，共囊括医案240余篇，其中高老亲身经历的临床医案100余则；收录高老自创方19首；记载诸多名家经验方及祖传秘方100余首；详细阐述了内、外、妇、儿、五官、骨伤、针灸等科50余种疾病的论治；阐释了多种外治法及民间验方秘方。若就学术而论，书中对各大家学问之道的探讨，对个人从医经历的反思，对学生的谆谆教导都不啻为中医学入门的领路人。

二奇之创方精巧：高老精通仲景之道而不泥于成方旧例，在临证中受经方启发创制各科方剂19首之多，如小金楼汤、镇蚘汤、龙蛇煎、遂虎陷胸汤、痛风丸、热历散、甘遂硝黄散、遂虎结胸汤、痹症三两三、自制祛脂减肥方、自制乳癖药方、自制椎间盘突出药方、自制皮肤病外用药方、自制宝鼎香酒方、自制益气养血药方、二姐妹三兄弟汤、自创治项痛方、白果返魂汤等。这些方剂如同珍珠般散落于高老书中所记载的各类病案中，其组方思路精巧，演自经文之意，仿自经方之旨，可谓源于经方，而千变万化，不落窠臼，其疗效均经高老成千上万例病案所验证，此即高老得仲景术精髓之明证哉！

三奇之细节取胜：高老将如何理解、应用、创新经方的点滴体会都倾注在字里行间，无论是精准辨治疾病，还是讨论用药炮制及煎服方法，抑或从高屋建瓴的角度评析医案、医论，无不处处彰显出高老对经方的认识细致入微。如果说细节决定胜负，那么，有临床经方家之誉的高老则胜在对经方的细节成竹在胸，驾轻就熟，随手拈来。

四奇之行文流畅：此书虽以阐述仲景之道为重，却有别于世俗对经文生搬硬套，牵强附会或用词拗口难懂，令人味同嚼蜡之作，高老以深厚的学术功底，用朴素平实的语言，结合案例分析，将枯燥繁琐之经文逐字逐句剖析得清晰透彻，其行文流畅，读之如甘泉般清澈，美酒般醇厚，能令有志于经方者如醉如痴。

五奇之重释经典：高老主张掌握经方间架结构是学好用好经方的关键，通过对经方按照药味多少逐一评述，从药味加去、药量增减的角度来启迪后学，甚至对备受冷落的禁方亦详加阐释；并以个人的理解，将《内》《难》之症与经方相配，以全新之视角使古老的经典焕发出新的活力。

六奇之倾囊以授：长期以来，中医人常有闭门自守之陋习，千辛万苦得来的经验岂肯付诸他人？而高老则恰恰相反，在书中将自己毕生所学全部倾囊以授，数百种疾病的诊治经验、组方体会、案例辨治难点，无一不透彻点明！若非大家之气度胸怀，岂能如此？

高老著作，读之令人拍案称奇，绝非寻常俗作所能比拟。为方便读者查阅，编者将书中自认为较有价值的自创方、验方、秘方、祖传方以及医案、专病论治等索引以列于目录。愿天下岐黄学子都能有幸受益于高老之教，以广高老之志，光大仲景之术！

精周易,通灵素,名著纵盖万世;
辨伤寒,论杂病,经方横断千流。

　　高齐民五十岁生日时为仲景撰文

作 者 简 介

高齐民（1935—2018），副主任医师，山西垣曲人。幼承庭训，接受中医启蒙教育。14岁参加中国人民解放军，用"二甘散"敷脐将1例疟疾治愈，在军中一举成名。1954年被保送到中国人民大学速成中学学习，期间拜针灸名医刘会宾学习针灸2年，尽得其传；施针不超过10根，而疗效卓著。1958年被保送到北京中医学院学习，得秦伯未、任应秋、张志纯、经方大家陈慎吾、经方临床大家宋孝志先生指导。1964年毕业后分配到湖南血吸虫病防治所，拜湖南名医刘炳凡为师，朝夕相处，得其心传。因疗效奇特，百姓称其为"高神仙"。1971年荣调北京中医学院东直门医院工作，跟随岳父宋孝志学习，曾任肾病科主任，是本院内科有数的临证高手之一。1993年离休后赴墨西哥讲学行医，在中国使馆的帮助下，历经艰难，最终促成针灸在该国合法化；此后赴美国行医，在当地华人中享有盛誉。2004年后回国定居。

先生一生致力于仲景学术的学习、研究与应用。其基本观点与学术特长为：其一、强调《伤寒论》和《金匮要略》是一个有机的辨证论治统一体，应合二为一，不能割裂研究。其二、掌握经方间架结构是学好、会用与活用经方的关键。他研究经方，是把《伤寒杂病论》收录的经方，遵循方剂学的发展规律，按药味由少到多，对一味药到十味药以上经方的临床应用逐一进行评述，通过药味的加与去、药量的增与减探求药味的确切功用，并透过经方的间架结构揭示仲景组方的奥秘。其三、研究经方，当注重对《内》《难》之"症"进行"症配方"，才能发扬仲景学术。其四、研究经方，当在《易经》上下功夫，才能更加深入领会仲景思想。其五、临床用方，强调以经方为主，遵《内经》"多则九之，少则二之"之旨，用药不超过九味药，其治疗各科疑难病有高效。其六、立足于临床，对仲景书中的疑难方证有正确诠释。如《金匮》"诸黄"是什么？猪膏发煎方的主治为何？《金匮》当归贝母苦参丸是治"小便难"还是治"大便难"？《金匮》栝蒌瞿麦丸所治的"水气"内涵是什么？大黄甘草汤所治的"食入即吐"是虚是实？防己地黄汤主治和方证如何解释？

先生淡泊名利，生活简朴，低调做人，待人诚恳，主要精力用于治学。围绕经方，购置并阅读了大量的古今文献，做笔记无数，并有手稿200余万字，为后学留下一笔宝贵的财富。

吕仁和院长序

我与齐民老师是老同事、好朋友，他为人友善，勤恳工作，治学尤其努力，是我院著名的老中医。我对他的评价有三：

首先，他是名副其实的经方家。他家学渊源，毕业于北京中医药大学，又得岳父、经方大家宋孝志老师心传，毕生致力于经方的学习、研究与应用，并有独特的见解。其辨证用药悉本经典，方小药简，而疗效奇特，是我院经方家之仅存者。

其次，他立足于实践，讲求实效，又是一位临床家。在遵从经典的同时，又兼学各家之长，甚至取法于民间验方，先后拜针灸专家刘会宾、湖南名医刘炳凡为师，以善治疑难杂症见长。

第三，他是一位博学家。除了刻苦学习经方临床应用，喜好治疗疑难杂症外，他还喜爱读经史、百家《医录》、历代文人笔记、小说、杂文以及诗词等。为学《易经》，他先后拜张延生、邵伟华、王扶伦、黄鉴为师，对《易经》《道藏》有深入研究和造诣，真如陆游所言："功夫在诗外"。

今齐民老师不顾年高多病，把个人宝贵的经验体会整理成册，为的是启蒙后学，造福百姓。高风善举，值得称赞，我以先睹为快！此书一出，必将是仲景学术花园中一朵奇葩，为经方增辉。是以为序。

第二批国家名老中医
国家中医药管理局重点学科中医内科内分泌学科和肾病重点专科学术带头人
中华中医药学会糖尿病分会名誉主任、内科肾病副主任委员
北京中医药学会糖尿病专业委员会主任委员
中央保健委员会中央保健会诊专家
北京中医药大学东直门医院肾病糖尿病研究室主任
原北京中医药大学东直门医院院长
中医内科学专业博士生导师
北京中医药大学教授，主任医师
吕仁和
时在乙未年夏至日

自 序

我，1935年1月5日生于山西晋南垣曲县南羊村，在抗日小学启蒙读书，14岁光荣入伍，1954年由军区保送中国人民大学工农速成中学学习，1958年蒙吴玉章校长厚爱，亲自保送转入北京中医学院，1964年毕业后分配到湖南血吸虫病防治所，八年后荣调北京中医学院教学。1993年离休后遵师命赴墨西哥游说总统，使针灸在该国合法化。2004年完成任务后回国定居。忽忽然已满八十载。

岁月蹉跎，信念如一。家父、舅舅均为晋南名医，受其熏陶，我立下学医志向。未出茅庐，在部队用"二甘散"治愈顽固疟疾；大学一年级回乡省亲，一举治愈三例疑难病，由此信心更加坚定。感谢针灸专家刘会宾老师在速成中学时给予我两年的无私教授，使我掌握了其独特的针灸本领。感谢北京中医学院诸位老师，大学期间，在他们的指导下，我有针对性地阅读了各家著作。更加感谢湖南名医刘炳凡老中医在岳阳六年的临床指导，使我打下了扎实的中医临床各科基础。尤其怀念经方临床大家、太岳宋孝志老先生三十多年的悉心栽培，使我专注于经方研究与应用，从此忝列仲景学术门墙。

通过五十多年的经方实践，我深切地感悟到：伤寒起于风寒，杂病始于内伤；伤寒是杂病之起始，杂病是伤寒之归宿；伤寒中蕴育着杂病，杂病中培育着伤寒；伤寒传变始终有杂病出没，杂病随时有伤寒尾随；伤寒与杂病，经络与脏腑时隐时现，内外呼应，伤寒与杂病标本相依，一脉相承。《伤寒论》之方，无一方不能治杂病，《金匮要略》之方，无一方不能治伤寒；《伤寒论》发《金匮要略》之秘，《金匮要略》启《伤寒论》之微。《伤寒论》和《金匮要略》体例不同，一为辨体，一为论体；《伤寒论》与《金匮要略》不合二为一，只"辨"不"论"，不明体例，则不能深明《伤寒杂病论》之意。

余不揣愚钝，把分割了一千七百多年的《伤寒论》与《金匮要略》，按仲景原序卷次进行重订：删其重复，补其阙缺，裁其附方，名曰《重订伤寒杂病论》，意欲还仲景《伤寒杂病论》之原貌，再现建安医风，使后学者得以全面系统地掌握仲景的学术思想和辨证理论。

掌握经方间架结构，是学好、会用与活用经方的关键，历代治经方者多略于此。我将自己五十多载学习和应用经方的心得汇集在一起，写成《经方见闻录》。我讲解经方，不按先《伤寒论》后《金匮要略》的程序讲解，而是把《伤寒杂病论》所收经方，按药味多少排列，由少到多，遵循方剂学的发展规律，对仲景经方从一味药经方到十味药以上经方的临床应用逐一进行评述，使学者深入理解经方加减规律，并透过经方的间架结构，看到仲景组方的用心处，看到药味数量不多，药味分量变化，导致主治变化的奇妙处，使后学者会用经方、活用经方，如玩魔方。

仲景"撰用《素问》《九卷》《八十一难》"中的"症"配以"经方十一家"的

"方"而成《伤寒杂病论》，并说："病皆与方相应者，乃服之。"此"非天下之至神，其孰能如此"。而《内》《难》中尚有大量的"症"而无"方"，浏览历代著作，未见此项著述。我在闲暇时，仿效抢救继承京剧国粹流派精华工程中的"音配像"，对《黄帝内经》和《难经》中"症"进行了"症配方"，走仲景之路，广仲景之学。

《医林雨露》是我的读书笔记，重点摘抄了全国各地名老中医的治学方法和临床经验，还有一些老中医的医论、医话、医案。这些都是先辈们毕生研讨所得，碎金散银，异常珍贵。"将升岱岳，非径奚为；欲诣扶桑，无舟莫适。"愿她像四季雨露，滋润医林，启迪后学，扶掖新生。

在多年的临床中，我强调用方以经方为主，遵《内经》"多则九之，少则二之"之旨，用药不超过九味药，在治疗常见病、多发病及疑难杂症时，取得满意的疗效。我又将临床读书、辨证、用方的经验及验案随手记了下来，名之曰《诊余笔谈》，传给学生。

晓林医师倾心于经方，我回国后一直随我学习，情趣相投。其曰："手稿既为老师心血写成，而其中所论又别出新意，有别于诸家者尤多，于情于理当属珍贵。私为己用，不若公诸于世，必将有益于仲景学术，也不没老师一生之付出。"故其于师事之余，对我历年手稿进行录入整理，历经几载，而今已经成册。芸编细香，正合我意。愿得方家指点，若有益于后生，则尤幸甚矣。

高齐民书于乙未年正月二十九日

目 录

上部 医疗经验集

第一篇 诊余笔谈 (3)

第一辑 高齐民临证经验集 (5)

高齐民医疗经验精粹 (5)
  猪膏发煎案/8　当归贝母苦参丸案/9　栝蒌瞿麦丸案/9　大黄甘草汤案/10　防己地黄汤案/12

医事回忆录 (13)

源头活水 (15)
  芍药甘草汤加玉米须案/15

我的第一个病例 (15)
  二甘散案/16

一鸣惊人 (16)
  家传商陆汤方/17　从棺材里救出石云山案/18　一分钱不花治不孕案/19　黄芪建中汤案/21　旋覆花汤案/21　小儿发热抽搐案/21　桂枝去芍加蜀漆牡蛎龙骨救逆汤案/22　甘草干姜汤案/22　仲景柏叶汤案/23　桂苓五味甘草汤案/24

带状疱疹治验 (24)
  四味大发散案/24

百合地黄汤合甘麦大枣汤治疗更年期潮热汗出1例 (25)

腑病从经治 (26)
  葛根汤治小便失禁案/26　葛根汤治小便淋漓案/26　葛根汤治小儿遗尿案/27

葛根汤解寒凝 (27)

围魏救赵—栝蒌瞿麦丸治愈尿道剧痛案 (28)

小青龙汤治疗饮证 (29)
  小青龙汤治饮证案/29

小青龙治疗久咳验案 (30)
  小青龙汤治久咳案/30

求医记 (31)
  自制祛脂减肥方/32　小青龙汤案/33　自制乳癖药方/34　自制椎间盘突出药方/34　自制皮肤病外用药方/36　自制宝鼎香酒方/36　自制益气养血药方/36

"除陈气"验案五则 (37)
  不降压而降压案/37　不止眩晕而眩晕自除案/37　不减肥而减肥案/37　不通便而便自通案/

38　不止泻而泄泻自愈案／38

疮疡"三两三"临床多捷效 …………………………………………………………（39）
　　银屑病案／39　面部皮肤粗糙症案／39　面颊部丹红一块案／39　皮肤过敏案／40　顽固性瘾疹案／40　糖尿病并发症脱疽（血栓闭塞性血管炎）案／40

酒风病治验 ……………………………………………………………………………（41）

伤寒医案数则 …………………………………………………………………………（41）
　　放血治伤寒案／41　抽静脉血治伤寒案／42　鼻衄治伤寒案／42　麻黄汤治乳痈案／42

倒退牛传奇 ……………………………………………………………………………（43）
　　推骨散案／43

解毒活血汤治疗麻疹方解 ……………………………………………………………（44）

腹痛上冲皮起案 ………………………………………………………………………（45）

逆流挽舟救胃气二方 …………………………………………………………………（46）
　　黄芪建中汤案／46　砂半理中汤案／46

黄芪建中汤治验五则 …………………………………………………………………（47）
　　黄芪建中汤治便秘案／47　黄芪建中汤治肠套迭案／47　黄芪建中汤治萎缩性胃炎案／48　黄芪建中汤治浅表性胃炎案／49　黄芪建中汤治幽门螺旋杆菌感染案／49

腹部阴寒治验 …………………………………………………………………………（50）

芍药甘草汤加薏米治验 ………………………………………………………………（50）

疑难病症论治七则 ……………………………………………………………………（52）
　　自制"龙蛇煎"案／52　自制镇衄汤案／54　大黄甘草汤案／54　麻黄汤案／55　麻黄汤合白虎汤案／55　黄芪建中汤案／56

肾子肿痛案 ……………………………………………………………………………（56）

麻黄连翘赤小豆汤方证之我见 ………………………………………………………（57）
　　风热犯肺（瘀热在肺）案／57　黄疸（瘀血在肝）案／57　浮肿、脓尿（瘀热在肾）案／58

鸡矢白验案二则 ………………………………………………………………………（58）
　　治转筋案／58　治鼓胀案／59

蛋白尿案讨论 …………………………………………………………………………（60）

儿童遗尿案 ……………………………………………………………………………（60）

肾风诊治规律初探 ……………………………………………………………………（61）
　　宋孝志先生治水肿方／65　重楼金钱丸／65

糖尿病治愈个例 ………………………………………………………………………（66）

椎间盘突出论治 ………………………………………………………………………（66）
　　自制椎间盘突出方／67　自制"芪乌芍药甘草汤"／70

治腰脊劳损的体会 ……………………………………………………………………（71）
　　自制颈脊劳损方／74　自拟腰脊劳损方／75　自制椎突丸／75　椎盘突出丸／76　骨刺外用粉／76

自拟腰痛验方"芪乌芍药甘草汤"治验 ……………………………………………（77）
　　双椎间盘突出案／77　椎间盘突出案／77　腰肌劳损案／78

目 录

下肢病案二则 …………………………………………………………（78）
  黄芪桂枝五物汤案/79 四妙勇安汤案/79

自拟"镇衄汤"方证论治 ………………………………………………（80）
  鼻衄案/81 指衄案/81 唇衄案/82

镇衄汤验案十则 ………………………………………………………（83）
  暑天鼻衄案/83 齿衄案/83 肝硬化鼻出血案/83 血小板减少性紫癜致鼻衄案/84 放疗引起血小板减少案/85 虚劳齿衄案/85 虚劳崩漏案/86 虚劳阴虚案/86 天地润泽案/87

"呵当"医案二则 ………………………………………………………（87）

汗证从瘀论治验案一则 …………………………………………………（88）

苔黑如墨案 ……………………………………………………………（89）

猩红热治验 ……………………………………………………………（89）

白果还魂汤治验 ………………………………………………………（90）

大小金楼汤治验二则 …………………………………………………（90）

医之源头在民间——秘传治骨结核妙方 ……………………………（92）
  么正清家传方/93 金蟾散治骨结核/94

抄《眼科奇术》一得 ……………………………………………………（95）
  四味大发散案/96

一条新思路——四妙勇安汤应用联想 ………………………………（96）

医之源头在民间——蜈蚣散治淋巴结核 ……………………………（100）

小陷胸汤的临床应用 …………………………………………………（101）
  遂虎陷胸汤/103

第二辑 高齐民医论集 ……………………………………………（104）

谈方药寒热——写给我的学生们参考 ………………………………（104）

论中医之法 ……………………………………………………………（106）

桂枝汤浅解 ……………………………………………………………（109）

论寒在骨髓与热在骨髓 ………………………………………………（113）

浅谈发热 ………………………………………………………………（113）
  火烧赤壁法/115

一论"陈寒"与病毒 ……………………………………………………（115）
  西州续命汤案/116 熊麝散/117 六味地黄丸案/117

二论病毒定性 …………………………………………………………（118）

三论病毒属性 …………………………………………………………（119）

防己地黄汤初探 ………………………………………………………（122）
  癫证案/126 狂证案/126 不寐案/127 尪痹案/127 寒痹案/127 阴虚外感案/127

防己地黄汤治验 ………………………………………………………（128）
  失心风案1/128 四十年少寐案/129 神经衰弱案/129 恐惧性失心风治验/129 失心风案2/130

秘传"三两三" ································(131)
  疮疡三两三/131 阴疽三两三/131 胸痹五妙汤/132 鹤膝五神汤/132
蚕豆黄条辨 ····································(132)
  急性溶血性黄疸案/134
麻黄附子细辛汤与大黄附子细辛汤辨 ·································(135)
青龙墨香五十三 ································(136)
  小青龙汤治验/136

第二篇　医林雨露 ································(139)

第一辑　治学与临证 ································(142)

王文鼎医论二则 ································(142)
  狂病方/142 五黄汤/142 鹤膝风验方/143
关幼波论治学要严、博、创 ································(144)
  鹅口疮特效方/145
董廷瑶治学九要 ································(146)
刘树农业医小得 ································(147)
江育仁"有益的回忆——知常达变" ································(148)
  小儿麻疹治验/148
朱仁康外科论治 ································(149)
裘笑梅论妇科 ································(149)
  二齿安神汤/150 牡蛎龙齿汤/151
瞿文楼论治病求本 ································(151)
赵绍琴论温病治法 ································(152)
张泽生论治病识证 ································(154)
  失音案/154 虫积腹痛案/154 不寐案/155 偏头痛案/155 新产受惊案/155
张赞臣论喉科病症 ································(156)
徐小圃儿科医论二则 ································(157)
吴棹仙尊经重道善用经方 ································(160)
  麻疹案/160 温热病案/160
吴少怀临证医论三则 ································(161)
王静斋临证医论三则 ································(163)
  治温病神昏谵语方/163
时逸人论审病辨证 ································(165)
  毒痢案/166
陈慎吾医论二则 ································(167)
  黄芪建中汤/169
秦伯未论知常达变 ································(170)

麻黄汤案/171　频繁呕吐案/171
　黄文东善于调理脾胃 ………………………………………………………………（172）
　程门雪论治学与用药 ………………………………………………………………（173）
　赵心波论治儿 ………………………………………………………………………（176）
　　　肺炎一号方/176　苡米小豆粥/176　治痫饼/176　痿痹通络丹/177　天金散/177　治痫二号方/178　治痫一号方/178
　韦文贵眼科治学经验——精医术，师古不泥古 …………………………………（178）
　章次公治寒温于一炉 ………………………………………………………………（179）
　杨志一临证心得 ……………………………………………………………………（180）
　　　阳虚湿温案/181
　刘炳凡论内科急症经验 ……………………………………………………………（181）
　　　惊厥案/182　喉蛾案/183　白喉案/183　关格案/184
　夏度衡论"临证方可识真诠" ……………………………………………………（185）
　　　浮肿案/185
　汪昂治痛风 …………………………………………………………………………（186）
　　　二乌术皂汤/186　自拟痛风丸/187　自拟热历散/187
　刘奉五治"热入血室"之临床体会 ………………………………………………（187）
第二辑　临证心得 ………………………………………………………………………（190）
　王渭川论望诊 ………………………………………………………………………（190）
　方鸣谦善用补中益气汤 ……………………………………………………………（190）
　　　长期血尿案/191　补中益气汤十用证/192
　张志纯善用逍遥散 …………………………………………………………………（193）
　　　逍遥散适应症/194
　刘惠民学术特点 ……………………………………………………………………（196）
　　　崩症案/198　夜啼案/198
　朱小南学术特点 ……………………………………………………………………（198）
　　　经期手掌背起疱发痒案/199
　宋孝志再传"铃医三两三钱三" …………………………………………………（201）
　　　偏头痛三两三/202　跌打三两三/202　痈疽三两三/203
　王志敏医生临床经验——子宫丸在妇科的应用 …………………………………（204）
　　　阴道部子宫丸/204　宫颈口子宫丸/205
　李鼎铭医生治疗先兆流产经验 ……………………………………………………（208）
　　　先兆流产证型基本方/209
　梁仪韵治疗崩漏经验 ………………………………………………………………（210）
　　　崩漏案/211
　万友生论补脾气虚 …………………………………………………………………（212）
　　　脾胃病案（一）/213　脾胃病案（二）/213

当代妇科大家王慎轩论治崩漏（1900—1984） ………………………………… (214)
当代妇科大家马龙伯论治痛经 ………………………………………………… (215)
　　补肾镇痛汤/216
妇科临床家许润三先生巧治妇科病 ……………………………………………… (216)
中医教育学家胡希恕运用经方治验 ……………………………………………… (217)
　　小柴胡汤加减/218　大柴胡汤加减/219　四逆散加减/219
"柴附芥子大黄汤"治疗脑脊髓蛛网膜炎临床观察 …………………………… (220)
赵锡武冠心病证治新说 …………………………………………………………… (221)
汪逢春临证心得二则 ……………………………………………………………… (223)
　　治湿温病十法/224　清热镇痉散/226
刘炳凡追忆师门验案 ……………………………………………………………… (226)
　　昏厥如尸案/227　两姐妹麻疹案/227
回阳救逆之方何以不用肉桂？ …………………………………………………… (227)
赵炳南治天疱疮 …………………………………………………………………… (228)
　　赵氏健脾除湿汤/229　赵氏解毒养阴汤/229

第三辑　临证经验集成 …………………………………………………………… (230)

曹炳章先生学术思想与临床经验 ………………………………………………… (230)
　　痰厥治验/232　热入血室治验/232　暑湿邪结中焦治验/232
张锡纯学术思想探讨 ……………………………………………………………… (233)
　　胃下垂案/241　薯蓣苤苜粥案/243　寿胎丸治先兆流产案（一）/249　寿胎丸治先兆流产案（二）/250
张山雷先生临证经验谈 …………………………………………………………… (251)
　　蟾酥退毒丸/265　消疔丸/265　清解薄贴/265　温煦薄贴/266　象皮膏1/266　象皮膏2/266　樟丹油膏/266　四温丹/267　千槌膏/267　独圣散/267　桃花丹/267　铁井阑/267　巴鲫膏/268　拔疔散/268　黑虎丹/268　乌金膏/269　黑龙丹/269　玉糊膏/269　拔管方/269　锡灰膏/269　独炼硫/269　金刀独圣丹/269　十全丹/269　成炼珠黏/270　蛇床子散/270　血余膏/270　三灵丹/270　枯痔散/270　五虎拔毒丹/270　三仙丹/270
王鹏飞医生儿科临床经验 ………………………………………………………… (272)
　　寒砂散/273　小儿腹泻案（一）/274　小儿腹泻案（二）/274　小儿腹泻案（三）/275　食量减少案/276　小儿食欲不振案/277　小儿厌食案/277　痢疾案（一）/279　痢疾案（二）/279　痢疾案（三）/280　小儿嗜异症案（一）/280　小儿嗜异症案（二）/281　小儿嗜异症案（三）/282　大疱型表皮松解症案/282
陈实功治外科病 …………………………………………………………………… (284)
　　脓肿案/286　发背案/286
周慕新医生临床经验 ……………………………………………………………… (287)
　　虚证哮喘丸/289　实证哮喘丸/289　肺炎证治/290　黄疸案/293
房芷萱医生临床经验 ……………………………………………………………… (294)

瘰疬辨证/294 舒解软坚丸/294 甲字提毒粉/296 利生粉/297 民间验方/297 附骨疽辨证施治方药/298 附骨疽兼症辨证施治/299 骨刺腾药方/299 消嗜肉粉/300

儿科名医董廷瑶诊疗经验 ………………………………………………………… (300)
　　温脐散/302

石熙瑞老中医幼科学术经验 ……………………………………………………… (304)
　　不思饮食案/305 消化不良案/306 急性阑尾炎案/306 痄腮案/307 慢惊案/307 发热腹泻案/308

陈鼎三先生临床经验谈 …………………………………………………………… (308)
　　续命汤案/309 大头瘟案/310 豁痰丸案/310 温病案/311

妇科专家于道济先生临床心得 …………………………………………………… (313)
　　大硝石丸/314 桃仁煎/315 大七气汤/315 开郁正气散/315

妇科专家王子瑜先生经验谈 ……………………………………………………… (315)
　　乌丹丸/317 更年期综合征辨证论治/318

刘毅东《填脐疗法》论证探讨 …………………………………………………… (319)
　　霍乱疗法/320 痢疾疗法/320 腹泻疗法/320 肠鸣疗法/321 脱肛疗法/321 二便不通疗法/321

经方大家宋孝志先生小传 ………………………………………………………… (322)
　　红曲麦芽汤/325 神曲麦芽汤/325 促精汤/325 送麟丸/325 治脚跟痛方/325 痢疾危症案/326 胃脘痛案/326 心绞痛案/326 头痛案/326 水肿案/327 四用麻黄细辛附子汤案/327 小调经汤治奇疾/328 治愈肠癌案/328 自创方草河车汤及验案/330 自创小金楼方/330 首风三两三/331 跌打三两三及验案/332 溃疡三两三及验案/333 热痹三两三/334 安眠三两三/334 自汗三两三/334 镇衄三两三/334 冬温转春温案/335 下利危重案/335 一窍不通脉见结代案/336 二两生地脉结代消失案/336 治愈四年每日导尿案/337 论虚劳/338 论白血病/340

下部　经典剖析集

第一篇　经方见闻录

第一节　经方研究方法浅谈 ………………………………………………… (352)
小柴胡汤案/352 炙甘草汤案/352 栝蒌瞿麦丸案/354 方后加去10方/354 方后加去临床应用新案例/356 桂枝汤间架结构/356 四逆汤间架结构/358 茯苓杏仁甘草汤间架结构/358 泻心汤类方间架结构/359 桂枝汤类方活用/360

第二节　经方药味分析 ……………………………………………………… (363)
单味药经方用药分析/364 治皮肤病外用方/366 红兰花酒治痛经/367 《伤寒论》二味药对用药分析/368 《金匮要略》二味药对用药分析/378 头犯大寒而痛/383 三生祛痛方/383 张氏治偏头痛方/384 尿时茎中痛案/389 无黄疸性肝炎案/391 大黄甘草汤案（一）/393 大黄甘草汤案（二）/394 《伤寒杂病论》三味药经方药味分析/396 遂虎陷胸汤/400 胆道

蛔虫案/407　桔梗白散案/410　走马汤案/410　柏叶汤案/414　分水散/418　旋覆花汤案/418
二甘散/419　《伤寒杂病论》四味药经方药味分析/423　桂枝加桂汤案/435　火逆案/437　麻黄汤案/441　治男子死精症方/444　《伤寒杂病论》五味药经方用药分析/446　《伤寒杂病论》六味药经方药味分析/466　《伤寒杂病论》七味药经方用药分析/477　黄芪建中汤案/477　桂枝加龙骨牡蛎汤案/488　《伤寒杂病论》八味药经方用药分析/491　小青龙汤案/494　《伤寒杂病论》九味药经方用药分析/496　《伤寒杂病论》十味药以上经方用药分析/501　《伤寒论》《金匮要略》相同三十六方按语/508

第三节　禁方探秘 (514)

鸡矢醴方及验案/515　四乌贼一蘆茹丸/516　生铁络方/516　泽泻术糜衔散/516　泽兰方/517　头发灰方/517　川椒干姜桂心汤/518　半夏汤/518　豕膏方及验案/520　赤小豆连翘根汤/521　马膏方及验案/521

第二篇　《内经》《难经》病证配方 (523)

第一节　《素问》病证配方 (526)

第二节　《灵枢》病证配方 (548)

自拟椎复汤/548

第三节　《难经》病证配方 (565)

第三篇　重订伤寒杂病论 (569)

《伤寒杂病论》原序 (571)

引言 (572)

第一节　辨伤寒　伤寒论十卷 (573)

卷一　辨太阳病脉证并治上（1~30条） (573)

卷二　辨太阳病脉证并治中（31~127条） (576)

卷三　辨太阳病脉证并治下（128~178条） (584)

卷四　辨阳明病脉证并治（179~262条） (589)

卷五　辨少阳病脉证并治（263~272条） (594)

卷六　辨太阴病脉证并治（273~280条） (595)

卷七　辨少阴病脉证并治（281~325条） (595)

卷八　辨厥阴病脉证并治（326~381条） (599)

卷九　辨霍乱病脉证并治（382~391条） (602)

卷十　辨阴阳易差后劳复病脉证并治（392~398条） (603)

附："外感天行，经方之治。"（摘自手抄本《辅行诀》） (603)

《伤寒论》方剂索引 (607)

第二节　论杂病　金匮要略方论六卷 (610)

《金匮要略》　金匮要略方论　原序 (610)

引言 (611)

卷一　五脏病篇之一 (612)

卷一　五脏病篇之二	(613)
卷一　五脏病篇之三	(615)
卷一　五脏病篇之四	(618)
卷一　五脏病篇之五	(621)
卷二　三焦疾病篇之一	(623)
卷二　三焦疾病篇之二	(625)
卷二　三焦疾病篇之三	(627)
卷二　三焦疾病篇之四	(628)
卷二　三焦疾病篇之五	(630)
卷二　三焦疾病篇之六	(633)
卷三　疾病专论篇之一	(635)
卷三　疾病专论篇之二	(637)
卷三　疾病专论篇之三	(638)
卷三　疾病专论篇之四	(639)
卷三　疾病专论篇之五	(640)
卷三　疾病专论篇之六	(641)
卷三　疾病专论篇之七	(643)
卷四　外科病篇	(644)
卷五　妇科病篇之一	(645)
卷五　妇科病篇之二	(646)
卷五　妇科病篇之三	(648)
卷六　验方篇之一	(650)
卷六　验方篇之二	(652)
卷六　验方篇之三	(656)
《金匮要略》方剂索引	(662)
跋	(668)

上部 医疗经验集

第一篇 诊余笔谈

第一辑　高齐民临证经验集

高齐民医疗经验精粹

一、生平小传

高齐民（1935—2018），副主任医师，山西垣曲人。先父以开药房坐堂行医为业。我在药铺长大，7 岁即随父在药铺中辨识饮片，背陈修园《医学三字经》，8 岁参加地下党宁登鸿老师组织的儿童团，14 岁参加中国人民解放军，在 57 师政治部给部长当通讯员。1951 年部政直工科一女干事，患疟疾月余，贫血，卧床不起，服奎宁无效，我用"二甘散"一次将其治愈。这一神奇验案，极大地鼓舞了我，并坚定了我今后长大学医的决心。1954 年毛主席提出："培养工人阶级自己的知识分子"，我被保送到中国人民大学速成中学读文史。文学水平的提高，为今后学习中医"四大经典"打下良好基础。1958 年蒙吴玉章校长关爱，亲自把我送到北京中医学院学医，使我有机会聆听全国名医，如秦伯未、任应秋、张志纯等先生亲自授课。我感到最幸运的是，倾听了经方大家陈慎吾老师讲授的《伤寒论》，同时又拜经方临床大家宋孝志先生为师，听他讲授《金匮要略》一书的临床应用。

1. 熟读经方

为了深入体会《伤寒论》《金匮要略》所收方剂和中药的临床应用要点，我利用课余时间，阅读了 1912 年以来所有中医杂志所登载的，有关《伤寒论》和《金匮要略》方药临床应用的论文。大学毕业后，我又把其中的精品复印了 1000 多篇，至今保存完好。我利用节假日，拜读了近代名医著作和论文上百篇，并将其中的要点摘录下来，约 20 多万字，自命为《医林雨露》。

2. 研究医易

1962 年，我拜宋老为师已 2 年，这时的师生关系已升为"丝萝之亲"。太岳对我的学习要求更严，我的进步也更快，先生很高兴，曾欣然赋诗："聊将桃李殷勤植，且喜芝兰次第连。"欣喜溢于言表。当寿宴后，他拿出一本《易经》，笑着说："唐代医学家孙思邈提出：'不知易，不足以为太医'；明代医学大家张景岳也说，《易经》'一字一言，皆藏医学之指南；一象一爻，皆寓尊生之心鉴'。学医不学《易经》，看来是'事倍功半'，望你深思。"于是我开始了对《易经》的研究。

他又说："近代有人提出：'中医是朴素的唯物主义'，此话欠妥。殊不知，中医既不是唯物论，更不是唯心论，是至高无上的'心物一元论'。《系辞》说：'形而上者谓之道，形而下者谓之器'；《黄帝内经》用《易经》的象、数、理作为辨证论治的武器，全面精辟地论述了'道'和'器'。如《素问·宣明五气篇》中'心藏神'，《素问·灵兰秘典论篇》中'心主神明',论的是'道';《素问·痿论篇》中'心主血脉',《素问·六节藏象论篇》中'其充在血脉',说的是'器'。其不是唯心论加上唯物论合而为一的'心物一元论'吗?"

为了学好《易经》,我购买了上百本注释《易经》的书,包括预测学在内,可是,不管怎么研读,却久久不能入门。1990年,我报名参加光明中医函授"易经学习班",受益匪浅;1994年,担任北京中医药大学易经协会顾问,又受聘为中国民间中医研究院易医研究员;1996年,应墨西哥针灸和易经协会邀请,赴墨讲授中国易经;2004年,又拜易经大师黄鉴先生为师,系统学习了《时空网络学》,这才茅塞顿开,悟出了《易经》的真谛,为深入研究医易铺平了道路。

总之,我在陈慎吾、宋孝志老师指导下,全面系统的研读了《伤寒杂病论》,又补学了《易经》,这为我治疗疑难杂症打下了深厚的基础,并取得满意的疗效。但因我天资驽笨,疗效有时不尽人意。赵炳南先生说:"岂能尽遂人意,但求无愧我心",使我聊以自慰。

二、学术概述

1. 走上中医之路

1958年6月,我接到北京中医学院入学报到的通知。喜讯传来,全村人都喜出望外,并称赞说,"井上院高家又出了第三代大学生。"上学前一天,我的舅舅山西名医赵仲凤为我饯行,他说,中医之路是一条"勤求古训,博采众方"之路,是一条救死扶生之路,治学要忠于真理,临证要全心全意为人民服务。

从小,舅舅就疼爱我,他是我的小学启蒙老师。妈妈因日本强劫,患上失心风病后,他又在我家药铺坐堂3年。记得每天下午放学后,我都要跟他到附近村中去出诊。一次,我俩都进了病家大门,听见久病的病人一声声打嗝,舅舅马上转身拉着我就往回走。在路上我问舅舅,为啥不给病人去看病,他说:"病人胃气已绝,治不了啦。"给我留下深刻的印象。为我能学好中医,舅舅再三叮咛说:"上大学,要学几十门课,要有主次。首先要学好'四大经典',其次学好内科学、中药学、方剂学、诊断学、针灸学等,这是做医生的基本功,是博采众长的好机会。为了你能时刻不忘学医的重点,我把三大名医语录抄给你,作为你学医的指路明灯。陈修园说:'学者必先读《伤寒论》,再读子书,《金匮要略》方能理会。盖病变无常,不出六经之外;《伤寒论》乃百病之六经,非伤寒所独也。'徐大椿说:'医学之学问,全在明伤寒之理,则万病皆通。'柯韵伯说:'仲景之《伤寒论》《金匮要略》,为医学之圭臬,辨证论治之大法。不读仲景书则临床无法依、无准绳,故仲景书,要在掌握治疗之变。'课余还可读《医学衷中参西录》和《温热论》。"

2. 经方与时方

作为长期受经方耳濡目染的晚辈,上大学时不处理好经方与时方的关系,往往会影响学习的深入。大学带实习的老师,大多习惯用时方,就连伤寒教研组的老师也是经方用得少,时方用得多。有的老师经方时方并用,有的用经方喜欢用"合剂",有的用时方喜欢用"药对",往往无所适从。我想,学生时代是人生可塑性最强的时期,不妨跟经方派老师学用经方,跟时方派老师学时方。

我在大学四年级去京西煤矿实习,带实习的老师是教务长祝谌予先生。他是施今墨传人,用经方习惯用合剂,用药喜欢用药对,但用柴胡、葛根,用量常不过钱。五年级去京西煤矿实习,带实习的老师是许润山先生。他擅长妇科,认为:"妇人以血为本,以气为用",治疗妇女病,大多应用补气血的方,其次以调肝血、健脾气、补肾为主;他还喜用有效的民间验方,如大麦青、小麦青治疗湿热下注的泌尿系感染。

六年的大学学习,使我对经方和时方有了新的认识。经方和时方,其实是一脉相承。"君在江之头,我在江之尾",经方是时方之源,时方是经方之流;经方开创了时方发展之路,时方补充了经方的不足。经方用药少而精,时方用药多而不乱。不管用经方还是时方,都各有千秋,临床上能治好病的方和药,都是好方药,不应有门户之见。

3.《伤寒论》与《金匮要略》

我习惯把《伤寒论》与《金匮要略》称作《辨伤寒》与《论杂病》。作为经方临床大家的继承人,大学毕业后,我把精力全部放在《辨伤寒》与《论杂病》临床应用的研究上,不然在经方研究上跟不上老师的步伐,继承不好,就谈不上发展。

首先,我对二书进行了分析归类:《伤寒论》398条条文,《金匮要略》50多种疾病;《伤寒论》和《金匮要略》各有经方数首;《伤寒论》用中药84种,《金匮要略》用中药150种,二者用方除去重复,共有药166种。《伤寒论》《金匮要略》用药少而精,经方临床大家处方用药多遵《素问·至真要大论篇》经旨:"是故平气之道……多则九之,少则二之。"统观《伤寒论》《金匮要略》二书用药,用5味药的方剂《伤寒论》26方,《金匮要略》97方,合计173方;用7味药的方剂,《伤寒论》102方,《金匮要略》122方,合计224方;用9味药的方剂,二书仅19方,且多为丸散制剂。

我在临床上使用经方已经50年。第一次学会用的经方是大黄甘草汤,是跟舅舅出诊时学会的,治胃肠之火上炎,牙龈红肿,或牙龈糜烂,常用大黄一味3~5g,当茶喝,喝2~3天,炎症可消。我家乡的农民常在三伏天喝大黄,清暑排毒。

为了阅读方便,我在学生时代,就把《伤寒论》《金匮要略》合订在一起,称其为"伤寒杂病论"。伤寒和杂病是一个辨证论治的统一体,有先后始终之分,有时又不分,伤寒中有杂病,杂病中有伤寒;伤寒是杂病之起始,杂病是伤寒的归宿。《伤寒论》方剂,无一方不能治杂病;《金匮要略》方剂,无一方不能治伤寒。用《伤寒论》六经辨证治杂病,与用《金匮要略》脏腑辨证治杂病相比,殊途同归,皆可步入仲景殿堂。所以,陈修园说:"《伤寒论》乃百病之六经",是至理名言,但不可误解为仅学《伤寒论》就可走遍天下。"文化大革命"期间,我回故乡省亲,给全县中医师讲课,闲聊时发现,很多已知名的中医只读过《伤寒论》,没有看过《金匮要略》。第二天我到新华书店一看,《伤寒论》和《金匮要略》早已脱销。讲完课,我去卫生局汇报时,出于对中医事业的关心,我对局长说:"一个中医水平的高低,从晋唐而下,都以精通'四大经典'为准绳,临床大夫不精通《伤寒论》《金匮要略》,治病的水平,一辈子也提不高。都20世纪70

年代了，很多学中医的还依旧学完'四小经典'(《汤头歌诀》《药性赋》《医学三字经》《濒湖脉诀》)就挥戈上阵，这就是'涉浅水者得鱼虾'；学通"四大经典"才能'涉深水者得鳖鳌'。希望我们县卫生局能拿出一些资金，给全县医生，不分中医、西医，每人买一套北京中医学院的教材。"卫生局局长很有远见，当即让会计送来一张银行支票让我买书。

记得陈慎吾老师授课时，不看《伤寒论讲义》，背一条，讲一条，也要求我们背诵原文。宋老说："你们是大学生，不是家传、师授，要学的学科多，能把《伤寒论》《金匮要略》带方剂的条文背下来就已经不错了，关键是会灵活运用。"

4. 研究心得

《伤寒论》和《金匮要略》所收载经方，大多数条文方证齐全，临床应用起来每每得心应手，常显卓越效果，使人感到"越用越神奇"。但也有少部分条文方证不全，或者证方不符，或者证太少，难以辨证，或者错简，张冠李戴。我在50多年中，每次阅读，都带着千古难解的经方，去寻找后人的揭秘。我先后读了上百家对《伤寒论》《金匮要略》的注释，没有一个经方大家能把所收载经方都用过，且都有验案在卷。而若缺乏临床实践，注解疑难方证时常会望文生义，以证之阴阳、以药之寒热，自以为是地错注。我遇到《伤寒论》《金匮要略》中的疑难方证，无验案可循时，只好自己"摸着石头过河"，在实践中去解疑；解疑对与不对，有待在实践中进一步去考证、去更正。

(1) "诸黄"指什么？

《金匮要略·黄疸病脉证治》篇中载："诸黄，猪膏发煎主之。"本方证列在黄疸篇，肯定是一种黄疸，但又不像"谷疸""酒疸""女劳疸"那样，各有自己的临床症状。因为难以辨识其症状，只写"诸黄"二字。

我和湖南名医刘炳凡先生在湖南汨罗蹲点。一天中午，一个农民请出诊，我年轻走路快，就让刘老留蹲点，我去出诊。到病人家一看，小孩患了"蚕豆黄病"，周身无处不黄，还尿血，病情危急。那时，农民饭都吃不饱，哪有钱去换血，且交通不便，泥泞小道，走一天还到不了县城。病人家属见我久久不开处方，便安慰我说："我们这农村，小孩喜欢吃生蚕豆，所以年年有'蚕豆黄病'，没有一例能活下来，你就把死马当活马医，死了我们也不怨你。"小孩上午8点钟吃蚕豆，中午就一身尽黄，染病之快，迅不掩耳，不是肝炎，当是"诸黄"；仲景将其放在"黄疸篇"之末，临床一定少见。为了急救，我让小孩妈妈从头上剪下一束辫子，放锅中加温溶成炭，在邻居家借来炼好的一勺猪油，水煎血余炭加入猪油，温时1次服下。并告诉病人家属，服药后24小时，尿血停止即不再溶血，可再服猪膏发煎1次。回蹲点，我告诉刘老，刘老说："我抢救'蚕豆黄病'多例，很成功，就是用的此方。'蚕豆黄病'可能就是'诸黄'。你用得妙，有悟性。等溶血停止后，要再服参芪补气善后。"

1年后，3517军工医院请我会诊。1例16岁男孩，患慢性溶血性黄疸，住院1年半，每半个月输血1次，输血后又溶血，黄疸不退，病情不见好转。会诊后，我想开猪膏发煎，但怕家属嫌药少，在大医院开一味血余炭，有点失体面，丢中医的面子。其实这个想法不对。听说小孩的爸爸又是一个军级干部，我就开了西洋参10g，黄芪20g，血余炭12g，因其不是回民，嘱其药煎好后，加一勺炼好的熟猪油，温服，一日服2次。

二次会诊，服药期间，血色素第一次不再下降，继服上方20余副，溶血止，黄疸退，痊愈出院。

可见，《金匮要略》猪膏发煎方，不但能治疗"蚕豆黄病"引起的急性溶血性黄疸，又能治不明原因的慢性溶血性黄疸。

（2）"大便难"还是"小便难"？

《金匮要略·妇人妊娠病脉证并治》篇中载："妊娠，小便难，饮食如故，当归贝母苦参丸主之。"我用栝蒌瞿麦丸加当归贝母苦参丸，治妊娠期泌尿系感染"小便难"；加黄芩、黄连、黄柏、全当归、贝母、苦参治男性前列腺肿大的"小便难"，甚至"小便癃闭"都有卓效。

一次，血吸虫病研究所有位女士怀孕5个月，自诉可能老公给吃的补养品太多，所以经常"大便难"。我当即开了当归贝母苦参丸改汤，进了一剂，大便即通，先后共服10剂，大便即正常。她还想再吃几副巩固疗效，我告诉她，古人说："苦参久服伤肾，令人腰重。"（见《梦溪笔谈·卷十八》）

我又常用当归贝母苦参丸加生地、白术、升麻治习惯性便秘；加黄芪、党参治疗气虚便秘。可见，当归贝母苦参丸既治小便难，又能治大便难。不加减，单用也可以；合方使用也可以。

（3）"水气病"与"水气"不同

《金匮要略·水气病脉证并治》篇的"水气"和《金匮要略·消渴小便不利淋病脉证并治》篇的"水气"有本质上的差别。前者，论述五脏病变导致水代谢失调，水气泛滥；后者的"水气"，是湿热下注后，肾阳虚，气化不利，而出现的尿急、尿频、尿痛，白细胞满视野。我初临床时，多喜欢用导赤散、小蓟饮子等来治疗泌尿系感染。我的夫人患泌尿系感染，用前方屡治屡犯，每次治愈后，家务活做得稍重一点，马上复发，痛苦不堪，非要用热水熏洗，才能缓解尿不出的痛苦。我见其证现阳虚，改用栝蒌瞿麦丸改汤，治愈后，从1965年至今再没犯过。

我记得，当时我在中医科开处方时，旁边坐的是南京中医学院毕业分来的小胡大夫。她说："泌尿系感染，尿急尿痛，炎症很重，你用附子不是火上加油吗？这方肯定不行。"我笑着说："我在学生时代，在中医学院红楼为宋老抄方时，见他用过，咱们试试看。"在医院，我带西学中的进修生，他们更怕附子大辛大热，而不敢用栝蒌瞿麦丸治泌尿系感染。我给他们解释说："泌尿系之所以感染，是因为膀胱气化失调，阳虚无力蒸化水气，才使水气停滞。附子是四大起死回生药之一，少用则助气，能'少火生气'，栝蒌瞿麦丸用附子不足3g，多用则病人感到两肾发热，'壮火食气'，疗效反而不佳。"

通过多年临床实践，我认为，栝蒌瞿麦丸是一个既治本又治标、不可多得的好经方，是治疗泌尿系感染的锋利武器。

（4）大黄甘草汤主治不分虚实

有些《金匮要略》注家因大黄苦寒而认为，大黄甘草汤能治的"食入即吐"是内热作呕。

1994年，我在门诊看了一个病人，从葫芦岛来，"食入即吐"半年多了，在东北三省各大医院都请专家会诊过，半年多来因食入即吐，一粒米、一滴水都咽不下，每天只能靠输葡萄糖维持生命，且天天彻夜不能入睡，靠打超剂量安眠药，勉强睡1~2小时，周身肌肉痛如被鞭杖，疼得难忍，天天靠打止痛针过日子，面黄肌瘦，步行艰难，靠两个护士搀扶，小便少，大便无。来北京各大医院检查，都说无法治。某医院说胃切除可能有效，病人拒绝手术，才来找中医。我给开了3副大黄甘草汤：大黄6g，甘草10g。告诉她，一煎药，2个小时服完。开始只把舌头伸进药里，湿一下舌头，1个小时后每次再喝约1~5ml，咽不下就吐出去。3副药，二毛七分钱。药后大便1次，拉出来的是黏液。拉完后，晚上8点即入睡，早上8点才睡醒，醒来就感胃中饥饿。从此日起，饮食如故，周身肌痛、不能入睡皆不治自愈，后用小半夏汤收尾。

1976年又治1例中风患者，身体肥胖，3日不大便，舌苔厚腻，脉弦滑有力，近2日来食入即吐，此乃胃气上逆之证，予大黄甘草汤3副，便通而呕吐止。

《伤寒论》《金匮要略》所收载经方中，有的寒热分明，有的虚实不分。如气分热结用桂枝去芍药加麻杏石甘汤，气分寒凝用桂枝去芍药加麻黄附子细辛汤，则寒热分明。大黄甘草汤两案例，一虚一实皆可用，真是妙趣横生。

（5）中医治病以人为本

西汉文字学家刘熙，在其所著的《释名》一书中，对什么是"疾病"作了译释。他说："疾，病也，客气中人，急疾也；病，并也，与正气并在肤体中也。"即邪气与正气合并在一起，人才发生疾病。正邪相争是病变过程。先贤有三策论："驱邪为上策，扶正驱邪为中策，滋阴固守为下策"。有人说："中医治人不治病"，这种说法欠妥。应该说，中医治病，始终以人为本。祛邪为上策，则是治病为上策；正气虚，邪不去，则扶正为主，祛邪为次；邪气嚣张，正气衰败，应当固守，"保胃气存津液，以人为主。"会用下策，才知医生水平的高低。

张××，女，41岁，因贫血入北京第六医院检查，诊断为"甲醛中毒所致的白血病"，在六院住了3年。病情日渐危重时，每周请首都医院血液病科专家会诊。用激素把病人吃成满月脸、水牛背、骨质疏松，更糟糕的是把胃也吃坏了，粮店所售的白面、大米都不能吃，吃了就胃痛难忍，只能吃农村不上化肥的米和面。周身肌肉疼痛，彻夜不能入睡，三伏天披棉被取暖。她几次想了结自己的生命，因丈夫病故，儿子太小，才放弃轻生的念头，不愿在医院再治下去，就出院回家待毙，不想再请医生看病。我从墨西哥回国后，其姐请我会诊。诊其六脉沉细，面色苍白，浮肿，自诉走十步就接不上气，每一天不是快乐生活，而是在痛苦中煎熬。

此案胃气将绝，病入膏肓，只有治人、保胃气才有一线生机。我开了黄芪建中汤，嘱其服15~20剂，胃气生才能纳五谷，周身肌肉疼和彻夜不寐、贫血等将不治而愈。果如所料，服20多剂黄芪建中汤，此病奇迹般的痊愈了，白血病也消失了。

赵某，87岁，因脾胃不和住院，经某医院内科几个月的治疗，病情日渐严重。她平素最爱吃的火烧夹肉，一口也咽不下去，继而出现周身肌肉疼痛且不停抽搐，日夜不能入睡，要儿女一刻不停地捶背、揉腿，停则呻吟。医院说她顶多活1个月，让她出院回家，吃点好的就行啦。因其女婿与我相识，请我为岳母一诊。进屋以后，见其坐在轮椅上，面色憔悴，无力主诉，半闭目无神。为老人诊完脉，我认为老人的生命垂危，不是寿高将要就寝，而是没有胃气。人以胃气为本，有胃气则生，无胃气则死。所以我开了一个黄芪建中汤加薏米。老太太的孙子去他们内科抄方子，原为老太太治病的主任一看黄芪建中汤，笑着对老太太的孙子说："我抄方可以，我得先告诉你，这个方根本不治你奶奶的病，出了问题我可不负责任。"没想到，赵母连续服药20多剂，一切痛苦消失，90岁那年，还到山东旅游了一趟，至今身体健康，每天早上吃火烧夹肉，原来吃1个，现在能吃1个半。她女婿说："母能病愈，真是奇迹。"

以上两个案例说明，治疗危重病人，要学会"以人为本"，本在胃气。先贤说"有胃气则生"，《伤寒论》"保胃气、存津液"之法，医者不能不知，不能不会用，它是留人治病的大法。

(6) 防己地黄汤探秘

防己地黄汤，是不是仲景方，在唐代就开始争论。孙思邈在论著《千金翼方》中认为，防己地黄汤是仲景方。争论的焦点是，《金匮要略》398条，体例都是先证后方，而防己地黄汤则是先方后证。按习惯，先方后证的方，都先把出处放在最前面，如抄自《古今录验》一书的续命汤，则写成《古今录验》续命汤；抄自《千金方》的苇茎汤，则写成《千金》苇茎汤。此方若不是仲景方，则不知抄自何处。正因为，不知谁的方，加之药证不符，几味治风寒湿的药怎么会治癫狂症呢？殊不知此方之妙，妙就妙在"不安神而神安，不治狂而狂自愈。"

1960年，宋老向我传授《金匮要略》经方的用法时，告诉我，他在广州行医时不止一次用此方治疗"失心风"，奇怪的是，病人痊愈后告诉他："你这个药能'开悟'，我比吃药前聪明了好多。"

1962年春节，我应邀到怀柔黄花镇村做客。当天晚上，村支部委员来找我，请我给看一个狂躁型精神病病人。我问他，什么原因疯的，他说，秋天收板栗的时候，此人从地里回来，衣服鼓鼓的，村外站岗的民兵告诉我，他偷了板栗，因此人是个老前辈，不好问他，可在全村流传开来，说他偷了板栗。老前辈听说，向村委会说明，是他从板栗沟回来时，又拐到自留地拔了几个萝卜，还摘了一个小南瓜，根本一个板栗也没偷。不管老人怎么解释，满村人怀疑他偷板栗之言风愈传愈烈。老人一生耿直，一气之下疯啦。晚秋每天晚上出去，谁家自留地菜都给拔掉。为了防止他再祸害村里人，派民兵用铁链把他锁起来，直到大年三十才把他放出来。初一，他到别人家拜年，把祭祖的馒头装在裤裆拿走，害得全村人都怕他。我说，我现在是一个未毕业的学生，但父亲善治精神病，我学得不好，你带我看看，能治我就给开药治疗。不一会，两个民兵把病人押来，我让病人坐下，诊完脉，我说："我给你开个方试试"，病人马上说："我没病，不吃药，只想喝酒"，我笑着回答："我给你买酒喝"。病人走后，我开了防己地黄汤：防己9g，防风9g，桂枝9g，生地黄100g（另煎），甘草9g，5副。告诉病人家属，把防己、防风、桂枝、甘草泡在酒里一宿，把生地放入大碗里，蒸一顿饭功夫，然后找个铜盆洗净，将两种药汁倒在盆内混合，温服，1天1副药，还只吃1次。病人家属后来告诉我，吃完5副药，疯病就好啦。我先后用防己地黄汤治"失心风病"好几例，都很快能好。

防己地黄汤原为酒浸水煮法，我改用水煮法，温服时加酒1杯，疗效不变。

防己地黄的方解：失心风，多发生于肝郁难以疏解，卒然暴发，失去理智。防风疏肝解郁，疏所郁之肝气。防己利湿，湿去则痰不生，先防痰迷心窍。桂枝通心阳、伐肝气；肝木最怕桂枝，所以有"木得桂而枯"之说。生地甘寒养心阴，安心神，心安，神才能藏住；生地大剂量能清肝郁所化之热，热泄，神欣然而安。甘草调和诸药。所以，防己地黄药能"不安神而神自安"。

我常用它治疗肝郁不疏引起的失眠，配百合地黄汤治疗更年期抑郁症，合酸枣仁汤治难以入眠症。若在防己地黄汤中加半夏秫米汤，都是安神定志、促进睡眠的好方药。

从药论该方之功用，确能治痹，治类风湿性关节炎，但非防己地黄汤之主治。直到1984年《河南中医》刊登丁先生用防己地黄汤治疗4种精神病的报道，读后让我敬佩不已。

三、结语

陆游说："功夫在诗外"。我除了刻苦学习经方临床应用，喜好治疗疑难杂症外，更喜爱读经史、百家《医录》、历代文人笔记、小说、杂文以及诗词等。为学《易经》，我先后拜张延生、邵伟华、王扶伦、黄鉴为师；吕仁和院长支持我筹办召开全国医易学术会，因缺乏资金而搁浅，是我一生最大的遗憾。少年受先父、舅舅的影响，酷爱《伤寒杂病论》，崇拜医圣张仲景。我50岁时，为其撰联，上联是"精周易，通灵素，名著纵盖万世"，下联是"创伤寒，论杂病，经方横断千流"。

总之，《伤寒杂病论》乃"勤求古训，博采众方"，上继三皇五帝，下承夏殷商周，医学底蕴深不可测。自晋唐而下，研究《伤寒杂病论》者数以千计，他们一生，刀匕壶囊，黄卷青灯，用功不可谓不苦，然大多数学者，只窥见《伤寒杂病论》之霞光万丈，却见不到此书之夕阳满天。知夫，人生短暂，临证有限，若能在《伤寒杂病论》中耕耘一席之地，已知足矣。我已年过古稀，"加"我三十春秋，来补学《伤寒杂病论》，孰也不敢言多。

殊不知，《易》者，易也，以象言事；《医》者，意也，在人思虑。孔子说："加我数年……学《易》，可以无大过矣"。但若"加我数年"学医，则微不足道，医之难学不言而喻也。

值此欢庆我院50年大庆之际，感谢我院党委多年来对我的培育和关怀，感谢科内同僚对我的帮助，我将永生难忘。

（高齐民2018年为北京东直门医院50年院庆撰文于东塔楼）

医事回忆录

一、把遗憾化为力量

大学六年，学了几十门功课，虽然学习成绩不错，但遗憾的是，四大经典学得不透不深。《素问》八十一篇，任应秋老师只选讲了一半；《灵枢》八十一篇，没有设教研组，无人过问；《伤寒杂病论》，陈慎吾老师只讲了《伤寒论》，《论杂病》即《金匮要略》因未设，教研组免讲了。《金匮要略》占《内科学》的半壁江山，用《金匮要略》方论治病的老师也寥寥无几。这样学下去，四大经典著作被砍下去一半。

徐灵胎在《慎疾刍言》一书中说："一切道术，必有本源，未有目不睹汉唐以前之书，徒记时尚之药数种而可为医者。"

我在读大学时，为了弥补这一损失，利用一切节假日，把1912年以来各种中医杂志刊登的经方临床应用的文章借读了一遍，并做了一千多张卡片。20世纪70年代有复印机后，我复印了一千多篇经方临床应用的文章，现今存在洛杉矶女儿家中，为了清闲时再品读一遍。这样就弥补上了大学的遗憾，使我受益匪浅。

我大学毕业后，把所学的讲义，除任应秋老师讲的《医经讲义》、陈慎吾老师讲的《伤寒论》讲义外，全部送给在故乡当赤脚医生的弟弟。

从我第一次发工资，便开始购买以四大经典为中心的医学书籍，如《伤寒论释译》《金匮要略释译》《难经释译》，以及伤寒著名作家柯韵伯《伤寒来苏集》、尤在泾《伤寒贯珠集》、徐大椿《伤寒论类方》、成无己《注解伤寒论》。凡见到有关经方临床应用的书籍，不分贵贱，以先睹为快。虽已离休多年，但对经方的热爱至今不减。

二、文学基础

中国医学的长河中涌现出了数以千计的名医，他们是名医，又是文学家、小说家、诗人，这是由我国上下五千年、深厚的传统文化所决定的，文学与医学不分，《易经》与医学象数理相同。从甲骨文、《周易》《尚书》《诗经》《周礼》《论语》《孟子》《孝经》《礼记》《春秋》，到先秦诸子百家、历代文集、文人笔记等，都有医学思想的简论。学中医，内容丰富多彩，博大精深，要读的书很多。

经方临床大家宋孝志先生说："古文史工具书史料价值很高，与医学有关的，如东汉许慎的《说文解字》，载有疾病78种。同时期的刘熙著《释名》，解释形体部位名称，有101条之多，是一部古代解剖学。十三经中的《尔雅》是一部上起西周、下至战国的本草学，它比《神农本草经》早300年。这些书都是学医者必读书。"

我大学三年级时在新华书店购买了《百子全书》《说文解字》、子书中的四大经典及《温病条辨》，以及其它的工具书。加上我1954~1958年在中国人民大学预课班读了四年文史，对我的古文水平提高很多，读《伤寒杂病论》的白文已基本过关，为上中医药大学打好了古文基础。

经方临床家余无言先生，是一代名医，还是一位诗人。他的诗集我如今仍存在案。医中诗人很多，如宋代爱国诗人陆游是一位了不起的坐堂医家兼走方医。淳熙二年（1175年）成都大疫，他慷慨解囊，亲手配制汤药，设药缸于街头，"救民之厄，活人无算。"

三、缅怀刘会宾老师

一九五六年秋天，我去后海大翔凤胡同看望姐姐。一进门见家里来了一位客人，姐姐介绍说：他是对门住的刘大夫，我因为偏头痛，痛得食卧不安。刘大夫扎了三次，基本不疼了，今天再扎一次以巩固疗效。刘老医德高尚，平易近人，是后海人民的守护神。出于敬佩，我说："刘老，我拜您为师学针灸行吗？"刘老马上说："知你是人民大学的高材生，你这个学生我收定了。"我赶紧给老师鞠了一躬表示谢意。刘老接着说："真学，就从明天（星期日）起每周讲一次课。从早上八点到下午五点，不管刮风下雨，雷打不动，学费分文不收。"

第二天，我上刘老家，刘老把茶倒上，说："你坐下。"我先学《针经》，又称《灵枢经》，学好《针经》才为学针灸打好了基础；在结合《针灸大成》讲针法。这样学了五个月后，初步掌握了针灸、经络与理论。开始学制新针、做艾卷。循经点穴，老师要求很严，必须首先在自己身上学扎针，然后才能在病人身上扎针；扎针要求少而精，少则四五根针，多则八九根针，超过十根针很少。

先生常用穴：一为四总穴，二为丹阳天星十二穴，三是自己治病疗效好的穴位。他说：扎针和太极拳一样，"四两拨千斤"，不能像有些大夫，一扎就二三十根针，你请教他为什么扎这么多针？那大夫还从容不迫地说：这叫"群起而攻之"。老师说，这叫"围猎法"，不值得效仿。

随师一年半，由于老师带教有方，常见病也能自己配方施治，老师很满意，打算给我申请行医执照，我婉言拒绝了。因为我要上中医大学，学更多的医学知识，继承家业。

老师善治小儿高热抽搐。退烧两针是针曲池不留针，治抽搐的秘方，即针长强、针丰隆。1960年春季去怀柔黄花镇，用针长强、丰隆二穴法，大年三十晚上，治好了生命垂危的一个3岁男孩。今年十月，我去黄花镇会友，大佺还问我："叔叔，五十年前，我看见你给刘维平舅舅的小三扎针，只见在屁股上扎了一针就不抽了，能告诉我们扎什么地方吗？"

老师善治急性腰扭伤。让病人站着，用一根针扎大腿下部的天坑穴，边扎边让病人向下弯腰，一般几分钟腰就不疼了，每次都是一针见效。

老师善治肩周炎，主穴为条口，左病右取，再配肩井、曲池等。

学完告别老师时，老师秘传一个治疟疾的秘方，叫"二甘散"，我谢谢老师的爱戴和栽培。刘师早已故去，我将永远缅怀老人培育的恩德！

（高齐民回忆于北京海运仓，2009年11月12日）

源头活水

我上小学时，舅舅赵仲凤是我的启蒙老师，放学后，他又是我家药铺的坐堂大夫。在抗日战争时期，村里人很穷，病了没有钱看大夫吃药，而是四处找单方验方。记得课间休息，常有村里人找舅舅讨要单方验方。我听舅舅告诉病人："关节痛，挖一把柳树根，煮水洗关节""脚痛，挖一把透骨草，煮水洗脚""胃酸太多，用一两玉米须煮水喝，三五天就会好""五心烦热，用野生地一两，捣烂绞汁喝""更年期潮热，用野生地煎水喝""牙龈肿，用大黄一两，分五天煮水代茶饮"——童年记的东西，岁数再大也永远不会忘记。

1959年暑假回乡探亲，堂叔北炳请我给他治反酸。他说："每天饭后，胃酸像泉水上涌，把胃烧得疼痛难忍，轻时，就趴在床上，用枕头顶住胃，四五十分钟才能缓解；重者，我就喝两口碱水才能不烧心。"诊完脉，想起舅舅的验方，便开了芍药甘草汤加玉米须：芍药30g，甘草10g，玉米须30g，5副，每日1副，早晚煎服。复诊时，叔叔说："吃完3副药，胃反酸卒然消失，玉米须治胃酸太神气了。"愈后多年再未反过酸。玉米须制酸名不见经传，效果却出乎意料。

1965年夏天，我接到一个会诊单。一位患急性血吸虫病的病人，高烧，体温39～40℃之间，伴有鼻衄，塞住鼻孔，血从口里流出来，西医止不住血，看看中医有什么妙招。我诊脉时，见病人蚊帐上、床单上、被头上、衬衣上到处染得是血。病人说："鼻血不间断流了15天。"我深思了一下，想起前几天和七八个晚期血吸虫病人聊天时，大家谈到初感染血吸虫高烧衄血，治愈所用单方，我把所收集治鼻衄的单方，加上自己知道的单方，组成"镇衄汤"，一炮打响，鼻衄高烧，服完3副药，就一点也不鼻衄了，烧也退了。我这时才深刻领悟到：民间的单方验方，不可轻视，它是中国医药学的源头活水；还因为有成千上万的单方验方，才孕育出两汉"经方十一家，一千二百七十四卷经方。"

（高齐民回忆于海运仓，2009年4月22日）

我的第一个病例

1949年，西北解放，陕南三军直抵四川广元，保障十八兵团南下，1950年回师冯县。我在政治部为部长徐文斌当通讯员，闲暇时读读医书。一日，送档到部长办公室，见桌上放一本《战友》杂志，经主任夫人同意，借出来阅览。其中一篇提到，渡江大军到了武汉，很多战士患疟疾，卫生队很着急，武汉药店不少，但都关了门。一天，卫生队长上街，找不到药店，就问一个当地市民，"请问哪有卖治疟疾的药？"老乡用手一指，"过二条街，那有个老医生，专卖治疟疾的药"。真的，走不远，见有人排队买药，队长也站在队内。不一会儿到柜台，卫生队长说："请问先生，疟疾药多少钱一包？"老先生笑着回答："五分钱一包，每人只准买两包。"队长恳求说："能否卖给我几百包？"老先生回答"不行"。队长只好买了两包回来试试，一用非常有效。第二天，队长到前线指挥所，搬请首长出面和老先生谈谈。老先生说："这是我的祖传秘方，全家人就靠他吃饭，多少钱我也不能卖。"首长作了一番工作，最后答应："等武汉解放后，请你到人民医院去工作，你现在每月收入多少，就给你多少工资"，并给老人开了一个证明，老人这才放了心，将"二甘散"献出。

处方：甘遂、甘草，等分，研细过筛，每一钱一包。

用法：疟疾发作前一两个小时，将药面撒入肚脐内，外用胶布盖上。一般不超过六小时，即可取掉药末。若敷后疟疾停止发作，第二次发作前再用一次；若用后无效，第二次发作前再用一次就会有效。一般用两包药可以治好一个疟疾病人。

此药没有什么禁忌，但只能外敷，严禁内服。甘遂乃泄水烈药，内服治疟无效，反会水泻伤人。

我从小在药铺长大，那些能吃的中药，如山楂、莲子、熟地、肉桂、大枣、核桃仁等，不知吃过多少次，所以一看就记住了"二甘散"，并知道它是一对反药："大戟芫花并海藻，甘遂以上反甘草"。

不知过了多久，一天我往各科送档，送到直工科，科长不在，只有科长的夫人答话："小高，请进来"。我见她躺在床上，问她怎么啦，她说："我打摆子（疟疾）打了两个多月，天天吃奎宁无效，每隔一日发一次（间日疟），已发的我起不了床。"见其面色苍黄，呈现贫血面容，我突然记起"二甘散"，就说："你躺着休息吧，我下午去城里给你买点中药试试。"

下午，我向部长请了假，去到冯县老城药店去抓药。药店老板看了看处方说："不能抓，是两个反药"。我告诉他："是外用药"。这样老板才抓好药，将药碾好，过筛包好，付了钱，返回政治部。我进院直奔直工科，交给科长夫人，要她明天发作前一小时如法敷药。

第三天，食堂吃饭时我见到了她，问她："疟疾好了吗？""好啦"，她笑着回答，接着说："第二天因忙于工作，忘了敷药，当我感到恶寒时才敷药，恶寒完了也没发烧，就好啦。""二甘散"的神奇功效，无疑坚定了我日后走岐黄之道的信心。

我用"二甘散"无功可言，只不过做了一次二道贩子，验证一下它神奇的疗效。

五十年后再提"二甘散"，因为它为保证我军渡江做出了不可忘却的贡献。

（高齐民　北京中医学院）

一鸣惊人

大学6年共有11个寒暑假，是选择休息，是去旅游，还是探亲，安排的好坏，对学生来说极为重要。我首先安排自己下农村为群众看病，再用一二个寒假上图书馆翻阅中医杂志，或去跟名老中医抄方。我这样的安排，虽然不一定合理，但对提高自己的诊疗水平却写下了浓浓一笔。我这里拿出一个暑假、一个寒假的几个精彩病例，从中可以看出初生牛犊不怕虎的稚气，摸着石头过河的风险，以及做医生应学会的临危不惧之心态。

一、暑假故乡行

（一）一副药治愈失心风

1959年暑假，我回到故乡—山西垣曲县南羊村，只清静了一天，带的《伤寒论》还没从书包中拿出来，第二天大清早，东院南屋北平叔找上门来说，"我有个好朋友，叫孟照圣，住在北木坪村，他的女儿病了一年多，至今卧床不起，想请你去看看。"我说，"叔叔，我可是中医学院一年级学生，还没学会看病呢。"叔叔马上说，"我是看着你在药铺一天天长大的，每天放学后，你还跟着舅舅赵仲风走村串户给人家看病，天天耳濡目染，多少也学会一点。你去看看，看得了，给他开个方子；看不了，只当去山沟玩了一趟。"吃完早饭，我叔把他的朋友带来，我只答应去看看，路上互相客套了一会儿，五里路很快就到啦。

到病人家一看，病人原是一个少女，蓬头散发，面黄肌瘦，走路东倒西歪，两眼痴呆无神，不愿睁眼，还不想起床，诊其六脉，浮而滑。浮为风，滑为痰，好像是痰迷心窍。我问少女，你怎么不好？哪里不舒服？少女望着我，只见嘴唇动，却听不到一点声音。我顺手把笔和纸给她，让她用文字表达，她拿笔写了三个字："不怪我"。我一下明白了，这是一起包办婚姻未遂，少女怒气郁闷所激发的"失心风"症。又不便当着病人问其父母，我只好在院外树下乘凉，问少女的奶奶和爷爷。少女18岁，叫孟秀娥，上了高中，一年前和青梅竹马的同学暗自定了婚。她妈妈不喜欢这个男的，嫌他们家出不起嫁妆，连订婚钱都凑不齐，未经女儿同意，就找了娘家侄，私自决定给女儿订婚。少女一气之下到学校去了，不安心听课，下课不做作业，整天不吃饭，整夜不睡觉，明显精神失常，老师就把她送回家。她拒绝看病，父母也没法。由于肝郁至极，无法理通，病情加重，自言自语，也听不懂她说什么，一会儿哭，一会儿笑，不打人也不骂人，有时弃衣而走，登高而歌，裸体钻进玉米地里不出来，害得全家人放不下心。后来由狂变癫，吃饭不知饥饱，睡觉不分昼夜，几个月不说一句话。靠近细听，喉中有痰鸣声。我初步诊断为失心风，是家传秘方的适应症，就答应开方救治。

家传商陆汤方

组成：商陆、绿豆芽、大鸭梨、红糖、生姜各四两。

制法如下：先将商陆全部用开水浸泡在一个大碗中，泡4~6小时。泡的时间到了，再将绿豆芽挤汁、大鸭梨挤汁，和商陆汁混合，加入红糖四两，再将生姜取汁另放。药后若病人呕吐不止、下利不止，将姜汁服下即止。

一切准备就绪，让病人将药汁全部喝下。约半时许，病人开始肠鸣，急于登厕，就由姑姑、婶婶扶她去啦。正好饭也熟啦，我说等病人一块吃，主人让我先吃。我刚吃下六个饺子，就听屋外乱成一团："快来呀，病人晕过去啦！"我顺手从书包中拿出银针捏在手中，准备急救。病人由几个壮小伙子抬进屋，放在大炕边上。我一看，吓我一跳，病人面色苍白，无血色，四肢厥冷，六脉全无，呼吸微弱。我立即在人中扎了一针，马上将备好的姜汁灌下。不到一分钟，病人面色红润，六脉恢复，呼吸均匀，再无痰鸣之声。屋门口挤满了四邻八舍的乡亲，急切地等待病人苏醒。把我吓坏了！这个小村无医生，无药铺，什么抢救的东西也没有。虽然心中有点怕，但我神情镇定，不慌不忙。少女的奶奶夸赞我说："高大夫，在危重病人面前，你很老练啊！"我微微笑了笑，心想，奶奶你哪里知道，我这是在演"空城计"："诸葛亮上敌楼，自作镇定。"

由于少女近一个月来总想轻生，几次想跳沟里自杀，老人日夜守护，加上女儿突然脱水性休克，老人已支持不住了，就说，"高大夫，今天你来值班吧。我女儿睡炕里面，你靠在炕边看书。我们俩打地铺，睡在地下，有事马上叫我。"

夜深人静，我在灯下看《伤寒论》，在想病人休克的原因是我用药不分虚实引起的。我的继母赵氏，1943年患失心风，她身体强壮，能把几十斤的东西扔来扔去，属失心风之实证；今天我看的这个少女，弱不禁风，走路东倒西歪，应属失心风之虚证，不能都用四两商陆！一般临床用一钱至三钱即能逐水消肿，我一下用到四两，自然会决流溃堤。看来今后应用时，应先辨别虚实再用。

不觉已到凌晨六点，少女翻过身，面向着我，疑惑地问道："你是谁，怎么靠在我床头上？"我告诉她，"我是大夫，我来给你看病，你妈让我值班看着你。"她羞得脸都红啦。我明白了，她不仅睡醒了，而且病也好啦。我马上把她爸妈叫醒："快起来，你女儿肚子饿了。"其实我早饿了。

早上洗漱完，我和姑娘全家一起吃早饭。全村听说姑娘病好啦，都带着奇怪的表情，不时挤进门伸头看看。我临走时，姑娘把我送到村外，举手告别。

人常说：无巧不成书。40多年后，我在墨西哥城收到一封信，原来是孟秀娥寄来的。她说："妈妈临终前把我叫到身边说，'你不是我生的，是抱养南羊村井上院高家的，你妈生下你就故去啦，1959年来给你看病的高大夫，是你同父异母的亲哥哥……'"。

原来她是我继母赵玉凤的女儿，她母女俩都是吃同一方"商陆汤"治好的。

生姜汁也能回阳救逆。再去理解，生姜泻心汤治肠鸣下利、"日数十行"之险证，已解利下休克之危，故仲景重用生姜加干姜，旨在回阳救逆。

大学一年级还未学习针灸，你怎么就会用针呢？我是在人民大学读文史班时，利用业余时间拜针灸大夫刘会宾为师学会的。刘老师要给我办行医执照，我说不用办，学会了就行啦。在大学里我就给同学们用针治胃痛、关节炎等。针灸是最先学会的。

（二）从棺材里救出石云山

我上午从北木坪村回来，下午就给北平叔汇报，怎么治愈了失心风的孟秀娥。我爷俩谈得正高兴，西屋的婶婶笑着走过来说："上午我娘家来人说，我哥哥已昏迷五天不醒，随时有走的危险，我想请大侄明天和我一块去石家沟给看看。"我正想婉言推辞，叔叔先答应说："没问题，你侄儿一定去。"没有办法，只好答应。第二天一大早，我刚起床，来了一个人，请我出诊，给他老人看病。话未说完，西屋小妹来啦，说："哥哥，我妈昨天半夜被舅家人接走,说舅舅要走,不知现在怎么样,哥哥还去吗?"我问来请我出诊的人,路过石家沟吗?他说,从村边经过,我说:"那好,咱们到石家沟村边上,听听有无哭声。有,说明人已死啦;听不到哭声,再进村打听一下。"在石家沟村边树下坐了10分钟,听不见有哭声。刚走进村不远,向人打听到了石云山家。叩门而入,屋中间支一扇门板,病人躺在上面,已穿好老死衣,脚头上点着一盏照冥灯,香炉里供着香,看样子是等着病人咽气。我向石夫人说明来意,是婶婶让我来的。她让我坐下,沏上茶,石夫人讲了她不愿再请大夫的原因:"先后五年,把家中的积蓄全都花完,只剩下一点送葬费,我们县的几个名医都说只能活三天,今天是第三天。"我请求说:"能否让我诊诊脉,学习一下怎么从脉上预测生死。"夫人同意,我便去诊脉。六脉濡数而细,无结代,也无怪脉出现,不见今天可以死的脉象。诊后,我对石夫人说:"不知道是我的诊脉水平不高,还是……我怎么也诊不出死脉来,请夫人把病人的情况告诉我一下。"夫人说:"近一个多月来,尿频急,尿血,有时点滴不出,接着自觉五心潮热,气从心下上冲,人就昏迷了过去;现已昏迷五天,人事还不知,有时半昏半醒,还能灌点水;昨晚看到吸气困难,看来要走啦,才把你婶婶接回娘家。县医院检查过,拍了照,说是肾结核……。"依据夫人陈述的病情,为四肢潮热上冲,阳不潜藏而上冲,导致昏厥。但脉不数,无内热,当属阳不潜藏,病当立即救逆!仲景的救逆汤,是不是为这病设置的呢?我也找不出再好的方子。我安慰夫人,从脉象上看,最近几天还死不了。正说着,我婶走进来啦,说:"齐民,你把死马当活马医,反正半死的人啦,我支持你开个方试试。"我就处方如下:

人参三钱,桂枝五钱,生龙骨一两,煅牡蛎一两,甘草二钱,生姜三钱,大枣十二枚。为开水之上源,加杏仁三钱。三副,每天一副,分两次口服。

开完方,我告诉石夫人,三日后我在家等你。你不来,说明病人已死;你来了,再开点药善后。

第三天,我正在大门外乘凉,见石夫人面带微笑朝我走过来。第一句话就说:"他死不了啦。"第一副药喝下去,病人就醒啦;第二副吃下去,就下床啦;第三副吃下去,他妹去上班,还送了很远,谁都说他好啦。

我告诉石夫人,再给你开个方子善后:桂枝三钱,白芍六钱,生姜三钱,甘草二钱,大枣十二枚,饴糖一两。五副。

北木坪、石家沟,连续两炮,一下震动全县。一传十,十传百,传得都神啦!其实,我只不过是一个中医学院一年级的大学生。

(三)一分钱不花治不孕

暑假回故乡省亲,按当地风俗,应先到舅家看望健在的亲人,我决定先到大姨家。上午11点钟到,下午姨的一个邻居就来看病。我问她看什么病?她说看多年不孕症。她说话时,我感到很惊奇,满口牙都掉光啦,可能有50多岁吧。49岁冲任虚衰,天癸竭,地道不通,怎么可能再孕呢?她坐下,我一边诊脉,一边让她把病情给介绍一下。她说,我姓赵，今年31岁。18岁结的婚，19岁生了一个女儿，语言有障碍，只会一个字一个字发音，今年已12岁，所以想再要一个男孩。我插了一句说，"你牙齿怎么掉光了？"她说："我生了小女孩，半岁多开始牙龈出血，没有去治；小女孩断奶后，发现不来月经了。吃了一马车桃仁、红花，不但月经不来，牙龈出血更厉害了，用力吸一口气，唾液就变成粉红色。开始四处求医，山西、河南、陕西都去啦，月经调不好，牙齿开始动摇，渐渐牙齿松动，往后一个一个脱落，现在只剩下四个大牙。知道我的，说是因病牙掉啦；不知道我的，都把我当老太太，把我的女儿当成我孙女。我公公和爱人都是赶马车运货的，经济上不困难，只要能让我生孩子，多少钱我也舍得花。"我再问，你的身体怎么样？哪里不好？她接着说："我身体很好，能吃，能睡，能干，男劳力挑多少，我也能挑多少。现在牙龈已经萎缩，所以出血也少啦，只在应来例假时，出血多一点，大夫说是什么代偿性月经，听了多恶心人。"我两个手换着诊脉，都换了三次也摸不出什么病，她身体比健康人还健康，怎么给她开方子啊！真是骑虎难下，心想，今天可要献丑啦！可我镇定不慌，心想，我得拖延一点时间思考辨证。我把话引到生产队：今年粮食打多少，平均收入多少，今秋会不会旱……。我让她慢慢给我回答。我把辨证的重点放在"牙龈出血""齿龈萎缩""牙齿脱落"到底"是寒还是热""是肾还是脾"。古人云："思之，思之，神鬼助之。"经云："肾主骨，齿为骨之余，髓之所养"，怎么不可以读成"齿为肾之余"呢！我辨出来了：这是一个临床上太少见的肾大热的病人，非甘寒滋阴之重剂，不会使其经水通。我笑着对病人说，你这个不孕症，花钱能治，不花钱也能治。病人马上说："怎么不花钱也能治啊？"我说："咱小赵村，满地都长着野生地，此药甘寒而苦，你每天挖野生地一两，洗净，挤出汁，一天喝一次，先喝一个礼拜，若把肾热清干净，牙龈就会停止出血，月经自然来潮，何愁不孕！"说完她就走啦。下午四点多钟，她提着一篮洗净的生地放在院里，问我："高大夫，我没听错吧，是一天一两对吧？"我说，对呀。她接说："我在水渠上洗生地，兽医站大夫路过，问我洗生地干什么，我说每天喝一两治病，兽医说，伏天我们灌牛也用不了那么多，我怕听错又来问一问。"我说："没错。"她就走啦。

第二年暑假，我又来看姨。我10点多到，姨到自留地割韭菜去了。天热，我在院子里柿树下看《伤寒论》，来了一个女的，提着一个篮子，我知道她来找我姨，就告诉来者坐屋里等一下，我姨就回来。不一会儿，我姨回来了，和来者寒暄几句，就叫我进屋。我一进门，姨指着来客说："你认识她吗？"我说："记不起啦。"我姨补充说："这就是你让吃野生地的那个人，果如所料，吃了七天野生地，来了月经，当月就怀上孕，生了一个大胖小子，一会儿抱来给你看，她还给你送了一篮鸡蛋。"我说谢谢了。来客马上说："我们村还有几个妇女不孕，想请你给看看。"我赶快拒绝说："不行，我可不会看不孕症；去年给你看，是你把我逼上梁山，还差一点开不出方来。"说得大家都笑啦。

（四）谁说建中汤不能治溃疡？

五九年暑假即将结束，我还有一个小姨未见到。在乘车去县城的路上，听乘车的人聊天，说北京来了个老大夫，有的人说，听说是个大学生。坐在旁边一个人还问我："你看见过吗？他治病真神啦，一副药治好精神病，三副药治好了将要入棺材的人，十二年不孕的妇女，不花钱就治好啦……真是一鸣惊人。"我小姨说："你没有来，你治病如神的消息早传到我耳朵里啦。"

中午饭后，见表弟张企峰趴在床上，表情痛苦。姨说，他从小学一年级就患胃痛，吞酸，吃一口大米饭，胃要痛半天；初中时做胃镜说是"胃十二指肠溃疡"，若不手术就有胃穿孔、大出血的危险。我给表弟诊完脉，认为他是虚寒性胃痛，夏天不敢吃冰棍，冬天胃口怕冷，吞酸盈碗为证。

处方：黄芪建中汤。

生黄芪一两，桂枝三钱，白芍六钱，生姜三钱，甘草二钱，大枣十二枚，饴糖一两（烊化）。10～20副，每日1副。

可走遍整个县城无饴糖，本不是什么缺货，可自打新中国成立后，药铺就没进过饴糖，连抓药的都不知道饴糖是什么药。

我表弟到县中医院抄方，我们垣曲最有名的中医车先生，很不客气地说："你这方能治溃疡病啊，我不信！我给你开几十副药都治不好，他就能治好？"我告诉小姨，此方非饴糖不可。后来到县酱油厂，花钱托人买了10斤。表弟先后服药28副，胃病彻底好啦。高中体检时，胃溃疡已愈合。当然，治一般胃病，偏温补用炙黄芪，而治溃疡一定要用生黄芪，溃疡才好得快，一字之差，不可忽视。

翌年暑假又回垣曲，在参与抢救县委书记的爱人时，著名的车先生恰好和我编在一组。提起张企峰胃病一事，他深深反省说，我也开了黄芪建中汤，只因没有用饴糖，所以没有效，当悔年轻读书不仔细，没把饴糖当君药，真是误人不浅啊！

二、寒假黄花镇行

1960年秋，我随医疗调查组进驻九渡河村，我负责去黄花镇村巡回，在村里吃过百家饭，全村男女老少都认识我。记得初到镇上，群众不相信学生，所以很少有人找我看病。一天吃完中午饭，一下来了十多个人，带头的叫李恩俊，是村里威望最高的老人之一，是个长辈。他不信任地对我说："你能从脉上摸出我有什么病，我们才找你看病"。我说："试试吧。"我是个学生，诊错了说明水平还不高；诊对了，也说明老师教得不错。谁先来试？李恩俊坐下来，伸手让我诊脉。李的六脉皆沉，尺部尤甚。诊完，我说："你少腹拘紧，腰痛喜暖，血压不高。"李马上站起来说："你说得对，给我开方吧。"我给开了肝着汤，即旋覆花汤，外用热盐布包熨少腹。其他人见老者相信我这个学生，局面一下子就打开了，男女老少和我都配合得很好。由于有这样的群众基础，寒假我就选中了黄花镇。

1961年寒假，应李恩俊、石廷本、刘维平几个朋友的邀请，腊月二十八，我从长陵骑毛驴来到黄花镇村。村里很热闹，不断有小孩放鞭炮，户户做年夜饭，四处挂红灯，一派节日气氛。晚上我住在刘维平家，可巧他的小儿子发烧，四肢抽搐，请农村老"医婆",都给了两个红包,抽搐还是止不住。刘夫人请我看看,我拿银针,见高热抽搐,先针曲池退烧,再针长强、丰隆镇肝熄风,10分钟不到就不抽啦,发热也一点点退下来,全家都很高兴。

(一) 三九天中暑案

腊月二十九日晚饭后,李老汉家的孙子病危,本村百户人家没有一个大夫和药店,外村的大夫也都放年假,去了也请不来,只能看着孙子去死。李老头还请了两个埋死孩子的人,一人拿个镢头,坐着一边喝茶,一边等孩子咽气。我一进门,李老头就哀求我,你一定把我孙子治好,我们房子土地分你一半,……。我说,我是来看病的,你孙子在哪里,先让我看看。老头的儿媳妇把我带进房间,我见小孩才一个多月,盖着棉被睡在炕头上,大汗淋漓,面色苍白,时而抽搐不安,时而惊叫,手脚冰冷。我下意识把手伸向小儿身下,炕热的把我手烫红啦。因李家三代单传,有了一个孙子不知放哪儿才好,抱在手上怕掉地下,含在嘴里怕化了,就把他放在最热的炕头上。我马上叫孩子妈妈,快把孩子放在炕凉的地方,你再晚了,小儿的尿布都会起火;你们做年夜饭,做菜、蒸馒头,火一天都在烧,炕头热的都可以烤羊肉串了,小孩刚过满月,细皮嫩肉,哪经得住你们烤,这么热的炕哪能不中暑啊!正如《伤寒论》第112条所说:"……医以火迫之,亡阳,必惊狂,卧起不安,桂枝去芍加蜀漆牡蛎龙骨救逆汤主之。"

处方:人参二钱,桂枝二钱,炙甘草二钱,生姜三钱,大枣六枚,生龙牡各五钱。二副,水煎服。

让家人挑灯连夜去抓药,拿回马上煎好喂下去,小儿才有救,否则性命难保。看完病往回走,刘维平说,今晚没有哭声,小孩就治好啦;若听到哭声,小孩就赶不上过年啦。我不希望听到哭声,第二天早上一问,吃完第一副药就好啦,嘱咐白天再接着吃完第二副。

(二) 涎沫带血案

姜××,男,21岁,面色苍白,舌淡苔薄,气短,但不咳嗽。我诊脉时,他接连吐了三口涎沫带血,痰涎多、血少,呈粉红色。我问他,吐了多久啦,他说有半年多,冬天加重啦,县医院检查说"中度肺不张"。其六脉沉迟,属肺痿寒证。我看他面有难色,就在他耳边小声问:"还有什么不好啊?"他小声回答说:"还尿床。"我正要开方,他说,大夫,我父母多病,家里收入也少,经济上困难,千万少开贵重药啊。我说,行啊。参其脉证,当属肺痿寒证,当温上而致下,当用甘草干姜汤:炙甘草四钱,炮姜三钱。五副,一日一剂。

病人接过处方就一愣,我笑着说:"仲景方就是两味药,我可一点没加减;如果你真嫌少,每次把药煎好后,临喝前,加一泡你小侄的尿给你补一补。"满屋人一听都笑啦,我说:"别笑,童尿能止血,不加也行啊。"

五日后,正月十五,姜某来告诉我,吃完五副,吐涎沫血没啦,也不尿床啦。五副药才花了六角钱。

（三）饮酒吐血案

春节，家家户户请客饮酒，已成多年的民俗，偏有一个小伙子，因看仓库受寒，想喝酒祛寒，结果引起血上溢而吐血。

石××，25 岁，素体阳虚，还患有胃溃疡，冬天比谁都穿得厚，还叫怕冷。昨夜在仓库值夜班，不能生火，所以冻得更难受。下班后就和几个好朋友痛饮起来，想借酒散寒，不知不觉，他一个人把一瓶二锅头给喝啦。由于喝得猛，胃开始绞痛，不一会儿恶心，吐出一口鲜血，父母吓坏了，来找我。我判断像胃出血，按其胃脘无压痛，胃没有穿孔；诊其六脉细数不芤，细为气血虚，数是紧张造成的，且素体阳虚，中虚气不摄血，随气上逆，当用仲景柏叶汤。

侧柏叶（东南枝上柏叶）三钱，炮姜三钱，艾叶三钱。五副，日一剂（因村里无马，所以未用马通汁）。五副后，血止阳复而安。

我开方时，刘维平同志在座。等我开完方，他迫不及待地说："我说高大夫，你岁数不大，处方有点怪怪的。前几年你给李恩俊老头开一味新绛，跑遍北京城抓不上这味药，后来在昌平一个老药店才买到，新绛原来是清朝官吏头上的顶戴；今天你开柏叶，还一定要东南枝上的柏叶，我们村头上就能采到；你若开娘娘凤冠霞中皮上的珍珠，那可没处去找啊！"

因每天忙于看病，转眼寒假结束了。刘维平同志送我到长陵车站，到陵后大柏树下，他拉着我一定要去看东南枝柏叶。我们俩围着大柏树转了两圈，东、南、西、北方的柏树叶都看啦，颜色就是不一样。

宋老对柏叶进行了仔细地观察研究，所以让开"侧"柏叶。"侧"与"正"相对，"侧"有东南侧、东北侧、西南侧、西北侧；正即是东、南、西、北。东南侧的柏叶，一天之内接受阳光最早，所以颜色轻微绿中透红，阳气最旺，药效最好；而北侧的柏叶，颜色则为深绿色。看完维平相信啦，柏树叶上还真有学问啊！

恩师宋老在柏叶汤下批文说："久吐不已者，将各味药炒黑存性，其效果更显著。"值得深入体会。

（四）内科不治喘

我先后三次到黄花镇，看得最多的病是咳喘，即老慢支，几乎每家都有一二个病人，最多的一家三口人咳喘。治咳喘只能控制症状，没有一个方子能治愈痰饮病的全过程，所以才有"内科不治喘"的感言。

为了治好咳喘，我认真学习了小青龙汤、射干麻黄汤、厚朴麻黄汤、桂苓五味甘草汤以及由此衍生的药方，还把盐山张锡纯的"从龙汤"排入用程。

小青龙汤是治疗咳喘的主方，以"咳逆倚息不得卧"为主证，"干呕发热而咳"是表寒引动内饮。所以用桂枝、白芍、甘草调营卫解表，用麻黄、干姜、五味子、半夏、细辛温化内饮。即使没有表寒也可以用，我用此方治过 100 多人，效果不错，症状都能改善。

射干麻黄汤也治咳喘，是小青龙汤的变方。因无表寒，以脾肺阳虚与寒饮并重，所以小青龙汤去桂枝、白芍、甘草，加入射干、紫菀、冬花。其中，紫菀善润肺下气，止咳化痰；冬花温肺降逆，下气消痰；射干开肺降逆。射干麻黄汤之主证是"咳逆上气，喉中水鸡声"，哪家有这样的病人，一走进院子里，你就听见痰鸣声。这样症状的咳喘病，较小青龙汤证更为少见。

厚朴麻黄汤，以厚朴为君药，降气平喘作用与射干麻黄汤相同，去桂枝、白芍、甘草，加杏仁、石膏、小麦、厚朴，治疗素有咳喘，里有寒饮迫肺，又有风热犯肺之证，所以脉浮，常用于治疗肺心病、支气管扩张、肺炎合并气管炎等。别忘了，方内含麻杏石甘汤之意，还有养心安神的小麦。

不可忽视的是，服以上三方后，咳喘可止，但痰饮带来的夹杂证，如"多唾口燥""气从少腹上冲""面热如醉""小便难""咳而胸满""其人形肿"，都可用桂苓五味甘草汤加减治愈。

咳喘平息后，我还用了盐山张锡纯的"从龙汤"。张说："从来愚治外感痰喘，遵《伤寒论》小青龙加减法，去麻黄，加杏仁，热者加生石膏，莫不随手而愈。然间有愈而复发，再服原方不效者……继服从龙汤一剂，必不再发；未痊愈者，服从龙汤一剂或两剂，必然痊愈。名曰从龙汤，为其最宜用于小青龙汤后也。"从龙汤侧重于培补以化痰饮，在黄花镇我也用了，若龙牡重用，咳喘之人的痰明显减少。

有一个女病人，41岁，服小青龙汤咳喘平息，已能平卧，但口燥，服养阴清肺汤，口仍燥，舌已起芒刺。我以为汤中桂、姜、辛、夏一派温燥之品，可能是伤津，予麦门冬汤六副，口燥如故；是否桂、姜、辛、夏，余热未清，又开竹叶石膏汤六副，口仍干燥，整日还不喝水，仍咳吐痰涎。显然口燥不是余热作祟，看来还是痰饮作祟。再温化一下痰饮试试，就开了桂苓五味甘草汤：重用茯苓、桂枝温利，除痰饮去迷雾，冀烟消云散，胃脾之气升腾，滋润清窍，口当不再干燥。处方：茯苓一两，桂枝四钱，五味子三钱，甘草二钱。六副。若再治不好，那就真要伎穷黄花镇了，只能请她另请高明。出乎预料，吃完三副药，口就不干燥了！事后再读苓桂五味甘草汤，才发现，"多唾口燥"就是本方的主证！这叫"在校读书不用心，今日才觉教训深"。

（2008年10月写于东塔楼）

带状疱疹治验

例1：赵松健，男，50岁，北京电视台工作人员，2009年10月5日初诊。

近1周来头部两侧起疹，疼不可触，自服消炎药无效，去医院检查为带状疱疹，上门求治。诊其六脉平和，舌苔薄白，此病毒属寒。因在发际之中，无法用"火烧赤壁"法，只能温药暖之，当用四味大发散加吴茱萸。

麻黄5g，细辛3g，蔓荆子9g，藁本9g，老姜30g，吴萸6g。5剂，水煎服，每日1剂。

虎年春节前来拜年，说吃5副，疱疹痊愈。

例2：何毓勇，女，76岁，退休干部，2009年12月5日初诊。

自诉两侧耳后起带状疱疹，疼不可忍，痛时如火烧感。去医院，大夫只开了点消炎药，无效，登门求诊。六脉沉，舌苔薄白，无阳性体征，系"陈寒外束"少阳经脉，予四味大发散加味。

麻黄5g，细辛3g，藁本9g，蔓荆子9g，老姜30g，柴胡9g。5副。

一周后来电：带状疱疹已愈，特致感谢。

以上两例带状疱疹都发在耳后，少阳经脉所过，虽有红肿疼热，不属阳证、热毒证，属"陈寒外束"。带状疱疹、眼角膜炎病毒都属寒，故用四味大发散治之，都取良效。这只是个人一点看法，有待进一步验证。

例3：贾咏焕，女，48岁，通州人，2008年9月20日初诊。

自诉颈部、肩部起带状疱疹，灼痛而痒，有蔓延之势，口干欲饮，为外寒里热之象，予宋老之"三两三"，去当归之温燥，加清热之品。

生芪30g，银花30g，生甘草10g，草河车15g，蒲公英15g，马齿苋30g，地丁12g，粉葛根30g。7副，水煎服。

二诊：自诉服头1副药，颈部疱疹马上松了很多，且疼痛大为减轻；6副吃完，疱疹开始结痂收敛，不再发展。效不更方，再予6副收功。

百合地黄汤合甘麦大枣汤治疗更年期潮热汗出1例

董新华，女，50岁，初诊2008年12月22日。

已断经三年，不管是白天还是晚上，一阵阵潮热上冲，上半身卒然汗出，半小时后，汗退身凉，一年四季不间歇，即便三九天，夜间汗出时，也要拿扇子扇一会儿，扇得别人躲得远远的，用被子蒙着头，只怕冷。

诊其六脉沉缓，舌苔薄白，舌质红润，法当益心阴，敛汗退热。百合地黄汤合甘麦大枣汤加味。

处方：生地30g，百合20g，炙甘草9g，浮小麦30g，大枣12枚，黑豆30g，桃仁9g。6副，日1副，水煎，分二次服。

12月30日二诊：自诉，方药真神奇，服上药1副，晚上已不再汗出，服完6副，白天也不再汗出。

诊其六脉，尺脉尤沉，问其是否腰痛？"我正要告诉你，家务活多干一点，腰就酸痛。"

上方加川断10g，五味子10g，补肾养肝，6副。

三诊：病人打电话来说："汗不出了，腰不痛啦，谢谢，给你拜年啦。"

腑病从经治

十二经脉皆通于脏腑，《灵》《素》早有明训，医者皆知，但对经病传腑、腑病治经论及者则少见。笔者素喜经方，每用麻黄汤，发现它入太阳经则发汗，走膀胱腑则利尿；又如，用麻黄附子细辛汤，入少阴经则助阳发汗；走少阴心则调脉安神。为探其源，重温《灵枢·经脉》篇与《灵枢·别脉》篇，始知：诸经脉通于腑，散于脏，经之与脏腑有经脉相通，相互调节。例如，足太阳膀胱经，其别脉，一支在骶骨下五寸处进入肛门，向内连属膀胱，散之于肾，故麻黄汤走腑则利尿；反之，太阳病误用寒凉，经病及腑则癃闭。此皆不可不知。

为阐明腑病治经之理，举验案数则，以为旁证，在建院三十周年之际，书之于册，冀以引玉。

案一：小便失禁

刘××，女性，48岁，工人，1987年8月6日初诊。自诉：素有"肾囊肿"，近半年来小便渐渐失禁，曾三次求诊于专家门诊，一医补肾，一医温阳，一医固涩，药后不但不减轻，病情日渐加重。暑夏之时，患者不垫尿布则羞怯无法出门，真是病苦不堪；饮食、睡眠俱佳，腰不痛，腿不软，余无其他不适；诊其六脉缓而有力，舌苔薄白，舌质红润。系膀胱气化失司，不约而病遗失禁。试以调经治腑，方选葛根汤。

葛根30g，麻黄10g，桂枝10g，白芍10g，生姜10g，甘草6g，大枣6枚。

5剂，每日1剂。

二诊：进上药5剂，无汗出而尿多，小便失禁之疾已愈大半，白天不垫尿布也敢上街买菜，唯走路快时仍遗出尿液，但量很少。效不更方，上方加白薇15g，助阴化气，使膀胱约束有权，再进5剂。

三诊：共服葛根汤10剂，小便失禁已愈。停药观察，并予五子衍宗丸20丸，每日一丸口服，补肾气以善其后。

案二：小便淋漓

王××，男性，67岁，工人，病历号196333。

患者一年前患中风，左侧偏枯，在门诊积极治疗，针药并用，偏枯肢体基本恢复，唯有拿细小物体时尚欠自如。近两周来，无故出现小便淋漓自遗，每有尿感，未及登厕，已尽遗裤裆，纳可，寐佳；六脉弦，舌苔稍腻，质润泽。系风中于经络，余邪未净，膀胱约束失调。试以治经调腑，方选葛根汤。

葛根30g，麻黄10g，桂枝10g，白芍10g，生姜10g，甘草6g，大枣3枚。

5剂，每日1剂，水煎服。

二诊：进上药5剂，小便已能自控，不再淋漓自遗。效不更方，继以上方加生龙牡各30g，再进5剂，以观后效；药后，若不遗则停药，恐辛散太过引动内风。

三诊：正如所料，进药10剂，其病若失。予自拟"兰珠丸"，活血通络以善其后。

案三：小儿遗尿

郭×，女性，12岁，学生。

其母代诉：小女3岁起病遗尿，初以为其小，7岁时开始治疗，体针、药、耳针都未能见效，每晚虽闹钟声声，照遗不误。她自己怕夜遗，每睡前心情倍加紧张，怕熟睡而难醒，但一着枕则雷鸣难知，余无其他不适；脉沉缓，舌苔薄白，舌质红润有津。经云："膀胱不约为遗溺。"试以调经以治腑，方用葛根汤。

葛根15g，麻黄6g，桂枝6g，白芍6g，生姜6g，甘草3g，大枣5枚，白薇10g。

6剂，每日1剂，水煎服。

二诊：其母代诉：服前3剂夜间仍遗尿，后3剂服后，睡眠不再那么深沉，有尿感马上能起来撒尿，所以没尿床。守方再治，再予6剂。

三诊：来院抄方2次，先后共服24剂，遗尿已止。为巩固疗效，予金匮肾气丸20丸，每日2丸，早晚分服，补肾以助膀胱气化。

小结

仲景所集葛根汤在《伤寒论》中有两用：一治太阳病项背强，一治太阳阳明合病下利；在《金匮要略》中一用：治刚痉。三用之中，均未言及其能治膀胱腑病。笔者依据经脉连腑络脏、经脉通脏腑、脏腑经气通十二经之理，结合临床实践，以治经而腑病先愈，提出"腑病从经论治"的理论，列举了葛根汤脉案。不妥之处，敬请同道们批评雅正。

（1983年3月于海运仓）

葛根汤解寒凝

1978年6月，我和焦树德、朱宏老师前往河北蓟县党羽镇，为唐山地区工农兵学员讲授中医内科学，8月份一班上课，另一班临床实习，两班交替进行，门诊就设在党羽大队部。

门诊头一天，一个50多岁的男社员来应诊，上身僵硬，不能左右摆动，更不能左顾右盼，下身活动则自如。进诊所坐下，我先诊脉，学生们就问诊。病人姓党，54岁，是党羽大队社员。自述去年盛夏，大队采石修房子，中午休息三小时，"我吃完干粮，就找一块阴凉处石板地休息，躺下不一会儿就睡着了，听到四周喊上工了，我才醒来，周身像结了冰一样，僵硬不能动，本队社员用力才把我拉起来。第二天乘大队拖拉机去蓟县人民医院照透视，检查结果一切都正常，大夫开了几味药，把我打发回来，找中西医都看啦，就是治不好。使我最痛苦的是，不能出工，躺下起不来，我的老伴出工时，给我脚头床帮上拴一根绳子，我双手拉住绳索才能坐起来，然后移动下肢站起来。今天听说你们看门诊，我起来试看，不知是否还能治好。"舌苔薄白，质润，余皆如常人。诊其六脉沉中带弦，沉主里，弦主寒凝，伏天睡卧石板地，寒凝太阳膀胱经俞，出现项背强硬，肌肉痉挛，关节强直，无汗，卫气闭而不通。

法当驱风寒，解痉挛，治以葛根汤。

本方，葛根解腰背项肌肉之痉挛，桂枝助麻黄通阳解表，桂枝配芍药调营卫、解肌、发散寒凝之邪从腠理出，姜枣解表和里，甘草调和诸药，补中益气。

处方：葛根 30g，麻黄 10g，桂枝 6g，白芍 6g，生姜 10g，甘草 6g，大枣 12 枚。5 剂，水煎服，日 1 剂，早晚各一煎。

二诊：服上药 3 剂，得微汗出，腰背项肌肉强直缓解，关节转动自如；服完 5 剂，还下地出了半天工。"我没想到，我好得这么快，谢谢你们啦。"诊其六脉缓，除体质稍弱外，余皆如常人。

上方减葛根、麻黄，用桂枝汤调理即可。

处方：桂枝 9g，白芍 9g，生姜 9g，甘草 6g，大枣 12 枚。5 剂，水煎服，药后服稀粥一碗以助药力。

下午 5 点 30 分，学生实习结束，两班同学聚在一起，交口称赞葛根汤之神奇；焦树德老师笑着说："仲景真伟大，一千多年前的葛根汤，疗效还这么神奇！"

围魏救赵—栝蒌瞿麦丸治愈尿道剧痛案

赵凤芝，女，49 岁，河南郑州人，2010 年 4 月 28 日初诊。

患者于办事不顺气急之后，出现小便频急，尿不多，来势急，稍慢一点，立感尿道疼痛难忍，痛得受不了时，马上蹲在地上，双手按住少腹才能缓解。经郑州人民医院 30 多次检查，各种指标都正常，服各种消炎药无效，遍请郑州名老中医诊治，服药数百副，寸效未见。5 年来不敢乘车外出，一乘车，尿急下，十万火急，不马上方便则尿道口顿时如火如荼，夜尿也多，4~5 次，但量不多。诊其六脉沉紧，沉为水，紧为痛，尺脉稍弱，望其面色晦暗，舌苔薄白。四诊合参，系膀胱水气不行，约束失司。此下焦阳气虚弱之证，以栝蒌瞿麦丸改汤治之。

天花粉 12g，怀山药 10g，瞿麦 10g，茯苓 30g，附子 3g，金樱子 15g。5 副，每日 1 副。

服头 1 煎开始呕吐，服第 2 煎开始腹泻；进第 2 副，头 1 煎上吐下泻，第 2 煎上吐下泻如旧。此时我在洛阳，电告停后服，尿频、尿急、尿道疼痛在停药后霍然消失。

二诊在郑州：患者面色红润，欣欣然而有喜色："这下我可解放啦！为了验证，每天我上街走半天，一点也不尿频，夜间最多起 2 次夜。"并说："下次您来郑州，我可以乘车陪您玩啦。"为了巩固疗效，采用栝蒌瞿麦丸，小剂量，1 副药 2 天服完。

"围魏救赵"是战国时一个军事典故。其实，用药如用兵，我喜欢用兵法指导临床实践。1928 年，岳美中老师用 1 副调胃承气汤治好了小木匠"阳狂"，烦躁狂闹，忽地登高跳房，用手抓破凉席，"此并非难症"，当时传为神奇。调胃承气汤下法，推荡中州之实，迫使神明之府自调，岂不是围魏救了赵！笔者 1959 年用家传商陆汤，治 1 例失心风患者，初起出现疯狂，"弃衣而走，登台而歌，裸体不避亲疏"，1 年后由狂至癫，食不知饱，整日昏睡不起。用药后出现崩堤大泄，暂时昏迷，醒后神志清醒，谈笑自如。大泄脱水之后，自身调解，痰浊排出体外，神清病去，不是围魏救赵吗！

患者赵某，服栝蒌瞿麦丸，方中无催吐泻下之药，但服药后上吐下泻，5 年尿频尿急疼霍然而失。经云"胃为肾之关"，上吐下泻迫使胃关锁钥，促进膀胱气化恢复，州都之官恪尽职守，此案不也是"围魏救赵"吗！

(2010 年 5 月 5 日高齐民写于东直门医院)

小青龙汤治疗饮证

仲景在《伤寒论》中告诫医生："太阳病，头痛至七日以上自愈者，以行其经尽故也。""发于阳七日愈"，当然也不能按七日愈去诊断太阳病，也有"伤寒二三日，阳明、少阳不见者，为不传也"。也有"太阳病三日，已发汗，若吐、若下、若温针仍不解者，此为坏病"。"知犯何逆，以法救之"。

可见，太阳病有变与不变之分。太阳病服桂枝汤、麻黄汤、葛根汤，药后病愈，也有服药后病不愈，而转太阴肺咳嗽或太阴脾而发为痰饮。例如患者感风寒后恶寒、发热、咳嗽，太阳病发热恶寒解，咳嗽久久不愈，少则几个月，多则 4～5 年。年轻的大夫，一则忘了太阳病传变，从阳证变为阴证，故守住太阳不放，二则受"炎"字的困扰，以为气管炎非抗生素不愈。当代名医蒲辅周先生说："对于炎症的概念，不能单纯理解为两个火字，不能一听炎症，就清热解毒。"我在给学生授课时，给学生说："'炎症'有寒热之分，即病毒也有寒热之分。"在中国东汉时代还没有病毒一词时，仲景已把寒热病毒辨得一清二楚，他不愧为世界上治病毒的鼻祖。

例如，小儿外感风寒，恶寒发热、咳嗽，服药后发热恶寒、口渴咽痛很快痊愈，咳嗽（气管炎）数月、数年不解，大量抗生素也是无可奈何。

例1：杜逸六，女，3 岁，2011 年 11 月 10 日初诊。

1 岁多因感冒患上慢性气管炎，每年入冬咳嗽频发，痰多，喉中有痰鸣。

诊断为痰饮，当用小青龙汤治之。麻黄 5g，细辛 3g，桂枝 6g，白芍 6g，半夏 9g，五味子 9g，生姜 6g，甘草 5g。7 副（每副药重 49g）。

服法：全方药量很少，总重量不足 50g；用保温杯泡服，每日 2 次。

二诊：服上药后呕吐稀痰很多，家长询问可否再服。本方温化寒饮，吐之，病将愈。服完 7 副，病愈大半，早上起床偶有一二声咳嗽。古云"脾为痰之源"，用苓桂术甘汤加味收尾。茯苓 20g，桂枝 6g，白术 10g，甘草 3g，五味子 6g，干姜 3g。6 副（每副药重 51g），服法同上。药后其母代诉已痊愈。

例2：杨济宁，男，3 岁，2011 年 11 月 10 日初诊。

其母代诉：患儿咳嗽二月有余，儿童医院诊断为"慢性气管炎"，每周上医院打抗生素不见好转。诊断为小儿痰饮，予小青龙汤。麻黄 5g，桂枝 6g，白芍 6g，细辛 3g，半夏 9g，生姜 6g，五味子 6g，甘草 5g，大枣 8 枚调药味。6 副（每副药重 52g）。

服法：用保温杯浸泡，每日服2次，每次服一小杯50ml左右。

二诊：服6副药已不再咳嗽，偶有一声咳嗽，继予温化痰饮、健脾治本。本在健脾化痰，脾健饮不生。茯苓20g，桂枝6g，白术10g，甘草3g，五味子6g，干姜3g。6副（每副药重48g），服法如前。药后其母代诉病已愈。

上两例均为"慢性气管炎"治法，因药少，不煎，而用"我心为法"沏茶法代煎服之。

治慢性支气管炎，不能被"炎"字干扰思路。若唯恐用药不寒，寒重则痰凝，损人身之大宝"阳气"。

总之，从太阳病咳嗽到痰饮发作，临床所见为7~14天。咳嗽2周不愈或2周以上不愈，当视为痰饮病已形成。若素有痰饮，太阳病与痰饮同时发作，仲景用桂枝汤加厚朴、杏子汤或用桂枝加五味干姜汤。若医者忘掉太阴脾为生痰之源，而太阴肺仅为储痰之器，只一心找止嗽、止咳药物，岂不是舍本求末。痰饮为无色透明之液体，在气管中流动，刺激气管，引起气管痉挛，才出现咳嗽，而咳是人体保护性反应。会治痰饮，才会治咳嗽。

希望晓林临床上能辨清太阳咳嗽转为太阳痰饮时机，才不会延误病人。我写此两案，不仅是教你怎么用青龙汤，而且要告诉你用煎法要"不拘古法"，以"我心为法"用沏茶法，取"轻可去实"消掉顽痰。我以前治"食入即吐"半年，滴水粒米不进，用古法煎服法，药入口即吐，我嘱咐患者用舌舔药水，限2个小时服完1煎药，用的就是"我心为法"，才使食入不吐，二角七分钱把病治好了。

（高齐民写于兔年小雪）

小青龙汤治疗久咳验案

罗蔚，女，中年，深圳烟草公司财务部经理。

患者自诉2008年冬天，寒流南下，不慎感冒，恶寒发热咳嗽，经及时治疗，感冒很快痊愈，咳嗽不解，且日益加重。咳时最痛苦的是尿裤子，逢咳必尿，所以咳嗽一日不愈，裤裆一天不干。咳嗽不愈，所以经常去深圳医院治疗。咳嗽严重时呼吸困难，在医院还上过呼吸机。2010年1月到北京开会，会议结束，于1月19日上午经朋友介绍登门求医。诊其六脉弦，舌苔薄白，痰稀不黏，诊断为膀胱咳。患者问我："我的咳嗽病能治好吗？"我家的家风规定，不许回答能治好，只允许回答吃完不好，你再来看。罗女士说："我工作单位在深圳，全家居住在深圳，您开的方子只能拿回去吃，春节后再来开会，才能复诊。"为安慰罗女士，我对她说，你的病，西医叫慢性支气管炎，是从外感咳嗽发展来的，初病是伤寒，现已成为杂病之膀胱咳。我曾说过："伤寒是杂病之起始，杂病是伤寒的归宿。"有些大夫只知伤寒不会治杂病，伤寒时是咳嗽，杂病时则是痰饮，治法完全不同。抱着外感咳嗽不放，止咳化痰药用了上百副，咳嗽不减反增，只能反映大夫不会治痰饮。《素问·咳论》篇言："黄帝问曰：肺之令人咳何也？岐伯对曰：五脏六腑皆令人咳，非独肺也。……大肠咳状，咳而遗矢……膀胱咳状，咳而遗尿……"我也常和学生们说：中医讲辨证论治，罗女士之咳，历经中西医十多名大夫，咳嗽必遗尿，病程1年多，咳过了一个春夏秋冬，病人每次主诉都把最痛苦的症状——遗尿告诉大夫，大夫治了半天不知是"膀胱咳"。蔡氏在《辨明伤寒十三方》中指出："足太阳以表为标，以膀胱为本。"太阳风寒在表，宜用桂枝汤和麻黄汤；寒已化饮，则当用小青龙汤温化痰饮。膀胱咳，轻则由"肾咳不已，膀胱受之"，称之为脏病传腑；罗女士之咳，则是"久咳不已，则三焦受之"，是标本相传，及足太阳膀胱经之寒，传入膀胱，导致膀胱约束失司，咳时腹压增大，尿从膀胱遗出。膀胱咳的治法当温化痰饮，用小青龙为标本同治，膀胱气化功能恢复，括约之力正常，小便则不会遗出。处方：麻黄6g，五味子9g，法半夏9g，干姜9g，北细辛3g，桂枝9g，白芍9g，甘草9g，大枣10枚。7~14副。

小青龙加大枣，为使罗女士肺得温，脾得健。肺温饮化则咳止，健脾则消生痰之源。

处方开完后，我希望病人吃完7副或14副再来复诊1次，方药不妥之处可再调整。病人称住深圳复诊困难，我接着说："依据个人不太成熟的经验，有的病人需要服1个多月小青龙汤，咳嗽才会减轻，你咳1年多，不知1个多月能否减轻。你先服14副药看看。"

2010年2月1日上午，罗女士从深圳打来长途，很客气地问："高老，我怎么称呼您？称什么……"我说："称什么不重要，我最爱听的是称我'大夫'。"罗女士接着说："我回到深圳，便开始服药，咳嗽一天天好转，服完第10副，咳嗽好啦，遗尿随之消失。因太高兴吃了点麻辣，接着有点咳，把剩下的4副药吃完，膀胱咳痊愈，特向您报喜。春节后若去北京，我到家去感谢您，我也深感深圳没有好大夫。"我说："谢谢你，大夫都是好大夫，只是个别大夫正如医圣仲景所批评的那样，'曾不留神医药，精究方术'，把病机贻误，给患者带来不应有的痛苦。我作为老师，应先检讨自己。再见！"

我在20世纪60年代，曾治一例肺炎咳嗽的男性，服麻杏石甘汤后，出现小便不利。我去掉麻黄，加桑白皮15g，小便利，肺热消。后翻阅《素问·标本论》言"故治有取标而得者，有取标本而得者"，麻黄汤是治太阳标之风寒，亦可治本之虚寒。我用麻黄汤治遗尿，是标本同治而得效；用小青龙汤治膀胱咳，则是"取标本而得者"。

（高齐民于寒舍，2010年2月1日上午随笔）

求 医 记

一、变苗条了

2008年我就已听闻高齐民医生的大名，那是因为一个偶然的机会，说到减肥难的问题，高医生的亲戚告诉我一个方子，上网搜索，高齐民是当今经方派（伤寒派）大医，原是北京中医药大学东直门医院中医专家，善用经方，擅治疑难杂症。按照所嘱买姜黄磨粉，5g/次，每天服2次。没多久，真的就瘦下来，而且无不良反应，太神奇了！打电话询问，高医生明确说："无任何副作用，放心常年吃，不仅能面部红润，保持体形，还有降胆固醇、降甘油三酯、治脂肪肝、抗肿瘤、抗氧化的功效，还能增加胆汁的生成和分泌……"于是又吃了月余，觉得苗条了就不再吃了。

附：高医生叮嘱：同仁堂购姜黄，要求每年冬季吃1斤，此药"本身不通便，吃了通便；本身不止泻，吃了止泻"。

（罗蔚女士信件摘抄）

高齐民医生点评：祛脂减肥乃区区小技，读读《素问·奇病论》篇，你也会减肥啦。古人说：治肥美人之症，"治之以兰，除陈气也。"玉冰注说："陈气"是指"陈久甘肥不化之气"，是指今天我们所说甘油三酯高、胆固醇高、重度脂肪肝、血黏度过高等。我就用泽兰、佩兰二姐妹，姜黄、郁金、莪术三兄弟，亲戚朋友数百人已经服用，效果很好。我用姜黄、泽兰不是减肥，而是用于血黏度太高引起的高血压，这种高血压，什么降压药都无效；若把血黏度降下来，血压也随之下降。

二、倪海厦论经方派与时方派

2008年以来，我开始对中医产生兴趣，听了许多名医的讲座，特别是对来自台湾地区的著名经方派中医、美国加州中医药大学博士班导师倪海厦教授之理论深有感触。倪海厦建议：要真正做到滴水不漏的免疫程度，必须要从每一个人开始。如果全民从小时候开始，一旦感冒立刻吃中药，平时健康时，小朋友多吃些小建中汤，成人常吃些桂枝汤，远离骗人的维生素与害人生病的牛乳制品，抗生素只有在紧急状况时才被使用，平时都禁止。如此一来，人体的抵抗力就会增加，自然可以自己产生免疫力来对付感冒病毒。上帝设计人体是非常精密的，人体是万能的，绝对可以自己制造能抵抗各种感冒病毒的免疫系统，如果大家都靠毁坏人体免疫力的可怕毒药（西药）来治疗感冒，这种恶性循环下去，人类必自食恶果！以后只要得一个小感冒，就会闹出人命，值得深思！中医中药是通过汗、吐、下三法将病毒排出体外，从而达到痊愈的目的。与西药致力于在人体内部使用毒药杀死病毒的原理不同，中药对证使用，完全不会有任何副作用；西药则把人体当作一个战场，病毒杀死，人也因为副作用而毁了。

从古至今，历史上曾有过许多不同的中医学术派别，经过历史积年的沉淀，如今逐渐归类为两大派：经方派和时方派。

经方派：也叫伤寒派，基于中医四大经典，《黄帝内经》为生理学病理学基础，《神农本草经》为药理学基础，《伤寒论》和《金匮要略》的六经辨证为处方思路，依照里面的经典之方加减应用的医者，我们称之为经方派。历代名医中许多都是经方家，他们治病特点是辨证清晰，药简力专，敢用猛药治疗重症危症，而且往往在不可思议中妙手回春。

时方派：也叫温病派，以《温病条辨》为学术基础，用药温和，较为安全，也因此一般人对于中医都有"好得慢"的刻板印象。由于温病派认为"南方无伤寒"，一切人体的火都该清热解毒，所以用药全是一派寒凉，搞到连小感冒都能拖延数月治不好。温病派对许多慢性病只治标不治本，几十味药的大方乱枪打鸟，几个月也不见效果，遇到癌症时更是想也不想就推去西医那里动手术。

基于以上的学习、理解，对中医不同派别治病有了更深一层的认识，看病、养生，当然要找经方派的中医！但由于历史的原因，中医学术传承从清代叶天士和吴鞠通开始转折，出现了温病派，写了《温病条辨》一书，中医学术从此误入歧途。在1966年到1976年十年间，许多民间经方派都被斗掉，经方的民间传承也几乎断绝了，现存的经方派更是屈指可数，也因此伤寒派才是真正正统的中医学术，其起因于此。

如何分辨所就医的中医是经方派还是时方派？倪海厦先生说过：很简单，处方中从不见麻黄、桂枝、石膏、附子等药物，且视之如蛇蝎，不但自己绝不使用，还告诉病人不可使用，怪其药性过猛，属于峻药，会有许多副作用，说这话的就是时方派医师。

三、治愈长年咳嗽

2010年1月19日进京，我终于见到慕名已久的高齐民医生。高医生家住东直门内海运仓北京中医药大学的家属楼11层，外表是一座不起眼的普通北京居民楼。推门而入，见到一位身材适中、慈眉善目的老人，话语声温存，普通话里有些许山西口音。我和高医生一见如故。趁此良机，我向他请教许多不甚理解的中医问题，其深入浅出，解惑授业，受益匪浅。高医生对张仲景《伤寒杂病论》《黄帝内经》均有深刻而独到之理解，我甚为佩服。

与好友聊天得知：高医生用药特色展现标准的经方派风格：用药少而精，千方一律，多则九味，少则两味，且主张"以德养医为上策，取财有道为中策，以药养医为下策"，和当今医院里一些不学无术医生的作为大相径庭。

一月十九日那天，我先请高医生诊治10年都治不好的咳嗽。我告诉他这十年不论中西医都看了不少，多数医生都当伤风、着凉、上火等各种原因引起的咳嗽来治疗，其间，用了多种抗生素、吃了许多的汤药……有一次还让住院当哮喘治，生平第一次体验了上呼吸机的感觉。高医生听闻治病经历，搭脉片刻，而后说："不知痰饮，何以止咳！"原来以前的若干医生都将我的咳嗽当作风寒、风热引起的咳嗽、上火之类来治，高医生的意思，此病乃肺脾虚寒引起的痰饮症，"病皆与方"不相应，所以吃再多的药也没用。呜呼，几年来为此吃了不知多少西药中药啊！原来，我长年咳嗽，震得胸骨疼，是得了一种叫"痰饮"病，并非普通风症咳嗽。之后，又请高医生开具了治疗乳腺增生的方子。回深圳后，按照医嘱，先吃治"痰饮"的药，等咳嗽好了再吃治乳腺增生的药。真奇妙，在服用第三副小青龙汤的时候，咳嗽已渐渐停住，到第七副药时已完全好了。为了巩固疗效，吃完剩余7副，这次终于治好长达十年的咳嗽和咳则遗尿的膀胱咳！真开心啊，这是祖国医学的伟大！在此良好疗效之下，再接再厉，开始吃被高医生诊断为"乳癖"的方子，没多久也效果显著。

临走时，高医生又叮嘱每天早晚必吃制首乌粉各15g，柔筋补肾。因此，在前门同仁堂购入已磨制好的500g袋装首乌粉。高医生强调好处多多，无副作用，宜常年坚持服用，能补肾、乌发养颜、益肾固精。为此，回来后专门学习了关于"制首乌（用黑豆汁煮过的首乌）"的有关资料，收获甚丰，中医之博大精深可从此单一药材窥斑见豹。

附：治疗痰饮药方（九味药组成）：生麻黄 6g，五味子 9g，法半夏 9g，杭白芍 9g，干姜 9g，北细辛 3g，桂枝 9g，炙甘草 9g，大红枣 10 枚。

高齐民医生点评：罗女士久咳十年，服仲景小青龙汤的原方七副而愈，小小痰饮之咳，谈不上什么疑难杂症，只是日常"病皆与方相应"而已。

咳嗽为何屡治无效？当思一些中医大夫不读《素问·咳论》篇，不知咳分五脏六腑。不学《伤寒杂病论》，不知伤寒、中风之咳分寒热，不知肺痿、肺痈咳嗽分阴阳，不知痰饮之咳分痰饮、悬饮和支饮。因众多不知，所以竟连一个咳嗽都治不了。若是我的学生这样，师之过矣。仲景从"六经"风寒、风热之咳到《金匮要略·痰饮咳嗽病脉证并治第十二》痰饮、悬饮、溢饮、支饮之咳，止咳经方多达三十多个，怎么会让一个痰饮小疾含笔而腐毫呢？

附：治乳癖药方（四逆散加味）

柴胡 12g，白芍 15g，枳实 10g，甘草 10g，蒲公英 15g，王不留行 10g。

高齐民医生点评：祖国医学把肿瘤、乳腺增生、息肉统称为癥瘕、癖病等，疏肝通络、活血祛瘀，方症相应都可治之。如四逆散加味、桂枝茯苓丸、大黄䗪虫丸、下瘀血汤、济生乌梅丸等，疗效都不错。

四逆散见于《伤寒论·辨少阴病脉证并治法》篇，阳气郁结于内，不能透达四肢，故四肢发冷，属假少阴证；四肢冰冷，脉细欲绝，属真少阴证，当用四逆汤。乳癖（乳腺增生）属肝气郁结不通，气滞成癖，当用四逆散，加清瘀热的蒲公英，加活血通络的王不留行，乳癖才有一点好转，此法医者皆知，不足挂齿。

附制首乌粉服法：将磨好的制首乌粉制成蜜丸，5g 蜜 5g 粉，10g 一丸，每天早晚各吃一丸。但同仁堂不肯制成蜜丸，只有每天早晚喝粥时将 15g 首乌粉搅拌喝掉。

高齐民医生点评：我用何首乌治骨刺，先学于"藏医"，后学于深山老林"草莽医"。用前者医治好了谭冠三将军肘关节骨刺，用后者抑制住小学同学之子进行性肌肉骨化症，我则用其治疗腰椎间盘突出，合并骨刺或关节骨刺症等。首乌能柔筋、益精，我常加入天雄散治死精症，起益精的作用。常加入四物汤补血，治脱发，"发为血之余"。去年又用首乌治淋巴瘤，抑制住瘤细胞的发展，延长了生命。药学源自民间，流在大夫手中，源流颠倒，则"博采"不到"众方"。民间谚语说"单方一味，气死名医"，我虽不是名医，但也多次受到鞭策。

（罗蔚女士信件摘抄）

四、治愈腰椎间盘突出

到了 5 月 27 日进京再看望高医生时，说起伴随我好几年的腰椎间盘突出症，早上刷牙都直不起腰，严重到突然就不能动。核磁共振图片显示第 3、第 4 节腰椎突出严重。高医生坚定地说，此病 95% 的患者可以治好，只有 5% 的患者需要手术；他已经治好许多比我严重得多的患者，严重到走路一瘸一拐的都治好了，重要的是要按照他说的办。从6月2日到9月27日服药期间，戒除荤腥（鸡鸭鱼肉蛋，除非是家养的才能吃。服药期间仅吃过以前的保姆丽珍从乡下带来自养鸡下的蛋），早晚认真服药。记忆中，吃到第7副时，腰已不疼。电话询问后，高医生让继续服用。前后共坚持服用98副之多，现在已经没疼过了。

高医生曾说：肾虚引起脊椎两边肌肉松弛，使椎间盘之间的垫子外移形成突出，头发掉得多、月经不调都是肾的问题。这次，高医生开具了9味药组成的方子，除了治腰病，连同乳腺增生、体检查出的子宫囊肿的问题一起进行综合调理。几个月后，乳房里原来的结节消失了，囊肿也只剩一个2cm的了。仔细研究高医生的方子，发现每副炙黄芪的用量30g，每副炙首乌用量15g，每副杭白芍用量40g，几十副中药吃下来，就像高医生说的，已用掉几斤的炙黄芪啊！所以才有了11月19日再见高医生时，既不阳虚也不阴虚，多美妙啊！现代社会中，能保持这样状态的人太少见了。

附：治腰椎间盘突出、乳腺增生、子宫肌瘤、少发（六脉缓沉）药方

炙黄芪30g，制何首乌15g，杭白芍40g，炙甘草10g，川断10g，杜仲10g，黄精15g，乌梅10g，僵蚕10g。

高齐民医生点评：腰椎间盘突出，中医称"腰肌劳损"，多见于体力劳动者，现在中学生中也有。我和二弟英杰治疗了上千例腰椎间盘突出症，95%患者可以治愈，5%患者必须手术。

我治椎间盘突出起步于治疗"坐骨神经痛""梨状肌损伤"，到20世纪70年代能拍片了，才知道"坐骨神经痛"是椎间盘突出的临床表现，是学而知之的。我的方是仲景芍药甘草汤加味而来，加上科学的禁忌、洗脚等完成治疗的疗程。

罗女士所用治椎间盘突出处方为黄芪、何首乌、白芍、甘草、杜仲。若有阳虚、阴虚、气虚、血虚、脾虚、肾虚、胸痹、痹证、痛风等再加入主治之药，本方中加了济生乌梅丸（乌梅、僵蚕）。

又：12月9日带亲戚去看有20多年病史的腰椎间盘突出症，坐躺时间长均腿麻，脉弦滑，肝脉弱。诊断为从颈到腰整个椎体有毛病：椎体综合征。平时可用怀山药、枸杞子煲骨头汤。

附方：葛根30g，乳香10g，黄芪30g，首乌12g，赤芍20g，甘草10g，杜仲10g，薏苡仁20g，木瓜10g。

请教高医生：既是同一种病，为何用药与我的方子相差甚远？高医生用简单的话让我明白了，葛根用来针对颈椎的不适，用于放松颈椎两侧的肌肉；乳香治疗颈椎的不适，和血止痛；赤芍针对腰椎不适，和血止痛（此两味可看出，虽都具和血止痛作用，但颈椎和腰椎分别使用了不同的药）；杜仲补肾，薏苡仁用于缓解肌肉痉挛，木瓜柔筋，肝脉较弱，可补肝；制黄芪、制首乌、炙甘草针对腰椎，用于放松腰椎两侧的肌肉（仅此三味药和我的一样）。

（罗蔚女士信件摘抄）

五、告别手脱皮

6月9日，高医生和太太受学生邀请，来到中山，我约了弟弟过去探望。这次，高医生又开了治手上脱皮的药方：诊断为湿疹，要求每副药用一斤黄酒，先泡十分钟，再煮开五分钟装入玻璃瓶保存即可。该药不仅能治湿疹，还能治各种皮肤病和灰指甲、香港脚的毛病。妈妈胳膊上长疙瘩奇痒，用该药一涂立刻就不痒了，涂了几次就完全好了。真是日常皮肤病的克星啊，以后也尽量避免使用西医开的含有激素成分的皮肤科常用药。

治湿疹等皮肤病外用药方：吴茱萸6g，细辛8g，苍耳子5g，防风8g，黄连6g，紫草各6g。用黄酒1斤泡24小时。

主治：青春痘、湿疹、鹅掌风、灰指甲、烧烫伤、香港脚、阴道炎、外阴湿痒。

高齐民医生点评：此方是我《易经》老师郑宝树先生遗方。他是小学老师，精通《易经》，中医他善用"草泽经方"，疗效奇特。我为老师弘扬道法，推广他的遗方。

六、降低血黏度

同去中山的弟弟，让高医生搭脉后给了个药方，说此药口服、泡酒均可，可长期服用，山东军区每年都专门进京请高医生配制这种酒给他们，此酒具有降低甘油三酯、降血液黏度等好处，就是高医生自己每天晚上吃荤菜时，也喝上一杯保健身体。

附酒方：姜黄15g，黄精12g，广郁金10g，莪术10g，山楂10g，肉苁蓉10g，木瓜10g。泡酒服。1副药放入1斤高度白酒或二锅头酒内，一周后饮用；或者口服：5副药碾极细，每日2次，每次5g。

高齐民医生点评：此酒是我的看家酒，名为"宝鼎香酒"。君药有五，依《素问·奇病论篇》"治之以兰，除陈气也"（陈气指体内陈久甘肥不化之气，即脂肪），选用泽兰、佩兰二姐妹，姜黄、郁金、莪术三兄弟，每个君药都可单独配成药酒。姜黄又名"宝鼎香"，所以药名合酒名。臣药佐使药各有很多味，以证选用，泡酒药方，变化不定，才有生命力，固定不变不符合变易之法。

七、治好月经不调

11月19日，又有机会进京，赶紧抽出时间再去看望高医生，这次是想治脱发、月经不调的问题。8月、9月、10月均有月经不调现象，10月21日来了一点，停几天，到26日才浩浩荡荡正式开始。21日到26日期间每天点点滴滴，让我心烦意乱。当时电话说明情况，高医生诊断可能是"血瘀"，建议买同仁堂的"大黄䗪虫丸"两盒服用，并说明此药临床本是治疗癥瘕（肝硬化），让我用是为破瘀血、消肿块、通经脉。赶紧买药服用，经期也照吃不误。

趁此次来京，好好请高医生看看什么问题。这次诊断为"血虚"，说"发为血之余"（引用《黄帝内经》），血虚则脱发，当益气养血。此次药效如何，且服了再说。

附益气养血药方：当归10g，川芎10g，赤芍10g，熟地10g，党参15g，阿胶珠10g。

（题三、四、五、六、七为罗蔚女士信件摘抄）

高齐民医生点评：我蜗居内科，只涉猎妇科，比起我的前辈来相差极远，他们儿、妇、内、外，科科精通。调经虽学于蒲老之学，但只能应付。罗女士因血瘀，经血不调，故用阿胶四物加减，以观后效，不行再变方。

"除陈气"验案五则

一、不降压而降压

符政委，男，50多岁，2006年9月初诊。自诉这二年来，最头痛的是，血压降不下来，请客吃饭一口酒都不敢喝，血压一般在160/90mmHg左右，体检也"三高"（甘油三酯高，血黏度高，胆固醇高）。

诊其六脉弦滑，弦为肝阳上亢，滑为痰湿阻滞。血黏度高，心脏收缩费力，泵压高，促其血压持续不降。

我认为，符政委的血压持续不降是血脂过多引起的，降脂比降压更重要。

处方：宝鼎香（笔者验方）15g，都梁香（笔者验方）9g，郁金12g，莪术9g，何首乌12g，黄精9g，佩兰9g。7剂。

2008年11月二诊：连续服药30余剂，血脂恢复正常，血压也降至正常，故将降压药停服，二年多来血压仍保持正常，血脂没有反复。血压不高啦，酒量也上去了，陪客时能喝半斤至一斤。

二、不止眩晕而眩晕自除

杨某某，男，65岁，中国著名的吊车工程师、设计师，从四川退休后定居河北河间，体检血脂高，头眩晕，五年多不敢骑自行车，骑车晕得更厉害，委托女婿来北京询问大夫给开点药。

因病人未来，不知脉象，老人喜欢喝酒，故投其所好。

处方：宝鼎香（笔者验方）60g，都梁香（笔者验方）60g，泽兰60g。用二锅头酒泡一个礼拜就可饮用，每次喝一两酒，一日一次即可。

二诊：女婿说："老岳父喝完你泡的药酒，自觉身上有劲啦；更出乎他预料的是，眩晕病好啦，每天能骑自行车30多公里锻炼身体！他要我问问大夫，这几味药中，是哪一味药治好他的眩晕症。"

三、不减肥而减肥

洪宝祥，男，50多岁，汽车司机，身体健壮，只有高血压病，血压160/90mmHg，特别顽固，吃什么降压药也降不下来，但也不头晕，还有一个一天一天大起来的将军肚，驾车时，憋闷难受，望开点药吃，降血压，减减肥。

诊其六脉弦滑，弦主肝阳上亢，滑主血脂太多，如吃药把体内多余的油脂清理干净，心脏收缩舒张没有血黏度的影响，血压自然就会下降。每天出车服汤药不方便，只有晚上有时间吃药，那就泡点药酒，每天晚上吃一次。

处方：都梁香（笔者验方）90g，宝鼎香（笔者验方）90g，用56度二锅头酒十斤浸泡一周，即可服用。

此酒服后，从大小便排出脂膏，常会粘在马桶上，排几天会自动停止。

二诊：自诉着急减肥，故未遵日服1两医嘱，每天半斤药酒，20多天后，体重下降10公斤，鼓起老高的将军肚霍然消失，血压也降到120/80mmHg，停了降压药，血压没有反复。

2009年1月三诊：自诉两年多来，我的血压一直正常，将军肚也再没有起来。

按：人体的胖瘦，关键在小肠而不在胃，胃只腐熟磨损食物，五谷精华的吸收在小肠。此二药主要分解甘油三酯，把体内多余陈气排出体外。

四、不通便而便自通

王××，女，40岁，体检甘油三酯高，身体肥胖。医生说："血脂降不下来，小心你得糖尿病。"请大夫给我降降血脂。

诊其六脉重按见滑象，化验单显示：甘油三酯比正常值高出10倍，正如《素问·奇病论》篇所说："此人必数食甘美而多肥。""肥贵人，高粱之疾也。"古人指血脂为痰湿、陈气，陈者，久也，即体内"甘肥不化之气也"。

血脂高的治法："治之以兰，除陈气也。"

处方：佩兰9g，都梁香（笔者验方）9g，宝鼎香（笔者验方）15g，郁金12g，黄精9g，何首乌12g。7剂，日1剂，水煎，分二次服。

二诊：服药后稍微瘦了一点，大便拉得像白痢，但无任何痛苦。"这一拉，把我习惯性便秘给治好啦！"

素体肥胖，肠中膏脂堆积，肠道蠕动迟缓，传导不好而便秘。此药清除体内多余之陈气，陈气除，肠蠕动有力，故不治大便，大便自然通畅。继服上药7～10剂。

三诊：服上药20余剂，体重下降5斤，把习惯性便秘治好啦，想配成丸药再服一个月。

上药七剂，共研细粉，每次服3～5g，每日服二次。

五、不止泻而泄泻自愈

袁××，女，50多岁，因体检血脂高，特来求诊，望开点药赶快把血脂降下来。有慢性肠炎已多年，只在饮食不周时泻几天就好，余无其他不适。

诊其六脉沉滑，沉主里，滑为血脂过高。

遵《素问·奇病论》篇治疗原则："治之以兰，除陈气也。"

处方：宝鼎香（笔者验方）15g，泽兰9g，何首乌12g，莪术9g，透骨草12g，卫矛9g。10剂，日1剂，水煎，分二次服。

二诊：服药后，未泻油脂，尿上浮一层油脂，粘在马桶上，原来的慢性泄泻不仅未发作，还变成多年不见的成形便，拉起来很舒服。久泄有瘀，"宝鼎香"活血祛瘀，且清理大肠油垢，使分泌清浊的功能恢复，泄泻自然痊愈。体重恢复。

上方继服15剂善后。

疮疡"三两三"临床多捷效

恩师宋孝志先生说："三两三"亦称三两三钱三分，很可能因方剂的分量而命名，它是民间铃医秘传镇宅之宝，方中有三分药秘而不传，由医师亲自加入汤内，这些方治病多捷效。

一、银屑病案

赵姐夫的亲人住沈阳，近半年来，五体欠安。2009年9月赴沈阳探望，亲人饮食如故，患银屑病，遍请外科名医诊治，外用内服，里外合治，半年寸效未见，从面部到周身奇痒难受，两手不停挠痒痒，从面部到周身布满银屑，晚上睡觉前床扫得干干净净，早上起床满床银屑。我用电话传方：生黄芪30g，金银花30g，全当归30g，生甘草10g，蜈蚣1条，每日1剂。服药7天后，面部银屑开始脱落；1个月后，全身银屑脱尽，正常皮肤显露。服药期间身上偶尔有小片反复，不理它自然消失。2011年春节拜年，旧疾再未复发过，"祝兔年春节好！"

二、面部皮肤粗糙症案

平谷少女，16岁，面部皮肤渐渐变得粗糙，粗得像柿树皮，上北京几个大医院皮肤科求医，大夫给外擦皮肤药，内服汤药，不但无效，皮肤越来越粗糙，患者妈说："皮肤病这样难治，恐怕十八岁以后找不到婆家。"经朋友介绍，来寒舍求诊。切诊后，开"疮疡三两三"：生黄芪30g，金银花30g，全当归30g，生甘草10g，蜈蚣1条。2周后复诊，面部粗糙皮肤渐渐变细软，继服"三两三"3个月，皮肤粗糙症全部治愈，姑娘面部红润，白里透红，完全变了一个人。

三、面颊部丹红一块案

长治张××，晓林的高中同学，2008年12月12日初诊，右侧脸蛋上杏子大一块皮肤红如丹霞，红深处如鸡冠色，在太原某医院做过活检，未检查出何病，大夫开外用药一日三次，内服汤药清热消肿，久治无效。我也第一次见到此病症，束手无策，求援于"疮疡三两三"，外部隆起处怕有淋巴结核，外用蜈蚣散，内服疮疡三两三，服药3个月后奇迹出现，丹红色全部脱净，皮肤恢复正常。2010年底，随领导出差，上门拜年："高老你看，我比以前漂亮啦。"皮肤红润，满面桃花。

四、皮肤过敏案

平谷少女皮肤粗糙症治好后，她带来亲人王××，平谷区美容店老板娘，她对各种美容剂过敏，白天戴防护手套工作一天，皮肤瘙痒难受，晚上下班后周身皮肤瘙痒，吃什么抗过敏药都无效，几次想改行，因无其他过长的手艺，只好每日耐着痛苦。二脉缓和，试用疮疡三两三，先后服药30多剂，皮肤渐渐有抵抗力，过敏日渐消失。

五、顽固性瘾疹案

王××，患荨麻疹2年多，顽固难以治愈，荨麻疹发时，周身皮肤发作，痛苦不堪，发作严重时，须住院打针，不然难以活下来。病把一个壮年妇女折腾到轻生，折腾到辞职休息，二脉浮缓，予疮疡三两三，服完20余剂，荨麻疹大为好转，再服10剂，顽固性荨麻疹痊愈。

六、糖尿病并发症脱疽（血栓闭塞性血管炎）案

王大妈患糖尿病多年，常感饥饿难受，饭常感吃不饱，我用文蛤汤调治，不再饥饿。一天用热水洗脚，不小心开水放多，把左脚烫了一下，左脚皮肤发灰黑，大拇趾甲墨黑，红肿疼痛，血脉堵塞已形成，不及时治疗，有截趾的危险。上门求诊，除安排好饮食外，予"疮疡三两三"：生芪30g，银花30g，当归30g，玄参30g，生甘草10g，蜈蚣1条。7～14副，1副药吃2次，第3煎药水用来洗脚。脚上皮肤颜色慢慢恢复正常，脚大拇指黑指甲开始脱落，嘱其包扎好，防止再感染。除夕打电话来，已恢复正常。

结束语：我用"疮疡三两三"治愈数例皮肤病，不是我悟性高，是我1961年先读了熊梦先生的《梦庐医话》，后读了恩师宋孝志先生整理发表袁国华先生"三两三"四则。熊梦先生说此方："**用于一切久治不愈之皮肤病，经验有卓效，吾之开业期中曾用此方治疗荨麻疹病程达十年之久，服用此方，月余收到根除的效果，诚良方也。**"恩师宋孝志先生说此方主治疮疡、肌肉风湿、风疹等。方中金银花清热解毒治湿气；**当归治一切风，除湿痹；黄芪能止诸经之痛；甘草通经脉利血坚筋骨、长肌肉；蜈蚣善走祛风，辛温有毒而能除风攻毒，主治丹毒、痔疮、便毒、疮疡，用于迁延日久之疮疡，更有特效。此物虽有毒，但在能解毒的甘草协调下无不良反应。黄芪、甘草宜生用，不宜炙用，炙用纯属内补，排毒之力特微。**

其实这两篇文章，很多人都读过，有人犯了不会读书的错误。古人陈潮溪说："读书须知出入法，始当求所以入，终当求所以出，见得亲切（爱好）此是入书法，用得透脱此是出书法。盖不能入得书，则不知古人用心处，不能出得书，则又死在言下，惟知出知入，尽得读书之法也。"结束语中字体很黑的部分就是熊梦先生、宋孝志先生"用心处"。记住它，你才会"用得透脱"。治好奇疾，还不知所以然。

（兔年春节闲暇执笔，高齐民于2011年2月9日）

酒风病治验

"帝曰：善有病身热解堕，汗出如浴，恶风少气，此为何病？岐伯曰：病名曰酒风。"（《素问·病能论》）

林××，男，45岁，在中央电视台工作，2010年3月12日初诊。

自诉素体健康，喜贪杯，已有酒后风中于络之小恙。春节期间，好朋友云集，推杯换盏，少则1斤，多则……喝狂则醉。夫人插话说"吃醉后，口涎顺两角流下"，酒醒后，自觉周身热，倦怠，汗出气短，且感下半身沉重，舌苔白，质润，六脉带濡，此乃酒后中风，又名漏风。饮者阳气盛，故身热；腠理疏，玄府开，故汗出；醒后则倦怠，汗多内虚，故恶风少气。若不早日戒酒，中风中络之日，已不远矣。

"帝曰：治之奈何？岐伯曰：泽泻、术各十分，鹿衔五分，合以三指撮，为饭后。"

法当补虚益肾，祛风除湿。取《素问》方与《伤寒杂病论》苓桂术甘汤合方。

泽泻10g，白术10g，鹿衔草15g，茯苓15g，桂枝6g，甘草6g。

二诊：林用电话求诊：服上药大见好转，不需来诊。嘱7副再服，注意少饮酒。

总之，酒风是酒后身热汗出受风，症状轻，上药可解。所用之方，系《素问·病能论》篇之古方，即仲景《金匮要略》之泽泻汤。仲景继承中有发展：泽泻汤，去掉鹿衔草之甘温，补肾不碍于利水，且泽泻用量重于白术，用于治疗"心下有支饮，其人苦冒眩"。

通读《伤寒杂病论》，这种范例在《伤寒杂病论》并不少见，值得后学者认真加以研究。

伤寒医案数则

一、放血治伤寒案

记得我七岁时，舅舅赵仲凤在本村小学任教，他经常利用课余时间为邻村乡亲们义务诊病，我也常跟着去玩。一天，堂兄高惠民一大清早就来请出诊，说："我爸爸发高烧。"我跟着舅舅到叔叔家，舅舅在诊脉时，婶婶在一旁介绍病情说："他去放牛，天气特别热，就站在山洞乘凉，不小心一下子睡着了，起来顿时感到着凉了，一身酸楚发紧，晚上吃完饭，自觉畏寒怕冷，盖两床棉被还冷得发抖，一会儿开始发热，体温越来越高，且无汗，周身皮肤枯燥，不想喝水，烧得厉害时说胡话，有时嗜睡，烧得真吓人。"诊完脉，舅舅说："我开几副麻黄汤，出点汗，烧就退啦。"婶婶马上说："不行，他一吃麻黄汤就尿不出来，还是给他扎几针。"我舅马上叫几个成年人把病人扶到院西屋，面向窗户，站在那，把病人裤腿挽起来，露出腘窝，舅舅从竹筒中取出一根三棱针，放在口中湿润一下，向腘窝大静脉上点刺一针，血射出有一尺远，色紫红，1~2秒钟后，舅舅用棉花压住针眼，血止住后，让病人回屋卧床休息。中午放学后，舅舅让我去看看叔叔的高热退了没有。我一进叔叔家大门，见叔叔端上碗蹲在墙根喝稀饭。他见我忙站起来说："告诉你舅，我不发烧啦。"

回家吃饭时，我问舅舅："伤寒高热放血，是不是家传的方法。"舅舅说："不是的，是从农民那学来的。"他接着说："我读《伤寒论》时，发现高热放血是仲景的办法，《伤寒论》第47条说：'无汗，自衄者愈。'我这是人工造衄的方法，叫'刺腘窝放血退高热法'，虽然有点'土气'，但刺后十多分钟便开始退热，也符合'夺血无汗'，放了血，就不用麻黄发汗了。"

二、抽静脉血治伤寒案

1959年暑假，我回故乡看奶奶。身背一个书包，放一本《伤寒论》、一本《金匮要略》，以备看病记不起方药时翻翻看，学生翻书看病是不会感到丢人的。

一天下午，堂屋婶婶请我去看病，在路上，婶婶边走边介绍病情说："你弟弟晋民天热贪凉，用刚打上来的井水洗澡，受了寒，发高烧，体温41℃，烧得手足躁扰，时而循衣摸床，皮肤枯燥，神昏谵语，满床翻滚，口不渴，尿不黄。"诊脉六脉浮紧而数，是一个重症麻黄汤证。我想开麻黄汤给他发汗，便顺手翻开《伤寒论》，麻黄汤前后出现9次（35、36、37、46、51、52、55、231、235条），没一条有"神昏谵语""循衣摸床"的症状，我弟弟的病很像《伤寒论》第100条所载的症状："……久则谵语，手足躁扰，循衣摸床，神昏谵语，身枯燥……"看完，想起舅舅"刺腘窝放血退高热法"，决定用一下，高热不退，我再用麻黄汤。因弟弟晋民是赤脚医生，我从他出诊包里找出20毫升注射器，消完毒，便从手臂静脉中抽了20毫升血。15分钟后，烧开始往下降，不到一小时，烧就全部退完，抽了血就不能再发汗了，仲景有"亡血家，不可再发汗"之训，我和舅舅放血的方法不同，但疗效是一样的。

三、鼻衄治伤寒案

伤寒高烧无汗，用人工致衄效果都很满意，但对两岁的小儿不知能否退烧？孙女薇薇二岁时，夜间不盖被子受风寒，发高烧，体温40℃，两天烧不退，一时之间找不到车去儿童医院，服了小儿安等退烧药，烧持续不退，满床打滚。原本计划吃完中午饭送她上儿童医院诊治，大人都去收拾桌子准备进餐，一时没有看住她，面朝下从床上摔下来，把鼻子摔破了，流了很多血，当下午一点半要送她到儿童医院时，一量体温37℃，不烧了。正如《伤寒论》第46条所说："太阳病，脉浮紧，无汗，身疼痛……衄乃解。"小孙女伤寒无汗高烧，鼻衄后高烧退尽，与《伤寒论》麻黄汤致衄法不谋而合。

四、麻黄汤治乳痈案

省血防试点组从汨罗镇搬往血塘建立新点，当地群众听说来了个北京大夫，所以经常找上门来看病。湖南名医刘炳凡老师和我负责用中医诊治，我们每天都下农村去巡诊。

有一天到了马厅大队，来了一个 28 岁的妇女，产后一个月，因天热开窗透气，突发急性乳腺炎，左侧乳房外侧红肿热痛，不恶寒，不发热，诊其六脉浮而数，浮为受风寒，数为有瘀热。病人说她"怕针"，且对各种抗生素"过敏"。我请刘老开方，刘老说："你开吧。"我开了一个麻黄汤加味：麻黄 6g，桂枝 9g，杏仁 9g，甘草 6g，蒲公英 15g。三副，水煎服。

在回来的路上，刘炳凡老师说："你依据《伤寒论》第 52 条'脉浮而数者，麻黄汤主之'，这条看似有脉无证，实际上是仲景告诉人们：只要是受了风寒，不见高热、无汗、神昏谵语，也可以用麻黄汤。这个妇女，除了脉浮数，还有乳房红肿痛热，你加一味蒲公英可提高疗效，不加也能治好。麻黄少用可散瘀热，多用则发汗，微量则回阳。我也常用麻黄汤治杂病。其他如麻黄附子细辛汤治脑病，麻黄附子汤治胁下痛，都是疗效卓越的方剂，都应会用。治外感、治杂病都要学会用麻黄，才能称得上精通了《伤寒杂病论》的太阳篇。"

我很幸运：从 1964 年到 1968 年，我有机会与刘炳凡老师同科看病人，一同下乡，吃住上班都在一起，天赐给我向刘老学习的机会，将永世难忘。

（高齐民回忆于海运仓，2009 年 4 月 22 日）

倒退牛传奇

早在童年时代，去河边放牛，坐在沙堆上玩，我就认识了"倒退牛"。它像臭虫一样，喜欢在沙堆上做一个小沙窝，等失足的小虫掉进沙窝，倒退牛就美餐一顿。孩提时只知道这个虫喜欢倒退着走，所以才有了一个美称，叫"倒退牛"。有时还抓几个回来，放在院子小沙堆里，让他下小的倒退牛，发现它不下"小倒退牛"，先变成蛹，最后变成蛾，不辞而别。

1958 年，我被保送到北京中医学院上大学，爸爸从陕西城固来信说：你姑去年去西安做手术，最后诊断为膝关节结核，中医称附骨疽，手术后刀口 1 年多长不上，天天从漏管流出很臭的脓，你在课间问问老师，有什么好的治疗方法，写信给你姑姑。我接受这个任务后，去外科打听，都说没有好方法。一天我翻阅中医杂志，里面记载：一个中医外科世家，爷爷和父亲都是著名外科医生，治不好亲孙子的附骨疽，孙子在床上度过了童年和青年时代，自己在《外科全生集》中找了一个"推骨散"：蜣螂、干姜各等分，碾细粉，用探针棉纱把药送入脓管内，不但不能把腐骨推出，异常疼痛难忍，就不敢再用。一次偶然的机会，翻阅小学生字典蜣螂条下注解，蜣螂不是屎壳郎（推粪虫），是在沙地上做沙窝抓虫吃的一个小动物，即我说的"倒退牛"。我看完这篇报道，把这个新的推骨散牢记在心，想给姑姑试试。

1959 年放暑假，首先去看看在病中的姑姑。乘公共汽车到京交斜村下车，吃完中午饭，姑姑坐在小凳子换药，我仔细观察，在膝关节外侧梁丘穴部位，有 1 个流脓的漏管，深约 2 寸，溃破处轻度糜烂。下午 3 点多，我带着表弟去西河滩沙堆上去找"倒退牛"。

因雨后不方便寻找，表弟说他放牛避雨时，在山岩下盐碱地下见过"倒退牛"打的沙窝，我们又上山去找，在1m²大的地方抓住了19个"倒退牛"，装瓶拿回来。要把倒退牛洗干净，放在瓦上焙干，和碾好的干姜粉等量和匀，问了几家邻居，干姜找不到，就是找到也无法碾成粉。第2天和姑姑商量，不碾细粉，把倒退牛用凉开水洗干净，利用它习惯倒着走的习性，镊子把倒退牛放在脓管口，一个个倒退牛得意洋洋地倒着钻进去了。第1次钻进去7个，用消毒纱布封住疮口。第2天打开一看，脓比平时多10倍，洗净疮口又放进去7个，如法封口。第3天打开一看，脓一下少了一半。仍如法操作，先后放了7次，脓水已排尽，疮口愈口，再也没有复发，没想到活着的"倒退牛"把结核一扫而光。

"文化大革命"期间，我回陕西城固省亲。邻居家有个小孩12岁，患附骨疽3年，久治不愈，听说我回家探亲，患儿的爸爸上门求医，我推荐"倒退牛"组成的新推骨散。山西垣曲的土话叫"倒退牛"，陕西城固人不知是什么东西。第2天，我带着大弟弟英杰和患儿去汉江河边沙滩地去找，河边很多"倒退牛"。找到倒退牛，如法炮制，交给小儿如何用探针，把药粉上进去送入附骨疽内。第3天，患儿欣欣然到我家，他说：用药第1天脓水特别多，第2天逐渐减少，从脓管推出2根1寸半长粉条粗细的腐骨，1周推出10多根。患儿特意送给一根做纪念，后来家中装修，不知塞到哪儿去了。

我爸谢世那年，我回城固殡葬父亲。1周后的一天中午，有人请我吃饭，我说这次回来没有给人家看病，怎么会请我，怕是人家弄错了。中午11点，请吃饭的人上门来了。我问何故请我吃饭，客人说那一年您回来，治好了12岁小学生的附骨疽，小孩随爸妈回河南，把剩下的药给我，我用此药治好了我儿子的臁疮，听说您回来啦，邀请您吃饭，为了感谢您，没有别的要求。

我去墨西哥城看望女儿，女儿就住在星星山下。为了锻炼身体，我常步行上山，每见到土坎下盐碱细土，我都停步，蹲下找找，有没有"倒退牛"。结果发现有好几个地方有"倒退牛"。我告诉学生，用它怎么治骨结核，学生还找到了"倒退牛"的西班牙语的名字。可惜未见到病人，无法给学生们再实践一次。

解毒活血汤治疗麻疹方解

记得1958年冬全国麻疹大流行，上海更是猖獗，死亡率高达10%以上。患儿初见麻疹分布，两颧㿠白，体温陡高，咳逆气急，鼻扇，疹出即疹色灰暗，或一出即没，旋因毒向内陷，合并肺炎，继则昏迷嗜睡，迅速形成脑炎而至死亡，令人闻之寒战。采用常规疗法，取《阎氏小儿方论》升麻葛根汤，解肌透疹，和营解毒，收效不显，后改用王清任解毒活血汤，服一二剂后，患儿面色转红，血活疹透，迅速化险为夷。运用此方，顿使麻疹未齐者可齐，已没者亦得毒解而安，高烧很快下降，神志渐得清醒，其死亡率降为3%。从应用解毒活血法，挽救了许多危重病例，给每个儿科大夫留下不可磨灭的印象。

1981年拜读董廷瑶先生用解毒活血汤治麻疹内陷的经验，甚感此方神奇，其病理病机如何，我思之思之，反复思考二十多年，才悟出一点端倪。

麻疹古称胎毒，流行时，顺则疹显太阳之表，不治可自愈；逆则病毒内陷少阴，危症蜂起。麻疹内陷三阴经，导致三阴经开、阖、枢功能失调，少阴转枢功能失调。少阳经为枢纽，其他五经任何一经的经气转枢受阻，少阳担负着代偿和疏通作用，麻毒内陷少阴，患儿出现真热假寒之象，若辨之不慎，则如清任先生说："若用姜附回阳汤，一副即可夺命。"

解毒活血汤是以四逆散（柴胡、赤芍、枳壳、甘草）代偿疏通三阴经开阖枢失司，少阳经气一转，六经开阖枢运转。用柴胡、葛根升举陷入之病毒。用生地、连翘清热解毒，用当归、桃仁、红花活血，使"疹色灰暗"转为红润，化险为夷。

解读时，我运用经方间架结构，不然思之过久，又会犯含笔腐毫之无奈。

一日，恩师宋孝志先生在饭后茶余谈及"效不更方"时说："我在临床用方时发现，有些病人，方证对应，开始疗效很好，1 周后再服疗效顿减，再诊时，我便开四逆散（改汤）3 剂，让病人服后，再服用原方，其疗效比开始时更好，你可临床试试。"

我治疗虚寒性胃脘痛时，常喜欢用小建中汤，每当病人用药时，出现胁痛，小建中的疗效就差，我就开四逆散，调六经之开阖枢，再服小建中汤，疗效就更好，这和《伤寒论》100 条内容不谋而合，机理相同。恩师不欺我矣。

此解是否合董先生用方之意，有可能言不尽意，仅供用方时参考。

（高齐民 2010 年 3 月 10 日写于东直门医院）

腹痛上冲皮起案

马庆祥，男，40 岁，北京五建技工。

初诊：1980 年 1 月 10 日。

自诉：身患气喘病，发作时病痛难忍，尤其喘得厉害时，腹内形成大包很硬，冒大汗珠，以至于疼痛得躺床直打滚，今年一月份病又发作了，痛甚晕厥，遂来东直门医院求诊。

查六脉弦，舌苔淡白，此病久不愈，肝气不舒，当先用四逆散转六经之经气，再用大建中汤，温中补虚，散寒止痛。

柴胡 12g，枳实 10g，白芍 1g，甘草 6g。三副。

二诊：服上方，两胁痛大减，腹内起包照旧。《金匮要略》云："心胸中大寒痛，不能食，腹中寒，上冲皮起，出见有头足，上下痛而不可触近，大建中汤主之。"与患者之病方症对应。

川椒 9g，干姜 12g，党参 10g，饴糖 30g（烊化）。服药后饮粥 1 碗，三副。

三诊：服药共六副，痛苦若失，不再出现头足包样东西。病已痊愈，予附子理中丸 20 丸，每次 1 丸，每日 2 次，口服善后。

逆流挽舟救胃气二方

人以胃气为本，有胃气则生，无胃气则死。临床上发现，垂危的病人胃气将竭时，周身气血衰败，辨不出主症，脉已散而不收，病人多水米不进，周身疼痛，夜不成寐。50多年的临床发现，病人胃气将绝之时，能逆流挽舟的方药有二个：一是仲景《金匮要略》中的黄芪建中汤，一是宋老自创的砂半理中汤。

一、黄芪建中汤案

一日，赵总请我出诊。其岳母86岁，住某医院内科，水谷不进，周身肌肉痛，彻夜不寐，中西医用药都不见效，病情日益加重。主管科主任说，老人年岁太大，用药不效，估计能活半个多月，望家属能理解，将病人接回家，做点好吃的孝敬老人家。出院后，病情日益加重，时有昏睡，连平时最喜欢吃的火烧夹猪头肉，现在一口都咽不下，周身疼，让儿女捶周身肌肉，24小时不能停，昼夜不能入睡，镇静药无效。脉见有散象，断为胃气将绝。急予黄芪建中汤：黄芪30g，桂枝10g，白芍20g，炙甘草9g，生姜9g，大枣12枚，饴糖30g（烊化）。3副。方开好后到出院的医院请主任抄方，主任说：我已经说过，没有救啦，这方还能救命！抄给你们作安慰剂吧。药拿回家，马上煎好。病人因对我信任，很快将药服下，晚上周身肌肉不再痛了，儿女们安静睡了一夜。第二天早上，胃口开，火烧夹猪头肉吃了一个，真是莫名其妙！一天比一天好。先后服黄芪建中汤7~14副，病痊愈。入秋还在烟台海滨旅游7天。去年，有几天烦躁不安，我又去会诊，诊断为脏躁，开了甘麦大枣汤：浮小麦30g，甘草10g，大枣12枚。5副，病即痊愈。老人今年94岁，身体还很健壮，每日仍保留吃火烧夹猪头肉的习惯。

二、砂半理中汤案

1965年夏，应邀去乡镇医院会诊。一女性，50岁左右，胃痛多年，近一个多月来复发，近几周加剧，粒米未进，为维持生命，每顿只能喝点米汤，周身骨瘦如柴，形神憔悴，语言无力，命危旦夕，且周身肌痛如被杖，彻夜不寐，医院已告家人，不久将离开人世。已请当地著名医生三次会诊，无法救治，家属寄希望于北京来的医生。我倍感会诊成功与否责任重大，还没有经验如何救治胃气将竭之人。因病人极度虚弱，当急救胃气，处方用宋老"砂半理中汤"：砂仁6g，法半夏12g，香附12g，高良姜9g，朱茯苓15g，木香3g研冲，党参15g，生姜15g，白术15g。因病人脾胃虚竭，去枳壳理气，加党参、白术以健脾。3副。嘱其家属，服药后若病情加重，即停后服，另请高明。

二诊：家属说，头煎药后痛立止，胀满消，脾胃开，吃了一碗大米粥。

我在湘工作8年，凡遇胃气将竭，束手无策时，我都投砂半理中汤而获效，再服黄芪建中汤十余剂而收功。

一次，太岳大人与更元弟谈论砂半理中汤。我说，我用此方，就抓住"里急（不是腹痛、大便急，是胃气告急！）""诸不足（全都不足，故补泻不得，只能从胃气入手）"，本方可与黄芪建中汤媲美。太岳故去多年后，一天，二姐说："爸爸说：'高齐民悟性最高，我的很多徒弟都不能和他比。他用此方，紧紧扣住内急，病人胃气告急，无胃气则死。抓住了砂半理中汤的灵魂，因此在湘名声大振……'"

宋老"砂半理中汤"，从《时方歌括》香砂六君子汤中脱出；我依证加减，又把砂半理中汤变成香砂六君子汤，真是巧合！

黄芪建中汤治验五则

一、马桶上的烦恼

安娜夫人，洛杉矶市居民，2003年6月初诊。患习惯性便秘多年，自称"厕所文学家"，每次排便要在马桶上蹲1~2小时是常事，随着年龄进入花甲，便秘日渐加重，开始服泻药大便还能通，再服，不但不通便，大便更难解出，五六天才大便一次，欲便腹痛，不断揉推才能缓解，大便排出，腹痛立消。无法，就改用开塞露润肠通便，用了半个多月，开塞露也不再管用了。什么通便方法都用尽，大便仍不通，只好让保姆用手往外掏。

自诉气短，纳谷不香，望其面色淡，六脉沉而无力，系胃肠气虚，肠道糟粕排出无力。用大黄类通便，肠道脱水，大便会更干；开塞露也一样，都不能增加肠蠕动功能。当补中健脾，方用黄芪建中汤。

处方：炙黄芪40g，桂枝10g，白芍20g，大枣12枚（劈），炙甘草6g，生姜10g，饴糖30g（烊化）。七剂，水煎服，每日一剂。

针脾俞、胃俞、大肠俞。

进上药五副，大便自通，服完七剂，大便每日1次。安娜夫人一见宋静宜大夫，跪下就拜，感谢中国大夫。

嘱继服黄芪建中汤10~15剂巩固疗效。

二、力挽断肠三刀

1981年秋天，应朋友邀请去会诊一个病人，从东北某城市而来，住在石家庄旅店。我以为是一个老人，一看是个十四岁的小姑娘，今年春节时腹痛，吃止痛药痛不止，腹胀，大便不出，医院初步印象是"肠套迭"，钡餐透视见到影像又不是肠套迭，而是十二指肠痉挛，狭窄处长达四厘米，于是做手术将痉挛部位切除。术后五个月，肠痉挛又发作，钡餐影像小肠有明显狭窄，又进行了第二次手术。今秋是第三次肠痉挛发作，家中老人认为，手术切除不是根治肠痉挛的办法，想用中医的办法，托亲朋好友请我出诊诊治。

听了病人家属的主诉，当用黄芪建中汤：黄芪补其脾胃气虚，芍药、甘草解胃肠之痉挛，痉挛解，大便畅通才会无阻，腹痛、腹胀自然缓解。

处方：炙黄芪30g，桂枝10g，白芍30g，生姜9g，炙甘草6g，大枣12枚，饴糖30g（烊化）。三剂，水煎服，每日一剂。

复诊：服完第一剂头一煎，腹痛除，腹胀消，大便得通。继用上方七剂，诸证消失，免了断肠三刀之苦。

三、萎缩性胃炎案

1980年7月初诊：女，45岁，北京人。

自诉在家排行最小，父母疼爱，从幼儿园起，饮食就不规律，每天点心吃得多，三顿饭吃得少，从小学到高中，顿顿吃一点，用好听的话说还不如家中大花猫吃的多。20岁那年，因贪凉吃冰棍导致胃脘痛，从此后每次饭吃得不合适胃就痛。30多岁时，不仅胃痛，又开始反酸，酸多时胃有灼热感，空腹则止，灼热严重时，手脚心也热，但吃一根冰棍，胃中灼热马上轻一点，若多吃两根，则胃疼得直不起腰来；伴胃胀气，甚则两胁胀得厉害，饭后胃积气，若不排出，什么活也不能干，胃中气排出，才能刷锅洗碗；且大便秘结不畅，2~3日一行，体检做胃镜查出"萎缩性胃炎"。

诊其六脉细数，舌苔薄有齿痕。

我让四个进修大夫各自开个方，大家一齐讨论此案。

进修大夫甲：认为是阴虚有实热，主张用增液汤加生石膏、知母，甘寒养阴清热。我认为不妥，胃中灼热，实属脾气虚不运，胃脘谷气停滞发酵之热，即阴火内焚，此火宜温散，不宜甘寒清下。

进修大夫乙：认为此实属热伤阴，当用半夏泻心汤。我认为不妥，患者餐后两胁胀满，气上冲，打出嗝胀满则消，不是"满而不痛为痞"，而是"满而痛"，不当用法半夏，燥更伤阴。

进修大夫丙：认为当养阴清热，用麦味地黄汤。我认为也不妥，此种是李东垣所说"饮食不节则胃痛，胃痛则气短，精神少，而生大热"，当甘温除大热（胃中灼热），甘寒不对症。

进修大夫丁：认为当养阴清热，当用黄连阿胶汤。我认为也不妥，患者无心烦、口舌生疮、口干舌燥及舌质干红等实热证，黄连阿胶汤清的是实热，不是虚热。"胃中灼热"，实质是虚劳前驱证候，"手足心热"，已迫近虚劳；仲景在《金匮要略·血痹虚劳病脉证治》中说"虚劳里急，悸，衄，腹中痛，梦失精，四肢酸疼，手足烦热，咽干口燥，小建中汤主之"，用的是甘温除热法。

大家开的方都抓住养阴，只对了一少半。此病宜益气养阴，即甘温除大热，不宜甘寒养阴清热，用黄芪建中汤、补中益气汤均可。

处方：炙黄芪30g，桂枝10g，白芍10g，生姜10g，炙甘草6g，大枣12枚，饴糖30g（烊化）。六剂，水煎服，每日一剂。

二诊：服黄芪建中汤六剂，胃中灼热大减，脘腹胀气打嗝基本消失，大便已通。补中气，使大肠传输糟粕顺利，大便正常。继用上方15～20剂。

三诊：胃中灼热消失，纳谷增加，体重也重了几斤，继服10剂以巩固疗效。

按：本案的重点，"胃中灼热"是胃酸太多，灼及胃黏膜所致，特点是食后即作、空腹则止，空腹时胃酸分泌减少或停止。黄芪建中汤的饴糖随药服下，在胃中形成一个保护膜，胃酸不能直接作用于胃黏膜，故药后，吃饭则"胃中灼热"消失。

热分实热和虚热，萎缩性胃炎之"热"属阴火内炽。《素问·调经论》曰："有所劳倦，形气衰少，谷气不盛，上焦不行，下脘不通，胃气热，热气熏胸中，故内热。"这里的"热"，指"胃中灼热""手足心热"。仲景论虚劳，论及"手足烦热，咽干口燥"，也是内热之象。治当甘温除大热，益气养阴，为正治法。

此案例告诉我们，治脾胃病当看看李东垣的《脾胃论》，对脾胃虚损的"热中证""胃气热""手足烦热""咽干口燥"才有深刻的理解，不再犯苦寒清热的错误。

四、浅表性胃炎案

郭××，女，28岁，2006年5月初诊。

从记事至今，从未吃过一顿饱饭，端上饭吃几口就不想吃，尤其对菜特别挑剔，肉肥啦，油多啦，菜咸啦，醋放多啦，不合口味，一端起碗吃两口就不吃啦，一年四季以点心为主，床头柜内上下各种小吃都有。近几个月来，吃点东西就胃痛，反酸"烧心"，在我院检查胃镜，诊断为浅表性胃炎，幽门螺杆菌阳性。本来从小就神经紧张，每晚靠安眠药度日，一听浅表性胃炎，还有幽门螺杆菌阳性……惊吓万分，前来求医。

形体消瘦，面色黄中略青，肝胃不和之象。诊其六脉细弦，细为脾胃之气衰弱，弦为胃脘痛，肝气横逆。法当舒肝和胃，方用香砂六君子汤。

处方：砂仁6g，木香9g，党参10g，白术12g，茯苓10g，甘草6g，陈皮6g，半夏9g，生姜3片，大枣6枚。五剂，水煎服，每日两煎，早晚服用。

二诊：进上药五剂，胃脘不那么痛了，夜里睡眠略好一点，胃仍有灼热感。当治以益气养阴甘温除大热法。

处方：生黄芪30g，桂枝10g，杭白芍20g，生姜10g，大枣12枚，饴糖30g（烊化）。六剂，水煎服，每日一剂。嘱服完药无别的不舒，可继服6～12副。

三诊：共进黄芪建中汤18剂，胃已不痛，不再灼热，饮食香，饭量也增加，"只希望病好，可不要长肥，胖了失去少女的条美。"我告诉她，只要饮食有节，控制食入量，不会发胖的。

五、幽门螺旋杆菌感染案

郭××，女，31岁，1980年9月10日初诊。患胃痛多年，且反酸"烧心"，反酸时吃20粒生花生就可缓解，去医院检查，胃镜显示幽门螺旋杆菌感染，医生开的药吃了无效。第二次上医院，医生说胆汁反流，服小柴胡汤加枳实五剂，胃酸反苦水好了一点，又嫌药苦不堪忍受。

诊其六脉柔细，低血压之象，属气阴两虚，当益气养阴。方用黄芪建中汤。

处方：炙黄芪30g，桂枝10g，白芍20g，生姜10g，炙甘草6g，大枣12枚，饴糖30g（烊化）。六剂，水煎服，每日一剂。

二诊：服六剂药后，胃痛好转，不再反酸，还说："这药真好吃，吃多少我都想吃。"继服上方10～15剂。

三诊：自觉胃病已痊愈，"但饴糖还剩下很多，可不可以每天吃两小勺颐养胃气？"我说，可以。饴糖的功用"缓中、补虚、生津、润燥、健脾胃之气，补脾精，化胃气"，我从蜂蜜治糖尿病之外伤细菌感染，推衍出饴糖能使幽门螺旋杆菌脱水死亡，所以用黄芪建中汤治幽门螺旋杆菌感染师出有名。

按：幽门螺杆菌，是1978年发现的，其实早在人体内繁衍了不知多少年。我用小建中汤治好了不少病人，还用葫芦岛赤脚医生土法（土霉素合呋喃唑酮）治好了不少的胃病，说明此二味药可杀死幽门螺旋杆菌。

腹部阴寒治验

纪强，男，45岁，在二炮工作。2010年2月24日初诊。

患者一年多来会阴及肛门潮湿，用纸擦纸湿，像大便未擦净，有阴汗，腰曾受过外伤，常发硬，累及胁下，甚则波及少腹，大便不成形，呈软便，四肢厥冷，周身怕风寒，最痛苦的是，腹股沟痉挛呈粗索状，严重时不仅可明显触到，且连及小腹不舒，四处求医不见好转，精神抑郁，心情不畅。察面色黄中透黑，六脉沉，舌苔薄白。属疑难杂症。肝脉络阴器，走小腹，抵胁下，寒则凝滞筋脉呈索状；肾阳虚，水湿外泄会阴则见会阴及肛门潮湿；脾阳虚，则四肢厥冷；大肠阳虚，则大便不成形。故为肾、肝、脾及大肠一派阳虚之症，当温肝之经脉。

酒军6g，附子5g，细辛4g，川楝子9g，茴香9g，川椒9g，干姜12g，茯苓30g，赤石脂15g。7副。

2010年3月3日二诊：服上药病情大见效，腹股沟及少腹条索样硬条较以前变软，阴汗减去大半，大便初成形后为软散之便，夜尿3次。当温肾暖肝，暖脾实大肠。以真武汤合桃花汤、大建中汤、肾着汤合附子理中汤为法。

附子5g，细辛4g，干姜12g，茯苓30g，白术20g，赤石脂15g，甘草9g，白芍15g，川椒9g，饴糖（烊化）30g。7副。诸症霍然。

芍药甘草汤加薏米治验

瘈疭、挛急、转筋、小儿摇头风是临床常见症状，高齐民老师常运用芍药甘草汤加薏米，或者单用薏米煮粥吃，治疗上述诸症，每每收到较好的效果。现将随师所记介绍如下：

方药：芍药甘草汤，原载于《伤寒论》太阳篇第 29 条之下，第 30 条亦论及。原方是："伤寒脉浮，自汗出，小便数，心烦，微恶寒，反与桂枝汤，欲攻其表，此误也，得之便厥，咽中干，烦躁吐逆者，作甘草干姜汤与之，以复其阳。若厥愈足温者，更作芍药甘草汤与之，其脚即伸……"仲景指出，阴虚致筋脉挛急之证，当用芍药甘草汤先缓急止痛的治法。高老师认为，大凡各种原因造成的阴之不足，筋脉失养，或发汗所致的阴阳两虚者。均为本方主治所在。

方药：白芍 30~60g，炙甘草 5~15g，薏米 30~60g。

水煎服，每日 1 剂。剂量上，成人要重予芍药甘草汤，小儿则酌减剂量。

功用：柔肝舒筋，缓急止痛。

方解：本方由《伤寒论》芍药甘草汤加味而来。芍药甘苦，养阴和血，《神农本草经》谓其能"主邪气腹痛，除血痹，破坚积"，甘草补中缓急。二药合用，酸甘以化阴，仲景用其治疗辛热伤营、筋脉失养所致下肢拘急。高老师在原方基础上加薏米一味，其效大增，适应范围更广。

薏米，一名叶珠，味甘微寒，《神农本草经》载其能"主筋急，拘挛，不可屈伸，风湿痹……"但后世医家多只用其健脾利湿、止带排脓，而忽略其缓解拘挛、培土抑木之功。《倦游录》载其"善治疝气"，高老师亦常用之，但常与大黄附子汤同用。

效验案例：

1. 张×，男，2.5 岁，1982 年 7 月来诊。家长代诉：患儿近 2 个多月来，先是肢体肌肉痉挛，渐渐肢体抽搐，儿童医院以为缺钙，但检查血钙 9mg/dl，结果正常，在我院检查血钙也正常，服多种钙片半月余未见好转，来求高老师一诊。查患儿体胖身健，苔腻，大便质稀软。师云：小儿肝常有余，脾常不足，肝旺风动，湿阻筋脉，故时抽搐，予：白芍 10g，炙甘草 6g，薏米 30g，三副，水煎服；继予薏米 30g 煮粥，每日服一次。一周后抽搐止，至今未复发。

2. 连××，男，6 岁，发育尚好，体质较弱，平素经常感冒。每次外感发烧，体温均在 38℃左右，伴频繁抽搐。全家惊慌，发病便送医院抢救。一日求高师诊治，先予白芍 12g，甘草 6g，薏米 40g，水煎服，兼用薏米粥二个月，病愈。至今已 18 岁，未再抽搐。

3. 李××，男，5 岁。家长代诉：患儿自 3 岁起无明显原因常出现不自主摇头，无其他不适。高师认为，此由外遇风邪客于筋脉，颈部肌肉收缩失调所致。予薏米做粥，每日一两，连服两月，以观其效。后其父来告：果如师言，患儿摇头已愈。

4. 本院王老师之母，年逾古稀，每夜入睡则双下肢转筋，甚为痛苦，遍服中西药不能控制。师曰：年逾古稀，脾肾两衰，筋脉失养。予芍药甘草加薏米汤，一剂病去十之七八，三剂而愈。此案后由王老师专文发表于某学术杂志。

5. 赵××，慢性肾风，肾元衰竭。一年多来常出现四肢颤抖，或肌肉拘急，亦用此方治之，服十二剂，诸症消失。

我随师时间尚短，每见高老师惯用仲景方，但不落古人窠臼；化裁经方，常别开新径。如用芍药甘草汤加薏米、黄芪、首乌治疗骨痹（骨刺）就取得较好效果。限于篇幅，恕不再述，不妥之处，敬请指正。

（高齐民口述，何厚夫整理，1983年6月5日于北京）

疑难病症论治七则

一个临床大夫，既要善治常见病，又要会治疑难症。所谓疑难，我认为是病的主证时隐时现、迷离难认，而有时是难名其状，而兼证则异峰突起，喧宾夺主，使医者疑惑难断，常常愈治病证愈杂乱，使人束手无策。

回顾多年治疗疑难病之要点，贵在广开思路，冲破四诊合参之常规，从瘀血，从痰饮，从经络，从病源，从后天，从五行生克，从五脏所主，从奇经八脉，甚至从舌，从脉，从虫，从嗜好等诸方面入手，透过迷雾，每能一症道破天机，泄露主证之所在，纷纭诸证可豁然而解。治愈一个疑难杂症，不仅能使医者思路突然拓宽，加深对前贤之名言的理解，而医者也乐在其中，典型脉案每能使人终生难忘。

一、从络论治偏头风

偏头风，又称偏头痛，或者脑风，常突然发病，疼不可忍，或左或右，或连及眼、齿痛，痛止则一如常人。偏头风多系肝经风火上犯清窍，一般清肝泻火之法常难奏效。笔者遵叶天士"久病在络"之论，宗《济生方》蝎附丸辅虫蚁搜剔之法，自拟"龙蛇煎"，治疗顽固性偏头痛，每能药到痛止。

"龙蛇煎"所治之偏头风，包括现代医学的三叉神经痛、神经性头痛、血管神经性头痛及不明原因的头痛。

处方：地龙15g，祁蛇10g，川芎15～30g，钩藤15g，甘菊5g，茺蔚子10g，生地15～30g，杭白芍10g，全蝎4条。

加减法：

若肝风上犯，患者自觉有一股气沿项部两侧上冲，连及太阳穴跳痛，加怀牛膝30g，代赭石30g；若肝火沿经上冲，则齿痛，常觉一股热流上逆，甚则呕吐，加大黄8g；若偏头痛，痛甚呕吐清水，加吴茱萸10g；痰多加半夏10g。

主治：顽固性偏头痛等病。

功用：平肝祛风，通络止痛。

方解：钩藤、菊花平肝，地龙、祁蛇、全蝎通络祛风，川芎、茺蔚子养血止痛，生地、白芍滋水养肝以治本。若祁蛇缺货，可用乌梢蛇10g代用；方中川芎一味，若肝阳上亢可少用或不用；方中生地一味，若虚烦少寐则重用，大可滋阴安神。生地之安神另有专论。

医案2则：

1. 张××，女，76岁，住天坛南路。

患偏头风十余年，每次发作持续3～5天，近二年来发作频繁，疼痛加重，病重则坐卧不安，遍请名老中医，用药百余剂无效，自以为是不治之症。望患者一手托腮，双眉紧锁，苦楚不堪；自诉每次偏头痛发作，自觉有一股气沿项上冲，随即两太阳穴跳痛；两手脉弦，左半边舌苔薄白，右半边无苔（病侧不能嚼食所致）；每次痛起于左侧，甚则波及右侧亦痛。

察其脉证，久病偏头风，风不在经而归入络脉，当用"龙蛇煎"加怀牛膝30g。先后会诊三次，服"龙蛇煎"30余剂而治愈。初冬时又请我会诊，我以为宿疾发作，询问才知，原偏头痛治愈未犯，今请治其他疾患。

2. 李××，女，65岁，住帅府胡同。

自诉患右侧偏头痛20余年，每因肝气不舒而诱发，以前常服逍遥散、舒肝丸，进药后症状减轻或痛止，或常服去痛片。近两年来偏头痛加重，加服西药以止痛，去年因与邻居发生争吵，偏头痛猝然加重，各种止痛药都无效，经首都医院确诊为"三叉神经痛"，痛不可忍时做手术两次，切断了三叉神经中、下支，神经切断后缓解了半年多，今年又开始剧烈疼痛，纳谷不下，以至卧床不起，每在疼痛难忍时，以头撞墙来缓解疼痛，甚至夜深时有轻生之念。

诊其六脉沉而有力，舌苔薄白、质稍暗。察其脉证，当属肝风入络，络脉不通而痛，方用"龙蛇煎"，加僵蚕10g，以祛脑中之风。

二诊：自诉进上药两剂痛即可忍，亦能下地操持家务。前后共进15剂，至今七年未再疼痛。

（1989年12月13日初稿）

二、论久淋

淋之为病，初为湿热蕴结膀胱，治者易也，毋庸辨也。若久淋为病，涉及五脏，气血津液俱伤，湿热见于外，痰阻血瘀于内，治者难也，不精心辨证，则不能治也。

临证之时，医者闻其尿频，尿痛，不辨其新久，不察其寒热虚实，但见一症，便滥施清热利湿通淋之法，以亵渎患者，遗患无穷也。

淋之为病，初乃湿热下注膀胱，若只知清热利湿，而忘却"津液存焉，气化则能出焉"之理，此淋证反复发作之缘由也。故仲景治淋用附子，深得岐黄之意也；用栝蒌瞿麦丸治淋，常能一药而永不复发，妙在气化也。

久淋，常服苦寒之品，必先损及脾，而后伤其脾肾，故症见尿频、尿痛、带血，四肢寒厥，少腹冷痛，时在盛暑，而着凉水则痼疾卒发。脾阳损者用《千金》温脾汤，脾肾阳虚者用当归四逆加吴茱萸生姜汤。

久淋，常服八正散，中气受伤，升降失常，淋证复燃时，每觉气短、乏力、头晕、少腹重着，肛门坠胀，此乃中气下陷，清阳不升。轻则黄芪建中汤，重则补中益气之类也。

久淋，常服清热利湿之品，热未清而寒凝，湿未去而血瘀，导致血瘀热结，每见尿愈频而少腹愈胀，少腹愈胀则尿愈频，此乃血热内结，非《金匮要略》大黄甘遂汤破结逐水、养血扶正不能收效。

久淋，腑病及脏，肾先受病。肾阳虚，淋证发时，腰痛喜暖，下肢浮肿；肾阴虚，淋之发病，五心烦热，心烦少寐。前者，轻用五苓散通阳利水，重用真武汤加锁阳、肉桂温阳利水；后者，用猪苓汤或知柏地黄丸滋阴以清热。

久淋，少腹胀而尿道痛，时轻时重，绵绵不断，此乃肝阴虚，筋脉失养，法当柔肝缓急、解痉止痛，方用芍药甘草汤加山萸肉、柴胡；尿道疼加蜈蚣，痛有定处加桃仁。

久淋，久治不愈，反复发作，肾虚下元不固，膀胱约束失司，症见小便淋漓，甚则小便失禁，常常欲登厕而尿已流出，法当引黄济渭，调膀胱经之气以充其腑，笔者常用麻黄汤或葛根汤，每能3~5剂而小便约束有制。

观夫久淋之治，虽不能尽论其变，但能知：淋非膀胱一腑之病，久淋必损及五脏，气血津液俱伤；初淋不忘调膀胱之气化，久淋不忘脏腑气血，则于久淋之治可谓思过半矣。

（1990年6月14日初稿）

三、无极舌案

缪美云，女，53岁，北京电信管理局行政处干部，1990年3月20日初诊。

患者自诉外感一周来，上腭发痒，继则咽痛，今晨出现无极舌象，舌中一个红圆圈，圈中无苔而痛，舌不能伸缩翻转，舌唇无溃烂，六脉细数，余无其他不适。

察其脉证，此乃阴虚火旺，上犯心之苗窍，当滋阴清热，佐以清心为治，方用"镇蚰汤"加味。

生地黄30g，桑白皮30g，白茅根30g，党参10g，竹叶10g，莲子心10g。5剂，水煎服，每日1剂。

3月25日二诊：进上药3剂后，舌中圆极渐渐消退，舌已活动自如，继服上方5剂，病痊愈。

6月14日因口舌生疮，再次来院求诊，阴虚之证未愈，继用"镇蚰汤"加丹皮10g收功。

（1978年6月10日于北京）

四、迫其下降案

王××，男，35岁，辽宁锦西县人，1976年10月8日初诊。

患者是钻井队队员，不慎将手腕部挤伤，急送人民医院缝合后，开始食入即吐，住院140多天，每天靠输液体维持生命，四肢静脉全部损伤，曾低血糖休克四次，遍请名医会诊，药液粘唇即吐。刻下已轻度脱水，患者由两人搀扶缓步入座，形体消瘦，面色黄少华，语声无力，周身肌肉疼痛，每天必大量注射安痛定注射液始能缓解，夜不能入寐，必超剂量服用安眠药才可勉强睡2~3小时，诊其六脉沉细，舌苔薄质淡。此乃急虚身中，胃气逆而不降，当用大黄甘草汤迫使胃气下降。

大黄 10g，甘草 30g。2 剂，水煎服，每煎药半小时饮完。

10 月 11 日二诊：自诉服上药 2 剂，泻出白沫甚多，食入不再呕吐，改用小半夏加茯苓汤。

先后六次复诊，均以小半夏汤和胃降逆而病愈。

(1976 年 11 月 20 日于北京)

五、"引黄济渭"案

刘××，女，65 岁，北京市人，1989 年 8 月 6 日初诊，门诊病历号 138728。

自诉久淋康复之后，近二年多来，小便开始失控，有尿意未及登厕而尿已遗出，患者曾服金匮肾气丸、缩泉丸年余不效，饮食如故，无腰痛腿酸，二便可，诊其六脉沉，尺脉弱，舌苔薄白质润。察其脉证，当属久淋肾虚，下元不固，膀胱约束无权，法当引经之气以调腑。方用麻黄汤。

麻黄 10g，杏仁 10g，桂枝 10g，甘草 6g。4 剂，水煎服，日 1 剂。

二诊：进上药 2 剂，小便已能自控，四剂后基本痊愈。家中有学医者三人，以为暑日用麻黄必汗出，殊不知，用麻黄汤后尿量增多，反比平素汗少，今予金匮肾气丸以治其本。

(1989 年 9 月 11 日于北京)

六、冲开鬼门案

王××，男，50 岁，北京市人，1990 年 3 月 4 日初诊。

自诉二年前，不慎外感风寒，恶寒，发热，无汗，周身关节痛，患者晨起自服阿司匹林 2 片不出汗，中午又服阿司匹林 2 片，还不出汗，晚上又服 2 片，仍然无汗。晚上挂急诊号注射西药后热退，但此后至今周身无汗，尤其夏天不敢出门，心烦口渴，尿黄，入冬则安。诊其六脉紧而有力，此乃鬼门被寒邪闭塞，热郁而心烦，当表里两清，方用麻黄汤合白虎汤。

麻黄 30g，杏仁 10g，桂枝 10g，生石膏 100g，知母 15g，甘草 6g。2 剂，水煎服。若头煎服后汗出，则止后服。

3 月 6 日二诊：自诉进头煎药后半个小时，微微汗出，周身轻快舒服；晚上服二煎，里热退，自汗出，遵医嘱止后服。历时 2 年的无汗症，一煎知，二煎已，仲景不欺我矣。

(1990 年 8 月 4 日于北京)

七、利而不传案

马××，女，50 岁，北京市人，1990 年 3 月 1 日初诊。

2 年前患者因"中耳炎"住院治疗，中耳炎未愈，大便排出困难，又非燥结不通，每次大便如鸡屎，少而软，难以排出，甚则腹胀，心烦，坐卧不安。开始每天吃蜂蜜 50g，每日主食以青菜为主，如此调理 2 月，大便仍排出困难。入夏主食以西红柿、黄瓜为主，秋冬则以香蕉、梨为主，大便始能每日1次。近半年来则非梨不便，每天须吃梨1~2斤。刻下因腹胀、心烦来院求治。诊其六脉沉，舌苔薄白，系中州虚损，大肠传导失职，当建中州为主。

黄芪30g，桂枝10g，白芍20g，生姜10g，甘草6g，大枣6枚，饴糖30g（烊化）。6剂，每日1剂。

3月9日二诊：进上药6剂，每日吃梨半斤，大便已能排出。效不更方，再予6剂。

先后共服黄芪建中汤24剂，不再吃梨，每日大便1次，一切如常人。

（1990年5月1日于北京）

肾子肿痛案

朱杰，男，30岁，初婚1周，右侧睾丸引右侧少腹奇痛，幸好未将睾丸引缩少腹内，夜间犯病，暂服布洛芬缓解疼痛。第2天去朝阳医院就诊，诊断为附睾丸发炎，予以抗生素治疗，3日后疼痛不减，每日离不开止痛药，不然鼠蹊部痛不可忍，2011年11月1日登门求服中药治疗。

诊其六脉弦，痛苦面容。病人说："医院外科医生说，'严重了要手术，严重了影响生育。'"病人刚结婚1周，可能说多了会影响婚姻关系。我告诉病人：病不重，不会影响生育。

依《金匮要略·腹满寒疝宿食病脉证并治》篇所说："胁下偏痛，发热，其脉紧弦，此寒也，以温药下之，宜大黄附子汤。"

处方：大黄5g，附子5g，细辛3g，川楝子9g，连翘15g，败酱草30g，冬瓜子10g。6副。

二诊：进上药，胁下偏痛减半，效不满意。因处方时想到病家燕尔新婚，体虚，但又符合"温药下之"，故将大黄加重；但要下而勿损，故加白芍止痛。

处方：大黄8g，附子5g，细辛3g，川楝子9g，茴香9g，白芍30g，甘草10g。6副。

三诊：进上药后，大便每日3次，较稀，但不水泻，右边胁痛已止，左边胁下有轻度痛。医院回答，不是附睾痛，而可能是部分淋巴有点发炎。

处方：大黄6g，附子5g，细辛3g，川楝9g，茴香9g，延胡索9g，橘核6g，白芍40g，甘草9g。7副。

因病人本月26日要乘坐飞机去国外上班，嘱其用10副药碾细粉，每次5g，每日2次，每周为1个疗程。休1周再服2周，以防再犯。

东汉张仲景在《金匮要略》中把附睾炎断定为："此寒也，当以温药下之。"当代名医蒲辅周先生说："对于炎症的概念，不能单纯理解为两个火，临床对炎症要具体分析。"这和仲景"胁下偏痛、发热……此寒也，当以温药下之"不谋而合。蒲老善于继承医学之精华，善于辨"炎症"的寒热。

笔者学生时，读了《罗子园医话》治肾子肿痛即睾丸炎的论述："中医治疝之药，率用川楝子、小茴香、橘核、荔枝核、山楂核、炒玄胡等。轻症疝气相当有效，甚则用附子其效卓著。然以余之经验，最效之方大黄附子合剂，此种用药系大热大寒并用，纵有古方，未免骇俗，然余实已经数十年之临床实验，以附子大黄加入普通治疗疝气药中（即上引川楝子、芍药）迅收特效……此治外疝之经验谈也。"

笔者学了《罗子园医话》，学会大黄附子汤加味治肾子肿痛（即疝气、附睾丸炎）之法，已多次运用，每每收捷效。

肾子肿痛，古人又称疝气。何为疝？《病源》云："疝者，痛也，此有阴气积于内，寒气结搏不散，脏腑虚弱，风冷邪气相击，则腹痛里急。""发热、脉弦不是炎症，此寒也。"中医疝气是广义的疝气，和现代医学概念不同，应能分辨。

（高齐民于海运仓 3 号）

麻黄连翘赤小豆汤方证之我见

本方见于《伤寒论》，治"伤寒瘀热在里，身必发黄"，病机与证并列于一条条文之中。《素问》有"谨守病机"之明训，所以，本条文既可以从病机入手，亦可从证着手论治。今分别从病机与从证着手，试治验案数则。

（一）风热犯肺（瘀热在肺）案

赵××，20岁，女，干部，北京人。

时值初夏，患者不慎外感风热，咽痛、咳嗽，痰黄，上腭红肿起疱，无汗，舌质红、苔薄，脉浮数，示瘀热在肺。化验检查血 WBC18000/mm^3，明显升高，胸部透视提示"左肺有片状阴影"，诊断为"肺炎"。

麻黄10g，连翘30g，赤小豆30g，桑白皮15g，杏仁10g，甘草6g，桂枝10g，生姜3g。4剂，每日1剂。

二诊：服药四剂，诸症悉减。继用上方3剂。

复查胸透"阴影消失"，除有轻度咽痛外，别无其他不适，予板蓝根冲剂20袋，早晚各服1袋以善其后。

（二）黄疸（瘀血在肝）案

张××，女，18岁，北京人。

地震后搭抗震棚，汗出周身，棚未搭完，雷鸣闪电，倾盆大雨而下，衣被淋湿，无处更衣，患者只好躲在棚内，当晚即感不舒，周身疲困，曾服阿司匹林三天，纳差，巩膜开始黄染。

抽血检查后，确诊为"黄疸性肝炎"，GPT300^U，黄疸指数10^U。脉濡，舌苔黄腻，为瘀热在肝。

麻黄10g，连翘20g，赤小豆30g，桑白皮15g，杏仁10g，甘草6g，生姜6g。7剂，每日1剂。

二诊：服药7剂，纳食增，黄疸减，苔转薄白。再予7剂。

先后服上方30剂，肝功检查正常，病愈。

（三）浮肿、脓尿（瘀热在肾）案

男，10岁，湖南湘阳人。

入夏不久，患者周身起脓疱疮，经治未愈，进而出现小便不利，伴有脓尿，县医院诊断为"脓毒性肾炎"，劝其入院治疗。因其家境不宽裕，只能托人找医疗队求诊。见患者周身浮肿，身上脓疱似流黄水，外敷有中药和抗生素软膏之类，脉沉，口渴，小便不利，示瘀热在肾。

麻黄6g，连翘15g，赤小豆20g，桑白皮10g，杏仁6g，甘草3g。3剂，每日1剂，水煎服。

二诊：服药后浮肿渐消，尿多，身上脓疱开始结痂。上方再予7剂。

三诊：先后服药10剂，浮肿消尽，脓疱疮大部结痂，尿蛋白（±）。继予7剂收功。

按语：

麻黄连翘赤小豆汤为《伤寒论》著名方剂，功能清热利湿解毒，为临床所常用，出自《伤寒论》262条。条文之"伤寒，瘀热在里"为病机所在，因有目黄身热，故针对"在里"，古人争论歧出：柯韵伯认为在心肺，唐容川则指主肌肉，《伤寒论讲义》言主肝胆，承淡安主法栀子柏皮汤，成都中医学院《伤寒论讲义》则避而不谈。

其实，瘀热于肺、瘀热于肝、瘀热于肾都属"瘀热在里"，而白皮癣、玫瑰疹、丹毒、疮疡、荨麻疹则属瘀热在皮表，以本方略事加减，每奏捷效；条文中的"身必黄"则为概而言之，只限于热瘀在肝则身必黄，热瘀于他脏则身不黄，又不可不知。本方发泄瘀热，调和营卫，可治瘀热在表之皮肤病；宣肺气，调阴阳，利湿热，可治肾炎、蛋白尿、水肿。但毕竟偏于清气分之郁热，若有血行郁滞、血燥生风，又须加当归之妙，则"血行风自灭"，为治皮肤瘙痒则所首选；若风邪外客，营卫不和，血虚失调，以致肌肤干燥，失于濡养，又当用桂枝汤加当归养血祛风，卫分得血濡养，燥痒自除。

本方一升一降，有表有利，使营卫得和，湿热分消，阴阳平调。当然，利湿药是一个内涵、外延很大的概念，西药药理研究认为，利湿药可改变机体对组织胺之反应性，所以可以治疗皮肤病。此说值得认真思考。

（1978年6月15日于北京）

鸡矢白验案二则

一、治转筋案

1959年暑天，我回乡垣曲探亲，听说二舅妈病了，我步行去姚家庄看望。经询问，一年多来，二舅妈起床时发现枕巾上有血迹。暑天鼻衄加重，每天枕巾上都见血。我告诉舅舅，去挖野生地，每次吃1两，将野生地根洗净，捣出水，喝生地汁，喝1周血止就不要喝了。中午吃饭时，从不远的申家庄来了两个舅舅的朋友，听说北京来了一大夫，想请我给他看看病。

申姓病人，男，40岁。1年前，每到冬季，小腿肚腓肠肌痉挛，服了医生给开的钙片，三个月不见效。今年夏天病情加重，痉挛从小肚子始发波及大腿肌肉痉挛，痉挛严重时，少腹鼠蹊部也开始痉挛。正如《素问·举痛论》所载："寒气客于厥阴之脉，厥阴之脉者，络阴器系于肝……与少腹相引痛矣。"病人一再表决心，只要能治好我的痉挛，再难吃的药我都把它吃下去。我想到鸡矢白治转筋，马上说："你说话可要算话，不要给男子汉大丈夫丢人。"病人申某马上回答："你开大粪我也把它吞下去。"我说：大粪是治热病伤津用的，你只少吃点鸡粪就能好。这不是我自己发明的，是医圣张仲景治转筋的方药。《金匮要略方论》记载："转筋之为病，其手臂脚直，脉上下引，微弦，转筋入腹者，鸡屎白散主之。鸡矢白，为散，取方寸匕（合1.8g），以水六合和，温服。"你到鸡窝旁边，找鸡拉的屎，只要屎上白色的，弄下来晒干，一次吃1.8g，每天服2次，温开水冲服。本想开大黄附子汤合芍药甘草汤加薏米，怕他不吃鸡屎，答应5天后复诊时再考虑。农民很守信用，5日后果然登门，隔老远就看见他面带笑容而来，共吃鸡屎白18g，分5天服完，脚转筋牵引少腹诸症消失，特带来1只老母鸡以谢大夫，被我拒绝。妙哉！仲景以鸡屎利小便，治转筋，治法不欺人也。

二、治鼓胀案

1966年我下到县血防站蹲点，协助治疗晚期血吸虫病肝硬化腹水。

晚期血吸虫病肝硬化腹水分3大类型：脾湿肿满型、肝胀络瘀型和肾虚气结型。脾湿肿满型，腹水不多，肝肾功能都还好，只是轻度损伤。肝胀络瘀型，肝功能损坏很严重，腹水不多，静脉曲张明显，胀满难熬。肾虚气结型，肾功能严重损害，尿素氮、血肌酐都很高，周身浮肿严重。这3型肝硬化有共同特点，都是腹水多，尿少。

一天晚上在灯下读《素问·腹中论》，"黄帝曰：有病心腹满，旦食则不能暮食，此为何病？岐伯曰：名为鼓胀。帝曰：治之奈何？治之以鸡矢醴，一剂知，二剂已。"

我这里收治的晚期病人，都住在当地，找鸡矢很方便，家家都有。我小声告诉病人家属，找鸡矢白晒干，1.5g一包，用甜酒冲服。

对3个腹水的病人用了鸡矢醴，高度腹水1例，中度腹水1例，轻度腹水1例。上午8点钟服药，下午4点自感尿多起来。轻度腹水利尿效果很好，比平时多500ml；高度、中度腹水较差，仅多200ml，没有达到"一剂知，二剂已"。共服鸡矢白5天，轻度腹水基本痊愈，高中度腹水只达到腹围缩小10~15cm。

《素问·腹中论》所列鼓胀之症，在晚期血吸虫病肝硬化腹中都能见到，尤其高度腹水，哪怕少食一点或嗳气或转矢气，都会使腹胀满病人感到舒服，所以病人开玩笑说："谁能让我放个屁，放一个，我赏给他一元钱（当时是一顿饭钱）。"后因奉命去沅江负责血防科研组，离开了县血防站试点，对鸡矢醴之观察就中断了。

蛋白尿案讨论

郭彪，男，48岁，上海人。

8月22日初诊。患者自诉多年来蛋白尿久治不愈，尿检蛋白超过800g/L。出差来京前，即8月17日化验827g/L，还有潜血、甘油三酯不正常，见其壮年体不甚胖，但大腹便便。六脉濡，舌苔稍厚。

处方：防己黄芪汤加味。

防己12g，黄芪30g，炒白术15g，炙甘草6g，怀山药10g，五倍子5g，骨碎补15g。7副。

10月22日求诊，复诊前9月14日在上海医院化验检查尿蛋白322g/L，自诉周身无其他不适，自感口干少津、咽喉不利，六脉由濡转缓。

处方：黄芪40g，炒白术10g，甘草10g，骨碎补15g，乌梅12g，麦冬10g，怀山药10g。减去利水的防己，加生津之乌梅、麦冬。7剂。

讨论：

防己地黄汤：《金匮要略》中三见，一见于《金匮要略·痉湿暍病脉证第二》，"风湿脉浮身重、汗出恶风者，防己地黄汤主之。"一见于《金匮要略·水气病脉证并治第十四》，"风水，脉浮身重，汗出恶风者，防己地黄汤主之。"一见于加减成防己茯苓汤，即上方减白术加桂枝、茯苓。"皮水为病，四肢肿，水气在皮肤中，四肢聂聂动者。"

纵观防己地黄汤，所治"风湿""风水""皮水"，离不开水湿，患者下肢从不浮肿，小便正常，不汗出恶风身重，脉濡，与防己地黄汤"病皆与方不相应"。因其所从事职业缘故，常与客主酒肉相聚频频，故吃得大腹便便。我断定脾肾两虚，肾不藏精，导致蛋白流失，古人云"补肾不如健脾"，故选用防己地黄汤，益气健脾，疏通水湿之关。疗效之快，不知是偶然还是必然。望学生三思而辨之。以形体形、色、神辨证论治，乃古人"望而知之"的箴言。

（高齐民于海运仓3号，2012年10月22日）

儿童遗尿案

王增高，男，14岁，郓城人。病历号195314，1984年2月23日初诊。

5岁开始夜间遗尿，从10岁开始尿裤子，有时知道要尿，但来不及上卫生间已尿在裤子里。又过1年以后，当感到裤裆热时，已尿出，有时少腹痛，大便时常稀。医院检查两肾功能正常，膀胱受肠道压迫变形，脊柱畸形，发育不正常，部分骨质缺损。六脉沉细，身材比同龄人偏低，面色萎黄，且腰部怕冷，系先天发育不足所致长期遗尿，乃膀胱气化失司，括约肌无约束能力，故小便整天淋淋漓漓。

桂枝10g，白芍10g，甘草6g，白薇2g，生龙牡各30g，附子10g（先煎1小时），生姜10g。7副。

二诊：服上药7副，夜间未再遗尿，白天稍有尿感，快上卫生间尿裤子次数减少一半。继服上方7副。加服桂附地黄丸，以补先天之不足。

三诊：已不再尿裤，有尿感快去卫生间则可。家长说：因经济困难不能在京，要求回山东服药。继予桂枝加龙骨牡蛎汤。

桂枝10g，白芍10g，甘草6g，大枣10枚，生龙牡各30g，生姜10g。10~30副。

肾风诊治规律初探

肾风是用病位、病因命名的一种肾脏疾病，早在《黄帝内经》中就有比较明确的记载。如《素问·风论》《素问·奇病论》《素问·评热病论》《素问·藏气法时论》等篇中记载了肾风的病因、病症和部位："肾风之状，多汗恶风，面庞然浮肿……形大瘦，不能食，病生在肾，名曰肾风。"

肾风之为病，风伤于肾而为病。风邪伤于经脉、伤于腑，则多夹寒、夹湿、夹热、夹湿热，治风为首要；邪伤于脏，伤于脑髓，或阴虚阳亢，或虚劳，或阴阳离决，即所谓的虚、损、劳、衰、绝等"五损"的病变，故慢性肾风以治肾为首要。

急慢性肾风即现代医学的急慢性肾炎、肾病综合征、尿毒症等。

一、急性肾风

病变是肾虚受风而发病。急性期：本虚标实为多，虽有肾虚，仍以驱邪为上策；慢性期：五脏虚损为主，尤以肾阳亏虚为机要，只能滋阴补肾固守为下策。

1. 风寒候：感受风寒是急性肾病发病的主要因素，寒为阴邪，易伤人之阳气，寒邪外束与卫气相搏，故恶风；阳气不得宣泄，发为水肿；膀胱气化受损，则小便不利。《灵枢·水肿》篇曰："肤胀者，寒气客于皮肤之间，然不坚，腹大身尽肿，法当祛风以利水。"

选方：越婢汤。

生麻黄15g，生石膏30g，生姜9g，炙甘草9g，大枣12枚。

方解：麻黄疏开肺气，以行皮毛之水为君。肺为水之上源，臣以石膏之辛凉，且可使麻黄清肺热，防止汗出过多。佐以甘草，配麻黄以扶正利水。使以生姜之辛散，合石膏之辛凉，又可消肌肉水肿；大枣、甘草合用，以和中焦脾胃之气。姜枣同用，调和营卫，使风水从皮毛而出。诸药合用，解表疏风、利水消肿。"恶风者加附子一枚，风水加术四两。"

临床应用于急性肾炎初期，或慢性肾炎合并感染、感冒等。本方麻黄用量至少用到12~15g，才有明显的利尿作用。在急性肾风的治疗上，风为标，肾为本，"急则治其标"，故用越婢汤为主方。若临床大夫不读《黄帝内经》，不学《伤寒杂病论》，必然先从肾治，开济生肾气丸或六味地黄汤，则引风邪入肾，阻滞气机，肾病因此急剧恶化。

2. 风温候：温系阳邪，轻者为温，重则为热，口渴咽痛，周身浮肿。《素问》曰："人之伤于寒也，则为病热。"咽痛是风邪侵及少阴经脉或厥阴经脉。

选方：麻黄连翘赤小豆汤。

生麻黄9g，连翘12g，桑皮15g，赤小豆30g，炙甘草9g，杏仁9g，生姜9g，大枣12枚。

本方出自《伤寒论》第262条："伤寒，瘀热在里，身必黄，麻黄连翘赤小豆汤主之。"治外有风，里有热。麻黄发散风邪，连翘、赤小豆、桑皮清泄瘀热，姜枣和营卫，使湿热郁蒸之邪由表而散，且可同时从小便而出，这就是"开鬼门，洁净府"的原则吧。

我常用此方治疗急性肾炎的风水型，或慢性肾炎急性发作，以及原因不明的面部水肿，皮色鲜红的荨麻疹和湿疹内陷引起的慢性肾炎。

本方应抓住"瘀热在里"这一关键词："在里"，包括五脏六腑在内，如瘀热在肺之肺炎，瘀热在肾之急性肾炎，瘀热在胆的胆囊炎，瘀热在肝之肝炎（常有"身必黄"），瘀热大肠的肠炎……都可用此方加减治之。

关键在于"瘀热"：既可瘀热在里，亦可瘀热在表！如湿疹、疱疹、荨麻疹、疮疡等，凡瘀热在表之病都可用此方；若一身瘙痒，皮肤干燥，起白屑，当加当归养血祛风，瘙痒自然消失。

3. 风湿候：湿为阴邪，性重浊黏腻，能阻滞气机，伤人阳气。《素问·太阳阳明论》篇云："伤于寒湿，则民病身肿、胕肿、腹满。"此病伤湿，汗出当风，可发为风痹，"身体不能自收持，口不能言，冒昧不知痛处，或拘急不得转侧。"若腠理闭而不开，则可发为无汗症。久伤取冷所致，可发为肾着之病。本病是风湿伤于肾，风为标，肾为本，急则治其标。

选方：麻黄杏仁薏苡甘草汤。

方解：麻黄散寒，薏苡除湿，麻杏合用开肺气以清水之上源，甘草和中以缓风之急。

若风湿重亦可选用麻黄升麻汤。此汤中有"越婢汤"之麻黄、石膏、甘草，有"桂枝汤"之桂枝、白芍、甘草，有"肾着汤"之甘草、干姜、茯苓、白术，有清热解表升阳之升麻、天冬、黄芩、知母，润下之当归、葳蕤。

临床应用时，可拆方组合：若风湿重，腰重如带五千钱，麻黄苡甘汤合甘姜苓术汤；有表证，恶风汗出，则麻黄苡甘汤合桂枝、白芍。学会对经方的拆卸组装，才能另辟新径。

4. 风湿热候：风与湿热相结，湿热下注膀胱则为尿急、尿频、尿痛，尿常规检查常见蛋白、白细胞及管型。仲景把风湿热候称之为"水气病"，《金匮要略·消渴小便不利淋病脉证并治》篇云："小便不利者，有水气，其人若渴，栝蒌瞿麦丸主之。"

选方：栝蒌瞿麦丸（改汤）。

天花粉9g，瞿麦9g，山药9g，茯苓15～30g，附子3g。

本方用附子温助下焦之阳，宣通阳气，上蒸津液，下利水气；瞿麦可逐膀胱癃结之水，茯苓佐之渗水利湿；苓瞿合用，可以行水气，淡渗利水以利小便；山药强肺阴补肾；

栝蒌根生津液，治口渴。

本方滋阴润燥，治泌尿系感染，战而必胜。先师宋孝志说："此乃治湿热下注之神方也"。我大学毕业初上临床，每遇泌尿系感染的患者，喜欢用《内科学》教材中的导赤散、小蓟饮子等清热利湿之品，结果都只能取一时之效，每每屡治屡犯，有的久治不愈，能迁延十多年，最后转为慢性肾风。

此病有个特点：尿急、尿频、尿痛不能缓解时，常用热水坐浴，尿急频痛可马上缓解。闻知这一特点，使我恍然大悟，重新认识"水气病"即泌尿系感染的机理，此与《内经》"身大热，反欲近衣者"病机雷同。

此病之本是阳虚于下，膀胱气化不利，导致水道阻滞不畅，才出现尿急、尿频、尿痛；湿热症状，是本病之标。因此本病的正确治法，应以治本为主，兼治其标。每遇久治不愈或屡治屡犯的泌尿系感染患者，用栝蒌瞿麦汤，常常几副就显卓效，治后再复发者少。1966年，我治疗几例病人，至今年已古稀，未再出现泌尿系感染。

我也常用此方治疗小便癃闭。今年八月，应施汉章老师嘱托，用栝蒌瞿麦汤治疗师母消渴、小便癃闭。

我还常用此方治疗前列腺肥大。加李时珍方（黑丑、川楝子、茴香、穿山甲）治湿热下注精道，小便淋漓或癃闭；若已癃闭，本方加大黄、黄芩、黄连、苦参各12g，"味苦生水"，水火既济，精道之热退，小便自通。

5. 肾病候：《素问·藏气法时论篇》《诸病源候论》都有肾病的记载，"肾病者，腹大体胖，喘咳，汗出，憎风……曰肾病。"肾藏精而主水，气化蒸腾，精水相依，布运全身，以养生机。若肾元精微生化减少，久之精不循常道，溢于外则为水肿，渗于内则为腹水，精气下泄出于小便而为蛋白尿。《金匮要略》载："水之为病，其脉沉小属少阴，脉浮者为风。脉沉者，麻黄附子汤主之。"

选方：麻黄附子汤。通腑泻浊，排除尿毒，改善肾功能，延长患者生命。

生麻黄9g，附子6g，炙甘草6g。

方解：本方即麻黄附子细辛汤去细辛之温加甘草。麻黄散在表、在太阳之寒风；附子温补真阳，治少阴之里虚；取甘草之缓以补中益气。上方加大黄、芒硝通腑泻浊，排出体内毒素，改善肾功能，延长患者生命。只适应于尿毒症早、中两期，晚期则需甘遂、大戟、芫花之类。

二、慢性肾风

慢肾风，因外受风寒湿温等病邪侵袭，损及肺脾肾，使其功能失调，发生水肿。本病发展常遵循"虚→损→劳→衰→绝"的规律。

1. 虚：临床常见为脾虚湿困和肾阳虚。

（1）脾虚湿困：症见四肢肿，水气在皮肤中，脉浮而柔细。

选方：防己茯苓汤。

防己 9g，生黄芪 9g，桂枝 9g，茯苓 20g，炙甘草 6g。

方解：防己、茯苓善驱水气，桂枝得茯苓则不发表而反补水，且合黄芪、甘草助中之气，以助防己、茯苓之力也。

（2）肾阳虚，水气泛溢：症见腹痛，小便不利，浮肿，四肢沉重，脉沉。

选方：真武汤。

茯苓 15g，白术 10g，附子 6g，白芍 9g，生姜 9g。

方解：本方温阳利水，治脾肾阳虚水停。肾为水脏，主气化而利小便。肾阳虚，水气不能蒸化，故方中以附子温肾壮阳为主，以茯苓淡渗利湿，白术健脾利水为辅，生姜和胃散水为佐，更佐使白芍存阴制阳，"善补阳者，从阴中求阳。"诸药合用，则可温补脾肾以利水肿。

2. 损：《难经·五损篇》云："然损其肺者益其气，损其心者缓其中，损其脾者，调其饮食，适其寒热，损其肝者缓其中，损其肾者益其精，此治损之法也。"应当注意，慢性肾风之"损"，不同于《难经》之"损"，其重点损在肝脾肾。

（1）脾肾阳虚：症见纳谷不香，四肢乏力，身体痛，手足寒，骨节痛，脉沉。

选方：附子汤。

附子 6g，茯苓 20g，人参 6g，白术 12g，白芍 9g。

（2）肝肾阴虚：症见眩晕，耳鸣，心腰疼痛，五心烦热，脉细数，舌光无苔。

选方：地黄饮子（去桂、附、茯苓、肉苁蓉、薄荷）

生地 15g，石斛 6g，山萸肉 6g，麦冬 9g，菖蒲 9g，远志 6g，五味子 6g，巴戟天 6g。

3. 劳：陶弘景《辅行诀脏腑用药法要》一书中有"诸劳损病方"五首，可供参考。

肝劳损用养生补肝汤：治肝虚，筋极，腹中坚澼，大便秘塞方。

川椒，桂心，韭菜，芍药，芒硝，胡麻油。

心劳损用调中补心汤：治心劳，脉极，心中烦，神识恍惚方。

旋覆花 9g，栗子 12g，葱叶 10g，豆豉 10g，栀子 10g，人参 9g，全清泉水同煮。

脾虚劳用健中补脾汤（即小建中汤）：治脾虚，肉极，羸疲如柴，腹中拘急，四肢无力方。

桂枝 10g，白芍 20g，生姜 10g，甘草 6g，大枣 12 枚，饴糖 30g（烊化）。

肺虚劳用宁气补肺汤：治肺虚，气极，烦热，汗出，口舌渴燥方。

麦冬 9g，五味子 9g，旋覆花 6g，白芥子 3g，竹叶 9g，白浆共煮。

肾虚劳用固元补肾汤：治肾虚，精极，遗精，失溺，气乏无力，不可转动，咯血方。

地黄 30g，天花粉 12g，甘草 6g，薤白 12g，干姜 6g，合苦酒煮之。

总之，虚劳的病机，正如先师宋孝志先生所说："以阴虚、阳虚、阴阳俱虚为纲，以五脏精气为目，将五脏生理功能及其病理变化加以综合研究。"

4. 衰：在慢性肾风后期，脾肾功能衰败，脾衰五谷难进，患者全靠输液维持生命，肾衰小便不通，靠利尿药维持膀胱气化，出现阳虚气逆、恶心呕吐等，有的患者不透析已不能延续生命。

若阳虚气逆，症见四肢厥冷，面黄肌瘦，腰背恶寒，但有呕逆，不能进食，或食入即吐，当用大黄附子甘草汤加代赭石、生姜，或小柴胡汤重用半夏、生姜，或吴茱萸汤等。

若阴阳气血俱虚，脾肾衰败，湿浊羁留，阳虚甚可用人参汤加茯苓：人参6g，干姜9g，甘草6g，白术9g，茯苓15g；阴虚甚可用百合地黄汤加猪苓、滑石，亦可用香砂六君子汤。此方（后者）常用于患胃痛甚剧，进中西药罔效，粒米不进，每日靠汤水为生，大肉尽脱，形容憔悴，势颇危殆，脉沉而细，舌苔薄、舌质淡，胃中酸水如潮，可用香砂六君子汤，救脾胃欲绝之气，用于脾胃功能衰竭，能力挽狂澜，起死回生。

5. 绝：即阴阳离绝。急当回阳救逆，当用参附汤；若浊气上逆，痰迷心窍，当用牛黄清心丸或安宫牛黄丸。

总之，急慢性肾风中，急性肾风以治风为上策，以麻黄为主，重用才能决堤溃坝，符合《内经》旨意，"急则治其标"；慢性肾风，以温阳为主，以附子为主，重用才能起死回生，但毒药治病，要严守法度。

附件一：先师宋孝志先生治水肿方

大戟3g，甘遂3g（面裹煨），芫花3g（醋炒），大腹皮9g，槟榔9g，苏叶9g，木瓜12g，青皮6g，茯苓12g，枳壳6g，苍术9g，台党参6g。水煎服。

附件二：治肾病秘方

广州中山一名老中医，儿子患肾炎，病情危急，他在茶馆听人说某医有祖传秘方，非重金不能索取，为了儿子，老中医花费两层楼房的钱购回此方，将儿子治好。其子今已80多岁，仍健在，但其第二代、第三代均无人行医，秘方存其孙子之手，他恰与我学生十分友好，将此方转送给我，要我临床试治肾病综合征。我将其命名为"重楼金钱丸"，缅怀故去的名医。

重楼金钱丸（原方抄录于下）

主治：肾炎浮肿，杂症。该方有特效，服后泻，戒盐。

处方：大戟4钱，甘遂4钱，黑丑4钱，三棱（醋炒）4钱，莪术（醋炒）4钱，牛膝（炒，放火烟）3钱，木鱼（不见火，研）6钱，陈皮（去心）3钱，苍术4钱，益智仁4钱，防己6钱，文蛤5分，大黄5钱，紫荆皮6钱，槟榔3钱，葶苈子3钱，厚朴3钱，枳壳3钱，远志3钱，川芎3钱，桑白皮5钱，泽泻3钱，通草3钱，连翘4钱。

制服法：上药二十四味，共碾极细，糊水为小丸，每服三钱，日一次。

附：古处方用量写法，别人可以不记，大夫必须认识，不然无法读古方分量。

按：此是一篇二十年前，在吕仁和院长指导下，用经方探索治疗急慢性肾风的初稿，今稍加整理付印。因只是初稿，不是成功之作，所以仅供急慢性肾风治疗的参考。

（高齐民2008年12月写于海运仓塔楼）

糖尿病治愈个例

杨××，男，76岁，摄影机技师。

自诉：几年来血糖空腹 12mmol/l，餐后 19mmol/l。

患者工作在新疆，退休后住西安，应学生金铁路之邀，来京治糖尿病。患者自感乏力，走路恐跌倒，故手不离拐棍，起坐动作缓慢，口不渴，尿也不多，纳谷一般。诊其六脉沉无力，方用施金墨先生益气法。

黄芪30g，天花粉12g，白芍40g，甘草6g，生龙牡各20g，何首乌12g，黄精15g，山药9g。12副。

二诊：服后患者体力倍增，拐棍收起来不用，走路看起来也精神啦。空腹血糖6mmol/l，餐后9mmol/l。效不更方，继服6～12副，以巩固疗效。

三诊：服药第1天，停服降糖药二甲双胍，血糖未再升高。回到西安后未再继服降糖药，血糖维持在空腹6mmol/l，餐后8mmol/l。

椎间盘突出论治

腿股风病，即椎间盘突出，中医治疗已有数千年的历史，历代名医案中都有详细的记载，但某些中医院的大夫却认为："中医不能治疗椎间盘突出，椎间盘突出只能手术"，《素问》把这些人称为"粗工""医不能明，不问所发，唯言死日"，主要原因为"皆受述不通"，没有传承好前人的宝贵经验，才导致自己面对该疾病束手无策。

一、腿股风病之病因

1. 劳汗当风

《素问·生气通天论篇》记载："劳汗当风……故病久则传化，上下不并，良医弗为。"《素问·举痛论篇》曰："寒气客于脉外则脉寒，脉寒则缩蜷，缩蜷则脉绌急，绌急则外引小络，故卒然而痛。"

2. 肾虚精竭

《素问·上古天真论篇》记载："肾者主水，受五脏六腑之精而藏之""今时之人不然也，以酒为浆，以妄为常，醉以入房，以欲竭其精，以耗散其真"，房事不节，导致肾虚，腰部酸痛，再劳力过度，腰肌劳损。

3. 五损所伤

《素问·宣明五气篇》记载："五劳所伤：久视伤血，久卧伤气，久坐伤肉，久立伤骨，久行伤筋"。五损导致腿股风，被称为"腰肌劳损"，继则形成椎间盘突出症。

4. 跌坠损伤

《素问·玉机真藏论篇》记载："急虚身中卒至，五藏绝闭，脉道不通，气不往来，譬于坠溺"。《素问·生气通天论篇》指出："因而强力，肾气乃伤，高骨（腰椎）乃坏"。临床上，外伤性腰脊痛并不少见，多见于举重运动员、摔跤运动员、搬运工、挑夫、装卸工等。

5. 合并症多

腿股风合并症，如强直性脊柱炎、横贯性脊髓炎、神经根炎，常导致人残废。《素问·脉要精微论篇》记载："背者，胸中之府，背曲肩随，府将坏矣；腰者，肾之府，转摇不能，肾将惫矣；膝者，筋之府，屈伸不能，行引偻附，筋将惫矣；骨者，髓之府，不能久立，行则振掉，骨将惫矣。"《素问·刺腰论》指出，腿股风终成"尻以代踵，脊以带头"。我曾接诊一病例（宋家一亲属）。"尻以带头，头以带足"，上体弯呈180度，靠双手握15厘米高小木凳支撑身体平衡。

总之，我国是以农耕为主的国家，农民全靠肩扛手推，面向黄土背朝天，容易患腰肌劳伤，加上风寒外侵，腿股风在农村最为常见。秦代七国修筑万里长城，建筑宫殿，修皇陵，隋代开凿大运河，成千上万的人民辛勤劳作，导致腰肌劳损并腿股风病患者不计其数。古人不是靠"手术"治疗，而是采取按摩、针灸、中草药来进行治疗。《伤寒杂病论》中有很多医方可以治疗椎间盘突出症，且药少力宏。

二、腿股风的治法

《素问·阴阳应象大论篇》记载："形不足者温之以气，精不足者补之以味"。《难经·十四难》指出："四损损于筋，筋缓不能自收持也；五损损于骨，骨痿不能起于床""损其肾者益其精"。《素问·至真要大论篇》云："劳者温之""诸寒收引皆属于肾"。《素问·离合真邪论》记载："不足者补之"。本证以肾脾肝虚为主，治当补之。

明代王肯堂《证治准绳》论载，腿股风病的治疗应从三阴经风寒湿论治："股居一身之下，众阴之所归，而其所以作痛者，三经受病也。足太阴脾经主肉，足厥阴肝经主筋，足少阴肾经主骨，脾经受湿下注于股，则肌肉酸痛；肝经受寒下及于股，则筋挛急痛；肾精受寒下注于股，则骨髓冷痛。"

我大学毕业后，临床治疗坐骨神经痛，初选芍药甘草汤、新加汤，但最满意是选用黄芪桂枝五物汤加味。

三、授方于弟

1991年6月我赴陕西城固探亲，饭后茶余聊天时二弟对我说"大哥，我已下岗几年，有两个孩子上学，生活上不宽裕，多亏先父秘传治精神病的方药，但无行医执照，因此无法出诊予人治病，望大哥能否传授治椎间盘突出的秘方。此种病患在农村甚多，没有什么好的治疗方法，我插队的村里就有十多个病人，县医院大夫表示无法治疗"。听此言后我很同情，为支持二弟，我到新华书店为其购买了一套中医药大学的教材，指导他从打基础做起，首先复习功课参加全国自学考试，争取早日考取医生资格证书。然后嘱其用方保密，并把治疗坐骨神经痛即椎间盘突出的方药抄给他。

处方：芍药，甘草，附子，木瓜，白术。

加减法：左侧腰股痛加防风、黄芪；右侧腰股痛加木香、当归；腰以上痛加羌活；腰以下痛加独活；痛甚者加乳香、没药、三七、丹参。

后来得知，我弟买了100多味治肾、治肝、治脾的中药调配在方中，从而在当地成为乡里认可的草根医生。

四、家庭汇报会

2003年春，我回陕西城固探亲，见弟弟家中病人赠送的数十面锦旗挂满了墙壁，有来自川、陕、甘、新疆以及周边地区的。经过多年的磨炼，二弟居然成为名震川、甘、陕专治椎间盘突出的草根名医。我回去后，二弟做了认真的准备，就此向我汇报，他说："哥抄给我治椎间盘突出的秘方，当时我正在为难，不知如何给人去治病。一天，我同班同学找我说，他爸爸患椎间盘突出，去西安都无法治，问我可有家传的秘方可以治疗？我说有，并主动送药上门。服到28副药时，奇迹出现了，患者的病竟真得痊愈了。他爸是县委专管文卫系统的常委，经他一宣传，很多人都来找我治椎间盘突出，在当地一时引起轰动，我被传成了治椎间盘突出的草根医生"。行医12年，共治疗了1251人，其中椎间盘突出（以医院腰椎片为证）733例，颈椎骨刺193例（有档案数据可以查阅），膝关节骨刺325例。

椎间盘突出患病人员性别分析

年龄	性别	
	男	女
10~19岁	2人	2人
20~29岁	19人	41人
30~39岁	86人	139人
40~49岁	106人	217人
50~59岁	120人	213人
60~69岁	63人	133人
70岁以上	33人	77人

合计1251人，另外皮肤病及其他杂病961人。

从2003年3月至2013年，10年之间，因贤弟去世，未曾统计。医治椎间盘突出的病人粗略估计，贤弟专治椎间盘突出病人，后10年治愈病例达千例之多，尚未治愈者应小于5%。

五、注意事项

1. 1副药煎4次，混合后，2天分4次服用，饭前饭后均可，第五煎煎水泡脚。内服配合外洗可以提高疗效。
2. 煎药用温水或热水疗效高，用冷水煎药影响疗效。
3. 服药期间，禁吃鸡、鸭、鱼、肉。
4. 初步定1个疗程为半年，但大多数病人4~6个月内即可痊愈，超过1年为无效。

笔者按：贤弟所治病人大多数都是农民，由于当时农民收入低，所以为了减轻农民负担，1副药4煎，吃2天，第5煎泡脚。我医治的病人都是工薪阶层，所以1副药2煎吃1天，第3煎泡脚。相比之下，每天1副药比2天1副药的疗效高。我很佩服二弟，早在1992年就提出：现今的鸡鸭鱼肉都含有化学促生长激素，服药期间禁食鸡鸭鱼肉疗效会提高。我现今也嘱咐病人，在服药期间禁食鸡鸭鱼肉，自养的禽肉蛋类，无污染，是可以服用的，有些标明"柴鸡"，但喂的也是化学配方饲料，所以也不能食用。停药期间可以少量食用肉类食品。

六、反应

个别病人服药3~5天，卒然腰痛加剧，这是药到病所的反应，反应越大，痊愈得越快，这是正常的反应，不必停药，3~5天后疼痛会自行缓解。

1. 疗效与体质：疗效的高低，见效的快慢，与体质好坏有关。体质好则好得快，相反则好得慢。
2. 椎间盘突出的病人，按摩牵引起辅助作用，应予以支持。
3. 椎间盘突出的病人，越早治疗效果越好。
4. 病愈后，要避免负重、剧烈运动，腰不能用力扭转，防止椎体再损伤。

总之，中西医治疗椎间盘突出症，药物与手术各有长短，搁置争议、治好病是硬道理，是全心全意为人民服务的底线。从临床看，大多数椎间盘突出病人经中药治疗都可以治愈，仅有5%的病人髓核内移危及脊髓神经，则必须手术。

以上资料是二弟的汇报，我整理的记录，主要是希望完善椎间盘突出的治疗方法。

我在临床探索了五十多年，中医治疗腿股风病之道，我们兄弟二人治愈病患上千例，疗效尚令人满意。用方理法取自《素问》，方药出自仲景。从《伤寒论》芍药甘草汤加附子到《金匮要略》之黄芪桂枝五物汤；又依明代王肯堂先生腿股风论治，当从三阴经论治，加川断和杜仲。

《本草汇言》称"凡下焦之虚，非杜仲不补；下焦之湿，非杜仲不利；足胫之酸，非杜仲不去；腰肌之痛，非杜仲不除"。川断，通血脉，理筋骨，主伤中，补不足，主折跌筋骨，止痛生肌，补肝温肾，为腿股风痛必加之药。加威灵仙善走，能宣一切冷痛快极快利，久病不愈者，服之有捷效，治中风顽痹，是治风寒湿引起腿股风必选之药。

腿股风多起于寒风湿气，导致腰肌劳损、背部肌挛急、肌肉拉力失衡。经曰：腰者，肾之府，转摇不能，肾将惫矣；膝者，筋之府，屈伸不能，行引偻附，筋将惫矣；骨者，髓之府，不能久立，行则振掉，骨将惫矣。何首乌填精益髓，强筋骨，养血祛风，能抑制骨刺成长。我用首乌是受谭冠三将军的启发。将军解放西藏后，肘关节长骨刺，疼痛不能弯曲，去军区医院治疗3月无效。一日，警卫员建议："我们换便装，上街找摆摊的藏医看看，看他们有什么方法。"星期日地摊很多，他们找了一个白胡子的藏医，看完，开了5包药粉，每日1包，用热醋调，外敷1天1换。5天后肘关节疼痛消失。将军和警卫员又去找老藏医，一是感谢，二是多要点药粉，若再疼痛好用。藏医笑着说："此药不保密，就是何首乌碾细粉。"无独有偶，我的一个小学同学的儿子患肌肉骨质化，四肢肌肉中像墨斗鱼样骨质形成，西医无法医治，深居原始森林的一个老妇人，让其服何首乌粉，骨质化虽然消不了，但能抑制其生长。一个是藏医，一个是深居原始森林的一个老妇人，都用何首乌治骨质增生、肌肉骨质化，首乌之添精益髓，强壮筋骨，功不可没。我一个亲属患淋巴癌，首都医院认为仅能活1~2个月，回农村后服何首乌粉，又活了1年多。随症加减是医者辨证论治的常规，不再赘述。

我经过几十年研究，最后组成新药方，名"芪乌芍药甘草汤"。去年治了30例，仅1例由于中断治疗而无效。

处方：

炙黄芪，何首乌，白芍，甘草，川断，杜仲，威灵仙，附子。

阳虚，加附子，干姜；阴虚，加生地，元参；病痛，加三七，乳香。

此方，汤散丸制剂疗效相同，有验案在卷。

七、椎间盘突出治愈的机理

必须明确，椎间盘突出的治愈不是使髓核恢复原状，而是椎间盘恢复正常功能，疼痛消失。

1. 通过药物治疗，椎间盘周围的粘连不再较劲，痉挛的肌肉、筋腱松弛，疼痛减轻或消失，生理功能恢复正常。

2. 内服补精益髓的中药，髓核生命活力加强，破碎的髓核产生轻度位移，补偿内外平衡，或髓核固定在无害化部位，疼痛自然消失。

3. 髓核移位，松弛了对神经根的挤压，剧烈的腰痛和坐骨神经痛渐渐消除。

4. 椎间盘突出治愈后，轻度活动腰部肌筋，使腰部两侧肌群得到锻炼，增强拉力、支撑力，可防止椎间盘突出再发病。

总之，我的医学水平是传承下来的，师传家教都有，但从不担心泄密，宁可著于书，传于学生，"不可传于子孙"，学生和子女有主有次，只要用心看病，用医德看病，谁都可以传承。

（高齐民为纪念二弟英杰去世1周年而命笔，2013年5月10日）

治腰脊劳损的体会

腰脊劳损引起的腰痛、胯痛、下肢麻痛等症，即现代医学之腰椎间纤维环破裂髓核溢出症，简称腰椎间盘突出症。腰脊劳损为常见症，所以《素问》《灵枢》论述甚多。如《素问·举痛论篇》《素问·刺腰痛篇》《素问·至真要大论篇》《素问·热论篇》《素问·标本病传论篇》《素问·六元正纪大论篇》《灵枢·五癃津液别》篇……把腰痛的性质、部位和放射范围都论述得很详细，再结合现代医学的生理解剖、病理变化加以研究，能加深对腰脊劳损的认识。

我在门诊先后治疗了腰脊劳损、肾虚腰痛、外伤腰痛、急性腰扭伤、坐骨神经痛、梨状肌损伤、下肢麻木、腓肠肌痉挛等病人，大多数经 X 线检查确诊为椎间盘突出症。回顾所用之方均为芪乌芍药甘草汤的加味。我把此方药教给自学成才的弟弟英杰。他悟出了仲景方药的神奇，10 年治疗 770 例腰椎间盘突出症患者，因而锦旗满堂，名扬川、陕、甘。他在用药引经、药物服法、临床禁忌诸方面都总结出一套与一般大夫不同的方法，也使我受益匪浅。

一、腰椎间盘的基本结构和功能

腰椎间盘位于 2 个椎体之间，由髓核、纤维环和软骨板 3 个部位组成。其中，髓核为中央部分，纤维环为周围部分，包绕髓核，软骨为上下部分，直接与椎体骨组织相连。整个腰椎间盘的厚度为 8~10mm。

髓核是一个具有流体力学特性的结构，为黏性透明胶状物，被包绕在纤维环中，通过变形将椎体传来的压力呈放射散开。髓核很像沙发中的弹簧，使上下椎体互相连接，在椎间盘运动时，在相邻椎骨间起支撑和稳定作用。

纤维环呈斜形紧密分层排列，包围髓核构成椎间盘的外围部分，并保持髓核的液体成分，维持髓核的位置和形状。

软骨板为透明无血管的软骨组织，起保护椎管、缓冲压力、连接椎体和椎间盘起营养的交换作用。

二、腰椎间盘的病理变化

腰椎间盘在人体组织中，20 岁是发育的最佳时期，20 岁以后进入退行性病变期，为腰椎间盘突出开了绿灯。随着年龄增加，在环境不同种种条件下，椎间盘的退变速度是不一样的。脑力劳动者和重体力劳动者，随着工作负重的增加，纤维环变薄，并可能有部分缺如，髓核也渐渐失去胶性，纤维环界限明显出现玻璃样退变。临床所见，20~40 岁的体力劳动者常易发腰椎间盘突出症，50 岁左右患者常见软骨板破碎，在软骨下、骨骼里可见退变的软骨细胞巢穴，髓核类的团块。由于纤维环入侵，使其体积大为减少。60 岁左右患者髓核干燥脆弱，界限清楚的环是纤维束形成的同心轮。到这个年龄段，突然负重或搬移重物，椎间盘突出常会找上门来。70岁左右患者髓核浓缩成奶酪状，带褐色，干燥硬化，其硬度大于椎骨，此年龄不易发生腰椎间盘突出症，但易发生腰椎压缩性骨折。

腰椎间盘的病理变化告诉我们，20岁以后就需要经常加强腰肌的锻炼，使腰部肌肉力量对腰椎的加固作用加强，可防止腰椎间盘突出症发生。在腰椎间盘突出症发病后，要想做到根治不再复发，只能加强腰部功能锻炼。只有加强腰肌力量，才能从根本上祛除腰椎间盘突出症的原因。

三、腰椎间盘突出症的病因

造成腰椎间盘突出的原因，不外乎内在因素和外界因素二者相互作用的结果。

1. 内在因素：腰椎间盘突出症，发病的最初原因是腰脊劳损。《素问·上古天真论篇》详细论述了男女不同性别生理病理的变化。以男性为例，"五八肾气衰"，到"八八齿发去""五脏皆衰，筋骨解堕……身体重，步行不正"。《素问·脉要精微论篇》云："腰者，肾之府，转摇不能，肾将惫矣。"《灵枢·五癃津液别》篇曰："肾虚，故腰背痛而胫酸。"其他，如体重过重，椎体受压，或房劳过度，会使肾虚更甚，易诱发腰椎间盘突出。

2. 外在因素：人们在日常生活工作中，因为过度用力或用力时姿势不对、体位不正确，轻则造成腰扭伤、闪伤，重则造成腰椎间盘突出症。正如《素问·刺腰痛篇》所言："腰痛如引带，常如折腰状""腰痛不可以挽仰，举重伤腰。"

六淫中的风寒湿常是诱发腰痛、腰椎间盘突出症的外因，古人也多论及。《素问·六元正纪大论篇》曰："感于寒，则病人关节禁固，腰椎痛""湿气下临，肾气从之。"

总之，腰椎退行性变后导致腰椎稳定性较差，在外力作用下易形成腰椎间盘突出症。由于发生腰椎间盘突出，脊椎生理曲度变直、侧弯等因素，也可导致腰椎体受力不均，又促使腰椎退行性变加快，腰椎间盘突出合并腰椎骨质增生比比皆是。内外因素相互作用，最终导致腰椎间盘纤维环破裂髓核溢出症的发生。

四、腰椎间盘突出症发病先兆

1. 腰扭伤：大多是因为用力过度过强，搬举重物，但少数人并没有做什么大的运动，只是弯腰拿东西、擦桌椅，或咳嗽、打喷嚏，突然扭伤腰，腰痛不能后仰，稍动则痛如折，发病后卧床休息几天可自愈。对于急性腰扭伤，我常用针刺天枢、攒竹，1~3次可痊愈。

腰突然扭伤、闪伤后出现腰痛伴下肢窜麻疼痛等一系列症状时，若有跛行，或喜欢身体前倾、臀部凸向一侧的姿势姿态，或咳、嚏、大便时可加重腰痛及下肢痛麻木感觉，晚上在侧卧及弯腰曲髋屈膝时，腰痛症状缓解，俯卧时腰痛加重，就需要X光、CT检查排除腰椎间盘突出症。

2. 脊椎弯曲：有的患者腰不痛，伴有脊柱侧弯，这种情况也应考虑是腰椎间盘突出的前期症状。

3. 慢性腰痛：腰椎间盘突出症，大都先有腰痛史。多于急性腰痛后逐渐形成慢性腰痛，在用力或咳嗽、打喷嚏时，或早上起床后疼痛加重，这样的患者实际有较重的腰肌纤维炎。

4. 突发性腰痛：在椎间盘退行性病变后，伴椎间关节不稳定的情况下，往往腰腿伸展时发生疼痛。

五、腰椎间盘突出的临床表现

1. 腰部疼痛：几乎所有患本病的患者都有此症。疼痛的部位主要表现为下腰以及腰骶部的钝痛，活动时加重，平卧时减轻，主要呈痉挛性剧痛，下肢痉挛不能伸展。这主要是腰 2～腰 5 神经根受压引起的炎症疼痛。

2. 坐骨神经痛和梨状肌综合征：坐骨神经痛也是腰椎间盘突出症的主要症状，坐骨神经来自腰 4～腰 5 神经根和骶 1～骶 2 神经根。由于坐骨神经穿过梨状肌，受肌肉收缩压迫的影响产生疼痛，临床上称为梨状肌综合征。梨状肌综合征也是腰椎间盘突出症的主要症状。如《素问·气交变大论篇》所讲"腰股痛发"，《素问·举痛论篇》所讲"腰痛引阴股"。

3. 骶尾神经症状：中央型突出较重者，压迫骶尾神经，可出现会阴部的麻木刺痛，甚则排便排尿无力，女性可出现尿失禁，男性可出现阳痿。如《灵枢·本脏》篇所讲"腰尻痛，不可以俯仰，腰股痛"。

总之，腰椎间盘突出症，早期以腰痛为主，时间长才会出现坐骨神经痛、梨状肌综合征。破裂的腰椎间盘在治疗中不是固定不变，而是在不断发生变化，简而言之，不外以下 3 种情况：

（1）突出物脱水萎缩，此时会减轻对周围组织及神经根的压迫，有利于病情恢复。

（2）纤维化、钙化突出的髓核组织，时间一长，逐渐形成纤维化和钙化突出物变成骨性结节。

（3）椎间隙变窄。刚刚发生腰椎间盘突出症时，该节段腰椎间盘未发生明显病理改变，故椎间盘并不狭窄，但随着时间延长，纤维环和髓核继续脱水萎缩，纤维化甚至钙化，使椎间盘组织变扁最终导致椎间盘也变窄了。

在统计临床治愈率时，腰椎间盘组织不断发生改变，病人痛苦减少，为痊愈创造了条件，其功不可少估。

六、腰椎间盘突出症病理分型

腰椎间盘突出症临床分 3 型，对治疗的难易、手术指征的判断很有意义。

1. 膨出型：腰椎间盘突出症之初，髓核未突破纤维环，只是纤维环整体移位元后，压迫相邻组织。此型最轻，按摩、牵引、服中药最易于恢复，临床疗程最短。贤弟说，270 例病人中，有 1 例服药 8 天痊愈。

2. 突出型：髓核突出破坏纤维环，刺激压迫周围组织，未突出椎管内。此型以腰痛为主症，坐骨神经病为次。中药、按摩、牵引，一般都需要3~6个月保守治疗就能恢复。上2型占腰椎间盘突出症的95%。

3. 脱出型：突出的髓核进入椎管内，此型较少见，约占5%。保守治疗困难，疗程要10~12个月。在保守治疗无效时，劝病人尽早手术治疗。

七、保守治疗和手术治疗的利弊

从临床770例腰椎间盘突出症的治疗来看，可以通过保守治疗治愈此病。保守治疗方法很多，用按摩、针灸、牵引、中药等，95%的病人有望痊愈。保守治疗时，用手法促使突出物复位和变位，解除突出物对神经根的压迫，逐渐消除神经根的炎症；中医用补肾法修复腰脊劳损，使临床症状缓解，达到了治愈的目的，但无法使损伤的纤维环修复，腰椎间盘再次突出的根本原因仍然存在，很难达到患者要求和希望达到的"根治"。

大约5%的腰椎间盘突出症病人，最后需要手术治疗。手术治疗可较快彻底地消除压迫脊神经根的突出物，以解除腰腿痛的临床症状。手术治疗把突出物摘除，表面上似乎把突出原因解除了，但手术所造成的小关节损伤、椎体不稳等又形成引发新的突出的原因，最常见的仍是腰痛，也难以达到根治的目的。

腰椎间盘突出症，发病的最初原因是腰脊劳损，腰脊劳损后对腰椎的加固作用减弱，难以有效地承担来自外界的突然压力和扭转力，致使腰椎间盘的受力增加，容易发生腰椎间盘突出症。从这个角度讲，如果中年时代就加强腰肌锻炼，使腰椎部肌肉力量丰满，对腰椎的加固作用明显增强。即使50多岁左右患者椎间盘的纤维环有点破裂，也能够承受较大的外力，不至于发生腰椎间盘突出。发病后要做到"根治"，只能加强腰部功能锻炼。加强肌肉的力量，是根除椎间盘突出的根本举措。

八、分型辨证论治

我把椎体的病变统称为"椎体综合征"，分颈脊劳损、强直性脊柱炎、腰脊劳损，主症是项背强几几，腰痛，肌肉强直，睡觉起来腰背痛。

（一）颈脊劳损

多见于白领阶层、计算机工作者、汽车司机和显微镜前工作的人。

一次在蓟县党羽治1名采石工人，因睡石板上午休，导致寒凝颈部，肌肉强直，颈部半年不能转动。我用葛根汤5剂，吃完3剂，脖子强直好转，5剂痊愈。焦树德先生笑着称赞说："仲景真伟大，几副葛根汤融解了颈部半年的冰冻"。随后又治一现役军人，因看显微镜过久导致颈椎脱白，每天靠支架托着沉重的头颅。我用黄芪补久劳伤气，用芍药甘草加葛根解除颈部两侧肌肉强直之苦，服药20余剂，去掉了脖子上的支架。

颈脊劳损方：是在我多年用葛根汤经验的基础上合用芍药甘草汤。

葛根40g，白芍30g，生薏米20g，木瓜10g，甘草10g，黄芪30g。

方解：葛根解颈肌肉强直为君药，但必须重用，最少用40g。

芍药甘草汤能柔肝缓急，解肌肉之痉挛而止痛。

生薏米，一般认为有健脾利湿作用，"治风湿痹"。其实，《神农本草经》中列为上品，它的主要功用为治"筋急拘挛不可屈伸"。我常用薏苡仁治小儿"摇头风""抽筋综合征"，常见体温在38℃以下四肢抽搐，最早认为小儿体温调节中枢不健全，故体温不高就抽搐，排除癫痫后，用薏米熬粥长期服用。其中，张桂华的儿子从1岁多一直喝到上初中，发热也不再抽搐，身体健壮。教学时，我给薏米平反，治瘈疭功不可灭，可跻身全蝎、蜈蚣之列。

（二）腰脊劳损

肾主骨生精髓，肾不虚，腰脊不会劳损。在20世纪60年代我常治坐骨神经痛或梨状肌损伤，没有把它看成椎间盘突出的症候群，只做单一症候处理，我弟英杰看完陕西电视台"椎间盘突出症防治"节目才悟出，我交给他的芪乌芍药甘草汤加附子，是治椎间盘突出症的主方。

腰脊劳损方：自拟芪乌芍药甘草汤。

黄芪30g，芍药30g，甘草10g，何首乌15g，木瓜10g，白术15g，防风10g，附子6g。

方解：附子补肾壮阳。

何首乌壮筋骨，长肌肉，20世纪60年代我常用此药治骨刺，治一例肌肉中长骨刺，形如乌贼骨大小，若吃何首乌，肌中骨刺就不长，此法从藏隆和垣曲深山老妪手中寻来，取经的地方相隔数千里，疗效却一样。医生应时刻牢记药之源在民间，药之流传在本草书上。

（三）强直性脊柱炎

此病早期，清晨起床腰背肌肉痛，以肾虚风寒湿内侵为多见。

处方：黄芪30g，芍药30g，甘草10g，何首乌15g，威灵仙30g，川断10g，杜仲10g。

我将此方配成水丸或蜜丸治椎间盘突出症，疗效甚佳。我之小女在洛杉矶患椎间盘突出，2个月卧床不起，我将此药粉捎去吃了1个星期，腰痛肌强直消失，至今未犯。就此将方命名为"椎突丸"，每日服3~5g，每日2次。

（四）肾虚风寒湿型椎间盘突出症

临床常见天气寒冷，阴雨潮湿天，腰痛沉重，我每用芍药甘草汤合并肾着汤。

芍药30g，甘草10g，茯苓30g，干姜9g，炒白术15g，附片6g。

方义：用芍药甘草汤柔肝，缓肌肉强直。肾着汤温经散寒，健脾利湿。

以上数方均以芍药甘草汤为主。颈椎加葛根治太阳经病"项背强几几"。柯韵伯云："要知葛根秉性轻清，赋体孕重，轻可去实，重可镇动，孕可固里，一物而三美。"仲景用其治刚痉旨在滋养津液，舒缓筋脉，松弛肌强直。加黄芪附子治椎间盘突出症，薏米缓肌筋之瘈疭，疗筋急拘挛功不可没。腰椎间盘突出症合并寒湿，则用肾着汤，温阳健脾利湿，其效甚佳。

在治椎间盘突出症方面，我只赠处方，英杰弟收治1246例，名闻陕、川、甘三省，诊所挂满感谢的锦旗。早在20年前，他就提出禁忌鸡鸭鱼肉，用药渣洗脚之法，提出临证加减方。

加减方：

（1）肾虚尿多，加金樱子、山萸肉。（2）腰扭伤、腰痛，加槟榔、大黄。（3）腰以下痛加独活；腰以上痛加羌活。（4）外伤腰痛加桃仁、穿山甲。（5）风湿腰痛加防风、五加皮。（6）气虚加黄芪、党参，血虚加当归、川芎。（7）血脂高加姜黄。

服法：

（1）急性期，每天1副药，煮2煎，早晚服，药渣再煎，多加水洗脚。

（2）慢性期，1副药用2天，共煎4次，第5煎煮水用来洗脚。自拟"椎盘突出丸"（散，胶丸），疗效和每日一煎汤药一样。

椎盘突出丸：黄芪30g，何首乌20g，白芍40g，威灵仙20g，川断20g，甘草10g，杜仲20g。上药共碾细，炼蜜为丸，丸重10g，每日服2丸；若服用药粉和胶丸，每次3～5g。因为药无毒，每次剂量多3～5g，也无不良反应。

骨刺外用粉：生何首乌100g，旋覆花100g，骨碎补50g。共碾极细，醋调外敷，每日1次，晚上敷，天亮取掉，敷1～2周即可。

九、禁忌

通过治疗733例椎间盘突出症，笔者认识到，若不注意饮食禁忌，则治疗时间延长，且容易反复，严重影响痊愈时间。

随着科技突飞猛进的发展，为使鸡鸭鱼肉长得快，鸡蛋下得多，饲养员大多都给这些动物加服促生长激素，这些激素减弱了中药的功能，故服药期间，忌服鸡鸭鱼肉蛋，最好服用无公害蔬菜和肉类。治疗期最短1周，一般都在3～6个月之内，大多数2～3月就可治愈。

附：从症状判断突出部位（即从病理解剖认识）

腰椎间盘突出症，主症是腰痛肌强直，由于腰椎间盘纤维膨胀、破裂、游离压迫脊神经根，从而导致坐骨神经痛，臀部深层部位疼痛麻木，梨状肌痛，下肢发冷麻木，以及腹股沟大腿前疼痛不适或（下肢发冷麻木）感异常或发凉，说明股神经、闭孔神经、坐骨神经受到压迫。

当L_3-L_4椎间盘突出时，可损伤股神经，表现为腹股沟和大腿前的疼痛不适或感觉麻木。

当L_2-L_4椎间盘突出时，可损伤闭孔神经及脊神经损伤，表现为臀部深层等部位疼痛麻木。

当L_4-L_5椎间盘突出，神经根和S_1-S_2神经根是所有神经中最粗者，但通常又狭窄，故在其周围病变时，较其他神经根更易损伤。所以，坐骨神经痛是腰椎间突出症的主要症状，又易发梨状股综合征以及小腿与足的皮肤感觉异常。

其他，如下股发凉和麻木，前者是刺激椎旁交感神经，反射引起下肢血管收缩，下肢血流量减弱，后者则是神经根物理压迫所致。

自拟腰痛验方"芪乌芍药甘草汤"治验

一、双椎间盘突出案

何淇，男，64岁，文汇报特约记者。

患者自诉素体强壮，从军队到地方都是吃苦在先，争强好胜，结果八年前腰痛，查出椎间盘突出。腰痛时，稍加按摩、针灸、吃点止痛药都能暂时缓解，但从三年前开始腰痛，打针、输液都不能缓解，再去做CT影像显示：腰2~3椎、5椎上下椎间盘双突出，非药物所能治，还需二三次手术。患者有点怕，不想手术。而专家已下结论，只有手术才能解除腰痛胯酸楚的痛苦，这时想起老朋友，来寒舍询问，东直门医院哪位老大夫能治腰椎间盘突出，碰碰运气。万万没想到，我诊完脉，挥笔开了一个"芪乌芍药甘草汤"加味，益气松弛肌肉强直，嘱其服两个月看看。我看出来了：他面带笑容，心生疑惑，你能看得了双腰椎间盘突出？开始试着，服药30副无效，疑惑不解；二诊又开了1个月，服到40多副，原来腰痛身体向左侧偏歪，不能提鞋穿，现在痛更加重，想停中药，可是一想高大夫说了："吃2个月"，已吃了40多天，再坚持一下看看，还给我打了一个电话说，腰比以前更痛。我本来想告诉他，这是将要痊愈的信号，是"药到病所"，遇到这种情况是病快好了，但因何淇开始怀疑我的诊疗水平，我也不让他放松，告诉他，痛也要坚持服药，坚持吃素，满2个月再来三诊。

今天面带欢笑前来三诊。他说："腰痛几天后就不痛啦，我的腰也直啦，弯腰扣鞋也能啦，腰也敢往后仰，腰也能挺直啦。"因病好了70%，他的"疑惑"也彻底解除了。并说，他周围几个人腰椎间盘突出，想介绍给我看，因为未求得允许，所以不敢随便介绍。

诊其六脉柔细，血压90/60mmHg（手诊血压）。

处方：生黄芪30g，白芍40g，首乌15g，川断12g，威灵仙15g，杜仲10g，甘草10g。10~30副。

二、椎间盘突出案

赵德宽，男，65岁，航天部人事部干部，住东高地，2004年3月入院。

患者一天上街买了50斤大米，用自行车运到楼下，住在5楼，本想把米往背上一扛背上楼去，没有想这么一扛，腰痛得不能动啦。因我住在东直门医院东院，了解医院情况，开始住骨科病房，CT示腰5椎间盘突出，骨科会诊必须手术。患者因怕手术，转按摩科，请郭大夫按摩。征求我的意见，我不同意手术，用中药治疗椎间盘突出。处方：

黄芪 30g，白芍 40g，何首乌 15g，木瓜 10g，附子 5g，川断 10g，杜仲 12g，甘草 10g。每天 1 副，不许中断，少吃肉，每天用药渣洗脚。

因他住院时，SARS 开始流行，按摩一段时间后，就回家吃汤药。2 个月 60 副服完，腰也不痛啦。为巩固疗效，又多吃了 10 多副药，腰椎间盘突出引起的剧烈腰痛已消失。好啦，已 5 年未再犯病，每天忙于种一分地的菜，腰一点也不疼啦。

三、腰肌劳损案

女儿高若凤，44 岁，住洛杉矶。

因体重超标，腰常酸痛，2007 年 7 月的一日擦地板用力太过，腰痛，卧床不起，经当地医院检查为腰椎间盘突出，建议做手术。因怕手术，托人告诉父母。正好家中有做好的腰肌劳损药粉，给她带去 2 斤，每次吃 5g，每日吃 2 次，共服了 7 天，腰就不痛啦。

附（一）：腰肌劳损粉处方

生黄芪 100g，何首乌 100g，白芍 400g，生甘草 50g，川断 50g，杜仲 50g，全当归 50g。共碾极细，每次 5g，每日 2 次，凉白开送服。

附（二）：椎间盘突出症药后反应

1. 服药 20~30 副，腰痛部位加剧，出现病加重现象，这是药达病所，且是病愈的先兆，不可停药。

2. 服药后没有疼痛加重，什么反应也没有，提示此案例治愈时间长，要做好长期服药的准备。

3. 为什么会出现以上情况：

（1）服了止痛药或激素类药物；

（2）病人体质的强弱造成对药物吸收的干扰；

（3）服药期间未忌服鸡鸭鱼肉，影响疗效。

4. 治疗 1 个月为 1 个疗程，每天 1 副药，中间不能停药，服药一直服到好为止。

5. 服药期间，控制烟酒，尽量少用，烟酒对药物有对抗作用，会使疼痛加重。

6. 病人服药不告诉期限，病人相信疗程。后期每周 3 副药，观察病情变化。大部分病人 4~6 个月治愈。最短 7~10 天，最长的 1 年。只有 95% 治愈率。

7. 药物头煎、二煎早晚服，第三煎煮水洗脚。洗脚占疗效的 30%（估计），也就是说，只喝药、不洗脚，疗效降低 30%。

8. 农家自养的鸡、鸭、羊、猪肉、蛋不加生长素及生化饲料，可以少吃一点。

（高齐民回忆于海运仓，2009 年 4 月 25 日）

下肢病案二则

例 1：郭兰生，男，36 岁，山西高平人。

初诊：2012 年 10 月 23 日。

自诉：近1周来左下肢外踝部位麻木，用针刺不痛，没有感觉，因工作宴请多，喝了不少酒，怕中风而来诊治。

六脉沉细，诊为血痹；麻木不仁，又恐血栓为患。当用黄芪桂枝五物汤加穿山甲、当归、路路通。

生黄芪30g，桂枝10g，白芍10g，炙甘草10g，生姜10g，穿山甲9g，当归12g，路路通12g。7副。

二诊：2012年11月3日。

进上药外踝麻木不仁已好大半，继服上方。因穿山甲味臭，去之，加白薇12g，泽兰12g。7副。

三诊：2012年11月12日。

外踝麻木消失，手抚摸感觉已正常。因自觉气虚，倦怠乏力，呈气虚之状，故用半个补中益气调理，半个黄芪桂枝五物汤治本。

生黄芪30g，党参30g，黄精15g，升麻6g，桂枝10g，白芍10g，生姜10g，丹参15g，甘草6g。

例2：岳红，女，48岁，北京市人。

初诊：2012年11月5日。

自诉下肢内侧疼痛，晚上两腿相迭则痛不能忍。北京医院诊断为痹证，服医院自制治风湿水丸2个月，不效。国医堂一个大夫认为是天火（丹毒），用药亦无效。因体胖，断为阴疽，静脉寒阻所致，方用四妙勇安汤加味。

元参20g，金银花30g，全当归30g，炙甘草10g，水蛭6g，茯苓30g，炒白术15g。7副。

二诊：2012年11月13日。

自诉：你的（药）太神，药味少，煎起来好煎，7副药吃完，下肢内侧疼痛好了八九成，现在用手按还有一点疼。更奇怪的是，我有严重鼻炎，每天用滴鼻液最少每天6~8次，耳鼻科主任（中医）说："鼻炎，中医治不好"，可服了7副中药，鼻子也通啦，药水滴1~2次就行啦。继服上方。

元参30g，金银花30g，全当归30g，生甘草10g，辛夷10g，水蛭10g，细辛3g。7副。

讨论：

以上两案，都病在下肢，一为外踝血痹麻木不仁，一为下肢内侧疼痛皮色不变，邪气侵袭，痛久则烂筋腐肉，属阴疽之类，现代医学称其为脉管炎。中医诊疮疡之阴阳，新病多阳证，久病不愈多阴证。四妙勇安汤所治为阴疡、阴疽。鼻炎长达半年不愈，以中医辨证当属阴，不能按中医阳证去治，服四妙勇安汤正中下怀，所以我常用阳和汤、麻黄附子细辛汤、小青龙汤加辛夷、藁本……治鼻炎。

例：郭某某用"雷中箭"防血栓，加在黄芪桂枝五物汤中治血痹如虎添翼，效在预料之中。少数人服"雷中箭"（山甲 6～9g，白薇 10～15g，泽兰 10g）会卒然感到下肢"中箭"，疼不可忍，但几小时后消失，股腰膝都随之很快不痛。机理何在，尚须在临床多观察。

王肯堂论"股痛"，值得我们多思考，此两案也不例外。

"股居一身之下，众阴之所归，而其所以做疼，三经受病也。足太阴脾经主肉，足厥阴肝经主筋，足少阴肾经主骨，脾经受湿，下注于股，则肉内酸痛；肝经受寒，下注于股，则筋骨挛急痛；肾经受寒，下注于股，则骨髓冷痛。"

岳红两腿内侧疼痛，位在三阴经络循行之处，元参、银花、当归通行十二经，所以疗效显著。

郭兰生左腿外侧血痹麻木不仁，黄芪通阳气，活血脉，治麻木不仁，桂枝等行血破滞，穿山甲通经之阻塞，重用生姜除三阴经之寒。筋骨肉气血通，麻木消失。

自拟"镇衄汤"方证论治

古人有"千金易得，一方难求"之感慨，笔者临床多年，也深深感到：行医易而拟方难，能奉献出一个重复率高的名方则更难。从仲景之后至今一千七百多年，名医不下万千，但留下的著名方剂则不多。

今应邀来写一篇抛砖引玉的文章，只好将自拟"镇衄汤"奉献给同道，不敢攀名方之誉，只求有一效。"镇衄汤"，是一九六四年笔者会诊治疗急性血吸虫病大衄血而拟，经二十多年临床应用，应用范围已基本明确，若辨证无误，常能十有九效。"镇衄汤"已在《河南中医》及《北京中医学院学报》上登载，疗效确切，患者易于接受，药味甘甜，久服不伤胃气。

一、功用

滋阴降火，清热凉血。

二、主治

阴虚诸衄及脏腑阴虚诸证。如鼻衄、齿衄、眼衄、耳衄、舌衄、唇衄、指衄、肌衄、房室衄、乳衄、经行吐衄等；以及阴虚消渴、阴虚低热、口舌生疮、紫斑、筋实极等。衄证之中，除腘衄、脐衄外，其他衄证皆有案例可查；衄证中，唇衄、指衄、房室衄是笔者依据衄血部位所命名，不一定确切，暂时代用而已。

三、应用范围

"镇衄汤"所治案例分析，包括现代医学血小板减少、过敏性紫癜、血友病出血、脾功能亢进、急性血吸虫病鼻出血、流行性出血热、鼻黏膜溃疡、再障所致紫癜、精索炎症、代偿性月经等，以及季节性鼻出血，药物过热引起的鼻出血等，凡呈现阴虚证都可用"镇衄汤"，如阴虚便秘。

四、组成

生地30g，桑白皮30g，白茅根30g，党参10g。水煎服，每日1剂。

加减法：

热盛，加丹皮，大青叶；

便秘，加大黄，苦参；

气血上冲，加怀牛膝，代赭石；

热退身寒，加云苓，泽泻。

五、案例数则

（一）鼻衄案

刘××，女，29岁，内蒙古牧民，1975年8月用担架抬上门诊二楼就诊。

自诉去年十月开始鼻衄，以为"上火"，用棉花堵塞即可。3个月后下肢出现紫斑，此起彼伏，无其他痛苦，也未去查治。半年后，月经量突然增多，势如崩漏，半月淋漓不净，鼻衄也同时发作，难以塞住，堵住鼻孔，血则溢入口腔。到医院检查：血小板30000/mm^3，血色素6g/dl，肝功能正常。经服中西药不效，病情日益加重，转院北京，因未能住院，抬来我院门诊就诊。见患者满脸血痂，面色苍白；急查血小板2000/mm^3，以为查错，再开化验单检查，血小板仍2000/mm^3，经血如注，难以止住；五心烦热，口干不欲饮；舌淡少苔，六脉如丝。系阴虚火旺，迫血妄行，当滋阴清热，首选"镇衄汤"。

生地黄30g，桑白皮30g，白茅根30g，白干参10g。3剂，2天服完。

二诊：进"镇衄汤"1剂半，鼻衄止，崩漏停，病人已能坐起吃饭；化验检查：血小板20000/mm^3。效不更方，继服4剂，每日1剂。

三诊：病人已能自己走路，步行来门诊就诊。自诉，这4剂药服后，视力已好转，能看清报纸上的小字，胃口开啦，能吃饭啦，脚心不那么热啦。化验检查：血小板升至50000/mm^3。继用上方，嘱其服15～20剂后，来信告知即可。

先后服药40余剂，血小板升至150000/mm^3，血色素升至10g/dl，诸证消失而停药。

（二）指衄案

王××，女，36岁，山西榆次毛线厂工人，1975年9月10日初诊。

自诉8月初用温水洗衣服，洗了半小时后，感到两手手指灼热而肿痛，十指甲床紫绛。第二天清晨，十指甲床出血不止，血色鲜红，急去地区医院检查，外科怀疑是"毛细血管癌"；又去省人民医院检查，怀疑是"毛虫症"；急转北京肿瘤医院，又否定了两院诊断，建议服中药治疗。

患者十指甲床可见鲜红血液波动。刻下症见五心烦热，虽时逾仲秋，仍夜卧凉席，摇扇取风，彻夜不能盖被，双颊潮红；诊其六脉细数，苔薄质红。

察其脉证，一派阴虚火旺之象。化验检查：血小板 119000/mm^3，血色素 11g/dl，白细胞 8000/mm^3，胸透（一）。方用"镇衄汤"：

白茅根 30g，生地 30g，桑白皮 30g，党参 10g，丹皮 10g，大青叶 10g。

先后服药 40 余剂，诸证消失，甲床出血已全部吸收，痊愈而归。但该患者只是在第六诊时一度出现阴阳失调，出现热退身寒，遵叶天士"通阳不在温而在利小便"的法则，上方加云苓 15g，泽泻 20g，身寒自解，继用"镇衄汤"直至痊愈，至今未复发。

（三）唇衄案

吉××，女，15 岁，住北京铁路分局宿舍，1976 年 8 月初诊。

自诉前几日开追悼会低头默哀时，鲜血突然从下唇右侧流出，3 分钟出血 10 毫升左右，教师发现后当即用手帕压迫止血，马上送医院治疗，初步确诊为"唇静脉瘤"，建议手术，家长怕留下瘢痕，故来门诊就诊。发病前半年常脚心发热，晚上喜欢把脚伸出来放在墙上或床边上，经血 12 岁初潮，色量均正常，只是经期近半年来月月提前 4~5 天。

望其右侧下唇靠内侧有一个油菜籽大小突起，色紫，吃东西已不再出血，只在吃过热食物时有点渗血，余无不舒。六脉缓，舌苔薄白、质红润。

察其脉证，当属脾肾阴虚，虚火上犯，迫血出于清窍。法当滋阴清热。方用"镇衄汤"：生地 30g，白茅根 30g，桑白皮 30g，党参 30g。

先后共服药 30 余剂，唇边小静脉瘤日渐缩小，若不细看已看不清，诸证消失而停药观察，但至今未再出血。

六、方解

"镇衄汤"本为滋阴降火、清热凉血之剂，取《周易》"损刚益阴"之易理。方以生地为君，臣以党参，佐以桑白皮、白茅根。

生地甘寒而苦，入心肾，凉血泻火，治吐衄、尿血、血晕、崩中，又善滋阴凉血，所以张子和谓之曰"治血莫如生地黄"。臣以党参之甘温，大补元气，除烦热，通血脉，寒温并用，具阴阳动静之妙，合阴阳消长之机，即"善补阴者，于阳中求阴"之意，才有"阳生阴长"之妙；又可使甘寒之生地寒不伤正，更可使甘温之党参温不助邪。桑白皮甘辛而寒，能泻肺火，利小便，平肺降逆，下行水气，善疗肺热吐衄。白茅根性味甘寒，善除伏热，通利小便，为民间治吐衄所必用。方用桑白皮清上焦之热，白茅根清利下焦之热，生地清三焦之热、滋脏腑之阴，合党参之益气，共奏益气养阴、清热凉血之功。为治阴虚诸衄之妙方。

（1975 年 10 月 10 日于北京）

镇衄汤验案十则

一、暑天鼻衄案

隆陵地震，北京医疗队安排芒市，我们住在德宏一个小村子。邻居家有个小男孩，12岁。从8岁那年起，年年暑假流鼻血，塞住鼻孔从口里流出来，用药点鼻仍止不住。没有办法，任其自流自止。流后并无大碍，但大人着急。听说北京医疗队来了，又是北京中医学院的医生，晚上前来求医。我一听流鼻血，化验血指标都正常，诊其六脉洪数有力，诊断为肺热上冲鼻之络脉，当清肺热止血，用麻杏石甘汤辛凉清解；考虑到鼻衄已20多天，热已伤及阴分，止血当用镇衄汤。

生地黄15g，桑白皮15g，白茅根15g，党参5g。5剂，每日1剂。

服药后，鼻衄止，家长特地上门感谢。这时我才知道，这个家长是大队书记。他和我商量说："我们明天杀2头牛，给医疗队改善一下伙食，不能天天吃佛手瓜。"我当即制止："不行，牛是地震后恢复生产的主要劳力，不能杀。"书记耐心地解释说："我们这里的牛有两种，一种是耕牛，一种是肉牛。肉牛不会耕地，只供人当肉吃。"我这个外行献丑了，马上改口说："肉牛，那就杀吧。"我通知大家，大队已安排杀牛啦！

二、齿衄案

赵占芳，女，28岁，1988年1月14日初诊。

患者齿衄9年，多年来不能吃硬东西，包括饼干在内，不能口嚼，得用温开水泡软。早上怕刷牙，刷几下牙齿就被血染红，满口血臭味。因衄血过久，牙齿有松弛动摇的感觉。

六脉细数，舌苔白，舌边有血痕。

生地黄30g，桑白皮30g，白茅根30g，党参10g。7副。

二诊：服镇衄汤7副，牙龈出血停止，刷牙时仍有轻度血染呈淡红色，牙龈有点肿大，上方加乌梅、僵蚕。

生地黄30g，桑白皮30g，白茅根30g，党参10g，乌梅10g，僵蚕10g。10副。

三诊：服上药10副，牙龈肿消，继服镇衄汤9副巩固疗效。

患者先后服药26副，齿衄痊愈。

三、肝硬化鼻出血案

张珂，女，成年，易县人，1979年1月18日初诊。

患者去年4月开始鼻衄，15天不止，11月份因鼻衄住院，易县人民医院检查诊断为"肝硬化"。我院门诊检查：GPT552单位，TTT17单位，TFT+++，蛋白倒置，血小板（PLT）67000/mm^3，周身倦怠乏力，大便干，口干，舌苔薄、脉弦数。四诊合参，阴虚鼻衄，予镇衄汤加四乌贼骨—藘茹丸。

生地黄30g，桑白皮30g，白茅根30g，党参15g，乌贼骨15g，茜草6g。

二诊：1979年6月1日复诊。自诉服镇衄汤15副，血止，回易县。5月18日因牙龈出血，月经来不止，查血WBC2800/mm³，PC48000/mm³；5月24日查WBC4900/mm³，PC76000/mm³；5月31日查HBC9.5g/dl，PC64000/mm³，血WBC5500/mm³。诊断为血热而衄，继用镇衄汤加丹皮、大青叶凉血止血。

生地黄30g，桑白皮30g，白茅根30g，党参10g，丹皮15g，大青叶10g。3副。

三诊：服上药15副，龈衄月经均止。当治本，"损其肝者缓其中"，予黄芪建中汤。

桂枝10g，白芍20g，炙甘草10g，生姜6g，大枣12枚，饴糖30g（烊化），黄芪30g。10~30副。

四、血小板减少性紫癜致鼻衄案

刘铭，男，15岁，1984年3月11日初诊。病历号256334。

患者6岁时因经常鼻衄住711医院儿科，诊断为"再生障碍性贫血"，吃1年多中药病情好转。1983年5月，因家里装修，油漆家具和门窗墙壁，门诊几次查血象逐渐下降，时有头晕、乏力、无心慌、气短，检查血象：WBC4750/mm³，PC54000/mm³，Hb6.4g/dl，RBC2500000/mm³，凝血时间2分30秒，以"再生障碍性贫血？"收住院。血小板（PLT）波动在39000~48000/mm³，Hb波动在8.2g/dl~10.4g/dl~11.8g/dl，RBC波动在2840000~3880000/mm³，WBC波动在2700~4200/mm³，分类接近正常。1983年8月3日出院，诊断为"血小板减少性紫癜"。

六脉细数，鼻衄间断发作，予镇衄汤。

生地黄30g，桑白皮30g，白茅根30g，党参10g，丹皮10g，天花粉10g，甘草10g。7副。

3月16日二诊：进上药鼻衄大减，耳廓见了红色。效不更方，10副。

4月17日三诊：因纳谷少，上方减花粉、白茅根、甘草，加神曲、山楂。

5月8日四诊：不再鼻衄，化验检查，除血小板（PLT）95000/mm³以外，余均转正常。继服上方，去神曲、山楂，加山药、白术、黄芪。

五、血小板减少性紫癜致鼻衄案

苏金玲，女，23岁，六营门副食店员工。1983年4月13日收入711医院。病历号65355。

诊断为原发性血小板减少性紫癜，化验检查血小板（PLT）12000/mm³，出血时间5分以上，凝血时间1分。体检：体温37.7℃，面色苍白，胸部出血点转多，融合成片状，下肢可见紫癜，口腔内可见血痕，口唇发绀，口唇上有血痂。

自诉：1周前无意中发现胸部有出血点，未去就诊。于4月9日因恶寒发热，体温37.7℃，咳嗽、痰黏黄，吃肉较多，自服2丸橘红丸。4月12日牙龈出血，鼻衄量不多，恰逢经血来潮，血出如崩，1天用去卫生纸8包，有血块至今仍不干净。近几天添头晕、心慌，无腹痛及关节疼痛，胃纳正常。

诊其六脉细数，为阴虚出血，予镇衄汤。

生地黄40g，桑白皮30g，白茅根30g，党参10g，白薇20g，秦艽10g，大青叶6g。6副。

4月28日二诊：除服中药外，输浓缩血小板6瓶，输血800ml，血小板（PLT）从12000/mm³升至242000/mm³、392000/mm³、80000/mm³，血色素（HGB）11g/dl，白细胞（WBC）6300/mm³，已经开始停激素。效不更方，继服上方10副。

5月18日出院三诊：血小板119000/mm³。继服上方10副以巩固。

六、放疗引起血小板减少案

李××，女，46岁，煤炭部医院职工。

患者2009年夏天查出"子宫癌"，行手术切除后进行放疗。因血小板减少，不得不等待血小板升高后继续放疗，但久等，血小板仍在30000~50000/mm³，经朋友介绍上门求诊。诊其六脉细数，刷牙时牙龈出血，经水多淋漓不断，五心烦热。四诊合参，系阴虚里热之象，法当滋阴清热，予自拟镇衄汤。

生地30g，桑白皮30g，白茅根30g，党参10g。7副，水煎服。

二诊：服上药，血小板开始增多，从50000/mm³增加到80000/mm³，又开始放疗，放疗结束，血小板又下降到了30000/mm³~50000/mm³。继续服镇衄汤1个月，血小板、血色素都接近正常，但放疗后癌细胞四处扩散，肝、胃、肠都可摸到肿块。

2010年2月5日来电：腹水、胸水不抽已影响进食和睡眠，又因血小板减少，求方服药。

生地30g，桑白皮3g，茅根30g，茯苓30g，车前子10g，黑丑9g，党参10g。5副。

七、虚劳齿衄案

李××，女，45岁，住德胜门外。1970年9月初诊。

患者自诉1年半前在北京某医院查出"再生障碍性贫血"，中西医都开药补血、补维生素等，阿胶服了20余公斤，血小板还是升不上去。开始时刷牙出血，血将牙刷染红，继则吃饼干牙龈也开始出血，白细胞数量下降，血色素下降，面色萎黄，无五心烦热，反感怕冷，阴已损及阳。六脉细数，当滋阴清热。方用镇衄汤。

生地黄30g，桑白皮30g，白茅根30g，党参10g，黄精12g。7~14副。

二诊：服镇衄汤14副，牙龈出血大为好转，刷牙时仅牙刷头上有几束微量出血。效不更方，继服7~14副。

三诊：前去医院化验，血小板由原来30000/mm³升到90000/mm³，血色素由8g/dl升到10g/dl，白细胞数量由原来4000/mm³升到8000/mm³。复诊时，病人面色已转红润，白中透红，邻居说已看不出有病，病人喜出望外。为防止滋阴太过，妨碍阳气通达，前方加茯苓20g，泽泻10g。原来有轻度恶寒，补阴之后阴生阳长，恶寒消失，气血俱生。

四诊：经过4个多月滋阴益气治疗，诸症消失，去医院复查时，大夫惊奇得问："你吃了什么灵丹妙药，好得这么快？"李说："吃民间验方而已。"

五诊：为了巩固疗效，每月坚持服7副镇衄汤。至今病未再反复。

八、虚劳崩漏案

果××，女，29岁，内蒙古××旗人。1978年6月初诊。

半年多来，患者每到月经期漏下不止，多次住院输血抢救。医院检查血小板极度减少，最少降到10000/mm³以内。因治疗无效，赶在这次月经前到北京治疗，谁知突然在下火车后经血漏下不止，从早上7点到10点用了5卷卫生纸，急查血小板只剩下3000/mm³。病人躺在担架上，抬到门诊大厅。病人不能动，动则出血加剧。我在门诊大厅地板上蹲下为病人诊脉。脉柔细无力，病人鼻孔牙龈血迹斑斑。我对家属讲："建议住院急诊治疗。"家属说：她病半年，把家中积存全部花完，身上带的钱只够住宿和药钱，只求开中药救治。

方用镇衄汤：生地黄50g，桑白皮30g，白茅根30g，人参10g，血余炭10g。2剂。并嘱其现已病危，若血止不住，随时来住院抢救。

二诊：服镇衄汤2剂，查血小板升到20000/mm³多，漏下已停止，牙龈刷牙时仍出血。病人在家属搀扶下到门诊2楼看病。

继用镇衄汤，去人参，加炙黄芪30g，党参30g。古人云：有形之血不能速生，无形之气所当急固。5剂。

三诊：血小板升至70000/mm³，漏下止，齿衄大减，经期已过。请求带药回内蒙古。继予镇衄汤：生地30g，桑白皮30g，白茅根30g，党参10g。10剂，每日1剂。

九、虚劳阴虚案

王××，男，16岁，住八一制片厂院内。1976年11月初诊。

自诉：患者去年因汗出疲乏贫血，在北京301医院检查为"再生障碍性贫血"，血小板减少，血色素7g/dl，白细胞数量减少，服西药半年不见效，才到东直门医院挂号，想吃中药治疗。六脉细数，五心烦热，汗出，口不渴，但有时口干，面色萎黄，消瘦，呈贫血貌。予镇衄汤。

生地黄30g，桑白皮30g，白茅根30g，党参10g。10剂，每日1剂。

二诊：服上药无其他不舒，只是感到不那么疲乏，口不再干。效不更方，继服20剂。

三诊：服镇衄汤将近半年，喜哉！药味甘甜，不伤脾胃，贫血纠正，白细胞、血小板数量都基本正常，五心烦热消失。久服甘寒滋阴之品，未出现恶寒怕冷之阳气不通之象。患者自诉体重增加5kg，身高增加10cm，一切和同学们一样，上体育课，参加比赛篮球等。

四诊：患者父亲陪着来诊室，感谢大夫把儿子的病治好啦。正当我和患儿爸爸交谈时，护士长小毕在我耳边说："这个家长可能是王心刚。"我一问，果然是电影演员王心刚。他很客气地留下他和夫人的电话。我让患者隔1天服1剂药，服1个月后停药，可以出国留学啦。自用镇蚵汤以来，患者王××共服镇蚵汤270余剂，未见不良反应，更无阴虚阳衰之证出现。为了防止阴盛阳气不通，遵叶氏"通阳不在温，而在利小便"之旨，加过茯苓30g，泽泻10g，使水利阳通。

十、天地润泽案

李干事，男，54岁，在辽河油田工作，是我在57师时的战友。1976年6月初诊。

自诉：春节后患者左侧牙痛难忍，以为节日应酬太多，肝火胃火上炎。3天后牙龈开始红肿，到油田医院检查，确诊为下颌骨肿瘤，即转北京肿瘤医院手术。术后恢复很好，6月初来肿瘤医院放疗。这1周做化疗前检查，听同病室的患者讲，放疗不可怕，可怕的是放疗后口中一点津液都没有，口干舌燥，吃米饭像吃木屑，异常痛苦，为此特来找战友想想办法，度过这放疗大关。我说：试试吧，医院不让在病房服中药，那就每日在院外煎好当茶送进去，口干就喝，可能会扛过难关。明天放疗，那就明天开始服汤药。

诊其六脉浮缓，白苔津少，当滋阴清热。

天花粉12g，生地黄30g，桑白皮30g，白茅根30g，党参20g。7副，每日1副，当茶饮。

二诊：放疗前1天开始服药。同室的病人都奇怪，我们放疗后口干舌燥，吃饭像过难关，你怎么口就不干。医生查房时也问："你怎么不口干舌燥"，他不好回答每天在服中药，只好开玩笑地说："我们辽河水多"。继服上药。

三诊：已服药14副，一切良好，放疗无反应，下周出院后能否继续服用？我说：出院后至少服2个月，调整一下降低的血小板、白细胞、血色素等。

战友回辽河油田后来信，化验检查各种指标都恢复正常。

"呵当"医案二则

例1：常××，女，48岁，住地安门。1994年6月初诊。

患者几年来闹更年期，阵阵潮热汗出，有日渐严重趋势，中西医都看啦，更年期症状不见好转，又增加了眩晕症，动不动就晕得站不稳，做了脑电图和CT无异常，更年期和眩晕闹得精神崩溃，不知哪一天脑血管崩裂，就交代了，若不是女儿还在上学，早就……在我的好朋友再三动员下，才勉强登门求诊。

诊其六脉细数，呈阴虚之症。

泽泻15g，白术10g，百合20g，地黄30g，茯苓20g，桂枝6g，甘草10g。7副。

二诊：服上药，潮热稍减，眩晕如旧。继用百合地黄汤加味。

泽泻15g，白术10g，百合30g，地黄30g，浮小麦30g，大枣12枚，甘草6g。7副。

三诊：服上药3副，一天中午进餐后脑内突然"呵当"一声，眩晕欣然消失。原来不敢东张西望，转颈则眩晕恶心，"呵当"完后，摇头不再眩晕，更年期潮热汗出也大有好转。

四诊：继用上方，潮热眩晕消失，轻微一点潮热也不碍事。未再复诊。

例2：汤延福，男，48岁。2010年2月23日初诊。

患者突然心绞痛发作，急送医院抢救治疗，经检查冠状动脉有2支阻塞，血压下降80/55mmHg，医院输液1周，心脏不再绞痛，医院约定春节后做搭桥手术，不搭血压上不来，春节前暂出院。患者因恐惧手术，春节拜年时，向姐夫曹师傅征求治疗意见。曹说："我认识一位中医，请他开几副药试试。"2月23日登门求诊，表情很痛苦，怕手术后留下1米多长疤痕，无法洗澡，夏天无法穿短衣，夜间气短似喘。

诊其六脉弦而涩，舌苔稍厚。当益心阳滋心阴，生脉宣痹。

炙甘草12g，生地黄60g，桂枝10g，麦冬10g，党参15g，五味子10g，栝蒌实30g，薤白头10g，枳实10g。7副。

二诊：2010年3月4日，患者欣欣然欢笑而来："太惊奇啦"。吃完3副药，心突然"呵当"一声，一股热流就从心区涌向全身，再去量血压，早上还80/55mmHg，"呵当"后血压120/75mmHg，面色红润，浑身也觉有劲啦。因夜间咳，为有水饮，暂用小青龙去麻黄加桂枝强心。

桂枝9g，白芍6g，炙甘草10g，五味子10g，细辛3g，干姜9g，法半夏9g，大枣10枚。7副。

用药中病人体内发出"呵当"异响，响后眩晕的不再晕啦，血压低的恢复了正常，病人气色精神，都大为好转，是否可用病灶处枢纽被打开，气血冲击的声音解释呢，还是有别的解释？笔者无能，记录下来，供智者以参考。

汗证从瘀论治验案一则

翟淑明，女，53岁，住东四六条30号，1990年2月13日初诊。

患者主诉汗出如洗半年余。半年来汗出不止，衣裤浸湿，二三日即得换衣，诸方求治，百无一效。患者极为痛苦，痛不欲生。就诊时即见其面部汗出濡濡，漫流欲滴，面容悲怆，声泪俱下，其痛苦失望之情溢于言表。查其手足凉而身热，夜寐差而易惊，周身乏力，口中干渴，舌苔白腻，脉沉有力。

观其脉证，乃属营卫失调，其根在于卫气虚弱。卫气虚弱则卫外不固，而营阴亦不能内守，故泄于外而为汗。夫汗者心之液，血汗同源，长期汗出，血中津液脱失，血液浓缩黏稠，流动涩滞，当活血；血黏稠，血少，则血不舍神，故而眠差。此种失眠，非安神药物能取效，当于血中求之。

方用桂枝汤加味：桂枝10g，白芍10g，生姜10g，炙草10g，大枣10枚，黄芪30g，桃仁10g，红花5g，黑豆10g。6剂，水煎服。

用桂枝汤调营卫以止汗，本不足奇；加黄芪以固表，亦不足论；妙在黑豆、桃仁、红花三味药，盖肾者主水，豆色黑以入肾，豆形似象肾，故能入肾以调节水液之代谢，使归于平衡，有余者利之，不足者补之（诸本草但言黑豆利水，仅知其一）。仲景《伤寒论》中五苓散之不专于利水，而能治霍乱吐泻之脱水，正与此类。盖皆能启人身储备之水以救急需也。故重用黑豆启水液以复血中之津而解其黏稠，再以桃仁、红花活其凝滞之血而复其流畅，复加黄芪固护卫外之表，使流畅之血再无外泄之虞，如此则汗不能矣。且津得血足则浮游之神复返心宅，如浪子归家，夜寐自安，如此则不安神而神自安矣。

说得天花乱坠，且看效果如何？

2月20日，其子来告，药后汗出大减，夜寐转佳，无惊醒现象，有时一阵发热，但不出汗。原文继服6剂，汗已不出，唯时有发热，亦较前减轻，睡眠甚佳。半年之汗，止于一夕，患者其乐可知。因其尚有手足厥冷，复以当归四逆通血脉和营卫以善其后。

此为我院东直门医院高齐民副教授之验案。从中我仍可以看出：久汗之证，增液易为人知，活血则少有人言。久汗当活血，此为一法。读者若能循此一隅三反，则有得矣。

（北京中医药大学医85级甲1班毕业生饶忠明整理）

苔黑如墨案

邓红，女，24岁。1987年9月28日初诊。

患者自诉9月11日做阑尾手术，19日出院，术后低烧1周，继则舌苔黑如墨染，舌感如开水烫过，六脉濡，系湿热内结，小陷胸汤加味。

全瓜蒌30g，法半夏12g，黄连6g，桃仁10g，黄芩10g，茵陈30g。4副。

二诊：10月4日服上药，一剂知，二剂已。头剂药服下，舌苔由黑变绿；二剂药服下，苔由绿变白。今大便稍干，阳明腑热不净，减茵陈、黄芩，加大黄。

全瓜蒌30g，法半夏12g，黄连6g，桃仁10g，大黄6g。

三诊：低烧退，大便通，脉由濡转缓，苔由黑变白，纳谷香，睡眠好，自己不相信自己，哪能好得这么快！

予龙胆泻肝丸7袋，每日1袋。

猩红热治验

周正，男，6岁，小学1年级学生。2010年1月11日初诊。

其母代诉：周正所在班发现几例猩红热患者，都去儿童医院治疗，周正这几日轻度咳嗽，其余都好，诊其六脉小数，看舌苔薄白呈现草莓舌，告诉周正妈妈，周已感染猩红热，开几味中药，如不好，还是上童医院查治。系热性病毒所致，当滋阴清热，脾胃不好加入神曲、山楂。

芦根30g，淡竹叶9g，薄荷6g，防风6g，沙参6g，神曲6g，焦山楂9g。5副。

6月17日复诊：咽痛和草莓舌消失，纳谷已佳，仅有轻度风热外感，予麻黄3g，杏仁9g，生石膏15，甘草6g。3副。

1月21日电话告知已痊愈。

白果还魂汤治验

组成：白果10～30g，麻黄10～30g，杏仁10g，生甘草6～10g。

用法：生用，水煎服，1日1剂。

功效：降肺气，止嗽平喘，化痰。

适应症：支气管扩张咯血。

方解：方中，白果敛肺定喘，麻黄宣肺平喘，杏仁苦泄止咳，甘草祛痰止嗽，调和诸药。其中，白果配麻黄，敛其宣发，存其平喘，似石膏配麻黄之理。共奏降肺气、止嗽平喘、化痰之功。

体会：应用本方止血，其机理，根据药理和功效分析，麻黄碱有收缩血管作用，甘草有抗炎症、保护气管黏膜作用，加上白果之收敛，杏仁之降气，共同收到引血下行，止咳平喘，使肺气降，郁滞之血得疏，咯血自止之效。

验案：唐某，男，24岁。患支气管扩张症2年，过去有咯血史，上午胸部不适，有气闷感，吐鲜血数口。来院就诊时仍咯吐鲜血盈口，舌苔淡白，脉细微数。用麻黄10g，白果10g，杏仁10g，甘草6g，服后血止。（出处：孙逊等，江苏中医杂志［J］. 1981，（6）：45.）

（孙霈备注：本方为北京中医药大学副主任医师高齐民老师经验方）

大小金楼汤治验二则

我院宋孝志老大夫，依据《灵枢·五邪》篇"邪在肝，则两胁中痛，寒中，恶血在内"，又根据《素问·藏气法时论篇》"肝喜条达"，又"主藏血"的论述，从中领悟出肝病解毒活血的治法，自拟小方一则，以蚤休祛邪解毒，青皮舒肝止痛，苏木活血去滞。为了便于记忆，称之为"小金楼汤"。

在应用过程中，笔者遵照《金匮要略》"见肝之病，当先实脾"和"夫肝之病，补用酸，助用焦苦，益用甘味之药调之"的治疗原则，在治疗肝病过程中，见有脾气虚弱、湿热内结者，则在太岳所拟小金楼汤中加入少许党参、白术益气健脾，焦山楂补肝消瘀，茵陈、金钱清利肝胆湿热，另命名为"大金楼汤"。

大小金楼汤，临床上主要用于治疗肝病，包括急慢性肝炎在内，不管有否黄疸，随症选用上方，均能取得一定疗效。若还兼有其他症状，可随症加减，不必拘泥。现介绍个人验案如下。

一、小金楼汤治验

高××，女，17岁，学生，北京人，1976年10月7日初诊。

患者自诉从7月份感到间断性肝区（右胁下）胀痛，伴有周身乏力，不耐疲劳，放学回家做点家务就费劲，食欲略差，没有厌油腻感觉。医院检查结果：TTT8单位，TFT±，GPT286单位，诊断为肝炎。服用肝维隆、维生素B_{12}、维生素C等一个月。复查结果：TTT12单位，TFT++，GPT422单位。继续服用保肝药，9月份再查：TTT30单位，TFT++++，GPT468单位。

自觉胁下痛，周身乏力，舌苔稍厚，六脉濡数。系湿热之邪蕴结于肝，当解毒活血，方用小金楼汤：蚤休1两，苏木3钱，凤尾草5钱。3副。

二诊：服上药，胁下痛、乏力略减，苔仍稍厚。舌诊时，见其唇边有血迹，询问后，才知其齿衄三年多，每天早上刷牙时，牙龈都要流血，平素若从牙缝深吸一口气，唾沫马上就变成粉红色，夜间睡觉醒来，血常流在枕巾上。

齿为骨之余，龈为胃之络，此系肝肾阴亏，相火浮动伤及胃络。继用上方合自拟"镇衄汤"（生地1两，桑白皮1两，白茅根1两，党参3钱）：蚤休1两，苏木2钱，凤尾草5钱，生地1两，党参3钱，桑白皮1两，白茅根1两。3副。

三诊：服上药1剂，齿衄霍然而止，病家喜出望外，且胁痛、乏力已愈大半。效不更方，再予3剂。

四诊：近几日食纳略差，大便稍稀，每日二至三次，但成形，肝区偶尔有一点痛，但很快缓解。上方减凤尾草，加贯众3钱，茵陈2钱。

五诊：食纳已复，因外感后稍有点咳嗽，上方加杏仁3钱。

六诊：治疗一个月，诸症大部分消失，复查肝功：TTT12单位，TFT++，GPT135单位。咳已止，前方减杏仁，继服。

七诊：各种症状全部消失，为巩固疗效，继予上方3剂。

八诊：已无所苦，一切都同常人一样。嘱其从即日起隔日服药1剂，以图早日痊愈。

九诊：治疗二个月，牙龈偶尔出血一次，量很少。继服上方。肝功检查结果：TTT正常，TFT±，GPT正常。

十诊：病情无反复，嘱其停药观察，每月来院检查一次肝功。连续观察4个月，每次肝功检查三项都正常，断为临床治疗。

二、大金楼汤治验

臧××，男，24岁，北京地毯厂工人，1975年11月10日初诊。

自诉肝区隐痛、腹胀、纳差、乏力已年余，且时有头晕、心悸、自汗、五心烦热、口苦不欲饮、夜寐不宁、便调尿赤。1年来肝功历次检查均不正常，曾在某院治疗，因久治无效才来我院门诊。

检查：一般情况尚好，肝在胁缘下1.5cm，质软，便锐，有轻度压痛，脾未触及。肝功检查：TTT20 单位，TFT＋＋＋＋，GPT600 单位。舌体胖嫩质红，舌苔黄腻，脉弦数。系肝病传脾。法当益气健脾，解毒活血，清利肝胆湿热。当用大金楼汤：蚤休1两，苏木2钱，贯众3钱，党参3钱，白术4钱，焦山楂4钱，茵陈5钱，金钱草8钱。

嘱其服用后若无不良反应，每日1剂，连续服药1个月再复诊。

二诊：服大金楼汤1个月，自感诸症大减，难以很快治愈的悲观情绪烟消云散。复查肝功结果：TTT16 单位，TFT＋＋＋，GPT335 单位。效不更方，嘱其再服1个月。

三诊：又服药1个月，临床症状基本消失，自感精神倍增。复查肝功：TTT、TFT、GPT恢复正常。继服前方，每日1剂。

四诊：一切症状完全消失。嘱其每隔1日服药1剂。

1月后复查肝功三项全部正常，嘱其停药观察。

停药后3个月，每月检查1次肝功三项，连续3次皆正常，断为治愈。此后连续观察3年，至1977年9月，复查肝功均正常。

结束语

大小金楼汤，取名于蚤休的别名金腺重楼。采用主要药物作为方剂的名称，这样便于了解主方之意，也便于记忆。

小金楼汤解毒活血，主要用于"邪在肝"所致的"两胁中痛"，包括现代医学所说的肝炎在内。临床上，凡肝功检查不正常，不管有否症状都可使用。

若肝病日久，累及脾胃，湿热内结，除"两胁中痛"外，出现腹胀、纳差、厌油、尿赤等，可用大金楼汤解毒活血、益气健脾、清利肝胆湿热。

以上两方，多年来用于临床，连续服药数月，未发现不良反应，可放心使用。近因青皮暂时供应不足，笔者用泻热解毒的贯众代替宋老小金楼汤中的青皮，加强蚤休清热解毒之功，同样取得了满意效果。正因为如此，所以笔者在组成大金楼汤时，未再选用疏肝止痛的青皮，而用的是泻热解毒的贯众。

限于水平，所荐两案若有不妥或错误之处，敬请同志们批评指正。

（北京中医研究院东直门医院高齐民，写于1977年11月12日）

医之源头在民间——秘传治骨结核妙方

一、推骨散治附骨疽

我在大学二年级时，先后接到父亲和姑父的来信，说姑姑患上骨结核，让我询问名老中医怎么治，千方百计找治骨结核的方药。

一天，我读《中医杂志》，看到一篇报道，作者用自制新的推骨散治好自己多年的附骨疽。文章说，《外科全生集》的推骨散组成是：蜣螂、干姜，两味药等量，先将蜣螂焙干研细，和干姜粉混合，洒在凡士林纱布上，沿脓管徐徐送入，用纱布封口。谁知用此药后疼痛难忍，试几次都失败。作者怀疑蜣螂虫是否弄错了，查《小学生字典》，蜣螂虫条下说：蜣螂是一种小虫，如臭虫大小，钻在沙里觅食昆虫；河边或盐碱地上，一个一个漏斗形酒窝，窝内小虫即蜣螂。他把中药书中的蜣螂（推车虫，推粪虫）去掉，换上沙窝中的蜣螂虫，制成新推骨散，上入疮内，无任何不良反应，只是前几天脓水增多，后几天推出附骨两条，长短如棉签，附骨退净，疮口愈合，病奇迹般痊愈了。

我拜读后如获至宝，姑姑的病有办法治了。更使我高兴的是，这两种蜣螂虫，我在孩童时就认识。推粪虫，我们农村把它叫铁甲将军；沙中的蜣螂虫，我们农村把它叫倒退牛，退着走是它的绝技，孩童时常把它挖出来玩，1987年我在墨西哥城内星星山上，还看见很多，形态和大小与中国的差不多。

暑假回家，先到姑姑家，给姑姑看病。吃中午饭时，见姑姑膝盖缠的纱布已被脓水浸透。下午姑姑换药，我仔细看疮口，脓从髌骨上一个洞流出来。姑姑说，两年前膝关节红肿疼痛，半年月后溃烂流脓，遍请县、地区名医诊治，中西药都吃啦，疼痛流脓从无止时，后到西安某医院外科求治，大夫说是"骨结核"，中医叫"附骨疽"，打针吃药无效。大夫建议，为了排脓通畅，切除部分腐肉，以利肉芽成长。术后脓出依旧，疮口难以愈合。因经济困难，出院回家至今未再治疗。

午饭后，我让表弟带路，拿一个玻璃杯，一把汤勺，去西河沙滩找倒退牛。一个下午找到三十条虫。虫找到啦，怎么焙粉？怎么上进去？我一下为难啦。一无酒精，二无姜粉，三无探针，四无凡士林纱布。无奈，我看着抓来的倒退牛（蜣螂虫），它们一个一个在杯内施展它们的"绝技"，看谁退技高超。我突然灵机一动，有啦，何不借用"倒退牛"倒退的本能，让它从脓道退进去，不用探针，药也可以到达最深处。我用凉开水把倒退牛身上的泥沙洗干净，用镊子把它放到流脓的洞口，一个一个争先恐后的退了进去，一次放五个，疮口用纱布封上，怕活着的倒退牛钻出来。我告诉姑姑，三天换一次药，若痛，你告诉我，给你扎针止痛。三天来什么反应也没有，只是脓汁一天比一天多，换药时未见死去的倒退牛，每次放五个，很顺利。后三天脓汁排出越来越少，越来越稀，且退出一些腐烂的骨头，呈深棕色，味奇臭，一根长的约三厘米长，还是用镊子从脓管中夹出来的。前后换药5次，疮口愈合。直到姑姑驾鹤西去，骨结核再也不犯。

一年后，我到陕西城固看望爸妈弟妹们，西关邻居一个12岁的男孩，患附骨疽，面黄肌瘦，求我为他治疗。我还是用给姑姑治疗的方法，用活的倒退牛，让它自己往里钻，我亲自带着病人、带着我的弟妹们，在汉江边沙滩上，找了很多倒退牛给他。暑假到啦，我临走时，小孩送给我两根4厘米长的在他腿上退出来的腐骨，作为纪念，我一直保存十多年，后来找不到啦。

二、骨结核难住赵炳南——么正清家传方

我的一个好朋友叫曹仪策，北京工艺品厂工人，外号叫"面人曹"，捏面人技高一筹，半寸高的小面人，放大到银幕上，比例和正常人一样。"文化大革命"期间，他恨"四人帮"，给我捏了一个"三打白骨精"，人马兵器和舞台上一样齐全，是曹巅峰之作。通过看病，我们俩认识，以后常互到对方家做客。在品茶闲谈时，我说，大夫光有全心

全意为人民服务的思想不行，医德不高，技不超群，很多病都看不好，我现在人到中年，特别喜欢赵炳南先生一句名言："岂能尽遂人愿，但求无愧我心"。"面人曹"接着说，我特别敬佩赵大夫，高尚医德。一九四九年初，我患膝骨结核，每日流脓不止，四邻八舍都让我去北京中医第二门诊部找外科名医赵炳南先生看看。我叫了一辆洋车，在门诊花一个银元挂了一个号。二十分钟后，赵的秘书把我叫进去。赵先生仔细给我检查了一遍，说这是膝关节结核，转身叫秘书："你把钱退给曹先生，这个病我看不了，请另请高明吧。"我接过钱走出诊所，心里想，这下完啦，我这条腿保不住了。垂头丧气走到门口，叫了一辆洋车往回走，一边走，一边叹气。拉车的车夫听后，关切地问："先生有什么不顺心的事难过呢？"我把看病的经过说了一遍，又说，我叹的是去哪儿找外科名医给自己治病呢！不知不觉，车已到家门前。给车夫付完钱，我正要往里走，洋车夫说："先生你可识字？若识字，我说你记一下，我送给一个方，你试试。"仪策先生拿出笔，边听边记。

（1）洗方：花椒 10g，荆芥穗 10g，透骨草 10g，艾叶 10g。

（2）内服：梅花点舌丹（又叫小梅花丸），一次吃 5 粒，放葱内包着吃，两天吃一次。

（3）外敷：露蜂房一个（大的一个，烧酒浸，烧成灰），麝香 5 厘，白矾 5 分，冰片 4.5g，轻粉 2 分。

（4）生肌：乳香 3g，没药 3g，儿茶 3g，血竭 3g，紫草膏 30g，轻粉 3g，冰片 3g，麝香 2 厘（重者 5 厘）。每次少许，撒在溃烂的疮口上，两天换一次药。

方子抄完后，曹先生问"请问行生贵姓？您叫什么名字？住在哪里？"车夫说："我叫么正清，住朝阳区××街门牌××号。"曹先生再次感谢么先生赠方。么先生把方背得如此烂熟，他以前肯定是一个外科医生。曹抱着试试看心理，当天驱车前门同仁堂配齐药，很快治好了自己膝关节结核。春节时，曹先生和夫人，提着两盒点心，去给么正清拜年，感谢用他所赠奇方治好了自己的关节结核。找的街对，门牌也对，但人去屋空。曹和夫人找到居委会，主任告诉他："么正清响应国家移民号召，搬迁到甘肃去啦。"曹先生说："二十多年没找到救命的恩人，但我心里始终不忘他，感谢他留下了我一条腿。"

三、金蟾散治骨结核

我爸随十八兵团解放广元，因吃棉籽油患中风偏瘫，不能随军南下，转业到人称小四川的汉中地区城固县工作。我姑姑患膝关节结核，他老人家四处打听治这种病的方法。打听到新中国成立前柳林镇附近农村有一个汉中地区著名的外科大夫，他的口号是"疮疡，别的大夫治不了的，我才治。"解放时，家有几十亩水田，被划为地主，不允许他再看病，怕他"阶级报复"。

一日，我爸出诊柳林镇，一打听，镇上老少都认识这个"地主"大夫，现在公路南边瓜棚里看瓜，我爸前去请教。刚离开柳树镇，下起中到大雨，瓜棚里一个老头喊："高医生，雨下大啦，快到棚里避避雨。"我爸进入瓜棚，听出来老头说话带山东口音，便问

"老先生是山东的吗？可是咱们汉中地区著名的外科大夫？"老头笑着说："听你口音，像是山西人，是高大夫吧？"我爸说："是的。"老头接着说："谁都知道你治精神病治得最好"。我爸谦虚地说："区区小技，大夫谁都会。"两个老头，两个外地人，瓜棚会面，谈起话来倍感亲切。话入正题，老头先向我爸诉说他的家史："我爸是山东人，姓吕，家里很穷，年年给地主干活，辛苦一年，饭都吃不饱，就带着祖传秘方，要饭到汉中，靠自己省吃俭用，加上看病，挣些血汗钱，到解放时，已有几十亩水田，所以划了一个地主，长期受生产队管制，夏秋被派到瓜园看瓜。"我爸也介绍了自己家的情况。最后，我爸说："老先生，我是来拜你为师的，你敢不敢？能不能把你家治附骨疽的秘方传我，或把配好的药粉给我一点。我妹得了骨关节结核，二年啦，无药可治，求求吕先生啦。"老先生谦虚地说："我也知道的不多，平时用的是《外科全生集》上的方子，只有一个秘方叫'金蟾散'。我家没有一个人学医，留着会带到棺材里去。你我有缘，传给你这远近闻名的高医官，我一千个放心。我说你记下来，千万不要说是我传给你的，我怕再挨斗。"

处方：蟾酥5分，乳香5分，全蝎3g，潮脑6g，血力花3g，没药5分，蜈蚣5分，麝香1分，梅片6g，红粉8分，雄黄6g，黄连3g，硼砂5分，轻粉8分，藤黄3g。

制法：把蟾酥放锅内融化即可，以上各药分研为极细末。疮深，可用凡士林纱布条，将药粘在上边，插入疮内，每天换一次，数次将脓排尽，新肉芽长出，半月可愈。

我爸得到山东吕老头真传，非常高兴。最后安慰老头说，"不要灰心，党的政策会变的，你耐心等着，好日子在后头呢！"

我爸告别瓜园老头，回到自己药铺，记起一件事，碾药就怕碾乳香、没药，这二种药里油脂多，一压就黏成球，碾不成粉，不知山东老头怎么碾粉的，忘了问一下。再想，也不好意思问。自己开了一辈子的药铺，问人家多丢人，还是自己想办法解决吧。我爸说："研究了三个月，失败十多次，才把乳没碾成细粉。"具体的办法是：将两块砖烧得很热，把乳香包在棉纸内，两块砖一合并，高温把乳没中的油熔在纸上。去了油，乳没稍一碾就成粉末。药制好后，正好有骨结核的病人，上了配的"金蟾散"，几个人都很快好啦，验证了此方是真正的秘方。为了怀念感谢这位老先生，所以叫"瓜园金蟾散"。

以上三则治骨结核（即附骨疽）的方药，是第一次把它们收集在一起的。除推骨散见于《中医杂志》外，其余从未公开过，故此次公开撰写成文，供同道们参考。

（高齐民写于2008年12月）

抄《眼科奇术》一得

记得在学生时代，曾抄过一本《眼科奇术》，卷首序云："清光绪十二年孙奉铭抄于重庆天符庙李氏老叟处。"开始，我觉得此书出处神奇，效必不凡。当抄到"凡外障，不论如何红肿，总是陈寒外束所致，用发散药，寒去则火自退"时，更觉所论新奇：它对外障证候的归属，完全与眼科著作相反。一般均把红肿痛热归属于阳证、热证、实证，治法不外散风清热、散风活血、清热解毒等。如《医宗金鉴·杂病心法·眼目总括》中说："外障无寒一句了，五轮变赤火因生"，把外障统归热与火，所以都用菊花通圣散、银花解毒汤加减施治。然《眼科奇书》认为外障属寒，清热泻火则属误治，轻则"红肿虽暂去，必生翳膜，进而发为头风灌目及蟹睛等"，重则"服凉必穿，服补必死"。

20世纪60年代初，我在湖南汨罗试点，房东女性，40余岁，右眼完全失明十多年。一日工余闲坐，谈起她的患眼病及治疗经过。听后我感到其果如《眼科奇书》所断言。她初病外感发热，继则右眼红肿涩痛，十余日不消，求医于当地卫生所，大夫讲是风火外束，服寒凉药数剂，红肿退，但云翳生，气轮渐渐溃烂。医又以为肝肾两虚，又用药补之，终成蟹睛而失明。言毕，求我诊治。见其求方心切，遂据《眼科奇书》所论，开了一个四味大发散加全虫，嘱其服六至十剂。药后，患者欣然相告："失明多年的病眼，又能分辨出白天和黑夜，灰黑色的角膜溃斑变成灰绿色。"可惜，终因家庭人口多，经济困难，而中止治疗。

在以后多年的临床实践中，凡遇外感发热后，眼睛红肿痛热的外障眼病属寒者，我都用四味大发散或八味大发散加减，均收到药到病除的效果。

今年六月中旬，患者吕××，男，12岁，住通州，系随军家属子女。两周前患外感发热，热退后右眼红肿，外侧为重，气轮上红筋满布，涩痛流泪，确诊为"单纯性病毒性角膜炎"，曾服四环素1周不效，又服激素控制仍不见效，滤泡有溃破之势。诊其脉缓，苔薄，余无所苦。据《眼科奇书》断为"阵寒外束"，当用辛温发散，寒去则火自内消。方用四味大发散加桑白皮：麻黄5g，细辛1g，藁本8g，蔓荆子8g，生姜5g，桑皮10g。六剂，水煎服，每日服1剂。

1985年6月23日二诊：其父代诉说，进上药四剂后，右眼红肿已基本消失。为防其寒邪再束，原方又进六剂，红筋退净，滤泡消散，一切症状消失，断为痊愈。

笔者认为，诊余攻读经典著作，博览群书，涉猎各科方证，方能达到"操千曲而后晓音，观千剑而后识器"的高深境界。但对那些立言奇特的方证，也不能熟视无睹，要锲而不舍地验证于临床，才能有所发现，另开法门。

（高齐民为《燕山医话》撰稿，1985年6月25日于海运仓）

一条新思路——四妙勇安汤应用联想

医者，诊治疾病很容易，若开辟一条新思路则很难。我也试过，由于悟性差，终未得成。名老中医有很多开拓者，如名老中医郑惠伯先生去出诊途中，心绞痛卒发，用西药无效，在"山重水复疑无路"时，找到一条新路直通"柳暗花明又一村"，为胸痹的治疗开辟了一条新思路。

祖国医学对伤寒（病毒）、胸痹（冠心病）的治疗由来已久。延居出土的汉简，记载了西汉初年（公元14年）治疗伤寒、胸痹的方药："治久咳逆、胸痹、心腹久积，伤寒第一方（人参，紫菀，细辛，干姜，附子，桂枝。)"成书于东汉的《伤寒杂病论》设专篇论述伤寒胸痹的证治。

一、理同不分内外

那是在48年前（即1965年），郑老去万县白土区参加巡回医疗，正值风雪交加，途中突然冠心病旧疾复发，心绞痛，冷汗淋漓，将要虚脱，急以硝酸甘油含化，半小时后逐渐好转。但到白土区后，胸闷气短，心前区时而绞痛，终日惶惶然不知所措，经用西药硝酸甘油、潘生丁及中药"栝蒌薤白枳实汤"（疑是枳实薤白桂枝汤）活血化瘀，初期有效，久服仍无起色，时将一月，心情更加紧张。偶阅《中医杂志》报道四妙勇安汤治疗脱疽，因思脱骨疽系气滞血瘀，经络阻塞，不通则痛，而冠心病因寒冷而发，使血管痉挛，致使供血不足，发生疼痛，病理亦属通则不痛。由于这种新思路，当即大胆试用，以四妙勇安汤加丹参：元参30g，当归30g，银花30g，甘草30g，丹参30g，服后半小时，顿觉胸中豁然开朗，胸闷、气短、疼痛消失。

自此以后，20余年来，郑老应用本方"治疗冠心病、心绞痛以及肝肾区绞痛疗效满意"。五脏属阴，肝肾属阴，使用阴疽神方是名副其实的对症。

直到20世纪90年代，我才再一次拜读郑老所撰四妙勇安汤加丹参一文，从那时起我学着将该方用于临床。为了便于收集数据，我先让亲戚朋友试用，有了经验再给一般病人应用。我自己年逾七十以后，开始有轻度心绞痛，每次偶痛三五下，吃几粒速效救心丸就可以止痛；为了防止再发作，每逢二十四节气时，上午吃7粒速效救心丸，取《易经》七为艮，为停止之意。2007年肺部手术后，出现胸闷气短，自以为这是切除了一叶肺自然形成的感觉，可能适应几个月就会好，半年后胸闷、气短却稍有加重，开始用四妙勇安汤加生脉饮、丹参，服药半小时，胸闷、气短豁然消失。2013年6月我又突发脑血栓，出院后胸闷、气短发作，桌上有夫人吃剩下的4副汤药（四妙勇安汤加丹参、杜仲、川断），我煎好服下去，胸闷、气短消失。我二姐柳媛近一个多月来，不是心痛彻背，而是背痛彻心，伴有咳嗽，以往我会开仲景栝蒌薤白半夏汤，心肺同治，这次我改用四妙勇安汤加丹参、麦冬、五味子，服7副药，背心部不再疼痛，效不更方，原方抓7副以巩固。

二、方源初考

中国医药学以传承为主流，所以才能流传至今，并一代一代流传下去。1959年我拜经方临床大家宋孝志先生为师，1961年宋老传我镇宅之宝"三两三"，又名"三两三钱三"。其中有"疮疡三两三"，组方为生黄芪一两，银花一两，当归一两，生甘草三钱，川蜈蚣一条。1961年《江西中医》"梦庐医话"中熊梦先生说："吾之开业期中，曾用此治疗数例荨麻疹，病程达十余年之久，服用此方月余，收到根治效果，诚良方也。"我同时阅读了1959年《中医杂志》刊登《四妙勇安汤治阴疽》一文。

比较"疮疡三两三"和"四妙勇安汤"：

"疮疡三两三"：生黄芪30g，全当归30g，金银花30g，生甘草10g，蜈蚣一条；

"四妙勇安汤"：元参30g，银花30g，当归30g，甘草10g。

除了三分蜈蚣外，两方仅一味药之差。我认为两方一阴一阳，像是一对龙凤胎，后者可能是"疮疡三两三"加减而来。

《串雅》有降痈活命饮（即"疮疡三两三"），指出此方痈疽皆可治。从辨证推论，阴凝或热毒炽盛，当用元参为君，清热滋阴为主；若痈疽气虚不能托毒外出，应以黄芪为君。这两个方子，"疮疡三两三"被熊梦称为"良方"。"四妙勇安汤"被后世医家誉为"神方"，用好了常能出奇制胜，给人以惊喜。

（一）疮疡三两三溯源

恩师宋孝志先生说："'三两三'方是民间医（铃医）秘传镇宅之宝，无制方者和文字数据流传于世。1938年资兴民间医袁国华先生在宜章执业，与我性情相投，因其年已古稀没有著作，孤独一人，也不带徒，因恐家中秘传良方失传，才把'三两三'口传心授给我"。

1961年，宋老把袁老"三两三"传授给我，我又读了《江西中医》，熊梦写的《梦庐医话》文中所载"三两三"即"疮疡三两三"，用于一切久治不愈之皮肤病，经验有卓效。熊梦说："吾之开业期中，曾用此治疗数例荨麻疹患者，病程达十年之久，服用此方月余，收到根治效果，诚良方也。"在熊梦先生启发下，我开始研究用"疮疡三两三"，先后治愈了30年不愈的荨麻疹、牛皮癣、剥脱性皮炎、皮肤粗糙症、药物过敏（洗发液过敏）、面部朱红痣、痤疮面疮，以及狐惑症口腔糜烂、红斑狼疮溃疡等。凡治皮肤病，在我技穷无方时，便用"疮疡三两三"打头阵，必要时再用四妙勇安汤收尾。不效，让病人另请高明。

翻阅相关医书，清代鲍相璈撰的《验方新编》是一部以载民间日用奇验良方为主的专书。书中把"疮疡三两三"称为"托里解毒汤""神仙枣汤"，又称"降痈活命饮"。而同出于清代的铃医宝书《串雅》把"疮疡三两三"称为"四金刚"。宋代《外科精要》称"疮疡三两三"为"神效托里散"和"神秘陷脉汤"。更使我喜出望外的是，在明代《王肯堂医学全书·疮医卷之二》找到了"疮疡三两三"，它叫"连翘黄芪汤"，不仅"三两三"齐全，就连秘不外传的三分药"蜈蚣"也在方中，只是多加了一味连翘，旨在加强清热解的功效。元代《瑞竹堂经验方·痈肿门》中，"内托千金"第一方就是"疮疡三两三"加味，主治脑背痈疽。治恶疮条，黄芪饮子也是"疮疡三两三"加味（黄芪半两，当归一两，金银花一两，生甘草三钱，连翘半两，大黄三钱，瓜蒌一个，生姜三钱）。其他很多方都以黄芪、当归、银花、甘草为主药加减。《外台》《千金》未见"疮疡三两三"全方，但加减方较多。

（二）四妙勇安汤溯源

诸多医家都说此方出于《验方新编》之"手部"，实际先出于"头部"，再出现于"手部"。《验方新编·头部·落头疽》初用银花二斤，煎汤数十碗，方可少解其毒；然必溃烂，再用金银花、元参各三两，当归二两，甘草一两，水煎，日服一剂，七日可收口。《验方新编·手部·脱骨疽》先用甘草油外敷，再用银花、元参各三两，当归二两，甘草一两，水煎服，一连十剂，永无后患，"药味不可减少，减则不效"，并忌抓擦为要。我原称四妙勇安汤为"治疽三两三"，量可随病情调整。我应用四妙勇安汤治血栓闭塞性脉管炎、糖尿病下肢溃烂，只把甘草量控制 6~9g；治胸痹则按郑老定的量，5 味药都是 30g。

翻阅《验方新编》全书，找不到四妙勇安汤的方名，不知是谁命名的。就连《验方新编·卷十七·治喉癣方》中的三黄汤、雪林普济消毒丸、济阴化痰饮等都是四妙勇安汤加味，但三方只字未提"四妙勇安汤"。《串雅》全书也无四妙勇安汤方名的记载，只有治痈疽第一方：元参、银花、当归、蒲公英。我推断，《验方新编》出版后，不知哪位名医依据"方后题"之"永无后患"命名为"勇安"。有人考证后提出，本方出于《中藏经》，经查并无此方；又说出于《神医秘传》，可此书早已失传。我手中仲景书有几本，清以前的外科书少之又少，自己查不到，不敢说别人也查不到，别忘了山外有山，楼外有楼的座右铭。

三、方解和应用

四妙勇安汤，被誉为"神方也"，处方的君臣佐使，非悟性胜者所能解，我也解不好。作为老师先试解一次，只作抛砖引玉。

本方：元参三两，银花三两，当归二两，甘草一两。方以元参为君，去腐生新力强，修复溃烂的肌肉筋脉皮肤，若没有超强的修复功能，不会使脱骨疽止步。元参滋阴，生气血，清浮游之火，有阴中补阳、引火归原之功。银花，初用二斤，十碗水煎才可"少解其毒"，那么用三两旨在清热，防皮肉腐烂，功不在解毒。从药物分析的角度，银花是广谱的杀菌剂，抗感染药物。当归三两，旨在活血化瘀。溃烂部位，由于瘀血，新肉芽生长缓慢，不利于伤口愈合。当归补血，增加血流量，疮口才能愈合得快。妇人经血过多时不用当归、川芎，就是怕通瘀通得太厉害。甘草调和诸药，使四妙拧成一股绳，合力把阴阳颠倒过来。

郑惠伯先生开辟的新思路"四妙勇安汤加丹参"，治胸痹、胸闷、气短、心痛，我和亲戚朋友都已受益。四妙勇安汤将血栓侧支循环疏通，恢复正常的血液循环，又能疏通堵塞的冠状动脉，改善心肌缺血，那就是胸闷、气短、绞痛消失的原因。用郑老的话说，上之胸痹，下之阴疽，二者病理都是"痛则不通"。

我用"四妙勇安汤加丹参"治胸痹，十多年来我的体会：

（1）久病多虚，加党参、麦冬、五味子。因为生脉散能修复坏死的心肌细胞，所以在必加行列。

（2）心阳微，脉迟。加入麻黄附子细辛汤。冠状动脉阻塞，病理同阴疽，"非麻黄不能开腠理，非附子、细辛不能解其寒凝"。行则凝结之毒遂消。

（3）冠心病心痛彻背，背痛彻心。加三七、麦冬、五味子，加强丹参、当归活血止痛之力。

（4）乳腺及淋巴系统疾病，加乌梅、僵蚕。

(5)"胁下偏痛"(精索炎症),四妙勇安汤加大黄附子细辛汤。

以上只是自己试用,谈不上经验,供我的学生参考。

(高齐民2013年8月25日于密云雾灵山泌苑山庄)

医之源头在民间——蜈蚣散治淋巴结核

高大妈是一个孤寡老人,年岁大,行动不便,她每次上门诊来看病,我都为她拿药,冬天还帮她装炉子取暖,慢慢认识啦,我常帮她干重点的活儿。休息时,她问我家中还有那些人,说到姑姑时,我说她患过骨结核,是我用倒退牛散给她治好的。我说骨结核唤起她的回忆,她说,我有个外甥女,十多岁,上中学时患上淋巴结核,开始以为晚上蚊子咬的,脖子上淋巴红肿,不久溃烂流脓,首都医院诊为淋巴结核,吃异烟肼,打链霉素针,半年不见效,每天放学回来脖子上的脓把背心都流湿啦。当时我在同仁堂药厂工作,同班的一个老师傅知道后,告诉我,他有一个家传秘方,"不敢说包好,只能说你试试。"其秘制方法如下:选一个大一点的鸡蛋,用铁钉或牙签打一眼,放入一条蜈蚣,再把口用湿棉纸封上,再用泥包一寸厚,放在柴火中烧4小时,待凉取掉泥,把烧好的鸡蛋和蜈蚣一起磨成细粉,洒在小块凡士林纱布上,用探针送入病灶内,疮口用纱布盖好。以后每2~3天换一次纱布和药。开始3天脓变多,往后一天天变稀变少,最后伤口愈合,病就好啦。我的外甥女,就用这个办法治好啦。今天你说的结核,我一下记起几十年前用蜈蚣散的治验,我老啦,也不懂医,你当大夫的,记下来有用。

1990年7月我应邀参加"中国当代名医集萃",住在山西太原迎泽宾馆。第三天上午来了一个8岁的小男孩,其母代诉说:6岁时淋巴红肿发炎,打消炎针不消,20天后颈部淋巴溃烂流脓,急送山大医院,诊断为淋巴结核,改用抗结核药无效,疮口天天流脓不止,做了第一次手术。回家不到半年,淋巴又开始肿大流脓,又到山大医院作了第二次手术,只好了8个月,旧疾复发。第三次在该院打针吃药一个月,没有效。听说北京名医来太原,所以挂了个号,请老先生给治治。小孩颈部到内衣背心被脓汁湿了一片。我问:"你痛不痛?"小孩说:"不痛,就是臭。"诊其六脉细数,苔薄而少,呈现轻度阴虚。我把高大妈教给我的蜈蚣散制法、用法详细告诉小孩的妈妈,并说,如果治不好,按我处方上的单位地址写信给我,我再想办法;也要吃点药,每天一两百合,煮熟后打一个鸡蛋下去,每天吃一次。

忘了是1994年,还是1996年,在墨西哥看海外版《人民日报》,刊登一个德国华侨,他的儿子10岁,患淋巴结核,已做过三次手术,淋巴结核还是治不好。我打听不到他的地址,很遗憾,无法给他回信把蜈蚣散介绍给他。

(高齐民写于2008年)

小陷胸汤的临床应用

一、再习原文

1. 《伤寒论》138 条:"小结胸病,正在心下,按之则痛,脉浮滑者,小陷胸汤主之。"

病名结胸,加上方剂的名称小陷胸汤则是病因。

2. 《伤寒论》131 条:"病发于阳,而反下之,热入而作结胸……所以成结胸者,以下之太早故也。"

病因:由于误治,阳热之邪内陷,与胸中有形之湿、痰、饮相结而为病,所以称之为结胸证。

结胸的外因邪热内陷,内因湿热蕴结胸胁,亦可发为结胸证,若等"下之太早"再用小陷胸则是守株待兔。广而言之,凡湿热内结均可使用小陷胸加减。

3. 病位轻重:小陷胸汤,顾名思义,应与大陷胸汤相对而言。

小陷胸汤,其病位"正在心下",其病轻;而大陷胸汤,其病位"从心下至少腹硬满而痛不可近者",其病重而危笃。

总之结胸证不限于胸胁,大小均可波及胃脘及少腹。

4. 小陷胸汤组成及方解:黄连一两,半夏半升,栝萎实大一枚。

黄连,苦寒泻火,开泄热结,为主药;半夏,辛温开结,和胃化痰;栝萎,凉滑,清热化痰,宽胸散结。三药合用,共奏清热涤痰、宽胸开结之功。

二、小结胸证的补充

1. 与脏腑关系:"正在心下",与肝、胆、胰、胃关系密切;因其为结胸,所以与肺心又有密切关系。

2. 若热与痰结在肺,症见胸胁痛、咳饮、呼吸迫切、喘息;热与饮结在膈,症见阵发性胀痛,深呼吸、咳嗽时增剧;热与湿结,滞塞气机,升降不利,症见纳呆,胸闷不舒,脉濡,舌苔黄腻,或舌苔褐黑;热与痰结于胃,症见胃部有烧灼感,口干,恶热,便秘,脉浮滑;热与痰结于心,症见胸憋闷而痛,短气,舌苔水滑或黄腻。

3. 痰与热内结,常见脏腑同病与两腑同病,如肝胆同病、胆胃同病、胆心同病。

4. 常见的痰热内结,中医称之为肝胃气痛,即急慢性胆囊炎,而尤以胆结石为多。

三、临床应用(古今应用案例)

1. 《内治方议》:小结胸汤又治心下结痛,气喘而闷者。
2. 《丹溪心法》:本方治食积痰壅,滞而喘急,为末和丸服之。
3. 《张氏医通》:凡咳嗽面赤,腹胁常热,惟手足有凉时,其脉洪者,热痰上膈上也，小陷胸汤主之。

4.《中医研究院学术论文集》（1959年）：临床报告，治疗重症肺炎44例。

5.《上海中医杂志》（1963年9月15日）：小陷胸汤合栝蒌薤白酒汤。

6.《江苏中医》（1962年9月23日）：小陷胸合旋覆花汤治疗渗出性胸膜炎（悬饮）。

7. 温州工农兵医院：用小陷胸汤治疗急慢性胃炎，胆囊炎，胆道蛔虫，结核性腹膜炎，胸膜粘连，肋间神经痛，急性支气管炎等。

四、我运用小陷胸汤体会

1. 结胸证，"正在心下，按之痛"，多见于急慢性胆囊炎，急慢性胃炎，急慢性胰腺炎，而尤以慢性胆囊炎、胆结石为多。其主症为恶心呕吐，脉滑，舌苔厚腻或黑腻。

胆囊炎用小陷胸汤加虎杖；胆结石用小陷胸汤加金钱草；胃炎用小陷胸加山药、车前子；胰腺炎则用小陷胸汤加大黄。

2. 治湿热内结所致的黑苔

1例阑尾手术后低热黑苔，1例久治不愈的黑苔，以小陷胸汤加茵陈，均三剂而舌苔退净。

3. 风热犯肺证：小陷胸合千金苇茎汤。

4. 常用剂量：栝蒌30~60g，黄连5~10g，法半夏10~15g。

5. 互结证在《伤寒论》《金匮要略》中很多

（1）痰（半夏）与热（黄连）结：小陷胸汤（湿热互结，热饮互结，痰热互结）；

（2）水（甘遂）热（大黄）互结：大陷胸汤（水热互结在膀胱经，水热互结在肺，水热互结在胸腹）；

（3）血（甘遂）热（大黄）互结：大黄甘遂汤；

（4）食（厚朴）热（大黄）互结：大承气汤，小承气汤，调胃承气汤；

（5）寒实（巴豆）互结：三物小陷汤（桔梗：贝母：巴豆用量3:1）。

五、开拓新方—遂虎陷胸汤的诞生

在多年的临床中，我发现患者腹痛疼痛剧烈时常无良药可使。肝痛、胆心痛、胆痛，超量使用白芍、元胡，痛亦难止住。

患者常主诉上腹部剧痛，在床上乱滚，手足发厥，呕吐黄水苦水，极为难受，必痛过三日才逐渐缓解。曾服药数十剂，疼痛不能止。

1. 付再希运用虎杖治肝胃气痛。

虎杖清利胆热，为利胆之妙药。

查，虎杖治"腹中暴症，硬坚如石，刺痛，不治，百日内死"。后在小陷胸汤中加虎杖，不但能助黄连清热，亦能缓解疼痛。

2. 傅再希忆老师用小陷胸汤加味治肝胃气痛一案，此案本不足为奇，但师云："服此而痛苦不能减轻者，每剂加甘遂八分，同制丸服。"因其妹药后痊愈，而未用甘遂，傅老临床六十余年也未用过。"不过吾师所谓加甘遂的丸法，因未遇此等顽固病例，故未用过，姑亦载录于此，以备需要时选用。"

甘遂，气味苦寒，有毒，主治大腹疝瘕，腹满，面目浮肿，留饮宿食，破癥坚积聚利水道。

甘遂，截疟镇痛，通关利溲（关格），大便通利（阴气来复，阳气始通），小便始通。肾衰、出血热少尿期则必不可少。

正是受付老和其师经验的启发，我自拟了遂虎陷胸汤治疗肝胃气痛，即急慢性胆囊炎胆囊结石引起的上腹剧痛，临床效果奇特。一般用量：甘遂 1～3g，虎杖 30g。

（高齐民 70 年代讲稿）

第二辑　高齐民医论集

谈方药寒热——写给我的学生们参考

一、谈方药

很多病人都反映，北京大小医院大夫的处方药味越开越多，一张处方常开得满满的，少则十五六味，多则二三十味，药多的买不到大药罐，只好用锅煎药。医患都以为，药味多，用量大，花钱多，大夫的水平就高，疗效才会好。这是一种偏见。早在20世纪70年代，全国名医蒲辅周先生就批评过，他说："用药如用兵，是不得已而为之，须知药物可以治病，亦可以致病，错用，乱用，无病用药，均为扰乱，对人民不利。"

大学医古文课的老师说，名医华佗"针不过一二根，药不过三四味。"清代名医喻嘉言说："凡用药，太过、不及皆非适宜；而不及尚可加，太过则病去药存。"名医陆九芝也说："药之能起死回生者，唯有石膏、大黄、附子、人参。有些四药之病，一剂可以回春，除此外则不能。"我们从《伤寒杂病论》方中验证一下：阳明腑实的大承气汤有大黄、枳实、厚朴、芒硝；阳明经热的白虎汤有生石膏、知母、粳米、甘草；回阳救逆的四逆汤有附子、甘草、干姜；大汗亡阳的参附汤有人参、附子；治高热心衰的石膏附子汤有生石膏、附子等。不难看出，起死回生的四大药，方子都不大。

我在学生时代拜经方大家宋孝志先生为师。第一次授课，他就讲，处方用药要"少而精"；要想做到"少而精"，要下功夫研究经方。并指出，自己开方，一定遵循君臣佐使的处方原则。

《素问·至真要大论篇》有格式："君一臣二""君一臣四""君二臣六"，并说："是故平气之道……多则九之，少则二之。"我临床五十多年，处方开过九味以上的屈指可数，抄先贤、名老中医效方例外。

方要"少而精"，我先从《伤寒杂病论》研究起。全书用药160多味，用方250多方，绝大多数经方2～7味，9味以上的经方仅占19个，且多为丸散。

我给自己安排研究日程是：先研究二味药的经方，再研究三味药的经方，接着研究四味药、五味药、六味药、七味药的经方，最后研究九味药以上的经方。

这些二味药的经方，主治极易掌握，如桂枝甘草汤、芍药甘草汤、大黄甘草汤、甘草干姜汤、生姜半夏汤、桔梗汤、半夏干姜散、紫参汤、枳术汤、猪膏发煎、葶苈大枣泻肺汤、枳实芍药散、生姜半夏汤、蜘蛛散、半夏麻黄汤、栀子豉汤、干姜附子汤、百合地黄汤……这些二味药的经方是组成三味药以上处方的基本元素，如四逆汤，即干姜附子汤加甘草，甘麦大枣汤即甘草大枣加浮小麦。

把九味药以上的经方研究完，还要学会"拆""装"经方。如桂枝汤可拆装为：桂枝甘草汤、芍药甘草汤、甘草干姜汤、甘麦大枣汤；大青龙汤可拆装为：桂枝去芍药加麻杏石甘汤、桂甘姜枣麻黄附子细辛汤（即桂枝去芍药加麻黄附子细辛汤）。当归四逆汤，即桂枝汤去生姜加当归、通草、细辛；小青龙汤，即桂枝汤去大枣加麻黄、半夏、干姜、五味子。仲景的桂枝汤加减达40余方，为我们研究经方、拆装经方做了表率。

经方研究到此，还不是学习经方的最高境界。清代名医陈修园说："读仲景书，当于无字处求字，无方处索方，才可谓之读。"柯琴说："读仲景书，不仅知其正面，须知其反面，应知其侧面，看出底板。"经方临床大家中，不少名家悟出真谛。例如，巴蜀名医吴棹仙，"其用方药，一以仲景方为主，方小而效宏，且应用灵活，时人以经方家称之。"他读《伤寒杂病论》认为，伤寒篇第11条有证无方："病人身大热，反欲得衣者，热在皮肤，寒在骨髓也；身大寒，反不欲近衣者，寒在皮肤，热在骨髓也。"吴老据古人论述，创附子三黄汤，从君药制附子24g判断，主治"寒在骨髓"。至于"热在骨髓"，笔者认为，伤寒篇第155条："寒积于下，热壅于上"，用附子泻心汤，"三黄寒而生用，附子热而煮汁"，从药物分量看，三黄为君，量重以清热；附子量轻，使三黄"寒而不凝"，附子"温而不燥"，适用于"热在骨髓"之病症。

《伤寒杂病论》有"热入血室"，方用小柴胡汤加生地，但无"寒入血室"的方证。元代名医王海藏创桂枝红花汤，治经期外感：每月经期恶寒发热，甚则少腹痛，经期一过，发热则停止，我名之为"寒入血室"，临床每遇此证，便开桂枝红花汤，三副到五副，多数病人服后痊愈，不再发病。此方深受叶天士喜爱。他在《温热论》书末说："原欲表里上下、一齐尽解之理，此方大有巧妙焉。"

经方不独用原方，也可以加减，但加减要"锦上添花"，加减最忌"画蛇添足"。例如，在黄芪建中汤中，饴糖是君药，不用饴糖，疗效减去了大半，三军无帅。

二、谈寒热

大夫治病治的是人，《内经》讲："人以胃气为本""保胃气"是每个大夫用药时首先要考虑的。清热解毒，不能猛投寒凉药，妄投则易伤胃阳；当需温经散寒时，不能妄投大辛大热之品，纯投温热药，易助热伤阴。当病人寒热错杂时，药要寒热并用，如辛温辛凉并用、解毒温里并用、"寒包火"之清上温下并用、清补并用等等。仲景《伤寒杂病论》中，寒热并用方很多，如大黄附子汤、附子泻心汤、乌梅丸、小青龙加石膏汤、大青龙汤、干姜黄芩黄连汤、白虎加人参汤、芍药甘草加附子汤、厚朴大黄汤、桂枝芍药知母汤、黄连加半夏生姜、生姜泻心汤、栀子干姜汤……寒热并用之方，所治皆非寻常之症，应深入研究之。

蒲辅周先生赞美夏邦佐治白喉，出现"寒包火"证，用黄连解毒汤加僵蚕、附子："用附子者，用寒勿远热，（附子走而不守）驾诸（寒凉）药而不凝滞，反佐能捣其穴，攻坚破结。"

上海名医徐小圃，从善用苦寒药，几经挫折，转而擅长温阳，处处以卫护人体阳气为重。他说："阳气者，人身之大宝也。""阳气在生理状态下是全身的动力，在病理状态下又是抗病的主力。"临床上用寒凉药或温热药都要掌握尺度：用温药，一定要"温而不燥"，既要对症，也必须适中，不能过病所。因温热药多刚燥之性，用之不当，难免有伤阴之弊，要"温而不燥"。古人为了寒不伤胃，大黄酒炒、黄连姜汁炒，都是为了保护胃气。临床实践证明，胃败必致病情恶化。善用苦寒者，善用清凉者，当慎之又慎。

三、谈胃气

不管新病还是久病之人，注意脾胃运纳之机，是驾驭治疗成败的关键。北京"四大名医"之一的肖龙友说："得谷者昌，若致土败，虽卢扁复生，亦难为力。"上海中医学院院长黄文东也说："脾胃为后天之本，为气血生化之源。久病体质虚弱，如治疗不当，横虑成损，在治疗外感内伤病人中，必须时时照顾脾胃。"临床上一些疑难杂病，最后正如周慎斋先生所说："诸病不愈，寻到脾胃而愈者颇多。"

记得大学一年级回家度暑假，去看舅舅，正好有人请出诊。我替舅舅背上药箱，在路上我问舅舅，临床有没有一时诊断不清、开不出方子的时候，舅舅说："有"，我问："那怎么办呢？"舅舅说："遇见病情危重，有诊断不清时，我先投石问路，开黄芪建中汤，或补中益气汤一副，以观病情变化。常常就这么一副药，常大有转机，振兴起奄奄一息的胃气，给了留人治病的机会。"大学毕业后，我遇到此种情况，就开黄芪建中汤，病家以为很高明，其实我已束手无策，急病、久病就出现土气衰败，病人长期纳差，周身肌肉疼痛，服止痛药只管一二个小时，彻夜不能入睡，安眠药也无效，甚则周身瘙痒，暑天穿棉衣或卧床盖被取暖，气短乏力，步行无力等，我认为此属土败，胃气将竭。一例甲醛中毒导致再生障碍性贫血；一例病毒性心肌炎，八年从未中断治疗，但愈治愈重，气短不足以息，走三步要歇五分钟；一例年已耄耋老人，不欲饮食，加上肌痛，失眠，按摩一刻也不能停。医院都因无药可用，回家待毙，几例均成土败之象，都用了黄芪建中汤得以挽回败局，结果都治愈了。病人痊愈后，很多经治大夫看完方后都说，这些病人都无黄芪建中汤证，哪能都治愈呢！我认为，当病人治到"山重水复疑无路"时，用黄芪建中汤或补中益气汤保胃气，又可见到"柳暗花明又一村"。

总之，我虽无力扭转一些大夫"药味多、用量大"的用药习惯，但希望我的学生研究药味少的经方，能纠正多少就纠正多少，大可减轻人民的负担，养成德功双修的习惯。

（高齐民写于海运仓，2009年9月16日）

论中医之法

仲景所撰《伤寒杂病论》共16卷。《伤寒论》10卷，全文398条。陈慎吾老师说："伤寒一条一法，共计398法。"《金匮要略》6卷25篇，"原文"亦398款。恩师宋孝志先生说："《伤寒杂病论》合786条款，250多个经方，155多味药，加上炮制法、剂量法、配伍法、制剂法、煎药法、服药法、加减法，法之多，可数之上千。"

我在临床用经方50多年，经方250多方，都是一方治多病，又是多病用一方，若再加减，法则多得难以统计。但归纳起来不外：法内有法，法外有法，法无定法，不拘古法，唯变所适，我心为法。

一、法则

法内有法：以乌梅丸为例。乌梅丸治蛔厥、下利，刘有余先生说："凡阳衰于下，火盛于上，气逆于中，诸证皆随证施用。"刘老用乌梅丸治杂病、肢厥、吐逆、消渴、腹泻等。

古方"疮疡三两三"，治多种皮肤病，辨气色极为重要。凡气虚正气难以托毒外出，皮肤苍白脱屑，当以生黄芪30~40g，当归30g，金银花20g，生甘草9g；若皮肤色红肿热痛，以金银花30~40g，当归20g，生黄芪30g，生甘草9g；若皮肤色发紫，气血瘀滞严重，当归30~40g，金银花20g，生黄芪30g，生甘草9g；若中气虚，则用炙黄芪30g，炙甘草20g，金银花20g，当归30g。一方三法：益气解毒活血。需辨证择君，以提高疗效。若阳疮转阴疽，元参代黄芪即可。

法外有法：防己地黄汤治"病如狂状妄行，独语不休，无寒热"之狂病、不寐、脏躁、抑郁症……又治外科皮肤溃烂、湿疹等。麻黄连翘赤小豆汤治瘀热，在肺为肺炎，在肝为肝炎，在胆为胆囊炎，在肾为肾炎，在皮肤为疮疡。麻黄连翘赤小豆加当归治皮肤瘙痒症，妙不可言。

法无定法：仲景亦论及："此为坏病……观其脉证，知犯何逆，随证治之"；"病痰饮者，当发其汗，大青龙主之，小青龙亦主之""凡病，若发汗，若吐，若下，若亡血，亡津液，阴阳自和者，必自愈"。

不拘古法：仲景说："病皆与方相应者，乃服之。"不管经方还是时方，只要病与方相应，就可服之。经方为源，时方为流，后世诸多医家不拘古法，创新方上千上万。

仲景"勤求古训，博采众方""撰用《素问》《九卷》《八十一难》"等，承前启后，著成《伤寒杂病论》，发展了《素问》《难经》医理学说，用毕生精力和心血写成了这部千古不朽的巨著，创立了伤寒六经辨证、杂病脏腑辨证，使夏殷商周一脉相承的祖国医学进入辨证论治时代，铸成庞大的经方群体。该书用药166味，经方254方，也为后世开拓"八法"（汗、吐、下、温、清、和、补、消）打下了基础。仲景"勤求古训"，是勤求"医经者，原人血经（络）、骨髓、阴阳、表里，以起百病之本，死生之分，而用度箴石汤火所施，调和百药齐和之所宜；至齐之得，犹磁石取铁，以物相使……"。即勤求的是"医经七家、二百一十卷"之精华。仲景"博采众方"，不是采像两汉"五十二病方"那样不成体系之方药，而是博采"经方十一家、一千二百七十四卷"之精英。"勤求"医经七家是"承前"之举，"博采"经方十一家之撷英，所著《伤寒杂病论》是"启后"之作。他为东汉以后中华民族的强盛繁衍做出了不可估量的伟大贡献。

二、临床创新

"唯变所适"：借用《系辞》一句话，一切事物都在变动，不拘泥一定的形式。中医辨证，理法方药需善于在病情变化中"唯变所适"，永不会"山重水复疑无路"，还能创造出"我心为法"的新路来。中医辨证论治的灵魂就是出自"唯变所适"。

我心为法：我治1例病患因手指被挤伤，住院后继发"食入即吐"，半年来，滴水未下，粒米未进，每日全靠输液度日。"食入即吐"难坏东北三省名老中医，一个个束手无策。病人因咽不下，后转入到北京几个大医院，因药无法服下，病人感到末日不远，来东直门医院试诊。我接诊，见其为"食入即吐"，开了大黄甘草汤。为了打破药汁不能咽下的难关，我令病人把每煎药用舌舐干，时间不限，舐干为止。按医嘱，药大部分咽下，3副药共2角7分钱，呕吐止，饮食如故，痊愈回锦州。我以"唯变所适"创出"我心为法"，用舌"舐药法"最适"食入即吐"之病。

又治一例指衄，病人十指甲床出血，垂手则血从甲床溢出，双手抬过双肩则指衄止。我诊断为阴虚指衄，用我1965年自创的镇衄汤：生地30g，桑皮30g，茅根30g，党参10g。服14剂后指衄止。病人自觉手脚怕凉，我误认为阳虚，改用桂枝甘草汤，1剂未尽，指衄复作。我又改用镇衄汤14副，病人复诊时站在烧开水锅炉旁取暖，我又误断为营卫失调，动用桂枝汤：桂枝9g，白芍9g，生姜9g，甘草6g，大枣9枚。1煎服下，指衄再作。自己反思，重用滋阴药，用之太过，不是阴盛阳衰，而是阳气受阻，故温阳欠妥。仲景治阳气受阻，在少阳用四逆散，在少阴则是温通并用，如茯苓四逆散，茯苓通阳为君药，附子、干姜温阳为辅。叶天士在《温热论》说："通阳不在温，而在利小便"。叶氏为我们揭开仲景温阳、通阳并用之秘。故以"我心为法"，滋阴利尿，镇衄汤加茯苓30g，泽泻30g，7副药指衄止，手脚温，痊愈回榆次。

"我心为法"是化千法于瞬之火花，又是一个大夫悟性高低的试金石。古人说："医之所病，病道少""名医名仕方法多"。

中医的治疗大法，蒲辅周先生说："汗而勿伤，下而勿损，温而勿燥，寒而勿凝，消而勿伐，补而勿滞，和而勿泛，吐而勿缓"，我给补了一个大法"滋而勿过"，改八法为九大法。

仲景《伤寒论》六经辨证，源出于《素问》，但高于《素问》，自成体系，实可谓"青出于蓝而胜于蓝"。他把祖国医药学推向了一个新阶段，并为后世医学的蓬勃发展奠定了基础。

仲景所著之《伤寒论》《金匮要略》，著技绝高，下笔如神，字字重千金。他对于众所周知者，每多从略；对于人所忽略者，则不厌其详，可谓详于特殊略于一般也。名著之中每条经文，有出其方，也有反辨其证不出方者，令人循证以识方；不推究病源者，则令人由方以求病，总留给人以思维的广阔天地，令人百读不厌，令人知病知源。若遇"山重水复"之际，读读有关章节，每能指点"柳暗花明"。

仲景之书，词简意深，必几十年如一日刻苦攻读，手不离卷，知行结合，才能由宏观之界进入微观之域，才能直入仲景之殿堂，领略《伤寒论》之大概。医书汗牛充栋，唯一部《伤寒杂病论》，每每使人常读常新。

有同学问我，如何看待《伤寒论》和《金匮要略》、六经和杂病之关系？我认为，伤寒和杂病是一个辨证论治的统一体，有先后始终之分，但有时又不分。伤寒中有杂病，杂病中有伤寒；伤寒是杂病之起始，杂病是伤寒的归宿；《伤寒论》114方，无一方不能治杂病，《金匮要略》140方，无一方不能治伤寒；六经辨证治杂病和用《金匮要略》脏腑辨证治杂病，乃殊途同归。所以，陈修园说："《伤寒论》乃百病之六经"，是肺腑之言。

仲景被后世尊为"医圣",但我们从序言中看出,他很谦虚,提出所著之书,"虽未能尽愈诸病,庶可以见病知源。"后世医家无不推崇仲景之学。从汉晋而下,凡在医药上有重大成就的医学家,无不精通仲景之学。恽铁樵说:"《伤寒论》《金匮要略》发展了《内经》之理论,能横断众流,直入轩岐之堂奥,是后世临床治疗的规矩准绳。"

桂枝汤浅解

一、方义

桂枝汤,遵《内经》"辛甘发散为阳"之旨,以桂枝甘草汤治"发汗过多,其人叉手自冒心,心下悸,欲得按者",温阳补中;遵《内经》"酸苦(甘)涌泄为阴"之旨,以芍药甘草汤治"伤寒脉浮,自汗出,小便数,心烦,微恶寒,脚挛急",柔肝缓急,解痉止痛,酸甘大可养阴止痛。

治法:调和阴阳。

方药组成:桂枝甘草汤调阳+芍药甘草调阴+生姜调卫、大红枣(益)调营,即调和营卫。"乃滋阴和阳,调和营卫,解肌发汗之总方也。"

我自己多年用桂枝汤,它外治伤寒,内治杂病,是可表可里、能内能外之妙方。

桂枝汤号称"群方之冠",不仅仅因为它是《伤寒论》第一方,是排头兵,更主要因为它是"变化之冠":区区的5味药,变化出40多方;又是"治疗范围之冠":横贯内妇儿外各科,一方担起伤寒篇、杂病篇两大体系。这体现了仲景随证立方、依方加减的规律。

桂枝汤一方,既有明确的原则性,又包含着高度的灵活性。学习《伤寒杂病论》,要先学好桂枝汤类方,学会40多个变方和复方的加减变化规律和临床应用,这样你就掌握了《伤寒杂病论》方剂的1/5。

二、方解

桂枝汤,君以桂枝,桂枝性温,味辛甘,功能和营通阳。通心阳,治心阳虚之心悸;通脾阳,治四肢厥冷,所谓辛散温通,振奋气血。臣以芍药,其性微寒,味苦酸,功能敛阴和营,柔肝舒挛,缓急止痛,除血痹,通脾络,固腠理而止汗,泻肝热而利小便。佐以生姜、大枣,生姜性温味辛,功能发表散寒,温中止呕,止咳化痰;大枣性温,微温味甘,功能补益脾胃,滋养充液。使以甘草,性微温味甘,功能补中益气,缓急止痛,调和诸药。

三、配伍

剖析桂枝汤5味药的配伍关系,是为了领悟桂枝汤变化之奇妙,学会对所有经方的拆卸和重新组成新方,使你感到愈学愈神奇,兴趣也油然而生。

1. 桂枝配芍药——调和营卫

桂枝能温通卫阳，芍药能敛阴和营。《医宗金鉴》谓："桂枝君芍药，是于发汗之中寓敛汗之旨；芍药臣桂枝，是于合营之中有调卫之功。"温经通络，和气血，破阴结，除血痹，能使血液健运周匝，使精气舒悦和畅。

2. 桂枝配甘草——温阳散寒，温化水饮，温通经络

甘草能缓和药力而使之持久，不致使药力消失过速，能协助桂枝利气血以生阳强心，桂枝入心以助阳，炙甘草补虚以益气，辛甘相合，阳气乃生。桂枝甘草汤为代表方。

3. 桂枝配生姜

生姜协助桂枝辛散外邪以解肌，又能温散胃中寒饮。生姜易干姜则又回阳救逆，治疗脱水引起的休克，生姜汁能回阳救逆。

4. 芍药配甘草——敛阴和营，缓急舒挛止痛。

芍药、甘草同用，具有养血除痹、敛阴和营、柔肝止痛之功。其酸甘相合，阴血乃长，对腹挛痛及腿脚挛痛，加生薏米20g尤为有效，它既能柔肝舒筋，又能泻肝之急。芍药甘草汤为代表方。

5. 芍药配大枣

和中养营，能增强缓急功效，芍枣同为入营生血之品。

6. 大枣配甘草

大枣入营，甘草入卫，故能敛阴和营卫，益其缓和之功。若再加浮小麦，则为甘麦大枣汤，治"妇人脏躁，悲伤欲哭，象如神灵所作，数欠伸"，即癔症。若与百合地黄汤合，则治更年期综合征。

7. 生姜配大枣——调脾胃，和营卫。

张璐玉说："况发汗必须辛甘以补阳，故复以生姜佐桂枝，大枣佐甘草也。"生姜配大枣可缓和其辛辣伤胃，大枣得生姜可防止气壅致胀之弊，具安内攘外之功。

大凡姜枣同用，调和营卫之主剂，姜以主卫，枣以主营，故《伤寒杂病论》中，用大枣者58方，其不与生姜同用者共11方。故47方中，桂枝汤用者24方，小柴胡用者6方。

四、功用

《本经疏证》的作者邹澍说："桂枝用之之道有六：曰和营，曰通阳，曰利水，曰下气，曰行瘀，曰补中。其功之最大、施之最广，无如桂枝汤，则和营其首功也。"

1. 和营——代表方：桂枝汤（桂枝，白芍，生姜，甘草，大枣）。
2. 通阳——代表方：栝蒌薤白桂枝汤（桂枝，栝蒌，薤白头），当归四逆汤等。
3. 利水——代表方：五苓散（桂枝，茯苓，白术，猪苓，泽泻）。
4. 下气——代表方：桂枝生姜枳实汤（桂枝，生姜，枳实）。
5. 行瘀——代表方：桂枝茯苓丸（桂枝，白芍，丹皮，桃仁，茯苓）。

以上6种功能只选择一代表方，还有不少，没有列入。如通阳之中，有桂枝附子汤温阳除湿，茯苓甘草汤通阳利水，桂枝去芍加麻黄附子细辛温经通阳，桂枝加桂通阳降压，

当归四逆温经通络等。

五、发展

仲景《伤寒杂病论》采用药 166 味，用方 254 方，后世医家在桂枝汤上加减都取得满意疗效，仅举几个例子予以说明。

1. 元代王海藏创桂枝红花汤

主治经血来潮时则外感，恶风恶寒，发热，痛经等，我称此证为"寒入血室"，在经期前后服此汤 5 剂，下月再服 5 剂，血室寒散尽，病即痊愈。

桂枝 9g，白芍 9g，甘草 6g，生姜 9g，大枣 12 枚，红花 9g，海蛤壳 10g。

若经期高烧，寒热往来，则为热入血室，用小柴胡汤加生地。

2. 宋代张璧主治经行腹痛，方用桂枝生地红花汤。

桂枝 9g，白芍 9g，甘草 6g，生姜 9g，大枣 1 枚，红花 9g，生地 30g。笔者常加茺蔚子 30g，疗效更佳。

3. 宋代陈言治脾虚外感，小儿常停食则外感，用桂枝去芍药汤。

桂枝 5g，生姜 3 片，大枣 1 枚。小儿停食，笔者常加鸡血藤 9g，徐长卿 9g，化食醒胃。

4. 明代秦景明用桂枝去大枣加陈皮理气止痛。

桂枝 9g，白芍 9g，甘草 6g，生姜 9g，陈皮 9g。笔者常加香附加强理气之功。

5. 明代秦景明主痢疾偏寒，用桂枝去大枣加葛根。

桂枝 9g，白芍 9g，生姜 9g，甘草 6g，葛根 30g。

6. 明代秦景明治气虚外感，老人外感风寒，方用桂枝汤加黄芪。

桂枝 9g，白芍 9g，甘草 6g，生姜 9g，大枣 10 枚，黄芪 20g。

7. 清代陈复正解表祛风治风寒，用桂枝汤加防风。

桂枝 9g，白芍 9g，甘草 6g，生姜 9g，大枣 5 枚，防风 5g。

8. 清代沈金鳌主治腰背痛、五十肩，用桂枝去甘草加当归川芎。

桂枝 9g，白芍 9g，生姜 9g，大枣 4 枚，当归 12g，川芎 9g。

9. 清代吴鞠通用半夏桂枝汤治饮食不进，夜不能寐。

桂枝 9g，白芍 15g，甘草 3g，生姜 9g，大枣 7 枚，半夏 12g，秫米 9g。（半夏秫米汤见《灵枢·邪客》篇）

10. 近代王润芳用桂枝红花薄荷汤主治冻疮。

桂枝 10g，白芍 10g，甘草 6g，生姜 9g，大枣 5 枚，红花 10g，薄荷（后下）10g。头煎内服，二煎外洗。

11. 笔者治风寒外感偏热，用桂枝石膏汤。

12. 笔者治中风用桂枝加羌活石膏。桂枝 9g，白芍 9g，甘草 6g，生姜 9g，大枣 12 枚，生石膏 30g，羌活 9g。

六、经方怎么学

《伤寒论》《金匮要略》怎么学？著名的伤寒派大师程门雪、刘渡舟都发表了怎么学习《伤寒论》的文章，同学们可以借阅查看，我只能谈谈个人的看法。

大学6年，共学中医学科32门，每门课都认真地学，这是我"博采众方"的大好时机，除《素问》《伤寒论》《金匮要略》《灵枢》外都求学好，而四大经典要学精。业余时间大量阅览各种杂志中有关经方临床应用的文章，去认识理解经方的临床应用方法。所谓"熟读唐诗三百首，不会作诗也会诵"。

大学毕业后，我把全部精力用在经方临床实践上，除《伤寒论》《金匮要略》外，不再阅读其他杂书，但遇到有效的时方也都记下来待机使用，并对《伤寒论》《金匮要略》中所载疑方进行破疑研究，如果失败啦再去研讨。

七、分量

桂枝汤调营卫之剂，桂枝、芍药分量一样。若桂多芍少则为桂枝加桂汤，若芍多于桂则为桂枝加芍药汤，若将芍药加倍加饴糖则为小建中汤，桂枝去甘草加黄芪15g则为黄芪桂枝五物汤，加黄芪则为桂枝黄芪汤，去芍药加猪牙皂则桂枝去芍药加皂荚汤……

开时方，常凭经验决定用药之轻重分量；若开经方，则不随意，须记住君臣佐使间分量之差。开小建中汤，只用桂枝汤不开饴糖，忘了饴糖为君药，而桂枝、芍药为臣药，还有甚者，开小建中汤不加饴糖，有的进修大夫，大学毕业20年，不知饴糖如何用。

有同学问，为什么有大枣十枚？仲景用大枣占《伤寒杂病论》254方的1/4左右，合计66个方剂。但仲景用枣很严格，并非滥用，大部分做佐使药用，如甘麦大枣汤，有时做君药用，如十枣汤。治过敏性紫癜，单味药用有脱敏之效。桂枝汤中的大枣则助桂枝芍药的解表，我们家乡盛产大枣，谚语说："常吃枣不感冒"。仲景用枣之秘应仔细加以研究。我们家乡服中药，不是1副药2煎，而是1副药3~4煎。

我临证50多年，每次开经方，都按经方之规如数加枣，嘱其饮汤药，并将枣吃掉。若大枣先劈后煎，枣已无味，可不再吃。恽铁樵一语道破经方之秘："古人不传之秘，都在分量上。"

今天辅导课只讲了桂枝汤方药，5味药中，每味药在《伤寒杂病论》都名列第一。桂枝共享130余处，76个方剂中，白芍共54个方子，生姜68方，甘草124方，大枣65方。桂枝汤中五味中药，用药次数之多、方剂之多，在《伤寒杂病论》166味中药之首。

我因从小耳濡目染，只对经方用心，所以我的辅导课讲的都是有关经方的了。时方我用得少，谈不出什么好经验。

总之，会开桂枝汤只学会了一半，还要教会病人喝一碗热粥助胃气发汗，喝粥是桂枝汤另一半。

（高齐民1985年于中医内科教研组，为进修生、本科生辅导课讲稿）

论寒在骨髓与热在骨髓

一、寒在骨髓

《伤寒论》云:"病人身大热,反欲得衣者,热在皮肤,寒在骨髓也。"

本条文后无方药治法。著名经方临床家吴棹仙先生立案治一病人:"病原酷暑出征,枕戈露卧,以致寒伤骨髓,热淫皮肤,法宜专煎附子以祛伏寒,轻渍三黄以涤浮热,当否可请高明论证。拟方:制附子24g,黄芩、黄连、大黄各3g。按古法,先煎附子2小时,以不麻口为度,将三黄待水沸时浸入半分钟,将药液滤出,与附子汁混合,微温即饮之。服三次,表热退,寒战止,一剂乃瘥。此乃真寒假热的治法,仲景白通加猪胆汤可治热在皮肤、寒在骨髓,猪胆苦寒以清肤热,四逆汤温经散骨髓之大寒。"

二、热在骨髓

《伤寒论》云:"身大寒,反不欲近衣者,寒在皮肤,热在骨髓也。"询问舅公,垣曲一代名医赵仲凤,他说:我治过数例,鲜生地120g,取汁不煎,附子、干姜、甘草各3g开水渍几秒。待药液温,兑入生地原汁,日服两次。叶天士说:"救阳最易,救阴最难",故清髓热需5~7副才能瘥。渍多取气不用辛热之性。

两大名医立案,一治"热在皮肤、寒在骨髓",清肤热用轻渍三黄,重用附子驱骨髓之寒凝;一治"寒在皮肤、热在骨髓",祛肤寒用轻渍四逆汤,重用鲜生地汁以清骨髓之热。仲景条文后本无立法方药,皆医者我心为法也。

浅谈发热

读《伤寒杂病论》,始知六经皆有发热。概而言之,不过外感、内伤而已。

太阳经之热则发热恶寒,少阳经之热则寒热往来,阳明经之热则分经热与腑热,读读三阳篇则会一目了然。

然三阴经之热多属内伤,有阳火与阴火之别,不易明辨,要多方考虑,尤要结合临床,不然会顾此失彼。

太阴经之热,《内经》早已论及:"有所劳倦,形少气衰,谷气不盛,上焦不行,下脘不通,胃气热,热气熏胸中,故内热。"临床所见,患者胃中灼热,饮冷则加剧,伴有脘腹胀满、嗳气吞酸、神疲肢倦,气短乏力,不耐劳,属脾胃气虚不足,胃脘谷气停滞,而阴火内焚所致。临床常见胃及十二指肠溃疡、萎缩性胃炎、胃肠糜烂、浅表性胃炎、胆汁反流、胃小弯幽门螺杆菌感染等。法当甘温除热。方用黄芪建中汤或补中益气汤。

虚劳病,出现"里急、悸、衄、腹中痛、梦失精、四肢酸疼、手足烦热、咽干口燥",此也是阴虚发热,不当用甘寒清热,当用黄芪建中汤,甘温以除热。

少阴经之热，《灵枢·经脉》篇曰："足少阴肾经，循喉咙，夹舌本。"《伤寒杂病论》中《伤寒论》301条云："少阴病，始得之，反发热，脉沉者，麻黄附子细辛汤主之"，此乃太少并病，当有恶寒之症。《伤寒论》311条云："少阴病，咽痛者，可与甘草汤；不差者，与桔梗汤。"当今，盛夏外有炎热如火烧，内有空调冷气吹，常形成"寒包热"之咽痛病与喉蛾，病本是一点火气，常被医生当作炎症，用苦寒药一遏，火不得发，寒热抑郁咽喉而成，且久治不愈。治法：轻则用桔梗汤加荆芥、防风辛凉发散之品，重则用大黄附子细辛汤加半夏、甘草散外寒、清里热。记得儿时，热天贪凉咽痛，服一碗姜糖水，咽痛立解。我的学生在广东行医，当地人感冒了，吃热药则上火，吃寒药又拉稀，当地医生束手无策，我让他用大黄附子细辛汤，屡用屡效，他把此方视为秘方，不传外人。

伤寒有寒伏少阴与热伏少阴之分。《叶案存真》载："舌缩，语音不出，呼吸似喘，二便不通，神迷如寐，此少阴肾液先亏，温邪深陷阴中，瘀痰互见，厥阴内风上冒"，当育阴清热，方用阿胶、生地、玄参、菖蒲、童便。此方从寒伏少阴之白通汤相对化裁而来。叶氏揭示了仲景制方之秘。

厥阴经之热，《灵枢·经脉》篇云："循阴器，入毛中，过阴器，抵少腹，布胁肋，循喉咙之后……上颃颡，连目系。"《伤寒杂病论》原文云："胁下偏痛，其脉紧弦，此为寒也，以温药下之，宜大黄附子汤。"此证多由阴寒内聚，阳气被阴寒所郁，营卫失调而发热，证似"寒包热"，故用温经散寒之大黄附子汤，治厥阴寒疝、腹满宿食及少阴咽痛。

寒热辨证，不忘标本。如口舌生疮，有虚热、实热之分。若服凉药不效者，乃中气不足，虚火上炎，当用理中汤加附子、肉桂，温脾胃，引火归原，口疮自愈。

寒热辨证，亦有反其道而行之者，如《眼科奇书》载："凡外障，红肿，疼痛，羞明，多泪，红筋胬肉，"即病毒性角膜炎，常被误诊为火、为虚，医生多用寒凉以清之，服药后，红肿疼痛虽暂去，但必生云翳，给病人造成终生痛苦。1958年，我抄读完《眼科奇书》始才明了："凡外障，不论如何红肿，总是陈寒外束。"用辛温发散之四味大发散（麻黄6g，蔓荆子6g，藁本6g，细辛3g，老姜30g为引），即寒去火退。经治多例病毒性角膜炎，即外障，服药5~7天，即可痊愈。己丑年三月（2009年），应朋友之约去摘樱桃，见主人两眼红涩多泪，问其故，他说："同仁医院已确诊，属病毒性角膜炎，服激素在控制。"应主人请求，我给开了四味大发散5副。服后，两眼红肿烟消云散。为巩固疗效，他又服了5副。一周后来电话告知，病毒性角膜炎已痊愈。

总之，发热一症，伤寒温病皆有之，除细菌感染外，不少是流感、是病毒为患，仲景称它为太阳病，使用的是两汉"经方十一家"辛温解表法，针风池、风府，和伤寒放血疗法。可以自豪地说：祖国医学治疗外感病毒比现代医学早了二千多年。

记得1958年，我好奇地抄完《眼科奇书》，便又好奇地去问授课老师和眼科专家，他们异口同声回答："没有用过此方。"从答话时神情可以看出，他们对反阴阳之道的"凡外障，不论如何红肿，总是陈寒外束"持怀疑态度。我认为，古人留此"奇"书必有"奇"用。1960年夏，在北京军区某单位工作的垣曲老乡来看我，还带着他10岁的儿子，儿子两眼红肿疼痛，羞明，多泪，畏光，老乡补充说："刚从同仁医院看病回来，诊断为病毒性角膜炎，医生开的激素和红霉素眼膏。"他请我看看，诊其六脉浮缓，断为陈寒外束，我便用了《眼科奇书》的四味大发散。进药5副，便寒去火消。此后，我治疗多例，都见奇效。我表弟思锦，眼科大夫，也用四味大发散治好多例病毒性角膜炎。

我虽对病毒没有什么研究，却由此推测病毒大多属阴性、属寒。仲景治流感病毒用的是辛温发汗、辛凉清热法。1989年在墨西哥讲学，很多带状疱疹病人求诊，因无中药，我沿用了民间一种"火烧赤壁法"，疗效奇特，一时传为佳话。带状疱疹初起，如油烫火燎，疼痛之状难以言表，痛处不可触摸。在国内，常规治法是清热解毒，外用酒精雄黄。因疱疹属寒，用寒凉之品只会助其嚣张气焰。我反其道而行之，用火烧法，火焰消失，疼痛立止，疱疹也就慢慢消失。我不知我的推论是否有道理，但火烧后疱疹很快痊愈则是事实。2004年回国至今，用火烧法又治好多例疱疹。此法易学，一看就会，一学便通。

附："火烧赤壁法"

将优质棉一小团撕成蝉衣状，量疱疹大小，取一块，放在皮肤最疼处，用火一点，一秒多钟，棉即变成灰，皮肤烧处略红，治疗即结束。若疱疹面积很大，只选择火烧火燎最疼处烧之；疱疹严重的，可选多处、多次火烧。无任何副作用。

（高齐民写于黑山寨，2009年9月10日）

一论"陈寒"与病毒

最近发生的 H_1N_1 型病毒大流行，在人类历史上不知流行了多少次，医学典籍未曾记载，起码不是第一次。由于流行中致死率较低，所以很少在文献中记载；凡致死率高的，医学文献都有记载，并称它为瘟疫。东汉建安瘟疫大流行，被张仲景写在序中："建安纪年以来犹未十年，其死亡者三分有二，伤寒十居其七"。这次大流行，是病毒还是伤寒病，也无法判断，可能伤寒与流感同时流行。

总之，流感病毒在地球上肆虐暴发流行由来已久，无法考证流行了多少年，也可能它的存在比人类历史还长。最初在动物中流行，变异后在人群中传播流行。由于古代医学不发达，检查不出病毒与细菌的病原体，它是个体散发，还是群体流行，两汉以前医家只能根据病毒发病时的临床特征进行辨证论治。仲景写的《伤寒杂病论》正是集汉以前中国医学治法之大成，其中包括对各种伤寒病毒的治疗经验，并在书中阐述了病毒属性是属寒属冷，故以麻黄、桂枝为主。

中医典籍《灵枢·热论》篇记载病毒侵犯人体中枢神经造成的痱病，即风痱为病："风之为病也，四肢不收，智乱不甚，其言微知，可知；甚则不能言，不可知也。"并指出这种病毒的发病过程："并先发于阳，后入于阴"，即病先发三阳，后传入三阴，即先发于伤寒，后传入杂病。仲景为此创立了很多著名方剂：桂枝汤、麻黄汤、葛根汤、麻黄附子细辛汤、吴茱萸汤、桂枝去芍药加麻黄附子细辛汤等，以及后世《古今录验方》西州续命汤，《宣明论方》地黄饮子，都是治疗风痱的要方。

风痱，即痿证，它是中风四大症之一，起病急骤，病情危重。临床多见突然四肢软瘫，常以下肢为重，或四肢麻木，手足发冷，甚则冷汗频频，胸部紧如束带，呼吸渐渐急促，继而呼吸麻痹，吞咽困难，全身发绀，进而昏迷。

古人认为，此病发展到昏迷即不可治，由于现代医学高度发达，紧急时将气管切开，动用呼吸机、输液打针等，可变"不治"为"可治"。

风痱，现代医学诊断为"脊髓炎""多发性神经炎""运动神经元病"，呈上行性麻痹，又称为"格林巴利综合征"，不是每个病人最后都要出现呼吸困难、吞咽困难，非用气管切开上呼吸机不行，也有轻的，只是出现痿证。

20世纪90年代，航天部711医院请会诊，航天部全国劳动模范陈××患痿证，点名请宋老会诊，因宋老身体欠佳，便委托我上门会诊。陈某因电焊卫星时车间太热，加之电焊火烤太热，下班后冲了一个凉水澡，第二天出现上下肢痿软不收，急去医院治疗，一个多月不见寸效。我诊六脉浮缓，浮为风，四肢不收，此乃风痱为病，"发于阳"，急用《古今录验方》西州续命汤：

麻黄6g，桂枝9g，当归9g，川芎9g，杏仁9g，甘草9g，生石膏15g，黄芩6g。7副。

二诊：服西州续命汤3副，上肢已能屈伸；服完7副，双下肢也能屈伸。效不更方，继服上方7副。

三诊：进西州续命汤14副，已能下地走路，走路有点跛行。继用上方，减黄芩、石膏，加川断、杜仲兼顾肾气。7副。

四诊：已能上班，要求开方调理。处方：麻黄6g，附子5g，细辛3g，桂枝9g，甘草6g。10副。

患者治好后，今年（2009年）还在上班工作。

病毒性角膜炎，属中医外障范畴，红肿疼热，羞明多泪，红筋密布，多么像阳证、热证，《眼科奇书》却谓："不论外障如何红肿，总是陈寒外束所致，"用四味大发散药，"寒去则火自退"；若服寒凉补药，红肿疼痛虽暂去，必生翳膜，给病人造成终生失明。《眼科奇书》之"奇"在于它透过病毒性角膜炎的假象指出：角膜炎"服凉角膜必穿，服补中益气必死"；这种病毒是一种"陈寒"，并指出滥用寒凉药的危害。从1960年至今，我通过临床验证了此书的正确性；因病例少，没有用过八味大发散，即前方加羌活6g，防风6g，川芎6g，白芷12g。

带状疱疹，中医叫缠腰火丹。之所以叫它"火丹"，是因为除皮肤赤红外，疱疹起处色红，皮肤如火如燎，衣被不可近，触之则痛剧，日夜不能入寐，病人甚是痛苦。我在学生时代临床实习时，老师给病人开的方药都是清热凉血之品，辨证属实属热之证。但我1964年在汨罗农村，见农民用蜘蛛网在疱疹上火烧治疗带状疱疹很有效，开始怀疑带状疱疹的辨证不当属热属火，也应当是一种"陈寒外束"的病毒为患。我采用"火烧赤壁法"治疗十多例带状疱疹，常烧1~2次，疱疹便渐渐消失。

病毒性心肌炎，因为有"炎症"，一些大夫也多选用清热解毒法，不但治不好，还把病人治成"虚劳"。我认为，病毒性心肌炎，病毒太寒，很像从冰山下钻出来的生物。所以，我治疗病毒性心肌炎，常用桂枝甘草龙骨牡蛎汤合生脉散，使失去功能的心肌再恢复活力，这才是生脉散的作用；其次，当患者有脉结代、心动悸时，才用炙甘草汤。

农历乙丑年（2009年7月），我接诊来自总政歌舞团的年轻心肌炎病人，王××，30岁，不间断治疗已经8年，不但治不好，反治成一个虚劳病人，心悸、气短，常深吸气才舒服，下肢无力，走几步腿就拖不动，面色萎黄，舌质淡，六脉虚弱。我用了黄芪建中汤，吃完3剂，顿觉周身气力倍增，走起路来也有劲了，结代脉大为好转，效不更方，嘱其服1个月再来复诊。

腺病毒性肺炎，病毒仍属寒属虚，属中医外感热病范畴，临床用抗生素无效。中国中医科学院高辉远先生深有体会地说："发热，不能以为是炎症而单纯清热消炎"。上海中医研究所董廷瑶也说："这类肺炎，抗生素多不起作用。高热持续不退，咳嗽气急，病程迁延，检验白细胞不高，胸片阴影较淡而呈片状，在治疗过程中，给予一般宣肺泄热、清里解毒的常法治疗，疗效不显，且往往变化复杂，产生不良效果。"

腺病毒肺炎，正如《灵枢·热论》篇所云："必先起于阳，后入于阴。"治疗上以辛温、辛凉、散寒药为主。临床所见，有风寒袭肺、外寒内饮、外寒里热、风热犯肺等等，《伤寒杂病论》方药齐全。为及早治好腺病毒肺炎，董廷瑶老殚精竭虑，创制了"熊麝散"，疗效显著，多数病例服熊麝散1天开始热退，气急和缓，重者3天内热退，气和咳爽，病情就安，屡用屡验。

熊麝散，为熊胆、麝香（熊胆0.3～0.5g，麝香0.03～0.1g）二味，研匀，开水化服。试用以来，疗效显著。熊胆，开郁结，泻风热，清心泻火，专治小儿热盛神昏、急惊痰火之重症；麝香，味苦而辛，气温而香，开结通窍，解毒定惊，治昏迷之危症，有起死回生之效。

中国中医科学院著名儿科名医赵老治疗一例病毒性脑炎（小儿中风）。患儿5岁半，二十多日来上下肢震颤，头向左倾斜，口角向左歪斜，舌质微红，舌苔薄，脉沉缓。治疗此患儿分三个阶段：初期针对风邪，以防风为重，重用防风、羌活、蝉衣等散风药物，同时加平肝熄风的全蝎、地龙、生石决明，佐以活血的红花、侧柏，意在血行风自灭，加强祛风之力。中期即邪势已减之后，加人参、当归益气养血之品，在祛邪的同时佐以扶正之品。病到恢复期，邪祛而正气未复，乃重用扶正之品，方中黄芪、党参补气，当归、白芍补血，以巩固疗效。

细观赵老治病毒性脑炎辨证论治，并未因"脑炎"用清热解毒药。

20世纪80年代，我在门诊治疗1例病患，5岁男孩，因患病毒性脑炎后语迟，只会说几句不完整的话，我根据小儿正在发育期，当先补肾，用六味地黄加川断、杜仲、菖蒲、远志，服药1个月后，又从内蒙古来门诊复诊，家长非常高兴，已能说很多话，语言清晰流利。将六味地黄加味配成蜜丸，要他长期服用，至少再服半年。

病毒性脑炎，初期"病先起于阳"，有恶寒、高热、无汗时，虽"体若燔炭"，用辛温发散药，可"汗出而散"，不能因为"炎"而滥用清热解毒药。

宋老说："以前化验检查跟不上，病毒性脑炎治好了，只作一般太阳病看待，没有去总结。"

总之，陈寒与病毒数则，似与八纲辨证反其道而行之，真有点大逆不道。在此，我们探讨病毒定性属寒，发热不是炎症，故抗生素无效，在临床上对病毒感染的红肿热痛，辨证不属阳证、热证，更不能辨为炎症而单纯用清热解毒。各类病毒的发病机制，《灵枢·热论》篇用两句话概括："必先起于阳，后入于阴。"即各种病毒，先伤寒，后杂病。仲景把它归类于伤寒，有些病毒迅雷不及掩耳，突然入侵，恶寒初起便陷入三阴，例如缩阴症，又称陷阴症，温病六七日，阴茎与睾丸痉挛收缩，少腹连阴筋剧痛不可忍，常掐耻骨以解抽痛，当用真武汤或附子汤，益气温阳利水；我最爱用当归四逆汤或桂枣甘姜麻黄附子细辛汤。此病急诊室多见，暑天，新婚夫妇房事后太热，急用冷水沐浴，当觉猝然恶寒时，缩阴症已发作，来门诊求治时，常使值班的女医生束手无策。

我在五十多年的临床工作中，常和伤寒、病毒打交道，时间长了，感到治伤寒易，治病毒很难。从古今名医论述中，我初步认为，病毒的属性大概是"陈寒"，病毒的发热不是"炎症"，滥用清热凉血之品是一个大误区，不但疗效不高，且往往病情变化复杂，还产生不良后果。对病毒的辨证，虽然是反阴阳之道，却都不失辨证论治的精髓。为了使学生们不再犯把病毒的"发热"当"炎症"，不再错用清热解毒药，我才写了"陈寒与病毒"，希望我的学生读后，择其善而从之，正确认识正在流行的 H_1N_1 病毒，对用药治疗有益而无害。

（高齐民于海运仓随笔，2009年9月1日）

二论病毒定性

伟大医学家张仲景，集汉以前医学之大成，结合自己治疗建安瘟疫大流行的临床实践，著成《伤寒杂病论》。从汉唐到明清，历代医家奉之为经典，是辨证论治的准绳，为疾病治疗学做出巨大贡献。

张仲景把外感疾病分为2大类：伤寒与热病。病毒属寒性，仲景用麻黄汤、桂枝汤、葛根汤；病毒属热性，用麻杏石甘汤、大青龙汤、白虎汤等。

各种病毒的治疗都取法于《伤寒杂病论》，均取得了满意的疗效。包括现今流行的 H_1N_1 型流感病毒感染引起的临床症状，当用麻杏石甘汤，疗效很好，不是银花可以替代的。

一、向风痱宣战

风痱，唐代《古今录验方》《千金方》《诸病源候论》都记载了："风痱之状，身体不能自收，口不能语，冒昧不识人，不知痛处，但拘急，中外皆痛，不得转侧。"本病以四肢软瘫为主要临床症状，属痿证、急性痿证范畴，多起因于夜间露宿受寒、汗出用冷水淋浴，病毒侵入中枢神经系统，症状表现为突然四肢软瘫，继而吞咽困难，现代医学称为格林巴利综合征。这类病毒属寒，故可用桂甘姜枣麻黄附子细辛汤，或小续命汤。

二、史无前例的宣战

清代光绪年间抄于重庆天符庙的《眼科奇书》，冒天下之大不韪，在中国医学史上第一次宣战：外障，即病毒性角膜炎，红肿痛热属"陈寒外束"，不属于炎症，不能用清热解毒法，当用发散药，"寒去火自退"。它把红肿痛热属热、属阳之症，反其道而归属陈寒，当用温热药，炎症自消。并创有四味大发散、八味大发散，屡用屡效。并警告说："服凉药必穿（角膜），服补药必死。"服凉药、补药，红肿消，角膜翳斑形成，乃寒热错辨，医之过矣！

三、腺病毒肺炎不是炎症

20世纪70年代流行腺病毒肺炎，北京蒲辅周老先生、上海董廷瑶老先生是治疗腺病毒肺炎的专家。蒲老说："不能以为炎症，而单纯清热解毒。"董老说："这种肺炎，抗生素多不起作用，高烧持续不退，咳逆气急，病程迁延，检查红白细胞不高，胸片阴影较淡，而呈片状。"他所创"熊麝散"，辛凉之剂，多数小儿服一天开始退烧，气息和缓，重者三天内热退，"屡用屡验"。

蒲、董二老都主张，治疗腺病毒肺炎宜用辛凉，最怕凉血引邪气内陷，亦忌滋润而助邪。腺病毒性肺炎属热病，有时也归属伤寒，但治疗时不能用苦寒凉血，说明病毒属寒性，或平性，但不是大热证，千万莫要"热者寒之"。病毒属热，可用辛凉之品。

四、火烧赤壁

缠腰火丹，现代医学叫它带状疱疹，疱疹起处，皮肤灼红，皮色红如丹，痛时火烧火燎，衣被不能沾身。我国洞庭湖区农民创蜘蛛网烧之的治法，说明缠腰火丹这种病毒属寒，当用火攻之。我改用优质棉花撕薄如蝉衣样，撕一块放在最疼处，用打火机一点，一秒钟燃净，疱疹开始消退。这种方法一看就会，一烧就灵，是一个快速治疗带状疱疹的好方法。我的一些朋友看后，自己也去"火烧赤壁"，少者治一次，多则治二三次，疱疹会渐渐消失。

其他疾病，如病毒性心肌炎、病毒性脑炎，在治疗上同样忌苦寒，宜用辛温、辛凉之剂。

由于现代科学高度发达，很多致病病毒陆续被发现，而对病毒属性属寒属热很少论及，但作为临床大夫辨证论治时，应倍加小心，没有把握时还要投石问路，抗生素不是唯一的方法。

（高齐民写于2009年9月30日）

三论病毒属性

在人类历史上，病毒不知流行了多少年，更不知流行了多少次，也不知死过多少人。据记载，欧洲1810年流感大流行死了4000多万人，人类和病毒抗争延续了几千年，但对病毒属寒属热的研究至今还未提到议事日程上。但可以肯定的是，病毒分寒热两大类，中性也有。所谓"不寒不热""半表半里"，可能指的就是中性病毒。中性病毒对人的杀伤力小，仲景用小柴胡汤和解之。

一、寒性病毒

这种病毒多在冬春发作，因其属寒，喜欢寒冷，天气越冷，它流行的愈剧烈。东汉伟大的医学家张仲景集春秋战国两汉医学之大成，著成《伤寒杂病论》，创六经、论杂病，为治疗寒性病毒设立了六经防线。病邪上，首犯及太阳、阳明、少阳三阳防线，仲景创立桂枝汤、麻黄汤、葛根汤、大柴胡汤、小柴胡汤。例如，太阳伤寒麻黄汤证，恶寒发热，身疼腰痛，骨节疼痛，高热无汗，神昏谵语，周身皮肤燥热，口不渴，脉浮紧。仲景据《素问》所论："体若燔炭，汗出而散"，不用清热生津之品，用辛温发汗之剂麻黄汤，汗出热退，谵语、神昏消失。中国民间对太阳中风桂枝汤证，用喝姜糖水盖被取汗以驱寒性病毒，姜要重用才有效；对太阳伤寒麻黄汤证，则用针刺，在腘窝静脉用三棱针针刺放血，即所谓"夺血者勿（需发）汗"。笔者曾采用无菌注射器静脉取血，疗效一样。用《伤寒论》之方治疗寒性病毒名正言顺。1700多年无人问津。伤寒之寒是寒性病毒之寒，因伤及寒才发病。冬季劳作，患伤寒的概率很高，受寒时有寒性病毒侵袭，人才会发病。若受寒时无寒性病毒侵入，则会出现周身关节肌肉疼痛。仲景伟大之处在于，伤寒无汗表实证，不管他高烧多少度，神昏谵语如何严重，仍坚信寒去则自退，不滥用清热凉血药，独用辛温发汗自可热清神安。

寒性病毒不独侵犯三阳经，或传经，或直中，都会波及三阴经。仲景在太阴、少阴、厥阴也设了三条防线。三阴属寒，病毒侵犯三阴则会危证四起，仲景设辛温温阳之品以拦截之。病毒直中少阴，则用麻黄附子甘草汤、麻黄附子细辛汤；邪入厥阴，则用吴茱萸汤；邪入太阴，则用麻黄连翘赤小豆汤、当归四逆汤，以及真武汤、附子汤、四逆汤、桂枝去芍药加麻黄附子细辛汤。寒性病毒侵犯三阴，病情危重，如急性肌萎缩、心肌炎、咽喉炎、病毒性脑炎等等。

二、热性病毒

热性病毒多发于夏秋季，春季也有。病毒喜炎热，故夏秋两季发病多。仲景把热性病毒，包括细菌致病，统称为"温病"，为温热病治疗也拟定了不少有效的方剂。如，热在上焦的麻杏石甘汤、黄芩汤，热在中焦的白虎汤，热在下焦的竹叶石膏汤、黄连阿胶汤以及大承气汤。清代温病学说形成，为治疗温热病新创很多效方，如清瘟败毒饮、化斑汤、犀角地黄汤、紫雪丹、安宫牛黄丸等。现代医学各种抗生素的发明，为治疗温热病创造了很多有利条件。中西医结合大大降低了病毒细菌致病的死亡率。

三、向寒性病毒宣战

清光绪十二年，从重庆天符庙传抄的小册子《眼科奇书》把眼病大致分为内障、外障两部分。外障一般属寒，内障一般属气，虽有数症非寒非气终属罕见。外障见症：红肿疼痛，羞明眵泪，红筋胬肉，以致生翳。这和病毒性角膜炎病症一样，被总称为火、为虚，治以泻之、补之。若真虚火，药之自愈，但此证多非虚火，实为陈寒外束，服凉药、补药，红肿疼痛虽暂去，必生翳膜，进而发为头风灌目及蟹睛等严重病势；倘再误治，服凉药必穿（角膜溃烂），服补药必死。

病毒性角膜炎，虽红肿热痛、红筋胬肉、眵泪，但它是一种寒性病毒所致，不是一般微寒、小寒，而是陈寒外束。治疗必须遵《内经》"寒者热之"之旨，用大剂辛温发散药，寒去则火（热）自退。

1958年，我从《上海中医杂志》1956年4月22（166）抄录到荆小倩整理发表的《眼科奇书》。1959年，将治外障的"四味大发散"用于临床，收到意想不到的奇效。不光我感到惊奇，山东寿光眼科专家方敏斋先生说："平生所读眼科书甚广，惟（小倩）先生所介绍之大发散百试百灵，出乎意外，始觉昔日所读之书多无益矣。"广东东莞石龙镇医师钟藻彬也说："眼科方面，自蒙指导，得益甚多。大发散二方，投无不利，百发百中；其余各法，亦极效验。方法又简易便利，诚为可贵。"

多年来，凡见到病人或亲朋好友患病毒性角膜炎，我就让他们服四味大发散，果真百试百灵，使病人免遭角膜溃疡之厄运、失明之痛苦。

主要药方：

1. 四味大发散：麻黄6~12g，蔓荆子6g，藁本3~6g，细辛3~6g，老姜（为引，但必重用）30~60g。

2. 八味大发散：上方加羌活6g，防风6g，川芎6g，白芷12g。

凡眼病初起，选用以上两方，依症略事加减，服1~2剂，陈寒散尽即愈。若被庸医误治，已服过凉药、补药者，睛上必起青膜白翳遮映瞳仁，宜先服大发散4~5剂，接服补中益气汤1剂；又再服大发散4~5剂，再服补中益气汤1剂。如此轮服，外点眼药，必渐愈。

《眼科奇书》第一次向寒性病毒的治疗方法宣战，对红肿疼热的辨证提出异议。我读完后，对带状疱疹病毒敢于大胆创立"火烧赤壁法"，寒去火自消，烧后带状疱疹渐渐自愈；有些长在面部的疱疹，不好火烧，我建议电疗，效果也很好。

古人说：不懂脏腑经络，动手便错。在治疗上，本来是陈寒外束，你不懂病毒寒热属性，滥用苦寒，角膜能不穿吗！

总之，我对病毒属性的怀疑，源于20世纪50年代，读了荆小倩先生整理的《眼科奇书》。他把外障眼病红肿痛热、红筋胬肉、眵泪羞明诊断为"陈寒外束"，不是用"热者寒之"之法，而是用"寒者热之"之法，陈寒去则火自消。第二次是20世纪60年代，在汨罗江畔，见农民用蜘蛛网火烧带状疱疹。我初步认识到，带状疱疹也是一种寒性病毒。我用"火烧赤壁法"百试百验，坚定我对带状疱疹属寒的理念。20世纪70年代腺病毒性肺炎流行，蒲辅周老先生说："不能以为炎症，而单纯清热消炎""腺病毒性肺炎，最忌凉血"。董廷瑶老先生说："这类肺炎，抗生素多不起作用，高热持续不退，咳逆气急，病程迁延，检验白细胞不高，胸片阴影较淡，呈片状。"他创制了辛凉之剂"熊麝散""多数病例，服后一天开始热退，气急和缓；重者，三天内热退，气和咳爽，病情就安，屡用屡验。"

多年临床迫使我们临床大夫不得不思考，不得不研究病毒寒热属性，不然便会动手便错。希望病毒研究部门也能对病毒属性加以研究，有益于指导临床。

（高齐民2009年12月10日写于北京东直门医院）

防己地黄汤初探

防己地黄汤见于《金匮要略·中风历节病脉证并治》篇，药味少而精，脉证齐而全，只因体例之故，引起医家千余年的争鸣。故《金匮要略》注家，或存而略注，或弃而不释，或怀疑，或推论，致使一个疗效显著的方剂，变为疑难方证，至今少人问津，这就极大地影响了经方的临床应用。笔者通过临床实践，始知本方确有实用价值，很有探讨和推广的必要。

宋代林亿等校正《金匮要略》时，把散在诸家著作中的仲景方"附于诸篇之末"，希望后世医家"以广其法"，此后便产了附方与仲景方、仲景方与千金方以及仲景方与徐嗣伯方之争，争鸣至清代抵达高峰，争论至今仍无定论，这就极大地影响了这一方证的临床应用。回顾争鸣的焦点、辩论内容，概括起来有以下几点。

一、体例不符之争

统观《金匮要略》全书的体例，大都是先揭其证，后列其方，唯"中风历节病脉证并治"篇有少数几方则是先揭其方，后列其证，和《千金方》所载相对照，当知是翰林学士王洙为保持原简面貌，对少数方证颠倒的蠹简残片可能未加调整，后来林亿等校理《金匮要略》方时，为与原著体例区别，对所附的二十四个方证，又都采用了方前证后的体例，与原著少数附方体例相混，遂引起后世医家千余年的争鸣。

清初名医程云来在编著《金匮要略直解》时，把防己地黄汤方证删去不解，后来《医宗金鉴》亦效之不载。日本医家丹波元简对此持怀疑态度，他说"此方程氏、《金鉴》并不载，盖以为宋人所附也，未知果然否？"但他进一步指出："同《千金》风眩门所收都似古制。"言外之意，本方不像是唐代方证。但陶葆荪所著《金匮要略易解》仍持"体例不符"之说。不难看出，对这个方证，宋人"偏不列入"附方之慎重，清人删而"不载"其方之轻浮。临床医家深深知道"千方可得，一效难求"的道理，哪能把一个疗效显著的方证弃而不用呢？但"附方"和"体例"之争，"弃"和"舍"之悬殊，往往使后学者不知所从，致使一些医家行医多年对防己地黄汤仍不敢问津，极大地影响了经方的继承和发扬。

笔者认为，对经方是要作认真考究，但研究的重点，应放在临床效价上，立足于解决实际问题。

二、仲景方与嗣伯方之争

防己地黄汤是仲景方还是徐嗣伯方，各家看法不一。有些医家认为："按《千金》风眩门所载，系徐嗣伯方，"理由很简单，因为徐只说"颇习经方"，未说是"仲景方"；丹波元简则认为："《千金》风眩门所收十方都似古制"，不是唐制，仲景方的可能性大；而陈修园则肯定是仲景方，不是徐嗣伯方，他说："愚按《金匮要略》书寥寥数语，读者疑其未备，然而所包者广也。"

《千金方》之"风眩门"全文收录了徐嗣伯给唐王的奏章，共列十方，如奔豚汤、薯蓣丸、天雄散、续命汤、防己地黄汤等，这些方不管其方前证后，很少人说不是仲景方，何故对同一篇奏章中的防己地黄汤就有异议呢？令人费解。为了弄清楚风眩门中的是与非，有必要重读一下《千金方》之"风眩第四"。徐在当时声望远不及孙思邈，因"江南诸师秘仲景不传"，所以孙急切收集仲景方，才把此奏章收录进《备急千金要方》中。徐嗣伯"少承家业，颇习经方"，因唐王殿下"既须此方"，嗣伯才"谨封上呈"。至于十方的疗效，徐说："所呈十方，经三十余年临床应用，所救者数十百人，无不善矣。"这里的"颇习经方"四字最关紧要。在封建王朝，不管是谁，欺君是要杀头的，徐既言"经方"，就不敢把自己的方子充作"经方"，而至少是两晋以前的古方才能称"经方"。

此外，古代医家，若用祖传方证，必须叙述家学源流；若用自拟方证，都要谦虚一番，一般不敢与仲景方并列。我们在"风眩门"中看不到这一点。

唐去汉未远，要研究经方，《千金方》更能反映其真实性。至于后世医家在防己地黄汤上的或是或非，只要认真读一下徐嗣伯的奏章，总可以看出些端倪。

三、治风、治痫之争

防己地黄汤治"病如狂状，妄行，独语不休，无寒热，其脉浮。"《千金要方》载其"治言语狂错，眼目霍霍然，或言见鬼，精神昏乱……"。两书所列病脉证治，并无深奥之处；所治病乃癫狂。但近贤陆渊雷先生依据《千金要方·风眩第四》篇所言："夫风眩之病……大人因癫，小儿为痫、痓，其实是一，"推论出防己地黄汤乃治癫痫之方；痫俗称羊痫风，而从条文方症看，又非防己地黄汤所能治。《千金要方》"风眩门"和"风癫门"同在一卷，加之唐代癫、痫混称，陆氏推论的结果："从症看，应非防己地黄汤所能治，"实为经验之谈。"风眩门"是专为徐嗣伯上呈经方给唐王殿下而设。

《金匮要略易解》则认为，问题的关键所在，"不是在于仲景方和非仲景方，而是在于是中风方和非中风方。假使非中风方，那就算仲景方，也不应列于附方，此理甚明，无足置辩……充其量也不过是风中于经，片面适应的方子。"

不讨论防己地黄汤是否仲景方当然可以，那么先讨论"是中风方和非中风方"。防己地黄汤是风中少阴心，是属"中风"方，所以仲景把它放在《金匮要略·中风历节病脉证并治》篇。这是因为，古代"中风"的概念和现在不同，《伤寒论》有很多"中风"，但都不是指的半身不遂的"中风"。仲景依据《素问》"风为百病之长""风者善行而数变"，把风之为病汇集成篇，名曰"中风历节病脉并治篇"。说这篇中的方子都治偏瘫，诚然欠妥，也难为古人，但本篇每个方证都离不开"风"。如"夫风之为病，当半身不遂"，这是中风；"或但臂不遂者，此为痹"；"诸肢节疼痛，身体尪羸，脚肿如脱……"此属尪痹；头风摩散则治"头风"；防己地黄汤治是邪并少阴，称之"心风"。徐灵胎指出："对防己地黄汤疗风迸于心，与中风、风痹自当另看；"《方函口诀》也指出："《金匮要略》既属中风，实则失心风之类也"。陈修园以风火通解其证："盖以乎少阴之心火也，阳邪迫之，则风乘火势，火借风威，其见证无非动象"；"妄行，独语不休"的动像是风中人体的本像。

通过以上分析，防己地黄汤是风中少阴心之主方，即失心风之主方，陶氏的"充其量"是没有临床实践的揣测；不是"风中于经"，所以不是"片面适应"，而是一点都不适应的方子。

《伤寒论》《金匮要略》的方证甚多，即使名家，也不是对每个方证都积累了丰富的经验，解释时难免望文生义。在这方面傅再希老前辈给我们做出了榜样：他行医六十多年，一次治肝心痛，老师说："若痛不止加甘遂"，但他始终未见到"痛不止"的病例，所以没用。但他实事求是，如实记载："不过吾师所谓加甘遂为丸法，因未遇此等顽固病例，故未用过，姑亦载此，以备需要时选用。"

至于《金匮心释》所论防己地黄汤证为"中风，属于杂病，兼有脑病症状"的分析，则是依据现代医学神经学说推测而来的。

总之，解释《金匮要略·中风历节病脉证并治》篇，应知道"中风"一词概念的时代性和广泛性，不能用唐以后"中风"一词的概念去解释《伤寒论》和《金匮要略》中的"中风"概念。

四、防己地黄汤证候分析

本方是仲景依据《灵枢·癫狂》篇、《素问·病能论篇》，结合自己的临床实践研制出来的。防己地黄汤既能治癫，又能治狂，或病如狂状，寓两类证候于一方之中，可称为经方中之佼佼者。

防己地黄汤证为"病如狂状，妄行，独语不休，无寒热，其脉浮。""病如狂状"，言比狂为轻；"妄行"，就会弃衣而走，登高而歌；"独语不休"，是一个人自言自语，或哭笑无常。少阴为心火，肝郁化火生风，则风乘火势，火借风威，扰及神明，神失所主，所以其见证多是动象。"无寒热"，是因热归于内，外无大热；"其脉浮"，浮为风之本像，而风火交煽，其脉亦浮；若其兼证层出，其脉又可弦、可滑。

对于"病如狂状，妄行，独语不休"，仲景独具匠心：不去舒肝，因舒肝之药多辛燥，最助风火；又不去镇肝，因心火炽，心阴损耗，镇之则神无潜藏。故重用生地，滋水涵木，养心阴，使风火自熄。所以，防己地黄汤看似平淡无奇，全方仅六味药，没一味镇静安神之品，无一味舒肝解郁之品，若不仔细研究，初看上去，真有点方证不符之感。所以，"附言"和"仲景方"争论不休时，即便经方家也不敢临证问津。

五、防己地黄汤方解

（一）药物及剂量

防己一分　桂枝三分　防风三分　甘草一分

右四味，以酒一杯，渍之一宿，绞取汁；生地黄二斤，咬咀，蒸之如斗米饭久；以铜器盛其汁，更绞地黄汁，和分再服。

古之一分为六铢，即二钱半也，也即四分之一两。笔者临床应用的用量用法为：

防己 6~10g，防风 10~15g，桂枝 10g，甘草 6~10g，生地黄 30~60g。

水煎服。煎好临服时，据酒量，男同志加白酒、女性病人加黄酒一杯，约 6~8 钱。

生地，甘寒入心肾，最善滋补肝肾之阴。癫之发病，多因肝郁化火，扰及神明，初病应舒肝解郁，若久病，再有阴伤，再用香燥之舒肝药，必助火损耗阴；阴血耗伤太甚，神魂无处潜藏，若再图镇肝，寸效难求。仲景壮水以制风火，重用生地，滋水涵木，养血熄风，取其刚柔相济，心肾交而神自安。

《名医别录》载生地"长志，安魂，定魄，治惊悸"，诚为经验之谈。生地用至 30g，常能起到安神作用，令不寐者入睡，其安神作用较枣仁、茯神之类为好。

防风，味甘温，无毒，主大风，祛风，搜舒肝气，又能安神定志，匀脉气。在本方中，治"风之为病"，用以散少阴之风邪、搜舒郁结之肝气。

防己，味甘平，阴湿邪，利大小便，治诸痫。癫狂之病，必先肝滞，继则横逆克伤脾土，脾虚则湿留，湿能生痰，痰能化热，热能生风。本方用防己先利水湿，不让湿痰留聚，不让痰热风生，有防病于未然之旨。

桂枝，辛甘而温，调营解肌，祛风平肝，通阳和血，祛风寒，暖关节。近贤张锡纯说："平肝之药，以桂为最。"轻则桂枝，重则肉桂。本方用桂枝祛风平肝、交通心肾。

甘草，性温味甘，补中益气，大可缓急、解毒、调和诸药。经曰："肝苦急，急食甘以缓之。"方中用甘草，能缓肝木之急。

酒，味甘苦而辛，性大热，气味俱厚。酒主行药势，杀百邪恶毒气。本方加酒或酒渍，用之"行药势"，增药力，通行诸经。

防己地黄汤，生地配桂枝，一滋肾水，一通心阳，水火相济，阴阳交泰，心神得以安藏，所以药后能使"妄行"止步，"独语"停止，使"狂"者安然入睡，举止渐有节制；桂地相配，又能寒不伤正，温不助邪。方中，防己配防风，一祛风邪，一利水湿，临床所见癫狂发作，风升常气涌，气涌必滞涎，涎滞则留湿，湿留则痰生，痰生易蒙心窍，防己、防风相伍，祛风、利湿并行，必先其所因，有防患于未然。使以甘草，缓肝木之急，又调和诸药。加酒以行药力。共奏滋水平肝、交通心肾之功。

(二) 独特的煎服方法

防己地黄汤的煎服方法独特，蒸、渍相和，每日一煎，睡前服为好。具体方法是：先将防己、防风、桂枝、甘草四味药放入杯中，加酒浸住药即可（因药材干燥，若只加一杯酒，药都浸不透，则倒不出药汁），加酒后，覆以纸密封以防酒挥发。干生地加水淹住药即可，放笼屉内蒸 1 小时，药汁即盈不过碗；时间短了，药力蒸不出，若先浸泡一小时，蒸四十分钟即可，即古人所说的"一顿饭久"。不会饮酒者可用绍兴黄酒，用酒使其醉，适可而止。没有铜器、铜勺，铜钱也可以，放药中浸泡 50 分钟；铜无毒，用以和药。

由于近几年铝制品取代了铜器,所以铜器用品稀少,笔者试用水煎服,每日一剂,每剂两煎,第一煎中午服,第二煎睡前服,但只在服第二煎时加酒,服后卧床休息,其疗效与古法相同。有条件的,可用古法以合仲景之意。

六、防己地黄汤的临床应用

（一）癫证案

周××,女,16岁,汨罗公社茶南大队人。

因患慢性血吸虫病,1964年收入省血防试点组进行锑剂20日疗程治疗。因其入院较晚,同病室的病友都先后出院,室内只剩下她一人。一日深夜,电闪雷鸣,风雨大作,霎时树摇窗动,少女惊怕交加,又忽然记起村人常讲,诊室窗外大树上曾吊死一人,顿觉毛骨悚然,蒙被战栗,彻夜未眠。翌日精神欠佳,苦愁少语,后渐渐精神失常,时而痴呆,时而哭笑无常,欲自杀。经二次电疗后,近来静卧不语,不知饥饱,天黑不能离灯,日落不能离人,六脉柔中带弦,舌苔薄白稍腻。

经云:"惊则心无所倚,神无所归,虑无所定,故气乱矣"。气乱生风,风进于少阴,故发为癫。法当滋阴平肝,安神潜阳。方选防己地黄汤加生龙牡。

防己10g,生地30g,防风10g,桂枝6g,甘草6g,生龙牡各30g。三剂,水煎服,每日一剂。

二诊：其母代诉说：服药后,精神不再痴呆,能帮母亲做点家务,有时还敢到大门口站站,夜晚睡觉不再要灯,不再要人陪伴。

效不更方,继服三剂。

三诊：患者已谈笑自如,每日勤做家务,与常人无异,脉缓苔薄,改用百合地黄汤以善其后。

生地15g,百合10g,菖蒲10g,生龙牡各30g。三剂,水煎服,每日一剂。

不久接到其父来信,函告女病痊愈,并致谢意。

（二）狂证案

李××,男,65岁,怀柔黄花城公社黄花村人。

1962年秋,李××下地干活归来,挖了一点野菜,装到内衣兜内,同路的社员见其口袋鼓鼓的,怀疑他偷了队里的板栗,不久一传十,十传百,闹得满村风雨。李××听后,怒气难消,久郁成疾,狂病发作：日夜叫骂不休,白天下地拔毁社员自留地的青菜,夜间下地祸害生产队的庄稼,闹得全村日夜不宁。大队只好用铁链将其锁起来,派民兵日夜看守。我因访友到此,求我一诊。见其双目怒视,六脉弦而有力,舌苔黄稍腻,因怯生幸未发作。察其脉证因,系郁怒不解,化火生风,邪风进于少阴。法多滋水平肝,养心安神。

防己10g,防风10g,桂枝6g,甘草6g,生地60g。

遵古法渍蒸合服,六剂,每日一剂,勿全醉。

翌年，再次访友，老两口登门拜谢。言服药三剂，狂病已不再发作；再三剂后，病愈。

（三）不寐案

张××，男，56岁，海军离职干部，1983年来京求医。

自诉：长期失眠，以为工作繁忙、夜间加班所致，离休后，整天闲暇无事亦失眠，经海军××医院检查，多种化验均正常，诊断为"神经官能症""植物神经紊乱"，每天依靠安眠药只能睡3~4小时；诊其六脉弦中带数，舌苔薄白、质红润。系操劳公事，伤及心肾，阴不潜阳。当用防己地黄汤，引阳归阴。

生地30g，防己10g，防风10g，桂枝6g，甘草6g。六副，每日一剂，水煎服。

二诊：服上药后，中午已能睡1~2小时，但易醒，夜间睡眠时间延长，晨起倍觉精神爽快。

继以上方加生龙牡各30g，再加生地10g，六副，每日一剂，并嘱其隔日减一片安眠药。

三诊：自诉服药后半小时便能入睡，夜间一次能熟睡六小时，安眠药四种共八片，已减至二片。嘱其逐渐减少安眠药剂量，继服上药六副而愈。

（四）尪痹案

王××，男，45岁，甘肃酒泉清水公社人。1973年冬外感风寒后，周身关节红肿疼痛，连绵半月不解，尤其手指关节已轻度变形，六脉浮而数，舌苔薄白、质红润。系寒邪留着关节，郁而化热。法当清热祛风，通阳利湿。防己地黄汤最为合拍：防风祛风，桂枝通阳祛寒，防己通络利湿，生地清热养血，一方而风寒湿热之邪尽解。

生地30g，防风10g，桂枝6g，防己10g，甘草6g。五副，每日一剂，水煎服。

二诊：进上药后，外感解，红肿消，自觉药后尿多。继服原方五剂而愈。

（五）寒痹案

张××，男，30岁，中条山有色金属公司公安干部。深秋执行任务时蹚水过河，寒水透骨，入冬患关节疼痛，喜暖，尤以膝关节为重。诊其六脉沉，舌苔薄，质稍淡。系风寒之邪留着关节。法当养血祛风散寒，取阳和之意。

熟地30g，防己10g，防风10g，桂枝12g，甘草6g。六副，水煎服，每日一剂。

二诊：服上药后，腰膝关节疼痛大减。继服六副。

三诊：关节已不疼痛。继予八味丸以善其后。

（六）阴虚外感案

褚××，女，30岁，住本市东城区门楼胡同。1982年春，一日洗澡受风，鼻塞，流清涕，口舌糜烂，五心烦热，咽干，低烧37℃，脉微而数，舌苔薄、质润体瘦。系素体阴虚，外感风寒。化验检查：血白细胞（WBC）3000/mm^3，血小板（PLT）50000/mm^3，胸透（一）。法当滋阴解表。防己地黄汤加味。

生地30g，防己10g，防风10g，桂枝10g，桔梗10g，甘草5g。四副，每日一剂，水煎服。

二诊：服上药四剂，外感解，口舌糜烂未痊愈。继予自拟"镇衄汤"，滋阴清热而愈。

小结

防己地黄汤是否仲景方，争论长达300多年。南京中医学院编著《金匮要略译释》时，也认为这一方证"尚有待于今后考证"。时过25个春秋，至今未见有人问津。笔者结合自己的临床应用，谈了本方的归属，认为本方当是仲景方，临床效价甚高。

防己地黄汤对后世方剂影响很大。陈修园说："此方表里兼治，后世方祛风至宝方从此方悟出。"徐忠可也认为："犀角地黄汤、地黄饮子实祖于此。"

近贤章太炎先生，依据现代药物成分分析，指出："《素问·病能论篇》以生铁落治阳厥怒狂，本方重用生地黄，含铁质，与生铁落饮同意。"

总之，对于经方的研究，除了校勘、训诂之外，重点应放在临床实践上，这样《伤寒论》《金匮要略》中的疑难方证，将会重放光彩。因为实践是检验方证优劣的唯一标准，对经方更不能主观用事，信之奉为珠玉，疑之随意抛弃。

（1984年3月31日于北京）

恩师宋孝志先生读后写批语说：

"昔尝阅之，师云《金匮要略·中风历节病脉证并治》篇之'防己地黄汤'对病如狂、似癫之证效如桴鼓，仅首领之；参阅《金匮要略》诸注家，或存而略注，或弃而不释，固不知其机也；迄后在临床实践中，知此方确有实用价值。是知经方必须深入钻研，不仅此一方也。特作初探，以就正于同道。"

（宋孝志1984年2月于海运仓）

宋老又补充说：

"防己地黄汤有启智开悟之功，此乃病家愈后之感悟，非吾辈之能先知也。"

（高齐民1984年3月笔录于海运仓）

防己地黄汤治验

一、失心风案

褚××，女，28岁，已婚五年，婚后夫妻生活甜甜蜜蜜。自从去年丈夫提为副科长后，经常加班，夜间经常不回来，时间一长，心中起了疑惑，开始趁丈夫洗澡时，查爱人手机的信息，看有没有小蜜发的信息，从中找出不归的理由；手机查不到，就偷偷去单位查是否真的加班。这样一来，夫妻之间感情渐渐冷落，开始不给丈夫做饭，"饿死他"；夜间丈夫敲门也不开门，"冻死他"……生气啦，门一锁，就到妈妈家住几天，气消啦，再回来。由于长期肝气不舒，开始哭笑无常，沉默寡言，有时痴呆，有时整夜不睡，全家害怕她犯精神病，2006年7月由她大姐带来诊病。

诊完脉，问了半天，不说一句话，只是唉声叹气。初步诊断为"失心风"。当养心舒肝祛风，治以防己地黄汤。

处方：生地 30g，防己 9g，防风 9g，桂枝 9g，甘草 6g。7 剂，日 1 剂，水煎，分 2 次服。

嘱睡前服时，药煎好倒在碗中，药汁温时加绍兴黄酒 30g 兑入服下。

二诊：患者坐下来，敢面向大夫，对话都很有条理，唯睡眠尚差。效不更方，上方加生龙牡各 30g，再予 7 剂。

三诊：患者面带微笑，是个非常善谈的姑娘，谈了她下岗之后，心里想不开，又无可奈何，加之家务事，疑心太多，导致心情不畅，郁火从肝而生，慢慢思维紊乱……服药后，心情舒畅了。还说，是否再吃 7 剂可以休息啦。患者姐姐每次带她来诊病，她认为病基本好啦，夫妻又恩爱如初……

效不更方，继服 10 剂善后。

二、四十年少寐案

贾××，男，60 岁。自诉 40 年来睡眠不好，每天顶多睡 3～4 小时就再也睡不着啦。除睡眠不好外，其他没有什么毛病。诊其六脉沉缓，无明显异常，当属长期心肾不交之证。方用防己地黄汤加百合、紫苏。

处方：生地 30g，防己 9g，桂枝 9g，防风 9g，甘草 6g，百合 30g，紫苏 10g。7 剂，日 1 剂，水煎，分 2 次服。嘱睡前服药时加绍兴黄酒 30g 兑入服下。

二诊：服上药 21 剂，睡眠时间延长至每晚 5～6 小时，且头脑比以前聪明，好像年轻了好几岁。

三、神经衰弱案

张文元，男，56 岁，1989 年 6 月 3 日初诊。

自 1956 年就患神经衰弱病，每天入睡困难，全靠速立眠、眠而通、甲苯喹唑酮度过每一个夜晚。服药可安眠，但起床后打不起精神，吃饭不香，周身疲乏，人都有不老先衰之感，听朋友说门诊有个带进修生的老师治失眠有名，特闻名而来。

六脉沉，舌苔薄白，神情疲倦。

处方：生地黄 30g，防己 10g，防风 10g，桂枝 10g，甘草 6g，枣仁 10g，生龙牡各 30g，柏子仁 10g，生姜 6g。7 副，水煎服。

二诊：患者说，上次看病，我看大夫舍不得开药，只开了 7 味药，就说我失眠长达 33 年，7 味药是否少啦吧，说完大夫给加了生姜、甘草、柏子仁。我半信半疑开始服药，晚上 8 点把药煎好服下，8 点半即入睡，一觉睡了 7 个多小时，醒来一身轻松，周身力气增一倍。效不更方，继用上方。

三诊：7 天来每天睡眠很好，为了巩固疗效，继用防己地黄汤巩固疗效。

四、恐惧性失心风治验

孙×，女，28 岁。2009 年 4 月 15 日初诊。

从小是妈妈的宝贝，在妈妈爱抚中长大成人。当婚之年，她找了一个比自己大十多岁的生意人，但双方爸爸妈妈坚决反对，甚至提出断绝儿女关系。孙××在父母坚决反对之中结了婚，爸妈都处于无奈，婆婆进一步提出苛刻条件：不抚养孙子；同是自己的儿子，却偏爱小叔之子。孙××忍了又忍，但不能再忍时精神崩溃，哭笑无常，喃喃自语，怀疑家中装了放射性物质和探头害她。四邻和蔼，知孙××患病，大家都关心她，任她到楼上楼下、朋友家中寻找放射源或探头，虽找过多少遍，但四邻不厌烦。每当哭笑无常，睡眠稍差，自己不能控制时，就送到精神病院住半年。丈夫做生意，治病花销多少万不感到什么困难，但人如坐牢一样痛苦。经朋友介绍，求我予以治疗。来诊时，她老说："我晚上不能睡就好了，我好观察是否放射。"

诊其六脉浮而数，舌苔稍厚。诊脉几分钟，笑了十多次，她妈再三劝阻不听，我行我素，旁若无人。诊断为失心风，当用养阴熄风，交通心肾。选用仲景防己地黄汤。

防己10g，生地40g，防风10g，桂枝10g，甘草10g。7剂。

嘱其头煎晚上服，待药温能服时，加一杯白酒以增药力。

服防己地黄汤28剂时，仅生地增加到120g，病情大为好转，哭笑大为减少，夜间睡眠恢复正常。

家务事繁杂，头绪万千，一时理不顺，肝火旺时，睡眠又反复。我用黄连阿胶汤，即朱雀汤，泻肝火，平心火，诸症好转，改用防己地黄汤。三个月后，儿子上小学，需要自己接送，督促每日作业，一紧张，病有轻度反复。改用酸枣仁汤7剂，不再日夜紧张。此后，防己地黄汤作丸服用。

生地300g，防己50g，防风50g，桂枝50g，甘草50g，百合100g。1料。

上药共研极细，炼蜜为丸，丸重10g，每日3丸，早一晚二，已服一个多月，病情无反复。

（2009年11月初高齐民撰文于海运仓）

五、失心风案

谭××，男，40多岁，湖南宜章黄土岭人。在北京施工。

谭××，自以为自己性功能旺盛，每晚不同房则不能入睡，更以为夫人已满足，不会再另抱琵琶。一日，他上夜班，因无事便中途回家，见夫人和自己的好朋友通奸，被他抓了一个正着。夫人和朋友向他赔礼，发誓再不越轨，但谭某非常生气，气无处可撒，强忍不语，叹气，胸满闷，夜晚渐渐不能入睡，通奸之事无法解脱，常整夜哭笑不休，叹气声连绵不断，断为失心风。

防己地黄汤加味：防己10g，防风10g，生地40g，桂枝12g，甘草6g，生龙牡各30g。进药21剂。已能从晚11点睡到凌晨4点，但4点醒来再也无法入睡。再用防己地黄汤加百合20g，服7~14剂。疑虑、多疑消失，半夜醒后还是不能入睡。

细思之：夜半一阳生，丑时阳生渐旺，阳主动，故而不能入睡，选用《辨证奇闻》中一治不寐方，仅六味药：重用熟地30g、麦冬30g、黄连6g以滋阴降火，茯神10g、生枣仁10g以安神。服7~21剂后已能正常入睡，心情也感舒畅。自诉："我已好啦，能吃，还能睡，我可以上班了"。最后以黄芪建中汤以建胃土。

张泽生老先生说："非详究古人治验，不能识治法之奥。"为了治法上两全其美，我开始将防己地黄汤加入熟地、麦冬、黄连、枣仁，去防风加茯神10g，命名为加味防己地黄汤。其组成为：生熟地各30g，麦冬30g，桂枝9g，防己9g，生枣仁12g，甘草9g，茯神10g。

临床用于前半夜睡眠很好、后半夜醒后再难入睡之患者。已用2例，确实有效。

（2009年11月初高齐民笔录于海运仓）

秘传"三两三"

"三两三"，乃铃医镇宅之宝，秘不外传。其特点为药味少，分量重，疗效卓越，每每出奇制胜。我用其治疑难杂症，每每得心应手。为方便记忆，我将方名略加改动，分出阴阳两大类。

一、疮疡三两三（又名"三两三钱三"）

主治：疮疡红肿疼痛，肌肉风湿，风疹。用于久治不愈的皮肤病及荨麻疹等。熊梦先生在《冷庐医话》中说："吾开业期中，曾用此治疗数例患荨麻疹，病程达十余年之久的患者，服用此（药）方月余，收到根治效果，诚良方也。"又说："用于一切久治不愈之皮肤病经验有卓效。"

我用此方先后治疗十二年不愈的荨麻疹、银屑病、牛皮癣、少女多年面部皮肤粗糙症、皮肤干燥症、皮肤瘙痒症、口唇干裂症、红斑狼疮、斑痕体质等。

疮疡三两三方药（实为外科阳证第一方）：

生黄芪30g，金银花30g，全当归30g，生甘草9g，川蜈蚣0.1g。

方解：金银花治一切风湿气，被誉为治疮第一药。当归治一切风，除湿痹。黄芪能止诸经之痛。甘草通经脉，利血，坚筋骨，长肌肉。蜈蚣善走祛风，辛温有毒而能除风排毒，主治丹毒疮，便毒瘰疬，用于迁延日久之疮疹及具殊功。甘草生用，不宜灸用，灸则纯属内补，排毒之力转微。

功用：此方益气而解毒。

二、阴疽三两三（即四妙勇安汤）

此方为流传民间的疮疡三两三变方，治疗阴疽独辟新径。主治：血栓闭塞性脉管炎、髋静脉炎、下肢溃疡、红斑狼疮肢痛症、慢性骨髓炎、慢性肝炎等因气滞血瘀，经脉阻塞，血流不畅所致病症。

阴疽三两三方药（实为外科阴证第一方）

玄参30g，金银花30g，全当归30g，生甘草9g。

三、胸痹五妙汤（即四妙勇安汤，依郑惠伯先生经验加味）

四妙勇安汤治病之理，针对经脉闭塞，气滞血瘀，血流不畅，病理与胸痹（冠心病）相同，故用来治疗冠心病之胸闷气短，心悸，脉结代，心前区绞痛。此外，还可治疗肝绞痛、肾绞痛。心肝肾之绞痛都起因于气滞血瘀，血脉血流不畅。

胸痹五妙汤方药（化解血脉阻塞，治疗冠心病方）

元参30g，银花30g，当归30g，甘草30g，丹参30g，三七粉（冲）3g。

本方临床应用时，可合并用栝蒌薤白桂枝汤等，加强宣痹通阳、活血化瘀的作用。

四、鹤膝五神汤（即《验方新编》四神煎加味）

本方从疮疡三两三化裁而来，主治增生性关节炎，膝关节肿大。疮疡三两三，去当归、甘草，加牛膝、远志、石斛。当归治血祛风，不当取。

鹤膝五神方药（益气养阴解毒）

生黄芪30g，金银花30g，牛膝30g，远志30g，石斛30g。

（本方原来用量：黄芪240g，银花30g，牛膝90g，远志90g，石斛120g。服法非同一般。）

五、阳和汤

本方功用温阳补血，散寒通滞。主治阴疽，贴骨疽（骨结核），流注（淋巴结核），鹤膝风（骨结核），冷脓肿（脉管炎）。

方药：熟地30g，白芥子6g，鹿角胶6g，姜炭1.5g，麻黄1.5g，肉桂3g，生甘草3g。

蚕豆黄条辨

执笔：高齐民；导师：刘炳凡

本条辨依据抢救40例蚕豆黄的经验总结，结合自己的临床治验选萃而成，不独适用于蚕豆黄病，对其他原因所致之"燥黄"（溶血性疾患）均可借鉴。条辨出奇之处，在于揭开了"猪膏发煎"之秘，故书编于后。因文笔粗陋，不能荐阅，仅备己忘。

一、蚕豆黄之为病，发热，尿赤，目黄，一身尽黄，古人称之"萎黄"，《金匮要略》列之"诸黄"。

二、蚕豆黄，何以发之？此疾之发也，其人必食蕴邪之豆或闻其花，方染其疾。因发病之时一身尽黄，黄色染于肌肤，故名曰蚕豆黄病。

三、蚕豆黄，何书载之？最早载于《金匮要略·黄疸病脉证并治》篇："诸黄，猪膏发煎主之。"

四、蚕豆黄，治之奈何？其治也，与黄疸有异。蚕豆黄，劫血耗阴，治在血分，当润燥止血；黄疸为病，湿热内蕴，治在气分，当清利湿热。

五、蚕豆黄，一身尽黄，溲赤如酱油色者，猪膏发煎主之；斯若回民，以阿胶代猪膏。

六、蚕豆黄，传变神速。其发于卫分，发热，口渴，咽疼者，银翘散加血余炭主之，防其尿血。

七、蚕豆黄，发于气分，大热，口干，乏力，脉洪大者，白虎汤加犀角汤主之，防其昏厥。

八、蚕豆黄，发热，口渴，头昏，呕吐，脉弦数者，邪入营分也，清营汤主之。

九、蚕豆黄，营溃入血，发热，尿若酱色者，邪入血分，犀角地黄汤合猪膏发煎主之。

十、蚕豆黄，进上药，目黄，身黄不退者，宜加茵陈、丹参、白术，忌用芒硝、大黄、巴豆之辈。

十一、蚕豆黄，症见烦热，咽干，尿赤，脉细数者，猪苓汤合猪膏发煎主之。

十二、蚕豆黄，进猪膏发煎之剂，覆杯八时，当血尿止；不止者为病进，更行重剂而治之。

十三、蚕豆黄，血尿三日不止者，为病进；难止者，险证也。

十四、蚕豆黄，卫气已过，营血失治者，必传心包。

十五、蚕豆黄，邪入心包，昏迷，肢厥，狂躁，脉滑数者，清宫汤主之。

十六、蚕豆黄，邪入心包，抽搐者，清宫汤加龟板、黄连、龙齿。

十七、蚕豆黄，肝风内动，目直视者，清宫汤加黄连、阿胶。胶生阴血，连能生水故也。

十八、蚕豆黄，热深厥深，昏厥愈深，抽搐愈剧者，病之危象也。脉细数无力者，参犀甘草汤主之。

十九、蚕豆黄，进参犀甘草汤，俟其复苏，肢温，抽搐不止者，方能镇痉熄风，加味犀角地黄汤主之。

二十、蚕豆黄之为病，耗血劫阴，病之始终，当以养阴为要。养阴者，壮其化源也。

二十一、蚕豆黄之为病，血燥而黄，病之始末，当以润燥止血为要。滋润者，治其根本也。

二十二、蚕豆黄，神清肢温，便秘者，津亦枯也，法当润肠通便，地麦增液汤主之。

二十三、蚕豆黄，邪退正衰，不欲饮食者，胃阴亏也，石斛玉竹汤主之。

二十四、蚕豆黄，解后，余邪未清，气逆欲吐者，竹叶石膏汤主之。

二十五、蚕豆黄，病愈后，面苍，唇舌俱淡，气血两虚者，人参养荣汤主之。

二十六、蚕豆黄，病脉沉，舌淡，头晕，四肢不温，小便稍黄，阳虚者，黄芪建中汤主之。

二十七、蚕豆黄，病之治也，防昏厥为首要；昏厥抽搐，治厥者，治其本也。

二十八、蚕豆黄，病之治也，止血尿为最难。尿赤，身黄，治血者，治其本也。

（高齐民1969年写于巴陵）

附：验案 1 则

王磊明，男性，30 岁，农民，湖南湘潭县人。

自述：1969 年 8 月因头痛、耳鸣、乏力、心悸、气短、胸闷不舒，到湘潭地区人民医院检查，诊断为"急性溶血性黄疸"，随即收入医院治疗。因不能控制溶血的发展，又转到湖南医学院住院，最后用泼尼松才控制住溶血。住院 40 天，血色素（HGB）由 5g/dl 上升到 11g/dl，出院回家休养。

1975 年 8 月，旧疾复发，再到湘潭人民医院检查，化验检查血色素（HGB）10.2g/dl，予肌注维生素 B_{12}、维生素 B_6，在门诊观察。5 天后病情未能控制，血色素（HGB）下降至 7.2g/dl。

同年 9 月 28 日，前来我院门诊查治。自诉心中懊憹，头晕，耳中好像有水在漉漉作响，望其面色苍黄，目黄，一身尽黄，尿如酱油色，六脉细弱无力；肝脾均未触及；化验检查：血色素（HGB）5.5g/dl，白细胞（WBC）7400/mm^3，血小板（PLT）70000/mm^3。否认有蚕豆接触史。同意前诊断。观其脉证，系邪热伤及阴络，法拟凉血润燥止血，方用猪膏发煎加味。

处方：猪油 1 两，血余炭 3 钱，黄芪 4 钱，当归 3 钱，栀子 3 钱，豆豉 3 钱，阿胶 3 钱。2 剂。

9 月 30 日二诊：服上药 2 剂后，小便由黄转清，各种自觉症状都同时减轻。效不更方，继服前方 3 剂。

8 月 10 日三诊：因劳累太甚，尿色昼黄夜清，大便略干，脉滑数有力，邪热有嚣张之势。猪膏发煎与犀角地黄汤合用，因犀角缺货用水牛角代之。

处方：猪油 1 两，血余炭 3 钱，阿胶珠 3 钱，水牛角 3 钱，生地 5 钱，丹皮 4 钱。3~5 剂。

10 月 18 日四诊：服上药，大便通畅，精神倍增，来院上一层楼也不感到心悸气短。化验检查：血色素（HGB）8.0g/dl。

上方去水牛角，予服 6 剂。

10 月 28 日五诊：自觉症状全部消失，仅近几日食纳略差。化验检查：血色素（HGB）8.7g/dl。

处方：猪油 1 两，血余炭 4 钱，阿胶珠 4 钱，党参 5 钱，山药 6 钱，焦山楂 8 钱，大枣 6 枚。3 剂。

11 月 2 日六诊：药后食纳倍增，一切健若常人，精神复原，谈笑风生。化验检查：血色素（HGB）11g/dl。回乡观察 3 年，未再反复。

（1978 年 10 月 19 日东直门医院内科教研组刻印）

（2008 年 9 月为 50 年院庆据刻印件重新整理）

麻黄附子细辛汤与大黄附子细辛汤辨

《伤寒论》之麻黄附子细辛汤，治"少阴病，始得之，反发热，脉沉者"。药用麻黄6g，细辛6g，炮附子15g。其中，麻黄发太阳表寒，附子温少阴经，细辛温散，是温经发表的方剂。

《金匮要略》之大黄附子细辛汤，治"胁下偏痛，发热，其脉弦紧，此寒也"。药用大黄9g，附子45g，细辛6g；其中，大黄泻下以通阴，附子重用以祛寒，细辛散寒以止痛，是温肝肾里寒之方剂。

此两方仅一味药不同，而一治表寒，一治里寒。

大黄附子细辛汤，重用附子，用量大于大黄5倍，且条文中无便闭，不是遗漏，本方仅温通而已，不能治便秘、泄下无力。

麻黄附子细辛汤，三味药皆辛散而温，发太阳之表寒重而里寒轻者，散邪而不伤正。临床应用时一定权衡药物用量。

麻黄附子细辛汤，常用于厥阴头寒痛、脾胃虚寒之牙痛、风湿性关节炎偏寒之痹痛。

大黄附子细辛汤，大寒大热并用，非顽固偏僻难拨之疑难杂证不用。

范文虎先生，依据《灵枢·经脉》篇之论："足少阴肾经，循喉咙夹舌本"，提出乳蛾非尽属火，而以寒包火属多。他不用清热解毒、滋阴凉血，而是用大黄附子细辛汤治疗。因疗效卓越而自诩为"家方"，常加入玄明粉、姜半夏、生甘草。并说："凡乳蛾，其舌苔白，舌质微红，及有其他寒包火征象者，皆可用之。"仲景将咽痛列入少阴篇中是遵《灵枢》旨意。

宋孝志先生，用大黄附子细辛汤加雄黄3g，治愈北京中医学院摄影组女工作人员的胰腺癌。

《罗子园医话》，用大黄附子细辛汤，加川楝子、茴香、橘核、荔枝核、山楂核、炒元胡等，治肾子（睾丸）肿痛（俗称偏坠，西医称附睾丸炎），或入引少腹奇痛，有将睾丸引缩少腹内者，痛不可忍。治轻度疝气皆能收特效。罗先生说："然余实已经数十年临床实验，以大黄附子加入普通治疝气药中收效（奇特）"。

范罗二位先生，深明陈修园所论："少阴病，本热标寒、上火下水"。范先生用此方治"上火"，乳蛾病之寒包火；罗先生用此方治"下（寒）水"，肾子肿痛之阴水泛滥。

笔者依据肝经之脉"络阴器，走少腹，抵胁下"，常用于治肝肾之寒之阴汗、精冷、痛经、少腹寒冷、经水少而衍期等。加乌梅、僵蚕治息肉，加四逆散治输卵管不通。大黄附子细辛汤加穿山甲、皂刺、路路通，比许润三老师四逆散加穿山甲、皂刺、路路通治输卵管堵塞疗效更好；大黄附子细辛汤加济生乌梅丸治息肉，比桂枝茯苓丸胜出。1961年许润三老师在京西煤矿带我们实习，我们对妇科才有一点启蒙；有许老师指引，学生才敢选用大黄附子细辛汤。许老师还传我治湿热下注（带下）经验方：大麦青30g，小麦青30g，取汁服，日两次。

青龙墨香五十三

大学二年级，即1959年初夏，班长许德政给我一捆学术会议发言稿，都是油印稿，全班每人平均六份。也正值陈慎吾老师讲完《伤寒论》后，我对其中有关经方的文稿，都十分认真拜读。其中有一篇《小青龙加石膏治哮喘》，忘了哪个老师写的，此稿读后最令人难忘，是我学《伤寒杂病论》以来，方解小青龙汤水平最高、临床最有指导意义的一份资料，怕遗失，顺手抄在自己的笔记本上，今抄于后，供晓林参考，加深对小青龙汤治疗饮证的认识。

一、《伤寒杂病论》小青龙汤治验

小青龙汤 《伤寒论》二用，《金匮要略》三用。

《伤寒论》40条记载："伤寒表不解，心下有水气，干呕，发热而咳，或渴，或利，或噎，或小便不利，少腹满，或喘者，小青龙汤主之。"

41条记载："伤寒心下有水气，咳而微喘，发热，不渴，服汤已，渴者，此寒去欲解也，小青龙汤主之。"

《金匮要略》三条：

《金匮要略·肺痿肺痈咳嗽上气病脉证并治》篇记载："肺胀，咳而上气，烦躁而渴，脉浮者，心下有水气，小青龙加石膏汤。"

《金匮要略·痰饮咳嗽病脉证并治》篇记载："病溢饮者，当发其汗，大青龙汤主之，小青龙汤亦主之。"《金匮要略·妇人妊娠病脉证并治》篇记载："妇人吐涎沫，医反下之，心下即痛，当先治其吐涎沫，小青龙汤主之。"

小青龙汤治疗大纲，《伤寒论》第40条已详加论述，治"心下有水气"引起的咳、喘、心悸、吐涎沫、呕吐、下利，以及小便不利、少腹胀满等，内外儿妇用之皆效，三五副每见奇效。

二、小青龙汤使用要点

1959年秋，我们班去怀柔九渡河调查群众浮肿的原因。当地初冬哮喘的病人很多，我先后治疗150多例，多数用小青龙汤，少数用小青龙加石膏汤。凡脾胃虚寒合并咳喘的病人，用小青龙加石膏，常出现胃中痛加重或胃脘不舒之感，去掉石膏症状即消失。

1959年至今，我用小青龙汤的要点归纳为：

（一）要明理。咳嗽，古人叫痰饮、溢饮、水饮，实际指肺支气管中流动的稀黏液体（水饮），人体自我保护，用咳嗽的方式排出流动的"水饮"，才出现了咳嗽的症状，现代医学称为支气管炎，血象检查白细胞正常，仍须当水饮治疗，若当炎症处理，误用抗生素则后患无穷。

（二）要掌握温化痰饮的时机，及时予以治疗。凡咳嗽超过3～4周，咳嗽日渐加重，已是"心下有水饮"，水饮在气管作祟，当温化水饮、水气，咳嗽很快会好。

（三）只要是"心下有水饮"，即水饮在气管流动，咳嗽就无终日。我治湖南宋女士，咳嗽一年，咳为膀胱咳，咳则遗尿，苦治三年不愈，我予小青龙汤6副，至今三年未犯咳嗽。山西大同李女士，咳嗽五年不愈，甚则咳则遗尿，服小青龙汤咳嗽已不发。深圳罗女士，咳则尿裤子，带了六年尿不湿，服小青龙汤9副，至今不再犯病。……小青龙神奇之疗效，病人称赞。

最近几年，因咳嗽苦了孩子，大人花钱受累，孩子痛苦异常。我常用小剂小青龙汤不煎，用开水浸泡当茶饮，小儿喜欢饮用，三五副，咳嗽大减或治愈。家长们把我开的小青龙汤当作小儿保健品。凡无感冒引起咳嗽的，泡服小青龙，可解小儿咳嗽之苦。我常告诉家长，感冒发热用麻杏石膏汤，咳嗽不发烧用小青龙汤即可，再发热加石膏30g。

我的学生要记住：咳嗽是气管中有痰饮，有痰咳出，能看见白痰或黄痰；而水饮咳时咽中有咸味，即是水饮或吐出清稀水饮，温化痰饮才能止咳。

（四）要注意变通。小儿咳久，常伤及肺阴，加芦根30g，薏米10～15g。芦根养肺阴，薏米解气管痉挛。薏米解痉挛，入肝解之；白芍解痉挛，入脾入肌肉。把薏米当健脾药，是把鱼翅当粉丝，是不曾读过《神农本草经》。

我治疗小儿发热经验概括为："小儿科，多伤寒，寒刚起，体燔炭，白虎没，青龙现。"

我常看疑难杂症，儿科疑难杂症极少见，不去应诊，自然黔驴技穷，病家认为老大夫会应变，所以送来一诊，但大多数为发热咳嗽，我治此病，多见一虎一龙。

初起发热，分风寒发热，我常用桂枝汤加石膏，石膏用于防高热体燔；风热发热，用麻黄石甘（方中半个白虎汤）。风寒、风热犯及肺卫，继则咳嗽连绵，水饮开始涌现。若误认为气管"发炎"，误用寒凉清热，反而喊冤，咳嗽年月连绵。寒凉伤脾，脾为痰饮之源，我喜用小青龙温化痰饮，水饮不在肺中流动，咳嗽自然平息。所以我说"白虎没，青龙现"。为什么有时"寒刚起，体燔炭"？小儿受风寒，迅即体若燔炭，我用桂枝加石膏，发热呕吐用小柴胡汤加生石膏，用石膏都是预防体如燔炭的出现；用小青龙汤后咳嗽基本痊愈，偶尔咳一二声，可用苓桂术甘草加芦根收功。

成人服小青龙汤后复发咳喘，再服青龙无效，可改用锡纯先生从龙汤，因痰喘温化导致正气虚。从龙汤：生龙牡各30g，生白芍15g，半夏12g，苏子9g，牛蒡子9g。龙牡镇泛滥之水下归其宅。方后有加减法：气虚、夜重、呕吐、有热等。从龙汤以咳痰盈碗、脾肾虚极为特征。

我所以会用小青龙汤，是跟老师学的。学生你读摘抄的文摘体会，一定比我更会用。

三、小青龙汤加石膏治哮喘

五十三年前我摘抄的资料（1959年学术会议文献摘抄）小青龙汤加石膏治哮喘如下：

（一）病因：外感风寒，初失表散，致使邪留肺络，宿积于膈中，内因阳气衰弱而寒水之气内停，阳气虚则水湿不能化，而水气潴留变为痰饮，一旦触风寒即可发作。

（二）病理：多为脾肾阳气虚弱所致，由于肾阳虚弱，肾中真火浮越，不能摄制寒水，水气上泛则侮土侵肺，脾不能转输，湿不能化水外出，稠者为痰，稀者为饮，痰饮停肺，阻塞气管，故呼吸困难，甚至寒水上泛，阻遏肺气，不得下降，致使肺气不能化源，其气必然上逆而成喘咳。

（三）小青龙加石膏：主治本虚标实哮喘证。

主要症状：咳嗽上气，吐白色泡沫状痰液，喉中如水鸡声，胸背胀满。其喘的特点：不能平卧，昼轻夜重。脉多见浮滑或数而无力，冬发夏愈。

主要功用：纳肾气，敛肺阴，温脾胃，驱痰饮，利水，定喘，使阳通阴至，水火相济。肺气得肃，则表里之邪悉去，气道得以通畅，哮喘自然获愈。

四、小青龙汤方义解析

麻黄：喘息专药，能通肺气，止咳定喘，能开凝聚之痰，伤寒无汗之主药。

石膏：入肺胃经，清热降火以摄浮越之阳，麻黄、石膏合用取其相制之力量。

（笔者按：麻黄30g，石膏50g，则麻黄汗发不出，石膏辛散大于清热，寒不伤正，所以5岁以下小儿石膏可用之30g，清热神速。麻石相制，不可不知。）

桂枝：能于阴中宣阳，导引气化相能而利水饮。

半夏：燥脾胃之湿邪，化痰饮而降气逆。夏桂合用，取其辛燥之气和营通阳而除湿邪，又能使脾气运化，崇土以制水，助肺气清肃，通调水道以下行。

干姜：温中散寒，上宣肺气，下通大肠，外及皮毛，中镇沸逆，除满。

五味子：敛肺气，又滋肾水，使气归于精，精化为气。五味配干姜，则温中散寒，疏水润肺。

（笔者按：五味子、干姜，为仲景加减方中止咳必加之品，一敛一收，止咳力宏大。）

细辛：入心肺肾三经，循经行水而除湿邪。

芍药：柔肝敛肺，合甘草解肌肉之痉挛，使气道通畅，咳喘得愈。方中五味、芍药取酸苦涌泄之义，使之下行。

五、小青龙汤加减法

1. 若喘而汗出，抬肩短气，大便秘结，口燥心烦者，重用石膏制麻黄，减其辛散之气。

2. 若虚喘少气，喉中无声，为肾脾阳气大虚，要酌加人参，重用五味子、干姜、白芍。

3. 若喘咳逆气，胸胁胀满，食欲不振，酌加枳壳、陈皮芳香疏理之品。

六、附小青龙汤病例

（症状、舌、脉省略），为肾不纳气，水气积而为湿痰，阻塞气道而成喘咳。温化降逆。

处方：蜜制麻黄15g，生石膏30g，北细辛3g，桂枝3g，干姜4.5g，五味子9g，白芍6g，甘草6g，半夏6g。水煎温服之。

（高齐民于海运仓再抄录，2012年9月15日）

第二篇 医林雨露

引言：《医林雨露》是我诊余的读书笔记，重点摘抄的是全国各地名老中医的治学方法和临床经验，还有一些老中医的医论、医话、医案。这些都是先辈们毕生研讨所得，异常珍贵，我把她收集起来，希望这些治学方法和临床经验，能够像四季雨露一样，滋润医林后生们迅速成长。这是我多年的夙愿。

王冰在注《素问》序中说："将升岱岳，非径奚为；欲诣扶桑，无舟莫适。"他把医学书籍之多，视为耸入云霄之岱岳；把医学知识浩若烟海，视为远隔重洋之扶桑。王冰这个大医学家，用登岱岳，渡扶桑，来比喻治学方法和治学道路的至关重要。每个初出茅庐的医生，都迫切希望马上找到一个正确的治学之路，使自己早日成才。实践证明，若无名师指点，靠自己东觅西闯，需要花费十到二十年的时间，还不一定能步入正途。

我所摘抄的《医林雨露》，用大篇幅谈论治学方法和治学之路，有攀登岱岳之蹊径，有远渡扶桑之罗盘，全面系统地、多途径、多渠道地介绍治学方法，建议读者认真读读《医林雨露》，它是医林一条成才之路，是一条培养新一代名医之路。

《医林雨露》中很多秘方、名方，都是名老中医们的心血结晶，要能掌握它、应用它。例如，"小儿王"王鹏飞清热用的"寒砂散"；董廷瑶治腺病毒性肺炎之"熊麝散"；王静斋治温病所创的"犀羚粉散"；周凤梧治湿温自拟的"清热镇痉散"；王志敏祖传秘方"子宫丸"；房芝萱治瘰疬的祖传秘方"舒解软坚丸""甲字提毒粉"。其他，如陈鼎三用小续命汤治疗"脊髓炎"的经验；董廷瑶用王清任解毒活血汤抢救麻疹逆证；万友生用甘温除大热治胃中灼热证；陈源生用百合众方治疗尿毒症的经验；张泽生治疗萎缩性胃炎的经验；关幼波治黄的经验；陈慎吾、刘渡舟伤寒治学的经验等等，这些都是刀刃上的经验，后学者一定掌握好这些经验，青出于蓝而胜于蓝，才不辜负我之所望。

《医林雨露》本是我自己的学习笔记，草率和笔误之处甚多，敬请先辈、后生们读后多多批评雅正。

（晋南高齐民于墨西哥城，时在壬午年五月端午）

第一辑 治学与临证

王文鼎医论二则

卫生部顾问，中医研究院

一、在临证上的博采众长

王老对《千金方》《外台》《串雅外编》《景岳全书》《医学衷中参西录》等书所载有效方剂常应用自如，他如医史笔记、野史、单方亦多有收录，从而扩大了用药思路。对癫狂的治疗，或用《千金方》温胆汤治其胆虚痰热，或用《丹溪心法附余》礞石滚痰丸治疗痰浊内壅或痰火挟风所致者，或用《医林改错》的癫狂梦醒汤活血化瘀、开窍醒神。他还根据《难经》"重阳者狂"的论点自拟"狂病方"（白砒石3g，绿豆粒，栀子49枚打面，雄黄雌黄各3g打面，急性子9g打面。上药合匀，贮于瓶内。服时取2g，加牛黄、冰片0.1g，调适量的糖和面粉，烙成饼服下）。服后必大吐大泻，以攻而下之，引而越之，以清泄痰火。在此基础上，王老进一步摸索其治疗规律。若阳证治不好，就转入癫，或半阴半阳、半虚半实之证，属痰气纠结、迷阻心窍，治当疏化痰气。轻者以小柴胡汤、柴胡疏肝饮开其郁；一般以温胆汤为基本方随症加减，屡获显效；或治以丸剂（人参、茯神、生熟枣仁、乳香、琥珀、远志、菖蒲、辰砂、川连、龙齿，炼蜜为丸，早晚服，合欢皮或薄荷汤送下）。癫证之发，气郁挟痰是其标，心脾虚损是其本。始发当以理气化痰为主，后期则着重调补心脾，归脾汤、补心丹等是常用的善后方。若癫证处理不好，就转化为呆证，即属虚证、阴证，为邪正俱衰，当益气壮阳以治其本，可于"癫证丸"药方内加入肉桂、附子之类治疗。他认为，精神病不宜服抑制药，要因势利导。其证由阳转阴为逆，由阴转阳为顺；对癫证、呆证治疗不可操之过急，顺其宜而逐步治之。辨证极细，用药层次分明，堪为师法。

王老常谓，用药如用兵，医家当谙熟药性，切合病机，照顾全面，所以他对生药和炮制亦很熟悉。如谓，黄连有九种用法，心火用生黄连，肝胆实火苦胆炒黄连，肝虚火醋制黄连，上焦火用醋炒，中焦火用姜汁炒（护胃气），下焦火用盐炒，肝胆郁火吴茱萸炒，脾虚生火用黄土炒，足见其精细。

王老对中医药的探索，不仅长于从书本中钻研，而且善于从别人的医疗经验中不断汲取有益的养料。如治某患者之奇痒症，用五黄汤：黄连、黄芩、黄柏、大黄、栀子、加犀角、苍术、苦参、蜈蚣、全蝎、僵蚕，服汤药前先服紫雪丹2丸（克），一剂痒止，三剂结痂治愈；立方之意，遵"诸痛痒疮，皆属于心"也。王老说，他这一手是从成都外科名医黄祖成那里学来的。其方十之八九为三黄汤、黄连解毒汤、栀子金花汤，多为苦寒，还加苦参、胆草；询之"病机十九条"言火者即五条，刘河间亦谓"气有余便是火"，黄氏处方一般甘草与三黄相等，取苦化阴，不伤脾胃，这些经验足以借鉴。

王老对一些验方、秘方也很重视，认为，只要用辨证的方法去分析，用对了，确实很有疗效。他介绍治鹤膝风验方，由生黄芪240g，远志、石斛、怀牛膝各120g，双花30g，五味组成，一定要保证药物的质量和剂量达到标准。用十碗水，先将前四味煎熬至两碗水时，加入银花，再煎成一大碗，临睡空腹一次服下。药后全身大汗，听其自止，用毛巾把汗擦干，揉搓全身，常可一剂见效，两三剂治愈。王老就是这样，从各个方面把祖国医学矿藏一块块地加以挖掘、收集、整理，使之服务于人民。

王老1975年治一刘姓患者，西医诊断为肺脓肿，久治不愈。王老诊后谓，肺部化脓性病变有肺痈、肺疽之别，痈有火毒之滞，疽有寒痰之凝。该患者发病开始为半阴半阳证，迁延日久，气血虚衰，阴寒凝结，毒邪深伏，瘀血内（阻）滞，是为肺疽。治疗先用益气活血化瘀，佐以止血解毒，服二十五剂；又改服补气养血、活血止血法，又服十五剂，瘀散血止，肺虚阴寒之象毕露；投以通滞温补开腠的阳和汤加味五十余剂，拍片、化验检查正常，自觉症状基本消失，以健脾益气之品调理月余而病痊愈。

又如，患者崔××，女，17岁，右足背肿物7月，破溃翻花1月半，被诊为右足滑膜肉瘤，医院建议小腿下段截肢，并谓术后也只能多活1年半左右。王老诊后认为，我们只能从中医治毒瘤、石疽、瘿瘤等方面来寻求有效方药。通过辨证，他诊为石疽，乃阳虚阴毒内陷、气滞血瘀所致，治用温阳补虚以扶正，拔毒消坚、补气化瘀以祛邪。常服阳和汤、犀黄丸，外用鲜商陆根约30g，捣绒，加少许食盐，涂敷翻花疽面，一日一换。经三年治疗，滑膜肉瘤基本痊愈。为杜绝复发，王老处方善后，嘱内服阳和汤40剂，间日服小金丹26袋，终收全功。

二、在医理上的独到见解

在长期实践中，王老逐步形成了自己的学术思想，在理论上多有建树，尤其在辨证论治方面，提出许多真知灼见。

王老辨证论治的特点是整体观念，全面分析。在辨证步骤上，他认为诊病必先别内伤、外感或不内外因；在确定病因之后，再区分阴阳，何者偏盛，何者偏衰。阴阳盛衰的表现，就是机体内部统一性以及机体与周围环境的统一性发生变化的总反映。所以，临床医生必须善于掌握疾病发展过程中阴阳变化的情况，及时做出正确的判断，进而确定病在哪一脏腑和经络，同时也必须考虑到脏腑与脏腑之间、脏腑与经络之间的相互关系，使辨证更加全面、具体和准确。

他强调，诊病必须四诊合参，对脉诊的应用尤有独特的见解。他指出，脉诊必须"静以观其象，动以察其体"，在明确六部脉和脏腑相应、各有所属的基础上，要以医生的三指动静结合来观察病人的脉象和脉体的变化。静，是指医生必须屏息敛神，置三指于寸、关、尺三部，分轻、中、重三种力量来观察脉搏的频率、血流冲击力量的大小，如迟、数、滑、涩、洪、微等；动，是指医生三指按寸、关、尺三部，分轻、中、重三种不等的力量，往来揉动病人的脉管以观察其体态和张力，如长、短、弦、芤、紧、缓等。简言之，就是以医生的"静"来候病人的脉象，以医生的"动"来候病人的脉体。实践证明，这种动静结合、体象并察的切脉法，对深入了解疾病、区分阴阳、确定脏腑以及选方用药等方面，都具有很大的实际参考价值。

关幼波论治学要严、博、创

北京中医医院

一、"严"字开的头

我幼承家学。六岁读私塾，在老师与家父的严格管教下，熟读四书五经，并尝书法；九岁时，曾在街头当众挥毫书写春联，路人得之以求吉利；十六岁，与家兄随父学医，伺诊左右。我的父亲关月波，是北京地区名医，擅长内妇儿科，对于时令病、妇女病更有独到之处。他的学术观点受滋阴派朱丹溪的影响，倾向于"阳有余，阴不足"。他体会："天花、麻疹、猩红热等，属于瘟疫范围。病毒由口鼻而入，在气分不发病，在血分才发病。所以，在治疗时，一定要加用凉血活血的药物，如丹皮、赤芍、白茅根、元参、麦冬、生地等，自始至终注意养阴为佐，亦即解毒养阴、凉血透表之法。"由于当时瘟疫流行，他曾将自己的经验方做成"瘟疫灵丹"，加引吞服，简便廉验，深受劳苦大众欢迎。对于妇科病，他以四物汤活血为法，因病而异，灵活化裁，每收殊效。内科方面，他善治脾胃病，侧重于调理气血。总的来看，虽然方药平平，但因辨证精当，疗效卓著，名人墨客祝贺称颂者不绝于户。其中，胡某重病获愈，感激不尽，送金匾一幅，匾中八个字，两行排列："儒达乃医，医明是医。"横竖可读，回环成诵，意思是：儒乃达儒，医是明医；儒达乃为儒，医明是医；儒医乃是达明儒医，儒医达明乃是儒医。

父亲医术高超，并非开口《内》《难》，闭口《金匮要略》《伤寒论》，而是重视医理与病理的结合，在基本功上严格要求。诸如《雷公药性赋》《汤头歌》《濒湖脉诀》等，都要求熟背；对于《内经》《难经》《伤寒论》《金匮要略》，则以实用为准，选学精读，要求明其理，知其要，熟会贯通。比较重视的是叶天士的《温热论》和吴鞠通的《温病条辨》。另外也重视朱震亨的《丹溪心法》、李东垣的《脾胃论》、王清任的《医林改错》、唐容川的《血证论》等。父亲常说："医者，理也"，认清医理才能治好病。所以，在学习经典医籍时绝对不要死记硬背，在临床应用时绝不要求生搬硬套，而是在理解的基础上记忆，在实践中加深记忆。

在父亲抱病期间，他曾连续抽查了我的三个脉案。经过认真复核，"考试"合格，最后满意地说："你可以治病救人了"。不久，他便去世了。从此之后，我饱尝了"贫居闹市无人问，富居深山有远亲"的苦酸辛辣。

二、"博"字铺开路

父亲死后，我搬到前门外大席胡同"广福客店"。这店实际是贫民窟的一角，故与我交往者尽是贫苦之辈。由于国腐民穷，瘟疫流行，应接不暇的门诊、出诊，锻炼了我这个初出茅庐的年轻中医；成功与失败，欣慰与焦虑，复杂的心情激励着我的进程。由于广泛实践，我把从父辈和医书上获得的知识变成了直接经验。

北京解放了，我同时在几个药铺坐堂，如前门大街的"永安堂""体干堂"，三里河大街的"同和堂""保得堂"等。当时，我有幸与北京四大名医之一施今墨同一药铺坐堂，施为下午4~6点，我为下午6~8点。每天，我都早去站柜台，浏览施的脉案，并亲自询问服药后的变化，洞察其中奥妙。正是"行家看门道"，稍有所得便默记脑海，日久天长，像孔伯华、肖龙友、汪逢春等名家医案都成了我的活教材。另外，我还广交同道，谈论医道，像前门地区名医康乃安、赵瑞麟等都是我的挚友。由于我勤学好问，康在临死前把祖传秘方"鹅口散"传给我，经我推广使用，对口腔溃疡、白塞氏病等都有良效。现改名"口腔溃疡散"，由药材公司公开出售。

笔者按：我20世纪80年代带一批西学中的军医，其中一部分人是关幼波老大夫的学生。关老说，他用康乃安老大夫的"鹅口散"挣的钱买了一座四合院。由于学生的要求，关老把方再传给学生，我也从他的学生那里知道了"鹅口散"的药方。古人有"千军易得，一将难求"。我知后如获至宝，现写在我的笔记里，与同道同享。

"鹅口疮特效方"

处方：五倍子9g，雄黄3g，冰片0.5g。

制法：上三味药共研极细。

用法：凡士林调匀外用。

主治：口腔溃疡、白塞氏病等。

1953年，我参加了北京市第一中医门诊部，与已故妇科名医刘凤武对桌应诊。我打破了"文人相轻"的旧习，主动与刘探讨医术，并互相交换病例。当时我把所能接触的前辈和同行都当成了老师，履行了仲景"勤求古训，博采众方"的遗训。

我自幼曾受过"三人行必有我师，择其善者而从之，其不善者而改之"的古训，勤学，不耻下问，所以我体会到，"学问，学问，边学边问"，通过实践才是自己真正的学问。平时我参加外院疑难重症会诊较多，很多西医都乐意与我合作，我也把会诊作为向"能者"学习的好机会，并经常从抢救疑难病例中汲取现代医学的知识。

20世纪50年代初期，对于肝炎的治疗，除清热利湿法外，还流行清热解毒之说。我又发现南方某肝病专家善用芳香化浊之品，对于改善症状和肝功能疗效尚好，我立即扩大使用，于是藿香、佩兰等芳香化湿解毒的方药得以验证。

三、"创"字展新图

医古不泥古，学术力争创见。在继承祖国医学遗产的过程中，对于古典医籍和近世先贤著述，医者既要熟悉，但又不能受其束缚。因为实践是检验真理的唯一标准。例如，对于黄疸，除了同意"湿热相搏"乃生黄疸的传统概念外，我对于"疫毒"传染有关的学说也比较重视。我体会到，在病理上，湿热羁留气分，不会出现黄疸；而湿热为胶固之邪，入于血分，瘀阻百脉，逼迫胆汁外溢，浸渍肌肤，才能出现黄疸；若湿热蕴毒，则血热沸腾流速，胆汁横溢，除黄疸日益加重外，尚可出现衄血、呕血、皮肤出血斑点、赤缕掌红、蜘蛛痣等，甚至毒热弥漫三焦，侵犯心包，而见高热烦躁、神昏谵语等危候；若湿热凝结，更加胶固黏滞，瘀阻血脉，脉道不通，则胆汁更难循其常道而行，黄疸更难消退。所以，在治法上，除了遵循传统的清热利湿之剂，又提出"治黄必治血，血行黄易却；治黄需解毒，毒解黄易除；治黄要治痰，痰化黄易散"的个人见解。

董廷瑶治学九要

上海中医文献馆

岐黄之道，为东方医学之佼佼，渊博精湛，蕴藏真知，旨趣微妙，自成体系，故其治学方法与一般科学有所不同，苟非参透经义，临床证验，则必难登堂入室也。

先生治学经验，乃精于经典，博览群书，洞微病机，辨证以治，师古而不泥古，灵活机变而不离规范，或宗成法，或自创新，皆以临床需要为准则。

中华民族数千年之古代医学，乃稀世珍宝，其间玄奥神妙，实非浅尝可得。其运用祖国医学的经验概括起来，则有九要：一曰明理，二曰识病，三曰辨证，四曰求因，五曰立法，六曰选方，七曰配伍，八曰适量，九曰知变。

其中明理、识病反映了医者在理论上的修养，辨证固是观察分析的能力，立法、选方、配伍、适量是在理论指导下的具体应用，而知变，即随机应变，是对特殊情况的应对能力和适当处治，集中体现了中医治疗的灵活性和针对性。设医者能致力于九要，下一番苦功，定能提高业务水平而渐臻精湛。

业儿科者深感小儿病之难治，因其呱呱襁褓不能自白，而脏腑柔弱，易起卒变，故必须了解小儿生理病理特点，庶于临床不致困惑。

稚阴稚阳之说，为小儿生理之概括。尤以"脏腑薄，藩篱疏，易于传变""肌肤嫩，神气怯，易于感触"，更因卫表不固，肺脾不足，则感饮食及客忤、惊怯均易促发致病，其他食、痰常有积聚，心肝易生风火，又是外感热病迅速传变的内在条件，故为小儿病之易虚易实、易寒易热也。至于虚实之间、寒热之间的相克转化，瞬息之变，出现表里上下寒热虚实的错综复杂症状，此亦不离乎阴阳幼稚而气血脏腑弱而未壮之故。

高热危症，在气以白虎，里实用承气，方药合拍，辄能转危为安。

仲景《伤寒论》以桂枝汤为第一方，对小儿临床运用颇有心得。以其体弱，风寒初袭，汗出恶风的表虚证，桂枝汤常可施用。而营卫不和，易汗、低热、无力、纳差诸症，则用桂枝加味治之，每可应手。其他桂枝之类方，如桂枝加龙牡汤，可治小儿营虚心悸、汗多如淋者；桂枝加杏朴汤，可治小儿饮冷感邪，大便溏泄，咳嗽微喘者，效果均较满意。小儿寒疝、偏坠疼痛，桂枝加桂再加橘、荔枝核等；风邪卒中，胸腹作痛，用柴胡汤，其效均佳。至于小建中之治小儿虚寒腹痛，黄芪建中之治虚损汗多，更是效如桴鼓。此乃小儿肌肤柔弱，肺脾不足，易见营卫失调之诸症，适于桂枝类方；而其气血未充，中土易伤，每见化源不足之诸症，即为建中类方之所主。吴鞠通说，"儿科用苦参，最伐生生之气也。小儿，春令也，木德也，东方也，其味酸甘……故调小儿之味，宜甘多酸少。"在桂枝、建中方里，桂枝、生姜辛温散寒，扶助卫阳温经暖中，包含少火生气之意；芍药、甘草酸甘相配，和营缓肝而安内攘外，又取酸甘化阴之意；大枣、饴糖甘平滋腻，充裕营液而资生气血，即有益脾抑肝之用。

关于急惊，其病机，初多属于伤寒化湿、化热的三阳证，以小儿体脆神怯，不耐高热，遂生惊搐。设或不先祛邪，遽投金石重镇，脑麝开窍，是舍本逐末，引寇入室，贻患非浅。故惊之法，不必拘于惊之名目，当求其致病之因。经云"诸热瞀瘛，皆属于火""诸痉项强，皆属于湿""诸暴强直，皆属于风"。此其不同病因也。而火有虚实，实火宜泻，以钱氏泻青丸、葛根芩连汤、承气白虎及紫雪等为常用之剂。湿乃寒水，辛温可化，风寒束表，桂枝汤主之。吐甚加玉枢丹，其发热汗出而渴者加花粉，或佐以葛根。风由热化，寒由风聚，风热挟痰之惊，则用沉瀣丹、金粟丹、抱龙丹等，此治惊之大略也，临床遵此每可应手获效。

董老幼承庭训，专擅儿科，临床经验丰富，著有《幼科刍言》，应购而读之，才知"能定能应谓之成"的含义。

刘树农业医小得

上海中医药研究所

伯父小泉公业精儿科，他说小儿为稚阴稚阳之体，一旦罹病，即应速战速决，不能以疲药误事。如，他对当时流行的天花，在初期每重用透托和清热，并善使用大黄，以撤在里之热毒；继则从事补益气血，分别兼温或兼清，重在托里排脓，治愈诸多险症。

失败于不识《瘟疫论》之陷阴证、寒入厥阴，成功于用《千金方》紫圆治一乡人，头晕病，症状为头晕沉重，起立则觉天旋地转，时吐涎水，旋吐旋生，食少神疲，静卧懒言，如是者近一年，经中西医医治无效。我遵张子和"寒湿痼冷，可泄而出之"说，按《千金方》治下腹中痰澼的"紫圆"方，照方配制。先服梧桐子大三粒，得微下；隔一日用十粒，分两次服，下水液杂脓血数次。越二日头晕即大减，灰腻滑润之苔亦渐化，食纳增，精神爽。继则调补脾肾两阳之剂，康复如初，原休息痢亦不发作。

我曾用活血消肿、渗湿清热、专理肠间的办法治愈多例慢性腹泻，其病机"脏阴真寒，腑阳有热"，以黄土汤加味。

我曾遇到一个失音五年，别无所苦，久治不愈的病人，即根据五官科对声带诊断的结论，用通窍活血汤合真人活命饮加减，不过数剂即得音开而逐渐响亮如初。

《素问·阴阳离合论篇》曰："阴阳者，数之可十，推之可百，数之可千，推之可万，万之大，不可胜数，然其要一也。"王冰注"一，谓离合也"。所谓"离合"即意味着对立统一的矛盾运动。

《素问·六微旨大论篇》中"故非出入则无以生长化收藏，是以升降出入无器不有"之说，则是对自然界一切不断新陈代谢的概括。

朱熹在《太极图说·注》中曾指出："有阴阳，则一变一合而五行具……盖五行之变，至于不可穷，然无适而非阴阳之道。"于此可知，五行之中固莫不具有阴阳，而中医五行学说以五行联系机体内外环境的整体统一和相互滋生、相互制约、自动调节的一系列活动，又莫不包含着阴阳两者的矛盾运动。

江育仁"有益的回忆——知常达变"

江苏南京中医院

我读名老中医文章上千篇，受益匪浅，然而江老"有益的回忆"字字金玉，光彩夺目，追溯失败原因，错在何处，使人从中吸取教训，前进的步伐会更快。辨证失误，人皆有之，不失误，成不了名医。望后学者像江老这样，把治病遇到的教训，实事求是，信笔记下，卧薪尝胆，于人于己，皆受裨益。我反复读了五六遍，摘录如下，以勉后学。

知其常而不达其变，焉能不贻误大事。麻疹在出疹期应用透法，古有"疹不厌透"的要诀，这是知常的法则。麻疹小儿应诊，是坚持"疹不厌透"，还是弃透，而用凉营解毒、养阴清热，以杀其威，不应拘束于在不在透疹之期，而应以证为宗旨，才不会让"疹不厌透"蒙住自己的眼睛，失去达变。

两岁小孩，发热咳嗽三天，麻疹见点二天，突然高热气喘，烦躁不宁，睡时惊悸，大便不结，小便色黄，皮肤痧点隐伏不透，面白唇红，舌苔黄，质红。

本证虽有痧点隐约，痧毒未得外泄，麻疹见两天，正透疹之期，但本证已属麻毒化热化火，火灼肺金，已有入营之兆，虽已属逆证，证情并不复杂，由于接受常法"疹不厌透"律法约束，故大胆给予重剂宣透。患儿服药后，烦躁更甚，夜半呼吸更促，口唇焦裂，皮肤灼热，全身无汗，痧点隐没，面目红赤，不时上翻，抽风两次，小便涓滴，腹膨肚胀，神志渐至昏迷，病情危重。家属十分焦急，次晨另请他人医治，处方以清热解毒为主，略佐透法，重在甘寒护阴，严防伤津耗液，液竭风动，导致燎原莫治。

后经了解，那位医生认为痧毒已经入里内陷，虽在透疹之期，已非透发所能引邪外泄，当务之急是毒邪化火，病涉营分，而阴液亏损，出现液竭化燥，肝风蠢动，非大剂凉营解毒，养阴清热，难杀其威。处方用的是：鲜生地、淡豆豉、丹皮、鲜石斛、鲜芦茅根、川连（连能生水）、大黄、山栀、连翘芯（心）等，并以紫雪冲服。据说患儿服药后，大便畅解一次，色褐，气味臭秽，旋即全身微汗潮润，疹点亦得外透，从而高热渐退，气喘渐平，烦躁转宁，抽风止，神志清，病情向愈。

麻疹在出疹期应用透法，这是谁也不会否认的，但透疹的方法很多，如辛温宣透、辛凉宣透、益气透托等，而未见有用苦寒泻下透疹者。细审该证，系毒热炽盛，痧邪无从外泄，必致内陷，毒热化火，液劫风生，"炎"虽在肺，而毒在阳明。清热解毒，固为常法，但"杯水车薪"，无济于事，所以不用"扬汤止沸"之法，而用"釜底抽薪"之计，故事后细想，我的过失就在于不能知常达变，每忆此事，不寒而栗。

朱仁康外科论治

中医研究院

治疮疡三大法：消、托、补，能消则消，不能消则托。王洪绪虽有"以消为贵，以托为畏"之戒，我赞成其前者，而不同意其后者。王氏治疮疡以醒消丸、犀黄丸、小金丹之类，以期内消，免于刀针之苦，是其可贵之处。若治之已晚，能消者无几，予常以消托兼施之法，间有可消之机；即使不可内消，亦能移深居浅，脓泄而愈，乃是上策。因此，托法并不可畏。即以仙方活命饮为例，亦是消托兼施之剂，未成可消，已成速溃。我用托法，如疔，火毒结聚，坚不化脓，肿势扩散，则应清托，使其疮头早破，疔毒外泄，不致内窜走黄。又如脑疽、发背，疡不高肿，平塌不起，则应补托（扶正托毒），不致正虚毒陷。如阳虚毒陷，则应温托，以挽颓势。予治肠痈（阑尾周围脓肿）、瘰疬等症，亦用消托兼施之法，达到内消之目的。

裘笑梅论妇科

浙江中医学院

清华老师说："学医要矢志不移，志不强者智不达；读书要勤奋，精勤不倦，熟读深思义自明。"

读医典，我认为应从《内经》《难经》《伤寒论》《金匮要略》等入手，然后循序渐进，博览各家著述。习妇科，基础与内科同，然妇人之病多于男子，固有其行经、孕产、哺育等特殊生理情况，且性情多郁，所以在一定的范围内，产生了一些特殊的疾病，因此在病理和诊断治疗上与一般内科有殊，此所谓"医之术难，医妇人尤难"。祖国医学中妇产科学说，其源甚古，繁茂丰厚，我认为必须下苦功夫熟读以下主要典籍：

《金匮要略》"妇人病三篇"，是专论妇科病的。其中，在《金匮要略·妇人妊娠病脉证并治》中讨论了妊娠出血、妊娠腹痛和妊娠水肿等症；《金匮要略·妇人产后病脉证并治》提出了痉、郁冒、大便难三症，并对产后腹痛、发热、呕逆、下痢等症订立了治法；《金匮要略·妇人杂病脉证并治》研究了热入血室、脏躁、经闭、痛经、漏下、转胞、阴疮、阴吹等症。此三篇中所述的理论和方药，为后世治疗和研究妇科临床疾病的准绳。

巢氏《诸病源候论》述妇人杂病二百四十三论，研究诸病之源、九候之要，为第一部病理专书。孙思邈《千金要方》中"妇人方治"六卷以脏腑寒热虚实概括诸杂证，而为立方遣药的总则。陈自明《妇人大全良方》对妇科病作了系统总结，认为肝脾损害是月经病的主要病机。薛立斋《薛氏医案》重视先天后天，力倡脾肾兼补之说。《傅青主女科》病立一案，案立一方，条分缕析，言简意赅，有独到的经验。《叶天士女科全书》自调经科学以及保产育婴，靡不一一辨举，条文分明，虽变证万端而游刃有余，实乃妇科之宝筏。这些医学的著述，有志于学妇科者要熟读，关键处得一字一字地推敲。古人说"案头书要少，心头书要多"，这对学医者尤为重要。平时熟读，把案头之书累积潜藏于心头，临床应用便犹如囊中探物，伸手而得。

一、更年期综合征创新治疗

继承与发展祖国医学，要师古而不泥古，不囿于一偏之见，不执着于一家之言，在博采百家之长、融会剖析的基础上善于化裁，敢于自己闯出一条路来。南宋名医陈自明，对妇女患脏躁悲伤，投以大枣汤，"对症施药，一投而愈"。今人之更年期综合征和青春期紧张症，即属脏躁疾患范畴。我在临床上亦袭用甘麦大枣汤，发现有许多病例不能取得满意疗效。为了探求新的途径，我一方面继续研讨古医经典，从理论上寻根求源。《素问·上古天真论篇》曰："二七而天癸至，任脉通，太冲脉盛"，说明妇女在十四岁时冲任脉逐渐旺盛，月事以时下，此为初潮行经之际，气血尚不足，肝肾亏损，阴阳不得平衡，故来月经前后容易出现烦躁不安症状。《素问·上古天真论篇》云："七七冲任脉虚，太冲脉衰少，天癸竭"，说明妇女在四十岁左右，正是冲任脉功能逐渐衰退的一个过渡时期，机体平衡容易失调。这样就弄清了病理病源。另一方面，又综合分析临床病案，发现患者以阴虚肝旺型较为多见，明于此，我认为应治以平肝安神、潜阳滋阴之法。经过一段时间的摸索，我创拟了"二齿安神汤"：青龙齿、紫贝齿、灵磁石、茯神，皆在养心神、开心窍，镇惊而守其神，临床与甘麦大枣汤合用疗效显著。

二、妊娠子痫的防治

先兆子痫和子痫属晚期妊娠中毒的一种类型。中医没有"妊娠中毒症"的病名，但从本病的临床表现来看，类似于中医妇科所称的"子肿""子满""子晕""子痫"诸症。《诸病源候论》中指出："胎间子气，子满如肿者，此由脾胃虚弱，脏腑之间有停水而挟以妊娠故也。"《医宗金鉴》亦云："孕妇忽然颠仆抽搐，不省人事，须臾自醒，少顷复如好人，谓之子痫。"这是妊娠最严重的疾病，重则可导致母婴死亡。现代医学对妊娠中毒的诊断，根据妊娠24周后，如高血压、水肿、蛋白尿三个症状有二者，均可诊断为先兆子痫。古人对本病早有认识，但限于历史条件，绝大多数中医文献都把"子肿""子满""子晕""子痫"等当作不同的病症。其实上述各症，不过是整个疾病发展过程中的不同阶段。"子肿""子晕"往往是"子痫"的先兆症候，即使轻的"子肿"有时亦可发展为危重的"子痫"。因此,必须重视它们之间的内在联系。鉴于上述认识,我制定验方"牡蛎龙齿汤":牡蛎、青龙齿、石决明、杜仲、制女贞、白芍、夏枯草、桑寄生、茯苓、泽泻,无论防与治,疗效均较显著。

古人云:"大医者,非仁爱之士不可托也,非聪明达理不可任也,非廉洁淳良不可信也。"医之一道,其理甚奥,其责甚重,论治立方,性命攸关。为医者不应草率逞能以沽名钓誉,亦不能瞻前顾后,自虑吉凶,护惜为名。对于危急病人,即其病不可治,亦须竭力以图万一可生。

瞿文楼论治病求本

清太医院吏目

瞿老强调治病求本。他说:"鲧湮洪水,医之禁忌",并结合自己临床经验,反复讲述治病必求本的道理。先生说,治病求本,详诊细参,辨色看舌,务在精细。今之医家不审标本,无论八纲,用补药为病家之所喜,每每错补误温,病者无怨。如,每见火证必凉,并言"热则寒之",不知火之所起最忌攻泄,火郁当发,以导引为贵。疮疡外症,(疮疡忌汗)每用调和气血,后期再以活(血)瘀通络,不留后患。切不可早用凉法,以寒之则涩而不流,温之则消而祛之。

瞿老的这些学术见解和经验,对我以后临床有很大影响。

瞿老对温病的治疗强调宣畅气机,不可一派寒凉。他说:"温虽热疾,切不可简单专事寒凉。治温虽有卫、气、营、血之别,阶段不同,方法各异,但必须引邪外出。若不治邪,专事寒凉,气机闭塞,如何透热?又如何转气?轻者必重,重则无法医矣。方书虽有安宫牛黄丸、至宝丹、神犀丹等,但必须用之得当,才能见效。"瞿老此论,我在临床中体会,正是叶天士"在卫汗之可也""到气才能清气""入营犹可透热转气"的含意。

瞿老论眼疾的治疗有独到见解和丰富经验。他说:"眼疾治疗不当,多导致瞎""世人每以目为火户,当属多热。不知病有新久,新病多热多火,虽是火证亦不能单用寒凉之药,因寒则涩而不流,温则消而祛之。"(笔者按:学生时代,读《江苏中医杂志》转载重庆天启庙《眼科奇书》,开篇就说:"外障红、肿、痛、热,皆属于寒",方用四味大发散。4年后,才知此眼病指病毒性角膜炎,若误用寒凉,则云翳立成。则瞿老"温之则消而祛之"可为一大法则。)"肝开窍于目,虽为火户,但非实火,亦不尽是虚火。"(笔者按:《眼科奇书》还有"陈寒痼冷"之红肿热痛)肝为藏血之脏,血不足,则肝阴失养。阴不足则阳必亢,亢则为热,热则种类繁多,有因郁而致者,有因湿阻滞络脉者,有暴怒之后血瘀气滞者,有外因而引起内伤者……必须详辨,再行施治。俗医见风火赤眼,每用黄连苦寒之极,最遗后患。不知当须先治风热,养血熄风,其慢性眼疾,瞿老则多从肾水考虑。

一次，瞿老治一暴发火眼病人，其眼球突然增大，疼痛难忍。先生谓："郁当散，肝热当消"，以独活、川芎、羚羊角等一剂病减，继则用龙胆草、大黄等苦泻，又一剂其病若失。

凡郁皆当开，气血痰饮湿食均可致郁，郁久化火，都是热证，岂可一派寒凉？并言"治热以寒"，阻遏气机，病焉有不变加重之理？瞿老之论源于《内经》《难经》，出自于自己多年实践，用之临床，每多效验。（赵绍琴回忆）

赵绍琴论温病治法

北京中医学院

一、温病"汗之""非汗"之论

关于温病卫分病的治法，叶天士说："在卫汗之可也"，一般认为就是"汗法"或"辛凉发汗""辛凉解表"。赵老认为以"辛凉清解"的提法更为确切，并强调指出："汗之"并非"汗法"，也是从临床实践中总结出来的。（笔者按：辛凉之"凉"，凉能清热，热天摇扇纳凉，凉则清热，夏天炎热体内热盛，喝一碗凉水，则周身汗出，辛凉可使汗出。"辛凉解表"改成"辛凉清热"尚嫌不妥。）

考吴鞠通《温病条辨》，治疗卫分证（上焦）时，列举辛凉轻剂、辛凉平剂，通篇并无"解表""发汗"字样，且谆谆告诫说："温病忌汗，汗之不惟不解，反生他患。"因温病"自口鼻吸受而生，徒发其表亦无益也；且汗为心之液，心阳受伤，必有神明内乱，谵语癫狂，内闭外脱之变"。又因"汗法"伤阳助热，吴氏谓："温病最善伤阴，用药又复伤阴，岂非为贼立帜乎。"温病初起为温邪犯肺，肺气贲郁，卫阳之气宣发受阻，阳气（郁）壅滞，郁而发热。病在肺卫，虽属轻浅，但其津液已轻度受伤，故有"口微渴"之见证。此与伤寒之风寒外束、卫阳受伤迥然不同。其治法，太阳伤寒宜辛温解汗，而温病卫分证，叶天士认为其治法"与伤寒大异也"。因此，"汗之"绝非"汗法"。

温病卫分证属"郁热"。《素问·六元正纪大论篇》曰："火郁发之"，王冰注之曰："发，谓汗之令其疏散也"；柳宝诒则进一步论述说："暴感风温，其邪专在于肺，以辛凉清散为主，热重兼甘寒清化。"均不认为是"汗法"。赵老先父对此曾解释说："外感风寒为表闭，内热温邪是温从口鼻而入，其病在卫。在表宜解表，在卫当疏卫。如房中热郁，必须打开门窗，以令气流则热退矣。"所以卫分证之"汗之"，实为辛凉清解之法。辛可开郁，凉能清热。郁开，热清，卫必疏。邪去则三焦通畅，营卫调和，津液得布，故表清卫和，微汗而愈。此不用发汗之法而达到了汗出的目的，即"汗之"之意。

《温病条辨》银翘散方，在大队清凉药中，辛温者仅豆豉、荆芥穗二味，且用量很轻，绝非发汗之意。其作用有二：其一，是开郁。卫分郁热，邪在上焦，豆豉、荆芥辛温开郁，宣畅肺卫。其二，凉虽能清热，但一派寒凉则易使气机涩滞不流，故少佐辛温，以制其弊，仅取之味，断无温燥之性，绝非"汗法"。

在卫分证中，因"热"与"郁"又有轻重不同，所以"寒凉"与"辛温"的配伍也要有一定的比例。一般来说，热重郁轻者，以寒凉为主，少佐辛温；郁重热轻者，则以辛温为主，佐以寒凉。只要比例得当，就能使郁开热清，达到表里清和，营卫调和，三焦通畅，微微汗出而愈。这一认识避免了温病误治，并指出了组方原则和用药根据。

二、对"入营犹可透热转气"的认识

温病邪入营分，病情深重，一般常用"清营汤""清宫汤"及"三宝"，并云此即"透营转气"之法，对何为"透营转气"并无明确（法）论述。通过临床实践，赵老认识到，营分证具有营热、阴伤、气机不畅三个特点，对于前两个特点，叶天士曾明确指出："营分受热则血液受劫"，即营阴为热邪所伤。因"营气者，泌其津液，注之于脉，化以为血"，且"循脉上下，贯五脏而络六腑"。所以邪热入营，必伤其营阴，清热养阴则是治疗营分证的根本方法。

营分证的类型是复杂的，且除营热阴伤外，还常兼有痰热、湿阻、瘀血、食滞、腑实等，都会阻滞气机，使营热外达之路不通，已入营之热不能外透。所以治疗营分证，除清营养阴外还要宣通气机，畅营热外达之路，以"透热转气"。

考《吴医汇讲》中搜集叶天士"温热论治"，原作"乍入营分，犹可透热，仍转气分而解。"后世据此，多认为，初入营分才能透热转气；而王孟英将其收入《温热经纬》，改为"入营犹可透热转气"，则把透热转气的应用范围扩大到整个营分。但一般仍根据清营汤中银花、连翘、竹叶三味药都有透热转气的作用，便认为此三味药都有透热转气的作用。这样，就把"透热转气"局限于初入营分和用银花、连翘、竹叶三味药的范围内，忽视了其在营分证治中的普遍意义。

清营汤方出《温病条辨》，吴氏自注云："清宫中之热而保离中之虚也"，并未论及透热转气。仔细研究叶氏对营分证治的论述和《临证指南医案》对营分证的治疗，都体现了"透热转气"的方法，如叶氏说："从风热入营者，用犀角、竹叶之属"，"从湿热入营者，则以犀角、花露之品"。其由风热入营者，除营热阴伤外，尚有"风热阻滞气机，使营热不能外透"，故以竹叶清风热而宣郁以畅气机；从湿热入营者，则为湿热阻滞气机，故以花露芳香化湿，清热开郁，以疏通气机，使营热外透。"若加烦躁，大便不通者"，则加金汁；对"老年或平素有寒者"，则以人中黄代替金汁，清泄热毒，宣畅气机，导营热外达。

张泽生论治病识证

江苏中医研究院

一、论治学

我认为，读书宁可少而精，不要多而泛，太多太泛，郢书燕说，泛泛而过，印象不深，有时反滋其惑。

我主张，经典著作要熟读、精读，其他书籍可以泛读博览，最后重点反复研读。反复数次精读一、二本实用书后，可参看一些各家医案、医话、杂志文章，广搜博取，丰富自己临床经验，这样实践，功夫才能纯熟，这就叫"取精于宏"。

治慢性病、调理病，用药取王道为好，精炼轻灵，多着眼于脾胃后天之本。因脾胃为生化之源，一身元气之本，如能正确运用调理脾胃法，可防微杜渐，振衰起弱，有时还能起沉疴大疾；培土可以生金，扶土可以抑木，健脾可以助肾。许多疾病可以通过调治脾胃而获效机。

一个中医，声名得振，实多从治急性重病开始。我觉得，医学知识博大精深，绝无止境，必须活到老、学到老。

二、论治病重在识证

临证先要认病识证，察其病机，然后随证立法，选方用药。其中，识证乃属关键所在，所谓"谨守病机，各司其属"。识证比认病、立法、遣药更重要，掌握也更难，需多参先贤的经验，经多年临床磨炼，于错综复杂处细细推究其病关键，认证才有把握，治法才能切中要害。我开始习医，只重视认病，不重视认证，有时见"症"开药，往往药证不符，疗效不好。通过精研《张氏医通》和一些医案医话，反复琢磨先师诊病识证的功夫，细细参玩前人对医案的批语，重视医案辨证关键之处。如病状或病名相似，为何彼作这样的辨证、此作那样的辨证？并从古方加减一二味处（笔者按：《伤寒论》桂枝汤加减变化二十余方，有加减一二味，又加重一倍或几分之几等等），细推其理，时间久了，在识证用药上就能胸有成竹。犹如弈棋者，下手便成谱势，车马炮卒，精灵（使用）巧使，皆从全局定进退。如我曾遇一失音患者，病起八月，前医以宣肺利气、泄热化痰治之无效，继用清润肺肾之阴，其证依然。我抓住患者心烦不寐、肺气不宣的特点，在前医方中加麻黄1.8g，木通3g，次日声音即亮，病即霍然。细思之，麻黄与养阴剂同用，不仅能宣肺，且可引阴柔药上承润肺；木通苦泄入心，使心火得降，水火相济，上下通达，气化则常，而水升火降，肺气清润，故声音即开。可见，取效关键在识证。

又如，我曾治一例黄姓女性患者，头昏心慌，形瘦食减，舌质暗红起小红点，查无寄生虫，但我根据数十年经验，认定舌前布满紫红色小点，必是虫积所致，处以当归、白术、炙甘草、胡黄连、木香、乌梅、槟榔、榧子肉、白芍等十剂后，便下寸白虫成团。三诊时，察其舌紫红色小点已大减，虫去之后，转而温养心脾善后。又诊一女患者，右少腹经常作痛，西医诊断为慢性阑尾炎，曾用大黄牡丹皮汤、薏苡附子败酱散等方，腹痛依然，面色萎黄，杳不思食，舌有红点，面部见有白斑，诊为虫积腹痛而非肠痈，用乌梅丸改汤剂，温脏安蛔，药后排出蛔虫十多条，腹痛乃愈。类似病例甚多，说明中医认证确属重要。

我常说："非详究古人治验，不能识治法之要"。如，我从《辨证奇闻》录一治不寐方：茯神10g，麦冬、熟地各30g，丹参10g，黄连6g，生枣仁12g。后遇一患者，失眠十余年，每夜必服安眠药3~4种才能入寐，中药常法少效。我即用此方加用朱珀散吞服，服30剂即能安寐，后治多例，均取显效。

经方、时方常合并用之，亦用验方。又如，我遇一偏头痛患者，女性，48岁，偏头痛已历15年，越发越勤，越发越重，痛势颇剧，如锥如刺，头部恶风怕冷，两目流泪，不能睁视，造访中西医治疗，收效不著。诊其脉沉细，舌质暗红偏紫。盖"头为诸阳之会"，风寒袭于脑腑，久痛入络，《内经》曰："寒气入经而稽迟，泣而不利"；《张氏医通》有"头痛数岁不已，当有所犯大寒"等论说。因制验方治之：白芷、僵蚕、生川草乌各3g，制川草乌各3g，甘草6g，上药共研细末，每服3g，每日3次，清茶调服。药后，除自觉口唇稍有麻木外，无其他不适。服后头部风寒已解，气血尚亏。继以补益气血汤剂巩固，随访三年，未再发作。

乌头，大辛大热，散风除积冷，生乌头止痛有神效；白芷祛风止痛并引药上行；僵蚕祛风痰通经络；甘草解乌头之毒且祛邪不伤正。药少而精，用于风寒顽固头痛，屡用屡验。一般可六天定痛，再服六天可除根。

临证要机圆法活。我曾遇一妇新产临床，忽见灯光下有人形一闪，呼之不应，复视之，果无人，因受惊恐，当后即恶寒发热。请附近医师诊治，投以疏表之剂，寒热退而神志恍惚不安，合目则呓语喃喃，溱溱自汗，用养血镇心安神之剂无效，家人即入城邀我往视。诊脉细数不靖，舌质红，神色为恐怖之状。细悟之，此属新产，百脉空虚，先因惊而伤心，后因恐而伤肾，汗为心液，汗多心阳外越，神无所依，神去则舍空，即予归脾汤加生脉散，重用五味子收敛心神，五剂而愈。《张氏医通》认为，悸主于心，而肝胆脾胃皆有之。本例从症状病因分析推究，病在心肾，产后百脉空虚。可见读书不能读死，临证要机园法活，其精华于此可见一端。

张赞臣论喉科病症

上海中医学院曙光医院

一、论治学

历数十年临床之深刻体会，为医者，于诊断固当独具慧眼，于方药固当掌握娴熟，而于治法则尤多多益善。盖治法愈多，则思路愈广，治疗手段之运用亦更为灵活，遇有复杂之病情，自能相机应变，而不致束手无策矣。时贤有曰，名医好做，无他，法多故也。其意盖谓，其医治之不效，特请名医治之，历观前医诸法之后，改用他法，一击而中，故名医好做也；然欲达到诸法完具，除通览群书、汲取经验而外，尤当善于思考，融合汇通也。

二、论喉科病的治法

中医喉科专籍颇为繁多，理法方药莫不兼备，均可列为研究之文献，临床之参考，但绝非学术之巅顶而不可逾越也，即余不敏，积多年临床实践知识，亦有部分经验为昔日专籍所未收载者。例如，在诊断方面，余对咽喉病症进行局部观察，发现咽喉色红而呈红点者，称为"小瘰"。其生于咽前及底壁有结节而高实者，多为火盛；细而色红者，多为虚火上炎；形大，斜视之有如水晶泡状而透明者，多为挟湿。喉部出现丝状赤脉交叉者，称为"吾窑纹"。其粗而鲜红者，多为虚火与实火相参；纹细而色暗红者，则多属虚火之候。在治疗方面，除既重视局部病灶，又不忽略整体症状，既重视服药内治，又采用吹喉外治以外，又有下列认识：

1. 咽喉为肺胃所主，所病多为两经邪热，故治疗重在清解肺胃，然又有肝郁、心火、痰热、阴虚等证，则又根据"辨证求因、审因论治"原则而采取相应治法。

2. 在治疗咽喉病症时，凡宣散、清热解毒、化痰、舒肝、活血、通下诸法，无不随机而施。然各法之中又有所变，即通下一法，又有通下泄热、通下涤痰、通下平肝、滋阴通下，不同治法，通常达变，故每得心应手，效如桴应。

3. 正气为人之根本，务必注意维护。喻嘉言云："世未有正气复而邪不退者，亦未有正气竭而命不倾者。"故正虚不足之症，必治以补益；即使热毒壅盛之证，苦辛泄热之品中病而止。在方药选用方面，宗刘河间"流变在乎病，主病在乎方，制方在乎人"之旨，于临床治病过程中分别创设"金灯山根汤"以治热毒壅盛之证、"养阴利咽汤"以治阴虚火旺之证，每获厥功。

4. 此外，余于喉科专用药物之运用亦略有心得。山豆根、挂金灯相配，有相须之效；桔梗，利咽而性升，有引经报使之功，而绝无引火上行之弊；牛蒡子，功能宣散风寒、清热解毒，惯用炒者，唯治喉病则生用为良；甘草，甘缓利咽，为喉症要药，然咯痰不利之症又当慎用；至外用之品，若尿浸石膏，其清热消肿之效，远胜于生石膏；薄荷，入吹口药，辛散且凉咽，用于肿痛燥痒之症，尤具卓效。以上所举之列，皆余于临床日积月累体验所得，虽为肤浅而为前人绝少谈及者。由此观之，咽喉之门本属中医小科，尚有值得研究者若是，则其余内、外、妇、儿诸大科，则有待发扬之内容更当广泛矣。

徐小圃儿科医论二则

上海儿科名医

一、强调阳气

先生临证强调阳气对人体的重要性，师于道中莫逆之交上海名医祝味菊，人称"祝附子"。

凡是学者的鲜明学术观点都是从实践经验中得来的结晶。徐老在行医之初，也曾偏重于"小儿纯阳，无烦益火""阳常有余，阴常不足"的理论，以"小儿热病最多"为指导思想，所以治疗用药方面偏"清"，是以温病学的理论方药为准则的。后来，却一跃而转为"温"，外感广用麻、桂，里证重用姜、附，崇尚《伤寒论》的一方一药。这是为什么呢？先生虽得祝味菊先生运用温阳方法的独特经验，然而这与他成名之后，平时所诊疗的对象有密切的关系。记得我在随师临证时，绝大多数求诊患儿属于久病失治或辗转求治的重危病症，其中尤以阳气受损、正不敌邪的脱闭证候者多，所以在处方中相应地常常使用温阳扶正法则。

关于小儿的机体特点，历来就有两种不同认识。《颅囟经》提出："凡孩子三岁以下，呼为纯阳"；《小儿药证直诀·序言》中也谈道："小儿纯阳，无烦益火"；《临证指南医案·幼科要略》又强调了"襁褓小儿，体属纯阳，所患热病最多"之说。据此认识，在治疗小儿疾病时，宜用清凉药，力避温阳药物。但亦有不少儿科学者对纯阳之体的学说抱有相反的观点。如《保赤存真》的作者余梦塘云："真阴有虚，真阳岂有无虚……此又不可徒执纯阳之论也。"罗整齐在《鲥溪医论选》中论及小儿机体特点时也说："小儿年幼，阴气未充，故曰纯阳，原非阳气之有余也，特稚阳耳！稚阳之阳，其阳几何？"他们在治疗上主张以扶阳为主，称为温阳学派。这两种不同的学术见解，形成了儿科领域中"以清为主"和"以温为主"的两大学派，至今在儿科领域仍有着深刻的影响。

小圃先生从小儿机体"肉脆、血少、气弱"的生理特点出发，认为"阴属稚阴，阳属稚阳"，而决非"阳常有余，阴常不足"的"纯阳之体"。所以，他在立论上特别强调阳气在人体的重要性。他非常欣赏《素问·生气通天论篇》中"阳气者，若天与日，失其所，则折寿而不彰"的论述，以及张介宾在《类经附翼·求正录·大宝论》中提出的"阳化气，阴成形""凡通体温者，阳气也；一生之活者，阳气也""热为阳，寒为阴……热能生物""得阳则生，失阳则死"的观点。对这些观点，他通过长期临床实践做出进一步的阐述。他认为，阳气在生理状态下是全身的动力，在病理状态下又是抗病的主力，而在儿科尤为重要。在治疗方法上，他推崇陈复正"圣人则扶阳抑阴"之论，主张治小儿疾病必须处处顾及阳气，并且善于在明辨的基础上识别真寒假热。所以，他在临床上善用辛温解表、扶正达邪、温培脾肾之阳以及潜阳育阴等治则；在用药配伍中，灵活全面，尤擅于各法之间和各药之间的联系，对于温与清的结合、剂量轻重尺度等，莫不丝丝入扣，恰到好处。

例如，他对桂枝的应用，解肌透表必加生姜，有汗发热均伍芍药，无汗表实伍麻黄，项强伍葛根，太少合病用柴胡，清心泻火合黄连，烦渴除热加生石膏，肺热肠热合黄芩，里实腹痛合大黄，(桂)与附同用以温阳，与参、芪同用以益气，与甘枣同用以补心脾，与饴糖同用以建中，与苓、(白)术同用以利水，与五味子同用以纳气，与龙、牡同用以潜阳镇惊。且常喜与磁石共投，加强其潜阳于心的协同作用。他常说，使用羌活与桂枝合伍，对风入络头痛、身痛之寒痹证，效果卓著。

他对麻黄的应用尤多，凡有肺经见证者多用之。他认为，麻黄之作用在于开肺气之闭郁，故喘咳之属实者，佐杏仁以化痰，虽无表证，均可用之；反之，表实无汗而有喘咳者，却并不采用麻黄，因麻黄之发汗解表，需赖桂枝之补血和营，若徒恃麻黄发汗解表则无益也。以小青龙汤为例，外感风寒、内挟水气者固必用，虽无表证而见喘咳者亦常用，随症加减，尤为灵活。如无汗表实者，用生姜，去芍药；表虚有汗者，用水炙麻黄；但喘咳、不发热者用蜜炙麻黄，并去桂枝、芍药；表解，但咳不喘者并去麻黄、桂枝。治咳喘时，用五味子，取其五味俱备，非只酸收纳气而已；新咳暴咳，喜用干姜散寒，不宜见咳治咳；久咳不止，则重用五味子；若咳不畅快者，乃邪恋肺经，五味子则在禁用之例；痰多，加白芥子；顽痰喘咳，历久不化者，加竹沥、白附。

小圃先生在临证之暇常谆谆教诲我们：药不论寒温，关键在于审辨证情，正确掌握辨证论治的精神实质。桂、麻、附子等，虽性温力猛，易于化燥助火，亡阴竭液，但使用确当，能收奇效；不然，即桑、菊、荆、防亦足偾事。关键在于用之得当与否。世无明知温热偏胜而妄施温药者。若确系风寒表证，因其壮热而不敢及时投以辛温发散，反以轻清宣透或苦寒抑热，则难免贻误病情。殊不知，发热者乃正邪相争之反映，邪气盛，正气尚旺，则发热愈壮，如能及时应用麻桂，使寒邪得以外撤，不使病邪由表及里，由阳伤阴，祛其邪亦即扶其正也。徐老的教导，使对我们过去畏麻、桂等辛温药如蛇蝎的疑窦豁然如释。

二、用附子的指征

先生常对我们说："小儿科医生，一定要具备几个基本功：一是看得准，二是听得清，三是问得明，四是摸(切)得细，缺一不可。那种认为诊治小儿疾病以望为主、脉无可诊的说法，是把四诊割裂了。单凭脉诊，固然不足以全面识病，但亦须同样重视。"他还风趣地说："做小儿科医生，要有眼观四处、耳听八方的本领，这只是做到了一半，还有更重要的，是要有'幼吾幼，以及人之幼'的一颗赤子之心。"徐老的教导语重心长，实为后学之楷范。

先生对望诊确有独特之处。对婴儿呼吸道疾病，凡属啼哭无涕而鼻翼煽动者，为肺气闭郁，应首先开宣肺气；同时注意口唇、舌苔之润燥，并结合其他各项症候，以辨别其寒热之真假，然后决定治疗决策。例如肺闭证，咳声不扬，呼吸气促，面呈㿠白，舌苔淡黄质润，脉细数少力，四肢欠温者，有汗用炙麻黄，无汗生麻黄与桂枝同用，并加紫菀、款冬、天浆壳佐利肺气，附子、龙骨、牡蛎、磁石温阳潜阳，防其阳气之暴脱。使用这一开闭救逆之法则，确实收到良好的效果。我经常运用此法，治疗先后天不足的重症肺炎，特别在某些病例中出现心力衰竭或早期心衰的患儿，尤感满意。用药后若能听咳声爽利、啼哭时有泪流出者，表示肺气已宣，病情可望由重转轻、转危为安。

过去在徐老处实习时，冬春季节见麻疹合并肺炎者最多，求诊者皆为后期危重患儿，很多病儿持续发热，常兼有气喘痰鸣、喘息抬肩，并有舌苔黄腻或灰黑、舌质淡红有刺、口唇干燥皲裂、饮水则呛咳作恶等一系列毒热炽盛之化火证候，清热解毒、保津护阴，固在所必须，但徐老只要诊得脉来细软，扪得舌苔尚有潮润，四肢末欠温者，则以清温并用、祛邪扶正之法为治，用药如黄连（"连能生水"）、石膏、鲜生地、大黄、天竺黄、乌附块、龙骨、牡蛎、磁石等。徐老认为，麻疹为阳毒，化火最速，清热解毒、养阴护津固属温毒证的治疗常法，而热乃火化，炼液成痰，阻于气道，导致肺闭，关键在于"火"之作祟，故虽肺闭，必佐大黄通达腑气、导火下行。此时，如用一般宣肺定喘等法已非所宜；盖肺与大肠相表里，泻利大肠，乃"上病下取"之意，所谓"扬汤止沸"不及"釜底抽薪"。乌附块性温而不燥，龙、牡、磁石扶正潜阳（龙骨，张锡纯用于化痰）。证虽属实热，而舌唇尚润、脉呈细软、肢末欠温，按小儿病理特点，易虚易实，最易出现厥脱。夫阴之所生，必赖阳气之旋运，故少佐温阳者，取阴生阳长之意。方虽复杂，但主次分明，配伍灵活，对麻疹肺炎毒重正气将溃的重症病例，颇能见功。我在以后临证中，对某些麻疹肺炎兼金黄色葡萄球菌感染者，常用此法加重大黄用量，取得比较满意的效果。这说明，徐老使用温清并用之法确是胸有成竹的，符合《素问·生气通天论篇》"阳气者，若天与日，失其所，则折寿而不彰""得阳则生"之经旨。

先生应用附子的指征是：精神萎靡，面色㿠白，四肢末端不温，脉息细而软弱，或大便见溏泻，小便清等，只需抓住一二证，即可放手应用。特别出现小便清长者，常重用附子；如小便少者，改用肉桂。他指出："阳气者，人身之大宝也，无阳则阴无以生。"在临证时，如阳虚证端倪初露，即须及时注意；若必待气阳虚衰，阴证毕具而后用之，往往贻噬脐莫及悔矣！

盖阴与阳，虽属两个不同的属性，然互有联系，互为制约。阴平则阳秘，偏胜则病，所谓"亢则害，承乃制，制则生化""君火之下，阴精承之""阳不独立，必得阴而后成；阴不自专，必得阳而后行"。此水火阴阳制约生化规律。故潜其阳，必育其阴。潜阳育阴之法，虽非先生独创，但运用自如，足证先生治法灵活，无固执一法的偏见。儿科领域中很多疾病，由于邪热消烁真阴，水火阴阳制化失常，从而导致肾水的亏损，鸱张了心火的亢盛。诸如出现阴虚阳越的临床症候，若片面育阴，亦难奏效。所谓"孤阳不生，独阴不长""热淫于内，治以咸寒，佐以苦甘"（升降失调）。张介宾说："有形之火不可纵，无形之火不可残"（有形指邪热，无形指阳气）。先生以黄连阿胶汤、定风珠立方，佐以温下潜阳之品，化裁出入，泻其有余，补其不足，真可谓临机应变，深得要旨。（江育仁总结）

吴棹仙尊经重道善用经方

四川名医

先生尊经重道，对经方有精深造诣，其用方药，一以仲景方为主，方小而效宏，且应用灵活，时人以经方家称之。又有针灸，针药并施，起死回生，治有神功。

时方六月，病者谓寒冷难（忍）奈，虽复以重被，似战栗不已，扪之身若燔炭，汗出淋漓不退，久治不愈，乃延请先生诊治。思忖良久，乃悟"病人身大热，反欲得近衣者，热在皮肤、寒在骨髓也"之理。《伤寒论》原文之后无方药，先生乃据古人论述，无方中求方，立案云：病原酷暑出征，枕戈露腹，以致寒伤骨髓，热淫皮肤，法宜专煎附子以祛伏寒，轻渍三黄以涤浮热。当否，可请高明论证。拟方：制附子24g，黄芩、黄连、大黄各9g。按古法先煎附子二小时，以不麻舌为度。将三黄待水沸时浸半分钟，将药液滤出，和附子混合，微温即饮之。服三次，表热退寒战止，一剂乃瘥。

先生活用古方，常能出奇制胜。先生曾诊一男孩，二岁许，病儿初时疹出，身热不甚，不恶寒，微烦，咳，纳呆神倦，大便二日未下，诊脉细而数。及至麻疹出齐后，忽昏愦喘促，病势危笃。先生脉证合参后谓，此可按《伤寒论》"大病瘥后，劳复者，枳实栀子豉汤主之。"枳实小者1枚（炮，小碎）、山栀子、香豆豉各6g，加米泔水煎药。仅服一剂，即神清，再剂而喘定，三服则余热悉去，病告痊愈。先生谓，劳复，多指成人大病之后，复因风寒外袭、多言多怒、形劳房劳、梳洗沐浴、饮食不节等，皆可效之。在幼儿可考虑风寒所袭，饮食损伤，正衰不胜余热。以该幼儿论，麻疹齐后，病当向愈，然元气受损，气血未复，余热未尽，正不胜邪，重复发热，死灰复燃，故此有昏愦喘促、病势危殆之象。此乃虚热郁火，从内发也。其父又问先生："习俗用枳实，皆以钱计，而此处则独以枚计，何也？"先生答曰："凡物用枚者，取其气之全也，气全则力足矣。今病既重，正气已衰，量重则正气不支，量少则邪气不破。今用气全之物，而力可倍，结可开矣。"

先生诊治一"温热病"，谓病逾旬日，咽中痛。至病家，病人已穿殓服，停榻上，脚灯点明。先生手执烛细察，见其面色（尚温）未大变，虽寸口、人迎无脉可寻，但趺阳脉微，扪其胸尚温，微有搏动。详询病因后，先师思之，半夏辛温，可和胃气而通阴阳，有开窍之妙，气逆能下，郁结能开，忆及《伤寒论》苦酒汤或可救之。时当夏末秋初，执火把荷锄而出，得半夏两枚。先生嘱按古法，用大者一枚，洗净，切十四块薄片，鸡蛋一枚去黄，加米醋少许，混匀，微火上煮三沸，去渣，汤成，撬齿徐徐灌之。如食顷，病人目微动,继而有声;又少顷,竟能言语;守候达旦,竟起。后服安宫牛黄丸,进汤药,调理月余而安。

吴少怀临证医论三则

山东名医

一、强调治病求本

吴老早年临床,重视脾胃,强调治病求本,此与他在救济院施诊所多接触贫苦病人有关。这些病人中饔飧不继,脾胃失和者占绝大多数;其他诸疾,溯本寻源,亦常与脾胃化源不足有密切关系。所以,四君、六君、平胃、二陈等方,吴老用之最精,信手拈来,游刃有余。春夏养阳,常以香砂六君、八珍、十全,以养脾胃之阳为主;秋冬养阴,常用魏氏一贯煎、叶氏养胃汤,以养脾胃之阴。察阴阳之所在,均以调和脾胃入手。例如,汪×,济南名士,胃病多年,脘腹胀痛,少食不化,舌赤少津,脉弦细数,改用和肝养胃、益气调中法,处方:玉竹、杭芍、川楝子、桑叶、杷叶等品,服之显效,连用数十剂,诸症若失。汪某悦而赞叹说:"少怀治病,如大将之用兵,坐镇从容,使人登寿域。"又如,陈×,盛夏之际做食道手术后,嗳气腹满,胃呆纳少,口干不欲饮,心烦自汗,气短乏力,彻夜不寐,大便燥结,六日未解,苔白黄腻。前曾用芳化辛开苦降之剂,反致恶心呕吐、脘腹胀痛。经邀吴老,诊其脉虚大,知其脾胃不健,然体虚暑热伤在前,复手术伤气耗血于后,导致气虚血少,阴阳失调,虚热内扰,改取反治法,热因热用,以补开塞,方用增损八珍汤,益气补血以养阳,滋液润燥以养阴,竟获显效,渐趋痊愈。养阴养阳,吴老能从脾胃后天之本入手,他说:"治病求本,就是要维护脾胃,遣方用药,务要中和,否则只见其病,忽视其根本,虽小病也难愈。"吴老又说:"维护后天之本以治病,是王道之法,必须治上不犯中,治表不犯里,才能不违土气之敦阜;和肝温肾,又是调和脾胃所当着眼处。"综合吴老医案中脾胃诸病,方药不离杭芍缓肝,以期土中泄木;常佐菟丝子、淫羊藿温肾,以期益火暖土。这是吴老早年临证的一贯主张。

二、创达胆和胃说

吴老通过临床调理脾胃的实践,在晚年提出了"达胆和胃"之学说。他根据阴阳二气同性相斥、异性相引的道理,认为缓肝可以运脾,达胆可以和胃。因为胆属少阳,少阳为枢,枢司开合,十一脏的功能活动都从枢机开始。枢机不利,则出入之机停、开合之机废。而出入开合,关键在枢,脾升胃降,取决于胆。胆在阴阳升降、气血循环活动中,起到少火(生气)作用,少火生气,发陈于外,其气象春;少阳是活动的开端,少阳不升,往往胃失和降。这种观点,证诸临床,常常取得满意的疗效。

例如,原因不明的低烧,经过针对阳虚、阴虚、气虚、血虚等证治法不应,或补之碍邪，清之伤正，两难之际，吴老常用青蒿、黄芩、柴胡等品和其少阳，内疏外透，以取显效。据先生说，这就是"大气一转，其气乃散"的道理。

吴老认为，一般胃气不和常责于肝，其实，胆胃不和尤为多见；达胆和胃，胜于舒肝。例如，大怒气逆以致胃气不和的不寐证，吴师不用柴胡、香附舒肝，而用龙牡温胆汤，常应手取效；湿热内蕴，胆失宁谧，通夜不寐者，温胆汤加龙胆草以清胆热，一剂下咽，安卧八小时。

胆虽不能凌驾于脾胃之上，但是生机都从少阳开始，胆在此中起着决定性作用，故曰"十一脏皆取于胆"。吴老说："我主张达胆和胃说，就是因为，人无胃气则化源断绝，人无胆气则生机停废；二者，一是根本，一是开端。此正与《素问》'本末为助，标本已得，邪气乃服'之旨相同。"所以，吴老临床最为常用温胆、六君等方，目的是达胆和胃以畅气血。例如，一老年妇女，因高血压突发吞咽困难，滴水不入，经过医院抢救，插管鼻饲，先后邀请六位医生诊治，疗效不显。吴老诊之曰："咽喉为肺胃之门户，咽为胆使，吞咽不能，责之胆胃"，拟以归芍六君子汤，缓肝理脾，达胆和胃，连服二十余剂，吞咽正常，撤走鼻饲管，犹如常人。实践证明，达胆和胃法经得起临床验证。

三、力主轻少通灵

吴老在其师承的影响下，遣方用药，力主轻少；辨证论治，讲究通灵；临床以惯用小方轻剂而著称，反对贪多求重。他说："治病如开锁，钥匙对簧，轻拨即开"；又说："人身所有者，气血耳。一气流行，何病之有？"主张轻开上焦之气，则血流畅通；"治上焦如羽，非轻不举"，惯用轻开，以祛邪实。例如，湿热之病，始虽外受，终归脾胃，但祛湿不利于清热，清热不利于祛湿。吴老首先轻开肺气，气行则湿化而热亦清。此即"启上闸，开支流"之法。1965年夏，治一高热病儿，口渴不欲饮，舌苔灰腻，脉象滑数，吴老诊为阳明湿热，经用轻开肺气法，杏仁、桔梗、连翘、芦根、苡仁、通草等品，一剂热退。轻可去实，疗效卓著。吴老常说："药贵精，不贵多，伏其所主，则寡可以胜众；如果泛药以误治，不如不治为中医。"吴老用方，药少效专。例如，1963年春，他治疗南京一例上消化道出血不止的急症，仅用苏子、降香、茜草炭、血余炭四味药组方，名茜根饮。服后血止，转危为安。他说："治血先治气，气降血自止；瘀血不去，出血不止。"此例急症，降气止血而不留瘀，名传金陵。又如，1950年秋，朱某，腹胀经年，脐下悸动，经过医院反复检查，未见器质性病变，曾用行气活血、消胀导滞诸法未应。吴老询知病者嗜茶成癖，为水气内停，处方：茯苓、荷叶、生杷叶，水煎代茶，频服。数日后来诉，诸症均愈，称谢不已。证实，药少量轻，调其升降，水气因行。吴师说："贪多求重，药过病所；欲速则不达，反伤中气"，确属经验之谈。

吴老治病，机圆法活，因端竟委，运巧制宜。他说："诊病应顺藤摸瓜，就是因端竟委；不离规矩，不泥规矩，就是运巧制宜。不会通权达变，就不能左右逢源。"例如，高干张某，因臌胀住院，病势垂危，爱人陪伴；病者未愈，爱人病发，悲伤流涕，如有神灵。据病者言，宿疾脏躁发作。当即用甘麦大枣汤，期其必效，结果恰恰相反，不但悲哭不止，而且欠伸烦急。吴老指示说："病人危重，陪人心中如何不焦急！治其宿疾，忽其新病，宜其不效。"嘱加栀豉，复杯而愈。证属脏躁，因劳而复，故加栀豉而速效。一例女性，小便失禁，众医束手，吴老嘱用鸡肝一副，焙干研末，加肉桂少许，混匀分服，霍然病愈。一例男孩，病肠梗阻，准备手术，经用桔梗、杏仁、牛蒡子、枳壳开肺气，大便畅通。吴老治不寐，常用苏叶配百合，一散一敛；沉香配薄荷，一降一升，阴阳并举。治胃痛常用乌药配百合，一行一止；或香附配荔枝核，一舒一涩，调其升降。既有原则，又能灵活化裁，补前人之未备，启后学之新途。又如，淫羊藿可补命门、益肾阳，吴老用治肝肾虚衰的尿路疼痛，更有卓效。

王静斋临证医论三则

山东名医

一、论医学渊源

先父读儒书时，即取《内经》《难经》而读之数年，以为医学一道，非《内经》不足以明其理。熟读《内经》以后，继之以《本草经》《伤寒论》《金匮要略》，均能熟诵，至老不忘。他认为，熟读《内经》，增人智慧，于病理可以左右逢源；熟读《本草》，则方自我出，不受古人局限；熟读《伤寒论》《金匮要略》，则辨证施治有法可循。正如朱丹溪所说："非《素问》无以立论，非《本草》无以立方。有方无论，无以识病；有论无方，何以模仿。"又说："仲景之书详于外感，东垣之书详于内伤，医之为书至是始备，医之为道至是始明。"(《格致余论》)先父认为，《内经》文辞古奥，初学颇不易读，须广看各家注解，其义始通。王太仆为注《素问》之先河，其中有很多精辟之处，如"益火之源以消阴翳，壮水之主以制阳光"，此注解诚高处千古；马元台、张隐庵之注解亦有超乎前贤之处，如《素问·生气通天论篇》"因于气，为肿，四维相代，阳气乃竭"，王注："四维，为筋骨血肉"；马、张二人注："四维，为四肢"，似较王注为优。正如虞天民所说："《内经》，其书深而要，其旨邃以宏，其考辨信有证，是当为医家之宗。"(《医学正传》)我初学医时，先父即教导说，学医要从四部经典著作入手，读熟以后，再博览群书，经过认真临床，方能得之于心、应之于手。如《千金》《外台》，集唐以前医方之大成；金元四家，补前人所不及。历代各家著作及名医医案，需要多读多看。总之，开卷有益也。尤其清代叶天士《温热论》、吴鞠通《温病条辨》、王孟英《温热经纬》，更为必读之书。然先父临床运用，不执前（古）人成见，师古而不泥古，不论经方时方，善于化裁。如治温病之神昏谵语，常配一种粉剂，处方为：羚羊角、犀角各1g，麝香、牛黄、珍珠粉、薄荷、冰片各0.3g，琥珀5g，朱砂5g，同研细，大人每服2g，小儿每服1g。此方即由局方至宝丹化裁而来，对温病之神昏谵语及剧烈头痛，疗效突出，较局方至宝丹、安宫牛黄丸药力单纯，直达病所。尝谓，以古方治新病，譬如拆旧屋盖新房，必须经匠人之手而后可，量体裁衣，自无不合，削足适履，定受其害。

二、论"治外感如将，治内伤如相"

先父常谓，医虽小道，人命所司，必须明阴阳、察运气，因时制宜，随机应变，庶不致贻误病机。凡病总不出三因，揆其因治其病，不难治愈；万勿以其人平素虚弱，不问病之所在，一味滋补，致令邪留于中，因蔽既久，永不能出，重则丧命，轻则缠绵终生。须知，病去后脏腑虽虚，亦能借谷气以生，所谓药补不如食补；病留脏腑虽实亦虚，祛邪即所以扶正，邪祛则正气自复。或曰，服补药气不能脱，服热药阳不能绝。须知滋补之剂，固外邪而助内热，病留于中，致使邪气愈炽，于人何益哉！故补虚宜于平日不宜于病时，误服燥药则阴竭，偏于滋腻、湿痰阻滞，补气补血皆宜慎之。

治病宜分三期：病之初起，元气强壮，无论轻重，当以猛剂峻剂急去其病，是为第一期；病之中路，元气渐衰，正邪宜兼筹并顾，当以宽猛相济之药，缓急得宜，方能奏效，是为第二期；病至末路，元气亦亏，惟宜养正为先，正气充足，邪气自除，此时用药万勿猛烈，须缓图而不可急功，是为第三期。我尝遵守这三原则，每收指臂之效。

可见，治病不在用药之轻重，而在辨证之精确；辨证不明，用药必误。所谓治外感如将，如大将之用兵，兵贵神速，除恶务尽也；所谓治内伤如相，如良相之治国，坐镇从容，神机默运，无功可言，无得可见，而民登寿域。

三、治病"四诊并重，尤精脉诊"

先父尝说："凡诊病，四诊缺一不可，问诊更为重要，有的患者隐其所患以求诊脉，以验医者之能否，而医者亦不问病情，但凭诊脉即可知症结所在，皆是自欺欺人。"苏东坡曾说："吾平生求医，必先尽告以所患，而后求诊，使医了然知患之所在也；然后求之，诊虚实寒热，先定于中，则脉之疑似不能惑也。故虽中医，治吾疾常愈，吾求疾愈而已，岂可困医为事哉！"沈括曾说过，"古人云：视医必察其声音、颜色、举动、肤理、情性、嗜好，问其所以，考其所行，已得其大半，而又遍诊人迎、气口十二动脉，发于五脏，则五色为之应，五声为之变，五味为之偏，十二脉为之动（六阴——细小缓弱沉迟；六阳——洪滑实大浮长）。求之如此甚详，然犹惧失之，此辨疾之难也。"苏、沈是儒而兼通医者，而其对四诊的重视诚万古不易之定论。

我初学医时，先父即教导说，持脉须令患者平臂，勿使高低侧斜，以免脉道来去有碍。医之与患者不可对面坐，以免气息传染。以三指之端积起处，谓之目（此处敏感度强），长人指须疏，短人指须密，定呼吸，慎容止，静心平辨，会二十八脉于胸中，心领神会，庶不致心中了了、指下难明。最重者，脉贵有神，即不徐不急、从容和缓之象也。李东垣以脉有力为有神、无力为无神，此说虽近情理，但亦不尽然；如微、弱、濡、细等脉，虽知为力之不足，亦不能认为是绝脉。夫神者精聚之谓，不论脉之大小，只要指下聚而散，清楚自如，而无颓靡不振、懒散徘徊之象，即为有神，非但有力之谓也。例如，病极虚，脉极有力；或伤寒温病汗下之后，脉不为汗衰；或大病之后，新产之后，脉反搏大有力，此病脉不符，属危险之象，虽有力不得谓之有神。况脉有禀赋之异，有生成六阴者，即细小缓弱沉迟，勿认为虚寒；有生成六阳者，即洪滑实大浮长，勿认为实热。临床上有脉症，则何处脉见，何处有病。又有一种经气结脉，两关脉滑如豆，中有一线硬如刀刃，此为阴虚肝旺、金衰土败之象，春得秋死，秋得春死。

按：经气结之脉，皆由七情所伤，胸中非有大愤怒、大不如意事，不能使三经之气结于一处也。初见此脉，病人强自宽解，医者施以养阴柔肝、解结和脾之法，可不致郁郁以终。临证脉证不符时，暂不处方。

时逸人论审病辨证

中医研究院

一、注重察舌辨脉

先生曾谓："药物处方为临证应用之凭借，必赖诊断学以联系之。否则，虽有良方秘法，无明确之诊断，不能显其用；虽知病之外表，无明确之诊断，不能得其情。故墨子云：'必知疾之所自起焉，方能攻之；不知疾之所自起，则弗能功。'研究诊断学术，即辨别疾病之所因，病位之所在，病情之所属，病体之所异，而后方可判断病症，施以有效的治疗。"

在诊断中，先生强调四诊合参。他认为问诊在于得其病情，别其寒（热）温，审其虚实，反对"医者不屑问，病者不肯言"的态度（陋习）。闻诊，以辨别声音之韵为主要，惜医界中人，类多缺然不讲。他认为，《内经》分宫、商、角、徵、羽五音，呼、笑、歌、哭、呻五声，以发出为声，收入为韵，相合而为音；医者可据声音之调，以诊断其疾病之所在也。如谓："宫音大而和，其舌在中，其声歌，宫音乱，病在脾；商音轻而劲，其口张大，其声哭，商音乱，病在肺；角音调而直，其舌反缩，其声呼，角音乱，病在肝；徵音和而长，其舌抵齿，其声笑，徵音乱，病在心；羽音沉而稳，其唇上取，其声呻，羽音乱，病在肾。"以五声、五音应五脏之变，声音相应为无病，反则乱而为病。盖情志之表现，为内有所感而发于外也。其他语言、呼吸、咳嗽、嗳气、呕吐、呃逆声，皆可据以为诊。闻诊中除听声音外，还包括嗅味，亦应重视。

先生认为，望诊要观神察色、审体质、别形态，尤以舌诊更为重要。如指出湿温病的舌象："初起，舌苔白如粉而滑者，所谓邪入膜原，为湿热痰浊之内壅；舌焦起刺，为热盛津枯；舌生白点、白珠，为内蕴水湿；四边鲜红或紫绛者，热邪传入营分。灰腻或紫黑苔出现，皆病情极重之象。"先生对于病情的发展，结合临床实际观察所见，做了细致的描述。

切脉中注重辨脉，特别在脉之疑似处详加辨别，如谓："浮为在表，沉为在里，数为多热，迟为多寒，弦强为实，虚弱为虚，是固然矣。然疑似之中，尤当辨别，不可不察。

如浮虽主表，凡阴虚血少、中气亏损者，必浮而无力，是浮不可以概言表；沉虽属里，凡外邪初感之深者，寒束于外，脉不能达，必有沉象，是沉不可概言里；数为热，凡虚损之证，阴阳俱困，气血虚弱，皆可见数，虚损甚，数亦愈甚，是数不可以概言热；迟为寒，凡温病初退，余热未清，脉多迟滑，是迟不可以概言寒；弦强类实，而真阴胃气大亏及阴阳关格等证，脉虽豁大而弦强，不必皆实；细弱类虚，而凡痛极气闭、营卫壅滞不通者，脉虽细弱，未必皆虚。由此推之，凡诸脉皆有疑似，必须认真辨之。"辨脉还要重视冲阳、太溪及太冲脉，先生认为："冲阳者，胃脉也，冲阳脉不衰，胃气犹在，病虽危困，尚有生机，但忌弦急。太溪者，肾脉也，太溪不衰，肾犹未绝，此脉不衰，生机未绝。太冲者，肝脉也，女人专以此脉为主。"可以作为临床上判断预后的参考。

二、治急性病察变化于细微

危重病人，往往变化于顷刻，因此审病辨证，宜深入细致分析。如中毒性菌痢的辨证，先生指出以下要点：（1）"本病病初，大便微泻，或亦有不泻者，易为人所忽视，多数有微咳，呼吸微觉短促，因此容易发生误诊，耽误治疗，很容易造成病人死亡，不可不慎。"（2）"凡身热烦渴，气粗喘闷，烦躁谵语，腹痛拒按，脉象弦数有力，舌质红赤，舌苔黄腻，则属暑热实证；如果冷汗自出，肢体变厥，唇面爪甲皆白，脉象沉伏如无，则变为虚寒脱证。一宜清下，一宜温运，不可误用。"（3）"证型类似虚寒，但腹痛拒按，心烦口渴，泻出如火，肛门热痛，即不可误认而用温热；证型类似热证，惟脉象无力，舌质不红，口虽渴而不欲饮，厥逆加重，唇色变白，即不可再用寒凉。"（4）在具体治疗上，如果发病即昏迷者，可用安宫牛黄丸、至宝丹、玉枢丹之类，以清热解毒、化浊开窍，另配葛根芩连汤加大黄。热甚可加犀角、银花；呕吐可加苏叶、生姜；滞下不爽加木香、厚朴；如抽风可加钩藤、僵蚕、羚羊角粉。

举案例如下：张氏，女，77岁，因腹泻伴意识不清四小时入院。体温40.5℃，腹泻一次，为黏液及脓性便，腹痛拒按，高热神昏而出冷汗，脉象弦滑而数，舌苔黄腻质红。中医辨证为毒痢，毒热内闭，逐渐转趋脱证，亟投清热通腑、解毒开窍、芳香辟秽之剂，以大黄、黄连、黄芩、忍冬藤、苏叶、藿香、厚朴、木香、陈皮、生姜，另服玉枢丹。药后，次日神志转清，体温也降至正常。继用此方加减两剂，最后以六君子汤、五苓散善后。本例及早使用清下开窍之剂，防止了内闭证转向脱证，亦属热厥重要治则的体现。

由于病情变化多端，必须认真审病辨证，察变化于细微之间，及时予以恰当的治疗，方能使邪去而正安。

陈慎吾医论二则

北京中医学院，仲景学说实践家

一、论如何学习《伤寒论》

老师认为，四部经典著作是祖国医学的精华，其中首推仲景学说。数十年来，老师坚持在临床上运用仲景方。《伤寒论》一百一十三方中，老师用过百分之九十以上；《金匮要略》二百六十二方中，老师用过百分之八十以上。

老师认为，《伤寒论》是中医基础学，同时又是临床应用医学，包括各种急性热病及其变化的治疗法则，而以《伤寒论》命名者，盖因伤寒传变最快、变证最多、治疗最难，善后调理等法比一般疾病较为完备，故举以为例，以概其全。全书系汉代以前治疗经验的总结，经实践证明，并无丝毫玄理羼入，直至两千年后之今日，仍不失为治疗万病之大法。故本论基本上为朴素唯物之经典医学，不但集前代医家之大成，且启发后世医学思想，奠定医学独特之体系。祖国医学书籍虽汗牛充栋，要点皆不出大经大法，若整理提高，由此入手，必有规矩可循，在理论、临床上不难全面掌握。

老师常说："《伤寒论》是一篇文章，前后有阶段性，连贯性，是有机的结合。条文之安排皆有意义，条文前后可以自释其意。在未经证误之前，仍依照原有条文编排次序进行研究为是。若断章取义，则有失经旨；割裂篡改，尤非所宜。"

老师认为，学习《伤寒论》应有阶段性。初学阶段，必须通读，精读，熟读，以至背诵记忆，将全书精神基本掌握。经过这样一番功夫之后，再用归纳、分析、比较的方法，进一步掌握要领。如，学习桂枝汤，依"太阳篇"原文1、2、12、13、15、16、25、42、45、53、54、95等条顺序归纳，就不难认识到桂枝汤的应用—调和营卫，解肌，就能调和气血；理脾，可用以治疗内科和妇科杂病。这样可以看出条文的连贯性。

《伤寒论》用字、用句皆有定法。如，用方时，言"主之"，为正证、正方，病证不变可以一方到底；言"与之"，则原方不变，姑与一剂；言"宜"，为凭证辨脉，以某方较为相宜，可有加减。又，论中常在无字处含有深意，如61条，虽未明言是少阴病，但用排除法可以诊为少阴病阳虚证。此正如陈修园所谓："伤寒愈读愈有味，经方愈用愈神奇。日间临证，晚间查书，必有所悟。"陈修园又云："读仲景书，当于无字处求字、无方处索方，才可谓之读。"柯琴曰："读仲景书，不仅知其正面，须知其反面，应知其侧面，看出其底板。"这样才能立体观伤寒。

《伤寒论》之六经辨证，应从《伤寒论》各篇原文内容来认识体会。篇名沿用了《素问·热论》六经之名，而实际内容则包括了《难经·五十八难》外感热病之实。六经辨证，从中医理论体系来看，则是《内》《难》基本理论之阴阳、藏象、经络、运气等学说的综合体现，在此基础上，又通过亿万人的临床实践，仲师再以伤寒为例，列举正治、失治、误治、传经等复杂病变，而定出相应的治疗准则。临床上，不仅可以指导外感热病的治疗，同时也可指导内、外、妇、儿各科疾病的治疗，突出了"辨脉证并治"的方法，从此为中医辨证施治奠定了基础。

老师认为，《伤寒论》之法则，全论398条，证千变，治法万殊，一言以蔽之：正气自疗。正气生于胃气，经云"有胃气则生"，胃气能自疗其疾也。明乎此，则全书大旨自得。阴阳寒热虚实损益，无非保住胃气，使之自疗。故良工不治其疾，但凭脉证以和之，其疾自愈；若只治其疾，而损其胃气，乃愈治而愈危，示人应治人，不应独治其疾。老师认为，论中字字皆法，且无字亦法，乃于全书末节，忽不言一法，无一不与损谷以保胃相和，而病愈之理，率皆自愈也。

老师认为，《伤寒论》中的方剂，临床验之无不有效。至于治方调剂，规律严谨，一药之差，或分量有变，则方各不同，治疗亦因之而异。用方应有"方证"，方证是用方的证据，证据既包括了病机，又包括病机反映在外的症候。

《伤寒论》遣方用药，也是对前人临床经验的总结，亦有示范之意。用药如用兵，如交友，知其性而善用。从方药之间的关系可以看出，有药无方只能治症，而不能治病；有方而无药，不会随证化裁，则不能适应临床应变的需要，所以治病必须有方有药。只有掌握了《伤寒论》六经辨脉证并治，才能以不变应万变，得心应手，运用自如。

对待《伤寒论》条文，老师主张原书不能打乱，对待每条具体经文，除肯定理论与方证完整部分外，对少数几条条文不完整、文字有脱简，均待疑考的条文，他认为属于理论不充足，空洞无义。

老师常常这样告诫后学："治病要有定见，不能有成见；不凭病名，但凭脉证。"又说："治温热病要有胆有识，治慢性病要有为有守。"胆与识，为与守，就是从大经大法中来的。他常于治疗慢性病中，一法一方加减到底；又治疗伤寒病常一日数更方，名曰"走马看伤寒"。

笔者按：慎吾先生为吾师，1958年亲授《伤寒论》全文，他是助我登上《伤寒论》方舟的第一人。

二、论桂枝柴胡之应用

老师临证，悉遵仲景"辨脉证并治""治病必求于本"及"保胃气、存津液"之法，善用仲景之方治内妇外科病，每获良效，经验颇多。现仅就其应用桂枝汤、小柴胡的经验简单谈之。

1. 桂枝汤

先生认为，理解桂枝汤的关键在于"桂枝本为解肌"——肌与脾相合，解肌即能理脾。脾为后天之本，营卫者，皆生于水谷，源于脾胃。营行脉中，则和调于五脏，洒陈于六腑；卫行脉外，温分肉，充皮肤，肥腠理，司开合。营和卫，阴阳相随，外内相贯，故此通过桂枝汤的滋阴和阳来达到调理脾胃，以协理全身的阴阳气血。老师常在桂枝汤中加茯苓、白术治疗水（肿）证，其中包括了桂枝甘草汤（和阳）、芍药甘草汤（滋阴)、茯苓桂枝甘草大枣汤等方义。若阳虚有寒者,又于苓术之外加炮附片,其包括真武汤、桂枝附子汤、去桂加术汤、甘草附子汤等。从一方治多病来看,仅桂枝汤加苓、术、附后所治之病不下数十种。下焦阳虚诸证,加生附子、肉桂;脾阳虚诸证,加干姜;脾气虚者,重用生黄芪;心阳虚者,重用桂枝。老师认为,炙甘草汤是桂枝汤的变方。若血虚者,可加当归;兼有热者,加丹皮、芍药和生地;血虚寒滞者,即当归四逆汤;血瘀者,加桃仁、红花等。

总之,桂枝汤,外可治六淫致病的表证,内可治各科杂病的阴阳气血不和。其辨证要点:表证时,必见桂枝汤之主证、主脉;里证时,必无阳明之里热实证,方可应用;对于虚人,病表应建其中,以小建中汤为治。对虚劳、里急、诸不足之"诸"字的理解,我以为是指五脏皆虚,治疗方法只有补益脾气,亦即"有胃气则生"、治病应治人的道理。

一妇人,年六十余,早年生育较多,素日有头痛、心悸、失眠、大便溏薄,冬日易受外感而咳嗽,今突然鼻衄,血出如注,虽经用压迫止血等法,随即由口吐不止。来诊时,患者面色萎黄,四肢厥冷,心烦悸,舌体胖大,苔薄白水滑,脉沉弱。此患者素日心脾两虚,今气虚不能摄血,故衄。以黄芪建中汤原方补益脾气、摄血止衄。三剂后,衄止,以归芪建中汤调理善后。

2. 小柴胡汤

仲师用小柴胡汤为治少阳病的主方,随着药物加减的变化,又有大柴胡汤、柴胡加芒硝汤、柴胡干姜汤、柴胡桂枝汤、柴胡桂枝干姜汤等六方。老师认为,理解小柴胡汤的关键是97条、230条:"血弱气尽,腠理开,邪气因入,与正气相搏,结于胁下,可与小柴胡汤;上焦得通,津液得下,胃气因和。"小柴胡汤是宣上、通下、和中之方,通过此法可以调理气血阴阳。临床上该方治疗范围甚广,主病甚多,可用于治疗少阳病、妇科儿科等病,更可推广以治耳、目、口、鼻、咽喉、心肺肝脾胆胰胃肠等部的疾患。只要见本方主证,辨证不误,引用本方或加以增减,皆可治愈。辨证要点:少阳内寄相火,受邪后易郁而化热,见口苦、咽干、目眩之症;若有阴证转机,不可单用本方。但本方加减之后,又属另立一法。如柴胡桂枝干姜汤。

建国初期,老师在中医研究院工作时,用本方加减治肝病,均极有效。急性黄疸型肝炎,症见纳少、呕恶、胁痛、口渴、小便不利、身黄、腹胀满等,就用小柴胡汤加茵陈30g,合五苓散治疗;若无黄疸型肝炎,就用小柴胡汤随症加减皆效。血虚型慢性肝炎,症见口苦、胸满、食少、呕吐、心烦、胁下痞硬、腹部喜按时,用本方合当归芍药散治疗;慢性肝炎血瘀型,症见口苦、心烦、胸腹满痛拒按等,用本方与桂枝茯苓丸合方治疗。两胁疼痛较剧时,加香附、郁金;腹胀满甚者,加厚朴24g左右,其余随症加减。肝硬化腹水时,腹水去后,多用小柴胡汤调理善后,其疗效还是满意。

总之,桂枝汤、小柴胡汤两方均能调和气血阴阳,但有虚实寒热之分。桂枝汤理脾,临床多见虚证、寒证,以温通为主;小柴胡汤是通过疏胆、利三焦之气机,以达和胃之功。胆、三焦、胃皆属六腑,临床多见实证、热证,应以清理和解为主。理脾与和胃是桂枝汤与小柴胡汤所起的不同作用，而最终都能达到调和气血阴阳之目的。

秦伯未论知常达变

北京中医学院，卫生部顾问

一、临床辨证，周密完整

在随秦老学习时，见到他分析病情周密认真，立法处方严谨贴切，治疗效果良好，这使我深深体会到，医学是一门实践与理论密切结合的科学，来不得半点侥幸。一个中医师，只有具备深厚扎实的理论基础才有准确而灵活的辨证思维，进而才能取得理想的临床效果；反之，临床上能取得可重复的、确切的、难度较高的治疗效果，必定有坚实的理论基础。秦老有精湛的、完整的、娴熟的中医理论基础，因此临床上治疗许多危重疑难疾病大多能取得较好的疗效。记得秦老在病房查房时，不是把病人全部看完再一起处方，而是每次诊治一二个病人，诊察后，处好方，再看另外的病人。他说，病人看多了，症状脉舌可能记不准确，辨证处方当然也不够精确。其实，秦老的记忆力十分好，他这种严格要求自己和对病人认真负责的精神也是取得成功的重要因素。兹举一例"全身疼痛"病人的诊治与分析，以展示秦老的思维方法。

某女，身痛数年，劳后加重，心悸气短，头晕乏力，毛发稀疏，精神疲倦，下肢浮肿，肢端麻木，胃纳不佳，饮食衰少，小便反数，日晡微热，口干少饮，月经后延、量少，腹不痛而腰痛，时有齿龈出血。舌尖赤，苔根白腻。

1. 辨主症

全身痛。病所—全身，痛无定处；发作时间—时痛时止；性质—按之不痛，不红不肿；病因—过劳加重，与季节无关。初步考虑，不是外感实证，而是内伤虚证。

2. 辨兼症

（1）心悸气短，毛发稀疏，头晕无力—心血不足；

（2）下肢浮肿，肢端麻木，胃纳不佳，饮食衰少，小便频数—脾肾阳虚；

（3）日晡潮热，口干少饮—阴分不足；

（4）月经后延、量少，腹不痛而腰痛，齿龈出血，精神疲倦—气血两虚；

（5）脉细弱—气血不足；

（6）舌尖红赤—阴分亏损；舌根苔白腻—肾水外泛。

3. 鉴别

（1）伤寒身痛：发热恶寒，一身尽痛，痛而拘急，脉象浮紧；

（2）中暑身痛：发于暑月，自汗身痛，痛而不甚，神倦脉濡；

（3）中湿身痛：身痛而重，甚则不能转侧，脉象缓而涩；

（4）时毒身痛：病起急骤，高热，口渴，沿户传染，脉象洪数；

（5）霍乱身痛：身痛转筋，吐泻剧烈，口渴溺少，脉数；

（6）阴毒身痛：身如被杖，面青咽痛，体表锦斑，脉沉细而疾；

（7）寒湿相搏身痛：天阴加剧，背项拘痛，但头汗出，脉沉涩；

（8）风湿相搏身痛：骨节疼痛，游走不定，遇寒加剧，脉象弦数；

（9）湿热相搏身痛：遍身痛烦，小便黄赤不畅，脉浮滑；

（10）肝郁身痛：自觉寒热，胸胁不舒，气恼加重，月经不调，脉弦小数；

（11）内伤身痛：遇劳加剧，气短神疲（血虚者，劳累后疼痛加剧；阴虚者，多于午后加重），脉无力；

（12）瘀血身痛：痛如刀刺，痛有定处，入夜加重，脉涩。

4. 辨证论治、立法方药

本证为气血双虚，经络涩滞。气虚则脾肾无力，血少则阴分受损。治宜补气血，兼顾脾肾。注意：脾运无力，谨防滋腻碍胃。

处方：黄芪、当归、云苓、白芍、附片、桂枝、杜仲、秦艽、鳖甲、炙草、细生地。

从上述病例分析可以看出，秦老临床时总是娴熟而全面地运用诊法，完整地掌握数据，系统地剖析每一个症状及脉象舌苔，然后在可靠的基础上得出有确凿依据的辨证结论。

二、精于思巧，知常达变

秦老处方大多以稳健著称，理法方药，丝丝入扣，这是秦老运用中医理论认识疾病、处理疾病的普遍规律，是常法。但对于有些疑难病、夹杂症、少见病等，就需要有活泼的思考方法，抓住疾病一二个特征性表现，出奇制胜，异兵突起，方能奏效，这是特殊规律。变，也要按照中医理论，而不是标新立异、别出心裁，违反中医理论去瞎碰。

譬如，有一水肿病人，刘姓，男，33岁，全身浮肿，已经数月，颈项肿胀若首，阴囊积水如斗，二便闭塞不通，喘息胸闷气短，皮肤干涩无汗，食物水浆不进，用西药利尿剂始有效、终无效，大剂健脾利水温肾中药不应，脉沉弱，舌质胖淡。秦老翻阅以往所用中药处方，泄利之剂用量极大，水肿不退，二便不下，看来常法不能奏（效）功。细审病情，气短喘息，表闭无汗，这个症状十分突出，中医理论有"肺为水之上源"之说，水肿治法有"提壶揭盖"法之施，毅然用麻黄汤加减。服药二剂，肺气一开，利下小便几万毫升，水肿遂退。病情危殆，治法脱颖，非胸有成竹者焉能为此！

对另一例频繁呕吐女病人的治疗，亦可见秦老用思之巧。症见呕吐数月，食已即吐，吐不尽胃，甚则闻食味、药味即吐。检前处方，有健脾养胃之剂，有清胃化浊之剂，药量均较重，测其脉弦滑小数，察其舌，舌中根苔黄薄。秦老处方：黄连0.3g，竹茹1.5g，佛手6g，呕吐即平。叩问所用之药前医均已用过，为何此效而彼不效？秦老答：效在用量之轻。

笔者按：秦老是带我走上临床的第一位老师，他非常谦虚。一次会诊一住院女病人，他让每个学生谈谈如何治疗。我最后一个发言，我认为腹痛有定处，当是瘀血，我提议用人参生化汤，秦老马上赞同，当即处方。他夸我："辨证精确，用方恰当，妙！"一个未出茅庐的学生受到全国名医的赞誉，极大地鼓励我学好辨证的勇气和信心。秦老谆谆教导至今不忘。

黄文东善于调理脾胃

上海中医学院，当代上海名医

黄老对《内》《难》二经和仲景学说深入探索，而对李东垣、叶天士著作钻研尤勤。在学术思想上，突出人以胃气为本，黄老强调调整脏腑之间升清降浊的功能，以及把握阴阳五行相互制约、相互依存的关系。黄老临床非常重视调理脾胃。其处方用药，不尚矜奇炫异，常挽逆证于轻灵之方，起沉疴于平淡之剂，故为同道和学生所称颂。

黄老认为："脾胃乃后天之本，为气血生化之源，久病体质虚弱，如治疗不当，积虚成损。在治疗外感、内伤疾病中，必须时时注意照顾脾胃"。具体地说，不能一见热象就轻易用黄芩、黄连、大黄等大剂苦寒克伐，以免损伤脾胃；也不能一见阴血不足，不考虑脾胃接受能力就随便用熟地、阿胶等腻补之品，以免影响脾胃运化功能。又说，久病不愈与脾胃关系最为密切，常见肝病患者脾亦受病，《金匮要略》"肝病传脾"的理论有正确的指导意义。至于"见肝之病，不知实脾，惟治肝也"，这是缺乏整体观念的表现，因此不能达到满意的疗效。此外，黄老指出，脾与他脏的关系在治疗上亦甚密切。如肺病可以用健脾养肺之法，使水谷之精微上输于肺，肺气充沛，足以控制病情的发展（笔者按：张锡纯资生汤治阴虚劳热方，脾胃健壮资生肺金，即此意。方药：生山药、玄参、于术、生鸡内金、炒牛蒡子）；肾病可以用健脾利水之法，肾脏的元阳赖谷气以充实，使阳生阴长，水能化气，正气胜而病邪自去；心病可以用补脾生血之法，增强供血来源，使血液充沛，循环通畅，而心神得以安宁。他认为，东垣用药偏于温燥升补，对脾胃失和、胃阴耗损等疾病，还有不足的一面，因而赞同叶氏提出的"脾喜刚燥，胃喜柔润""脾宜升则健，胃宜降则和"的理论。黄老之重视脾胃，源于东垣，而又不拘泥于东垣，取李、叶两家之长，在临床实践中灵活运用，从而取得较好疗法。

治疗慢性结肠炎，黄老认为，泄泻初起，往往由于饮食不节、过度劳累及感受外邪所致，病在脾胃，未涉他脏，治之尚易。如长期劳倦，情志不舒，久病不愈，或湿邪内蕴，导致脾气亏虚，气机阻滞，脏腑功能失调，邪恋难去，病情缠绵难愈，而发展成为慢性泄泻。黄老认为，本病的主要病理变化是脾虚肝旺，肠有湿热，甚则下伤于肾，以致肾关不固。治疗当以温中健脾、清肠化湿为主，并根据不同病情，配以抑肝、温肾、固涩等法。黄老经验，若患者既见脾阳不足，又夹肠中湿热，善以寒温并用、虚实兼顾，炮姜温运脾阳，助阳而不恋邪，秦皮、香连丸清热化湿，祛邪而不伤阳。患者腹泻次数较多，但见苔腻、腹胀等有积滞之象，万不能妄投固涩，选用六曲、腹皮等消导之品为宜。方中党参、白术配炒防风以补脾升清止泻，综观全方，处处围绕调理脾胃为中心环节，终于取得满意疗效。

治疗溶血性贫血，本类患者贫血已久，病情较重，气血虚而难复，不仅脾胃运化功能不健，不能生化气血，而且肾阳不振，阳不能生阴，以致阴血不能生长，病久体弱。治疗仍须抓住脾胃这一关键，方用黄芪、党参、白术、茯苓、甘草益气健脾，以资生化气血之源；当归、白芍、地黄、川芎补养阴血，因月经错后，兼有活血通络之功；加入仙灵脾、巴戟天等以补肾阳、益精气，助阳以生阴。根据黄老经验，附子、肉桂等温燥之品，对阳虚而阴血亏耗者不宜用，故选用仙灵脾、巴戟天等温柔助阳而不伤阴，终使脾肾功能渐复，营气渐充，而贫血得以好转。

擅长活血化瘀。黄老对王清任所著《医林改错》颇为赞赏，擅长用活血化瘀法治疗疾病。对瘀血的辨证，非常重视望诊。若病人舌质淡青，目眶微晦，面部隐隐灰滞，虽然这些现象仅属隐约可见，黄老防微杜渐地作瘀血论治，再结合病程久暂、痛处之移着，而审察瘀血之所在，加以随证施治。他认为，出血病人，不仅需要用止血药，而且还要选用活血化瘀药，有时甚至活血化瘀药比止血药更占重要地位。这是因为，离经之瘀血不去，新血不能归经，则出血亦不能及时止住；同时单纯用止血药，即使能起到止血作用，但瘀血停滞于脉络，必然会引起种种遗患。而在活血化瘀药的选用方面，他亦作细致斟酌。例如，治疗上消化道出血患者胸脘疼痛，大便色墨，舌质淡青，或妇女月经过多，夹有血块，少腹疼痛，均为出血而夹瘀之证，选用生蒲黄、失笑散、参三七、云南白药等，化瘀而不动血，止血而不凝瘀。活血化瘀药常与理气、行气药配合使用。阴血赖阳气以推动，气虚不运，或阳虚阴寒凝滞，则活血化瘀药又与补气温阳药同用。黄老治疗血证，常用大黄，认为其性苦寒，功能导滞泻火、凉血行瘀。治妇女倒经，用玉烛散（即四物汤、调胃承气汤二方组成）去芒硝加牛膝，其中制大黄泻热化瘀、引血下行。

程门雪论治学与用药

上海中医学院，当代上海名医

一、治学三变化

程氏治学，可分三次变化：

始则杂而不专，仅是一般的从师与学校二个毕业，奠定了做医生的基础，而一无特长的时期。继则由教学而专于《金匮要略》，是为由杂而专的一变。

三十六岁以后，则博涉群书，大约除《千金》《外台》《本草纲目》等巨帙鸿篇作为备查外，其他名著及清代各名家无不泛览，每读则多加笺批，这是由专而博的一变。

四十二岁以后，则如上文所引，"书不求多，数种经典已足"，而且"缩为五六言歌诀，以便诵读"，认为这样做是他自己"晚学之始基，亦即补读之一法"。这第三变是由博而返约，由粗而入精，到了炉火纯青、无远勿届、无往匪适的程度。古人说："齐一变至于鲁,鲁一变至于道"。这个"道"字是讲的为政达到"至治",也可以借喻为治学的最高境地了。

二、用药三阶段

第一阶段：以大刀阔斧见称,即他二十八岁以前,任广益中医院医务主任时期。这个医院是慈善性质,用所捐基金施诊施药为贫苦人民服务。当时伤员多是皮毛致密而肠胃薄弱的劳动人民,即医书上所谓"藜藿之体",特点是挨到病重了才来治。治疗这种病例的要求：因其栉风沐雨而表实,故表散宜重;因其营养不足而里虚,故攻下宜轻;但病多久延,势已转重,邪实正虚,故须求速效。程氏此时,正如初生之犊,以其坚决敏捷、剽悍迅猛的药方,挽救了许多危候（疾）。惜此期医案已散佚无存,仅流传两例：一是阳明狂热,用石膏四两,日再服（日服量至240g）;二是阴寒症,在较短病程中,附子总用量至500g以上,均能迅速转危为安。这一阶段不过四五年。

第二阶段：是以轻清灵巧为主,乃自设诊所时期。病家都是中上层分子,是所谓"膏粱之体",不经风雨、脑满肠肥的表虚里实之体质,用药必须有大幅度的转变,才不致偾事。程氏以经方的精练为主,配合时方的轻灵,既存有其师丁甘仁氏的平淡法,又正在猛学叶天士,入其堂奥而啜其英华。凡药对法、大小反佐法、相辅相成、相反相须、轻以去实法、重药轻用法、轻药引经法、《伤寒论》方用于温热、《温热》方用于伤寒、温病顺传逆传以及"四柱"（卫气营血）等学说,均于此时通过实践而加深理解,逐步发扬,即成为上海当时有名的治疗温病伤寒名家。

但他主要的成就是,对"轻以去实法"有独到之见。大约在他三十至四十岁这段时间,其用药轻灵,例如麻黄只用0.6~0.9g,还须水炙或蜜炙;桂枝0.3g煎水炒白芍,桂枝煎水后不入药;陈皮、干姜用蜜炙,半夏用竹沥制;豆蔻、缩砂用壳,川朴、佛手用花;苍术用米泔水浸,熟地须炒松或用砂仁、木香、蛤粉捣拌;又常用香稻叶、野蔷薇、枇杷叶、蚕豆花、金银花、地骨皮、生地、青蒿、藿香、白荷花、荷叶等蒸露。这些炮制方法或进一步用法,目的在于制约药物辛散、苦泄、温燥、滋腻的偏性,或者取其轻清芳香。还有杏苓朴、杏蔻桔橘、杏蔻薏、枳桔苓等同用,虽都是《温热论》和丁氏常法,但程氏尤能运用自如,遵从"三焦为决渎之官""上焦如羽,中焦如沤,下焦如渎"的《内经》旨意,相应地采用开上、宣中、导下三法,可谓善用古人者。

在他四十岁以后,用药渐重,这又是由于服务的对象有了变化,劳动人民求治者逐渐增多之故。

第三阶段：是复方多法的创造。程氏晚年,经常到工厂、农村、部队医院去,体验到劳动人民长期积劳致虚、反复感邪,以及湿热瘀滞的兼夹,导致病情错综复杂,自有其特异之处,应在治疗上有所变化,所以相应制订了"复方多法"的治疗,糅合经方、时方,冶为一炉,温散、疏化、倡导、渗利、扶正达邪、祛邪安正、祛瘀、清热,凡诸治法掇合于一方而兼顾之。由于他有仲景、叶天士选药的特长,能如天孙织锦无缝可寻,驱使诸药,如水乳之融合无间,读者醰醰有味,叹其配合之妙而无五角六张之嫌,故能表里、上下、虚实、寒热、标本一方兼顾，而取得较快的疗效，并使病员体力得以较早恢复。程氏知机识兆，警惕性高，反应敏捷，能根据病变先兆先事堵防，而临变又能果断处理，不稍迟疑，非学识经验俱臻上乘是不能到如此境地的。他常说："医者不但要知常，贵在知变；变化之来，又须临事不慌、指挥若定，才能应变和定变"。所以，他鼓励人多读书，今日读此虽觉无用武之地，他日遇见此症，则灵感自来。"若不熟烂于胸中，安能应变于俄顷"，这真是至理名言，令人信服。

三、论苦辛开泄配合法

程氏常用的辛苦开泄配合法，如川连配半夏，山栀配橘红，川连配生姜或干姜，川连配苏叶，黄芩配半夏，生姜配山栀等，以治湿热交蒸，其中有五种意义。

1. 是"寒因寒用，热因热用"的"从治"，即"反佐"法。因为苦从燥化，燥与热同气相从，所以苦寒能清化湿中之热。

2. 不致因单用燥药燥湿而助热、单用凉药清热而助湿。

3. 辛能"开湿于热上"，苦能"渗热于湿下"，湿能开，热能泄，则不致湿热混淆，如油入面而胶固难化。

4. 三焦的湿热系交蒸而混合，与脾湿兼胃热之湿热分开者不同，故不用苍术燥太阴脾湿，也不用石膏、知母清阳明胃热（湿热分治），而宜用湿热同治的"苦辛分化"法。

5. 也是一种"相反相成"药对法。湿热交蒸上见于舌苔，则为黄腻或灰兼黑（不是白腻苔上罩黄色，也非白腻厚苔，或白滑苔，或白如积粉苔）；湿热蕴结于胸中，气机不宣，肺气失于清轻，则有胸闷不舒、胸痛等症状；胃中浊气弥漫，失其降和宣化之能，则干呕或泛恶；湿热相结，其湿多者为口腻苦或甜，热多者为渴喜热饮，饮水不多或水入泛吐等症。

四、论甘麦大枣汤和百合地黄汤二经方

程氏对此二张《金匮要略》方的配合和使用，有深切的体会，曾著文论述之，今节引如下：

甘麦大枣汤不独治妇人，亦主男子；若做妇人专方，则失之狭隘矣。叶天士生平最赏识此方，在甘缓、和阳、熄风诸法中用之最多，散见于肝风、虚劳、失血诸门，头眩、心悸、胸闷等证治中。所谓脏躁者，脏，心脏也，心静则神藏；若为七情所伤，则脏躁而不静，故精神躁扰不宁，致成所谓"如有神灵"之象。甘麦大枣汤诚为养心气、润脏躁、缓肝急、宁烦扰之佳方。此指《难经》"损其肝者缓其中"，《内经》"肝苦急，急食甘以缓之"之意，故对情志伤肝而肝阳、肝气亢旺者，可用此方缓肝和阳。

百合地黄汤与甘麦大枣汤合用，以治情志偏胜之病，更有殊功。《内经》所云"肝藏魂，心藏神，肺藏魄"。凡表现为神志不安，魂魄不宁之状者，皆可用之。

赵心波论治儿

中医研究院，西苑医院

一、虚心好学，博采众长

赵老十分赞同明代吴元溟《儿科方要》中所说的"儿以芽称"，小儿正如春草初生之芽，极其脆嫩。"邪气未除正气伤，可怜嫩草不耐霜"，故治疗调护要精心，处方用药关键抓一个"准"字。他强调，用药宜精简、轻锐，恰到好处。对景岳所谓"小儿之病，非外感风寒，则内伤饮食，以至惊风、吐泻及寒热疳痫之类，不过数种；且其脏气清灵，随拨随应，但能确得其本而撮取之，则一药可愈"，赵老极为赞许，并宗其法，临床时注重审证求因、辨证施治。他常言："儿科症难在辨因，只要病因明确，治易也。"他吸收金元四大家之长，通过长期实践体会到，儿科火热致病居多，原因有二：一是外感温毒机会多；二是容易内伤饮食，导致积滞生热。在治法上，他推崇丹溪的滋阴降火和李东垣的升阳散火。对于温毒，他师叶天士和吴鞠通两家之说，按卫气营血和三焦辨证论治。但他师古不泥古，取长而避短。他不赞同卫气营血或上中下三焦僵化式的传变规律，认为儿科温病重在温毒，往往是表里俱热、上下同病，神昏或惊厥或出血，皆因热盛所致。他认为，"余伯陶云：阳明之火蒸腾入脑，神即昏矣，是则神经之昏，乃是神经受热，仍由阳明而来。盖人迎胃脉由胃过颈后入脑，悍气即循此脉上冲。这是经验之谈。"赵老治疗小儿温病，重清气分之热（阳明气分），首选白虎汤合清瘟败毒饮，即使症见神昏、抽搐，也不离清气法；治疗必须以清热为主，平肝熄风仅仅是辅助治疗；同时加紫雪散。

赵老重视古人的医学理论和经验，也十分重视学习现代医学家的特长。名医蒲辅周治疗腺病毒肺炎有良效，他登门求教，并总结为四大治则——宣透法、表里双解法、清热救阴法、生津固脱法，依法配方创立了以银翘散合麻杏石甘汤化裁的"肺炎一号方"（麻黄、杏仁、生石膏、生甘草、银花、连翘、荆芥穗、知母、黄芩、板蓝根、鱼腥草），是治疗小儿肺炎较有效的方剂。又，名医王文鼎善治水肿，赵老亲自请王老为肾病综合征患儿诊治，并学到了一个方子"苡米小豆粥"（生苡米120g、赤小豆、黄米各180g、神曲120g、猪肝一具，用竹刀切碎，煮粥食用），对脾虚水肿有一定效果。

赵老注意学习民间单方、验方。他有一个笔记本，专门记录各地杂志上发表的行之有效的单、验方，并在临床上试用。例如，"治痫饼"（煅青礞石、法半夏、天南星、海浮石、沉香、生熟地、炒建曲）一方，他在1966年就开始应用，对某些痰火夹滞癫痫有效。又如，治疗便秘的验方，他就收集十多个，其中用生白术100g、生地30g治疗脾虚血热所致的便秘，以及用当归30g、肉苁蓉60g治疗血虚所致的便秘，临床效果甚理想。

二、注重实践，鄙弃空谈

赵老行医五十八年，一直在门诊或病房工作，仅门诊病例就有一万多份，涉及近百种疾病，长期的临床实践为他在医学上的创新和提高奠定了基础。他身体力行，谆谆教导我们"不要放过一切临证机会""临床实践是基础，只有多看病人、反复实践才能积累经验"，这些肺腑之言至今仍是我们的座右铭。

赵老注重实践的另一个理由是，中医书籍浩如烟海，不少众说纷纭或以讹传讹的情况，不通过自己的临床实践来检验就难辨明是非。例如，痿证，绝大多数医书均宗《内经》"治痿独取阳明"的立论，而赵老从治疗数以百计的小儿麻痹的实践中，认识到痿证的成因是机体气血不足，风邪乘虚而入，客于经络，阻塞气血畅达，导致肌肤不仁、筋骨失养、四肢痿废不用；气血虚是本，风邪入是标。所以，他治痿证，先祛风通络，舒筋活血，通利关节，选用自己配的痿痹通络丹（宣木瓜、川牛膝、嫩桑枝、南红花、伸筋草、桃仁、生侧柏叶、蜈蚣、全蝎、地龙、羌活、独活、天麻、当归、川芎、青风藤、海风藤、麻黄、杜仲炭、丹皮、生地、广木香、麝香），以后用黄芪当归补血汤补养气血善后。又如紫雪丹，历代医家都认为，只能用于热入营血、内陷心包证之神昏谵语、抽搐痉厥，邪在卫分不能用该方，否则会导致引邪入里。赵老从大量的临床实践中认识到："紫雪丹泻火解毒，芳香逐秽，配合解表宣肺法能够退热，防热毒内陷，并无引邪入里之弊"。目前我院已将紫雪丹之类，包括涤雪散、珠黄散、小儿牛黄散等作为治小儿高烧的良药。赵老的经验方"天金散"（天竺黄、广橘红、金银花、麻黄、桃仁、杏仁、栀子、黄连、浙贝母、全蝎、羌活、独活、大黄、赭石、朱砂、羚羊角、牛黄、麝香、珍珠、琥珀、冰片）治疗小儿高烧不退也颇有疗效。

赵老将急性肾炎分为两期——初期、恢复期，五个证——风湿、风温、湿毒、肝亢和血热，并按上述分期、分证进行辨证立法及处方用药。初期：表邪未罢者，以辛散透达为主，使邪热得从表解，用麻黄汤加大小蓟、木通、生地、白茅根、败酱草等；夹湿者，用越婢汤和苏叶茯苓汤加减（麻黄、生石膏、生甘草、生姜、大枣、苏叶、茯苓、大腹皮）；偏风热而水肿明显者，方选麻杏石甘汤合五皮饮（麻黄、杏仁、生石膏、生甘草、陈皮、桑白皮、大腹皮、姜皮、茯苓皮）；因疮疡后犯病者，此必湿毒为患，方选黄连解毒汤和四苓散加减（黄连、黄芩、黄柏、猪苓、白术、泽泻、蒲公英、滑石、木通、生甘草、海金沙）。（笔者按：我常用麻黄连翘赤小豆汤，收效甚捷。）因发斑后犯病者，此必血热过盛，方选小蓟饮子和消斑青黛饮加减（大蓟、小蓟、青黛、丹皮、蒲黄炭、茜草、连翘、生地、赤茯苓、桃仁、白茅根、阿胶）；若水肿兼见眩晕（高血压）者，此乃肝经湿热也，方选龙胆泻肝汤加减（龙胆草、通草、泽泻、柴胡、车前子、生地、当归、生甘草、栀子、黄芩）。肾炎恢复期：血尿、浮肿消失，血压下降，可选用理脾滋阴法善后。理脾选用参苓白术散，滋阴选用知柏地黄丸。赵老的这些处理原则，既根据肾炎病的发生、发展变化，又遵循中医的辨证论治规律，对于临床有一定的指导意义。

赵老认为，治小儿肺炎，"热毒"和气阴是正邪交争的两个方面，所以要紧紧把握"热毒"的变化和气阴存亡进行辨证论治。在热盛而气阴不衰的情况下，治疗重用清热解毒法；在热盛而气阴已受损的情况下，治疗时应清热解毒、益气养阴并用；在热盛而气阴将竭的情况下，首先补气，回阳救逆，病情稳定后还必须清热解毒，有一分热邪就须清解一分，使之不留后患；如果热退正虚，则主要以扶正养阴为主。这些是肺炎辨证论治的基本原则。他将肺炎分为"三期"（初期、极期、后期）和"八证"（风寒闭肺、风湿闭肺、痰热壅肺、肺胃热盛、气营两燔、热耗气阴、余热未尽、肺燥津伤）进行治疗，以肺炎一号方、清肺注射液（黄芩、栀子、生大黄）、生脉散注射液（人参、麦冬、五味子）为主方，八年共治疗1048例小儿肺炎，仅死亡3例，总有效率达到99.7%。事实说明了赵老的学术思想和经验有普遍应用价值。

赵老通过长期的临床实践，认识到："癫痫的产生是气上逆。气上逆的原因很多，主要是机体气血不和，血不和则肝失养，容易内动生风；气不和则上逆化火，炼液成痰，容易形成痰火相搏，迷闭孔窍。""其中，反复发作，久治不愈者，往往由气血不和转化为气血双亏。"基于这样的认识，赵老将癫痫分为肝风偏盛、痰火偏盛、正气偏虚三证，分别用治痫二号方（生石决明、天麻、蜈蚣、龙胆草、磁石、郁金、红花、石菖蒲、全蝎、神曲、朱砂）、治痫一号方（礞石、生石决明、天麻、天竺黄、胆南星、钩藤、全蝎、僵蚕、代赭石、红花、桃仁、法半夏）、九转黄精丹等治疗。

韦文贵眼科治学经验——精医术，师古不泥古

中医研究院

先生尊重古人的实践经验，但不执一不变。如，他读《秘传眼科龙木论》后认为，该书将眼病分外障病和内障病两大类，统七十二症，这种分法条清目晰，使后人有纲领可循。但该书"小儿青盲外障"障部的设置似乎不妥，当属内障范围为恰。这是由于历史条件所限，古人在分类和疾病命名方面不可能十分精确。又如，对石斛夜光丸的应用，他通过长期观察认识到，这虽是眼科价格较高的中成药，许多文献中都予以很高的评价，但由于不少医患对此药盲目迷信，用之不当，也出现不少流弊。

（笔者案：1960年夏，在家中听太岳讲完课，快要吃晚饭时，出于好奇心，我将太岳桌上一粒石斛夜光丸服下，晚上上完自习，抬头一看路灯，都只亮半边，半边是黑的，到第二天视力才恢复正常。）

他认为，"药不在贵，用准则灵。"石斛夜光丸，用于肝肾不足之早期白内障，肝肾阴虚之早期青光眼，瞳神散大、视一为二，及各种肝肾阴虚之眼底疾患时，不宜连续久服，高年脾肾阳虚及有冠心病者尤其要慎用。因为此丸药中羚羊角、犀角均为寒凉之品，二药合用有清心凉血、熄风定惊之功，但久服伤阳，可导致血瘀气滞，造成冠心病复发；若脾肾阳虚者，久服每致阳痿。他对用黄芪治疗十岁以下患儿特别谨慎，认为黄芪以根入药，味甘性温，可益气升阳，固表止汗，蜜炙长于补气，生用功善止汗利水、托里生肌，而"小儿脏腑娇嫩，气血未充，一生盛衰之基全在此时，故饮食宜调，药饵尤当慎也"，小儿发病容易，传变迅速，所以升阳散发补益的黄芪当慎用，特别是外有表邪、内有积滞或阳盛阴虚的情况下，更当如此。夏枯草，《本草纲目》有治"寒热瘰疬，鼠瘘头

疮，破癥散瘿，结气消肿湿痹，轻身"及"明目补肝"的记载。先生结合现代眼科器械检查，经临床观察认识到，本药有清肝明目，降低眼压的作用，常用于青光眼目珠痛、头痛，入睡尤甚者；属肝阳上亢而有目痛者，常配菊花、白蒺藜、香附、蔓荆子同用，止痛立效。

先生对风热外邪所致眼科实证，如风火热毒盛者，常用釜底抽薪之法，因"风为百病之长""火为毒热之源"，风火相煽之势已成，用清热祛风之法有如扬汤止沸，车薪既燃，非杯水所能熄，只有釜底抽薪才能使火灭、风熄。在应用泻药，如大黄等品时，开始剂量较大，常用15~30g，有时重至30g；但峻泻之剂不能久用，以免损伤正气，一至三日后剂量减轻。相反，应用补剂之品，如党参、黄芪、熟地等，剂量由轻到重，这样可使正气渐复，以免虚不受补，徒补无益。（笔者按：经云，少火生气，壮火食气。）列举脉案2例。

视神经萎缩，先生提出："眼和脏腑气血有着不可分割的关系。目为肝窍，肝主藏血，目受血而能视；瞳子属肾，肝肾同源，神光的充沛依赖于肝血供养和肾精上承。视神经萎缩似属中医的青盲证及视瞻昏渺范畴，从内而蔽外不见（全身情况无明显异常）。故治疗应从滋肝益肾着手。"

房水（神水）外溢（外伤），先生辨证为物伤真睛，脉络受损，睛珠损伤，神水外溢，脉沉细，舌淡胖而有齿痕，证属清阳之气下陷（眼压极低），治以益气升阳，使眼压上升，方用补中益气汤，重用黄芪20g，服药十四剂，眼压上升，为手术提供了有利条件。

章次公冶寒温于一炉

卫生部中医顾问

章先生的学识是十分渊博的，对仲景之学和明清崛起的温病学说都有很深的研究。他对中医学一个突出的贡献是融寒温二家于一炉，在温热的辨证和治疗方面展现了独特的风貌。纵观祖国医学的演变，他深有感触地说："宗仲景者每歧视清代温热家言，而温热家亦诋毁经方，互相水火，历三百年而未已，其实均门户之见而已。"他生平很推崇王旭高之学，认为："王旭高师法天士，于仲景书亦深达有得，故所著俱切实用"。章先生治学，无门户之见，无派别之争，采众所长，避其所短。他认为，温病学说是《伤寒论》的延伸与发展，不应当划分鸿沟。他虽然批评清代苏医治热病有轻描淡写之处，但认为其用药轻灵亦颇可取，而注意保存阴液、增强抗病能力的方法是十分正确的。他治疗热病十分注意保护心力，这与吸取苏医之长有关。

温热病的治疗以保存阴液为要点，因为阴液是抵御温邪之根本。病邪之进退，取决于阴液的消长，而温阳强心则似乎是伤寒家事。其实，热病在发展过程中，由于患者禀赋的差异、受邪的强弱，病变岂止伤阴一端。例如，温邪虽易伤人阴液，但发热汗泄，阳气焉有不伤残之理；至于病变至危险阶段，正气不支，总由阴竭而伤阳，由阳亡而脱变；再有治疗失当而药误者，见热而浪投寒凉，病邪未却而心阳将脱，更是岌岌可虞。章先生通过大量的临床实践，深刻地认识到热病保护气阳的重要性，特别是热病若病程较长，或病入极期，正邪交争以至决定阶段，若正气尚可支持，医者则有从容之机，与病邪相周旋，若心力不健，极易昏痉厥脱致变。斯时热之高低已不足以判断疾病的转归，而心力之健否则是病情能否逆转的关键。若神气萧索，迷蒙呓语，脉来糊数，或脉微欲绝，或脉沉细而不鼓指，或两脉有歇止，必须着力扶正强心，保护阳气以固阴液。若辗转徘徊，势必两败俱伤；若投清温开泄，则祸不旋踵矣。

热病进温补，章先生还得力于张景岳、喻嘉言两家。他对张景岳治京师一少年，舌焦神愦，以大剂温补得生的病案，有很高的评价；对喻嘉言治虚人外感，于解表药中加参之法，亦有深刻的领悟。凡此，均变法，非常法也；但不知其变，亦不足以应付病情之万变。温补法的应用难免遭人非议，而先生但求无愧于心，表现出很大的胆识与魄力。《冯氏锦囊》所载全真一气汤（人参、熟地、麦冬、五味子、白术、附子、牛膝），先生最为常用，以其温阳而无升浮之弊、育阴而有化气之功。例如，他对湿温（肠伤寒）只要有心衰之端倪，多用此方化裁，高热亦在所不忌；若兼见谵语迷蒙，则加胆星、川贝、远志、菖蒲之类，甚则加用紫雪丹之凉开，一面育阴扶正，一面慧神祛邪，采取了振奋机能以消除病原的手法，这一宝贵经验，值得我们加以继承。

湿温（肠伤寒），其病灶在肠，日晡热高，属阳明病，亦即中焦病，初中期多呈现气分证，两周以后当警惕邪入营血，导致肠出血。对于肠出血的治疗，先生从《伤寒论》葛根芩连汤悟出"苦以坚之"之法，并谓"此类方药多能收敛肠黏膜"，如川连、黄柏、荠菜花、白槿花、苦参、银花炭、生地榆、乌梅、白芍等，这类药既有直接针对病原的意图，又能防止和治疗肠出血；当然，出血过多，气随血脱，又当温摄，不在此例。

先生对药物的研究很有独到之处。如望江南治热病便秘，每用30g，十分安全。紫花地丁长于清热解毒，又擅解疔毒，先生移用治温热病，殆为排泄毒素。又如，蚤休，除清热解毒、抗风湿以外，还可熄风定惊。先生认为，蚤休所以能定惊厥，无非通便而已，一语道破真谛。先生常用葛根，生用既长于解热，又能生津养胃，呕家不忌，殆取其镇静、解痉之功。桔梗法于《金匮要略》排脓散，用于治痢，白头翁苦寒以坚之，参以金元，用归芍和之；白槿花一味，陆定圃盛赞其痢之功，单味应用治痢，民间广为流传。如此斟古酌今，精心锤炼，宜乎"其力更宏"。

杨志一临证心得

江西中医药研究所

由于先生资质聪慧，虚心好学，成为经方大家曹颖甫的得意门生之一。1923年秋，先生染病，吐泻肢冷，势濒于危，同学章次公邀曹来诊，投以大剂四逆汤，二剂而安。

20世纪30年代初，其子扶华患湿温病，发热不退，经治十来日未解，先生初出茅庐，苦于经验不足，踌躇莫决，乃商诊于上海儿科名医徐小圃先生。徐氏诊为阳虚湿温，经治而愈。徐氏治阳虚湿温的大法是，用附片、桂枝、葛根扶正达邪、助阳温解，半夏、厚朴、藿梗、陈皮等燥湿化浊，磁石、黑锡丹潜浮阳，党参、茯苓、仙灵脾、巴戟天培补脾肾。先生得到徐氏的启发，20世纪40年代在家乡行医，用徐氏温解法治疗湿温，屡起重症，名噪一时。如有一王姓病人，发热十余日不解，身热汗多，蜷卧不安，间作妄语，神色萎靡，听觉迟钝，不饮不食，肠鸣便泻，起则头眩，肢体震颤而至晕倒，脉象濡弱而数，舌苔厚腻黄润。从阳虚湿温论治，法当温肾潜阳、解肌撤热，药用明附片15g、朱茯神12g、川桂枝5g、活磁石30g、远志肉3g、炒白芍10g、黑锡丹10g、法半夏10g、藿梗6g、制厚朴3g、正广皮6g，两剂身热即退，其他症状也随之好转，再守法调治而愈。

除湿温外，先生还向徐氏请教麻疹、白喉等的辨证施治方法。徐氏回信曰："素仰阁下学识宏博，经验丰富，而问道于盲，何其谦逊乃尔，诚近世吾道中不可多得者……"。

如肠伤寒，西医视下法为禁忌，但先生认为，肠伤寒到中晚期，除太阴湿化的湿温阴证外，还有阳明燥化的湿温阳证，症见发热不退，腹胀便秘，舌苔黄腻，脉象滑数等，当用大黄、黄连、厚朴、枳壳等药，往往下后热减，缩短了病程，提高了疗效。他的胆识和医术给共事者留下深刻印象。

刘炳凡论内科急症经验

湖南中医药研究所

急性病与慢性病是相对而言的，在一定条件下可以互相转化。如《伤寒论·辨太阳病脉证并治》篇记载"伤寒二三日，心中悸而烦者，小建中汤主之。"此即急性病中呈现的慢性过程。又云："喘家作，桂枝加厚朴杏子汤主之。"此慢性病中表现的急性发作。《伤寒论》积累了诊治急病的丰富经验，后世又不断加以发展，如麻杏石甘汤用于肺炎，白虎汤用于乙型脑炎（暑湿之偏于热者），大柴胡汤用于急性胰腺炎，大承气汤用于急腹症，茵陈蒿汤治急性肝炎（黄疸），白头翁汤治急性痢疾，乌梅丸治肠蛔虫和胆道蛔虫，四逆汤用于抢救休克等。《金匮要略》方中，也有类似的记载，如葶苈大枣泻肺汤治肺水肿，越婢加术汤治急性肾炎，还魂汤治肺水肿，备急丸治急性肠梗阻等。笔者和刘老在汨罗农村蹲点，送药上门，白天同行，夜晚同屋，无话不谈，无医不论，也曾用猪膏发煎治蚕豆黄，用葛根芩连汤治中毒性痢疾，用参赭镇气汤治大叶性肺炎咯血，用千金苇茎汤治肺炎等，治好后，他把这些都归于我学习《伤寒论》《金匮要略》学得好，是宋老的好学生。他对后学者殷勤培养，我为有这样的老师而自豪。

除《伤寒论》《瘟疫论》《温病条辨》《温热经纬》等外感热性病名著外，它如天花、麻疹、痢疾、霍乱、疟疾、白喉等急性和烈性传染病，治案繁多，各有专书，可以作为借鉴者不在少数。兹将治疗厥证等内科急症治验列举于下，以供参考。

一、厥证

厥是症候，不是病名。厥有二义，一指昏厥，病气逆上，阴阳失调；一指手足厥冷，阴阳不相顺接。昏厥常兼见手足逆冷，手足逆冷却不一定兼有昏厥。致厥的原因很多，如外感六淫、内伤七情以及气血痰食虫等均能致厥。病因虽殊，常以昏厥而兼见四肢逆冷为临床特点。扁鹊治疗虢太子尸厥（假死如尸），"砺针砥石，以取外三阳五会"。《肘后方》亦云："尸厥刺百会，乃发泄郁闭、宣透阳气之法，再用五分之熨（褶布厚五分）浸入八减（碱）之齐（剂）（即八味咸性药物煮成汤剂，后人以单味咸盐炒热），以更（互）熨两胁下，而太子起坐；更适阴阳，但服汤二旬而复故"。此即《内经》"急则治其标，缓则治其本""微针治其外，汤液治其内"之旨。笔者曾治一女孩，年十二，因黑夜外出受惊，卒哑不能言，静卧三日夜不醒。患者面白神呆，手冷握拳，脉息微弱，呼之不应，口噤不开。从病情分析此属"惊厥"，急用艾柱隔姜灸鬼哭穴（在两手大拇指去爪甲如韭菜叶许，两指并拢用绒线缚之，当两指甲缝中是穴）。灸两壮，患者皱眉缩手；灸至三壮，张目呼痛；至四壮，汗出起坐，口已开，神色和，给沈氏六神汤（二陈汤加胆星、鲜菖蒲叶、旋覆花）善后。此属无热惊厥。但在临床上最常见的是高热惊厥。例如夏秋之交流行性乙型脑炎，此属中医的暑温范畴。若热重于湿，宜辛凉重剂，如白虎汤之属以清热解毒、熄风定惊治之；如湿重于热，必须轻宣温化，如三仁汤、甘露消毒丹之类。在治疗过程中，要注意"不关门"（畅通汗腺）三个字，退热采用卧地泥疗，此湖南益阳李星鹄老中医经验，是值得效法的。

"如血之与气并走于上，则为大厥，厥则暴死；气复返生，不复返则死"（《素问·调经论篇》）。此证多见于卒中。金元医家指出，"火升、气逆、痰壅是本病的病因病机"；明清医家指出，"肝风内动"是本病的实质所在。清代莫枚士云："颠，仆也，凡物上重下轻则仆，故人病气聚于头顶，则患颠仆。"惟是火之升、气之逆、痰之壅，皆其肝风煽动，有以载之上浮，是肝风为病之本，而火、气、痰为病之标。火、气、痰所表现之厥证，必须开泄、导下、引吐以治其标；肝风内动，又必须清镇摄纳、和阳熄风以治其本。可见，中医治急症是从整体观念出发的。非但如此，在急症发作之前，尤重在防患于未然。本病可因食痰（厥）诱发，而造成颠仆之疾，如《名医类案·中风门》王节斋治例。高血压常为本病的直接因素，如唐高宗病眩，头重岑岑，侍医奉鸣鹤为刺百会穴，出血适量而风眩缓解，避免了当时的颠仆（见《名医类案·首风门》）。

二、闭证、脱证

闭证，卒然口噤，两手握拳，痰壅气塞。治闭证宜开。寒闭（与阴证同见）宜温开，用苏合香丸；热闭（与阳证同见）宜凉开，用牛黄丸、至宝丹之属；闭证口噤，药不能入，搐鼻揩齿、探吐，皆开法也。与此相反，口张目合，手撒遗尿，身僵神昏，此为脱证。治脱宜固。但闭证中亦有目合遗尿，脱证中亦有痰鸣不语者，前者必面赤而口噤，后者必口张而手撒。前者针涌泉，后者灸关元，采用"双相疗法"以解决虚实错综矛盾。

在山乡僻壤，临床常见的闭证不知凡几。如因受风寒雾露之邪，声门、声带、悬雍垂突发水肿，喉头痰壅，如水鸡声，呼吸困难，呈窒息状痉厥者，速给还魂汤（麻黄、杏仁、炙甘草），加射干辛开苦降，用整体疗法改善局部。又如缠喉急痹、颈项增粗或惊风痰厥而牙关紧闭，急用雄黄解毒丸（雄黄30g、郁金6g、巴豆14粒去皮心膜，研细末，醋丸如绿豆大），小儿二至三丸，开水调，灌服，大吐黏涎，大便亦排出涎水，随之病情缓解。笔者曾治一喉蛾（双侧扁桃体肿大），突然压迫悬雍垂，呈窒息危状，患者血小板减少，不能手术，邀诊，主用茅膏菜根，外敷两患侧颈部，发泡如核桃大，肿大的扁桃体消减而能进食。又治一小儿，在白喉流行之际，声如犬吠，服药从鼻孔溢出，环唇发绀，痰鸣气急，呈窒息状，以桔梗白散即桔梗三分，川贝三分，巴豆一分，研细和匀，如绿豆大两丸（三岁小儿量），化水饲入，约三分钟左右，患儿呱地一声吐出黏痰稀涎甚多，闭厥症状即见缓解。

综上所述，宜以宣肺发汗法治声门水肿，以上下分消法治喉痹、痰厥和白喉窒息，以吊炎发泡法消除扁桃体肿大。但药宜常备，才能挽救危症于一发千钧之际。

对于脱证，前人治验尤多。在辨证上，喻嘉言云："上脱者，妄见妄闻有如神灵；下脱者，不见不闻有如聋聩。上脱者，身轻快而汗多淋漓；下脱者，身重着而肉多青紫。扬扬得意一笑而逝者，此上脱也；寝而遭压（梦压），身如被杖者，此下脱也。"上脱属阳，下脱属阴。人身阴阳是互根的，《内经》载："阴阳离决，精气乃绝"，此脱证致死之由也。然而在治脱方面，一般分为阴脱、阳脱。如真阴竭于下，致阴虚阳亢，气上痰涌，上蒙神志，忽然昏厥，目合口张，二便自遗，气息奄奄，是为下竭上厥之脱证，治法必须以摄纳真阴、固护元气为当务之急，宜三甲复脉汤，养液敛阴而介类潜阳；若肢厥冷，脉微，自汗头汗，如油如珠者，则阴亡阳亦随亡，非参附强心通脉以壮元阳不可。此证多见于大汗、大下、大失血等消耗性疾病之后。以失血为例，虽有鼻衄、吐血、呕血、下血、血崩（子宫出血）之不同，但因流血过多而面色㿠白，眼睑唇舌俱淡，息短脉微，呈虚脱现象则一。"有形之血不能骤生，无形之气所当速固"，宜独参汤；如脉微肢冷者宜参附汤。在崩漏、下血渐脱的过程中，宜归脾汤加灵脂炭、蒲黄炭、荆芥炭，补气以统血、化瘀以止血。但治渐脱易，而治暴脱难，不难于遣方用药，而难于似脱非脱的鉴别诊断。叶天士《外感湿热篇》记载："热达腠理开，邪从汗出，解后胃气空虚，当肤冷一昼夜，静待气还，自温暖如常矣。"鉴别方法是："但诊其脉，若虚软和缓，虽倦卧不语，汗出肢冷，却非脱证。"静待气还，自然恢复，此必眼不反露，鼻不煽张，气息调匀，面色不变，唇色尚红为据。"若脉躁急，肤冷汗出，便为气脱之证。"故救脱之剂不当用而用之则误补留邪，当用而不用则失机致变。

三、关格证

关格，属急腹症范畴，《内经》《难经》和历代医家均有论述。如仲景曰："关则不得小便，格则呕吐逆"；巢氏《诸病源候论》记载："关格者，大小便不通也"。关格，则阴阳气痞结于腹内，腹满，气不行于大小肠，故关格而大小便不通。从起病急、病程短、腹胀起鼓、转痛欲死、大小便不通、呕吐臭秽、不能进食来看，极似"急性肠梗阻"，治法宜"中满者泻之于内""痛则不通，痛随利减"。中医常用"急则治其标"的方法。例如：（1）热结腹胀，实痛不减，苔黄厚或如沉香色，脉沉实，以承气汤下之（寒下法）。地道一通，通则不痛。（2）寒凝宿食，腹部胀痛，气急口噤，猝死如尸者，以三物备急丸（大黄、干姜、巴豆去皮心膜，熬，各等分，研细，炼蜜为丸绿豆大），用温开水或酒送下五七丸，服后腹中雷鸣，上吐下泻（温下法），病即缓解。（3）蛔虫腹痛，阵发性加剧，大便不通，腹部可见肠型（多见于小儿），近人以香油60ml炸花椒10粒，去椒（如心烦口渴唇红者，以葱白代花椒），待油温适口，立即服下，腹痛渐止，约一刻钟后泻下稀水及蛔虫（润下法），痛即缓解。但临床上遇到急腹症病例，处理并不如此简单。笔者曾治一例病患，突患二便不通，饮食入口即吐，吐出物有粪臭气，腹胀满如鼓，按之则剧痛，气喘目胀，两手寸关脉洪滑有力，两尺不应，舌质紫暗，苔白滑而厚，诊为"关格症"（低位肠梗阻），病虽在肠不在胃，在下不在上，但药入则吐，应避免口腔给药，改用备急丸20粒，麻油一两，搅药极匀，装入20ml注射器，套上导尿管，注入肛门深处，令患者锐意忍便，直至腹内扰动呈肠鸣声，随而泻下粪尿半桶，腹胀痛缓解，纳水不吐，急服红参汤以扶正气。治急腹症，诸如此类不胜枚举，既要看到"大实有羸状，误补益疾"，也要看到"至虚有盛候，反泻含冤"。在临床中，常见便秘腹胀服承气汤，大小便点滴不通而腹胀加剧者。如症见疲乏无力，少气懒言，脉不应指，此由屡用下法，致脾阳不升，胃浊不降，再下则气愈陷而腹胀愈甚，宜补中益气汤振其气机，助其运化，以复升降之常，则便通而胀已，此叶天士所谓"寒湿错杂为痛，气壅为胀，服寒下剂则愈闭，宜改服附子理中汤，则肠鸣腹泻如注，大便通而小便亦利，此属健脾温运的开冰解冻法"。此外，有不得小便的癃闭证。《内经》曰："膀胱不利为癃"，膀胱为贮尿之所，"气化则能出矣"。然气化之出有赖于三焦，尤以下焦肾气更为重要。若三焦气化不及膀胱，则水道不得通畅，于是乎出现癃闭。因此，治尿闭的方法必须注意整体。《医界之警铎》载："蔡翔如患小便不通，屡用导尿管，连血抽出，病如故，而喘汗晕厥。改延中医苏允若，据脉证合参，认为病在肺不在膀胱，用桑皮、桔梗、紫菀、杏仁、升麻、甘草，清水之上源，升降气机，上窍开则下窍泄，不抽而尿如涌泉，人清醒而喘汗皆平。"此证亦有慢性病急性发作者，如脾胃失健，中气下陷，小腹坠胀，突然小便癃闭，多见于妊娠"转胞"及前列腺肥大，皆因胎儿或前列腺压迫膀胱颈部所致，中医则有补中升陷法，给补中益气汤以提其气。如前列腺肥大，本方加蝼蛄（土狗）以达病所；用本品5~10g为限，过多则小便失禁，此皆急症之常见。

综上所述，中医治疗急性病，是几千年来医学发展的客观事实，不仅有一套不断完善的理法方药体系，而且有一个中心思想——治病必须治人；不惑于病的现象，而抓住病的本质。如，治厥证即包括了痉证，"外窜经络则痉，内侵膻中则为厥"，是一个问题的两个方面，重点在于"气复返则生"，厥不回则死。治闭、治脱，闭宜开、脱宜固，开则升降之机俱畅，固则气血津液皆守。关格多见于消化、泌尿系病变，治宜上病下取、下病上取，使出入不废则神机不灭。上文所举仅是中医常见内科急症的部分例子，其他妇产、儿科、外科等方面急症还很多，救治之法亦因人因证而异。限于篇幅，不赘。

夏度衡论"临证方可识真诠"

湖南中医学院

仲景《金匮要略·水气病脉证并治》篇云："气分，心下坚，大如盘，边如旋杯，水饮所作，桂枝去芍加麻辛附子汤主之。"清代尤在泾、陈修园等作注，均去"水饮所作"四字；吴谦主纂《医宗金鉴·订正仲景全书》更将前十六字称作衍文。至此，疑窦丛生，令人无所适从。故弃仲景此条文不释或不用者有之，论水肿病将水气二因截然分开者亦不乏其人。

余初阅《医宗金鉴》，觉吴谦等人所言似亦有理。然临床日久，每遇水气病证，沿用桂枝去芍加麻辛附子汤治之，确有效验，始悟：欲辨经旨之真伪，重在临证探求（不当注家的应声虫）。

1980年仲夏，中年女性患者欧某，由人扶来就诊。诉浮肿反复发作两年余，近八个月来日益加重。身肿腹胀，气促息短，神疲易惊，四肢冷麻，头昏，纳差，心烦乍怒，口干喜饮，小便短赤，大便秘结，常服果导，仍数日方行一次。先后诊断为"特发性浮肿""结核性腹膜炎""腹腔肿瘤（待查）"，给予抗结核、利尿、通便等治疗，并建议赴肿瘤医院作剖腹探查，因惮于手术，乃多方求治，服中药达150余剂。

检视前医用药，或以四君子汤、黄芪汤加味健脾祛湿，或以肾气丸化裁温肾利水，甚者以大黄、芒硝、牵牛子等攻下逐水，或用桃仁、红花、三棱、莪术之属破瘀利水。察其形体肥胖，面浮肿，㿠白无华，腹大似九月怀胎，背浮如身着新袄，足胫肿亮没指，踝部有黄水渗出，舌质淡红，苔薄白而干，脉沉细缓；触其腹冷而坚，量其腹围竟达127厘米。此乃水邪泛滥，阴寒内盛。水停则气滞，阴盛则阳衰，阳衰而气滞，肺脾肾失其通调、运化、熏熏之职，则水邪益盛。如此循环往复，故病势积重难返。水邪上迫则气促息短，气不化津则口干舌干，气机阻滞则二便不利，脉沉细缓乃里寒之征。此阴邪搏结，表里俱寒，上下皆水。治当温阳散寒，通利气机。余忆仲景之上文所述，正宜以桂枝去芍加麻辛附子汤主之。遂按其方加减：桂枝6g、麻黄3g、细辛3g、附片10g、干姜5g、党参12g、白术15g、茯苓15g、枳实15g，水煎服，4剂。

七日后，患者独自步行而来。诉服药4剂之后，腹胀大减，浮肿渐消，如释重负，故自加服三剂，尚存便秘、头昏心烦、纳食不香等症；察其腹部变软，踝部已无黄水渗出，腹围缩至112厘米。

仲景在同篇中指出："阴阳相得，其气乃行；大气一转，其气乃散"。乘气初解，当乘胜而进。虽盛夏炎热，余据证立方，不避麻桂姜附细之辛热，仍宗原方，加减出入。治疗二月，患者腹围缩至90厘米，除便结不畅外，诸证大减，而由其兄接往某农场调养。

联想类似验案，叹服仲景佳法，感触良深。

病水肿者，虽有身肿、腹水之别，有表里阴阳之分，亦有先病水后病气或先病气后病水之异，然总因水停气阻、水聚气结所致。治疗水肿，应水气同治。《金匮要略》将水肿病称之为水气病，寓意深焉。桂枝去芍药加麻辛附子汤，着眼于"气"，而收效于"水"；阳气不温则水无以化，气机不畅则水无以散。仲景取麻黄、桂枝宣肺解肌，通阳于表；用附片、细辛温肾散寒，复阳于里。两者相协，可贯纵表里上下，使气行、邪散而水自消。"气行则水行""离照当空，阴霾四散"，此不治水而水治之法也！尤、陈诸公见"气分"便将"水饮所作"抽去，削足适履，改过从己，岂不误人乎！

学习古典医籍，若脱离临床，而以己意曲移经旨，甚则诬为衍文而随意删削，或陈陈相因，死于注下，久而久之，则古典医籍难逃支离破碎、面目全非之厄运矣。因之，学习古典医籍，虽当借助医家注本体会先贤心得，然必须结合自身临证所验，予以反复揣摩，始可辨析讹夺，领悟真诠，故曰临证方可识真诠。（金世明、夏庆平整理）

笔者按：夏度衡老师多年来任教湖南中医学院，20世纪70年代我去湖南中医学院访学友，受到夏老师接待，请我去他家进餐，并送我一本介绍其著作的杂志。我拜读后受益不浅。这次选他的"临证可以识真诠"，揭示仲景立方之意，实"着眼于气，而收效于水"，这是桂枝去芍加麻辛附子汤之灵魂。

汪昂治痛风

清代名医

痛风多系沉疴顽疾，临床疗效欠佳。清代安徽名医汪昂于《本草备要》中首倡痛风六法，即所谓"大法宜顺气、清痰、搜风、散湿、养血、祛瘀为要。"具体地说，因于气滞者，当补其虚，泻其实，升其陷，降其逆，通其滞，使其气顺；因于痰阻者，当清其痰，疏其气血之通道；因于风邪者，当疏散外风，平息内风，除病之源；因于湿邪者，当或表散，或渗利，或健脾，以祛其湿；因于血虚者，又当养血以荣润经络，扶正以除邪；因于血瘀者，又当消散瘀结，畅通血流。然因其病既风寒湿痰瘀互为兼夹，又有表里虚实之异，故若仅执一法，仍难奏效。为此笔者熔六法于一炉，因病施治，颇获满意疗效。

案一，老年，营卫两亏，营血不能养筋骨，卫气不能固肌表，以致风寒湿侵入肩胛，晚痛难以入睡。纳呆，溲黄，便溏，舌淡苔白腻。黄芪、当归、白芍、羌活、防风、川乌各10g，干姜、海桐皮、木瓜、桑枝各12g，香附6g。

案二，痛风中的腰腿痛，下肢尤重，遇冷则剧，舌质淡苔薄白，脉沉紧。证属风寒痰湿与瘀血相互胶结于经络关节所致，治用自拟"二乌术皂汤"。川乌、草乌、乳香、没药、香附各10g，海桐皮、片姜黄、苍术各15g，当归、牛膝各20g，皂角刺、薏米、木瓜各12g，甘草6g。

本病除感风寒湿三邪之外，并多挟痰、挟瘀，所以自拟"二乌术皂汤"。首选功专除寒湿兼散风邪的二乌为君药；次选分别有除风湿、逐风痰功效的苍术、皂角刺为臣药；复佐以海桐皮、木瓜加强上述作用；再协乳香、没药、片姜黄活血祛瘀、通络定痛；更配香附、当归、甘草顺气养血，并缓君臣药燥烈之性；至于所用牛膝，旨在引诸药直达病所。

此方治愈本病10余例，颇值得加以推荐之。（黄一小整理）

笔者按：痛风一病常和风湿痛相混，多数开始被误诊，当类风湿病治，当关节炎去治，还有的当糖尿病去治。我有一年在门诊带北京军区西学中班，来了一个外交官家属，血尿酸高已多年，尤其不敢吃鱼虾，一吃准犯病，舌脉均正常。处方：益母草120g，透骨草120g，茜草60g，寻骨风60g，忍冬藤120g，千年健120g，威灵仙200g，伸筋草60g，怀牛膝60g。上九味共碾细，炼蜜为丸，重10g，每次1丸，每日3次；若血糖高，则水泛为丸，绿豆大，每次30粒，每日2~3次。

初诊后一年半，病人来找我说，当时开得药效果特别好，只要一吃药，血尿酸迅速下降；若哪一天想吃鱼虾，就先服下丸药，再吃鱼虾就不会痛风了。可见这药有防治两大作用。可惜搬家时，不知怎么遗失啦。我当时未存底方，而进修生又都走啦，最近的进修生来自石家庄、保定，我写信从进修生手里要回他们抄的底方，又开给外交部的家属。后遇痛风我就开，病将其命名为"痛风丸"。

"痛风丸"是在我自拟"热历散"基础上变化而成。"热历散"本用来治类风湿关节炎关节红肿，老家垣曲很多大夫都知道，新朋友可能不知。

热历散：透骨草10g，益母草10g，茜草6g，伸筋草10g，千年健15g，寻骨风15g，海风藤10g。

阴虚加生地，玄参；热甚加白芍，知母；痛甚加乳香，没药。

"热历散"中，透骨草，在垣曲民间，煎水洗以治关节炎，洗头可治脂溢性脱发；益母草，是舅父赵忠凤治关节炎常用药；寻骨风，前人用它治小儿下肢麻痹；千年健，用以壮筋骨；茜草，用以活血；海风藤用以祛风。七凑八拼成了一个"热历散"方。

刘奉五治"热入血室"之临床体会

北京中医医院

关于"热入血室"一症，在《伤寒论》与《金匮要略》书中均有描述，属外感病范畴。所谓血室，历代注家有冲脉、肝藏、胞宫等不同的看法。根据临床体会，所谓血室，对于妇女来说，实际上是指以胞宫（子宫）为主体，包括与其相连的冲任二脉以及肝脏等，围绕着妇女月经生理的综合性功能概念。因为冲脉为血海，任脉主胞宫，为妇人生养之本，而且肝脉络阴器，又为藏血之脏，所以对于血室的概念，必须全面加以概括才能符合临床实际，否则把血室单纯地视为是某一个实质性器官，未免太局限了，对于某些临床症候也就不好解释，同时也会失去其临床的实际意义。

所谓"热入血室",从临床上看,多指妇女感受风寒或风热之邪,如果正值月经来潮或月经将净,甚或产后气血大伤之际,血海空虚,外邪余热乘虚而入,与正气相争,搏结于血室,即称为热入血室。从其热型来看,除了书上所描述的"往来寒热""如疟状"的常见热型外,也可以表现为不典型的热型,如自觉"时发寒热"等。从经血的情况来看,热入血室后,不但可以见到经水适断、经血不畅等阻于胞宫的情况,或热入血分、迫血妄行,或经血淋漓不断,或血崩下血等,也可表现为经后血室空虚,邪热内陷,不能随经血而解,瘀阻于胞宫的特殊情况。因为,妇女经期外感,在一般情况下,本来可以热随血解,不药而愈,但在月经期或产后,胞宫空虚之际,热聚于内,邪热与经血相互搏结,正邪交争,不得外解,就可以出现瘀阻于胞宫的异常现象。

热入血室的治疗原则:因为血海本已空虚,不论是热被血截,或邪热瘀阻胞宫,都不能妄用破血之法,即或是热迫血行,也不能单纯清热凉血。因为解热凉血的药物,虽能够清热凉血,但不能透邪外出,所以给邪热找出路,使之能以透达外出,是当务之急。足厥阴肝经绕阴器(此处可以理解为是环绕胞宫了),在血室外围,从厥阴肝经着手,可透达血室之血热;又因肝胆互为表里,所以,治厥阴必须治少阳,从少阳以解厥阴之邪热,其意在于一方面,要透下陷之邪,清解内陷之热,清透兼施;另一方面,也要照顾到正气,使之能够鼓邪外出。

热入血室的治疗:《伤寒论》与《金匮要略》中的条文相同,但是从温病学的观察来看就不同。正如叶天士所言:"如经水适来适断,邪将下陷血室,少阳伤寒言之详悉……但数动与正伤寒不同,仲景立小柴胡……。"说明,伤寒虽为寒邪,但逐渐化热入里,且热邪初陷,证见往来寒热的症状。在治疗上,除有针刺期门外(不用药),可以用小柴胡汤治疗。而温热病热邪内陷所引起的"热入血室"证,情况就比较复杂。因此,不能拘泥于小柴胡汤治疗,必须根据证情辨证施治。刘老曾经提出用陶氏小柴胡汤、桃花汤加减等方治疗,可以说是对热入血室治疗的一些发展。根据临床体会,热入血室的治疗,还是可以小柴胡汤为主,方中柴胡、黄芩是主要药。因为柴胡可以疏解肝气,提举陷入血室之外邪,使之透达而出;黄芩苦寒清热,使半里之邪得以内清;人参、姜、枣等调和营卫之品,旨在扶正以鼓邪外出。当然,在使用时还要根据具体情况灵活加减。若为月经初来,风寒外感,寒邪化热,热入血室,开始可见恶寒发热,而后则往来寒热如疟状,经血被截而适断。对轻证或兼有正虚之体,单用小柴胡汤即可,热去而经水适来,按期而止。若兼血块或小腹胀痛,说明瘀血内阻,可以加益母草、当归、泽兰、红花以活血调经、疏导化瘀。若外感风热,或邪热较重,兼见冲任失调,肝不藏血,热迫血行,经血反而淋漓不止,或崩中下血,延期不断者,就必须用清热凉血的药物。这一点是根据师传"小柴胡汤加生地、丹皮能治血崩"的经验,用于治疗热入血室的个人体会。常用小柴胡汤加生地、丹皮、青蒿、地骨皮凉血养阴清热等药物;若见冲任不固,出血较多,还可以加升麻炭、地榆炭、莲房炭以固冲任,或加三七面以止血。又若热邪较重,血被热截,阻于胞宫,热邪与瘀血搏结,随冲任二脉上逆,传于阳明,出现口干苦、头痛、面赤、烦躁者,轻者可加黄连、栀子以清热;若阳明燥结,大便不通,则可以加大黄，或用大柴胡汤加减治疗。对于月经将净，或产后血海空虚，感受外邪，邪热内结，瘀阻于胞宫的虚证，就应当注重血虚瘀阻的特点，使用柴芩四物汤、逍遥散或丹栀逍遥散治疗。

笔者按：高益民先生为刘奉五先生传人，所整理的《刘奉五医生临床经验》一文，珠玑满篇。所例二案，一案为月经提前一年，冲任虚而热入血室。此案例为"功能性子宫出血"一年，胞血虚，外邪乘虚而入。一案为产后血虚，外感高烧热退，心烦失眠意乱，有时发寒热，热伏血室不解。案一用小柴胡汤加丹皮、青蒿等；案二用小柴胡汤加栀子、丹皮、连翘、龙齿等。

"热入血室"有寒热之分。月经初潮，外感风寒，恶寒发热，我喜欢用王海藏桂枝红花汤（桂枝汤加海蛤、红花）。若每次经来都外感风寒，则在月经来前三天，每次服一剂，轻则三剂，重则五剂，则可痊愈。我治十余例皆愈。但有些病人愈后半年或一年又发者，再予上方治之。若经水适来、量少，寒瘀胞宫，少腹胀满，则用明代陶华《伤寒六书》之桂枝桃花汤。若经水适来，续来寒热如疟、寒热往来，少阳证明显，则用小柴胡汤加生地、丹皮、青蒿、地骨皮。

温热病，邪陷胞宫，高热、崩漏，则用犀角地黄汤加升麻炭、地榆炭治之。

第二辑　临证心得

王渭川论望诊

成都中医学院

中医临床诊断，关键是望、闻、问、切。我在望诊时，根据《内经》所说"得神者昌，失神者亡""阴平阳秘，精神乃治""阴阳离决，精气乃绝"的道理，注意观察病人色、神、形几个方面，逐步摸索了一些规律。

望色：如见患者面部黑色沉着，牙龈亦黑，我就根据《内经》"肾主骨，肾主黑"的经义，断定是肾病的范围；倘再考察有体重减轻、畏寒、眩晕、脉迟细等症，则可进一步断定为《金匮要略》所说的黑疸或女劳疸之类，其病机是命门之火大衰，有脾肾阳虚和肝肾阴虚两大类型。患者皮肤发黄，连及巩膜，这就要怀疑有黄疸病的发生。但要与溶血性黄疸相鉴别。对于痰饮，如见患者左眼上下灰黑如煤烟，就知属寒痰；见患者眼上暗黑，知属热痰；见患者四肢多痿痹、屈伸不自如，知属风痰。

观形：一女工患眼血管硬化出血，左眼视力仅见手指，右眼视力0.1，经治无效，来我处就诊。我查见她步履蹒跚，问"关节痛否"，答以"剧痛"，查血沉为140毫米，我就断定她的病本是风湿，失明只是标病。治标既无效，就应转而治本。处方：独活寄生汤加蜈蚣、乌梢蛇、仙鹤草、麝香以祛病化湿、活血通络化瘀，结果病人两周即视力复旧。

又如一位唐姓胃痛病人，曾经汉、沪、京、粤等地治疗无效，就诊于我处时，见他两手按胃，两脚跛行，诉胃痛数年未愈，查血沉极高，于是审证求因，亦断他病根在风湿，投祛风湿药而愈。

方鸣谦善用补中益气汤

北京中医学院，东直门医院

方鸣谦，生于1910年，卒于1987年，享年77岁，山东掖县人，家住隆福寺大街。

方老幼承家学，1930年考取行医资格，1948年独立应诊，1956年6月卫生部调任他参加筹备成立北京中医学院，他是筹委会五位老师之一。

一、健脾胃以安五脏

方老临床重视调理脾胃功能，对中气不足的虚损病人最擅长运用补中益气汤培补中气，以达"健脾胃以安五脏"的目的，举病案如下。

（一）长期血尿案

他曾治一例长期血尿、久治不愈的女性患者，前医大都以导赤、八正之类方药治之。方老察色脉，诊断为气虚血淋，投补中益气汤加茜草根、血余炭、地榆炭，数剂后功效显，调治月余霍然病愈。

（二）低热案

对原因不明的低热，方老认为，此类病症属虚损者居多，用甘温缓补之剂确能除其热而补其虚，即所谓"甘温除大热"之法。他提出，滋阴之法，也即滋水降火法，亦为退热的主要方策，在投方遣药时，常以补中益气汤合六味地黄汤合用，确有实效。

笔者按：对气阴虚更年期潮热，用甘温除热，早服补中益气，晚服六味地黄汤，疗效甚佳。

二、治痈疽

方老对痈疽，即血栓闭塞性脉管炎有独到之处，在临床上总结一套完整的辨证施治方案。他认为本病当分虚实，临床辨证可有五型：

（一）辨证施治方药

1. 热毒燔盛型：治疗则予泻火解毒，方用四妙勇安汤、四妙汤、仙方活命饮、五味消毒饮等。

2. 瘀血阻络型：治当活血化瘀，方用痛风汤、血府逐瘀汤、复元活血汤等。

3. 寒凝经脉型：治当温经散寒，方用阳和汤、当归四逆汤、独活寄生汤、大防风汤等。

4. 肾阴不足型：治当滋阴降火，方用知柏地黄汤、滋阴降火汤、秦艽鳖甲汤等。

5. 中气虚衰型：治当补气保元，方用补中益气汤、人参养荣汤、归脾汤、六君子汤。

（二）辨证外治法

痈疽外治有：1.消肿解毒：方用紫金锭、如意金黄散、甘草香油外敷。2.溃疡长肉：化连膏、藤黄膏。3.腐蚀攻毒：金素丹、五王丹。4.生肌愈合：珍珠散、龙珠膏。5.洗涤通络：用脱疽洗药、生甘草浓煎洗剂等诸多治法。

三、治牛皮癣（白疕）

方老在皮肤外科方面，尤以治白疕闻名京城，称他为外科大夫。他认为，白疕顽疾，病情轻者，仅用外治即可；病情较长、病情较重者，需内外合治，外治以攻毒杀菌为法，内治以散风活血佐以清热为治。外用如天麻膏、天红膏，内投如当归拈痛汤或消散类汤剂。

四、补中益气汤十用证

这是我听学术讲座的笔记,可能记录不全,抄录于此,供同志们参考。

1. 胃气虚弱而中脘不适,或腹痛绵绵不绝者,(慢性胃炎)辨证为脾胃虚弱者。

2. 脾气不足,久患泄泻,(慢性肠炎)投以此方辄效。

3. 素体虚弱,纳则腹胀,呕吐交作者,可加法半夏、旋覆花、厚朴、竹茹等。

4. 赤白痢疾或疟疾,病解而身体羸瘦者投之。

5. 妇女崩漏或白带频下者(加止血药阿胶、侧柏叶等,利湿药泽泻、茵陈、茯苓等)。

6. 经常外感,体倦乏力者(加少许解表药,如紫苏等)。

7. 中年以上,小便频数,劳则更甚者(加附子)。

8. 眼疾内障,视物不明,瞳孔扩大,视一为二,经常有黑花,但外无眩晕者(或察物昏花或复视,但无眼疾者)。

9. 老年人或50岁左右,臂肘手指发麻不已,是将欲中风者(正气不足,经脉空虚,风邪外侵,气虚腠理不密,卫外不固,风邪乘虚而入,可造成气血痹阻,肌肤筋脉失于濡养。)。

10. 亦可治少腹发热,不能久坐办公,原因不明者(属阴火上冲证)。治疗气利,可用补中益气汤加附子。笔者按:阴火上冲可以加泽泻30g除热泻火。

五、当归补血汤和犀角地黄汤病同理异辨

方老在"医话痴谈"中对活血名方的辨证施治,体现出其家传根底很深,不愧为一代名家。

他说:当归补血汤和犀角地黄汤,都是治疗血证的名方,很明显的是,两方的证情表现若有相似,而用药之理实有出入,二者必须加以详辨,否则断证不清,不审药机,那将是祸不旋踵。因为,二方所治的证情都有发热(高烧的症状)、面赤、口渴欲饮的征象出现,稍微失治,就会反补为泻、反寒为热,因此就必须多方面验证,特别是关于脉象方面,从前人的注释意义来看,当归补血汤有谓"血实则身凉,血虚则身热",或以饮困经,虚其阴血,则阳独治,故诸病生焉,此证且类白虎,但脉大而虚,非头面实为辨耳。

这说明本方所治的"证"情,是属于虚证,气虚而脱、气不固血,诸症遂生焉。兹用大量黄芪温补卫气,以摄营血,用柔润之当归养阴以理血,是血越经而妄行,则血病得愈。若误作假像之白虎证,而只对"症"下药,或以犀角地黄,则是南辕北辙,天壤之别。前人说:死者,医杀之耳。

至于犀角地黄汤,方中都是清凉泻火之剂。前贤认为,本方能"凉血以生新血,敛血以止血妄行,破血以逐其瘀。"这说明,本方所治全是火动热炽、血脉沸腾,而为邪实的"证",脉动必数实有力,以是投剂清凉,药属峻剂,而效果卓然。

如前列二方，治病虽同，理实迥异，而用药也就大大有所区分了。临证对比设或不明，而对"症"下药，未尽详辨以求，以犀角地黄汤误为当归补血汤，或当归补血汤而误为犀角地黄汤，是毫厘千里之差矣。如是，临证仅凭对"症"下药，是不适宜的，更不是万全之策。

题外语：宋孝志先生和方鸣谦先生二老，在筹备成立北京中医学院时交情很深，谁家有困难都相互帮助，教学上互相切磋技艺，茶余饭后常谈心。方老的儿子方来刚又和我同室工作，父一辈子一辈友谊深厚，惜时未长，其子早逝。

张志纯善用逍遥散

北京中医学院，东直门医院

张志纯先生，北京人，生于1900年，卒于1977年，享年77岁。早年毕业于北京专科学校，20~40年代在哈尔滨工作，建国前夕已成为哈尔滨市一代名医。1949年底返回北京，在东城区北新桥药店坐堂行医，疗效卓越，在北京颇负盛名。1956年7月调北京中医学院任教，除筹备组五个老师外，他是北京中医学院建院首批讲师之一，又是东直门医院建院元老之一，任中医内科教研组教师。

张老带病坚持为58年级学生讲《内科学》，由于他医术精，古汉语基础扎实，读《黄帝内经》像读通俗白话文，我有幸听他讲完《内科学》。他说："'三人行必有我师'，我《内科学》讲得不错吧，可我治不了我的关节炎，中医叫'痹'。一次我上人力车困难，车夫扶我上车，我告诉他我关节有病，车到医院门口，他问我：'先生有笔吗，我告诉你一个方试试，用白酒泡。'我喝完药酒，膝关节疼痛消失了。今天我把车夫赠的方告诉同学们：银花4.5g，川乌1.5g，草乌4.5g，乌梅4.5g，牛膝4.5g，秦艽4.5g，甘草4.5g，白糖30g，白酒一斤。服法：浸泡一周后，即可服用，每次10mL，每日1~2次，服酒过半时再加酒半斤，以防药力越服越浓，导致中毒。"张老师"能者为师"的思想，使我在临床上受益匪浅。如我在一个市民老大妈那里学会一方，用三毛钱治好一例久治不愈淋巴结核患者。非我之功，张老师教导有方也。

当时在同学们临床实习时流传，方老鸣谦善用补中益气汤，胡老希恕善用小柴胡汤，张老志纯善用逍遥散，王老慎轩善治崩，刘老寿山善治筋等。兹先介绍张老的逍遥散临床25种用法。

逍遥散以升宣解郁、平抑肝气、理气行瘀是其能者，是足厥阴肝、少阳胆的用方，男女老幼、内外妇儿各科都可以适当使用。原方药不多，只是薄荷可有可无，其他各药不可去，惟各药是多或少，根据病情，掌握原则不受限。方用当归、白芍养血育阴，平肝抑阳，用苓术姜草以培中宫，利湿化痰，合柴胡、薄荷以清热、升散而解郁。合群药则肝气平，使木得条达，愉情舒郁，快乐精神，其所以名逍遥也。

肝阴血虚，肝阳偏旺，骨蒸劳热，木火刑金咳，潮热，往来寒热，乘于脾土，口干便燥，都适应于本方加味，对妇女慢性经带病随证辨治，适当加味则用途更广。

举凡理气血，愉情舒郁，安魂定志，调中和胃，增进饮食，加味合剂，无往不和，头目两胁、小腹前阴之疾，随证辨治加味合剂常用本方得效。

现将适应证25种列举如下：

1. 用于一般抑郁症：情绪不畅，发烦善怒，恢恢不乐，默默寡言，不欲饮食，头目眩晕，夜寐不宁，乱梦纷纭，常伴有消化不良，胸胁苦满，本病诊为心脾不足，肝阳偏旺，其脉必弦细或稍数，口中欠和少津液，淡而乏味，本方加青陈皮、菖蒲、远志、麦冬、五味子、枣仁，重用生白芍等。

2. 用治头目不清：晕眩间作，起伏无常，胃纳不强，常不知饥，身体疲怠，心悸发惊，睡眠不宁，此必心脾俱虚，肝阳偏旺，本方合定志丸，重用白芍，其他如神曲、厚朴、鸡内金、谷芽、龙骨、牡蛎等选用之则可。

3. 用治肝区胁痛：胃脘不适，隐然内痛，不欲纳食，痞满胀气。此肝郁气滞，乘脾则胃气逆而失和，俗称"肝胃痛"，法当疏肝舒郁，理气和胃，用本方酌加丹参、木香、厚朴、槟榔、枳实、乌药、郁金、青陈皮、鸡内金诸品，适当选用二、三味药即可。

4. 用治小便尿血：无分男女，用本方加丹皮、栀子、生地、牛膝常得满意速效。若尿时热痛，酌加滑石、知母、黄柏以清之。

5. 用治少女天癸不至，地道不通：用本方加连翘数剂得经行。此以肝为血藏，妇女经病系于肝。乃适于逍遥散，养血通经，更加连翘所以疏通，排经之道路也。

6. 用治肝炎：曾用治西药注射不良反应，头面肿大，十指不能握拳，本方加银花、连翘、丹皮、栀子连服两周肿势全消。其意义，逍遥散适用于肝炎，又肝为血藏，其所以应手得鼓。

7. 用治"五积"：肝之积肥气，即现代医学之肝大，肝硬变，其为郁证。本方酌加理气、活血行瘀、软坚、疏郁、通利的药品。治此病要细心加耐心，稳步进行处理，万不可朝方夕改，忽而此，忽而彼。其如丹参、牡蛎、木香、厚朴、青皮、砂仁、枳实、槟榔、乌药、香附、郁金、桃仁、红花等品选用之。若在初期调饮食，慎动作，节思虑即可奏效。

8. 用治肉极：曾治一畸形，平生未见之病，诊为"肝乘脾肉极"。治法朝用逍遥散，夕用归脾汤。因为病发情志大怒而深忧，怒伤肝，忧伤脾，形成肉极畸病，多日不知饥，不纳食，一身肌肉尽消，形若骷髅，颜色鲜润而发红，目光神色十足，言语声息洪亮，头目耳鼻均无异状，只是不纳食……脾主肌肉，是胃运化水谷供营养以生脾肉……一度好转，其后数月后改变，消瘦得更不成形，未尝救治而逝。

9. 用治脑震荡后遗症：原方加山茱萸、山药、人参、生熟地。就是从肝脾肾着手，随时要根据现实情况辨证论治。就是在本方的基础上，还要照顾先后二天脾和肾，因为肾主骨藏精生髓，脑为髓海，故治脑当从肾；取脾是从其本强壮整体，一般脑震荡成后遗症，总是脾肾二天不足。

10. 用治脏躁：根据证情合甘麦大枣汤、定志丸、二陈汤，合百合地黄汤，选择适合合并之，常得特效。

11. 用治癫痫病：本方合二陈汤、定志丸、牛黄清心丸、清心滚痰丸配合用之，常见突出的疗效。

12. 用治肠热尿浊如泔而黄（乳糜）：尿道火热，腹热闷，用丹栀逍遥散加知母、黄柏、木通，重用茯苓、白术得效。

13. 用治积衰成虚：阴虚发热，五心烦热，午夜身热，原方加生地、地骨皮、青蒿、知母、鳖甲等品选用之，原方加银柴胡、丹皮、栀子，用轻剂连进得效。

14. 用治肝热：胁痛胀满，发黄疸。原方加丹皮、栀子、茵陈，便秘涩加大黄良效。
笔者按：肝热可以尿黄判断，经云："肝热者，尿先黄。"

15. 用治胁疝痛（即胆结石症）：原方重用白芍扩脉管胆道，加牡蛎、郁金、元明粉、硝石、大金钱草。但剧痛，势难当，须加施手术，手术后逍遥散调理善后。

笔者按："夫疝者，痛也，阴气积结所生也。"疝分七种，"厥疝、症疝、寒疝、气疝、盘疝、胕疝、狼疝"，还有心疝等。

16. 用治肝痛：右胁肝区内发热，疼痛，外有掌大一片红晕发热，痛时有之，不痛则无，大便排泄时有黑紫腐败物，非每天疼痛。用本方加丹皮、栀子、黄芩、银花、连翘连进十余剂，热痛减，红晕失，又以丹栀逍遥散加银花、连翘多剂乃愈。

17. 用治目疾：红而胀痛发痒，视力模糊，用原方加丹皮、栀子、生地、菊花、决明子、黄连、石斛、磁朱丸等适当选择取用。此治暴发火眼，能得速效。

18. 用治妇科经带：根据不同情况选加调经带之品，应用极广。

19. 用治妇科阴病：患者排尿热痛，原方加丹皮、栀子、生地、牛膝、知母、黄柏等选之。

20. 用治阴头生疮破溃：阴茎粗大硬肿，有人说是"癌"，将施手术全部切除，其来诊，建议先切除阴头包皮，因本病非癌，乃是包头疮，包皮太紧，虽初婚亦未脱下，此交接不洁感染而致。包皮去后，用逍遥散加丹皮、栀子、龙胆草，九日后痊愈。

21. 用治阳痿宗筋不举：用本方加生地、熟地、山药、山茱萸，又与六黄丸分服之得效。理由是肝经血不得荣筋，男子之势为宗筋所衰，前阴属足厥阴，在这种原则下，进行治疗得愈。诊为肝肾虚宗筋失荣，适应本方合六味地黄丸，但非千人一律的方法，应当辨证论治。

22. 用治癌，早期发现，早期治疗：癌瘤多是由于其人多抑郁，肝郁不条达所致，当属郁证。应以逍遥散作为基础，根据整体情况分别现实治疗。如早期能及时地治疗，癌瘤先得到控制发展，进一步随时辨证论治，选（方）加用药得当，收效颇丰。但是食道癌容易早发现，得从早治疗，如其内部不易发现，得不到早治疗，常用逍遥散二陈汤加郁金、代赭石、党参、山慈菇得效。治疗一例肠癌瘤，曾手术切除，但未久又发现转移，又剖腹见肠迭粘连，无法再切除，由他人介绍来治，采用六君子汤加代赭石、山慈菇，诸症悉愈，惟存有绕脐小痛，夜间作，少时即止，眠、食、便意都如常态矣。因为本病来诊时是唯稀流才能吞下，腹大而强硬抵指，一日九次水样便，临便强痛。所以取用六君子汤为主,中间有时使用逍遥散加味,疗程四个月矣,尚在治疗中。所以中医辨证论治,同病异治,不可忽视。

23. 用治食道癌早期:在逍遥散基础上合二陈汤,加选人参、代赭石、郁金、桃仁等得效,根据病人整体情况,辨证施治,全面照顾,随时随证化方用药,得到满意疗效。绝非只知此、不顾彼的办法须当考虑。

笔者按:凡癌症,越早期手术越好,再加放化疗效果很好。张老师在1965年写的"逍遥散25用"已与今不同,当"与时俱进"才是。

24. 用于治疗目疾:供血不足,肌力减退(上睑下垂),本方加生地、熟地、蒺藜、菖蒲、远志得效。

总之,用逍遥散治疗多种病,在辨证论治基础上,选加适当药味,或适当合剂用途之广,笔者难叙尽。

虽然根据回忆随笔写出25种适应证,这是不够全面的,中医的整体观念辨证论治是不可尽述的,当然逍遥散所能治疗的疾病绝不限于这25种,其他如现代医学的精神衰弱、神经官能症、慢性肝炎、胆道感染、精神分裂症等疾病,若随证选加适当药味均可治疗。

笔者按:无论经方时方,若能遵照医圣仲景所说"病皆与方相应者,乃服之",无不效,可谓推之可十、数之可百矣。

刘惠民学术特点

山东中医学院

刘老学术特点的形成,主要受张锡纯先生和丁福保先生的影响,如治外感热病之善用大剂生石膏,治痿证之用马钱子等,都明显带有张、丁二氏的痕迹。至于他治疗内伤杂病多用健脾、补肝肾之法则受到严用和、李东垣、薛立斋、张介宾温补学派的影响。

一、勤求古训,师而不泥

他重视中医理论的系统学习,主张学好经典著作是学好中医的基础和关键。对此,他不仅严于律己,而且严格要求后学。然而,他并不赞成把思想禁锢于经典之中而不敢超越雷池一步。他提倡学习要有创造性,要能应用古典医籍的理论、观点指导临床实践,有所发现,有所创新。他对外感热病的认识和临床治疗,为我们树立了范例。根据《内经》"热病者,皆伤寒之类也"和《难经》"伤寒有五"的记载,他认为,中医所称之伤寒,在多数情况下乃是一切外感发热性疾病的总称。因此,对此类病症,他多遵循《内经》《难经》,取法《伤寒论》,按六经病症进行辨证论治,早期解表。但基于对广义伤寒的认识和多年临床经验,他又强调,此类病症早期并不仅限于表证,多数病例常兼见不同程度的里热,故他尤其强调解表、清里同时并用,以奏表里双解之效。他认为,内蕴之热不仅可以清里而除,同时可以表解而散。生石膏辛甘而淡,性寒而凉,善清气分之热，又能辛散解肌。张锡纯在《医学衷中参西录》中曾出："诸药之退热，以寒胜热也；而石膏之退热，逐热外出也。是以石膏煎服之后，能使内蕴之热息息自毛孔透出"。因此，他治外感发热每多喜配用生石膏，既可协同解表药解表，又可清解里热，达到表里双解之目的。此外，对解表药的服法，他效仿桂枝汤"服已须臾，啜热粥一升余，以助药力"的服药法，强调服第一次药后，喝热米汤一碗，借谷气以助汗，兼益胃气以鼓邪外解。

刘老对酸枣仁的应用，在借鉴前人经验的基础上也有所发展。酸枣仁能镇静安眠，早为历代医者所重视。远在汉代，张仲景即应用酸枣仁汤以治疗"虚烦不得眠"；后世医家也认为，酸枣仁有养心宁神的作用；近代药理学证明，酸枣仁的镇静安神之功能已无异议。然而在用量方面，综观刘老以前的古今医者，单剂用量极少有超过十五克者。刘老根据《名医别录》酸枣仁能"补中，益肝气，坚筋骨，助阴气，能令人肥健"的记载，结合其多年用药经验认为，酸枣仁不仅是治疗失眠、不寐的要药，且具有滋补强壮作用，久服能养心健脑，安五脏，强精神，"酸枣仁，用至五十粒即可中毒"之说不足为凭。他临床上用此药，其用量，除根据体质强弱、病情轻重酌定外，一般成人1次剂量多在30g以上，甚至有多达75~90g者，用量五六倍于他人。实践证明，只要配伍得宜，大多可应手取效，且无不良反应。刘老不仅对此药用量有所突破，对本药的应用范围也有所开拓。他认为在一些功能性疾病的治疗中，如能根据患者病情和体质酌情应用重剂酸枣仁，也是取效的关键所在。在酸枣仁的用法上，他喜欢生熟并用，乃宗《本草纲目》"熟用疗胆虚不眠""生用疗胆热好眠"的论述，认为，酸枣仁生熟之差，在作用上可能有兴奋或抑制的不同，其机理尚有待进一步研究证实。

二、虚心好学，勇于创新

在治疗上，他一贯认真遵循中医辨证论治的特色，但也从不放弃一切行之有效的治疗方法，包括民间单方验方。如他经常应用的鲫鱼利水方，就是他采用民间验方加以改造进而创拟的。临床实践证明，此方对肝肾性水肿病人利水效果明显，刘老曾用它解除并拯救过不少严重水肿、腹水病人的痛苦和生命。他也曾用罂粟壳治疗久咳、久利等。又如他对马钱子的应用。马钱子，《本草纲目》中记载其功能除治疗"伤寒热病，咽喉痹痛"等无他；《医学衷中参西录》中所载振颓汤、振颓丸、起痿汤等方剂中应用此药，以为"其开通经络，透达关节之力远胜于他药"，且为健胃妙药；《本草原始》中记载："番木鳖……误服之，令人四肢拘挛"。刘老在此启发下，将本药的应用范围加以扩大，用其治疗脑血管病、脑炎、脊髓灰质炎等后遗症，肢体偏废痿弱无力、进行性肌营养不良、进行性肌萎缩以及胃下垂等疾病。实践证明有疗效。马钱子内含番木鳖（士的宁），能兴奋脊髓前角运动神经元，从而有增强肌力的作用。

三、辨证精确，胆识过人

他在治疗外感性疾病或疑难奇病时，辨证精确，胆识过人，表现尤为突出。如1957

年，毛泽东同志患感冒，发热多日不退，延医数人而不效，省委推荐刘老赴诊。刘老诊后，认为外感日久，表未解而里蕴热，急需表里双解，采用大青龙汤重剂加减，一剂热退病除。又如，陕西省委一负责同志患癔症性木僵，僵卧于床，不吃不喝，大便不行十七八日，衰竭之象日渐加剧，众医均谓虚实难辨而无良策。刘老诊后，脉症合参，辨为大实有羸状，故以攻实为主，补虚为辅，攻补兼施为则，先用攻结泄下存阴，再以补气生津养阴之法，用药数剂，病人大有起色，后继加调整，乃逐渐痊愈。他在强调"治外感如将，贵在猛峻"的同时，也很注意"治内伤如相，贵在圆通"。他认为，一般外感病，病邪侵入不久，正气多不虚，治时应以药性偏于猛峻的药物祛邪为主，才能使邪去病愈，否则易致邪气滞留，遗留变证。而内伤病多是慢性病，正气不足，虚证较多，或虚实夹杂，寒热并见，因此，必须以药性和缓的药物扶正调理为主，考虑周密，照顾全面，才能收效。如对慢性肾炎，刘老认为，多属脾肾两虚、虚实互见之证，在张介宾"温补所以气化，气化而愈者，愈出自然；消伐所以逐邪，逐邪而暂愈者，愈由勉强"的观点影响下，治疗多采用脾肾双补、标本同治、固本为主、汗利兼施的原则，并根据病情之轻重、病期的不同有所侧重。水肿期不单用汗利之法，消肿后尤重温补脾肾。实践证明，如此，不仅对改善症状有较好的疗效，对消除蛋白尿、改善肾功以及远期疗效的巩固，都有非常重要的作用。

刘老还擅长妇儿科。刘老曾治一崩症患者，经血过多，少腹疼痛，已卧床不起三日余，家属邀为处方。刘老除拟方外，并将家中珍存之好墨一锭交其带回，嘱用木炭火烧红，放醋中淬后取出，将墨用开水研匀，加炮姜、红糖少许为引，一次服下。服药一剂，服墨汁一次，流血即止，腹痛亦除；又服一剂乃得痊愈。刘老忆及，曾用此法治疗崩症数人，屡用屡效。

刘老曾治一周岁小儿，终日啼哭不止，夜间尤甚，影响家长入睡，曾在多处医院就诊，未查明何病，治疗无效，家长无奈，抱患儿至刘老处求（诊）治，刘老诊后以蝉衣、钩藤、灯芯草三味药为方，轻轻一剂，啼哭立止。家属见其神效，赞赏不已。

朱小南学术特点

当代上海名医

一、内妇儿外融会贯通

先生在应诊早期是内外贯通、妇女兼治，中年以后着重内妇两科，尤以妇科见长。早年的杂治，使其在错综中获得了多方面的临床经验；正因为有多科学识的基础，既有利于打破恪守一家的门户之见，又可融各科学识于一炉，以为专科所用。先生对于妇科杂病的诊治常有奇效，有些病症前无著录，先生本人也从未遇到过，而他却能运用其多方面的经验和学识而获取出乎意料的功效。

1. 腹腔脓肿

女性腹腔脓肿患者，前医以癥瘕论治无效，西医诊断为腹腔巨大脓肿，嘱立即手术。先生不拘妇科的限制，以内科治脏痈的方法结合外科排脓之品，3剂，而患者由肛门排出脓液数百毫升，一月之内即告痊愈。

2. 经期手掌背起疱发痒

先生曾治疗一例经来两手掌背起疱发痒的病例。患者素有痛经，兼见经前胸胁闷胀及腰酸等症，就诊前十个月发现每逢经行两手掌背起疱发痒，经净即退，脉虚弦，苔薄黄。先生认为，此证系肝木郁结、湿热内蕴所致，处方以逍遥散为主，加桂枝、钩藤、鸡内金等品，两诊六剂而愈，随访三个月未复发。对于这样一例形如外症，又与月经有关的罕见病症，先生以逍遥散疏肝解郁，取仲景当归四逆，用桂枝配当归、芍药，能横走四逆、养阴补血之意，再参合钩藤能解除四肢末端过敏之法而汇成此方，终于获效。这除显示了先生辨证施治的特点外，也还可溯源于其各科学识的渊博。将多科学识融会贯通，用于专科，由博返约，由"杂"知变，变中生新，这些似乎正是先生形成专科特长的原因之一。

二、重视脏腑气血

从已整理成文的先生医案中，可以发现许多重视脏腑及气血辨证的实例。治疗妇科疾患重视肝脾肾，重视调气血，这似乎是尽人皆知的道理，但在临床实践中如何运用，往往各家有不同特点。先生认为，女子以肝为先天，以肾为本，脾为气血生化之源，肺主气，心主血脉，调气血之中即可兼顾心肺两脏。所以重视肝脾肾和气血，并非将脏象学说割裂开来，重此失彼，而是将脏腑学说和气血学说相结合，使重点更为突出。

如先生治疗一例每逢经来音哑的病例，患者经前乳胀，胸闷，胁胀，腰酸腹痛，经量少而色淡，面色萎黄，咽干，尿频，脉沉弱而带弦，舌质淡，苔少。先生以这些兼症为依据，结合《素问·大奇论篇》所云："肝脉骛暴，有所惊骇，脉不至若喑"，《素问·奇病论篇》所云："胞脉者系于肾，少阴之脉贯肾系舌本"，以及《素问·脉解篇》所云："所谓入中为喑者，阳盛已衰，故为喑也"的理论，不是单纯地从金实、金破不鸣着手，而以疏肝益肾配合养肺阴为法，三剂而效，以后随访未复发。这是先生重视脏象学说，灵活运用经典原旨的一个典型范例。

再如，先生对于经前乳胀的诊治，大多数以开郁行气为先，根据辨证所得，或合健脾和胃，或养血益肾，或温补冲任。对重症崩漏者，理血之中，或配健脾或助固气，或清血热，十分合度。充分体现了重视脏腑气血这一特点。

又如，先生根据《济阴纲目》眉批中所述："止涩之中须寓清凉，而清凉之中又须破瘀解结"的方法，从十灰丸组成中获得启示，对于有血瘀兼症的崩漏常选用熟地炭为君，每获良效。这类例子是不胜枚举的。

三、研究奇经

鉴于妇科经带胎产诸证均以腰以下及小腹部为主要病所，两小腹及两少腹正是奇经的盘踞之处，故先生认为，治疗妇科疾病除与脏腑气血息息相关外，尤应重视与奇经的关系。在奇经八脉中，冲、任、督、带四经虽为历代妇科医家所重视，但专著甚少，至于对阴维、阳维、阴跷、阳跷四脉的重视则更嫌不足。为此，先生多年来一直着力于奇经的研究，以求对于妇科学术有所裨益。曾先后发表了《冲任探讨》《带脉探讨》《阳维阴维探讨》《阳跷阴跷探讨》以及《奇经八脉在妇科临诊间的具体应用》等篇专论。先生在这些论文中，根据《内经》《难经》以及李时珍的《奇经八脉考》等历代文献中的有关论述，来探讨奇经之经行部位或脏器与妇科疾病的关系，并分析病机，将奇经病证分为实证和虚证两大类，指出："奇经的实证多属正虚邪实，包括久病癥聚、产后血瘀及奇经气滞所形成的积聚；奇经的虚证则包括发育不良、崩漏连绵不断及产后虚亏诸证。"文中还探讨了奇经的治法，提出以辛香温散治癥聚滞结，以升陷固带治经络弛缓，以血肉厚味治奇经虚惫，以腥臭脂膏治秽带精枯等法，并列举归经药物，附有效病例。这种从疾病的生理病理特点出发，将经络、脏象、气血学说有机地结合起来，将理论和实践结合起来研究，将奇经八脉的学术成就推进到一个新的阶段。

四、深究药理

先生在祖国医学理论指导下，从临床实践出发，对于中药药理作用做过较为深入的研究。他常说，要抓住疾病的要害，根据辨证论治的精神来精选用药，其中出奇制胜而获良效的实例是屡见不鲜的。先生曾经治疗过一例每逢经来高烧至40℃甚至昏厥的患者，其经期一贯早而绵延，日久方净，兼有胸闷胁胀，呕吐，脉弦，舌燥等症。初诊时，先生从脏腑辨证，诊断为肝经郁热而致经行发热，采用清肝泄热之法，予柴胡疏肝散加减。服药二剂后，正值经行，虽然方中有黄芩、青蒿等品，但病者热势燔盛，并无显效。先生进而虑及肝经上巅顶，肝火上扰者可有动风成厥之虞，前方虽然能清肝经之热，但对于风火附木，治肝经上扰之证仍嫌不足，于是经再三推敲而加入钩藤一味，服二剂药后，患者即诉头目清凉，体温下降，以后再未复发；经随访证实，已获远期疗效。据先生自述，他之所以选用钩藤，是根据李时珍《本草纲目》钩藤条所载"惊痫眩晕，皆肝风相火之病。钩藤通心包于肝木，风静火熄，则诸证自除"的药理作用而为之。

先生由研究奇经八脉进而探索《奇经药考》，从中认定覆盆子对于冲任虚亏的功效，并结合现代药理，从临床实践中证实了此药有提高雌性激素水平、促进宫颈黏液出现羊齿状结晶的作用，进而提出了补冲任药物具有恢复及促进性腺功能的理论。这些实例都是先生深入研究药理的硕果。

宋孝志再传"铃医三两三钱三"

北京中医学院

宋老先生,湖南宜章县人,14岁拜舅父为师学医,三年面壁诵经典,27岁悬壶广东坪石,40岁任宜章中医院院长,1956年46岁调北京筹备成立北京中医学院,任教近40年,1994年谢世,享年84岁。

宋老天资聪明,能过目不忘,四大经典的篇章条文全储在心中,你随便问四大经典哪一章句,他马上回答你在哪一篇哪一节。在门诊看病,业务繁忙,只要他看过一次,病人再复诊,病人的姓名、年龄他都记得清清楚楚。临床辨证用方,十有八九是经方,其余是《千金》《外台》和时贤的效方;处方药物不多,大都六七味或二三味。有些病他有十分把握,三五剂可以治好,但当病人问及多久可以治好时,他总是说:"吃几副看看,不行再更方。"笔者跟他三十年,听他说了三十年"吃几副看看"。他医德高尚,从不炫耀自己,也不议论同道之长短,他常说:"人无十全,岂能无过""能知己知彼,才是一个好大夫"。

一、三年面壁,苦读经典

宋老常说:"学中医,不精通四大经典就没有打好中医基础,内经又是基础的基础。以前师传徒,都练的童子功,我学医时也这样。"

第一年,上半年前三个月背诵《伤寒论》,后三个月背诵《金匮要略》,除吃饭、睡眠外,每天都是读书天,节假日也不准休息,也不准读看其他医学书籍。背诵测试合格,下半年指定读成无己《注解伤寒论》、徐大椿《伤寒类方》、柯韵伯《伤寒来苏集》、尤在泾《伤寒贯珠集》。

第二年,全年学《内经》《神农本草经》,指定六十篇经文背诵,并要求四大经典互注。

第三年,背《伤寒论》《金匮要略》的汤头歌,舅父结合自己的临床经验,讲六经辨证、脏腑辨证、374方、169味中药的临床应用。每天上午下午背诵四大经典,晚上授课,舅父说:"万丈高楼平地起,不打好基础,三丈高楼也会倒塌。""你三年面壁背诵经典,一生享用不完。"

第四年,跟随舅父出诊,把三年面壁所背诵的东西用于实践。也是上午下午出诊,晚上看书,找辨证之误、用方不妥的原因。由于舅父严教,一丝不苟,下半年即开始独立应诊,上下午串门走户,上山下乡,为群众看病。晚上看书学习,这些都为悬壶广州坪石打下了基础。

二、谦虚好学，不耻下问

在悬壶坪石时，听同道讲当地来了一个铃医袁国华，专治疑难杂症，他祖传的"三两三"治病神奇，愈人不少，宋老上门拜袁老为师。袁老师当时已七十多岁，鹤发童颜，满腹经典，尤善用经方。宋老处处关心老人，晚上到他家求教，不耻下问，家中重活，宋老都包在自己身上，天长日久，袁老师也不保守，将祖传的"三两三"全部教给宋老。

1. "疮疡三两三"

主治：对慢性皮肤病以及痒疹、荨麻疹等有特效，对肌肉风湿痛、血枯经闭有奇功。

处方：生黄芪一两，金银花一两，全当归一两，生甘草三钱，川蜈蚣三分。

水煎服，每日一剂。

三两三，全名叫"三两三钱三分"，三两三钱可传，秘在三分不轻易外传，大夫包好授于病家，或自己放在病家的药罐中。

1960年熊梦写了一篇《三两三治痒疹》，发表在《江西中医杂志》。痒疹发在大腿后，常于冬季发生，粟粒大，分布范围如掌大，每晚间熟睡时局部发生灼热及痒感，如是者约几个冬天，甚则发时浸淫成片，瘙痒特甚，不时渗出淡黄色黏液，结成1~2分厚湿润痂块，剥离后患部潮红，反复不已。熊梦老师说："予在开业期中，曾用此治疗数例荨麻疹达十余年之久，服此方月余，收到根治效果，诚良方也。"

2. "偏头痛三两三"

主治：偏头痛久治不愈者，是风寒入于骨髓。

处方：麻黄（打碎节，先煎去沫）一两，桂枝（去皮）一两，罂粟壳一两，甘草三钱。

加减：头痛偏于左的，加龙胆草三分；头痛偏于右的，加钩藤三分；头痛不偏的，加陈细茶三分。

煎法：用水四两，先煎麻黄，沸后去净沫，再煎少许（不连水都取掉），再用水20两，纳诸药，同煎去八两。

服法：分温作二服。一服痛已，即止后服。轻的一服必愈，重的一剂必愈，无效者不可再服（不属于风寒入于骨髓的头痛）。

袁国华老师解释说："头痛及偏头痛，久而不愈的主要原因是风寒入于骨髓；一般性头痛，其痛不会逾月。然风寒之邪皆由皮毛而入，故必从毛孔而出。本方麻黄散寒，桂枝祛风，更以罂粟固表止痛，甘草和中。痛偏于左的是肝气上逆，用胆草泻火；偏于右的为肺火失于清肃，以钩藤平肝风；头痛不偏的，陈细茶解结止痛，服之鲜有不效者。《素问·奇病论篇》《素问·风论篇》《素问·骨空论篇》可读之。"

3. "跌打三两三"

主治：重症跌打损伤，有起生回死之妙。

处方：全当归一两，金银花一两，大川芎一两，穿山甲三钱，滇三七三分（研末分冲）。

煎法：将此药以酒一碗、水二碗合煎，取一碗半，分两次温服。服第一次药后约经四小时，伤者必然大便。若便中有血，不必惊讶，续将二煎服下，次日必渐能行动。再将原方配服一副，静养二三日就可以劳动了。理论依据于《内经·玉机真言论》："急虚身中，卒至五脏闭绝，脉逆不通，气不往来，譬如坠溺，不可药期，其脉绝不来。"高处坠下，一般先出现突然心中悸动，头晕眼花，手脚支持不住就跌下来了（本身虚竭，仓猝间支持不住），故头眩心悸，急虚身中，才能失足跌下。

宋老说："这类外伤的处理离不开通脉活气血。因为是'急虚'，所以着重在通气活血；因为'身中'，所以着重在解结去瘀。当归除客血内塞，温中止痛，破恶血，生新血，协同川芎理一切气、一切血，去瘀血，养新血；金银花通行十二经，消诸肿痛；穿山甲出阴入阳，通窜经络，能直达病所；三七散血止痛，施之于跌打未出血者，更为要药。本方君臣佐使配合得当，施之于跌打损伤，真有起死回生之妙。"

4."痈疽三两三"

主治：痈疽溃后，久不敛口，或远年近日之溃疡均可敷贴。

处方：栝蒌根一两，浙贝母一两，赤小豆一两，制乳没各三钱，大冰片三分。

用法：各药研成极细末，称足分量后，再将药末和匀，视疮口大小分两包或三包，每包用鸡蛋清调敷。掉下之药不可扔掉，将取下之药放置净土上，吸取其毒，次日仍以鸡蛋清合前药包调敷，以一料交替换用，至愈为止。

宋老调北京筹备成立北京中医学院时，与调中医学院任教的全国名老中医，以及中医研究院的名老中医蒲辅周、余无言、宋向元、胡希恕、陈慎吾、任应秋、秦伯来、方鸣谦、刘渡舟、祝谌予等交往密切，切磋技艺，每至深夜不散。宋老说，初学贵择师，名师出高徒。你看刘渡舟老和他的研究生教出的学生，推崇《伤寒论》《金匮要略》；而从天津来进修的大夫不敢用经方，说经方是汉代的古方，现在已没有人用了，时方最时尚。出了茅庐，要注意选择师友，经常交流经验可以互相提高，我交的师友，如蒲老、余老、秦老、胡老以及陈老、宋向元老先生，从他们那里，学了不少东西。

三、执教四十年，桃李遍天下

宋老执教甚严，应诊空闲，他都抓紧时间讲解，对《伤寒论》经文逐字深入浅出解释。1960年，笔者读大学二年级，听说宋老是经方临床大家，就拜宋老为师，周末上门，听他讲经方临床应用。为了使我进步快点，他把《伤寒论》全文眉批，画龙点睛，使我对经文有深一步理解。他在《金匮要略》方下批上他用此方的经验，供我临床参考。

一日，我谈起湿热下注的泌尿系感染治疗颇为棘手，不是治不好，而是常复发，如何能使治疗后少复发，或不复发，那将给病人减少多大的痛苦啊。宋老说，湿热下注，大夫们常用八正散、小蓟饮子、龙胆泻肝汤，这些方清利湿热快而捷，但治本药少，肾气没有恢复，所以常复发。仲景在《金匮要略·消渴小便不利淋病脉证并治》中用栝蒌瞿麦丸治小便不利，在制方中抓住"邪之所凑，其气必虚"，故用附子温助下焦之阳，宣通阳气，上蒸津液，下利水气；山药"补肾气者，固当留其精而泻其粗也"，且强肺阴以生水；栝蒌根生津液；瞿麦可逐膀胱之水，茯苓佐之渗水，使水自上下渗，二者同用以行水气，淡渗利水以利小便。故诸药同用，能"温下行水，滋阴润燥"，是扶正祛邪之妙方。方有附子，一般大夫因泌尿系感染，尿频、尿急、尿痛而不敢用此方，不解仲景之义也。我遵此，从1964年以来，对湿热下注的泌尿系感染，用此方，服药半个小时后尿急尿痛便开始缓解。我的夫人在湘时，经常泌尿系感染，保健室大夫治好又犯，很痛苦。我以栝蒌瞿麦丸改汤，服了七剂，至今三十多年未再犯。此方疗效好，治愈后很少复发。

宋老的学生很多，普遍反映："跟宋老一年，开出的方子，一点不像宋老的方。跟别的老大夫学三个月，就可学得真像，不知为什么。"我说，我跟了他三十年，至今才有一点像。宋老对《本草纲目》很熟，《千金》《外台》熟如指掌，《串雅》"内编""外编"顺手捡来，他有雄厚的博采众方的基础，所以跟宋老学习入门很难，不打好博览群书的基础，是当不好宋老学生的。

王志敏医生临床经验——子宫丸在妇科的应用

北京中医医院

一、前言

子宫丸是一种妇科专用药，是王志敏医生的祖传秘方，一直用于治疗各种妇科疾病。新中国成立后，在党的教育及中医政策的鼓舞和感召下，王老医生把家传秘方公开出来，受到了党和政府的重视，先后在中医研究院（今中医科学院）、北京医学院第一附属医院、首都医院、北京妇产科医院等单位临床应用，取得一定效果，我院并组织专科人员进行学习、整理和总结。

二、子宫丸的组成成分和功用

子宫丸，分宫颈口子宫丸和阴道部子宫丸两种。

1. 阴道部子宫丸（用于子宫颈周围及阴道穹窿部）

组成：

(1) 白矾：585g，性味酸涩寒，收敛燥湿，解毒杀虫，消肿止痛。

(2) 章丹：46g，辛凉有毒，化腐生肌，敛疮解毒。

(3) 钟乳石：13g，甘温，温里助阳，化腐消癥。

(4) 雄黄：13g，辛温有毒，燥湿解毒杀虫，杀菌作用很强。

(5) 儿茶：12g，苦涩平，清热祛湿，敛疮生肌，定痛。

(6) 乳香：10g，辛苦温，活血舒筋，行气止痛，消痈疽，托疮毒，生新肌，暖子宫。

(7) 没药：9g，苦平，行气活血通瘀，化腐生肌敛疮。

(8) 血竭：7g，甘咸平，活血化瘀止痛，敛疮生肌，通经活络。

(9) 蛇床子：4g，辛苦温，祛风寒，止阴痒，燥湿收敛，杀虫，逐瘀止痛，温肾助阳。

(10) 硇砂：1.5g，咸苦辛温有毒，消积祛瘀，软坚散肿，消痈解毒，化腐生肌。

(11) 硼砂：1.25g，甘咸凉，解毒，清热，防腐。

(12) 麝香：1.25g，辛温，开窍辟秽，活血散结通络，解毒。

(13) 冰片：1g，辛苦寒，散热止痒，通窍清火，消肿止痛。

功用：解毒杀虫，燥湿敛疮，活血化瘀，行气通窍，疏经通络，化腐生肌，消肿止痛。

2. 宫颈口子宫丸（用于子宫颈外口）

组成：

在阴道部子宫丸的 13 味药中，血竭、硇砂和麝香各加 1.25g，以加强其活血散瘀、芳香通窍、软坚消肿的作用。

北京医学院第一附属医院妇产科曾用子宫丸作抑菌实验，结果证明，对各种类型的溶血性链球菌、肺炎双球菌、绿脓杆菌、金黄色葡萄球菌、大肠杆菌，比青霉素、链霉素、氯霉素、金霉素、土霉素、新霉素、合霉素、四环素、多黏菌素及磺胺等均有更强的抑菌作用；通过临床观察，子宫丸有促进鳞状上皮增生、角化及消肿作用；我院化验室进一步实验证明，有灭滴虫的作用。

三、子宫丸的制法

1. 制药用具

小铁锅 1 个，铜匙 2 把，小铁铲 1 把，细箩 1 个，竹签 5~6 根，大理石 1 块（2 尺长、1 尺半宽以上），小纱箩 1 个。

2. 准备工作

小铁锅，开始用时需先用猪油擦，然后用小米煮汤熬去锈，再用香油擦才能使用；铜匙、小铁锅、竹签，都要煮沸消毒；大理石，擦净后需用 75% 酒精擦，消毒后再涂上香油。

3. 制药操作程序

(1) 阴道部子宫丸的制法：

①先将乳香、没药、硼砂、儿茶、雄黄、蛇床子、钟乳石等药，按定量各研成细粉面。再将研好的雄黄细面加入硼砂，并注意，要逐渐少量加药，边研边加，使药研匀，然后再加入乳香、没药、蛇床子、钟乳石、儿茶等 5 味药。共研细面，过细箩后，另放备用。

②将定量的冰片、麝香也研成细面，另放备用。血竭最好单包另放，章丹也单包备用。

③将定量的白矾用清水洗净，去掉外污物，然后放入锅中，加水至淹没药物为度，

放在火上煎熬。开始火力要强，熬至15分钟后，白矾即逐渐熔化，要边熬边搅拌，以免糊锅。待全部熔化后，即逐渐形成白色透明黏液，并用小纱箩抛掉上层泡沫状浊物。在煎熬过程中，可酌量加水约50ml左右，煎熬至开锅后25分钟，白矾用匙舀上即能看到牵丝为止，这样方可去掉白矾的刺激性。

④在锅内加入上述研细的8味药，边搅边拌混匀，撒在熬好的白矾液中，再放在微火上煎熬7~8分钟后，再加一次水约50ml，再熬2~3分钟。

⑤再将预先准备好的血竭面缓慢撒入锅中，边撒边拌混匀，免起疙瘩，使血竭全部熔化，再加水约50ml，熬煮约3分钟。

⑥再将章丹撒入锅中，调匀后，加水约50ml，微火煮熬7~8分钟，再加入水约50ml，再熬煎4~5分钟。以上都必须边熬边搅拌，以防糊。

⑦熬成黏稠浆状后，再加麝香、冰片合研之细面，然后加水25ml，用极微火熬煎4~5分钟，并继续不断搅拌。药熬好的标准为，药锅表面是金亮色，豆腐皮状，鼓出大泡，覆盖表面。

以上煎熬过程，要注意，火力不能过大，不要糊锅，否则有刺激性，不能使用。

⑧熬成后，将药锅端放在大理石旁，用铜匙舀出药，再用竹签从铜匙中将药向大理石上一滴一滴拨出，滴下后自然成片，每片药约两滴，约1g重，成围棋状，紧贴大理石的一面是平面，在上面的一面是半圆的，3~4分钟后即自行干燥，用小铁铲取下后存放备用。另外，在最后舀滴造药过程中，如锅中的药干稠而不能流动时，可以随时再添加少量水，微火熬煮，再舀滴造药片。如此反复，直至做完为止。

⑨贮存：待药片完全干燥后，放凉，即贮存在密闭的磨口瓶中，避免漏气。

（2）宫颈口子宫丸的制法

①制阴道部子宫丸待锅里药液剩约1/3时，再将血竭、硼砂、麝香（预先研成细面，单放备用）撒入药锅中，并加水约50ml，再继续搅拌熬黄，注意防止糊锅，用微火熬5~6分钟。

②熬成后，同阴道部子宫丸的制法一样。用铜匙舀出，用竹签拨出，滴在大理石上，每片2滴，大约1.2~1.5g重。

③贮存：同阴道部子宫丸。

四、子宫丸的适应症

按照王老医生的祖传，该药原是广泛应用于各种妇科疾病，包括妇科各种炎症，痛经、闭经、倒经等各种月经病，子宫脱垂，子宫位置不正，子宫口发育不良，不孕症等。

自1958年以来，外院协作单位应用子宫丸治疗宫颈糜烂和不孕症，观察到腺性糜烂的治疗效果比乳头状糜烂为佳；而且观察到，在治疗子宫颈糜烂的同时，有些妇科疾病，如白带多、腰痛、痛经等症状也能同时得到减轻或消除。

我们现在仍一直用子宫丸治疗慢性盆腔炎、慢性膀胱炎、慢性宫颈炎，以及子宫颈发育不良、质硬、宫颈口小、宫颈外口炎，及一般炎症引起的不孕症。

五、子宫丸的禁忌症

1. 有不规则子宫出血，月经过多，带经日久，月经频至及性交出血病史者；
2. 有休克病史者；
3. 有溃疡病、胃痛、呕血、便血者；
4. 子宫肌瘤；
5. 盆腔肿瘤；
6. 宫颈息肉；
7. 宫颈肥大、外翻、极度充血、血管外露、组织脆而极易出血者；
8. 有皮肤过敏及其他过敏史者；
9. 凡是大、中手术后，或身体虚弱，气血亏损，面黄肌瘦，心慌气短等患者，均应待身体恢复健康后方可上药；
10. 凡是重度高血压、严重心脏病患者，均须待病情好转后始可上药。

六、操作手法及医者注意事项

1. 患者准备和体位如一般妇科检查。
2. 医者戴手套，用右手食指先进行内诊，检查病变情况以确定上药部位。
3. 用右手拇指、食指夹持药片到阴道口，再用食指掌侧托药片平面递进阴道内，直至病变附近。并注意，此时切勿使药片平面沾染阴道分泌物，而且要使药片平面恰好置于病变附近，然后轻轻翻转手指，使药片贴于病变部位，再用食指指尖按压一下药片，使之固定以免滑脱，再将手指轻轻取出。此时注意，防止药片错位。最后放一带线棉球于阴道下段，嘱患者次日自行取出。
4. 复诊时，首先询问前次上药的反应情况，注意有无阴道不适、阴道流水、外阴痒、出血、恶心、腹胀及矢气多等症，及是否掉出白皮；然后用食指蘸温开水，伸进阴道，取出前次所上药之残渣。此时，常可看见有脱落的白皮片，块状物，有时呈较厚的白皮，甚至有阴道或宫颈管型整片脱落（白皮为数十层角化上皮细胞），取净后再行内诊，检查病变情况以确定本次上药部位，如系单纯宫颈病变，则用窥阴器视上药后变化情况而不须内诊。
5. 用药部位

（1）宫口小、紧、宫颈糜烂等宫颈局部病变者，药片贴于子宫颈外口，用"宫颈口子宫丸"。

（2）膀胱炎，将药片贴于阴道前穹窿部；尿道炎，将药片贴于阴道前壁中段，用阴道部子宫丸。

（3）子宫骶骨韧带炎者，将药片贴于阴道后穹窿部，用阴道部子宫丸。

（4）右侧附件炎者，将药片贴于右侧阴道穹窿部；左侧附件炎者，将药片贴于左侧阴道穹窿部。附件炎均用阴道部子宫丸。

6. 一般每周用药一、二次。第一次用药仅能上 1 片,如无不良反应,复诊时根据病情调整,最多一次可上 2 片。

七、用子宫丸的患者注意事项

1. 治疗期间禁止同房,停止用药 1 周后方可。
2. 忌食鱼虾蟹等海味、鸡鸭蛋类、酒及一切辛辣有刺激性食物。
3. 避免剧烈运动、重体力劳动及长途步行。
4. 月经期及月经前后各 3 天均需暂停上药。
5. 用药后,最好先在诊所休息 5 分钟,再离开诊所。
6. 治疗期间如出现粉带者,应暂停用药,待粉带净后方可再用药。
7. 用药后可能有阴道轻微胀痛、阴道流水、脱落出白色片块状物,或小便黄赤灼热、矢气多、腹胀等现象,乃药物发挥作用,而非病态,故不需停药。

八、副作用及其处理方法

用子宫丸后的患者,对个别出现过敏反应者,如白带增多,外阴瘙痒、灼热、发红、疼痛、肿胀,甚至水肿明显,症状严重者可影响睡眠及工作,应立即取出药片;如药片已融化者,则可擦去药渣,并改为外用外阴粉。对外阴水肿明显,而未能擦净药渣,或有表皮破损致疼痛者,则应使用外阴膏。根据病情,每日用药 1~3 次。如系宫颈糜烂上药,而糜烂面附有白色渣滓样物,与宫颈组织粘接较密切不易拭去,若用镊子夹除时会引起出血,故应注意,此时不可轻取。

附:外阴粉

生蛤粉 30g(咸寒,清热燥湿,消肿止痛,消炎止痒),冰片 1g(辛苦寒,散热止痒,通窍清热,消肿止痛)。

上两药,共研细面,备用。

外阴膏:外阴粉,加香油调匀。除上述作用外,尚有清热润肤之功。

(叶苍苍整理)

李鼎铭医生治疗先兆流产经验

北京中医医院

先兆流产是妇产科常见病之一,中医对此有较好的疗效,现将李老医生治疗此病的 24 例作小结如下:

一、一般数据

24 例患者,年龄在 24~35 岁之间;病程最短 3 天,最长 3 个月;妊娠为 40 天~4 个月者 22 例，另 2 例为妊娠 6 个月以上；其中 7 例有自然流产史，最多流产 5 次，最少流产 1 次。按中医辨证分型，24 例中，有 21 例为阴虚血热、胎动不安，3 例为脾肾不足、胎元不固；24 例全部治愈，服药剂数 3~38 剂，其中，服 3 剂血止、胎安者有 8 例。

二、方药

阴虚血热型的基本方：尾连，生地，白芍，天冬，杜仲，莲肉，扁豆，棕炭，侧柏炭，生阿胶，苎麻根，黄芩或黄芩炭。

腹痛重者，加重白芍用量；血多者，加重止血药物用量。

脾肾不足型基本方（以归脾汤为主）：黄芪，党参，莲肉，茯苓，木香，白术，当归，山药，扁豆，陈皮，佩兰，龙眼肉，伏龙肝。

三、对先兆流产辨证治疗的几点体会

1. 病因

先兆流产是现代医学的病名，祖国医学历代医籍中，根据不同证候而有"胎动不安""胎漏下血""漏胎""胞漏""胞阻""妊娠下血"及"妊娠腹痛"等名称。祖国医学认为，导致本病有母体和子体两个方面的原因。唐代昝殷在《经效产宝》中说："安胎有二法，因病母以动胎，但疗母疾，其胎自安；又缘胎有不坚，故致动以病母，但疗胎则母瘥。其理甚效，不可为也。"本文 24 例先兆流产的病因均属母病所致，其具体流产原因，有脾胃不足、气血虚弱、冲任虚损、七情与精神刺激。从临床实践中体会，因母病所致的流产，中医中药的治疗效果是比较满意的，但对子体方面引起的先兆流产，如胚胎停止发育，则目前中药尚无很好的治疗方法。

2. 病机

祖国医学对先兆流产的原因论述很多，但主要的原因还是气血虚弱、脾肾不足、肝郁气滞、阴虚血热和跌仆损伤等。

从临床上体会，平素脾肾不足较为重要。因为脾为后天之本，生化之源，脾气虚弱，不能运化水谷之精微而生血，以致冲任虚损，妊娠后则胎失所养；肾为先天之本，主藏精系胞，肾脉又与冲任二脉相关联，如房事不节，纵情恣欲，损伤肾气则无力系胞。所以，脾肾的健运与否直接关系到人体精气血脉的盈亏和生殖机能的强弱。因此，脾肾不足被列为先兆流产的基本原因之一。

先兆流产的另一个因素是阴虚血热，热伏冲任，迫血妄行，胎失所养，水源不足，火易沸腾，过热则血易妄行，以致胎动不安，胎漏下血。本文总结的 24 例病案中，有 21 例属阴虚血热，可见阴虚血热对胎儿的生长发育危害很大。所以，在临床遇到妊娠妇女，尤其素体阴虚火旺或平素喜食辛辣之品者，总要告知患者勿食辛辣燥热之品，另外房事隔离甚为重要。因为，有胎同房，或房劳过度，损伤肾气，最易造成流产。

3. 临床辨证

先兆流产的原因虽有多种，表现的症候也是因人而异，但临床表现的主要症状有轻度阵发性下腹坠痛，腰膝酸痛，少量阴道出血，或症状持续，并日渐加重，流血增多，腰腹酸痛加重，多数伴有恶心呕吐，不思饮食，精神疲倦，四肢无力等。主要的脉象是细滑数或细弦，两尺脉尤其明显；滑是孕脉，而细数为水亏阴血不足之象，数为火动，两尺脉滑数为下焦积热。本文24例病案中，除2例脉沉外，其余22例均为脉滑或细滑数。

4. 治疗

用药方面有3个原则：

（1）针对不同病因采取不同措施，治疗的关键是清热养阴，健脾益肾。

（2）采取标本兼治的原则。因为，先兆流产如能及时治疗，一般疗效是较满意的。因本病之病情较急，所以，止血、缓急止痛和补脾益肾、养阴清热同时应用，收效明显。

（3）医家对胎前用药总结有"三宜"，即清热、养阴及理脾疏气，还需根据不同情况佐以其他药物。养阴清热药种类很多，作用也强弱不同，故如何选用相宜的药物、合理配伍是很重要的。

黄芩，是保胎中首选的一味药，它具有清胎热、平肝阳而保胎的作用，朱丹溪曾誉为"安胎圣药"。现代药理分析认为，黄芩对大脑皮层中枢神经系统的兴奋亢进有镇静作用，从而达到保胎的目的。临床上，曾遇到有些患者，自服保胎丸或胎前方保胎，结果事与愿违，阴道出血不止，腰腹痛不除而来院诊治，经服用黄芩等清热养阴，佐以舒气健脾、缓急止痛止血的药物，而起保胎作用。

用山药、白术、橘皮、扁豆等健脾疏气药，使脾得健运，脾健则气血易生，疏气则气机调达，气血和顺，所以理脾疏气也是安胎大法之一。尤其白术能健脾清痰，与黄芩同为安胎要药。脾虚用白术，血热用黄芩，脾不太虚用山药代白术。因为生山药味甘平，既能健脾，又能补肾，且较平安，功如白术，而无温燥之弊。

除上述常用保胎药外，缓急止痛及止血药的应用也是必要的。因为，出血持续增多，或腹痛日趋剧烈，随时都可能影响胎儿而流产。所以，及时应用止血药和缓急止痛药很重要。根据急则治其标的原则，阿胶、苎麻根、地榆炭、棕炭等止血药及白芍等缓急止痛药是必须用的。阿胶滋肾阴养血，止血安胎，苎麻根清前阴之热而止血，这两味药为止血安胎首选药。

以上着重论述了阴虚血热型治疗用药的体会。如脾虚气血不足者，主要用归脾汤健脾益气安胎；因七情失宜者，更须配合舒气郁药；因跌仆引起者，活血祛瘀药也酌情使用。总之，只有掌握原则，抓住重点，同时又照顾全面治疗，才能达保胎的目的。

梁仪韵治疗崩漏经验

北京中医医院

崩漏，现代医学称为功能性子宫出血。崩与漏，有出血量多少和病情缓急之别。

崩漏病因虽有多种，总起来看，可以分成3种类型：一是血热型，二是气虚型，三是血瘀型。不过，这三类不是截然分开的，仅是有多有少、有主有次。治疗上，应有所侧重，病情在发展和疗程中也应因时制宜。其所治的一些病例中，大部分是气虚型，血瘀的则较少，本文所列13例病例中，气虚型9例，血热型2例，血瘀型2例。

一、临床资料

13例病案中，年龄最小的21岁，最大的52岁，其余的大多数年龄均在25～36岁之间；全部都是已婚；其中1例做绝育手术；病程一般是2～4月，较长的是1～2年，其中1例长达4年。就诊时，持续出血时间一般是10～20天，其中3例每月2次，有1例连续出血达60天以上；健康情况多数一般正常，其中1例兼有浮肿，2例严重贫血。治疗后，其中10例痊愈，3例好转；治疗期，最短的4天痊愈，一般是2周左右痊愈，有2例治疗3个月。有1例随访观察3个月，均能按月行经，经量正常；1例随访4年正常；5例病愈并妊娠。

二、典型病例

刘××，21岁，病历号9755，1958年11月28日初诊。

患者15岁月经初潮，其后月经周期紊乱，或30～50天或2～3个月断续出血，18岁结婚，婚后出血更重，并伴有血块。

妇科检查，诊断为功能性子宫出血。化验：血红蛋白9g/dl，红细胞计数3040000/mm^3，血小板计数203000/mm^3，血压120/80mmHg。住院刮宫并做人工周期治疗，此后又重复出血，来中医门诊时已有6年子宫出血病史。

当时主症是月经期不止常，来则量多如崩，甚至卧床不起，血色鲜兼有黑块，血来10～20日不止，腰腹坠痛，腿部酸楚，心悸气短，两颧潮红，饮食亦少，苔净，舌质淡，脉沉弱无力。

根据《灵枢·百病始生》篇中所讲"阴络伤，则血内溢"，血下日久，先伤其阴，后伤其阳，气虚下陷不能统血，则血大脱而下，气血两伤。平脉辨证，此病属气虚型。在治疗上以补气养血、升提之法治其本，以收敛涩滑之法治其标。

方药：人参6g，炙黄芪12g，全当归10g，生地10g，川芎6g，川续断12g，茯苓10g，伏龙肝12g，鹿角胶6g，醋杭芍12g，炒杜仲10g，净白薇6g，醋炒升麻5g。

加减：腹痛，加祁艾炭6g；鲜血多，加黄芩炭10g，茜草炭6g；血块多，加血余炭12g（包煎），龟板10g；血量暴下时，加冲三七粉2～3g。

治疗观察半年之久，月经正常，1960年2月受孕，11月生1男孩。自1959年治愈，随访至1980年，行经均正常。

三、讨论

1. 常见证型以气虚型的占多数。在门诊所见的患者，多半是患病已久，或采用其他方法医治无效，因而迁延时日，失血过多，体质转弱，所以气虚型多见。

2. 初病和久病的转化。此病初得，一般是属于血热，但患病日久，血去已多，热随血泄，与此同时，正气已伤，这种转化情况也是常见的。

3. 七情与劳倦的影响是重要的。所以，要鼓励患者拥有革命乐观主义精神。

4. 心肾为本。《素问·评热病论篇》载："胞脉者，属心而络于胞中"，又《素问·奇病论篇》载："胞络者系于肾"。心主血，肾藏精，若心阳过盛，肾气不纳，功能失调，子宫下血；反之，失血过多，又伤冲任，影响心肾。这样交替反复地相互作用，病情就会加重。所以治本应以心肾为主。

5. 抓住主要证候：患者所表现的体征可能很多，但是要抓住主要的，只要主要证候解决了，其他次要的兼症也就随之消失。本病的主要证候，除下血外，有心悸、腰痛、腹痛，其他如头晕、失眠、身倦、饮食不香、四肢无力是次要的，应当根据证候主次进行辨证。

6. 血鲜无块：血鲜无块是在经血暴下的情况下产生的，这是气血欲脱的主证，情况是比较严重的，不可看做是血热。

7. 瘀血的辨证：腰痛、血色紫兼黑块是瘀血，但腹不痛，在大下血的情况下常有较大黑块，这是暂时留在子宫内的血凝结而成，和瘀血不同，应当加以分辨，不可按瘀血治。

8. 腹痛与不痛：有腹痛者属实，不痛属虚，应分别处理。

9. 面色潮红与苍白：面色苍白，这是一般的证和病相符的现象。也有面色潮红者，这不是血热，而是虚阳上越的征象。

10. 脉象：沉细、沉弱或沉缓无力，是顺证；浮弦而大、浮洪数，是重症；尺脉的浮沉关系更大，应加注意。

11. 用药：用药的原则，以养血固气、升提收摄为主，且须辨认真虚假实的现象。止血不留瘀，止血也不可用苦寒之药，否则血当时虽止，不久仍可复发。

12. 血止后处理：血止后，应当用平补的方法进行治疗。

万友生论补脾气虚

江西中医学院

脾为后天之本，肾为先天之本，本来都是人体的根本所在，应该是同等重要的。前人之所以有"补脾不如补肾"和"补肾不如补脾"之说，则是由于所处环境和治学途径不同，因而有所侧重罢了。内伤病学中的补脾与补肾两大学派一样，在历史上影响很大，至今遗风尚存，而且学者们正在运用现代科学技术和方法加以研究。我从长期临床实践中深切地体会到，脾胃之病（直接的或间接的）最为常见，因而调脾胃之法也就用得最多。这就要求临床医生必须善于调治脾胃。

我早在行医之初就很重视脾胃，抗战时我随家迁居峡江县黄泥岗村，一患者胃痛甚剧，卧床1个多月，粒米未进，每天只能喝些汤水，大肉尽脱，形容憔悴，势濒危殆。当时我行医未久，经验贫乏，在中西医药杂投无效的困境中，亲自试用香砂六君子汤获效，并坚持服至病愈为止。从此香砂六君子汤给我留下极其深刻的印象，凡遇此证，必投此方，常常收到满意的效果，从而引起了我对脾胃学说的兴趣，但并不善于调治脾胃。这里试举一例为证，李姓，女，中年。素体瘦弱，患胃中灼热已有三年多，饥时尤甚，饮冷则舒，通身皮肤灼热，手足心热，晨起胃脘有饱食感，约半小时自消，大便秘结，小便黄热，白带多，头晕，脉细数而虚弱。初按脾胃阴虚内热处理，投以增液汤，加石斛、沙参、石膏、甘草，4剂，胃中灼热稍减，气饱未再发生，但大便仍秘结不行。乃用增液汤合泻心汤以清下之，再进2剂，胃中灼热未见续减，大便仍艰涩难下。患者迫切要求通便，因予增液承气汤2剂，仅服1剂即感到胃中异常难受，虽微泻几次而不畅，食欲大减，神疲肢倦，患者不敢再服，而别求医治。这是我早年不善治脾胃的病案。

本例实属脾胃气阴两虚之证，虽然胃中灼热而饥时尤甚，饮冷则舒，并伴有皮肤灼热、手足心热、便秘尿黄、脉细数等症，确属胃中阴虚内热所致，宜用甘寒清热法；但从其素体瘦弱，白带多，头晕，脉虚弱等症来看，可见脾气素虚。脾虚，则饮食不为肌肉而身体日形消瘦；脾虚，则清阳不升，湿浊下注，带脉不固而头晕、白带淋漓；脾气虚导致阴血虚，引起虚火内炽，而现胃热、肤热、手足心热，脉虽细数而虚弱等症；其大便秘结不行，不仅是阴虚肠燥，更主要是中气虚弱而无力传导，故虽润以增液而仍不下，攻以硝黄虽得微泻而不畅，且觉胃中异常难受。可见本证虽属脾胃气阴两虚，但其病机重点在于脾气虚，本当遵东垣之法，以甘温之剂补其中而升其阳，甘寒以泻其火则愈，并应知本证是"大忌苦寒之药泻胃土"的。但因当时见识浅，未及此，初投甘寒养胃之增液法尚属以次为主，虽未中肯，犹有微效；继用苦寒泻胃之泻心、承气法，则属损其不足，故使中气不支而致胃中难受。这就无怪乎患者对我不再信任而别求医治了。由于临床上的深刻教训，迫使自己认真钻研脾胃学说，才逐渐能够得之于心而应之于手。

这里也举一例为证。李姓病患，男，中年，患胃中灼热已十余年。虽然胃纳尚可，但食后胃中即有灼热感（晨起空腹时则无此感），继以脘腹胀满，入暮尤甚，嗳腐吞酸，以手从心下向左肋下按之则痛，神疲肢倦，大便溏，泄时多而干结时少。初诊时，大便结如羊屎，量少而日行3次，舌苔微黄，脉象弦迟。当时有一学生随诊，他从当前主症胃中灼热而大便结如羊屎，苔黄脉弦着眼，认为病属脾胃阴虚内热所致，主张用增液汤甘寒清热。经过共同分析，才认识到，本病实属脾之气虚不运而胃之阴火时起的热中证。这可以从其胃中灼热，而大便素溏，神疲，肢倦，脉迟上看得出来。因此，放弃了甘寒清热法，采取了甘温除热法，投以异功散，加山楂、六曲、麦芽。初服2剂，胃中灼热稍减，大便转成细条，并减为日行1次，虽仍嗳气，但不吞酸。再服两剂，胃中灼热减半，嗳气渐除，时而矢气，颇感舒适。惟食后仍感脘腹胀满，乃守上方加枳实、半夏，又服2剂，胃中灼热全除，脘腹胀满大减。此后常服上方，胃中灼热未再发生，脘腹胀满全除，终获痊愈。

从本例胃中灼热是食后即作而空腹则止，并伴有脘腹胀满、嗳腐吞酸、神疲、肢倦来看，可见李东垣根据《内经》"有所劳倦，形气衰少，谷气不盛，上焦不行，下脘不通，胃气热，热气熏胸中，故内热"而提出的"饮食不节则胃病，胃痛则气短，精神少，生大热"的理论是符合临床实践的。这种胃中灼热之症，是因脾脏气虚不运，胃腑谷气停滞，而阴火内焚所致；它和胃阴虚而气不虚，阳火炽盛，胃中灼热而饥时尤甚，大便但结不溏，舌质干红瘦薄，脉象细数之症是同中有异的。前者属于气虚阴火的虚热证，必须甘温才能除其热；后者属于阴虚阳火的虚热证，必须甘寒才能清其热。二者阴阳大别，是不能混淆的。

笔者按：《医林雨露》最后摘抄的是陈鼎三老先生和万友生老师杰出的医案分析。每个病例起病急，病情濒危，险症丛生，真假混淆，若非医林高手慧眼洞察，则会把人坠入迷宫深处。通过两位老师的辨析，使人进入另一境界，"柳暗花明又一村"。这几个病例，我已恭读十多遍，每读一遍都有不同的收获。

在临床上，我们的老师和师父们对每一个典型病例，若能像陈、万二老那样层层剖析，弄个水落石出，我们学生的医疗水平一定会提高得更快。

当代妇科大家王慎轩论治崩漏（1900—1984）

北京东直门医院妇科"五大泰斗"之一

古人论崩漏之原因，每谓由于劳损，然富贵妇人毫无劳动，恒患崩漏，此何故耶？良由饱暖思淫，骄侈多怒，淫怒过度，则气机乖乱，血液妄行，故致酿成崩漏也。

暴崩属热，久崩（漏）属寒。初治宜止血以塞其流，中治宜凉血以澄其源，末治宜补血以复其旧，此古人论崩分新旧先后之大法也。然暴崩亦有属气虚而寒者，久崩（漏）亦有属虚而热者；初治早用止涩，恒有留瘀变病之虞；中治妄投凉药，间有伤中增病之害；末治专补其血，恐有独阴不生之弊。必当详审脉证，分别施法，不可拘泥古人之说也。

古人所立血脱补气之法，吾人当注意"脱"字。必须血去过多，全身失养，机能衰竭，精气涣散，势将虚脱，当急投独参汤等以补其气。益胃升阳，参芪与升柴同用，升提过甚，恐反摇其根本，实非血脱补气之正法。间尝揣摩东垣立方之意，良以劳倦过多，神经衰弱，不能收摄血液以循其道，遂致下注而为崩漏，固当暂用参芪，使其血循常道，则崩漏自止矣。

余治此证，尚有最获效验之两法：一为肾水有亏，胞络火动而不能固守，治宜养阴凉血固经，当予龙牡、龟板、磁石、阿胶等金石血肉有情之品；一为忧郁太过，气血忧郁太过，气血郁结，以致血郁于下而妄行者，治宜舒郁理气调经，当投以香附、郁金、砂仁等理气之药。尝治一妇，患崩求诊于余。自诉腹无所苦，气觉下垂，崩经犹如决尽江水之势，观其面色苍白无华，唇白色淡，两瞳无神，气怯懒言，脉细弱若无，此由肝脾两亏，血失统藏，妄行为崩而然。"无形之气宜急固"，为其救急大法，俾杜血脱晕厥之变。方中芪、参、术以益气固脱，归、芍、熟地、龙眼以补血而归经，杜仲、枣仁、沙苑、牡蛎补奇经固涩止崩，少佐青陈二皮以疏肝理气。如此数剂，血止崩愈。续后调经月余，经来如常也。

笔者按：湖南名医刘炳凡先生，是我大学毕业走上临床时，第一个带我研究晚期血吸虫病肝硬化的老师。他教我治崩漏，热崩，用地榆苦酒汤加四乌贼—蘆茹汤；血瘀兼脾不统血，用归脾汤加三炭（灵脂炭、荆芥炭、蒲黄炭），亦可用于子宫功能性出血、某些恶性肿瘤出血的治疗。此方因治崩功效好，同志们赞美为"刘三炭"。施今墨治崩漏，用填涩法，用《伤寒杂病论》治下焦滑脱之赤石脂禹余粮汤加陈阿胶、棕榈炭、煅龙牡等。山东名医刘惠民用墨治崩漏，一崩患者，经血过多，少腹疼痛，卧床不起，刘老除拟方外，给病人好墨1锭，嘱其家属用木炭火将墨烧红，放醋中淬后取出，将墨用开水研匀，加炮姜、红糖少许为引，一次服下，服药1剂，墨汁1锭，血流立止。

另有一例，我表弟思锦，20世纪90年代患胃大出血，县医院抢救无效，无钱手术，让其出院另请高明。当即找来一老中医，看后赠墨1锭，淬服如上法，并说："我就有此一法，若有效，这一锭墨可立即止血，无效我也没有办法。"果一锭墨汁服下，大吐血立止，几十年未再犯病。

当代妇科大家马龙伯论治痛经

北京东直门医院妇科"五大泰斗"之一

马龙伯先生（1904~1983），临床经验丰富，尤精妇科，对卵巢囊肿、盆腔炎、功能失调性子宫出血、痛经、妊娠水肿、不孕症等均有独到见解。其对痛经尤有研究，主要体现在以下四个方面。

一、在诊断痛经时，重视痛的不同部位与感觉，结合临床症状，进行辨证论治。在辨证中，主张首先分清寒热虚实。

二、病因方面，常由气血凝滞、气血虚弱、寒凝血瘀、血热壅积、肾水亏损、发育不良等几种原因引起。临床上，虚性痛经一般分为气血两虚与肾水亏损，实性痛经以气滞血瘀为多。先生同时认为，内因多为七情郁结，外因常为感受寒凉，导致阴阳偏性，气血阻滞而痛。

三、根据中医"不通则痛"理论，先生认为治疗痛经着眼于"通"。如何通法？病情属热者，清而通之；虚者，补而通之；实者，泻而通之；寒者，温而通之。反对不审病因，一概施以攻伐。并认为痛经挟虚者多，全实者少。

四、用药方面：先生主张不论何类痛经，皆以当归、白芍二药为主；二药相伍，既可柔肝，又可调和气血。在此基础上，寒加肉桂、乌药；热加丹皮、川楝；虚加黄芪、香附；瘀加元胡、五灵脂。虚性痛经，临时治标，平时治本，治本以参、芪、紫河车、鹿角胶、巴戟天等。

笔者按：治痛经，经方时方很多，我习惯用仲景土瓜根散治痛经。用蒲辅周先生方：茺蔚子（一两）老姜（一两）汤加红糖20g。血瘀证，用王清任少腹逐瘀汤等。肾虚痛经，我常用洪子云老师的"补肾镇痛汤"：鸡血藤、菟丝子、女贞子、山药、补骨脂、桑寄生、潼蒺藜、旱莲草、杜仲、薏苡仁、牛膝。要病人经来前一周服药，只服六副，下一周经来前再服六副，如此服补三个月，经痛可止，我已用十多例，均见奇效。

妇科临床家许润三先生巧治妇科病

北京东直门医院妇科"五大泰斗"之一

许先生，江苏省阜宁县人。1926年生，1945~1949年，拜当地名医崔省三门下，从师学中医。1957年，调北京中医学院东直门医院妇科工作。1960年，带58年级学生上门头沟矿医院实习。先生平易近人，热爱学生，喜用经方，教我用小、大麦青治泌尿系感染，至今熟记不忘。

许老在临床上强调辨证论治是中医学的精髓，临证主张西为中用，中主西随，衷中参西，充分发挥祖国医学的特色和优势，尤其对妇科疾病，如不孕、子宫内膜异位症、盆腔炎、子宫肌瘤、功能性子宫出血、闭经、更年期综合征等疾病的治疗颇有专长。特别在输卵管阻塞性不孕症的治疗上，首先提出应采用辨证与辨病有机结合的治疗方法，并形成一套行之有效的诊治常规，填补了中西药在该病论述和治疗上的空白。30多年来经许老治愈的不孕症患者数以千计，名噪海内外，被誉为"不孕症专家""送子男观音"。

一、善用经方治妇科病

许老将《伤寒论》四逆散灵活加味应用于妇科临床，治疗输卵管阻塞、盆腔炎、闭经、经期头痛，效果甚佳。

四逆散在《伤寒论》中用于治疗少阴枢机不利，阳气不得宣达的四肢逆冷证。许老经过深入分析方剂组成，认为此方有透邪解郁、解痉止痛功效，又有解热、镇痛、消炎等药理作用，对于妇科的盆腔炎性疾病及气滞血郁所致的经闭、痛经、经行头痛等疾患均可化裁使用。例如，许老以四逆散加丹参、三七、蒲公英治疗慢性炎症，加穿山甲、路路通、皂刺治输卵管不通，加生丝瓜络、青蒿、薄荷、乌梢蛇或蜈蚣治疗经行头痛，加当归、川芎治疗经闭、痛经等，均取得较好疗效，给妇科病治疗以新的思路。但他强调，在运用四逆散时，一定要注意病人月经及大便情况，若月经提前、量多者，四逆散应慎用或禁用。因该方理气活血作用较强，易促使月经更为提前；方中枳实可行滞导便，大便稀溏者亦应慎用。笔者按：亦可四逆散减枳实加诃子，不会导致便溏。

许老扩大了古方应用范围，如桂枝茯苓丸加丹参、三七，治疗卵巢囊肿；黄芪建中汤加当归、三七，治疗久治不愈的慢性盆腔炎；肾着汤加石楠叶，治疗经后腰痛；胶艾四物汤，治疗经期、妊娠及产后寒凝下血者；当归芍药散加鹿角霜，治疗甲状腺功能低下所致的闭经及经前腹痛、浮肿等症；吴茱萸汤，治疗妊娠恶阻等。他对经方运用自如，堪称一绝。

二、治疗输卵管阻塞－即胞脉闭阻

输卵管阻塞是导致不孕症的主要原因之一。许老以证病结合，以中医传统辨证和输卵管局部辨病相结合方，采用中药理气活血、化瘀通络治疗输卵管阻塞，临床治愈率可达65%左右；若配合中药灌肠、外敷等综合治疗，有效率可达84%。

历代中医文献没有输卵管阻塞相关的病名。根据西医学针对其病理表现及临床体征做出的诊断，许老认为，它与中医的"瘀血病症"极为相似。瘀血，是指血液运行不畅，停滞于经脉或脏腑之中，或离经之血积存于体内的病理物质。瘀血形成后，可阻碍正常气血的新生与运行，使局部出现炎症、粘连、组织增生和包块等病理改变。若瘀血阻于胞脉，使胞脉出现炎症、粘连而闭阻，两精难以相搏，则可导致不孕症。所以，许老首次提出，中医对输卵管阻塞的诊断名为"胞脉闭阻"。

许老同意现代医家蔡小荪对胞脉的认识与观点，即胞脉有广义和狭义之分。广义，指分布于胞宫的脉络，主要指冲任二脉，相当于西医学子宫上分布的动静脉。《素问》曰："胞络系于心"。狭义胞脉，则相当于西医的输卵管，正如朱丹溪所云"子宫上有两歧，一达于左，一达于右"，此两歧即指输卵管。因此，输卵管的概念及功能包括在中医所指的胞脉之中，输卵管的病变亦与中医胞脉的异常改变相对应，由于胞脉闭阻，导致男精女卵难于相搏，而致不孕。

许老认为，导致瘀血停滞于胞脉的因素大致可归为情志所伤、盆腔炎症、结核病史、手术损伤及经期感受风寒等。以上无论何种原因，一旦影响了胞脉的气血运行，造成瘀血内阻，胞络闭塞不通，则可导致不孕症。

许老在临床上以中医传统辨证与输卵管阻塞局部辨病相结合的双重诊断方法治疗本病，取得满意疗效。

胞脉闭阻，以理气活血、化瘀通络为治疗大法。许老以"四逆散加味方"作为主方，同时结合输卵管碘液造影所显示的局部病变情况，或辅以利水，或辅以软坚散结，或辅以扶正祛瘀等治法，将全身调理和消除局部病变相结合，共达理气活血通络之功，临床疗效显著。

笔者按：对碘造影有输卵管水肿，可用桂枝茯苓丸利水化瘀通络。

中医教育学家胡希恕运用经方治验

北京中医学院，东直门医院

胡希恕，生于1899年，卒于1984年，享年85岁。1936年悬壶北京，1952年首先开设北京私立中医学校，系统教授《伤寒论》《金匮要略》《神农本草》《黄帝内经》《温病学说》等，直至 1956 年北京中医学院成立，先后培养学员近千人。可以与胡老媲美的教育家，陈慎吾老师，1938 年任教于北平国医大学，1940 年在家教徒，学徒近千人，1956 年调北京中医学院伤寒教研组任教。他们培养一大批中医人才和本科大学生。

胡老和陈老专攻仲景学说，都是中医教育家、仲景学说实践家，把《伤寒论》《金匮要略》中的经方用得炉火纯青。我在课堂上听陈老讲《伤寒论》，在门诊听胡老讲小柴胡汤的临床应用。

我有《蔡氏家传辨明伤寒十三章》，文中说："治伤寒须善用小柴胡汤，方可妙手"。恩师经方临床大家宋孝志先生也说，大夫治伤寒，会不会用小柴胡汤可以作为衡量经方运用水平高低的标准。

胡老，我们学生时代就雅称他为"小柴胡汤大夫"，在门诊跟他老人家抄方，十个方有九个是小柴胡汤加减方，疗效高，深为病人所喜爱。

胡老说，仲景柴胡类共 8 个。4 个主方：即小柴胡汤、大柴胡汤、柴胡桂枝干姜汤、四逆散；4 个加减方：即柴胡加芒硝汤、柴胡去半夏加栝蒌汤、柴胡桂枝汤、柴胡加龙骨牡蛎汤。

胡老和宋老住同一层楼，同教研仲景学说，在门诊诊室相邻，受宋老委托，笔者每周都去看看胡老，顺便请教一些疑难杂症的治疗问题。因科内工作繁忙，找不出机会为胡老抄方，留下终生遗憾。

可喜的是，胡老弟子多，得胡老真传的有师弟冯世伦，临床经验丰富，文笔流利，胡老亲自给他口传心授很多，著书亦多。

这里简要摘录胡老对大小柴胡加减的应用。

一、小柴胡汤

1. 小柴胡加石膏汤：于原方加生石膏 30～100g，无论感冒、流感以及其他急性传染病，表未解而高烧不已，其人呕逆不能食，胸胁满，口舌干，或口鼻如冒火，或头痛如裂，或眩晕者，用之则应验。并以本方善治小儿肺炎，即未满月的婴孩，以奶瓶频饮之，亦得奇效。凡少阳合阳明气分证，初用此方为妙，解少阳、清阳明，一箭双雕。

2. 小柴胡加芍药：于原方加芍药 12～18g，治小柴胡兼有阳明腑证急痛者，若便秘当加大黄釜底抽薪。

3. 小柴胡汤加桔梗 9g：治咽喉痛，咳痰不爽，扁桃体炎多属本方证。亦可治寒包热之肿痛，生姜改干姜驱寒，石膏、黄芩清热，功同大黄附子汤。

4. 小柴胡汤加吴茱萸：治少阳厥阴头痛。热重，口舌干燥者，加吴茱萸适量即可，不然吴茱萸有助火（热）之虞。

5. 小柴胡汤加橘皮汤：于原方加橘皮 20～45g，治小柴胡汤证，呕逆而干咳者。取柴胡汤合橘皮汤之意。

6. 小柴胡汤与葛根汤：小柴胡汤，再加葛根 12g，麻黄、桂枝、白芍各 9g，治少阳证合并太阳膀胱经证。颈椎病初起用之有效。

7. 小柴胡汤合小陷胸汤：合方即小柴胡汤加瓜蒌 30g，黄连 5g，取二方合为一方，治肺病，肺结核多见本方证。笔者认为，小柴胡汤合小陷胸汤治急慢性胆囊炎，胆囊炎疼痛剧烈者，去甘草、大枣，加虎杖 30g，甘遂 1.5g，疼可立止。此二方乃治经、治腑并用的典范。

胡老用小柴胡汤和方鸣谦老用补中益气汤、张志纯老用逍遥散一样，其适应症遍及内妇儿外及临床各科。上述小柴胡汤的七种用法，不抵胡老半天用小柴胡汤的变方，只能说举个例子而已。因我跟胡老抄过方，深有体会，不然怎么称他为"小柴胡汤大夫"呢。

二、大柴胡汤

1. 大柴胡汤加石膏：加生石膏 30~100g。大柴胡汤而口干舌燥，舌苔黄，大便燥结，已非小柴胡汤所能御。症见"按之心下满痛，此为实，当下之"，当用大柴胡汤。若阳明经热盛加石膏；若阳明腑热重，大便干燥，加重大黄用量，方中已含半个大承气汤（大黄、枳实）。

2. 大柴胡汤加芒硝：实际取意大柴胡汤合调胃承气汤，治心下逆满，发潮热而谵语。

3. 大柴胡汤加橘皮：实际取意大柴胡汤合橘皮汤，治大柴胡汤兼心下逆满、呕哕者。

4. 大柴胡汤与桃核承气汤合方：于原方加桃仁 12g，桂枝、芒硝各 6g，治大柴胡与桃核承气汤证合并者，即呕不止，心下急，郁郁微烦，外伤或妇女痛经者。

5. 大柴胡汤与桂枝茯苓丸合方：治两方之合并症。

6. 大柴胡汤与大黄牡丹皮汤合方：于原方加桃仁 9g，丹皮 10g，冬瓜子 12g，芒硝 12g，治二方之合并症。

总之，大柴胡汤、大黄牡丹汤、桂枝茯苓丸、桃核承气汤，都是治疗范围极广、治疗病种极多、治疗疗效极高的经方，不是一个"证合并者"所能尽言，当认真研究胡老合并使用的深层用意，不能随意整合，否则就会失去了经方少而精的特点。

三、四逆散

1. 四逆散加龙骨牡蛎汤：于原方加龙骨、牡蛎各 12g。治四逆散证，胸腹动悸而烦惊者；倍芍药量，治阳痿有验，取意肝主宗筋。

2. 四逆散与桂枝茯苓丸合方：于原方再加桂枝、桃仁、丹皮、茯苓各 9g，治四逆散证、桂枝茯苓丸证合并者，功同血府逐瘀汤；经脉心血瘀不可下者，也有用本方的机会；心绞痛者，更宜合栝蒌薤白汤，或更加生姜。

3. 四逆散合当归芍药散：即原方加当归、川芎、茯苓、苍术各 6g，泽泻 12g。此和柴胡干姜汤、当归芍药散均属治慢性肝炎的要药。胸胁满，微结，身无力，渴而大便干者，宜此方，余则大同小异；若噫气不除者，加人参、橘皮、生姜；肝压痛者，加王不留行；肝功不正常者，加丹参、茵陈。

笔者按：四逆散是鼓动少阴枢纽的。枢机不利，六经阳气不得流转，就导致周身疾病的发生。许润三老师说："本方有宣达、解郁滞、解痉、止痛之功效，又有解热、镇痛、消炎等作用，对于妇科的盆腔炎性疾病及气滞血瘀所致的经闭、痛经、经行头痛等疾患，均可化裁使用。"四逆散，加丹参、三七、蒲公英治慢性炎症；加穿山甲、路路通治输卵管不通；加丝瓜络、青蒿、薄荷、乌梢蛇或蜈蚣治疗经行头痛；加当归、川芎治疗经闭、痛经等。据记载，王清任用解毒活血汤治麻疹危证，挽救了许多危重病例，此方即四逆散加味；还有《外台秘要》方中，"一通百通"的七宣丸，也是四逆散加味。两方加减之神妙，若没有深厚中医之功底是加不出来这种奇妙方的。

"柴附芥子大黄汤"治疗脑脊髓蛛网膜炎临床观察

王大经　北京中医医院

我们用自拟方"柴附芥子大黄汤"治疗8例脑脊髓蛛网膜炎患者，获一定疗效，介绍如下：

临床资料：8例患者，均在外院神经内科或神经外科住院，经神经系统全面检查，并做过脑脊液、碘油造影及X线平面检查，除外脊髓肿瘤等其他神经系统疾患，而确诊为脑脊髓蛛网膜炎者。

8例中，男5例，女3例，年龄在31~50岁之间；病程1年以内者1例，1~4年者5例，4~12年者2例；发病原因，有结核性脑膜炎、急性脊髓炎、中耳乳头炎引发者各1例，"感冒发热"引起者3例，原因不明者2例；病变部位，位于颈胸级者4例，胸腰级者3例，1例为颅底、颈、胸、腰级广泛病变，其中5例因粘连形成管内部分或全部梗阻。

临床表现，可因病变在脊髓水平面部位的不同，而表现为下列各症状：顽固性头痛，头晕、耳鸣、眼球震颤、四肢颤抖，有束带感、腰脊痛、上下肢麻木或四肢麻木，肌肉萎缩，步态蹒跚或平衡失调，截瘫或全身瘫痪，二便困难或失禁等。

临床疗效：8例患者均在外院用过激素治疗，在服用中药的过程中逐步停用激素，单纯服用中药观察，我们采用自拟"柴附芥子大黄汤"为主方，随症加减。

方药：柴胡15g，附子18g，大黄6g，麻黄15g，葛根15g，桃红24g，青皮9g，陈皮9g，炒白芥子15g。

加减：平衡失调为主者，加全蝎、乌蛇；有束带感、腰背痛为主者，重用柴胡，选加乌药、广木香、焦槟榔、沉香等；下肢萎缩无力、肌肉萎缩者，加生鹿角、骨碎补、熟地，重用附子；兼见高血压症者，加豨莶草、牛膝；有泌尿系统感染者，加土茯苓、百部、血余炭、菟丝子；排尿困难者，加生黄芪、石韦。

汤药隔日1剂，3月为一疗程。

疗效评定：尚无统一标准，我们初定如下。

基本缓解：主观症状显著改善，运动功能障碍恢复良好，能较长时间独立行走，且能参加半日以上工作；

部分缓解：主要的主观症状有明显改善，运动功能恢复较好，能扶拐行走，或虽能独立行走，但不能持久者，尚不能参加正常工作。

结果：8例中，基本缓解者4例，部分缓解者4例。

体会：脑脊髓蛛网膜炎所表现的一些主要症状，可见于中医文献的"风""痿""瘫""痹"等病中，其内因多为肾阳虚寒、筋痿肢枯，外因则大多与风、寒、湿痰等因素有关，为历代医家视为疑难病症之一。现代医学对本病除了病因治疗外，主要以激素对症治疗，亦无良好的治疗方法。

我们根据患者临床表现，拟定了"柴附芥子大黄汤"。本方以大黄附子细辛汤、阳和汤以及王清任癫狂梦醒汤为基础组成。方中柴胡取其通里达外，疏通上中下三焦之气机；配合桃仁、青陈皮行气活血；附子温肾助阳，壮命门之火，通调二便，又能壮筋坚骨肉，逐风祛寒；配合麻黄，更增强温经散寒的功效；大黄具推陈致新、调血脉、利关节、活血化瘀、消肿止痛的功能；白芥子能搜胁下、皮里膜外之痰，又能散痛消肿，与麻黄配合消肿止痛，泄风豁痰之功更显著；葛根则以升清阳。

本方主要功能是温肾助阳，温经散寒，消肿止痛，壮筋坚骨肉，经临床观察有一定疗效。如例1，患者眩晕，眼球震颤，头部剧烈紧箍痛，四肢麻木颤抖，不能起床，辨证为肝阳上扰，有肝风内动之势。基本方中加镇肝熄风、搜风通络之品，如珍珠母、灵磁石、全蝎、乌蛇等，经持续治疗1年半后，头痛、头晕大为减轻，眼球震颤明显好转，已能独立行走，且可坚持半日工作。方中，全蝎、乌蛇对眩晕、步履蹒跚的平衡失调患者，效果比较明显。如患者四肢肌肉萎缩无力，步履艰难者，方中加生鹿角、骨碎补、熟地，并重用附子，可获壮骨坚肌的功效。又如例6，患者截瘫，胸部有束带感，排尿困难，双下肢痿软无力，肌肉萎缩，不能行走。经上方治疗6个月后，束带感已降至少腹部，下肢肌力明显恢复，二便功能正常，能独立行走，已参加全日工作。

从本组病例中，我们观察到，凡运动神经功能障碍者恢复较快，而感觉功能障碍者恢复较慢。由于我们对此病的认识很肤浅，观察病例亦少，对此病的治疗规律有待今后进一步摸索提高。

（李文良等整理）

赵锡武冠心病证治新说

中医研究院

赵老行医五十余年，治学态度严谨，重视临床实践，强调实事求是，反对华而不实。他是一位经方家，但对后世著作亦造诣精深。在学术上善于博采各家之长，不执于一家之说。特别可贵的是，他能结合现代医学知识，在中医原有理论基础上，勇于提出新的见解。他首先提出，对某些急性传染病的中医辨证论治，不必拘于卫气营血学说，如当肺炎诊断成立时，其病位即已在脏，非一般辛凉之剂所能治（这里指桑菊饮、银翘散），提出辛凉清热、甘寒凉营、化浊解毒综合运用的观点，收到成效。又如，对小儿麻痹症，在急性期，他主张清热透表、芳香逐浊、调肝熄风、宣痹通络为法，方选葛根芩连汤；在恢复期，主张滋肝肾、强筋骨、补气血，自拟加味金刚丸治疗。对糖尿病的治疗，他提出"三焦兼顾，三消同治"的学说。

冠心病属于中医胸痹、心痛范畴，仲景只以"阳微阴弦"四字高度概括其病机在于"极虚"，并指出，上焦"阳微"之虚造成的脉络"阴弦"之实，反能影响"阳微"之虚；不但血不足为"阳微"之果，且为"阴弦"之因。《金匮要略·胸痹心痛短气病脉证治》曰："夫脉当取太过不及。阳微阴弦，即胸痹而痛；所以然者，其脉极虚故也"。这清楚地指出了病因是上焦阳虚。由于心为阳中之太阳，位于胸中，上焦阳虚，必然是心阳虚微、机能减弱，直接地影响血脉致循环不畅。《素问·痹论篇》也指出："心痹者，脉不通""不通则痛"，所以呈现胸痹心痛症状。机体营养需水谷精微之输布，靠心阳鼓动之流动。心阳不足就必然导致浊阴不化，五脏六腑代谢异常，日久心血管就渐显病理改变。盖虚不是一般虚，为"极虚"，为虚导致实，即所谓"本虚标实"。赵老认为，这一点临床上是十分重要的，"阳微阴弦"是胸痹、心痛之总纲。

赵老认为，心与胃关系十分密切，在治疗冠心病中提出"心胃同治"。就是说，必须认识到胃在冠心病的治疗中有一定位置。《金匮要略·呕吐哕下利病脉证治》中指出：因发汗而致阳气衰微，膈气虚弱，不能消谷化食，胃中虚冷，不能养心。同一篇中又指出："寸口脉微而数，微则无气，无气则荣虚，荣虚则血不足，血不足则胸中冷"，这说明，心阳虚能使胃阳虚，胃虚冷；而胃中虚冷又可以使阳微无气，胸中冷，脉不通。如此恶性循环，病情加剧。其病机为胃阳虚不能消化谷肉瓜果，则二气无源（营卫宗气之源来自中焦），造成阳微无气，血不足，胸中冷，脉不通，直接影响血液循环，形成胸痹心痛。因此可以认为，心胃互相依赖，心需胃荣养，胃又需心供给血液。临床可见"胃强心亦强，胃弱心亦弱"的现象。《素问·平人气象论篇》也反复解释了这一点，书中指出，胃的大络是由胃腑直接分出一条大络脉，其循行路线是由胃上行，贯通横膈，连络肺脏后，向外布于左胸部的下方（即心尖搏动部位），故可知其联系之密切。另外，人体之热产于胃，胃寒则血凝，胃热则血浊；血凝则血衰阳微而卫外之功能减退，血浊则血之流通不畅，血中之代谢物质陈腐瘀积，亦均影响健康。故心胃同治一法，在临床上应予重视。赵老对心胃同治的具体用法为：胸痹，胸中气塞，短气，证偏实者，宜橘枳姜汤加减；若症见胸中气塞，动则气短心悸，病兼在肺而无胃肠症状者，则应改用茯苓杏仁甘草汤；胸痹，心中痞气，气结在胸，胸满胁下逆，抢心，证偏虚者，宜人参汤加味；胸痹，食后腹胀满，证虚者，宜厚姜半甘参汤加减；下利呕吐者，吴茱萸汤。

总而言之，赵老对冠心病的治疗原则是以补为主，以补为通，通补兼施，补而不壅塞，通而不损正气。在实践中，除宣痹通阳法、心胃同治法外，还提出补气养血、扶阳抑阴、活血行水、补肾养筋等六种不同治（法）则，在临床上收到较好的效果。（笔者按：冠心病的核心是痰，即治疗冠心病当以治痰为核心。）

心肌炎一症，赵老认为，系由于温毒直接侵犯营血，损伤心肌。因营属血，"心舍脉""营行脉中"，余毒未得清除，日久心肌受损，病人表现出心肌损伤，或心衰，脉数弱，有身热心悸，气短，舌赤等邪正俱衰现象，提出"清热祛邪排毒"的法则。初起为阴虚，日久为阳虚，故初期以养阴清热、宣散排毒为法，可用竹叶石膏汤加味，或用银翘散加味；日久阳虚可用桂附之类。但本病以阴虚为主，可选用生脉散合一贯煎加栀子、丹皮、板蓝根、蒲公英等。

汪逢春临证心得二则

北京"四大名医"之一

一、学说见解

先生诊疾论病，循规前哲，而应乎气候、方土、体质，诚所谓法古而不泥古者也。每有奇变百出之病，他医束手无策者，夫子则临之自若，手挥目送，条理井然，处方治之，辄获神效。先生擅长治疗时令病及胃肠病，诚如其弟子们所言："盖吾师于诸杂病经验宏富，方案多有奇效。"他认为，脾胃乃气血生化之源，五脏之精气皆赖脾胃运化、转输，皆需脾胃化生后天水谷精微的补充。若脾胃化源乏竭，则灾害至矣。经云："有胃气则生，无胃气则死"及"浆粥入胃，泄注止，则虚者活"，就是强调脾胃的重要性。尤其是一些时令病或胃肠病，多因劳倦过度、饱饥无时、贪凉饮冷、恣食甘肥、过嗜辛辣、食欲不节等引起。病势来之虽急，若治疗得当，邪去也速；如若迁延，累及五脏六腑，祸不旋踵。

汪逢春先生于时令病、胃肠病，审其虚实寒热，辨证细腻，立法严慎，组方灵活，用药轻灵。常用淡附子、淡吴萸、淡干姜、鲜煨姜、紫油肉桂以温中，党参、薏米、炙甘草、连皮苓、红枣、秫米、陈廪米、建莲肉等以补益脾气、脾阴，焦苍术、川厚朴以燥湿健脾，木香、枳壳、新会皮、香橼皮、玫瑰花、鲜藿佩芳香化浊以疏肝理气和胃，砂仁、蔻仁醒脾开胃，生熟谷麦芽、枣儿槟榔、范志曲、鸡内金等化滞和中；还常常喜用成药，如加味保和丸、枳术丸、越鞠丸、香砂养胃丸等入汤同煎，以加强疗效。其中，单味药用量在一至三钱之间，药味不过十味左右，成药入煎不过三至六钱上下。方药并不奇特，皆医者惯用之品，而且味少量轻，然疗效卓著，所谓"轻可去实"、用药精良者也。

逢春治麻疹的经验为："麻疹初起，风热内蕴，肺先受邪，咳嗽声重，鼻塞流涕，夜寐不安，小溲色黄，舌绛苔厚，脉象滑数。治以清风热而兼以透疹。宜避风慎口，防其增重，疹不出加防风三分"，"麻疹合并肺炎，风湿蕴热，互阻肺胃，势将咳逆致厥。治宜宣化肃降，清热化痰。"汪老治猩红热的经验为："温毒化热发斑，胃肠积滞尚重，深恐神昏致厥，饮食寒暖皆需小心，防其增重，禁用风药。"语虽不多，字字珠玑，理法方药护，无不悉备，堪为后世法。

二、治湿温病

汪逢春先生治疗湿温病效法古人，而不胶柱鼓瑟。采用清热化湿兼顾，斟酌湿偏重还是热偏重而用药；同时结合宣透、舒郁、淡渗、缓泻等法来分析病势，尤善以辛香宣达、芳香清热之法取效，而最忌泄热清热。因此时不仅热不能清，反使湿愈凝滞，造成缠绵之局势。选方大略为藿朴夏苓汤、甘露消毒丹之属进退。他善用大豆黄卷、香青蒿、藿香、佩兰、荷叶、薄荷、桔梗轻清宣透之品芳香化浊，厚朴、半夏、苍术、苡仁、菖蒲、甘草苦温芳香，山栀、黄芩、丹皮、连翘、银花、茵陈等清热，木通、滑石、竹叶、通草、灯心草、泽泻、赤茯苓、猪苓、苡米等淡渗清利，酒军、槟榔缓泻，清化宣利泻并施，使湿清热解，诸恙得除。

即使对于湿温重症，先生亦主张轻出轻入。治高热病人也不宜苦寒之品过重，而选用芳香宣化之品，如大豆黄卷、山栀子、藿香、佩兰、银花、连翘等。尤不主张用生石膏，如邪在卫分，恶寒未罢，而早用石膏，可有"冰伏凉遏"之弊。至于"三宝"，先生则认为可酌病情恰当选用，而且可以早用；认为"三宝"有芳香醒脑开窍之功，对于一些重症，出现时昏时昧者，用之苏醒较快。湿温病治疗虽如剥茧抽丝，汪逢春先生积多年之临床经验，却得心应手，其治疗湿温病之经验，可师可法。

我（赵绍琴）随汪先生学习，对湿温伤寒尤有心得，结合自己的临床体会，将汪老治疗湿温的经验总结为十法，以体现其学术观点。

1. 芳香宣化法（上焦）

暑湿之邪迫于外，湿热秽浊蕴于中，头晕身热，漾漾泛恶，舌苔白腻而滑，胸中气塞，脘闷咳嗽，周身酸沉乏力，小溲黄赤，湿热初起之证，宜芳香宣化法。

鲜佩兰5g（后下），鲜菖蒲5g，大豆卷10g，鲜藿香5g（后下），嫩前胡3g，川郁金、白蒺藜、姜竹茹各10g，川黄连、通草各3g。

2. 芳香疏解法（上焦）

暑湿外受，表气不畅，形寒头晕，周身酸楚，身热肌肤干涩，恶心呕吐，腹中不适，中脘满闷，脉象濡滑，法当芳香疏解以退热止呕。

佩兰叶12g（后下），广藿香10g（后下），陈香薷5g（后下），大豆卷10g，制厚朴6g，新会皮3g，制半夏10g，苦桔梗、枳壳各6g，白蔻仁5g，煨鲜姜3g，杏仁泥6g，太乙玉枢丹1g（研细分冲）。

3. 芳香化浊（上、中焦）

暑热湿滞互阻中焦，身热泛恶，呕吐痰水，胸闷腹中阵痛，大便欲泻未泻，心烦急躁，两目有神，舌苔白腻，口干不欲饮水，用芳香化浊法，定呕降逆折热。

鲜佩兰10g（后下），藿香（后下）、制厚朴各6g，半夏曲12g，川黄连3g，大腹皮、佛手各10g，煨姜3g，保和丸12g（布包），焦麦芽10g，赤苓12g，上落水沉香末、白蔻仁末各1g，后两味送入共研装胶囊，分两次，随药送下。

4. 轻扬宣解法（上、中焦）

暑湿蕴热互阻肺胃，身热头晕，咳嗽痰多，两脉弦滑略数，按之濡软。热在肺胃，法宜宣解；湿浊中阻，又需轻扬。

香豆豉12g，炒山栀6g，嫩前胡3g，象贝母12g，杏仁泥10g，枇杷叶12g（布包），保和丸12g（布包），鲜芦根30g。

5. 宣肃疏化法（上、中焦）

暑湿热郁蕴阻肺胃，咳嗽痰多，胸中满闷，苔黄垢厚，大便不通，小溲赤黄，可用宣肃上焦、疏化畅中法。

前胡3g，象贝母12g，杏仁10g，香豆豉12g，山栀子3g，炙枇杷叶12g，黄芩10g，保和丸15g（布包），枳壳3g，焦麦芽10g。

6. 轻宣清化法（上、中焦）

暑热偏多，湿邪略少，身热咳嗽，汗出口干，意欲凉饮，舌红苔黄，脉象细弦，用清解暑热、轻宣化湿法。

薄荷细枝2g（后下），佩兰叶10g（后下），连翘、炙杷叶12g，白蒺藜10g，前胡3g，杏仁10g，川贝母5g（研冲），鲜荷叶1角，益元散12g，鲜西瓜翠衣30g。

7. 辛开苦降法（中焦）

湿热病热郁中州，湿阻不化，头晕且胀，胸闷，周身酸楚，漾漾泛恶，苔白滑腻，大便不畅，小溲黄赤，辛香开郁以利三焦，苦以降热兼燥其湿，少佐淡渗分消。

白蒺藜10g，佩兰叶12g（后下），白芷3g（后下），半夏10g，杏仁10g，黄芩12g，黄连3g（研冲），炒苡米12g，白蔻仁2g，赤苓、滑石各12g。

8. 宣化通腑法（中、下焦）

暑挟湿滞，互阻不化，小便艰涩，大便不通，上则恶心呕吐，下则腹胀矢气，宜宣化降逆，展气通腑，一方两法，兼顾胃肠。

鲜佩兰12g（后下），鲜藿香6g（后下），香豆豉12g，山栀、新会皮各5g，佛手、槟榔、杏仁各10g，前胡6g，通草、煨姜各3g，酒军0.5g，太乙玉枢丹1g，后两味共研装胶囊，分两次用佛手片10g，煨姜3g煎汤送下，药先服。

9. 泄化余邪，轻通肠胃法（中、下焦）

湿温后期，身热已退，症状大轻，余热未除，湿热积滞退而未净，大便不通，腑气不畅，腹中不舒，苔腻根黄厚，用本法泄化余邪而通其肠胃。

白蒺藜10g，粉丹皮6g，香青蒿4g，枳实3g，鲜杷叶12g，山楂炭、杏仁各10g，茵陈12g，白蔻仁0.6g，生大黄末1g，后二味共研细，装胶囊分两次汤药送下。

10. 泄化余邪，甘润和中（中、下焦）

湿热初愈，邪退不净，中阳未复，阴分亦虚，运化欠佳，胃纳不馨，周身乏力，舌胖面淡，脉多濡滑缓弱，用泄化余邪、甘润和中法，以善其后；病势向愈，饮食寒暖切当留意。

川石斛12g，丹皮6g，香青蒿4g，甜杏仁10g，范志曲12g，鸡内金10g，冬瓜子

20g，茯苓皮15g，生熟谷麦芽各12g，香砂枳术丸15g（布包）。

附： <center>**湿温病在山东流行**</center>

山东中医学院周凤梧

治湿温病禁忌汗、下、润，因为"汗之则神昏耳聋，甚则目瞑不欲言，下之则洞泄，润之则病深不能解。"

1953年七、八月（秋）湿温病（乙脑流行），辨证是属于湿温病湿重于热的范畴；1955年七、八月发生湿温病（乙脑流行），属于湿温病热重于湿的范畴。湿重于热乃采用局方至宝丹、"清热镇痉散"，着重芳香化湿法（辛开苦降，淡渗利湿）。

1955年，山东湿温病共同症状是突发高热（40℃左右），头痛，呕吐，抽搐，嗜睡，昏迷，烦躁和谵妄，头颈强直，四肢痉挛，甚至偏瘫，或扬手掷足，昏狂不安等等。中医诊断，证属湿温病而热重于湿，亟宜辛凉淡渗，芳香开窍，爰制以白虎汤加广犀角、飞滑石等大锅煎剂，普遍投服；另据病情，分别给予局方至宝丹、安宫牛黄散或自制的"清热镇痉散"（羚羊角粉30g，白僵蚕24g，蝎尾18g，蜈蚣12g，天竺黄12g，琥珀12g，朱砂6g，雄黄6g，麝香1.2g。12岁以下每服0.3g，病重者，日服2～3次，白水送下。投服方法：灌服或鼻饲。）经过短期治疗，所有上述患者均先后向愈，无一死亡。

笔者按：汪老论湿温十法，属湿重于热，所附周凤梧治湿温病的小结是属热重于湿，两者都重要，都应深刻领会。周凤梧创"清热镇痉散"，乃治湿温病之法宝，大夫应配方备用。

刘炳凡追忆师门验案

湖南中医药研究所

先师刘大绅（1864-1930），号缙庭，长沙县槊梨市长桥人。20世纪20年代，长沙民间流传言："长桥柳，出名医"。其以医显者柳介庐，寓长沙琉璃世界；而以医隐者即先师柳缙庭，寓长沙静乐庵。

先师与同时之名医郑筱琼、彭咏伯相友善，每于晨起即相会于天然公茶楼，纵谈各自学术思想及临床治验。郑为肾命学派，对《薛立斋医案》《景岳全书》手不停批，以长于温补而见称；彭为温病学派，对叶、薛、吴、王之学研习颇深，以善治温热病而名噪。先师钻研《伤寒论》，究心于《医宗金鉴》及陈修园、叶天士之学，不仅善治外感，且长于内科杂病。郑、彭二老因学派不同常争至面红耳赤，而后质于先师，师一一剖析之，尝曰："不平则病，谨察阴阳所在而调之，以平为期。且时有常位，气无必然，况乎人之素质不同。业医者当如操舟之工、临敌之将，岂宜先存成见！"两公虽首肯其说，然不相让，自矜如故，然而其情深谊笃，数年如一日，约会则争为东道主，晚年过从尤密。郑老曾笑谓余曰："汝常在此观战,各家巧拙,当悉罗胸中矣！""当仁不让于师,亦可自抒己见！"自此,余更得以随时执经问难,承三老不吝指点,遂奠定余博采众长之治学方向。

日久,自忖专习《伤寒论》不如博览各家学说之有益,先师谆谆告之曰："《伤寒论》上承《内经》,下启百家,乃辨证论治之准绳、临床应用之基础,准绳不握则章法紊乱,基础不固则学无根底！"

一日,余随师应邀至长沙南门口广货店出诊。时已黄昏,其家人环泣于病榻之前,主妇急切求师诊脉。师命燃灯,则见患者昏厥如尸,四肢冰凉,脉伏不见,抉口察舌,舌质赤而苔黑如煤,舌尖起刺,目睛红,唇干而不知索饮,大便泄水而极臭。师按其胸腹,诊其跌阳,俯首若有所思。忽闻室内有药气,询煎何药,主妇即言载满郎中所处之方药,可否先服一剂？师检视其方,系四逆汤加人参。师谓余曰："此老为肢冷脉伏、大便泄水等假象所惑,而将睛红、舌赤、胸腹灼热如焚,尤其小便赤涩、跌阳脉搏动有力等热深厥深、阳极似阴之证诊断为阴证,诚千虑之一失也。"乃疾书犀连承气汤,尽一剂,下溏臭粪一盂,人即清醒；续进一剂,肢温脉出,口渴知饥；以竹叶石膏汤善后,糜粥自养而愈。由此,余遂坚志以学《伤寒论》。

每跟师应诊,师反复强调须"一证一得"。一日,出诊于天心阁,患者同胞两姐妹,同患麻疹,其姐发热面红,目赤畏光,苔黄纹紫,两腮疹点微现而色红；其妹面白身冷,微微汗出,偎于母怀之中,苔白纹青,疹点隐隐可见,面色淡红。师试之于余,余曰："均应透疹,宜宣毒发表汤。"师曰："前者固可,后者断不可！"乃为其妹疏以桂枝汤,并再叮嘱病家,此药只能煎服一次。归途中师言,此二女当夜皆可透疹,次日果如其言。余对用桂枝汤颇不理解,师曰："善诊者,先别阴阳。临证时须知顺逆,慎思之,明辨之,而后方可言立法处方用药,并剖析明晓。其姐顺证显见,法当辛凉宣透,故用宣毒解表汤以助之,其疹自透；其妹正气不足,营卫失调,表邪未解,疫毒内伏,故用桂枝汤解肌发表,调和营卫,则阴证见阳证,其疹必透；若再服一次,则有助热伤阴矣！"似此一证一得,且学且练,明于理法,验于方药,日益心领神会,故常为师所嘉许。

先生治学谨严,经验宏富,耳提面命,诲人不倦,可谓师惠无穷,故至今尤未敢少忘也。

回阳救逆之方何以不用肉桂？

《三湘医粹》夏向心

《伤寒论》回阳救逆类方,用干姜、附子而不用肉桂（桂枝）,岂肉桂之力逊于姜附？或谓：当时惯用桂枝,而不知用肉桂、桂枝有疏表解肌之力,为回阳救逆所忌。此说颇似有理,然论有当归四逆汤又用桂枝以治厥何耶？盖手足厥寒,脉细欲绝,属于血虚寒厥者,桂枝可入血和营,正宜用之；若阳虚发厥,似乎不如姜附适用。古医家称,姜附救逆回阳，能"据其巢穴而招之"，以"回阳气于无何有之乡"，意即在此。

笔者按：姚国美，江西十世名医之后，其兄患阴盛格阳，命危旦夕，请来谢双胡先生，用大姜附，问国美可否？国美说："应加桂枝2.4g"，立即遭到谢先生痛斥。自此国美更悟到《伤寒论》辨证论治的严格价值。

阴盛格阳之时，肾中之阳细微无根，当用姜附以招之，以姜附之温生肾中之阳；若加桂枝，桂枝能疏表，肾中仅存的真阳疏之则快亡失。附子与肉桂能补助元阳，然至元阳将绝，或浮越脱陷之时，则宜用附子而不宜用肉桂；诚以附子但味厚，肉桂气味俱厚，补益之中实兼有走散之力，非扶危颠之大药。观仲景少阴诸方，用附子而无肉桂可知也。

赵炳南治天疱疮

北京中医医院

赵老在《名老中医之路》中写了一篇"悬壶生涯六十年"，写了他高尚的医德、学医的历程以及他固守的信念："岂能尽遂人愿，但求无愧我心""宁可会而不用，不可用而不会"。临床经验，谈了很多他虚心学来的小方，如透骨草洗剂治疗脂溢性脱发，应用银花、生地烧成炭清解血分毒热，以及冰片止痛，信石治疟疾，无花果蜜蒸治久痢等。

20世纪70年代的一天，我的一个好朋友面人曹（议策）和我聊天，谈到他1948年患膝关节结核，每日从瘘管中往外流脓，半载不愈口。乘车去找赵炳南看病，一个银元挂一个号，没有候多久，进入赵医生诊室。赵大夫仔细检查后遗憾地说："我治不了，请另找高明"。赵大夫让秘书将一元钱退给曹先生。在回家的路上，三轮车夫献方治好了曹先生的骨结核。从此，赵大夫医德高尚、对患者很负责的态度，赢得了我的尊重。可惜，北京中医院距我院很近，未能见赵大夫一面。但他的"岂能尽遂人愿，但求无愧我心"已成了我的座右铭。

现将《北京市老中医经验选编》"赵炳南医生临床经验"一文中最精彩的"治天疱疮"一案摘要选读。

赵老医生认为，西医描述之"天疱疮"与祖国医学文献中记载的"天鹅疮"有相似之处，但又不完全一样。其中，红斑性天鹅疮与"火赤疮"相类似。赵老指出，本病的病因病理，一般来说多因心火脾湿蕴蒸，兼感外界风热暑湿之气，内外合邪而发热致病。在发病过程中，"湿"为本病发病的根本因素。蕴湿化热，或湿热相搏，又可燔灼营血，造成气血两燔；若湿困于脾，可造成脾虚湿盛，浸淫肌肤，使身体遍生燎泡；湿热化燥，灼津耗气，又可出现气阴两伤。

赵老治本病，分以下三型施治。

（一）毒热炽盛型：发病急骤，本疱迅速扩展增多，身热，口渴思饮，烦躁不安，便干尿黄，苔少而干，舌质红绛，脉数。证属毒热炽盛，气血两燔。法宜清热凉血解毒。

方药：

广角 10g，生地炭 10g，银花炭 10g，莲子心 10g，连翘心 10g，生栀仁 10g，花粉 10g，白茅根 30g，地丁 10g，甘草 10g。

方中，用广角清热凉血，解毒宁惊；银花炭、生地炭，两药相伍专清血中毒热，又能养阴护心，是赵老医生治疗毒热窜入营血的经验用药；莲子心、连翘心、生栀仁，赵老医生称之为"三心"，清心泻火安神，用于一切热扰心神之诸证；花粉、白茅根养阴清热；地丁、甘草清热解毒。

(二) 脾经湿热型：遍身燎浆大疱，糜烂渗出不已，口舌糜烂，胸满，纳差，大便溏泄或干，小便短赤，苔白而腻，或可见黄苔，舌质微或淡，脉弦滑或沉缓。证属脾经湿热，湿重于热。法宜健脾除湿，佐以清热。方药：

赤苓皮 15g，生白术 10g，芡实 10g，川萆薢 10g，薏苡仁 10g，枳壳 10g，生地 12g，栀子 6g，黄柏 6g，绿豆衣 6g，甘草 10g。

本方是赵老医生通过多年的临床实践总结出来的"健脾除湿汤"加减。临床上应用于内有蕴湿，郁久化热诸证。方中，赤苓皮、生白术、川萆薢、芡实、薏苡仁，健脾除湿；栀子、黄柏、绿豆衣，清心泻火、通利小肠，使湿得以出处，湿热得解；生地意在凉血护阴，甘草和中解毒。若因湿盛久蕴化热而出现发烧时，赵老医生常投以生玳瑁、生石膏以清解气营毒热；口腔糜烂者，常加金莲花、金雀花、藏青果、金果榄利咽解毒。

(三) 气阴两伤型

病程日久，汗出口渴，不欲多饮，烦躁不安，倦怠懒言，周身无力，皮肤偶有水疱出现，苔薄白而见剥苔，舌质淡红，体嫩或有裂纹，脉沉细濡。证属毒热未清，气阴两伤。法宜益气养阴，清解余毒。方药：

西洋参 3g，北沙参 15g，南沙参 15g，黑元参 30g，佛手参 30g，生黄芪 15g，干地黄 15g，丹参 15g，银花 15g，公英 15g，天冬 7g，麦冬 7g，石斛 6g，玉竹 15g。

本方，是赵老医生多年临床实践的方剂"解毒养阴汤"，适应于严重皮肤病之后期，正气已伤而毒热未净阶段。方中，以西洋参、南北沙参、石斛、元参、佛手参、天冬、麦冬、玉竹养阴清热为主，生芪、丹参补气血又能活血，银花、公英解余毒。

第三辑　临证经验集成

曹炳章先生学术思想与临床经验

江浙名医

医家的学术与经验，一部分散在于民间，通过后人搜采编次而著于简册，一部分则自记于述作而流传于后世。我国先秦汉唐的古典医籍，多属前者，宋元明清各家著作则属于后者。这里要论述曹先生的学术经验，当然也不例外。不过，曹先生的论作实在比较多，想综述它，我既无此目力，亦无此才能。我只有将所经眼过的和体会到的杂谈一些。

一、学术思想方面

1. 药物考证：先生考证药物专辑很多，写作力集中，议论既深且广。初步认为，先生的学术思想，当以论药及药物考证为首位。在《曹氏医药论文集》中论药的文章占半数以上。他的药物考15种，虽多数是未刊稿，仅1955年在他家里见到《人参考》《鹿茸考》两个手稿本，手写稿加注，加批，加附参，致力是很辛勤的；叙述，分品种的鉴别、栽培、采制、加工、主治、效能及用法，考证资料的引用特别丰富。至于精审程度，由于未经细读，不敢妄议。在我的印象里，这两个专辑的内容，超过《本草纲目》及《本草拾遗》，据说上海世界书局编印《中国药学大辞典》中见到曹氏片段文字。此外，散见于《增订伪药条辨》的按语还有一些内容。

2. 舌诊发挥：主要在《辨舌指南》中体现。本书成于1920年，1928年集古阁石印行世。由于该书手写石印，文字的错讹、脱简颇多，1962年江苏人民出版社给予影印，并请南京中医学院诊断教研组丁光迪老师作了校勘，更是精审。据周越铭先生序言，初稿作于1910年，名《辨舌新编》，刊于《绍兴医报》。当时医界同仁，无不争先快睹。曹先生自谓辨之未详，心犹未惬，后又精心搜收精撰，乃名为《辨舌指南》。书中援引古今医籍数百家，旁及当时国外医学及报刊所载，凡关于验舌治病之法，多所摘录。书分六卷，每卷列章分节，按节又分子目，并附着色图120余枚，使各类舌质、舌苔相印证。这一编撰，在19世纪20年代的中医辨舌书中，无论在体例和内容方面，确是以新的姿态出现，充分显示出中医舌诊有一整套的理论和经验。即使在目前来说，也不失为察舌方面比较有系统有条理的一部好书，尤其关于文献数据的引述，参考价值相当大。虽然曹先生自谦"非敢贡高明之研究，但以为初学之导线；至于精益求精，密以加密，仍当参之诊断诸书，以穷其变，而达其微。"如实地说，曹先生以商量旧学、涵养新知的精神，其造诣已见于本书各章节。在这里我谨以《辨舌指南》作者之一员，谈些体会。我认为，这部书既可作为初学之导线，也可作为高深的研究。理由是：（1）书中所引述辨舌论据，上溯《内经》，下迄与其同时的《通俗伤寒论》，旁证数据还采撷当时新说。通过曹先生精心编撰，层次先后有序，议论旁扦恰当，去粗取精，主要是围绕这一章节说明问题，同时结合他的实践经验，使舌诊的基本理论与临床应用密切配合。特别是关于舌苔图谱的着色，更是细致描摹，使学者印象加深，无异于临床目睹。曹氏亦欣赏及此，故书名冠以"彩图"二字，以示图文并重。（2）书中所引述的，有不少是不经见的医籍，如郭元峰《脉如》、马氏《医悟》，虽非辨舌专书，然阐发舌象的机理极精，能从扼要的辨析中，给读者说明问题，起到画龙点睛的作用。另外，梁特岩《舌鉴辨证》、胡玉海《察舌辨证法》、刘去人《察舌辨证心法》等书，目前尚无大量出版，目睹者不多，现在能从《辨舌指南》中读到的若干篇章，无疑是原书的精华部分。这些可贵的辨舌文献资料的提供，对于目前正在搞舌象研究的人们来说，毫无疑问是极大帮助的。

3. 采用成药辨证施治：这一学术思想，主要从曹先生撰述的五种《证治要略》及时病、杂证、痰病、妇婴等四种《膏丸说明》中体现出来。这九种书里，大部分突出用成药辨证施治，内容少而精、简而明，是采用成药治病的临床手册，也是一般医生的普及读物。所举"痧胀霍乱"与"痰病"二论，以见先生采用成药治病的圆机活法。

（1）痧胀霍乱：先生认为二者皆由清浊不分，井俞壅塞，治宜开关通窍，行气活血。然证有挟湿、挟食及伏暑、中寒之别，治疗丸散中应分平性、热性、凉性，不能误投。接着指出："平性药物为通治暑热浊秽、霍乱痧证等，如病人舌苔白或灰白灰黄苔垢润者，皆可用之。一切急痧及中暑中恶，猝然昏迷闷倒，牙关紧闭，即用痧气开关散吹鼻取嚏，牙关即开；另用此散二分，开水调服，即能吐去痰水，昏闷立苏。又如中恶触秽，暑厥闷痧，心腹急痛，宜厥证返魂丹二分，开水调灌，立即松解。若中暑秽，腹痛如绞，胸膈壅胀，太乙紫金片为最妙。如霍乱初起，未吐泻，或已吐泻，胸闷腹痛者，辟瘟丹、纯阳正气丸服之皆效。若腹痛，水泻溲短，以藿香露吞太乙救苦丹四粒，泄泻立止。若湿遏热伏，阴阳反错，绞肠腹痛，或吐泻肢冷，身热瘛疭，有内闭外脱之象，即服飞龙夺命丹，能开闭透伏。如暑秽湿热，霍乱泄泻，黄疸、疟痢，但看舌苔白腻或灰黄相兼，邪在三焦气分，皆以甘露消毒丹主治，兼有食积加楂曲平胃散更妙。"

以上为痧胀霍乱关于选用成药的平性部分，按证施治，颇切病机，其中对纯阳正气丸的应用和组成，更有发挥。他指出："凡中有少许肉桂，是凉开中偶加一两味热性药作反佐，凉多热少，不失于本，其能通治夏秋中湿触秽、霍乱痧胀、疟痢泄泻等症，皆可服之。"可见其运用成药得心应手之妙。（原文凉、热不再抄写）

（2）痰症：先生在《痰症要药说明》一书首先指出：痰为病之标，非病之本也。善治者，治其所以生痰之源，则不消痰痰自无矣。接着分析，痰乃饮食所化，有因外感六气之邪，则肺脾胃升降之机失其常度，致饮食输化不清而生者；有因多食肥腻等腻茶酒而生者；有因本体脾胃阳虚，湿浊凝滞而生者；有因郁则气火不舒而承变者。又有肾虚水泛为痰者，更有阴虚劳症，虚火上烁肺液，以致痰咳者等多种成因。并指出后一种痰乃津液所化，必不浓厚，其余诸痰初起，皆由水湿而生。后列八类证治：外感痰、气郁痰、食积痰、痨瘵痰、痰塞咽喉、痰迷心窍、痰积肠胃、痰窜膜络。按类列症，随证出方，选方则荟萃膏丹丸散之效用彰著者逐一介绍。其翔实指点处，即不知医者亦有所宗。我常认为，此书与其称《痰症要药说明》，不如看作是曹先生治痰症的心法。例如，治外感痰中的"岩制半夏""岩制川贝"二方，从旧方、旧成药中发掘出新疗效。他定出前者治风寒水湿顽痰，后者治燥火郁痰，界限分明，药简而效卓。书中还收辑治气郁痰用清气化痰丸，痰郁用润下丸（徐灵胎方），久嗽除根膏（麻黄五钱，川贝母一两五钱，徐拱宸方）等，均为药证相投的成药中之有效方。每方均有简要说明，撷方义之精华，可以作痰症专辑阅读，容易记，容易用，从这几本述作里，大致体现出曹氏主张采用成药的学术思想。

二、临床经验方面

曹先生治验，据说有专辑，但我未见，只见到片段证治方药，散见于其编辑的各书中。绍兴同善局借抄曹先生部分门诊底方，又嫌太零碎。现从当时周越铭氏所撰曹先生的《事略》中摘出治验三例，记载较完整，疗效亦好，藉以观曹氏医案的一斑。

1. 痰厥治验

包鹿鸣室人，患厥证。目瞪口噤，僵直如尸，不饮不食，已三日余，奄奄一息，群臣束手。曹先生诊为痰厥，先以乌梅擦开牙关，继用导痰开关散调灌，抽出喉中凝痰四五条，复自吐胶痰碗许，蹶然而起，知饥啜粥，后予清热导痰而愈。

2. 热入血室治验

姚幼搓媳陈氏，病热，神昏谵语，手足抽掣，群医作热入血室治，无效。曹先生细询病情，细察脉状，认为热入血室本无误，由于不识血瘀脑门之故。乃以桃核承气加地鳖虫、蜣螂、两头尖及清热息风之品，一服而下瘀血如拳，宿垢如酱者三四次，抽搐即停，热减神清，继予退热养阴获痊。

3. 暑湿邪结中焦治验

孙伯雄幼子患暑湿，医以芳香、消暑药治之，渐至灼热头痛，胸痞，喘逆呕吐，缠绵累月，病已垂危。曹先生诊脉辨证，认为邪结中焦，肝阳上冒，香燥激动肝阳，无怪格拒，遂以鳖甲、龟板、决明、郁金、生白芍、鲜大青、白薇、青蒿、竹茹、枇杷叶、碧玉散等柔润镇潜药，嘱令水煎冷服。胸膈爽快，呕吐即止，头痛喘逆皆除，再予清暑通便药收功。

此外，在省中医院副院长魏长春老中医第一集医案，即《慈溪魏氏验案类编（初集）》的按语中，也有不少诊疗经验附见，着墨精炼，都系曹先生临床结晶的自述，可与魏老医案相互辉映，如：（1）血痹虚劳，初病在络，余屡用《金匮要略》旋覆花汤合金铃子散，即叶氏辛润通络法。（2）痰火胁痛，用叶氏辛润通络法，旋覆花、新绛、广郁金、当归尾、桃仁、青葱管、炒白芥子（少许）、丝瓜络、象贝、莱菔子等味，甚效。（3）倒经初起，用丹栀逍遥散极效，倒经即下行。（4）虚寒咯血，多由脾虚不能摄血，用药应取温纳镇摄，导龙入海，引火归根之法。（5）肾火夹胃热上冲，牙根浮长，牙床不肿，以景岳玉女煎二三剂，牙根即平，疼痛辄除，屡用屡验。(6) 肺寒咳嗽，当温肺气以达窍，温则气行，而后不为痰矣。(7) 阴虚痰喘有二：肝肾虚，阴火烁肺，宜清火滋阴降火；肾气虚，水泛为痰为喘，宜济生肾气丸作汤纳气归肾。(8) 因截疟而化肿化黄，余屡用三半伐木丸，每服三钱 (9g)，大便下积垢而愈。(9) 淋痛多因肾火挟膀胱结热，宜导赤散、土牛膝、土茯苓、赤苓、滑石、车前之属，其他散见于评校各书的经验鳞爪不具录。

张锡纯学术思想探讨

"海内三张"之一

笔者按：天津盐山张锡纯先生和兰溪张山雷先生、慈溪张生甫先生，鼎足而成三达，被《山西中医杂志》誉为"海内三张"。三家临床经验丰富，均善独创，高识卓见，前无古人，为后学者指航开路。如张锡纯的《医学衷中参西录》，则是每位临床大夫必读之书。他们冲破岐黄一统天下，勇敢吸收现代医学，中西结合，洋为中用，大胆应用于临床实践。他们是中国乃至世界上中西医结合的先驱。他们开创的中西医结合双轨之道，代表医学发展的方向，是医学改革开放之路。

1958年卫生部创办"西学中班"，至今40多年，中西医结合从中国走向世界，取得了辉煌成绩，三张有灵也会含笑九泉。

我在大学一年级，开始拜读张锡纯先生《医学衷中参西录》，临床实习时，便开始运用先生所创之方，如建瓴汤治高血压以及脑压过高之脑病，参赭镇气汤治疗大叶性肺炎晚期虚脱证，从龙汤治疗老慢支，资生汤治肺结核，都使我受益匪浅。现将先生的学术思想分9节摘录如下。

一、治温病

张锡纯先生以富有创新精神而著称，他的许多独到见解已为医界所重视，而其论治温病的若干饶具特色的观点却讨论较少。兹据《医学衷中参西录》所载，择要加以简介。

1. 温病初起，应注意清里热。

温病初起，多须分清卫、气而治，早投寒凉易招冰伏之弊，吴瑭《温病条辨》立银翘散、桑菊饮宣肺卫，白虎汤清肺气，层次井然，深具此意。张氏对此虽亦赞同，但进而认为，温病初起，尤以"陡然而发，表里俱热"的证型多见，故应"视表邪内热之轻重而分途施治"。选用薄荷、蝉蜕宣肺卫，石膏清里热，甘草调和诸药，以此四药为主构成三方。其中，荷、蝉量重而石膏量轻者名"清解汤"，用于"表邪重内热轻者"；清解汤减荷蝉量，并加重石膏量，即为"凉解汤"，用于"表邪里热平均者"；若"表邪轻而里热重"，则更减凉解汤中荷蝉之量，以知母易甘草，名为"寒解汤"。

温病初起，为何即应注重清里热？张氏认为，温病所感，乃"时令已温，外感之气已转而为温"，其性大异于风寒，"故不名伤寒、伤风，而名为风温"。温邪传里，热变最速，其外束肺卫终究短暂，且肺卫郁闭，气机不畅，亦易化热，故往往初起即累及气分。他还认为，温病初起，多先内有伏热，继有外感，故"初起外表略有拘束，历数小时即表里俱壮热"。虽然伏邪之说目前尚有争议，但张氏这一观点，实源于他的丰富临床实践。既然温病初起即有里热，若仅辛散表邪而忽略清里，势必外邪虽去而里热益张。故施今墨先生认为："表邪不可只知发汗，切应注意清里"。

温病初起，要注意清里热，绝非不辨卫、气而轻施清气法，"在卫"终以"汗之"为宜。其著作中不仅载有薄荷、豆豉、连翘相伍等寒凉之剂，即使"表里俱热"犹有一分太阳流连未去，"亦不弃汗法"，故其"三解汤"均不离辛散之品。由于寒凉清气有碍辛散，故据表邪内热之轻重而组方有配伍、比重及加减之别；且选用清气之品，力避苦寒沉降，取石膏性寒清热力著，味辛又可顺应荷蝉之宣散。揆其要旨，意在不离辛散开解。

张氏进而认为，温病初起即现气分之热，即使"毫无新受之外感"，但"若有向外之机，正可因其势而利导之"，仍可用清凉寒解汤三方。因为，内蕴之燥热与凉润之药化合，自然能发汗，又少用达表之品为之引导，故其得汗甚速，汗后热亦尽消也。叶天士所谓邪入气分，"热为伤津，犹可清热透表"，亦即此意，但张氏对此有所补充和发展。吴瑭用白虎汤清解气热，言其"达热出表"，与张氏"少用达表之品为引导"之立意对勘，似觉略逊一筹。换言之，此处与前处虽同用三解汤，但机理有所不同。此之荷蝉，意在辛开内蕴之热邪，并不在解表；病势向外，不等于病位在外。里邪既有外趋之势，正可因其势以达之，此乃阴阳升降之理，不可不知。

张氏结合临床实践，抓住温病热变最速的特点，突出研讨温病初起徘徊于卫气之间的证治，提出温病初起即应注意清里的特点，表明他师古不泥，别具匠心。

2. 白虎"四禁"尚可商

吴鞠通《温病条辨》言白虎汤"四禁"，被誉为"深达长沙奥旨"。张氏认为不尽然，特别对于"不汗出不可与"之禁颇存异议。

吴氏提出"不汗出不可与"白虎汤，其意约有两层：其一，据《伤寒论》"三阳合病——若自汗出者，白虎汤主之"（赵本218条）。"不汗出"，即恐不是阳明经证，故得"自汗"作为所谓白虎汤证的四大证之一。《伤寒论》中"其表不解者，不可与白虎汤"（170条）。"不汗出"多系表证，白虎汤非解表之剂，故不可与。

张氏认为，白虎汤证的确立，不在乎汗出与否。《伤寒论》"太阳篇所主之病及厥阴篇所主之病，皆未见有汗出也"，岂不是仲景"未见有汗即用白虎汤，而吴氏则于未见有汗而禁用白虎汤"？显然与仲景原意不符。张氏屡举验案以明之。潘澄濂氏根据临床经验提出，后人所谓白虎汤之四大证全具是不多见的，"发热口渴，脉洪滑而实者，即可有应用之机会"。

白虎汤并非解表之汗剂，而应用无大汗之阳明气分热证，其病可因气热清，三焦畅，自然汗出而热退病愈，此为不发汗而自然得汗。张氏认为，这主要是白虎汤主药石膏不仅寒凉，且寓辛散，并引《本经》"石膏，气味辛"及《别录》石膏能"解肌发汗"之说以佐证。因其具有散性，故"其汗不出者，若内蕴有实热，正可助以白虎汤以宣布其热以外达，是以恒有病热无汗，服后即汗出而愈者；其有不能即得汗，而其外达之力，亦能引内蕴之热息息自皮肤透出。"张氏还指出："吴氏原谓白虎汤可达热出表之剂，何以又谓无汗者禁用白虎乎？显然，吴氏亦认为白虎汤清热之中尚寓外达之力，并可用于无汗之证，但又以不汗出作为白虎汤之禁忌，岂不自相矛盾。"

3. 扬长避短用石膏

石膏大清肺卫之热，其辛散之力可使郁热外达。但石膏毕竟辛凉质重下坠，用于上焦热盛之证，其性下坠，有药过病所反伤脾阳之虞，或肺卫尽消，却直之热难以趋下焦而伤阳，如何取其凉散解热之长，避其寒坠伤正之短。张氏颇费处置：

（1）更易配伍：张氏认为，仲景创白虎汤，"借粳米之浓汁、甘草之甘味，缓其下趋之势"，临证实验既久，认为以山药代粳米效果更佳。山药入煎，与粳米同样富含浓汁，起到顺护胃气、逗留药性之效；且兼能固摄下焦元气，使元气素虚者不致因服石膏、知母而作滑泄；由于温病最易伤阴，山药又最善滋阴，一药而三益。鉴于白虎中知母苦降与石膏重坠相并，则下行之力速，故提出，以玄参之甘寒易知母之苦寒，欲其轻清之性。

（2）改良服法：张氏提出，凡用石膏，皆应煎取大剂，小量频服，或"徐徐饮下"，或一次只饮一口等等。此脱颖于普济消毒饮之"时时轻扬法"，冀其药性逗留上焦，清解蕴热。或因证煎汤热啜，取"寒因热用，不使伤胃"之法。特别强调中病即止，谓待"其热退至八九分，石膏即停止。"

（3）通权达变：石膏本已寒坠，一般忌与重坠、开破之药并用，可是张氏却能知常达变，对于阳明大热、胃逆上冲之证，唯恐石膏寒坠之力单薄，而助之以重坠、开破之品。如，"一般温病兼冲气上冲案"，针对阳明大热，肝火挟胃气上冲，用白虎加生赭石、生龙牡，并去粳米之缓以治之。何廉臣将此案选入《全国名医验案类编》（火淫病案），并在按语中赞道："确是对症发药"。其他，如观察患者体质和病性，据之确定应用石膏与否。若"其人能恣饮井泉水而不泻者，即放胆用生石膏"；"大便若有滑泻，尤宜将药急停服"；若服药后，"腹中微觉凉，或欲大便者，即停药勿服"。均属经验之谈。

（杨宇撰文）

二、治内伤咳嗽

张锡纯为"晚清三贤"之一，对内伤咳嗽颇有研究，在其《医学衷中参西录》中有充分论述，兹归纳整理如下。

1. 重视脏腑，尤其重视肺脏

内伤咳嗽与五脏六腑皆有关系，所以《素问·咳论篇》说"五脏六腑皆令人咳"，但无一不与肺脏相关。若五脏六腑功能健运，肾摄纳封藏，脾健水谷，肝戢敛潜藏，肺宣发肃降，则咳嗽何由而生！张氏说："肺原为玲珑通彻之体，具合辟之机，司呼吸之气。其合辟之机无碍，呼吸之气自如，则不致病发喘咳；若有所损伤，或薄受风寒，有碍合辟之机、呼吸之气，则喘嗽即作。"因而，治疗之法，或清肺降肺，或滋肾润肺，或健脾理肺，或清肝保肺，总是尽量投合肺脏合辟之机。诸如，虚者用党参、黄芪之属补其肺气，燥者用沙参、柿霜之属养阴润肺，有痰火者用桑叶、儿茶、贝母等清肺理痰，有痰饮者用半夏、陈皮温之化之等。

即便是涉及肝肾，其论治之法还是不离于肺。他认为："肝为肺之对官""肾为肺金之子"。肝火恣横，上逆可迫肺金，使肺气不能通利下行；肾虚不能纳气，可使肺气虚浮，不能沉降。故张氏于此等喘咳，或配芍药以泄肝火保肺金，或配萸肉、芡实以摄纳肾气，使肺气能够下降。总之着手于肝肾，落脚于肺脏。

至于因脾病及肺，或肺病及脾的喘咳，张氏处处留神脾胃正气与饮食状况，多使用山药、白术补脾胃正气，陈皮、半夏、茯苓健脾和胃，鸡内金开胃进食，或参芪配少量三棱、莪术开胃进食，藉以促进脾胃进运，能运化水湿，化生气血，上养肺金，达到培土生金之目的。归根结底还是治肺。可见张氏治咳平喘是重视脏腑，尤重视肺。

2. 注意气血阴阳，尤其注意气阴

张氏治咳平喘，特别是病之后阴阳不相维系的喘逆，非常注意气血阴阳的盛衰及阴阳之间的平衡均调。张氏认为："阳虚极则元气不能自摄，阴虚极而肾又不纳气，故作喘也。"此时，惟有以熟地、附子与萸肉、龙牡相伍，滋阴潜阳，收敛固脱，以期阴阳平调，始为合拍。但相比之下，尤注意气阴。例如说："劳热（虚劳发热）之证，大抵责之阴虚。有肺阴虚者，其人肺中虚热熏蒸，时时痒而作嗽，甚或肺中有所损伤，略一动作，辄发喘促——有肾阴虚者，其人肾虚不能纳气，时时咳逆上气，甚或喘促——若其脉甚数者，陈修园谓宜滋养脾阴，盖以脾脉原主和缓，脉数者必是脾阴受伤，故治疗之法重视养阴。肺阴虚者，滋补肺阴，兼清火理痰；肾阴虚者，滋补下焦真阴，兼以摄纳肾气；脾阴虚者，滋养脾阴兼以化痰。"然而，气虚是更重要的一环。因痨嗽身热而见脉数之证，虽系阴虚，正气亦为大衰，临床上"元气虚极莫支者，其脉可至极数"即是明证。所以张氏说："凡治此证"，固视乎血分之盈亏，实先兼视乎气分之强弱，而补气尤为重要。所以，张氏对于此证，恒多以补气药与凉润药相互而行。资生汤以山药、白术与玄参相伍，醴泉饮以山药、人参与玄参、生地相伍，参麦汤以人参与麦冬相伍，黄芪膏以黄芪与蜂蜜为伍，清金益气汤以黄芪与知母相伍，宁嗽定喘饮以山药与鸡子黄相伍。张氏曾治一人，"身热痨嗽，脉数几至八至，用生黄芪六钱，知母八钱，数剂见轻——此后遇此证，若其脉稍有根底可挽回者，于方中重用黄芪、知母亦莫不随乎奏效"。而于破气药及性质猛烈有伤肺气之药，如葶苈、皂荚等，则不敢滥用，"盖以极虚之人，补药难为力而破药易见过也。"若势有不得不用者，亦当权衡轻重，以免耗伤正气。因实践证明，"理气药多于补气药，则脉即加数；补气药多于理气药，脉即渐缓"，故十全育真汤以党参黄芪、白术各四钱，三棱、莪术各钱半，补气药数倍于理气药。"若其人胸中素觉短气，或大便易滑泻者，又当须防大气下陷，此时即系赭石、牛蒡子，并一切苏子、蒌仁、紫菀、杏仁治喘套药，皆不宜用。"可见张氏论治喘咳是非常重视气阴的。

3. 注意降肺气、纳肾气、平冲气、降胃气

治咳嗽四勇士——苏子降肺气，山萸肉纳肾气，代赭石平冲气，法半夏降胃气。

人身气机以和降为顺，上行为逆，若转而上逆并迫于肺，即可形成喘咳，"喘咳二证多由逆气于上也"。肺主宣发肃降，治节下行，肺气清肃，能制节诸脏之气，则气机不至上逆，喘咳即无由而作；肾主摄纳封藏，若肾气充足，能纳气归肾，亦不至上逆迫肺，导致喘咳；脾胃之气是脏腑气机升降的枢纽，冲脉之又隶于阳明，系于肝肾，贵在冲和，若胃气能息息下行，其气冲和不乱，亦不至上逆迫肺，病发喘咳。所以，张氏治咳平喘，很注意和降气机，除注意降肺气、纳肾气，尚注意平冲气、降胃气。例如说："人之中气左右回旋，脾主升清，胃主降浊。在下之气不可一刻不升，在上之气不可一刻不降；一刻不升则清气下陷，一刻不降则浊气上泛，冲气上逆，于是呕哕痰饮皆作。"肺气上逆，则咳嗽气喘乃生。因而处方用药处处注意降气，降肺气喜用苏子，纳肾气喜用萸肉，降胃平冲喜用赭石、半夏。这是由于张氏认为，苏子入肺主降，可降逆平喘，使逆气转而下行；赭石重坠，善于镇降冲胃逆气，但性质平和，降逆而不伤正气；半夏禀秋金收降之性，力能下降，为降胃安冲之主药；萸肉酸温，能补益肝肾，收敛元气，纳气归肾，固涩滑脱。是故张氏治咳喘喜用此四味药（苏子、赭石、半夏、萸肉），参麦汤之用半夏、苏子，参赭镇气汤之用赭石，薯蓣纳气汤之用萸肉，即是此例。

4. 治病求本，消除病因

张氏根据《素问·至真要大论篇》所载关于治病之道当"谨守病机，各司其属"的教导，和"见痰休治痰"的经验，重视治疗病本，消除引发咳喘的病因。他说："愚对此证（按：指肺痨咳喘），悉心研究，知其治法，当细分为数种。肾传肺者，以大滋真阴之药为主，以清肺理痰之药为佐；肺传肾者，以清肺理痰之药为主，以滋补真阴之药为佐；其因肺肾俱虚而累及脾肾者，宜肺肾双补，而兼顾脾胃。"总之，处处考虑引起喘咳的原因，而并不依赖于杏仁、前胡、秦艽、冬花之类治咳平喘套药。资生汤用山药、白术、鸡内金着重照顾脾胃；参赭镇气汤用党参、山药、赭石、苏子着重益气养阴、降胃平冲；薯蓣纳气汤用山药、熟地、萸肉等着重滋补肾阴、摄纳肾气；清冷华盖饮用甘草、没药、知母、贝母等着重清肺化痰消瘀；理饮汤用干姜、桂枝、橘红等着重化痰消饮等。所以，张氏治咳平喘方20多首，用药50余味，而涉及化痰止咳平喘药者，仅苏子、半夏、贝母、杏仁四味，而且出现的次数也不过三、五次，充分体现了"治病求本"的原则。

5. 治疗与预防调养相结合

善后调理，预防复发，是医疗上的重要环节，张氏对此极为重视。除列有专为治疗所用的方剂，尚列有作为预防和善后调养的便廉验方，如黄芪膏用生黄芪、生石膏、净蜂蜜、粉甘草、生山药、鲜茅根等制成膏剂，长期服用，预防劳咳复发；一味薯蓣饮，用生山药一味煮汁当茶，徐徐温服，以作温病痰喘的善后调理。水晶桃用核桃仁、柿饼霜蒸化为一，随便饮服，作为肺肾双虚咳嗽喘逆的善后调理；以及鲜萝卜自中心穿一槐条，悬于茂盛树上风干，用时切片煮烂，调红糖饮服，以防治痨嗽等等。

除上述以外，张氏治病重视实践，善于观察总结，因而在治咳平喘方面也摸索出了行之有效的用药经验，例如说：山药配牛蒡子最善止咳；甘草配天冬最善润肺；黄芪配知母最善益气生水，退虚热；白芍配甘草，甘苦化合，功尽人参，而又为补肺之品；黄芪配三棱、莪术大能开胃进食。

总之，张氏治咳平喘特点突出，经验丰富，对后人多有启示。

（何伦撰文）

三、治高血压病

近代名医张锡纯，精于医理而重视临床，被誉为"实验派大师"，他提出的治高血压病用引血下行法，实为其临床经验之结晶。现在人们已经认识到，高血压病的深一层本质是血流供求不平衡，因心脑肾的血流供求不平衡在发生和维持上起着特殊重要的作用。引血下行法，恰是以中医气血升降学说为理论基础，以逆转阴阳反作病理状态为作用机制，以恢复人体气血自稳调节为目的的一种治法，主要适用于阴虚阳亢证。笔者认为，对于引血下行法着眼于全面改善血流供求不平衡这一特点，必须有一个全面的认识。不能简单地理解为一二味血药的作用，更不可理解为降压，而必须给它一个新的确切的定义，使其研究更为深化。

1. 以三系统自稳失调为立论依据

张氏引血下行法的理论基础是气血升降学说。气血升降顺逆与人体生命活动息息相关，人体气血升降主要是通过阴阳、脏腑、经络三大自稳调节系统相互作用而实现的。我们已经认识到，阴阳自稳与神经－体液、具体脏器功能、以及主干分子细胞水平的血浆环核苷酸都有密切关系，所以说它是一个"数之可十，离之可百，散之可千，推之可万"的复杂系统。阴阳自稳系统的最主要特点，就是在不断被破坏的不平衡状态中，求得相对平衡；在气血升降运动中，它的作用主要是通过调节气血将其有效地分配到相应的部位，保证整体的生命活动。如阴阳失调超过一定阈值，阳升于上，阴虚于下，就可造成气血上逆这一血液供求不平衡的特殊病理类型。

脏腑系统通过气机升降而调节气血上下。"亢则害，承乃制"，是脏腑自调系统的主要特点。在正常生理状态下，心主血脉，其血气上荣于头面，周流于脏腑、四肢百骸；肺主气而主治节，肺气通畅，血液才能贯血脉而通达全身；肝藏血而主疏泄，是条达气血的重要一脏，若升发太过常可导致气血上逆；脾胃乃气血升降之枢纽，脾气升而胃气降；肾居下焦，为真阴、真阳之根，肾之虚最易形成阴阳偏颇。心肺居上，肝肾居下，脾土为中州。若升者无太过，降者无逆行，水火相济，高下相召，则气血则无上逆之虞；若脏腑之气升发太过或失之下行，则亦可引起气血上逆。

经络有行气血而营阴阳之功，而冲脉为经脉之海，又为血海，故十二经脉气血逆乱无不涉及冲脉，因此，冲脉在气血逆乱病理中首当其冲，而为经络自调系统的统领。冲脉有主生殖之功及肾间动气，与内分泌系统亦有密切关系；且冲脉上并阳明，下并少阴，又为血海，受肝疏泄之影响，故脾气之升，胃气之降，肾气之摄敛，肝气之条达，心气之推动，都是冲脉调节人身气血升降运动的控制因素。阴平阳秘、脏气调和，则冲脉气血无上逆之虞。三系统的相互作用，标志着维持人体气血供求平衡的多元性。气血上逆是气血"动"的趋势的逆乱，而这种"动"又是以本身的"量"作为物质基础；但

"量"的虚实与"动"的太过与否并无线性关系，从而又体现出这种供求失衡病机的复杂性。气血上逆仅是气血供求不平衡的一种表现形式，三系统的自调失衡是它的病理基础。

2. 以下三原则协同作用为立法特点

祖国医学对高血压病阴虚阳亢证气血逆乱特征的认识以刘河间所论为契机。河间第一次把阴虚阳亢与上实下虚病机结合起来讨论。其曰："年四十而阴气自半，故阴虚阳盛明矣。是以阴虚于下，阳实于上，故上实下虚明矣。"又曰："脾肾真阴虚损，肝心风热郁甚，阳盛阴衰，上实下虚，头目昏暗，浑身肌肉跳动，心忪惊悸或口眼歪斜。"他从生理和病理两方面阐发了阴虚阳亢与上实下虚的联系。清代张伯龙氏又发明"阴虚阳亢导致气血上逆"之说。其认为："阴虚阳扰，水不涵木，木旺生风而气升、火升，反令气血上逆，冲激于脑。"张山雷氏则对其病机做了全面总结，他认为："阳气极盛，升浮于上，故令阳尽而上，正是气升、火升，迫血充脑之候，上实下虚四字何等明白。"至此，《素问》"血之与气并走于上"的理论才被正确地理解，阴虚阳亢、上实下虚、气血上逆才成为贯穿一线的理论。然而论其治法，仍然拘于潜阳熄风一义，至张锡纯氏才从临床实践中总结出"引血下行"的治疗原则。

张氏认为："人身气血随气流行，气之上升多者，可使脑部充血""脏腑之气有升无降，则血随气升者过多，遂至充塞于脑部"。唐容川认为："冲为血海，其脉隶于阳明，未有冲气不上逆而血上逆者。冲气上逆，其证颈赤头晕，火逆上气，咽喉不利，乳下动脉辟辟弹指，颈上动脉现出皮肤。"因此"引血下行法"的作用机制在于使冲脉气血下行，使之重新分配而趋自调常态。

引血下行的立法原则就在于，调整影响冲脉气血升降的各个控制因素。李东垣认为："冲脉并阳明之脉上行阳分——脉之火大逆，旺于阳明脉中，血上行，其血充满于上。"张锡纯认为："肝火之升，冲气上冲，又多因胃气不降而增剧。"这说明，阳明为邪热所干，或其气不能正常下行可造成冲脉气血上行，故清泄阳明、降其逆气在引血下行法中具有重要意义。唐容川认为，平降冲脉气血上逆要从三方面着手：其一，因冲脉起于血室，故属肝，治肝即所以治冲气；其二，肾居冲脉之下，又为冲脉之根，安肾气即是安冲气；其三，冲脉隶于阳明，阳明以下行为顺，治阳明即是治冲。张锡纯也认为："冲脉为肾之辅弼，气化相通，肾虚之人冲气多不能收敛"，"肝冲之气不上干，则血之上充者自能徐徐下降也。"可见，阴虚阳亢、气血上逆证病因复杂，必须从多途径、多因素对阴阳、脏腑和经络功能反作进行全面逆转，方可达到引血下行的目的，从而恢复气血供求平衡。

张氏"引血下行法"包括三大原则。

首先，"必清其脏腑之热，滋脏腑之阴，更降脏腑之气，以引脑部之血下行""宜急治以降胃、镇冲、平肝之剂。其次，再以滋补真阴药辅之，庶可转上升之气血下行"。因此滋阴、清热、平肝、降胃、镇冲乃引血下行之基本原则。（服后能使脑中之血如建瓴之水下行，故拟建瓴汤：生山药一两、怀牛膝一两、生赭石八钱轧细、生龙牡各六钱捣细、生地黄六钱、生杭白芍四钱、柏子仁四钱，磨取生铁锈浓水，以之煎药。若大便不实者，去赭石,加建莲子夹心三钱;若畏冷者,以熟地易生地。)常用生地、龟板、怀山药、山萸肉、白芍、玄参、天冬之类以滋阴清热,用龙骨、牡蛎、石决明、赭石等平肝降胃镇冲。

其三,引血下行法意在恢复气血自稳功能。张氏认为,厥阴肝木具疏泄条达气血之生气,不可过度克伐,故他认为:"若但药平之、镇之,恒至起反动之力"。其常用茵陈、麦芽、川楝子之类,以顺肝木之性,不使其抑郁,以复其自稳调节的本职。(详见镇肝熄风汤:怀牛膝一两、生赭石一两轧细、生龙牡各五钱捣细、生龟板二钱捣碎、生杭芍五钱、玄参五钱、天冬五钱、川楝子二钱捣碎、生麦芽二钱、茵陈二钱、甘草钱半。心热者,加生石膏一两;痰多者,加胆星二钱;尺脉重按虚者,加熟地黄八钱、净萸肉五钱;大便不实者,去龟板、赭石,加赤石脂一两。)

此为因势利导原则。张氏这一指导思想与现代一些研究者"直接降压的结果却激起机体升压机制的反厥,长期服降压药并强调数年每天都给药,必将加重自稳调节的负担,削弱调节的能力"的见解有不谋而合之处。即所谓"将欲取之,必固予之",促其成功。

3. 以现代研究为再认识的途径(略)

随着现代科学技术的发展,人们已经对一些病理状态的血流异常循环有了更新的认识。这些异常的循环状态多是神经－体液－血流动力学诸因素相互作用的结果。张锡纯认为:"阴虚之甚者,其周身血脉皆就枯涸"。故在冲脉气血上冲的病理情况下,阴虚阳亢证心血亦渐不足,且其下部气血势将更加匮乏,从而使冲脉之根的肾脏不得气血之养,失却摄敛冲脉气血之功,因此常表现为整体和心内血液不足的特点。这说明,气血上逆所造成的血液供求失调自下而上更趋严重。

张氏因势利导原则的关键是条达肝木疏泄之性,勿使抑郁。疏利肝胆之药如何能条达气血,尚有待进一步研究。

4. 结语

"引血下行法"通过多因素综合调节而达到引血下行之目的,也不是西药单纯降压所能比拟的。它以三系统自稳失调为立论依据,以三原则协同作用为立法特点。本文所论张氏引血下行法是对过去狭义"引血下行"的修正和补充,是一个全新的概念,也是一个值得研究的治法。

(陈雪功撰文)

四、治脾胃病

近代著名医家张锡纯先生精研医理,讲求疗效,诊治脾胃疾病颇多独到之处。认真研究张氏治疗脾胃病的学术特色,无论是从继承、发扬张锡纯的学术思想来看,还是从指导临床实践来说,都是非常必要的。

1. 调理脾胃,注重升降

升降运动是脏腑活动的基本形式,而脾胃是人体升清降浊的枢纽,维持"清阳出上窍,浊阴出下窍;清阳发腠理,浊阴走五脏;清阳实四肢,浊阴归六腑"的正常生理活动。张氏在阐述脾胃的升降作用时引用黄坤载的话说："人之中气,左右旋转;脾主升清,胃主降浊。在下之气不可一刻而不升,在上之气不可一刻而不降;一刻不升清气下陷,一刻不降浊气上逆"。因此,他在脾胃病的治法上,狠抓调理脾胃升降功能这个关键。张氏在自拟的178首方剂中,以"升""降"二字命名的就有11首方。

对气机升降失调证表现单一者,一般采用以降制升、以升举降的方法;即病势向上者治之以降,病势向下者治之以升。

在降气方面,如治呕吐的镇逆汤和薯蓣半夏汤,治膈食的参赭培气汤,治呕吐的寒降汤、温降汤、清降汤、保元寒降汤和保元清降汤,治寒温阳明腑实证的镇逆承气汤等,都是降胃气的方剂。在选药方面,善用赭石。张氏在《论胃气不降治法》中指出:"愚数十年经验以来,治此证者不知凡几,知欲治此证,非重用赭石不能奏效也"。并且把赭石降胃气的特长归纳为引胃气下行、通二便、镇冲气、制肝木横恣、引浮越之相火下行、不伤气分有益血分等六点。因此认为:"治胃气逆而不降之证,恒但重用赭石,即能随手奏效。"曾治一呕吐兼结肠上下不通之证,用单味赭石四两而愈。

在升气方面,张氏提出"大气下陷"的新见解。"大气下陷"一病,其证繁多,其中包括脾胃气下陷,自拟的升陷汤、醒脾升陷汤诸方,较李东垣方更简化、灵活,而效更捷。张氏治一男青年,饮食减少,四肢无力,常常短气,夜不成寐,脉关前微弱,投以升陷汤(生黄芪六钱、知母三钱、柴胡五钱、桔梗二钱、升麻一钱;气分虚极下陷者,酌加人参数钱,或山萸肉数钱以收敛气分之耗散,使升者不致复陷更佳),数剂而愈。在临床上,凡胃下垂、久泻、脱肛等脾虚气陷之证,均可用升陷汤加减治疗。笔者曾治一胃下垂男病人,56岁,三年来自觉腹部隐痛,得温稍减,胃纳甚差,脘腹饱胀,食后尤甚,胃中终日辘辘有水声,嗳气频繁,形体消瘦,面色无华,舌质淡体胖大,苔薄白,脉沉细。胃肠X线钡餐造影检查:"立位胃小弯角切迹在髂脊连线以下3.5cm,胃大弯最低点在髂脊连线下10.5cm,胃张力明显减低,提示胃下垂三度。"为脾虚气陷证,用升陷汤加味:黄芪20g,柴胡、桔梗各6g,升麻5g,桂枝6g,白芍10g。服至15剂,自觉症状消失,胃纳转佳;服至35剂,自觉精力充沛,面色转润;服至60剂时,复查胃肠X线钡餐造影:"胃小弯切迹在髂脊连线以上,胃大弯在髂脊连线下4cm,胃张力强,排空快,无异常发现。"迄今已五年,症状未见复发。

对于升降逆乱的复杂病情,张氏又常以升降并施的方法,以复常态。如培脾舒肝汤,以补脾胃之芪、术、肉桂、柴胡,能助脾胃之升,同陈皮、厚朴,能助胃气之降,清升浊降,满闷自去。又如鸡胵汤,以"柴胡与陈皮并用,一升一降而气自流通也。"

约之,脾胃之病,虚实寒热,宜燥宜润,固当详辨,其于"升""降"两字尤为紧要。张氏抓住了这个关键,常收事半功倍之效。

2. 顺从脏腑功能特性,注意运脾活血

脾以健运磨积、宣通津液为主,胃以腐熟水谷、传递糟粕为主,脾胃职司运化,贵在流通,故治疗脾胃病,助之使"运",是张氏学术思想之又一特色。张氏认为,胃之所以能化食,因其能自瞤动也,若令胃腑动有力,则胃中之食必速效,故用能"使全身瞤动"的"马钱子为健胃妙药"。这种药物，目前虽已少用，但这种做法提示我们：治脾胃要注意"运"脾，以恢复脾胃消化功能。

"初病在气，久病在血。"张氏对慢性脾胃病有瘀血脉症者，又结合病情配伍活血化瘀药以活血运脾。如在《论胃病噎膈治法及反胃治法》中，他认为，噎膈的病机"系贲门有瘀血肿胀"，治疗之法，用参赭培气汤（参赭培气汤：潞党参六钱，天门冬四钱，生赭石八钱，清半夏三钱，淡苁蓉四钱，知母五钱，当归身三钱，柿霜饼五钱），酌加桃仁、红花、三棱、䗪虫、三七、水蛭等，使血活脾运而呕吐反胃之症可除。又如，治疗脾胃久病，饮食减少时，常将补脾健胃药与活血化瘀药同用，以开胃进食、化瘀生血，于破血药中，独喜用三棱、莪术者，试以其既善破血，尤善调气，"况后天资生纳谷为宝，无论何病，凡服药后饮食渐增者易治，饮食渐减者难治。三棱、莪术与参芪术诸药并用，大能开胃进食，又愚所屡试屡效者也。"此外，张氏喜用生鸡内金活血化瘀、强健脾胃。他说："鸡内金，善化瘀积，又不伤气血"，"若遇气分虚甚者，尤必以鸡内金易三棱、莪术也。"张氏治脾胃病，注意运脾活血的经验给医家治疗消化疾病提供了新经验。

3. 注意阴阳互根，健脾不伤脾阴

阴阳是互根的，脾胃阴阳也不例外。脾胃学说的理论研究，从《素问·太阴阳论篇》就已开始，后世进行专题探讨者，首推金元四大家之一的李东垣氏，但其论点用药强调升发脾阳的一面，偏于温燥；叶天士发展了这一学说，强调养胃阴的方法，偏于阴柔，而脾胃虚弱的病人，脾阳虚为主者，阴往往也不足，脾阴虚为主者，阳也往往不足，所以张氏把温脾阳与养胃阴两者有机结合起来，创造了不少平补脾胃的有效方剂，如资生汤、扶中汤中用于术以健脾阳，山药以滋胃阴，十全育真汤用参芪以健脾阳，山药以滋胃阴等，燥润兼施，不刚不柔，广泛用于多种疾病。泄泻为脾胃病中最常见的病症，其原因最多，总和脾胃湿盛有关，但泄泻又易损耗阴津，出现湿盛和津伤并存之证，此时，他推崇既能"利湿"又"最善滋阴"的山药，创制薯蓣鸡子黄粥、薯蓣术芎汤等方，以治泄泻伤阴之证，使湿去而脾阳得复，滋阴而脾阴得长。另外，从张氏用"术"的情况，也可看出此类思想，白术善健脾胃，"为后天资生之要药"，但因其性温而燥，故张氏用"术"也颇审慎。在他自拟的治疗呕吐、膈食、痢疾、泄泻、燥结等脾胃病20首方剂中，只有两方用了"术"，就是在需要用"术"的方剂中，张氏也常用"于术"，该药是白术的一种，产生浙江于潜地区而得名，它的特点是健脾而不燥，体现张氏健脾而不伤阴的学术特点。

4. 用药作粥，留恋肠胃

"无论何物作粥，皆能留恋肠胃"，肠胃是药物直接通过之处，故治肠胃病尤多粥剂。在治呕吐、泄泻病创立的9首方剂中，其中有4首是用粥剂，这和一般方书相比，是比较突出的。如"治胃气上逆，冲气上冲，以致呕吐不止，闻药气则呕益甚，诸药皆不能下咽者"，拟薯蓣半夏粥，"借其稠黏滞之力，可以略存胃腑，以待药力之施行"。"治脾虚滑泻"之证，用山药涩脾固肾，又恐其药力速去，故以之作粥，使药力逗留。更为有趣的是，张氏在"治阴虚劳热方"中创立"一味薯蓣饮"，又在"治泄泻方"中创立"薯蓣粥"，同时用一味生怀山药，何以立两个方名？究其原因，前者以其滋阴之力治阴虚劳热为主，煎汤取汁可也；后者取其健脾、利湿、收涩之力专治泄泻，因病在肠胃，故用药作粥。笔者治一老年，男，腹泻年余，日四五次，饭后必泻，夹不消化食物，曾服健脾固涩之剂不效，后处以薯蓣苈苜粥（生山药60g，生车前子30g），同煮作粥剂，服至5剂，泄泻已止；后改用薯蓣粥，巩固月许，观察一年未见复发，显示了粥剂的疗效。

以上可见，张氏治疗脾胃病注重升降，注意运脾活血；在对待脾胃阴阳问题上，注意阴阳互根，健脾而不伤脾阴；在药物剂型上喜用粥剂，这都是值得我们学习的。

（范准成、李密英撰文）

五、治肝病

张锡纯治疗肝病思路开阔，别具一格，其若干创见对临证颇多启迪。兹就其《医学衷中参西录》中有关内容试作探讨，供同道们参考。

1. 升与降

肝属木，具升发之性。张锡纯对肝的这一生理特点非常重视，批驳受西医影响的牵附之说，力申肝左脾右之理，强调"肝主左而宜升"的重要观点。从这一观点出发，张氏对于气机升降失常病变，在治疗上每每注意升肝一环。具体运用约有两端。

（1）升降相因。如治肝气郁滞、胃气不降之证，除用赭石、半夏、竹茹降胃和中，山药、二冬润胃补胃外，尚用生麦芽、茵陈，称"麦芽生用能升肝气，茵陈为青蒿之嫩者，亦具升发之力"。何以胃气上逆之证还佐以升肝？张氏认为："肝气不升，则先天之气化不能由肝上达；胃气不降，则后天之饮食不能由胃下降"。此证不仅当降者不降，尚在于当升者不升，故降胃之中稍佐升肝之品，求因升降相因而达于生理。治疗胃气不降之证佐以升肝，尚可避免因纯用镇降而致当升者难升之弊。如郭姓一案，患者常感心中满闷，饮食停滞胃中不下，间有呕吐，须服通利之品大便才行，已有年余，诸药无效。张氏重用赭石引胃气下行，厚朴通阳，鸡内金化积，山药健脾，当归养血润便，妙在方中加柴胡一味以平肝。谓之"用柴胡者，因人身之气化左宜升，右宜降，但重用镇滞之药，恐有妨于气化之自然，故少柴胡以宣通之，所以还其气化之常也"。张氏抓住升肝一环，使其升降相反相成，故能使沉疴痊愈。

（2）降中寓升。肝为将军之官，中寄相火，病变则常出现肝阳、肝火上亢或肝风内动上扰诸证。临证常遵"高者抑之""有余者折之"等治则，惯用舒肝、潜肝、泻肝等法。张锡纯认为："骤用药敛之、镇之、泻之，而不能顺其性，其内郁之热转挟相火起反动力也"，依循"肝主左而宜升"的基本观点，张氏并非但见肝阳、肝火上亢或肝风内动上扰等证，即尽投一派镇降之药，而是常常在大剂镇肝、降肝的基础上，稍佐升肝之品，降中寓升，以"顺肝木之性，使不致反动"。如某案，食停呕吐，大便旬日始下，脉弦，"肝胃冲三经之气化皆有升无降"，治以泻肝、降胃、镇冲之剂，仍用生麦芽、茵陈以升肝，以其善舒肝气而不至过于升提，是将顺肝木之性使之柔和。又如其镇肝熄风汤（怀牛膝一两，生赭石一两轧细，生龙牡各五钱，生龟板五钱，生杭芍五钱，玄参五钱，天冬五钱，川楝子二钱，生麦芽二钱，茵陈二钱，甘草钱半)，主治肝阳化风，上盛下虚，脏腑之气化皆上升太过之证，张氏初拟此方之际，仅具潜降、育阴、熄风诸药，后因用此方效者固多，间有须臾将药服下，转觉气血上攻而病加剧者，无斯加生麦芽、茵陈、川楝子即无此弊。

2. 疏与敛

肝主疏泄，其疏泄功能主要关系着人体气机调畅，涉及精神情志活动、水谷精微物质的代谢，以及血液流行等多种生理机理。在病理改变上，肝主疏泄存在着不及与太过两种状态。疏泄不及者，当以疏为主法；疏泄太过者，又当以敛为主法。

张锡纯对肝主疏泄却别有体会，认为《内经》谓肝主疏泄，肾主闭藏，夫肝之疏泄，原以济肾之闭藏，故二便之通行，相火之萌动，皆与肝风有关，因此张氏的疏肝与敛肝之法颇有独到之处。如治疗气血郁滞所致肢体疼痛，临证常责之风寒湿气为患，常用祛风散寒、健脾除湿、行气活血等法，张氏认为尚有"肝虚不能疏泄，相火即不能逍遥流于周身，以致郁于经络之间，与气血凝滞而作热作疼"者，订"曲直汤"，以萸肉补肝，知母泄热，谓疏达肝郁之药，若柴胡、川芎、香附、生麦芽、乳香、没药皆可选用，故伍乳香、当归、没药、丹参等药，疏肝而令其气血流通，依法变通，痼疾或可挽回。如某案，四肢作疼，延医服药三十余剂，寝至卧床不能转侧，整夜疼痛不休，臂畏热而腿畏凉。悟其"因肝木稍虚，或肝气兼有郁滞，其肝中所寄之相火不能下达，所以两腿畏凉；其火郁于上焦，因肝虚不能敷布，所以两臂畏热"，仿曲直汤补肝兼以疏肝，其病数日告愈。

基于肝之疏泄以济肾之闭藏的观点，张氏又进一步提出："盖人之元气，根基于肾，萌芽于肝"。故对于元气虚欲上脱者，认为病机是"恒因肝之疏泄过甚而上脱"，主张此时宜重用敛肝之品，使肝不疏泄，即能杜塞元气将脱之路。此即萸肉等补肝敛肝之品，虽补气之力远不如人参，而挽救气虚上脱胜于人参的道理所在，从而在救治脱证方面独具一格。

3. 补与伐

肝脏的生理特点概言之为体阴而用阳，以血为体，以气为用。肝为将军之官，其性刚强，故肝脏气机不和，常常横逆而影响他脏，脾胃首当其冲。对于肝气过盛克伤脾土之证，常着眼于肝气横逆一面，于是平肝之议出焉；至平肝之犹不足制其横恣，而伐肝之议又出焉；甚至认为平肝即所以扶脾，或提出治肝之法当以散为补。

张氏认为，肝木子时迎春，为气化发生之始，若植物有萌芽，而竟若斯平之伐之，其萌芽有不挫折毁伤者乎！即使散者能遂畅其升发条达之性，然亦有伤气耗血、暗伤肾水以损肝木之根的弊端。因此，片面强调攻伐肝脏，提出平肝、散肝、伐肝之法，或可暂用而不可久用。其治本之法，当遵《内经》"厥阴不治，求之阳明"和《金匮要略》"见肝之病，知肝传脾，当先实脾"的原则，不应囿于攻伐肝脏之一隅，应当"培养中宫，俾中宫气化敦厚，以听肝木自理。"

肝木过盈，可以克伤脾土，而致运化失司；肝木过弱，亦不能疏通脾土，也可以出现纳呆、嗳噫、胀满呕恶、泄泻等。此则更不可将补肝与伐肝混淆而误施攻伐。对此，张氏提出补肝气一法。"肝气"，一般仅作病理名词，张氏又将其作生理概念使用，并有时与肝阳互称，这一点秦伯未先生很赞同："如果肝气和肝阳作为病理名词，都从病理方面去研究，而忽视了生理方面的主要作用，并在肝虚证上只重补血虚而不考虑气虚，显然是不全面"(《谦斋医学讲稿》)张氏补肝气以黄芪为冠，谓"愚自临证以来，凡遇肝气虚弱不能条达，用一切补肝之药皆不效，重用黄芪为主，而少佐以理气之品，服之复杯即见效验。"故对于饮食不能消化，服健脾暖胃之药百剂不效之证，"诊其左关为弱，知系肝阳不振，投以黄芪一两、桂枝三钱，数剂而愈。又治黄疸，诊其左关弱，重用黄芪煎汤，送服《金匮·黄疸门》硝石矾石散而愈。"倘若补肝之法仅仅局限于养血滋阴，不但对于肝气虚、肝阳虚等证治不中綮，即使对于肝脏阴血亏损之证，也有"润药屡用，实有与脾胃有碍"的弊端，故张氏补肝气一法，确使补肝之治别开生面。

4. 结语

肝属木，其母为水，其子为火，故肝介于火水之间，以血为体，以气为用，是一个矛盾的统一体。这一生理特性，决定了它的病理特点，也决定了它的治疗特点。《内经》对肝的治则有三："肝欲酸""肝苦急，急食甘以缓之""肝欲散，急食辛以散之，用辛补之，酸泻之"。既说"肝欲酸"，又言"酸泻之"；既说"以辛散之"，又云"用辛补之"。其关键乃示人抓住肝脏的生理特性，有利于肝脏本能的即是补，不利于五脏本能便是泻。张锡纯正是从肝脏的生理特性出发，高屋建瓴，在整体观的指导下，从升与降、疏与敛、补与伐三对矛盾入手，创立了一些颇具新意的治法，深寓哲理，尤有效验。这不仅对治肝之法是一发展，于其他证治亦足资借鉴。

(杨宇撰文)

六、治痹证

张锡纯先生，清末著名医家，其治疗痹证肢体疼痛的方法、药物新颖独特，疗效显著。

1. 蠲痹重视扶正

先生治疗本病，首重明辨虚实，强调固护正气，助正达邪，以补为通，不专司疏散。他说："从来治腿疼臂疼者，多责之风寒湿痹……不知人之气血壮旺流行，而周身痹者、瘀者、滞者不治自愈，治之亦易为功也。愚临证以来，知元气素盛之人得此病极少，故凡遇腿疼、臂疼，历久调治不愈者，补其元气以流通之，数载沉疴亦可随手奏效也。"对于本证，先生多以补脾、益肝之法调治，选健运汤益气健脾通络，或用曲直汤益肝除痹，俾正气健旺，营运阴阳，气血畅达，痹疼自愈。

若正气不足，风寒湿邪外客，肢体疼痛者，妄行疏散，更伤正气，病必不愈。先生云："桂枝芍药知母汤，治历节风之善方也，而气虚者用之，仍有不效时，以其不胜麻黄、防风之发也"。故其多用加味黄芪五物汤治疗，扶正为主，兼祛其邪，实可谓善用经方者。

2. 除痹注重通络

医治痹证，注重行气、活血、化痰、疏通经络，使气血流畅而痹痛除，此为先生治疗痹证的又一特色。他说："四肢之作疼，亦必有痹而不痛之处也""若其素服之方皆佳，所以不见效者，大抵少开痹痛之药耳。"因此以活络效灵丹（当归五钱，丹参五钱，生乳香五钱，生没药五钱。上药四味作汤；若为散，一剂分作四次服，温酒送下），治疗气血瘀滞肢体疼痛；用理痰汤（生芡实一两，清半夏四钱，黑芝麻三钱炒捣，柏子仁二钱炒捣，生杭芍二钱，陈皮二钱，茯苓二钱），医治痰"留于关节，着于筋骨"，为俯仰不利，牵引作痛。

3. 治疗寒痹用硫黄

先生吸取了古人应用硫黄的经验，又经本人亲自尝验，熟知其性"原无毒""功效甚奇，又甚稳妥"。所以常用硫黄治疗沉寒痼冷于筋脉，痹久不愈，诸药罔效者。他认为，痹痛日久，"其寒在骨，非草木之品所能奏效，必须服矿质之药"，故曾令一寒痹患者服生硫黄一千克而愈。

4. 医热痹用石膏

先生说，石膏性凉而散，有解肌透表之功，为清实热之圣药，无论外感内伤，用之皆效。故重用石膏治疗热痹，关节疼痛，局部红肿灼热者。（施今墨用紫雪散，治热痹疼痛难忍者），并且创造性地将石膏与阿司匹林并用，指出："用阿司匹林治关节炎疼痛挟有外感实热者，又必与石膏并用，方能立见奇效。"临床此法治疗急性风湿热的患者确有疗效。先生不愧为中西医结合的先驱。

综上所述，先生蠲除痹证肢体疼痛，重视扶正气，通经络及疗热痹用石膏等，是对祖国医学痹证治疗的一大贡献。临床指导意义很大，堪为效法；其运用生硫黄的独到经验，也值得借鉴，需要我们进一步研究。

（李光海、阎荣卫撰文）

七、治精神病

张锡纯是近代名医之一，他博采西方医学之长，有补中国医学所未逮，总结出一套独创性的理论和临床经验，为祖国医学发展做出了一定的贡献。其治精神病则有创见，兹浅谈如下。

1. 以痰火立论，追本求源

张氏认为，痰火上壅于脑是中医精神病学的主要病变基础。他指出，癫狂的成因是由于忧思过度，心气结而不散，痰涎凝结，又加以思虑过度，心血耗散而暗生内热，痰结热炼而浓黏益甚，热为痰缩，而消解无从。于是，痰火充益，将与心脑相通之窍络瘀塞，以致神明涫乱；加之肝火妄动，牵引冲气，胃气相并上冲，更挟痰涎上冲，以致塞于喉间，并冲激其脑，以至于生态失常。

2. 治取重坠，兼清兼泻

（1）重坠、收敛法的运用。张氏用龙骨、牡蛎、赭石合方。盖龙骨能安魂，牡蛎能强魄，魂魄安强，精神自足。且龙骨具有翕收之力，能收敛元气，镇安精神。牡蛎入胆经，主惊恚怒气，其性善收敛，有保神之力，则胆得其助而惊恐自除；其质类金石，有镇之力，则肝得其平而恚怒自息。赭石重用，借其重坠之力，摄引痰火下行，俾窍络之塞通。他还惯用朱砂以养精神，安魂魄，熄肝风而镇惊悸。诸药配伍，具潜降之势，阳气必复其位。

（2）涤痰泻火法的应用。轻证以朴硝、半夏、赭石等荡痰泻火，重证加甘遂攻决痰下，或大承气汤加赭石、甘遂直捣巢穴。甘遂，为下水逐饮之圣药，行痰之力则百倍于它药；赭石，质重坠，善镇逆气降痰涎，通燥结；朴硝，味咸微苦性寒，疗心热生痰，精神迷乱，且咸能软坚，其性善消，能通大便燥结而化一切瘀滞。

此外，张氏认为，半夏有安眠之作用，能引诸药至脑以调养神经。生麦芽、莱菔子、连翘均有疏肝理气、治郁疏和之力。铁锈乃金之余气，取金能制木之理，镇肝胆以熄内风。曾以朴硝代盐，加入蔬菜中服之，屡收奇功。认为，朴硝属水，以水胜火，以寒胜热，能使心中之火消解无余，心中之神明自得其养，非仅取朴硝开痰之能也。张氏之如上经验及特点，堪值重视。

（唐学游撰文）

八、治月经病

近代名医张锡纯不惟治疗内科疾病造诣精深，而且擅治妇科病。爱采《医学衷中参西录》数则经验，略予探析，冀其有裨于临证，悖谬之处尚盼指正。

1. 月经短少

月经短少，方书恒责之血虚、肾虚或血瘀，治以养血、补肾、祛瘀之剂。而《医学衷中参西录》治女科方，第一方"玉烛汤"（生芪五钱，生地六钱，玄参四钱，知母四钱，当归三钱，香附醋炒三钱，柴胡一钱五分，甘草一钱五分）之主治，实际上补出了月经短少的另一种证型，即月经短少与寒热往来或先寒后热并见之证。张氏认为，此证之寒热往来或先寒后热，既非阳虚或阴虚，亦非邪在少阳，而是缘于"妇女性多忧思，以致脏腑、经络多有郁结闭塞之处，阻遏阳气不能外达……"；其月经短少者，乃因"血随气行，气郁则血必郁，故往来寒热者，其月事恒多不调，经血恒多虚损"。换言之，此等月经短少之基本病机，在于阳气抑郁，阴血亏虚，故张氏制玉烛汤，取黄芪之补气更能升气为主，辅以柴胡之轩举，香附之宣通，以敷畅阳气，复取当归、生地滋养阴血，知母、玄参与甘草苦甘化阴以济之。

笔者揆度张氏之制斯方也，连方名亦颇考究。"玉烛"者，四季调和之意。《尔雅》释："四时和，谓之玉烛"。观玉烛汤，动静结合，刚柔并济，但得阳气壮旺而敷畅，阴血充盈，则阴阳燮理，寒热调和，月经复常矣。可惜张氏未尝附载验案，今人也鲜用之者。笔者近年来，治过若干月经短少患者，行经期间自觉先寒后热，一日发作数次甚至数十次，每次1~2分钟即止，均用此方化裁，疗效尚称满意。

2. 倒经

张氏认为，倒经之病位在冲脉，故陈修园借用《金匮要略》麦门冬汤治倒经，张氏盛赞为"赏识"，而阐发其机理云："冲为血海，其脉上隶阳明，下连少阴。若少阴肾虚不能闭藏以收摄冲气，阳明胃虚不能下行以镇安冲气，致冲气上干，冲中之血亦随之上逆，倒经作矣。"麦门冬汤于大补中气以生津液中，有半夏一味降胃安冲，故可借用治倒经。但方中无补肾敛冲、活血化瘀之品，是其所短，故张氏制"加味麦门冬汤"，即在原方基础上，以山药代粳米补肾敛冲，加芍药、丹参、桃仁活血通经，开其下行之路。

张氏还承认，用此方治倒经间有不效。如倒经兼有大气下陷，其人脉象微弱，或微弱兼迟，两寸不起，呼吸自觉短气者，便用升陷汤治之，短气愈，倒经亦愈。

3. 崩漏

张氏认为，崩漏与倒经之病势相反，但病位亦在冲脉。方中将崩漏之病因病机归之为血热、血瘀、脾虚、肾虚等，然必为冲脉损伤、气化不固而下陷者，方有崩漏之虞。故张氏治崩漏，独重冲脉，制"安冲汤"安定冲气以治漏下，"固冲汤"固摄冲气以治血崩，实有执简驭繁、驾轻就熟之妙。其中，安冲汤用黄芪、白术升补中气，冲脉上隶阳明也；用续断、生地补肾滋阴，冲脉下连少阴也；复用白芍敛肝，生龙骨、生牡蛎、海螵蛸、茜草固涩冲脉。因血崩重于漏下，固冲汤便在此基础上加重白术，重用萸肉易续断，生地、龙骨、牡蛎皆用煅者，复加棕榈炭、五倍子收敛止血；脉象有热者加生地，凉者加乌附子，大怒之后因肝气冲激血崩者加柴胡。若服两剂不愈，去棕榈炭加阿胶。

尤其值得称道者，张氏博览群书，择善而从，反复推荐《傅青主女科》治老妇血崩方，即"加味当归补血汤"。其方用生黄芪30g，当归30g，桑叶14片，三七末9g（药汁送服）。若觉热者加生地30g。经张氏多次验证，此方治少妇血崩亦甚效。笔者早年治血崩恒喜用固冲汤（炒白术一两，生芪六钱，煅龙牡各八钱，萸肉八钱，生杭芍四钱，海螵蛸四钱，茜草三钱，棕榈炭二钱，五倍子五分轧细冲服），对初患血崩者，投之辄效，但对反复发作者，收效甚微，甚至无效。后遵张氏之荐，用傅青主之方加生地30g，共救治十余例血崩者，一般服2～4剂均能止血，血止后再缓图澄源、复旧，迄今尚无一例复发者。

4. 闭经

张氏从《素问·上古天真论篇》"太冲脉盛，月事以时下"推导出冲脉瘀阻、月经多闭的结论，故一如倒经、崩漏然，闭经之病位亦在冲脉，其治自应以调理冲脉为主。

张氏制"理冲汤"（生黄芪三钱，党参二钱，于术二钱，生山药五钱，天花粉四钱，知母四钱，三棱、莪术各三钱，生鸡内金三钱），特别厚爱三棱、莪术、鸡内金化瘀消癥通冲脉之功。同时配黄芪、党参诸补养药保护气血，俾瘀血去而气血不伤；且参芪能补气，得三棱、莪术、鸡内金以通之，元气愈旺，愈能鼓舞三棱、莪术、鸡内金化瘀通冲脉之力。所以，他对医者调气血惯用香附而不用三棱、莪术状况颇有见解。当然，他也承认单用、重用三棱、莪术有伤耗气血之弊，但他不仅能从药物配伍的角度，而且更能从脏腑整体恒动观的高度为自己惯用三棱、莪术进行阐释："人之脏腑一气贯之，若营垒连络,互为犄角,一处受攻,则他处可为之救应。故用药攻病,宜确审病根结聚之处,用对症之药一二味,专攻其处。即其处气血偶有损伤,他脏腑气血犹可为之输将贯注,亦犹相连营垒之相救应也。又加补药以为之佐使,是以邪去而正气无伤损。"若病人身体羸弱,脉象虚数者,宜去三棱、莪术,加重鸡内金,因其能化瘀血,又不伤正气。

又制"理中丸"(生水蛭一两,生芪一两半,生三棱五钱,生莪术五钱,当归六钱,知母六钱,生桃仁八钱)。方中不仅有三棱、莪术,且有生水蛭。他认为,生水蛭最善吃人之血,而性又迟缓善入。迟缓则生血不伤,善入则坚积易破,借其力以消既久之滞,自有利而无害也。

以上两方,乃治实证闭经之属冲脉瘀阻者。倘因血枯经闭,饮食减少,灼热咳嗽,则用"资生通脉",扶脾阳,益胃阴,补肝肾,活血通冲脉。

综观张锡纯治疗月经病的经验,有以下特色:

(1) 治病求本,以恢复冲脉之功能为治疗之重心。冲脉虚者补之,谓之"安冲""固冲";瘀者祛之,谓之"理冲";虚而兼瘀者,以补虚为主,辅以祛瘀,谓之"资生通脉";冲气上逆者,镇之,摄之,谓之"镇冲""摄冲"。

(2) 重视气血,尤其重视阳气之壮旺与敷畅。因气旺则血盈,气行则血亦行。

(3) 识精胆大,擅用祛瘀药。如三棱、莪术、生水蛭等,人多畏其峻猛,张氏竟委之以重任,屡奏殊功;又擅将祛瘀药与补养药如黄芪、党参等合用,且对合用之比例精心体察,反复验证,务令恰到好处,俾瘀血去而正气不伤。

(4) 独具慧眼,善于发掘古方。如《内经》四乌贼骨—蘆茹丸(即海螵蛸、茜草),原治女子伤肝之病,时时前后血,经张氏深入发掘,穷究博考后,将海螵蛸、茜草作为药对入于治崩漏方中,功效卓著,且经临床对照,确知其为不可挪移之品。足见张氏不惟功底深厚,慧眼卓识,而且勤于实践,勤于探索,故能有所开拓,有所建树。

(余国俊撰文)

九、用寿胎丸治先兆流产

先兆流产,中医称为"胎漏"或"胎动不安",其病理机制除血热胎动外,大多与体虚有关,如吴又可所言"梁腐而钟未有不落者"。笔者常以坚肾、益气、大补安胎的措施,突出一个固字,加以纠正,并参照陈自明"母病胎动,但治其母""胎动母病,唯先安胎"的办法,多采取治病与安胎共举,重点放在保护胎元上。通过学习张景岳举元煎、张锡纯的经验笔者收到了较好效果,尤其是临床应用《医学衷中参西录》的寿胎丸一方,实验价值更为可观。现从 20 余案中录出 2 例如下:

例一,刘×,32 岁,济南军区部队家属。

平素经汛延后,经量较少。1970 年初孕未足 3 月流产,2 年后又流产 1 次,1975 年 4 月起月经停潮,已 3 月余,又发生阴道出血现象。西医诊为"习惯性流产""先兆流产"。经注射黄体酮、绒毛膜促性腺激素,未见好转,遂就诊。

初诊:四肢乏力,大便日解 2 次,稀薄不实。近 1 周来纳呆,腰酸腿麻,阴道突然见血，淋漓不止，比月经量为少。舌质淡红，口淡不渴，脉沉而弱。从其症状表现进行分析，属于脾气不足、肾阳虚亏之象，当即拟定寿胎丸加生黄芪、炒白术和开胃温肾助阳等品。每日1剂，连服4帖。

桑寄生12g，菟丝子15g，续断12g，阿胶15g，生芪12g，炒白术12g，砂仁6g，杜仲9g。

二诊：阴道流血减少，腰酸消失，大便成形，转为日解1次，但是仍觉全身乏力，乃在原方基础上稍加修改，上方去桑寄生，加木瓜9g，令其每日1剂，再进4帖。

三诊：流血停止，体温由36.7℃升至37.1℃，所有症状大减，饮食俱佳。嘱按二诊处方将各药均减半数，隔日1剂，续服2个月，以巩固疗效。注意休息，遵照《内经》"食养尽之"，增加营养，促进健康恢复而保胎元。

自此之后，未再复诊。1976年春季专程来告，已足月顺产1男儿，发育良好，仅头发稍疏微黄而已。

例二，李××，28岁，济南铁路局职工。

1976年10月，自诉妊娠2月时，反应较重，恶心，食入即吐，经治疗20天，已愈。近日突然阴道出血，色淡混有黏液物，西医诊断为"先兆流产"。

初诊：患者体瘦，精神紧张，感觉腰骶部下坠，小便频数，有时眩晕，耳鸣作沙沙声，面颊有蝴蝶斑样色素沉着，舌苔淡白，脉沉无力，两尺尤甚。证与肾阳不足、胎气失固有关，属温煦功能下降所致，宜补壮肾阳，佐以安胎止血之方。随即遵用寿胎丸加味，每日1剂，连服4帖。

菟丝子15g，续断12g，桑寄生12g，阿胶15g，仙鹤草9g，胎盘粉9g（冲）。

二诊：流血稍止，其他症状减不足言，药后舒服，无不良反应。乃于原方内加覆盆子9g，椿根白皮18g，劝其服用4帖，再观察疗效。

三诊：腰骶下坠缓解，流血已止，临床症状均减，恐惧思想消除，脉搏有力转为滑象，乃进行善后调理，将药物剂量减去一半，嘱再用10帖即可停服。

9个月后，其丈夫来院报喜，言妻子已生下1男婴，体重6公斤。

讨论

以上两则"先兆流产"都属虚证，习惯上称作"胎失所载"。例一，偏于脾肾两亏，故在寿胎丸的基础上，根据张锡纯先生经验增加生黄芪益气，"食少者加炒白术"，健脾举阳提摄胎元，与《内经》"形不足者，温之以气"的学说也吻合无间。方内，桑寄生"隆冬茂盛""叶翠子红"，具有凌霄生气，通过补甲乙、壬癸之虚，"大能使胎气强壮"。菟丝子"蔓延草木之上，善吸收他物之气以自养"，涩滑固脱，温而不阴，既防热药耗伤，又有止血特长。砂仁芳香醒脾，开胃进食，能矫正滋补药物导致的胸闷中满。群品荟萃，集诸一方，更易发挥其安胎的综合作用。二诊时，因无腰酸症状，大便已经成形，便将杜仲、续断、菟丝子、白术之量减少；且身体仍倦怠无力，故加重了生黄芪用量；小腿发麻见好转，添入木瓜一味，坚腰膝而利筋骨。

例二，为肾阳不足之证，乃寿胎丸的主治对象。恐其药力不足，加仙鹤草益气止血；根据《内经》"精不足者，补之以味"，又加高级珍品胎盘粉，利用血肉有情之物，达到

"竹破木补"之目的。全方6味，虽然不多，可共奏温养阳气、安胎止血之效。二诊，加覆盆子，不只取其壮阳补肾，与椿根白皮配伍，通过收敛作用，还能涩以固脱，从而获得"载""截"双重治疗作用和功效。

笔者遥承先辈经验，处理本病，严格不作腹诊、按摩、阴道检查，凡活血、行气、散瘀的药物均不应用，即便是温经养血、含有抗维生素E缺乏的妇科之宝当归、川芎，也从来不轻易给予。口服汤药，每日1剂（重者2剂），分两次饮下；如出血现象已止，体温回升37℃以上，临床症状消失，则改为隔日1剂，坚持2周，再行停药。若得习惯性流产之"滑胎"证，最好由流产前1个月就开始服药，超过流产月份四五十天后停用，效果比较理想。例一就采用了这种方法。凡胎体未落，治愈后，2个月内避免过劳，绝对禁止房事。师门传授肾虚型先兆流产，治疗及时，投药恰当，妊娠继续，胎儿虽足月降生，但常见发疏而黄，十分符合《内经》所云"肾之合骨也，其荣发也"的论断。尽管如此，护理得法，乳食营养充足，还是可以变黑的。如有的孕妇，因服寿胎丸较多，娩出的胎儿都无这一现象，一方面说明它的补肾能起转化作用，另外也证实了张锡纯先生的处方是经过煞费苦心的实践研究，由阅历中升华而来。

（杨惠芳撰文）

张山雷先生临证经验谈

"海内三张"之一

兰溪张山雷先生，是"海内三张"之一，与盐山张锡纯、慈溪张生甫齐名的临床大家，学术经验丰富，均善独创，高识卓见甚多，为后学者指航开路，他们都是中西结合的先驱人物。

一、治脾胃病

近代名医张山雷，临床经验十分丰富。总结其辨证用药规律，对当前肯定有所启迪。现将其治疗脾胃病的用药经验整理介绍如下，不妥之处，请批评指正。

1. 脾运失司，药宜流动

脾主运化，周流不息则水精四布；若中州大气不行，斡旋失职，则胃中水谷不得及时消化。张氏根据脾主运化的这一生理特点，认为脾以大气周流为天职，故治脾必以理气为先务。所谓气者，宜走而宜守，走则疏通，守则膹郁。故善治气者，必当求其运动流行，而不能仅以补益为准绳。因此，张氏十分强调用药助运，不宜壅滞。张洁古用人参、甘草补脾气，张氏则持有异议，认为脾以运动为天职，必有吹嘘振作之功，乃能宣畅中州气化，而发育万物，方能补助脾气之作用。人参、甘草，滋腻之质，补养有余，运化不足，本不可以语此。而如枳壳、蔻仁、乌药、香附、益智、橘叶、佛手、佩兰等芳香宣散醒胃扶脾者，何一非健运脾气之良药！虽曰香燥泄气，微兼辛烈，不无耗散之虞，然合于滋养队中，变动不居，周流六虚，自能畅达气机，循环不息，岂不较胜于人参、甘草、玉竹、扁豆诸物，守而不走，阴柔黏腻，室滞不灵耶！又指出，白术、苍术，气胜于味，赞助脾运，原是气药，而洁古偏用以补血，未免拘而不化。

2. 脾失统血，药宜湿润

赵双湖说：脾统血，喜温而恶寒，寒湿伤脾则气病而血亦病；甘温养脾则阳能生阴，可以和血而补血。张氏见解是，脾任统血之职，凡补脾之药无不与补血之义并辔而行，惟脾是后天之本，万物生长之母，常含温润性质，方能遂其生生不息之功，则为脾家补血计者，必守定温和煦之性，而不能偏入寒凉一途。如阿胶、熟地、黄精、当归、荔枝肉、龙眼肉之类，皆脾家补血专主，无不温和润泽。又如，参、芪、甘草等，亦皆甘温之品，以生津养血为天职而不以气胜，必不可人云亦云，称其莫须有之益气，而忘其补血之真功。又如枣仁、小麦、杞子等物，凡为心肾益阴养血之药，亦无一非脾脏补血主剂，不必执定如胶饴、大枣之大甘而始谓之补脾。

3. 湿困脾阳，药宜祛湿

脾喜燥而恶湿，燥则气机快利，湿则迟滞留着，而气不布护。湿则甚者，则水积不行，故有"诸湿肿满，皆属于脾"之说。张氏认为，脾脏喜燥而恶湿，湿困脾阳则清气不行，而精神为之委顿，故健脾之本必以除湿为先务。在具体治法上，张氏提出宜分二层。其一，为湿偏盛而脾乃不运者，舌苔必浊腻，是为实证。治当专理其湿，而正气自充。宜芳香燥湿，投其所好；而淡渗通利，亦无虑其伤津。如平胃散、三妙、四苓之类是也。其二，为脾先弱而湿邪渐阻者，舌必无厚苔，是为虚证。治当先顾其本，而湿滞自化。惟和中温养，助其阳和；而刚燥分清，皆有嫌于耗液。参、术、扁豆、山药、砂仁之属最为适宜。

4. 脾气不足，药宜直补

后天生生之本，全恃脾土运化，土虚即诸脏百骸顿失所养，故当用补。前人有言，虚则补其母，实则泻其子。心为脾母，脾虚补心是也。张氏认为，虚则补母，虽曰五脏生成自然之理，然泛言生化，终未免不甚切当。惟脾禀中央之德，而其母则是心火。凡补心之药，尤与补脾息息相通者，以心为生血之源，而脾统血，此身之血液，皆恃脾之输化精微，而血乃成。是心之所以生血者，尤赖脾以为先导。是以心脾两脏，更如唇齿相依，相辅相依，于生理病理固甚密切，不仅火能生土，泛泛然空谈五行之循环生长也。凡枣仁、柏仁、茯神、淮麦等，为心脾补血之主者，无一非脾家养血之良药，正不必以土虚补母、益火生土混而言之。强调虚是本气之式微，用补自当补益本身，庶为直截了当，大可不必舍近求远，以致失之迂曲。

5. 胃家实积，药宜疏通

胃家实积，有因于气机不利者，有因于脾弱不运者。在治法上，张氏的经验是，气滞，必振动而鼓舞之，然后可以助消化，如木香、砂仁、乌药、枳实、青皮之属，皆能疏通壅滞，布护清阳；脾弱者，必温养而吹嘘之，然后可以运机枢，如二术、鸡内金、麦芽、谷芽之属，借以扶助脾元，赞襄化育。又如诸虫蠕动，无不消谷导滞，借以去菀陈莛，其行迅速，亦颇有功。张氏又指出："若有湿温者，则木香、藿香、蔻仁、砂仁之类，快胃醒脾，皆是湿门正将；而湿热俱盛者，又有芩连之属，苦能燥湿，寒以清热，方与湿热二字针锋相对；必至燥热实结，胃肠俱闭，窒塞不通，然后始有急下之治。此病机传变之次序，必不可先后紊乱。"

6. 胃腑虚证，药宜两分

张氏说，胃腑虚证，须审阴阳分治。阳是清气，气不振则敷布无权；阴则津液，液不往则输化无力。其许多对食不甘，索索然杳无兴会，即使勉强纳谷，而噎塞呕吐，饱嗳瞋胀，诸恙随之。无论阴阳约略相似，然病源症状，实有不同。临证必辨别清楚，始能有的放矢，药到病除。

至于如何辨别阳虚阴虚，张氏指出："胃阳虚者，必舌色淡白，晦滞无华，不论有苔无苔，其尖边皆淡而不红，甚则灰暗，且润而不燥。是土薄而乏阳和，譬如雪窖冰天，即失坤学载物之职。胃阴虚者，必舌质瘦小，索然不泽，不问殷红淡紫，其中心皆洁净无苔，甚则如镜，且必干而少津。是土燥而乏膏泽，等于不毛沙漠，安有滋生化育之功。治胃阳之法，前人论之已详；而胃阴虚之治法，至叶天士始备。"

张氏对此又别有心得，认为，胃阴之虚，有火盛燔灼，伤其津液者；有土薄力弱，不能生化者。火盛伤津，则宜寒凉润泽之品，如鲜地、鲜斛、沙参、玄参、知母、石膏之属，为清胃之重剂，以寒能退热，水可胜火也；如二冬、茅根、蔗浆、梨汁之属，为养胃之上品，则甘能生津液，以润胜燥也。此皆为邪热烁津者言之，故虽宜寒凉，而选用滋润多脂之物，独不宜于芩、连、知柏之苦寒，以苦者必燥，且苦能泄降，必更伤其津。若土薄津少，则宜甘平柔润之药，如金斛、藿斛、蒌根、山药之属，冲和润泽，不倚不偏，最为清滋胃阴之上品。或则微酸以敛之，如白芍、木瓜、五味之类，则抑制其胜我者，而胃津自充；或有宁心以生液，如枣仁、淮麦、益智之属，则补其生我者，而胃阴自复，此又为生化无权者立法。故虽宜柔润，而但取和平滋养之物，并不宜麦冬、地黄之甘寒，以寒者必伐生机，且过于黏腻，反碍运化。而参芪之补中生津，温和而不刚烈，滋润而不寒凉，又为胃阴薄弱、生气不充之要药。所以和调中土，润及四旁，自然生机盎然，津溢中外，以后天生之之本，周流无已。凡治胃阴之不足者，能审察轻重而明辨笃行之，即可深得此中三昧而无余憾。（张晋峰撰文）

二、治中风

先生治疗中风的经验，在其专著《中风斠诠》一书中系统地作了阐述。全书十余万言，内容充实，引古证今，论理精详，对中风病的病因证治均有独到的见解。

1. 对中风病名证治的阐述

关于中风的病名、病机和治疗原则，先生指出：中风病名，早在《素问》已有记载，《甲乙经》《难经》《伤寒论》《金匮要略》均有论述，下逮隋唐之《巢氏病源》《千金方》《外台秘要》等书言之甚详。但各书所论，皆指风邪外中而言，与猝然昏仆之内风暴动病形机理不相类似，而用药则麻、桂、羌活、防辛温发散，无不以外因之寒风所中而设。

金元以降，后贤辈出，以猝仆之脉证确与外中风邪不同（创"内风说"），论病渐重内因。如，刘河间以平时将息失宜、心火暴盛立论，李东垣认为本气自病，朱丹溪则谓湿痰生热、热生风，薛立斋倡真水竭、真火虚之说，张景岳以病由内伤颓败持论。各家所说全殊，而认为病由内因所发则属一致。而其论治，河间既以中风为热盛，用药则以辛热通络；东垣虽知非外来之风，仍用小续命汤、三化汤等方，不能脱出辛温发散以治外风的圈子；薛立斋、张景岳用药偏于腻补，在气火上升挟涌逆之时，欲顺本之虚遂用滋补则适以助痰为虐。惟有缪仲醇所谓真阴亏而内热生风，猝然僵仆，初宜清，顺气化痰，而后继用培本，分作两层治，尚合病机。

清代光绪中叶，山东蓬莱张伯龙著有《雪雅堂医案·类中秘旨》一书，言内动之中风，是为肝风自中而发，由于水亏木动，火炽风生，气血上奔，痰涎猝壅，此即《素问·调经论篇》"血之与气并走于上"之大厥，亦即西医所谓血上冲于脑则昏不知人，肢体不动，口眼歪斜，或半身不遂，左或右瘫痪等症。是以猝然昏仆，左右喎斜，痰涎壅塞者，皆无凛寒身热之外感症状，即间有微间发热者，亦断无畏风寒之象。确切地道明了中风的机理。

昏瞀猝仆之病名中风，本是汉唐以后的通称。证之古书，则《素问》中有是病，无是名。以此知《金匮要略》以下皆作外风治疗者，初非上古医学之正规。张伯龙这一创新，道破中风病机之秘旨。

先生在这一基础上，引证古籍，进一步胪例《素问》各篇，如《素问·通评虚实论篇》所谓"仆击，偏枯痿厥——甘肥贵人，则膏粱之疾也"；《素问·五脏生成篇》所谓"徇蒙招尤，目冥耳聋，下实上虚，过在足少阳、厥阴，甚则入肝"；《素问·生气通天论篇》所谓"血菀于上，使人薄厥"；《素问·脉要精微论篇》所载"诸暴强直皆属于风，诸热冒瞀瘛皆属于火"；《素问·脉解篇》所谓"甚则狂癫疾者，阳尽在上，而阴气在下，下虚上实，故狂癫疾也"；《素问·宣明五气篇》所载"搏阳则为癫疾"；《素问·方盛衰论篇》所谓"有余者厥耶？答曰：一上不下。"以上经旨，说明肝胆火升，肝阳上亢，扰乱神志，成为暴仆昏厥，或为目瞑耳聋，强直猝死诸般症状，皆由于气血并走于上，冲击入脑，震动神经而失其知觉运动之机理。进而融汇中西学说，使二千年来对中风病名、病因、治疗各方面混淆不清者，一扫而廓清之。

先生对张伯龙的中风理论，服膺最深，评价最高。对猝倒昏仆之时，即用镇摄培补之治法，认为不分缓急，殊欠允当，未敢苟同；阴虚于下，亦多痰壅于上，独无痰之法，亦是缺点。他指出，内风之动，由于肾水虚，肝木旺，则属至情至理；肾虚肝旺四字，必须分作二层。盖肾水之虚，耗于平时，为是病之本；肝木之旺，肆于俄顷，为是病之标。缓则治其本，先圣仪型，久有明训。且滋肾之虚，须当滋养，非厚腻不能填根本之真阴；治肝之旺，须当清理，非潜镇不戢龙雷之相火。两法相衡，已难并行不悖，况且火升气溢，杂挟其中胸中之固有浊阴泛滥上感。所以此病之发，未有不痰涎壅塞、气粗息高者。即使外形成无痰塞，而其实气火俱浮，中脘清阳之气已为浊阴蒙蔽，断不能投以阴柔黏腻，助其窒塞。所以治此症者，皆当守镇肝熄风、潜阳降逆一法，而佐以开泄痰浊，方能切合病情；而于肾虚之本，非惟不暇兼顾，亦必不能顺。至于对肾虚的培补一层，先生认为："必至气逆已平，肝火已戢，痰浊不升，脉来和缓，然后徐图培本，滋阴之法始可渐渐参用。"若不分次序，而于气火升浮、痰浊壅塞之初，即用滋补与潜阳并进，既缓摄纳之力，又助浊阴之凝。先生对中风之始，治分两层，说理明确，独具见地，这对于指导临床具有重要价值。

2. 论中风八法

内风暴动，气血并走于上，颠仆痰壅，证有脱闭之分，形状相同，治法则大有区别。闭者是痰气之窒塞，脱者是正气之散亡；闭者宜开，脱者宜固。开关、固脱，为治疗中风猝仆一实一虚两大法门。但证情复杂，审因论治，理法步骤，不可紊乱。如肝阳宜于潜镇，痰涎宜于开泄，气逆宜于顺降，心液肝阴宜于培养，肾阴宜渐滋填，偏瘫宜于宣通，必须分清阶段，妥善用药。先生据多年之经验，别开生面，均有精细独到之处。

（1）闭证宜开

中风猝暴昏仆，是由于肝阳上升，气血奔涌，冲激入脑，扰乱神经，必挟胸中痰浊泛滥上凌，壅塞清窍。故症多目瞪口呆，牙关紧闭，喉中曳锯，鼻鼾气粗，是为气火升浮痰塞隧道之闭证。治此证者，必以开其闭塞为急务，而潜降气、镇逆化痰犹在其次。如气窒不能出者，必先通其气，通关散之搐鼻以取嚏，针水沟、合谷等穴以回知觉；牙关紧闭不开者，用乌梅肉擦牙，酸能抑木，摄纳肝阳，化刚为柔，而紧闭自启。俟晕厥既醒，声出牙开，则急进潜阳镇逆化痰之药。此等闭证，是痰气郁塞，与夏令暑疫秽浊及南方山岚毒瘴不同，凡芳香逐秽，如诸葛行军散、痧气蟾酥丸等皆非所宜；若用之则气窜奋迅，适张其气焰，必至气不复返。即如牛黄、脑、麝之开心气、通经络、走窜开泄之品，虽不致气厥不返，亦恐引痰深入，无可泄化，徒以酿成癫痫昏迷之痼疾，不可复疗。而欲开泄痰浊，则少参芳香正气，振动清阳，荡涤浊垢，如石菖蒲之清芬化痰，庶不知窜散太甚。

（2）脱者宜固

猝暴痉厥，由肝阳上升，痰热壅塞，多属闭证，然亦有真阴虚竭于下，致无根之火仓猝风腾，气涌痰奔，上袭清窍，忽然痉厥，而出现目合、口开、手撒、冷汗淋漓、二便自遗、气息俱微之脱证。治法尤以摄纳真阴、固护元气为急务，恋阴益液，潜摄虚阳，双方并进，希冀挽救一二。如用人参、阿胶、鸡子黄等之滋养，与龙牡、玳瑁、龟板、鳖甲等潜镇之品，浓煎频灌。若肢冷脉伏，或自汗、头汗如油如珠者，则阴亡而阳亦随脱，则必用参、附。其痰塞喉间，欲咯无力，药不能下者，必以真猴枣煎石菖蒲根汤先服，藉平其逆涌之势；局方黑锡丹之镇纳浮阳，温养下元而能坠痰定逆，也是必不可少的要药。且在数日之内虽神志清明，亦多倦怠嗜睡，则必以大剂滋养继而投之以固根基，以扶正气。

（3）肝阳宜于潜镇

猝暴昏仆之证，无论或闭或脱，其所以致此猝然之变者，皆木火猖狂，煽风上激，扰乱清空之窍，或雷火奔迅，僭越飞扬，而离其安全之乡。盖木焰之鸱张，龙雷之暴动，无论为肝为肾，皆相火不安于窟宅，故潜藏为急要之良图。潜阳之法，莫如介类，珍珠母、石决明、玳瑁、牡蛎、贝齿、龟板、鳖甲数者，皆为潜阳妙剂。石类之中，磁石、龙骨具有吸引力者，其用亦同。药品虽甚寻常，呈效最为敏捷。金石类之黑铅、铁落、赭石、辰砂等镇坠具长，痰火上壅、体质优富者宜之，虚羸者又当顾及。余如石英、浮石、元精石、寒水石等，力量较薄，亦可为辅佐。若肝火炽盛，气火嚣张，脉弦劲实大，气粗息高，或暴怒烦躁，巅顶俱痛者，则用羚羊角之柔肝抑木、神化通灵者，驾驭其方张之势焰，抑遏其奋迅之波澜。古方如龙胆泻肝汤、当归龙荟丸、抑青丸等，皆可因时制宜，随证选用。

（4）痰涎宜于开泄

卒中之证，肝阳上扰，气升火升，无不挟胸中痰浊，陡然泛滥，壅塞气道，以致性灵蒙蔽，昏瞀无知。盖气火之上凌尚属无形，或痰涎盘踞是其实证。故窒塞喉关，声如曳锯，或盘旋满口，两吻流涎。不治其痰，则无形之气火亦无由息降。治痰之法，形气实者，荡涤之，如稀涎散、滚痰丸、控涎丹、青州白丸之类；形馁气衰者，泄化之，如二陈、杏仁、贝母、枳实、竹茹之属。胆星、天竺黄、竹沥、桑沥数者，性最和平，而力量又堪重，无论力虚力实，皆宜用为正将。惟痰本浊腻之质，芳香化浊之石菖蒲根，力能涤除垢腻，直抵巢穴；又有远志一味，味微辛，性微温，最是化痰良剂。

（5）气逆宜于顺降

卒中之病，火升痰升，喘促不止，皆气逆血冲之为患。所以，治此证，不顺其气，则血亦无下降之理，而痰即无平定之时。肝阳无潜藏之法，其气能降，即《素问·调经论篇》所谓"气反则生"；气不能降，即所谓"不反则死"。顺气之理，亦非一法。如上条所谓潜阳降逆、摄纳肝肾以及化痰开泄数者，无一非寓顺气要诀。古方如二陈、温胆之属，亦辅佐消痰降逆之品；又有用匀气散、乌药顺气散者，药虽未尽纯，而合气逆宜顺之法，是亦此证所适宜。

（6）心液肝阴宜于培养

卒中之患，其病标皆是肝阳暴动，其病本即为血液不充。盖肝之秉性，刚而勿扰，必赖阴血濡涵之，则刚木柔驯而无暴戾之忧。所以治肝之法，急则治其标，固以镇肝潜阳为先务，而缓则培其本，必以育阴养血为良图。惟真阴之盛衰系之于水，而血液之枯菀系于血，肝阳易动之人必有惊悸、怔忡、健忘、恍惚诸症；肝病培本之计，虽宜滋肾之水，补母以及其子，亦必生心之血，助阴以涵其阳，此亦治疗肝阳者所必不可忽。养心之药则枣仁、淮小麦、茯神，余则清热化痰，以安其固之正气，以此宁神益智，奠定心君。此养心宁神之法，清而不滞，淡而不浊，无助痰之患，有养正之功，可与潜镇抑降并辔扬鞭、分途奏效。又有培养肝阴之法，如滋水清肝饮、一贯煎等，皆主养阴而能疏达肝气，苟其痰浊已化，亦可参用以图善后，此则治血虚风动之根本良法。

（7）肾阴渐宜滋填

肝阳之病，肝为标，而肾为本，苟非肾水不充，肝木亦必不横逆，河间所谓肾水虚不能制火者，本是确论。此养水滋肾一法，虽非治疗卒中之急务，然又是治肝阳者必不可少。以补肾为治肝之本，故在潜降摄纳之后，气火既平，痰浊不塞，徐图滋养，以固护根基，而肝阳可无再动之虑，亦此证中善后之要着。如四物汤、六味丸等补阴诸方，皆可选用。

（8）偏瘫宜于宣通

猝暴昏仆，多兼有手足不仁、半身不遂及刺痛瘫痪诸证，皆是气血上菀，脑神经被其扰乱而失功用；病形虽在肢节，病源实在神经。不潜其阳，不降其气，则上冲之势焰不息，神经之扰攘必无已时；惟在其势少息，其气少和，而肢体之瘫痪如故，经络隧道为痰浊壅塞，气机已滞，血脉不灵，真为肢节经络之痼疾，则通经宣络之法，亦不可少。古人治痹成方，始不采用，然治血通络以疗瘫痪，仅可施之于旬月之间，或有效方；若其不遂已久，则机械因已锈蚀，虽有神丹，亦难强起矣。

以上八法，先生说理清而澈，洞见症结，特别是肝阳浮越、气焰嚣张之时，禁风药升散以助气火，禁表药疏泄以速亡阳，不宜芳香走窜以散正气，不可温补刚燥以耗真阴，滋腻养阴必须切合，呆笨补中反壅气化等等，理有可寻，明白晓畅，言前人所未言，裨益后学，殊非浅解。

3. 论中风方药

中风方药，古书记载大率皆温热解表之剂。今者血冲脑之理，既昭然若揭，据新发明之说以正古人之误，既不能为古人曲为讳饰，亦不能为古方曲为解说。唯就新治验而言用药理法，则闭者宜开，脱者宜固，气火之升宜于抑降，肝阳之扰宜于清泄，痰涎之塞宜于涤化，阴液之耗宜于滋填等，皆古人已有之成法。细读《千金》《外台》，则清热、开痰、凉润、潜镇各法，无一不具于各方之中。先生为阐扬祖国医学，申旧学以励新知，作《中风斠诠·古方平议》一卷，爰为选择古今成方，分类编次，对其制方之旨、药物应用、精切成不合处，均为阐明、改正，以见学理虽新有发明，而治法仍不外乎古人所固有，庶古之精义不致泯没无传，故选介如下。

（1）开关之方

闭证宜开，开其关窍，决其痰塞，使得纳药。古书治卒中，恒用苏合香丸、牛黄清心丸、至宝丹等，以脑麝为开窍必需之物。不知此病肝阳上扰，芳香疏散，反以开泄，则气大愈浮，为害更烈；误投大香、大开之药，未有不速其毙者。惟尤在泾《金匮翼》治卒中八法，第一开关，仅录开痰数方，绝不杂入龙脑、麝香，最是识透此层玄奥。

先生选录许学士《本事方》救急稀涎散（猪牙皂角、晋矾）、胜金丸（薄荷、猪牙皂、瓜蒂末、藜芦、朱砂）及取圣济白矾散（白矾、生姜，又方白矾、巴豆）等为开关之方。先生指出，稀涎散为开痰泄壅之圣药，凡痰塞喉关，咯吐不出者，得之非吐即下，是气火挟痰上逆必须之品。惟气味俱剧，实火为宜；若脱证，虚阳上浮，有痰涎盘踞，则不可妄试。凡开痰诸方，皆为气逆火升之闭者立法，虚脱之证俱不可用。胜金丸为稀涎散之变法，其义本在取吐痰涎。方中薄荷殊属无谓，而古人杂用此物，仍混煞中风病名，认作外感风邪。又白矾散另方有巴豆，此方用锦囊纳入口中近喉，引之吐痰，是仅取其气，不食其质，俟得吐而引药取之，是古人用意之周密，而尤氏竟作蜜丸含化。先生说："巴豆最是猛烈，且不去讲，如用含化，则虽用蜜丸必不能减少其毒，虽可开痰，必至上吐下泻，无论体质若何健壮，皆不能任。"

（2）固脱之方

脱证宜固。古方除独参、参附外，绝少他法。先生认为，恋阴益液如参、麦、五味、阿胶、鸡子黄等，亦是固脱必要之药。而在浊阴上泛，虚阳飞越之时，古方三生饮、三建汤、养心丹、黑锡丹诸法，皆所以镇遏阴霾，挽回阳气，亦急救之良药。又如刘河间的地黄饮子、喻嘉言之加减解语汤，亦治肾阴阳二气下脱。

独参汤与参附汤，卒中之证忽然气短神疲，身冷体倦，目合口开，二便不禁，不问有痰无痰，有汗无汗，皆是阳气暴脱，非人参大力不能救危于俄顷。参附为回阳救急之要剂，阴脱于里，阳亡于外，独参犹恐不及，故必合气雄性烈之附子，方能有济。如其阳未尽越，肢冷未甚，可用炮制之附；若其阳气暴绝，冷汗淋漓，则又非生用不可。

三生饮（生南星、生白附子、生川乌）与三建汤（乌头、附子、天雄、沉香、木香），主治痰塞而脉沉无热，为寒痰上壅，其胸中清阳之气已为浊阴闭塞不通，非燥烈大温之药不能开泄。三生饮，三者俱用其生，非仅为回阳，正欲其雄烈之性驱除浊阴。三建汤全为寒痰凝结者立法，名曰三建，以三者力猛，可以建立阳气，制方之意不可无见；而方下主治谓其补虚，遂误认为天雄、乌附为补药，古人虽有佳方，而为方下议论庞杂，反而埋没立方之本旨。

养正丹（黑铅、水银、硫黄、朱砂），黑锡丹（黑铅、硫黄、茴香、附子、葫芦巴、破故纸、川楝肉、肉豆蔻、川巴戟、木香、沉香），主治下元阳虚，阴气逆上，而为虚风眩晕，冷涎盘旋者，非温肾重坠之品不能镇虚定逆、摄纳元气。黑铅、硫黄，一寒一温，一阴一阳，制炼成丹，水火既济，能收摄浮泛之虚阳，而归肾家之旧宅，调其升降，定其阴阳，救颠扶危，其效甚捷。另如金液丹、灵砂丹之类，大旨相近，但汞能变化，炼不得法，易还原质，服之亦多流弊。黑锡丹不用水银，治浊阴上逆，为气虚喘促者必备之药。凡老人虚人，肾气不固，真阳无权，浊阴上泛，咳逆频促，喘不得卧，气不得息者，非此不能；用之得当，屡奏奇迹。

地黄饮子（熟地、巴戟肉、山萸肉、石斛、肉苁蓉、炮附子、五味子、官桂、白茯苓、麦门冬、菖蒲、远志）：河间此方，用意极其周密。治肾脏气衰，阴阳两脱于下，而浊阴泛滥，以致厥逆肢废，瘖不成声，与肝阳上亢之面赤气粗、脉弦或大者极端相反。故以桂、附温肾回阳，萸、戟、苁、地填补肾精，麦、味收摄耗散，又浊阴上泛之痰壅，则以菖蒲、茯苓之苦温芳香开泄而镇坠之。

（3）潜镇之方

卒中之病，既为气血并走于上，治法自以潜阳降逆、收摄其上潜之势为第一要务。

风引汤（大黄、干姜、龙骨、桂枝、甘草、牡蛎、滑石、石膏、寒水石、赤石脂、白石英、紫石英）：《金匮要略》此方，本是后人附入。《千金》引徐嗣伯说："风眩之病，起于心气不足，胸上蓄实，故有头风面热之所为也；痰热相感而动风，风火相乱则闷瞀，故谓之风眩"。此方专为内热动风、热痰上壅立法，而方中杂以姜桂二味，究属不类。临证之时，必宜去此二味，而加以开痰泄化之品，则完善矣。

《外台》广济疗风邪狂乱失心安神定志方（金银花、石膏、龙齿、铁落、地骨白皮、茯神、黄芩、生干地黄、升麻、茯苓、玄参、人参、虎睛、牛黄、生姜、麦冬、枳壳、甘草、葳蕤、芍药、远志、柏子仁、白鲜皮）：主治风邪而狂乱失心，即气血上冲，脑神经失其知觉之病。此方用金银花、铁落、石膏、龙齿诸药，正是潜阳镇逆之妙用，使气血安定不上冲，则脑神经之功用自复；其余清热养液，化痰育阴，不犯一味温燥疏散，尤其切合病情；惟升麻夹升腾之性，微有可议，拟易以天麻，厚重可以熄风，更为妥当；其生姜亦可去之。

《千金》五石汤（紫石英、钟乳石、赤石脂、石膏、白石英、牡蛎、人参、黄芩、白术、甘草、栝蒌根、川芎、桂心、防己、当归、干姜、独活、葛根）：此方以五石为君，是潜阳镇逆之意；而黄芩、栝蒌根、葛根、人参、甘草又皆清热养阴之品，则所谓治产后中风，口噤倒闷等症，实非血去阴伤，肝阳暴动，内热生风之病，与古方之豆麻酒、独活紫汤之法专治外感风邪而痉厥瘛疭者不同；方中仍有桂、姜等，则不脱当时用温病之套法。

《本事方》真珠母丸（真珠母、熟干地黄、当归、人参、柏子仁、酸枣仁、云茯神、犀角、龙齿、海南沉香）：此方治肝风，是专治肝阳自动之风。珍珠母、龙齿沉重潜阳，其色青，故专于平肝阳逆；许氏以此方列为《中风门》之第一方，盖亦知是病之为内因，非潜镇清热不可。枣、柏、茯神清养摄纳，辅佐亦最得力。熟地、参、归则为滋养阴液者设法；苟无痰热上壅，是为培本上乘。惟犀角专清心火，凡治肝热动风，宜易羚羊角。此方大旨，本以镇摄内动之风阳；近世平肝熄风治法，知有珍珠母者，实叔微此方开其端。

（4）化痰之方

内风上扰，夹胸中固有之痰，随气而涌，所以古今治此证者，无不参用化痰之药。

《千金方》枕中方（鳖甲、龙骨、菖蒲、远志）：此方以龙骨、鳖甲潜阳熄风，菖蒲、远志开痰泄降。古人虽以为养阴清心、聪耳明目之方，实则潜藏其泛滥之虚阳，泄化其逆上之痰浊，则心神自安，而智慧自益。治肝风内动夹痰上升之证，必以此方为首屈一指。考《本草经》，菖蒲辛温，主治湿痹；远志苦温，主治咳逆。一以辛散，开其湿痰之痹着；一以苦降，而定其逆上之痰涎。则气自顺，而壅自开，气血不复上菀，庶乎风波大定，神志清明，此菖蒲、远志之大功用也。

正舌散（蝎尾去毒醋泡、茯苓、姜汁）：痰壅舌蹇，皆肝阳上激脑神经之病，镇肝潜阳，其效立见。蝎尾走窜迅速，主搜索经络之邪。此方只用其尾，专于下达，则开痰降逆正赖其迅利之力，亦与镇逆潜阳暗合；且去其毒而用醋制，隐隐有收摄浮阳之功，所以自有效力。并用以擦牙者，则走窜能开，酸以抑木，且可谓痰壅喉关之夺门上将。此则古人制方之妙用也。又温酒调服，又如薄荷水煎，热服取汁，则又未免误认外风。

二陈汤、温胆汤、导痰汤、涤痰汤：二陈汤为治痰通用之方。半夏燥湿，专治湿痰。

然痰之生也，皆本于脾胃湿滞；凡所谓燥痰者，必病久之化，非痰生于燥也。故此谓痰。

乌药顺气散、八味顺气散：乌药顺气散，以顺气为君，其义甚善。乌药、陈皮、枳壳、桔梗，皆行气散结之用；而陈皮化痰，僵蚕宣风，尤有深义；惟芎、芷上行，麻黄散表，不合内风之用。八味顺气散，为正虚而痰气上逆者立法，故用四君加行气之药；痰壅气升之时，已是实证，参、术、姜反增满闷，且白芷芳香，上升颇猛，亦是矛盾。

(5) 清热之方

凉膈散：此方本为热聚膈上而设。黄芩、山栀、连翘、竹叶专清上焦之热，硝黄特以导热下行，本非欲其直泻，故用酒制，更以蜂蜜、炙甘草甘以缓之，皆欲其留恋迟行、不遽下泄。此方虽非为中风而设，然内风暴动之病，无不膈热如焚，以致化风上扰，昏眩无知，苟能泄导其热，则气血上菀者自然投匕而安。

龙胆泻肝汤、当归龙荟丸：皆为肝木郁热而设。一则湿与热蒸，病在经络，尚未窒塞脏腑，故龙胆、芩、归皆用酒洗，欲其上行经隧；而以木通、车前导之，从小便而出；且唯恐苦降渗泄抑遏为甚，肝胆之气更窒，则以柴胡春升之气，疏达木郁。一则实法不通，经络六腑俱塞，二便不快，故以芦荟、大黄大苦大寒荡其蕴热，泄其潴秽。虽一为泄渗，一为攻逐，立法不同，而为清涤湿热、疏通滞气，则大旨相近。凡肝胆积热，变生诸病，而脉来弦动滑实者，非釜底抽薪、导通郁热不易速效。此二方，虽非为内风设法，然木火既旺，即自生风，凡由实热而动风者，气粗息高，狂躁高热，亦多适用。

(6) 滋养之方

内风乍定，痰壅既开，自当滋养以培其本，庶几阴液渐充，可以持久，而无变幻。中风家恒有频发频愈，而忽而一厥不可复振者，皆元气未复，真阴未充，善后之术未尽完善。此证之火升气升，生风上激，扰乱神经，终是肝肾阴虚，浮阳陡动，必以滋养肝肾真阴而为调理必须之品。

集灵膏（西洋参、枸杞、牛膝、天麦冬、生熟地、仙灵脾）：此方始见于缪仲淳《先醒斋医学广笔记》，云出内府，补心肾，益气血，方止七味（无仙灵脾）；张三锡《医家六要·治法门》亦载之，则更无牛膝。此方柔润滋填，而择仙灵脾之温煦阳和、不嫌燥烈者以调济之，使阴平阳秘而不偏于滋腻阴柔。若嫌其助阳而删去之，则纯是滋填，无一毫阳和之气，诚属非是；具方名集灵，果无仙灵脾，亦集不灵矣。若用类中善后，敛阳填阴，则牛膝下达尤不可少。

一贯煎（沙参、麦冬、地黄、归身、枸杞、川楝子）：主治肝肾阴虚，气滞不运，胁肋窜痛，胸腹䐜胀，脉反细弱，或虚弦，舌无津液，喉咽干燥。胁肋胀痛，脘腹䐜胀，多肝气不疏、刚木恣肆为病。治标之法，每用香燥破气，轻病得之往往有效，然燥必伤阴，液愈虚而气愈滞，势必渐发渐剧，而香药气药不足恃矣。若脉虚舌燥，津液已伤者，则行气之药尤为鸩毒。此方虽是从固本丸、集灵膏二方脱化而来，独加一味川楝，以调肝气之横逆，顺其条达之性，是为涵养肝阴之第一良药。凡血液不足，络脉空滞，肝胆不驯，而变生诸病者皆可用之；苟无停痰积饮，此方最有奇功。

滋营养液膏（薛生白方，药用女贞子、旱莲草、霜桑叶、黑芝麻、黄甘菊、枸杞子、当归身、白芍、熟地、黑大豆、南烛叶、茯神、玉竹、橘红、沙苑子、炙甘草、阿胶、白蜜）：此方汇集峻养肝肾二阴诸物，意在厚味滋填，而参用轻清灵动，尚不至于呆笨重浊，服之必无滞膈碍胃之弊。

（7）通络之方

内风暴仆，而忽然肢体不随，经络掣痛，皆气血上菀、脑神经忽然不用之病，此非通经宣络、活血疏风之药所可妄治者。然在旬月之后，大势已平，而肢节不用如故，偏瘫已成，痼疾难疗，调复岂易。古来治痹之方，大率皆为此设法。

《千金方》独活寄生汤：此治风寒湿邪痹着之主方。以独活为君，通利经络，祛风除寒胜湿；其辅佐诸药，除参、甘、地、芍之养阴数味外，无一非风寒湿三气之正经，此通络养血之祖方也。凡古今治肢节病之方，无不从此化出。惟桂心、细辛等物，终为寒邪立法，而内热生风之病，纵然调治数日，大势已平，通络可也，如此温药必不可试。

桑枝煎（《外台》引张文仲方，疗偏风及一切风，药用桑枝一味），张文仲疗一切风及至十年二十年不差者方（药用牛蒡子根、生地黄、牛膝、枸杞子四味）：桑之为用最多，枝叶根茎都无弃物，能通血气，利经络；药止四味，而朴茂无华，力量浓厚。后人通络诸方，药虽不同，然其理不过如斯。牛蒡子根是通经络要药，古方用之者不少，今皆不用，甚是可惜。（张晋峰撰文）

三、治疡症

1. 疡症的辨证

先生治疡重辨证，具体概括为辨阴阳、辨肿痛痒木、辨脓、辨脉等几方面，为中医外科条理化、系统化提供了可贵的经验，不论从理论或实践角度都足为后学所借鉴。

（1）辨阴阳

判别阴阳，是八纲辨证之总纲。一般医家认为，外疡，热证为阳，寒为阴；红肿焮起为阳，平榻坚硬为阴。先生不囿于这一概念，认为应根据经络的部位、人体的向背、病因的寒热虚实、病势之迟速、病形之深浅、肿势之坚软、病势之缓急而辨之。他力辟王洪绪《外科证治全生集》以痈疽二字强分阴阳（高实红肿为痈，为阳证；坚硬不红为疽，为阴证）之说，指出，痈疽本义是"痈者，壅也；疽者，止也。皆为气血壅闭，遏止不行之意"，决不可执此二字妄为分别。如在论脑背疽症时，病发项、背，属太阳寒水之经，虽外形亦或焮然高肿，而病者脉多细小，舌必白腻，是阴证之确候。又指出，疡发于肌肉之里，去皮毛尚远，则内纵成脓，而肤表必不改色，或肩背肌肤致密之处，及其人之色苍皮粗者，发疡虽浅，色亦不变，又不得因其不红而概谓阴证。说明，审定阴阳，务必察其人之体质虚实及病源浅深而始有定论，结合望色、辨脉，兼验舌苔，则为阴、为阳辨之甚易。

（2）辨肿痛痒木

外疡之轻重、虚实，除得其疡症性质要领外，还须详辨局部的肿痛痒木（北京巷语说：痛轻，麻重，木难医）。

先生认为，肿之形势各有不同，痛的源流亦非一致。大凡观肿之要，不以形势辨轻重，惟视病源之深浅、缓急及部位、虚实定险夷。肿在皮肤之表、肌肉之间，虽有大疡，尚多易治；若在筋骨之间，大节之中，起病虽微，亦多难疗。肿势不论深浅，坚肿而四围分明者，其症顺；坚肿而畔岸散漫者，其症重。

细辨之，病浅者，先肿后痛，轻疡之常态；病深者，先痛后肿，非附骨疽之大症，即流痰、流注、内痈之属。但肿无痛，上为风邪，如大火瘟；下为湿邪，如脚气及赘瘤。但痛不肿，是经络内伤之病，或风寒湿三气之着痹。肿渐坚巨而渐痛者，内脓已成，难以全散；肿渐软不甚痛者，为气血衰败之症。肿势蔓延而痛在一处者，脓毒已定，其形虽巨，可冀其聚而不散；若肿势散漫而无处不痛者，忽然膨胀，时觉掣痛，乳岩、石疽、失荣之证，势且迸裂。肿势束而痛势反剧者，内脓外达之症，溃后脓泄、其痛减为吉，反之，非手术不精，乃余毒尚炽，或死灰复燃。疮疡内腐作脓，理无不痛，若脓已成反不痛，疡之变，如疔疮走黄、脑背疽之内陷，觉痛则吉，不痛则凶。

外疡作痒，不外风燥与湿热。风淫为病，痒而不烂；湿热郁热，其痒奇，且痒且腐。肿疡之候，如感疔毒，脓犹未成，肌理作痒，则是毒邪走散之危候；而脑背疽，漫肿无根，脓不畅达，有时发痒，为害匪浅。若疮疡流脓已畅，余肿未消，而见微痒，系气血通畅、除旧布新的征兆；反之，突然奇痒，肿势随之复盛，是余毒复炽之故。

疮疡知痛为顺，多酸少痛总是重症。先生认为，其所以不痛，皆因正不胜邪，无力相争，如其人体质犹强，及早治疗，则温经宣络，合以滋养，亦多有效；若体质素虚，而复迁延日久，邪热愈张，正气更耗，则必不治。顽木不痛之症亦然。疡患大证，如为面之疔毒，以及附筋着骨之阴证，若不痛痒，多致变端；一般疮疡，腐溃日久，流水不澈，痛痒俱忘，肤色黯而不泽，令脂膏耗损，痊愈无期。

总之，先生治病，详辨肿痛痒木，谨守病机，历验不爽。

（3）辨脓

肿疡有否酿脓？可否针刺泄毒？对一般轻浅疮痈，关系不大；而对深部大疡，特别是胸腹胁肋等处，如昧者不察，酿成坏症（针刺入脓液带菌，提插可以使细菌传播），贻害无穷。俗传诸书谓：指按深凹者无脓，指按而起者有脓；按之皮肤热者为有脓，皮肤不热者为无脓；以及漫肿无根，以湿纸贴之有一处先干，则其处有脓。先生指出其说荒谬，并详细介绍辨脓之法：漫肿不束，其按之皆坚，痛势未甚者，脓未成也。若按之已痛，而以指端重按一处，其痛最甚者，其中必已成脓，但深在肉里，未便即动刀针，还需外以围药，束其四周，而内服透达之剂，提脓外达；一二日而肿较高，其脓较浅，再按之而指下已软，可以用刀矣。若漫肿坚巨，以指端按之，四围坚硬而中有陷者，脓成亦在浅处者也。或肿势散开，延及盈尺，按之皆坚，而以二指距离一、二寸，彼此迭按，坚肿之下，隐隐软陷者，亦深处之已成脓者也。若漫肿焮起，皮肤绷急，甚至光亮，则不必手按，而知皮肤内皆软，脓必盈盆矣。此外，还应抓住部位特点，如指节生疡，肿势未巨而已不甚高突，以指尖细按，有一点已软，即为脓成。同时指出，苟已成脓，则早一日泄毒即少一点内攻，关系极大。

疮疡既成，须辨脓之成否；疮疡已溃，又须察色辨质。以脓之形质言，则宜稠不宜清，其色泽宜明净不宜污浊。稠厚者，其人元气必充；清稀淡薄者，其人元气必弱。质稠而清朗明润者，为气血充足，预期最佳；黄浊稠厚，色泽鲜明，为气火有余；脓质不稠，色白或黄纯静莹者，亦必顺候。若脓色如青如涤，稀薄不浓，则蕴之已久、蒸酿之故；如乍溃之时，脓血不分，形色不纯，已有正虚邪实之虑；脓本无多，竟清澈如水，或浊腻晦暗，如黑豆水，如黄泥浆，则必气血久衰之候，多有变幻。

先生认为，凡疡患，恒以溃脓为顺，流水为逆；流脓可冀全功，流水必难收效。察脓之色质以验体质的盛衰，可决证之险夷，为医不可轻视。

（4）辨脉

肿疡症，虽见于外，而脉见于里，先生就各种脉象切合于外疡者，悉心体会，详其形态，厥其源流，作了详尽探讨。

先生认为，肿疡脉浮，惟上焦风热诸证有之，如发颐、痄腮、耳门、牙槽诸痈；沉则寒凝络塞，气血壅滞偶有之，如附骨大疽、痃癖、积壅之症。若疡溃脓泄，脉自静；脉仍浮者，防续发；疡无续发，乃正气耗散，皆非吉征。因溃气血疏通，脉无沉之理，有之其气犹结，非佳象。

肿疡脉数，皆为邪毒方盛，其势方张，既溃之后宜安静为吉；如仍数疾，初溃无害；迁延日久者，则邪盛正衰，斯为坏症。脉迟，有附骨环跳，病属虚寒。脑背疽者，又因寒邪在经，脉迟亦为正应；如病证不符，多非吉祥。

肿疡多为气滞血凝，其症多实，其脉宜大不宜小；过小而弱，正不胜邪。已溃，气血泄耗，宜小不宜大；脉小形癯，外疡难敛；豁大无根，元气离散，尤为可虑。

涩象为气滞血凝。肿疡酿脓，气血相搏，脉应滑象。验之临床，肿疡酿脓之成否，可以脉之滑涩决之，涩者则犹可消散，滑则内脓已酿，无不外溃。肿疡既溃，脉以滑利为顺，惟滑大则余焰方张，尚非正规，以涩滞为逆，若涩小且弱色青形癯，大可虑也。

肿疡脉长，阳邪势甚；脉短，为大毒坚凝；溃后毒泄，脉象宜敛，最多变幻，短属不支，短涩无神，气血大伤，亦自可危。

普通疡患，脉虚未必至关，惟疡患甚巨，见之可惊。疡溃脉虚，放法为顺；恶腐未脱，脉虚不支，正气难扶。脉实，证情相合，可不考虑；脓泄太多，反见坚实，必难善后。

弦、紧、革、牢，从属于实；软、弱、散、微，为虚合辙。外疡脉动，无论溃与未溃，皆为毒邪凝聚，痛甚气结。促为阳盛于上，伏为邪盛内结。新病内痛及痛势极者，偶见结代，急当解结，久病见之已非佳兆。

2. 外疡的治疗原则

疮疡病因多端，治法各异，大致可分为内治、外贴两个方面。先生尤重内治，强调治外必本诸于内。先生指出，症虽外发，病本因于内。因不仅大痈大疽，非通乎内科学者能不措手，即寻常疮疖亦无不与内证息息相通，岂可专治其外而谓可有全绩。且内病外疡，更多相因而至，有内外交病而为疡者，有内病变迁而为疡者，亦有内科误治而酿成外疡者，更有内科兼症不知兼治而生外疡者。因此，治疡必随其人之寒热、虚实、七情、六淫、气血、痰湿诸证而治之。故临证处方，无论外形如何，要以内证为主。然而，先生又认为，疡之变迁，层出不穷，虽无不以内证为权衡，而对于外证，如清毒、止痛、去腐生新，必须有二三味合宜之药为之引导，方能取效。

（1）注重内治，散清温养为主

外疡内治，先生极力推崇余听鸿氏所辑的陈学山医案《外证治案心诠》，一洗外科通用套方之陋，赞其理法精密，颇合治疡正轨。先生认为，一病有一病之方，尚必随其人之气质而相与变迁，反对世俗"仙方""神效"为名，温凉并进、糅杂成方统治万病。先生列举外疡内治用退消、行气、治痰、清热、理湿、补益、提脓、透毒、溃后养胃等法。如论述退消之法，先生指出肿疡治疗总以消散为第一要义，能于消肿各法，随证分治，纵有大证，亦可衰减其势，所谓大化其小、小化其无。退肿消毒之大法，有风则疏其风，有热则清其热，有湿有寒者，理其湿、祛其寒以治其外因；气滞者理其气，血瘀者行其血，痰凝饮积者，通其痰、涤其饮以治其内因。消之不尽，或治之已晚，内已酿脓，亦惟以消散为主衰减其势，万不可早用透达之药。而消肿止痛首推行血、行气，侧重气分之药，取其气为血帅之义，最是古人治病宗旨。疡症宜清热，盖外感六淫蕴积无不化热，内因五志之极，治自内生。故凡治疡，必先清澈其邪，而痈肿乃有消失之望。如毒火之大疔大痈，肿犹未盛，审证既真，即当大剂凉血，并清心肝之火。

论及温养，先生意在温经宣络，疏而通之。如治寒在经之脑背疽，寒凝筋骨之附骨环跳，首先羌、防、芎、桂、姜、川断、远志温经宣举；对脑背疽，则温托中断不能杂以攻破凉降之品；对气血不充，腐肉不脱者，或老人、虚人尤须补益；更有溃疡日久，脓水稀多，体形癃瘠，又宜参用温补，桂、芪、理中之属。但先生反对不分证候虚实，统称黄芪为疮家之圣药，竟以托里为能事，终致养痈贻患。先生认为，提毒透脓法实是宣通气机、疏达腠理而已。一般疮疡，芎、归、断之属，轻灵活泼，足以取效，非独皂角、山甲之任也；疮疡既溃毒泄，最宜顾其元气，而以扶持胃气为要，清养胃阴，使纳谷旺，正气自充。虽有大疡，生新甚速。如脓去痛定，余肿渐消，胃气既旺，则鲜猪白肉，血肉有情，正是疮家应需妙品。

（2）外治配方，惟求实效是目的

先生虽重内治，但也注意对外治药物的筛选及研究；对外用处方，反对随波逐流、故炫其奇，主张"药不必贵而奇，惟在实用而有实效"。本着这一宗旨，先生对前人经验，去粗取精，加之师门传授，通过临床实践，创制了薄贴、敷药、围毒、移毒、化腐搜毒、收湿止痒、洗涤、止血生肌等各类外治之药，万用万效，如操左券。先生平时用药，讲求简便验廉，如常用急性子以消坚肿，乌梅肉炭以平胬肉，用壁虎尾尖拔除瘘管，龙眼核以止血，风化石灰治烫伤，樱桃核治眼胞核等，药虽平淡而具确切疗效，深为民众赞颂。先生又主张中西药取长补短，相互结合，采录惟善是从、择效而用。选择当时西药中外用的锌养粉、碘片、碳酸、海碘粉、水杨酸等与中药配伍合用，恰到好处，可补旧法之未逮，足见先生实事求是的科学态度。

3. 外用药剂选介

（1）退毒丸药（朱氏家传五代之方）

①蟾酥退毒丸：治疡患初起，不论大小、阴发阳发，宣通经络，行气活血，消散退肿，解毒定痛。惟头面疔毒忌之。

制香附、羌活、全当归、川断各90g，明胺黄、明白矾各30g，广地龙（去净泥垢，炒松弗焦）18g，穿山甲片（炙透）、藏红花、上麒麟竭、鸭嘴胆矾各15g，滴乳香、没药（各去油净）各18g，上西牛黄、大梅冰片、麝香各9g，真轻粉9g。

上为细末和匀，另用真牡蟾酥78g，汾酒浸化，同杵，丸如绿豆大，辰砂为衣。小症每服分许，大症须服3～4.5g。能饮酒者，用热黄酒吞服丸；不能饮者，当归、木香煎汤送服。须囫囵吞，不可嚼碎。如肿痛已甚，势欲酿脓，亦可服，少减之；脓成后，四周余块尚坚，亦可服，以消尽坚肿为度。

先生指出，此黄墙朱氏改定之方，家传五世，治疡颇负时名，消毒退肿，为必用之药。

②消疔丸：治疔疡大毒，火炎方张，大便不利者。

明雄黄30g，生锦纹60g，巴豆霜（拣取白肉，纸包压去油净）12g。三味药各为细末，少加飞面15～18g，米醋同杵为丸，如凤仙子大。每服3～5丸，最重不超出9丸，不可多用。温开水吞。泄一、二次，预备绿豆清汤，冷饮数口即止。虚人、孕妇忌用。小儿痰食实证，发热、大便不通者，每服1丸，杵细饮之，泄一次即愈。

③苍耳子虫治疔毒（《冷庐杂识·卷一》）

苍耳子草，夏秋之交，阴雨后，梗中霉烂生虫，取就熏炉上烘干，藏小竹筒内，置治疔膏药上，贴之一宿，疔即拔出而愈。取虫救人，屡着神效。（《本草纲目》）

④蒿虫散(《纲目》引自《保婴集》)

《中国儿科学》钱令阳作序说："龙友昔年治病，对于儿科亦颇重视，医乳孩之病，仅以一方普治之，无不奏效，其方即所谓蒿虫散是也"；"此龙友数十年之秘方"。

歌曰：一捧朱砂一捧雪，其功全在青蒿节；纵教死去也还魂，妙用不离亲娘血（即乳汁也）。

旧法：系用青蒿虫7条，朱砂、轻粉各0.3g，同研成末，用末擦在乳头上与儿服。真是儿科圣药。

时珍曰："此青蒿节间虫也，状如小蚕，久亦成蛾。主治急慢惊风。"

制法：用虫捣和朱砂、汞粉各五分（1.5g），丸粟粒大，1岁1丸，乳汁服。

（摘自《名老中医之路·三》）

（2）外用薄贴

①清解薄贴：治阳发肿及溃后脓水未净者。

大生地600g切薄片，全当归240g切，羌活、黄芩、黄柏各180g，玄参、苦参、甘草各120g，赤芍60g，锦纹大黄180g，木鳖子30g，各为片，真芝麻油2斤，大锅煮沸，先入生地、木鳖子熬20分钟，再入诸药，候焦枯离火，用细布漉去净渣，另用净锅，文火熬沸，入筛细广丹、筛细定粉（即铅粉）各二斤许轻轻洒入，柳木棍不住手搅匀，俟起细泡（火不可猛，猛则沸溢），乃滴入冷水中试老嫩，以滴在水面，凝结不散，着手不黏搓之成丸为度。若水面有油花，散开而黏手者为太嫩，再稍加丹粉；若一滴入水则沉水底，手指搓之坚硬者则太老，须用另备之炼成药油加入同调。膏成离火，预研血竭、腰黄、轻粉、银珠各45g（最好加1两麝香，梅片不拘多少），同调匀，予以大缸注水，乘膏热时，顷入水中，浸至半凉时即在水中分作数团，均每团一斤许，另入瓮中，清水养之，密封备用，日久不坏，油纸摊贴。

此薄贴能退消阳发肿块，清热解毒，无论已溃、未溃俱可通用，溃后并能生肌收口。疮疡疖贴此膏不必掺药，亦无不效。惟溃腐巨大者，油纸摊膏不吸脓水，宜用棉纱锌养油膏，再加提脓化腐末子为佳，至新肌已满，脓水不多，覆盖此膏，即易收口。

②温煦薄贴：治阴发大症，形巨肿坚，酸痛彻骨，皮肉如故者，或但骨节酸楚，尚无形块，及肚痛、肠痛、坚决深邃等证。凡内伤跌仆，风寒湿三气痹着，肢节酸痛，举动不利等皆效。

鲜凤仙（茎连枝花叶蕊、根茎）洗净日曝半干，约2斤许，大生地280g，当归须120g，急性子150g，南星90g，川乌、草乌、干姜、羌活、独活各60g切片，用真芝麻油15斤煎熬，先入凤仙茎熬20分钟，俟不爆，再入生地又熬十余分钟，乃入诸药，煎枯漉净，另入净锅，文火熬沸，入筛净广丹、铅粉约各一斤半，柳木棍不住手搅匀，滴入水中试老嫩（如上法）。膏成离火，预研细麝香15g，乳香、没药去油各90g，上安桂末、丁香末各60g调匀，入水成团，藏如上法。

此朱氏自定方，专为虚寒及杂病立法，既可宣络活血，亦能消肿软坚。如元气虚寒，溃久不收，亦宜用此膏摊贴。如治跌仆损伤、筋骨疼痛及寒湿痹着，则另加四温丹和匀摊贴；搓如丸子，捏如饼，亦贴风寒头痛；如阴疽大症，亦宜加四温丹和匀摊，厚膏药贴之。

③象皮膏1：治顽疮，久不收口，脓水浸淫，浮皮湿痒并不深腐之症；若足胫湿臁、久年不愈者，此膏最佳。

真象皮90g（若无真者，则以驴马剔下之爪甲代之，可用120~150g），全当归、壮年人发洗净垢各60g，大生地、龟板各120g，真麻油五斤。先将生地、龟板、象皮（后入壮人头发、当归），熬枯去滓，入黄蜡、白蜡各180g，川连汁煅制上炉甘石细末半斤，生石膏细末150g，文火上调匀，弗煎沸，瓷器密收。

④象皮膏2：生肌收口，并治金疮出血。

真象皮炒松细研15g，真轻粉12g，锌养粉、黄蜡、白蜡各30g，血竭18g，紫金屯（降香）细末、密陀僧各30g，飞细生花龙骨24g，梅片9g，麻油一斤。煮沸，下陀僧末，再煮沸，入黄蜡熔化，离火，入诸药调匀，刷棉纸上，阴干侯用；用时以沸水壶烊贴之，弗令见火。

⑤樟丹油膏：治游风湿注、黄水疮、脓窠疮等脓水浸淫，痒不可耐者；脓疖、秃疮无不应效。

锌养粉、车丹、凡士林，加樟水同杵匀成膏（樟水分量须视痒之轻重酌量，太多则痛，太少则病重药轻，亦复无效）。

此方简易又极效，用时患处洗涤净，把干脓水，再涂此膏，一日一换。

（3）退毒膏丹

①四温丹：治痈疽初起，不论深浅大小皆可用。

上瑶桂去粗皮20g，北细辛去净泥垢30g，干姜24g，公丁香15g，各为细末。小症每用0.6~0.9g，用温煦薄贴盖之；大症用6~15g，或再加麝香0.3g许。

凡酸痛漫肿，深在肉里，附着骨节者，温通气血是其独长；并可疗风寒湿三气痹着，肢酸筋挛及跌仆暗伤等证。阳发风火痰热及暑天热疖初起形块，虽坚勿用。

②千槌膏：治痈高肿，将欲成脓，及阳发初起、来势迅速，又乳痈、乳发、胸背腹皮诸痈内夹肝胆之火，宜用此膏贴于清解薄贴上用之。未成可消，已成提脓，高肿易于针溃，捷验异常。

蓖麻子去壳取净白肉500g，大南星腊月牛胆浓制透18g，乳没去油各90g，急性子30g，银朱、血竭各60g，上好麝香9g。先以蓖麻子石臼中槌极细，绵稠如酱，乃入后7味，俱各先研细末，缓缓杵匀，瓷器密封听用。

以蓖麻子为君，银朱、急性子为佐，消肿清解。阳发疡患，初起贴之，消之八九。古书称，蓖麻能堕胎，亦以其流动而过甚言之；先生惯用此膏，即孕妇肿痛皆不避忌，确未有因此而堕胎者。

③独圣散：治消坚肿，实酸痛，阴寒之症甚效。

急性子（凤仙子）一味研末，随症大小酌用。外用温煦膏盖之，或调入温煦薄贴作厚膏药贴之佳。

本药通经入络，散肿定痛，试用颇应，故命独圣，了无愧色。

④桃花丹：治阳发红肿焮热，或尚未高肿色赤，乳痈疖肿，漫肿坚硬者，无不应手捷效。

羌活、当归、甘草各90g，陈皮、川柏、大黄、急性子各60g，南星、白芷、赤芍各45g，马牙硝、银朱各30g，绿豆粉120g，各取细末，和匀密收。

红肿焮热者，以忍冬藤杵自然汁调敷，大青叶、芙蓉叶、马兰头、马齿苋等自然汁皆可用。时毒发颐，用防风9g，薄荷叶6g，煎汤调敷，或加薄荷油十许滴。小症红肿，用茶清调；小块初起，以药末0.9~1.2g用太乙膏贴之。阳证初起，未红未热，以甘草煎汤，乘热调敷。

（4）围毒移毒

①铁井阑：凡痈疽大毒，漫肿无垠，根脚四散，其毒不聚，难消难发，迟延日久，必多变幻，收束疮根一法，至不可少；又有疮发于骨节转侧之间，酿肿化腐，恐碍关节，亦宜外敷移毒末子，移至一偏，让开要害，纵使成脓，可免损及运动。

大五倍子去蛀屑微炒团、候冷研细90g，蟾酥干研细15g，藤黄90g（先以好醋入铜勺上微火化烊，绢漉去滓，听用），明矾研30g，胆矾24g，大黄、皂角、白及、山慈菇各

60g，制南星30g。后五物，先用陈米好醋二大碗，文火熬浓，绞去滓，乃和入醋煮之藤黄同熬成膏，俟极热，乃和入五倍、蟾酥、二矾细末，调匀，离火，再上麝香细末9g，杵匀研成锭子，阴干收藏。临用时以醋磨浓，涂疮根四围，干则调之以醋，一日洗去，再涂极效；若移毒使偏，则如上法，涂其一边，而涂药处自能消肿，其毒聚于未涂药之一边矣，可保关节不致损害，是避重就轻之法。

笔者按：1958年在保定学移毒之法，蜗牛1~2枚，与麝香同研，用新毛笔蘸药水从疮口起笔，用笔尖划至肌肉丰满处，用针挑破皮，外贴一膏药。第二天疮从此而发，原疮慢慢消散。因麝香缺，未实践于临床。老大夫临终嘱托之法，其完善也。

②巴鲫膏(《冷庐杂识·卷三》)

来历：清代周悠亭先生好善乐施，一贾人贫，不能偿负逋费百金，周施之，贾感恩次骨，以家传痈疽秘方相赠，按方制送，获效甚神，录之以广其传。

神传巴鲫膏奇方：治发背痈疽疔毒，一切无名肿毒，未成即消，已成即溃，力能箍肿，不至大患。

巴豆（去壳）5钱，鲫鱼两条重360g（12两）以上者，商陆（切片）10两，漏芦2两，闹杨（羊）花2两，白及（切）5钱，番木鳖（切）5钱，蓖麻子（去壳）3两，锦纹大黄（切）3两，乌羊角2只，全当归（切）2两，两头尖3两（即雄鼠粪。鼠粪雌多雄少，雌者两头圆面而无毛，雄者尖而有毛，不可混用），白蔹（切）3两，穿山甲（切）2两，黄牛脚爪（敲研）1两，猪脚爪（敲研）1两，蛤蟆皮干2两（蛤蟆干宜新，取其力猛也），川乌（切）5钱，草乌（切）5钱，苍耳子4两，玄参（切）2两。

上药入大广锅内，用真麻油三斛半浸三日，熬至各药焦黑，滤渣再熬，沸乃入后药：飞净血丹24两。

用槐柳条不住手搅，熬至滴水成珠，熄火，待稍冷再入后药：

上肉桂5钱，乳香去油4钱，没药去油4钱，上轻粉4钱，好芸香去油4钱。此五味，俱研极细，徐徐掺入，用铜箸搅匀，待凝冷覆地上十余日，火毒退尽乃可用。

（5）化腐搜毒、收湿止痒诸方

①拔疔散：治疗疮初起，形如粟米，顶白无根，初觉麻木或微痒，势必肿散腐开其毒甚炽。先用针当头点破半分许，稍稍见血，乃用此药少许，掺于疮头上，以清凉薄贴盖之，一日再换。能束肿提脓，并能提出腐肉一块，其韧异常，俗称疔头；此肉一脱，大症皆平。脱疽、发背及其他顽疮，苟有坚韧恶肉，或黏如筋，或黑或稠，牵连好肉，镊之不去，皆可掺以此药于恶肉，但必须预护新肌，弗沾此药。

斑蝥，糯米拌炒黄7枚，去米弗用（此米大毒，宜埋土中），全蝎漂淡，土拌炒干3枚，玄参炒松弗焦18g，血竭研细去粗硬块18g。各为细末，和匀秘藏。

此方加重斑蝥、全虫各3倍，另为一料，治代指初起，肿痛无头，用药0.3~0.6g贴于痛处，以膏盖之。轻者可退，重则提出速成。咽喉痛者，以此少许，贴于颈外，相近痛处上膏盖，一周时揭去；皮有水泡，银簪挑破，泄去毒水，喉痛即瘥。

②黑虎丹：治大症顽毒，提取脓水，威而不猛。大约腐肉不脱，利于拔（毒）疗，

并无恶肉，而脓水仍出，经久不愈，则宜此丹。凡虚寒疡患，即溃后不敛亦掺此丹，功在三仙丹之上。

全蝎制同拔疔散7枚，蜈蚣炙大者7条，蜘蛛炙大者7个，甲片炙7片，白僵蚕炙7条，磁石煅研3g，丁香公母各3g，上西牛黄、梅花冰片各9g，麝香3g，百草霜净者15g。各为研细末，和匀，瓷瓶密封。每用少许掺疮口上，一帖盖之。

③乌金膏：恶疮顽肉，化腐不痛。

巴豆白肉一味烧炭，压去油，加麝香同研即成。

④黑龙丹：疔毒胬肉，高尖，痛苦异常，塞住疮口，反使脓毒不泄，此丹能平之如神。

乌梅肉炒炭，大熟地烧炭，研细，加上梅片十分之二。

⑤玉糊膏：治烫伤极效，立能止痛，可免腐溃，极易收工，百试百验。

风化石灰，清水浸之，俟澄清，吹去水面上浮衣净，取清水另贮，每水1杯，加麻油1杯，以箸调之百匝如糊，即涂患处。

⑥拔管方：治肛疡成管。

用壁虎尾尖，量管子大小，剪去一节插入管中，拔脓收口极效。有尾之五谷虫漂净，炙焙存性，飞面和为条，用之亦佳。

⑦锡灰膏：治远年臁疮神效。

纸锭灰筛取极细，与东丹、冰片、猪板油共捣匀摊贴。

⑧独炼硫：治疥疮、湿疮痒者捷效。

明净硫黄，入铁锅，文火熔化，倾入盐卤中，凝定取出，再熔再淬数十次，俟硫色深紫为度，一味研细，熬鸡子黄成油调敷，患处先洗涤净，挹干敷药，每日一洗再敷。

⑨金刀独圣丹：止血定痛。

龙眼核，剥去黑壳一层，炒研极细，每30g加冰片6g，和匀再研，密贮备用。

笔者按：太岳宋孝志，曾言湘南一名外科医师用龙眼止血，故他吃完龙眼将壳放窗沿上以备后用。

⑩十全丹：治大症毒净，非此药不能速敛。

西血珀、腰黄各15g，漂牡蛎粉30g，鸡胫骨、狗胫骨烘燥研细弗焦，绵西芪烘燥研细筛去粗末各12g，青龙齿生研15g，乌贼骨18g，红升丹6g，麝香15g，大梅片18g研细和匀。

（狗骨生肌散：《三湘医粹》吕敬江，一日，偶闻友人言及邻人之子，肋间生一毒疮，溃后流脓，多年不愈，秽不可近，遍延当地名医治之而无效。后赴邵就医，诊断为瘘管，须手术剔其骨，方可愈，然耗资甚多，体残亦不保。家人闻之，遂返家弃治。一日薄暮，有卖土瓷者，求宿其家。客见状，谓主人曰："此病可治"。主人求其方。客曰："取狗骨若干，熔而末之，掺以豆腐渣敷患处，当自愈。"客去，遂觅得二物至，如法试之。一帖而脓大去，三帖而红肿退，脓水尽，再敷数次，疮敛而病竟愈。

噫！民间之单方，其效着此者，谅必多矣！"博采众方"诚不失为学医之道。

《三湘医粹》狗骨生肌散，旁证了十全丹必然有大效。）

⑪成炼珠黏：药用牡蛎杵散，清水漂出细粉，去粗滓，功与珠粉同。收口宜之，毒未净者不可用。

⑫蛇床子散：治秃疮、疥疮、湿注游风，瘙痒水多者皆效。先洗净而用之。

蛇床子炒研500g，烟胶240g，白明矾、枯矾各30g，大枫子仁白者250g，硫黄60g，铜绿30g，雄黄150g，川椒30g去目。各为细末，另研枫子仁，渐渐以诸药和之，研极匀，每30g加樟片6g。痒疮成片者麻油调，干痒者干擦之。每日洗净，然后敷此。

⑬血余膏：治恶疮久不收口，及臁疮多年不收者，瘰疬久溃，非此不效。

壮人头发、猪毛、羊毛、鸡毛、鹅毛各洗净晒干，鸡毛鹅毛须去中心硬梗各120g，猪板油去膜净60g，桐油60g，麻油100g，白蜡60g，龙脑香（梅冰片）、麝香3g。先以三种油入龟板150g，炸20分钟，再入猪毛灼焦枯，离火片刻，细绢漉净渣；文火再煮，入白蜡、脑、麝香及飞净黄丹180g调成膏，油纸摊贴，可再加三灵丹掺药，此油炼成。亦可少少入锌养粉同调，用西法棉花纱摊贴。治疮口多水无脓者更佳。

⑭三灵丹：治疮疡久溃，流水不已，不能收口者。

生青龙骨、麒麟竭、明腰黄、炙龟板各30g，红升丹、海碘仿各15g，各自研极细和匀，加大梅片15g，密贮。

⑮枯痔散：治痔漏恶疮，顽肉死肌，腐不脱者，不去顽肉不能收口。

砒霜30g，生白矾60g，轻粉12g，蟾酥9g，先以信砒、白矾入铁锅，碗盖密，煅二炷香，冷定，取药细研，另研轻粉、蟾酥，和匀用之。

⑯五虎拔毒丹：治溃疡毒盛，非三仙丹所能提毒化腐。

露蜂房（有子佳瓦上煅炙）、蝉蜕、蜈蚣炒炭各6g，全壁虎1只炒炭，三仙丹15g，明腰黄12g，麝香1.5g，研细和匀，用如黑虎丹。

黑虎丹利于虚寒之证，湿热病忌之；此方则阳发亦可用，二方微有区别。

⑰三仙丹：治疔毒及脑疽、背疽、腹皮大痛，溃后脓多或腐肉不脱。此药提脓拔毒，能去恶腐而不痛，不猛，且收捷效。

三仙大红升丹炼者为佳60g，天仙子180g，研极细，五虎拔毒丹30g见上，加上梅冰片9g，各研极细末，和匀密贮。临用挹尽脓水，洗净疮口，挹干，以此末子细细掺遍疮口，以膏盖之。一日两换，吸尽脓腐，不伤好肉，不觉痛苦，既稳妥而收奇效。

（杜惠芳辑）

四、治月经不调

1. 月经不调应分寒热虚实、禀赋不同

月经不调症，山雷引赵养葵之"经水不及期而来者有火也，宜六味丸滋水；不及期而来多者加白芍、柴胡、海螵蛸。半月或十日而来，且延绵不止者，属气虚，宜补中汤。如过期而来者，火衰也，六味加艾叶；如脉迟而色淡者加肉桂。"赵氏虽也说其间有不及期而无火者，有过期而有火者，不可拘于一定，但其治疗总以"滋水为主，随症加减"。

先生不同意此说，认为先期为火，后期为火衰，这仅仅是形成月经不调的一个方面，其他如《笺正》指出的"如虚不能摄血，虽无火亦必先期；血液渐枯，则虽有火亦必后期"等等，原因尚多。至于对月经不调的治疗，更不可拘泥于"滋水为主"。先生指出："六味之丹、苓、泽泻渗泄伤阴，岂滋养之正将。月经先期而量多，属肝气疏泄无度，若再以柴胡疏肝，为害奚若；如其绵绵之不绝，更宜大封大补，而赵氏以补中汤之类，肝肾阴虚于下，而欲升提，以拔其根，竟是杀人捷快。而过期即是火衰，温经之药又岂可独恃一艾叶；脉迟色淡，亦岂专恃一肉桂。"养葵所论，无一句不庸陋肤浅，甚不足道。先生认为，王孟英谓"月经不调，当审其所禀不同"，实从阅历经验而来；王氏"无妄之药，不可妄施"之语，正是为呆读古书之人下针砭。

2. 月经不调辨色及痛，必须审证求因

对经色及行经腹痛的辨证论治，先生颇有心得。如经水色淡，前人多认为虚寒，《笺正》嫌其笼统，必须细析，认为经淡是"气血两亏，所以其色不能化赤，是虚字为重、寒字为轻，但宜益阴养血，而少少加温和之药以疏通之"；但知其寒，而忘其为虚，刚燥温辛益耗其血，则其虚愈甚。先生并举出沈尧封、王孟英在书中提到的二个经水色淡的病案，一因误投肉桂之剂而成危候，一因清养之剂（青蒿、白薇、黄柏、归、柴、龟、鳖、芍药、乌贼骨、杞子、地骨皮等）而治愈，启后学之思路，补前人之不足，画龙点睛，足见功力。

经行腹痛，前人论述颇多。《辑要》引丹溪之说，谓经前痛为气滞，经后痛为气血俱虚，乍痛乍止为血热气实。《笺正》认为，治病当以脉证互参，方有寒热虚实可辨；量体裁衣，须参活法。经前腹痛试是气滞，以乍痛乍止定为血热气实则殊不然。虚实亦有是证，连芩丹皮安可为训。经后腹痛，即谓气血俱虚，运用八珍汤似是而非，岂能中的。所谓血虚，即肝肾阴虚之虚，岂四物板方所能了事。若谓腹痛是气虚，则大气之滞而不利，所以结痛，宜用香附、乌药、青皮、大腹之类，使之流动吹嘘以助运化，归、芍大升，且不醇正，而参、术、甘草，颇嫌呆笨。先生补偏救弊之说对后学深有启益。

3. 月事不来，应以补水、补火、补中气三法为纲

月事不来，为临床常见的疾病。先生推崇赵养葵说，"赵氏补水、补火、补中气七字，确是提纲挈领，最为要诀"；同时又提出六味、八味、归脾三方，临床不敷应用，虽经王孟英指明，但仍未立方。先生积累个人之临床经验，提出"补水，必从魏之琇之一贯煎为首，而《广笔记》之集灵膏、高鼓峰之滋水清肝饮、薛一瓢之滋营养液膏、心脾二补丸、陆九芝之坎离丸等可参也。补火，河间之地黄饮子，阴阳调剂，不偏温燥，最堪仿效。补中气，归脾汤本是正宗，但人之体质各有不同，用古方者，可师其意而斟酌损益，方能合辙。"这些论述和方药，对现今临床仍有指导价值。先生善撷前人之长，又不可盲目保守，敢于补前人之不足，敢于创新，其精神是可贵的。

4. 崩漏必参以介类潜阳，收摄龙相

崩漏一症为妇科重症。对于本病的治疗，前人有言养血，有言舒肝，有言升提，有言温补，一般时医多投固涩。先生独有创见，认为："必以介类潜阳，收摄横逆龙相之

火,如生龙齿、生牡蛎、生玳瑁之属",提出俗子每一味兜涩,密封蛮镇,"不知血之所以妄行,全是龙雷之火疏泄无度",惟介类之有情,能吸纳肝肾泛滥之阳,安其窟宅,正本清源,不治血而血自止,非强其填塞之法与莲须、败棕、石榴皮等之酸收苦涩不同,故收效捷而不流弊;且沉重质坚,纳入煎剂,气味俱薄,非重用不能有功。先生随附自治崩漏验案一则,以资说明。

"兰溪裕大京货店友人陈某室人,年逾三旬,庚申一月,崩漏不绝,延将两月,历医屡也,脉细软,神疲色夺。寿颐以参、术、芪、地、白芍、龙骨、牡蛎、地榆、紫草、艾炭、川芎、阿胶、黄肉、乌贼骨、桑螵蛸、二至、川柏、杜仲、香附、砂仁、青皮、乌药等出入为方,三剂知,十余剂而胃纳加餐,脉起色转,渐以向安。"

(张晋峰辑)

王鹏飞医生儿科临床经验

北京儿童医院

王氏儿科,始于祖父王润吉,早年除在北京临诊外,每年用大部分时间深入到云南、贵州、四川等地区,在为当地老百姓解除疾病痛苦之余,还向当地的草泽医虚心学习验方、秘方。民间医药之丰富多彩,使用药物之简便,疗效之神速,使其深为惊叹,并开始自己制备成药,急病者可以立服,药价便宜,疗效迅速,如清热之"寒砂散"等,从此在京城影响日渐扩大,开始被誉为"小儿王"。其父王子仲,继承家学,发愤图强,勤学苦研,尽得祖父之心传,医名渐噪,求诊者络绎不绝,名噪京城。王鹏飞本人,十八岁开始学医,至今从事中医儿科临床近五十年,医术祖传三代,遣方用药独具风格,在传统儿科学中闯出了一条新路。

笔者按:"小儿王"的第四代传人王应麟、未婚儿媳王婷云,和我同一个班、同一个团支部、同一个学习小组。为了学到王鹏飞独特的儿科治疗方法,毕业实习时,去了六个同学。白天为王老抄方,晚上翻阅王老治病的病例。虽经一年的毕业实习,也很难掌握他的用药规律。他是在秘方、验方的基础上闯出的新路,用药奇特,古今儿科书中找不到。所以,对那些非经、非时、独创的小方要认真研究。

王家的"寒砂散"很有名,我们同学等鹏飞老师高兴时就去套,一年套了三次,套出三个不同的"寒砂散"。我的同学陶书文,发了高烧四天不退,那天王老问:"陶书文怎么没有来?"同学们回答:"他发高烧,吃了医院配的'寒砂散'退不下来。"王老马上叫他的女儿回家取两包寒砂散来,陶书文吃一包,烧就退了,还剩下一包打开放桌上,叫我们在京的同学分着吃了,也吃不出由什么药组成的,可见儿童医院的"寒砂散"和王老家的"寒砂散"是有区别的。当时社会上没有设专利,王老的保密是可以理解的。今天抗生素药特多,而且疗效高,人们对"寒砂散"依赖就少多啦。

王老任北京市政协卫生组副组长,一日赴宴归来,心情特别高兴,那次套出的"寒砂散"最接近秘方，这是酒后吐真言。我如获至宝，至今珍藏在我的笔记里。

为了使后学者多一点"小儿王"临床经验，今把20世纪80年代出版的《北京市老中医经验选编》中《王鹏飞医生临床经验》恭录于后。

一、消化不良的辨证

消化不良是小儿常见病，属于历代医家所谓的"泄泻"范畴。若久泻不愈，即可发展为慢脾风、疳积等症，甚至气脱液竭而死亡。

（一）临床辨证分型

王老医生根据小儿为稚阴稚阳之体，脏腑娇嫩，形气未充，脾胃薄弱的特点，认为小儿脾常不足。若感寒、受暑、伤食则脾胃功能失调、胃失和降而呕吐，脾不升清而作泻。王老根据以上特点，认为小儿较重之腹泻必须以调理脾胃为主，祛除病邪为次；脾虚是其本，病邪是其标；若脾虚泻重，气脱液耗，必涉及肾。张景岳曾谈道：脾强者泄去即愈……脾弱者因虚所以易泻，因泻所以易虚。盖关门不固，则气随泄去；气去则阳衰，阳衰则寒从中生；且阴寒性降，下必及肾。脾乃后天之本，司水谷之运化，但水谷之腐熟仰赖先天命火之熏蒸，才能完全变成人体有益之精华和无用之糟粕。肾司二便，肾气足则二阴通，糟粕受肾和小肠的气化而分利，清者渗入膀胱，浊者归入大肠。如腹泻严重，脾虚及肾，则清浊不分，水与糟粕合流而下，下走大肠，必至水泻无度，完谷不化，小便短少。因此，治法中除健脾外，必兼有温肾之药。为临床应有之便，删繁就简分二型，即实热型与虚寒型。

1. 实热型

面赤颧红，身热无汗，腹胀拒按，口渴欲饮，或烦渴引饮，下利稀薄秽臭，或暴注下迫，大便呈黄水样，小溲短赤，常伴呕吐，苔黄腻，舌质红，或绛而干，脉浮洪数，或浮弦而数，口唇焦赤，上腭前后红，中柱前可淡白，臼齿处黄白或红；重者哭啼无泪。治用清热健脾，和胃固肠。

方药：藿香10g，丁香1.5g，赤石脂10g，莲肉10g，伏龙肝10g，寒水石10g。

2. 虚寒型

面色苍白或青灰，肌肤松弛，皮花肢冷，甚则厥逆，露睛口张，目凹囟陷，精神萎靡，哭声低微，下利清谷，完谷不化，昼夜频数，纳差，或食下即吐，苔薄白，舌质淡，脉沉微弱，上腭二白齿部及中柱发白或乳白。治用扶脾助胃，温中固肠。

方药：肉桂3g，肉豆蔻6g，赤石脂10g，丁香1.5g，莲肉10g，寒水石10g。

随症加减：

发高烧者，虚寒型可加藿香10g；实热型可加青黛3g，或"寒砂散"3g（分三次冲）。

"寒砂散"配方：寒水石500g、朱砂6.2g、雄黄15g，共研细面。

服法：1岁以下每次服1.0g，1岁以上每次服1.5g，日2~3次。

呕吐者，虚寒型加草豆蔻6g、伏龙肝10g；实热型加竹茹6g；腹胀、腹痛者加木香3g、砂仁3g；泻重者加五倍子3g、芡实10g；黏便或血便者加地榆10g、椿皮10g；咳嗽者加木瓜10g、乌梅10g；食欲差者加草豆蔻3g、建曲10g；惊或抽风者加钩藤10g、木瓜10g、益元散10g；口疮者加青黛3g、金果榄10g。

（二）典型病例举隅

根据王老医生上述对消化不良的辨证论治，我院中医科自1970~1975年对小儿多发病婴幼儿腹泻（包括夏季消化不良和秋季腹泻）采用中西结合的方法，收治住院病人共704例（均按同样辨证分型、同一方药治疗，对中重度脱水者同时静脉输液，不加抗生素）。其中夏季腹泻385例，逐年治愈率62.2%~82.6%；秋季腹泻409例，逐年治愈率为91.8%~95%。兹将典型病例列举如下：

例1：石××，女，1岁6个月，病案号：28073。

主诉：腹泻20多天。初起一周为脓血便，近1周来稀水便，日五、六次，精神不好，腹胀尿少，纳差。院外西医治疗无效而收入院。

体检：面黄体瘦，精神萎靡，双目凹陷，皮肤弹性较差，口腔黏膜可见白膜，上腭乳白，腹较膨胀。

化验：大便培养为致病性大肠杆菌"O"$_{123}$。

西医诊断：中毒性消化不良，营养不良Ⅰ-Ⅱ度，鹅口疮。

辨证：脾胃虚弱。

方药：肉桂3g，丁香1.5g，肉蔻6g，赤石脂10g，寒水石10g。此例患儿，入院补液1次，未用抗生素；服中药3剂，大便成形，日便1次。

例2：田×，男，5个月，门诊病例。

初诊：腹泻已2个月，日七、八次，不消化稀便，尿少。

西医诊断：迁延性消化不良。

辨证：久泻（脾胃虚弱）。

治法：健脾养胃。

方药：肉豆蔻6g，丁香1.5g，草豆蔻6g，藿香10g，地榆10g。

二诊：服药3剂，大便次数减少，每日1~3次，性状见好，食欲佳，昨日发烧。

处方：肉桂3g，肉豆蔻6g，丁香1.5g，地榆10g，伏龙肝10g。

三诊：服上方3剂，烧退，大便每日4~6次，性状见好。

处方：肉豆蔻6g，丁香1.5g，伏龙肝10g，莲肉10g，藿香10g，茯苓10g。

四诊：上方3剂，大便每日3次，正常成形便，继服3剂，以巩固疗效。

处方：肉豆蔻6g，丁香1.5g，赤石脂10g，白术3g，草豆蔻6g。

此例患儿因腹泻2月，每日七、八次，不消化便，服中药9剂，药后大便日3次，为正常成形便。

例3：宋××，女，8个月，病案号：31573，住院日期：1975年7日8日。

主诉：咳嗽发烧5天，腹泻4天。

现病史：发烧5天，体温39℃左右，轻咳有痰，腹泻，黄绿色黏便，带水量多，日10余次，经服四环素、磺胺增效剂仍未见效。

体检：体温38.8℃，精神弱，烦躁好哭，前囟凹陷，腹部皮肤弹性差，腹软，肢末梢凉，唇干，舌红起芒刺，上腭红，苔黄腻，脉数。

大便培养：无菌生长。

西医诊断：中毒性消化不良，等张性中度脱水，上呼吸道感染。

辨证：外感风邪，运化失调。

治法：清热和中，佐以止泻。

方药：青黛3g，藿香10g，丁香1.5g，赤石脂10g，寒水石12g。

二诊：服上药2剂，体温下降，大便减为日三、四次。上方继用5剂。

三诊：服上药后，近2日大便为成形便，体温正常，治愈出院。

此患儿证属实热，未用肉豆蔻等温燥药，而用青黛、寒水石、藿香清热，丁香、藿香和中，赤石脂固肠止泻。

（三）临床心得

关于治疗腹泻的常用药物，王老医生认为，肉豆蔻，辛温，能温中健脾，固涩止泻，非但用于后期，泻重及初期均可使用；丁香，温中健胃，调气行气，可治胃痛，止吐泻；赤石脂，酸收固涩止泻；伏龙肝，收敛止泻；莲肉，健脾养胃；藿香配青黛，可清热祛暑，和胃止呕；乌梅，酸收止泻，敛肺止咳，生津止渴；寒水石，清热利水消胀，此药主要起分利小便的作用；草豆蔻、砂仁辛温，暖中健胃，止咳止泻，祛湿散寒。

据祖国医学用药禁忌十九畏记载，肉豆蔻与赤石脂为相畏之品，但王老医生根据多年的实践经验，认为此二药同用有温中固涩之功，经临床屡次同用确有此效，并未发现任何不良反应。

住院的消化不良患者属虚寒型者占80%～90%，实热型在门诊稍多一些。虚寒型患者治疗上多以温中固肠，健脾止泻为主。王老医生主要抓住内因这一环，应用温中药为主，旨在调节脏腑、恢复脾运之功能，而达到药到病除之功；虽偶用健脾之品，但比重并不太大。此因治疗脾胃病，重在调理脾胃功能，而其他补药乃属次要。如脾胃功能未复，补药虽多，亦难奏效，病体非但不能收益，中土反增负担，这亦是王老医生治疗脾胃病多年实践积累之独到经验。

二、小儿厌食症治验3例

厌食症，指食欲不振，是小儿最常见的疾病。由于小儿脾胃薄弱，如乳食过多，或多食瓜果生冷，或过食辛辣、干燥食物，或外感风寒热邪，均可引起食欲不振而停食。厌食症，在最初阶段损伤机体并不明显，只要及时处理，即不易治病。如迁延日久，势必壅塞郁滞，影响营养摄取、运化和储藏代谢等生理功能，亦为小儿疳积病因之一。王老医生治疗厌食症有突出的疗效，现将其辨证用药介绍如下：

方药：建曲、草豆蔻、焦术、砂仁。

如临证见脾气虚弱，运化无力者，加黄精、紫草；如伴夜眠不佳者，加青黛、竹茹、钩藤；如伴咳嗽痰盛者，加乌梅、化橘红、莱菔子；如系热证呕吐，加竹茹、藿香；如系寒证伴呕吐者，加半夏、生姜、伏龙肝。

王老医生认为，此类患儿总的看来是虚证，亦有兼肝郁者；患者是虚证，不宜多用克伐之品，否则更虚其虚矣。兹将典型病例介绍如下：

例1：沈×，女，14岁，病案号：23134，住院日期：1976年6月17日。

主诉：3个月来食量减少，明显消瘦。

现病史：病儿从入院前3个月始无明显原因而食欲减少，最初日食4～5两，此外能吃水果、糕点。近2个月每日减为2～3两，有时只能勉进1两，副食亦减，且食嘈杂呃逆，恶心未呕吐。病后日渐消瘦，体重自108斤下降至76斤。拒食严重时，水也不进，有时晕倒。入院前，曾按肝炎治疗。服本院"肝炎1号"6剂，效果不显，且吐1次。后又服消导克伐之剂保和丸加减，健脾燥湿之剂参苓白术散加减，曾服胃蛋白酶、酵母片，及针灸、封闭注射维生素B_1、B_2等均无效，故收入院。

查体：消瘦明显，乏力，面色苍白，语声低微，懒动，四肢凉，咽红，心音稍钝，胸腹部检查正常，血压80/60mmHg，体重76斤，苔黄腻、舌质红，上腭粉红白，脉沉细。

化验检查均属正常。

西医诊断：厌食原因待查（1）神经性厌食；（2）肠系膜上动脉综合征。

辨证：脾胃虚弱。

治法：健脾养胃。

方药：黄精12g，建曲12g，焦术10g，草豆蔻6g，化橘红10g，何首乌12g。

因患儿病情无大变化，基本按原方续服。经四次诊治，纳食稍增，晨食粥半碗多，尚感腹部不适，腹痛，苔黄，舌质红，脉沉细。

另拟方继服：建曲12g，焦术12g，砂仁6g，紫草10g，草豆蔻6g，丁香1.5g。

十七诊：病情渐佳，每日可食4两，蔬菜、水果均可进食，偶有腹痛，下肢稍肿，苔淡黄，舌质红，上腭红，脉弦。

处方：建曲12g，焦术20g，砂仁6g，丁香1.5g，茴香6g，千年健12g。

十九诊：上方每日1剂，药后见胖，体重由入院时76斤增至86斤，呃逆，胃有时痛，每日仍吃4两左右，苔薄黄，舌红，脉滑稍数。

处方：黄精12g，丁香1.5g，砂仁6g，建曲10g，茴香6g，高良姜3g。

二十一诊：食欲增加，每日能吃7～8两，胃仍胀痛，大便干，苔薄黄，舌质红，脉滑数。

处方：建曲10g，紫草10g，化橘红10g，砂仁3g，肉豆蔻6g，丁香1.5g。

按语：此例患儿顽固性拒食，消瘦明显，体弱，甚至晕倒，为脾胃虚弱。本证属虚，不宜用消导克伐之剂，如保和丸等，故服后使虚者益虚；在外院虽曾服补剂，因未着重调理脾胃功能，致使补而不受，并未收效。住院后王老医生认为，此例厌食症是脾虚所致，故主要从健脾着手，因此收到良好效果。

例2：徐××，女，13岁，病历号：33352，住院日期：1975年3月31日。

主诉：1年半来食欲不振，消瘦。

现病史：1年半来食欲不振，周身无力，面色苍黄，日渐消瘦，大便时干时溏，不烧。近半年来加重，每餐只吃几口，近20多天来靠输液维持，8天来未解大便。病后曾给抗结核药治疗20天，无效；另服多种助消化药亦无效。体重为26公斤。

检查：面色苍黄，身体羸瘦，周身无力，腹稍胀，舌质淡苔白，脉微细弱。

化验均正常。

西医诊断：神经性厌食。

辨证：胃气不足，脾失健运。

方药：黄精12g，焦术6g，紫草10g，壳砂3g，丁香1.5g，草豆蔻6g，千年健10g。

二诊：上方3剂。服药后即开始进食，腹胀减轻，肠鸣增强，能自行排便。再拟方4剂。黄精10g，紫草10g，焦术6g，草豆蔻6g，砂仁3g，丁香1.5g。

三诊：服上药4剂后食欲增加，有轻度腹泻，服药后8天体重增加1公斤。再服3剂。黄精10g，丁香1.5g，草豆蔻6g，砂仁3g，藿香10g，伏龙肝10g。

因病情明显好转，共住院14天，带药出院以巩固疗效。于出院后26天复诊，体重比原入院时增加7公斤，精神食欲均好。

按语：此例患儿为神经性厌食，病程1年余，服多种助消化药无效，经服王老医生中药3剂后，即能进食；7剂后，食欲明显增加，体重增加1公斤。共住院14天，病情已明显好转，出院后复查体重已为33公斤，比入院时增加了10公斤。王老医生认为，胃为水谷之海，脾主运化，此患儿病已长达1年，胃气已衰，故治疗上，除健脾和胃外，还需调养气血。方中黄精能气血双补，紫草用于补中益气，壳砂、焦术、丁香、草豆蔻健脾胃，千年健强筋壮骨，又有补胃气之功，故而收效。

例3：杨××，男，13岁，病案号：41089，住院日期：1976年1月23日。

主诉：5个月来厌食，1个月来食后即吐。

现病史：5个月前在家因挨打后拒食，约1周时间只吃青枣，不进食。自此有时烦躁起急，天天吵闹，厌食恶心。4个月前食生冷患痢疾1次，经服药治愈，但食欲一直很差。近一个月来自诉胃脘胀满，咽部有异物感。半月来上腹部痛，喜按，与饮食无关，无泛酸，不思食，食后即吐。病后无黑便史，曾多次在院外治疗，服中西药、捏脊均无效。入院后给随意饮食，多种维生素、溴化新斯的明口服，经常1天只吃1条黄瓜，因此，给静点葡萄糖溶液来维持。

体检：面黄肌瘦，营养极差，精神弱，腹平软，无明显压痛，肝脾未及，四肢发凉，体重26.5公斤，苔薄白，舌质红，舌中乳头平，上腭淡黄，脉弦数。

化验：除胃蠕动较缓外，无其他异常。

西医诊断：神经性厌食。

辨证：肝胃不和，饮食不节，日久脾胃虚弱。

治法：补气和胃健脾。

方药：黄精12g，建曲10g，何首乌10g，砂仁4g，草豆蔻6g，化橘红10g。

经3次复诊，服药7剂后，精神好转，食欲大增，但有呃逆，睡眠欠佳，苔少，舌质稍红，脉弦数。再拟下方使用：

黄精12g，焦术10g，草豆蔻6g，砂仁6g，建曲12g，竹茹6g。

六诊：服上方11剂后，精神食欲均好，见胖，面色稍好转，苔薄白，舌尖边红，上腭黄红，脉弦数。继服下方3剂：

青黛3g，紫草10g，建曲10g，砂仁6g，草豆蔻5g，焦术6g。

七诊：面色明显好转，苔薄白，舌边尖红，上腭后黄中柱紫，脉弦缓。再服药3剂。

八诊：住院1月余，带药出院。出院3天后复查，每餐可吃3两，面色渐红润，长胖，舌苔薄白，舌尖边红，上腭红黄有红点，脉弦缓。按下方服药：

黄精12g，建曲12g，化橘红10g，千年健12g，砂仁4g，焦山楂10g，竹茹10g。

停药观察1个月后随访，面色已红润，每餐可食3~4两，见胖，体重增至30.5公斤，较入院时增加了4公斤。

按语：此例患儿神经性厌食，曾服中西药未效，后用王老医生的清热行气、和胃健脾法4剂药后，每餐能吃2两，服18剂后，面色好转，见胖，共治疗46天，体重增加4公斤，面色红润，食量见增，每餐吃3~4两面而停药。患儿厌食由情志所致，故王老医生在辨证时考虑是肝胃不和。除建曲、化橘红、砂仁、草豆蔻、焦山楂、藿香、焦术等调理脾胃之药外，另用了平肝凉血之药青黛；因病久脾胃已虚弱，故又用了黄精、紫草补养气血，千年健以壮筋骨、和胃行气而收功效。

笔者按：王老医生治疗厌食症主方包括建曲、草豆蔻、焦术、砂仁4味药。气血虚者，加黄精、紫草；止泻，加伏龙肝；补肾，加何首乌；壮筋骨，加千年健；暖胃，加高良姜；治呃，加竹茹；清热，加藿香、地榆等。始终不离健脾养胃，这符合《内经》"治病必求于本"之旨。从老医生用药中，还可看出云、贵、川民间秘方、验方的蛛丝马迹。

三、迁延性及慢性痢疾的治疗经验

痢疾，祖国医学称"肠澼""下痢"。夏秋之间，暑湿郁蒸，又挟时行疫气，复因饮食不节，肠胃先伤，积滞内蕴，因而成痢。而久痢多因新痢失治，或治而未愈迁延而成，日久可损伤脾胃阳气，亦可累及肾阳。久痢往往邪滞未净，并常见寒热虚实夹杂，既显虚象，又有黏便黏脓。王老医生治疗本病，与迁延性消化不良之治疗有相似之处。常用温中固肠之剂，如肉桂、肉豆蔻、丁香等温中之品，以及伏龙肝、赤石脂固肠止泻之剂。因见黏液或脓血便，故在方中加入椿皮、地榆以清湿热、涩肠止泻。另对痢疾，很注意健脾和胃，常选草豆蔻、焦术、建曲、丁香、砂仁等药；虚者，加黄精以调补气血。

例1：王××，女，1岁，病案号：36619，住院日期：1975年8月1日。

主诉：发烧、脓血便已20余天。

现病史：发烧、便下脓血已20余天，大便每日10～20次，外观无脓血，镜检：脓细胞20～30个/高倍视野，红细胞4～6个/高倍视野。

检查：发育营养差，面色苍白，消瘦，精神萎靡，心律齐，心率120次/分，心尖部收缩期杂音，双肺呼吸音粗，腹软，肝肋下3cm，剑突下3cm。

化验：血红蛋白5.2g，红细胞1530000/mm³，白细胞4025/mm³，中性36%，淋巴52%，血小板93000/mm³。血液、生化检查：血钠124MEQ/L，血氯84 MEQ/L。

大便培养：无菌生长。

西医诊断：（1）迁延性痢疾；（2）营养不良性贫血。

住院治疗：曾服四环素9天，新霉素6天，多黏菌素5天，呋喃唑酮6天，庆大霉素7天，磺胺增效剂10天。经以上治疗，体温仍在38℃，大便每日11～18次，不消化样，且伴呕吐，每日4次，腹胀，而改服中药。

一诊：病史如上述，脉浮数，沉取无力，上腭红。

辨证：久痢，脾虚胃弱。

治法：清热和血，温中固肠。

方药：青黛3g，肉豆蔻6g，寒水石10g，官桂3g，乳香6g，五倍子3g。

二诊：服药后体温正常，便次渐减，每日5～8次，仍稀便，上腭红减轻，再拟下方7剂：官桂3g，肉豆蔻6g，赤石脂10g，乳香8g，木瓜10g，白矾面1g（分3次冲）。

三诊：大便每日三、四次，稀黏，镜检：脓细胞15～20个/高倍视野，不烧，精神食欲好，上腭稍红。

官桂3g，伏龙肝10g，地榆10g，乳香6g，白矾面1g（分3次冲服）。

药后每日大便二、三次，性质接近正常，出院。

按语：患儿腹泻已久，脾胃虚弱，经服多种抗生素均无效，改服中药。初起治以温中固肠，佐以清热活血；恢复期则扶脾助胃、温中固肠而收效。

例2：崔××，女，3岁。

病史：痢疾已1年，时好时坏，近1周来大便又带脓及黏液，大便镜检现白细胞满视野。

西医诊断：慢性痢疾。

辨证：湿热内蓄，气滞血瘀。

治法：调和气血，清热祛湿，健脾和胃。

方药：青黛3g，丁香1.5g，伏龙肝10g，乳香6g，紫草10g，草豆蔻6g。

二诊：服药三剂，大便每日二、三次，便干、带黏液，腹疼下坠。拟方3剂：

青黛3g，丁香1.5g，赤石脂10g，草豆蔻6g，焦白术6g，地榆10g。

三诊：药后食欲增加，大便有时带黏液，量不多。

黄精10g，丁香1.5g，赤石脂10g，草豆蔻6g，地榆10g，伏龙肝10g。

四诊：服药3剂，大便仍带少许黏液，食欲可，再服3剂。

建曲10g, 丁香1.5g, 茴香6g, 砂仁3g, 地榆10g, 伏龙肝10g。

五诊：大便每日一、二次，已无黏液。继服下方3剂：

建曲10g, 丁香1.5g, 伏龙肝10g, 焦术3g, 藿香10g, 茯苓10g。

小结：患儿慢性痢疾1年，近1周来大便带脓及黏液，服王老医生中药12剂后大便成形，无黏液，食欲已明显好转。

例3：张××，女，3岁。

现病史：1年来痢疾，时好时坏，近十天大便又带脓，镜检有红细胞，食欲差，上腭红，中黄，舌苔黄白，脉沉数。

西医诊断：慢性痢疾。

辨证：脾胃失调，气滞血凝。

治法：调和脾胃，理气和血。

方药：青黛3g, 乳香6g, 建曲10g, 地榆10g, 伏龙肝20g。

二诊：服药3剂，大便带黏液减少，食欲好转，拟方7剂：

青黛3g, 乳香6g, 建曲10g, 地榆10g, 椿皮10g, 藿香10g。

三诊：药后食欲好转，大便脓液见少，拟方7剂：

青黛3g, 乳香6g, 建曲10g, 地榆10g, 椿皮10g, 藿香10g。

四诊：大便已成形，无脓，食欲好，上腭淡黄，舌苔白，脉沉缓。

上方连服7剂以巩固疗效，又观察20天，大便一直成形，外观无脓，化验正常。

小结：患儿慢性痢疾已1年，时好时坏，经服王老医生中药10剂，大便脓减少；服17剂，大便成形无脓，食欲好；继服药观察20天，大便外观成形，无脓，化验正常。

四、小儿嗜异症治验3例

王老医生认为，本病初起始于偶然误食，久则积渐成癖，终至不食则难以忍受。小儿嗜异食，并非为虫积所致，查大便常规均不一定见虫卵，但既为异物总是有害，日久必损及脾胃，耗伤阴血，而使患者面黄肌瘦，并有贫血。在治疗上，除用青黛、贯众、绿豆、紫草、白矾面、雄黄面等清热解毒药物外，均兼用焦山楂、建曲、砂仁、草豆蔻健脾和胃，黄精、白及、何首乌等和血养血，使患儿脾健胃和，嗜异物症自愈。兹介绍3例如下：

例1：王××，女，13岁，门诊病案号：941243，初诊时间：1976年6月3日。

主诉：1年多来嗜食火柴棍。

现病史：患儿于1年前与同学比赛吃火柴棍，继而自己偷吃，直至就诊时，已嗜食不能控制。大便时有火柴棍排出，腹不痛，乏力，纳可，月经正常，智力发育良好，近日面色苍黄，倦怠，舌淡苔净，上腭淡红，脉沉细缓无力。

化验：血红蛋白9.8g/dl；血钙9.25mg%，血磷2.98mg%；大便常规：未见虫卵。

西医诊断：嗜异症。

辨证：毒入血分，脾胃受损。

治法：凉血解毒，健脾和胃。

方药：青黛3g，贯众10g，焦山楂10g，绿豆15g，紫草10g，砂仁6g，白矾面2g（分2次冲服）。

二诊：上方服4剂，症状无改善，舌尖红，腭后黄，腭前紫红，脉沉细无力。

处方：青黛3g，紫草10g，焦山楂10g，钩藤10g，绿豆15g，竹茹10g，雄黄面1.2g（分2次冲服），白矾面1.2g（分2次冲服）。

三诊：服上药7剂，稍见好，已不贪食火柴棍，但起立时有头晕，舌苔干黄，上腭黄红，舌质红，脉弦细。

处方：青黛3g，紫草10g，乌梅10g，贯众10g，建曲10g，焦山楂10g，白矾面1g（分2次冲服）。

四诊：服药7剂，10天来未吃火柴棍，已自觉不想吃，食欲见增，苔白舌淡，上腭黏白，脉弦缓。继服药7剂：

青黛3g，紫草10g，寒水石10g，绿豆15g，乌梅10g，建曲10g，草豆蔻3g，白矾面1g（分2次冲服）。

五诊：已有20天未吃火柴棍，食欲好，二便正常，血红蛋白10.5g/dl，上腭黄红，白苔，舌淡红，脉滑。

此后停药观察。1个月后随诊，未再吃火柴棍，面色红润，血红蛋白升至10.5g/dl，渐长胖，停药后一切正常。

例2：白×，女，1岁，门诊病案号：941275，初诊时间：1976年6月24日。

主诉：近2个月来纳少，嗜食炉灰等物。

现病史：患儿近2个月来纳少，嗜食炉灰、石头子、烟头、火柴头，会阴瘙痒，大便干稀不定，系双胞胎第一产，苔白，舌红，上腭红，无虫卵。

西医诊断：嗜异症。

辨证：毒热入血，损及脾胃。

治法：清热解毒，安胃和中。

方药：青黛3g，贯众10g，绿豆15g，焦山楂10g，雄黄面0.6g（分2次冲服），草豆蔻10g，白矾面0.6g（分2次冲服）。

二诊：上方服3剂，食欲倍增，但仍嗜食异物，上腭红，脉细数。

处方：青黛3g，贯众10g，乌梅10g，焦山楂10g，木瓜10g，草豆蔻10g，白矾面0.6g（分两次分冲）。

三诊：上方7剂，药后发烧2天，并有腹泻，故停药5天，嗜食渐好，上腭红，脉数。

处方：青黛3g，贯众10g，寒水石10g，紫草10g，木瓜10g，益元散10g（分2次冲服），白矾面0.6g（分两次冲服）。

四诊：继服上方7剂，食欲好，嗜异除，上腭粉红，脉滑数。

处方：青黛3g，贯众10g，寒水石10g，紫草10g，建曲10g，绿豆10g，白矾面0.6g（分两次冲服）。

五诊：精神食欲好，嗜异停，近日上感，已不发烧，仍流涕，有时嗳气，苔白，舌质淡红，上腭粉红，脉滑数。

处方：青黛3g，藿香10g，寒水石10g，紫草10g，建曲10g，竹茹10g。

此例患儿，食少，嗜异物已2～3月，服3剂后食欲渐增，仍嗜异物；服5剂药后嗜异减；12剂后精神食欲好，嗜异除，治愈停药。

例3：焦××，男，2岁。

病史：2年来偏食，嗜食火柴头、炉灰，面色黄，纳差，在外院查血红蛋白5.7g/dl，曾用维生素B_{12}不见好，苔净舌淡，上腭中柱淡黄、两边白，脉沉细缓。

西医诊断：嗜异症，贫血。

辨证：毒入血分，脾虚胃弱。

治法：清热解毒，健脾和胃，养血和中。

方药：青黛3g，紫草10g，伏龙肝10g，黄精10g，焦山楂10g，贯众10g。

二诊：上方7剂，精神好转，纳食增加，面色好转，嗜异除，查血红蛋白8g/dl。再拟方7剂。

青黛3g，黄精10g，何首乌10g，紫草10g，白及10g。

小结：此例患者因嗜食异物，血红蛋白5.7g/dl而就诊，服用王老医生中药7剂后已不食异物，14剂后血红蛋白升至11.1g/dl，精神面色均好。

笔者按：3例嗜异症都呈现贫血面容，血红蛋白低下，说明嗜异之毒热入血损及脾胃，当清热解毒，王老仅用了青黛、贯众、绿豆、雄黄、白矾，则毒去热解，嗜异病除；其他健脾和胃药以"治其本"。健脾和胃是治疗小儿消化不良、小儿厌食症、小儿迁延性慢性痢疾、小儿嗜异症的关键所在，是治病必求于本之举；若不着重健脾和胃，舍本求末，是治不好病的。小儿科之本，注意脾胃，很多病都可事半功倍。

五、大疱型表皮松解症治验

李××，女，14天，病历号：51866，住院日期：1977年5月5日。

代诉：自生后即发现两大腿内侧及右手皮肤发红，起疱，破溃流血水。

现病史：生后两腿及右手起疱，伴有发热，体温在37℃～38℃之间，曾服大量抗生素治疗无效。

查体：神志清，面部、全身皮肤粗糙，颈项部皮肤有针尖大小脓疱，脱屑，并起有红色皮疹，两手拇指指甲发黑且肿厚，右小腿内侧有紫色血斑及渗出性分泌物，两足蹞趾关节强直，趾甲损坏。

体温：37.8℃，舌淡苔白，上腭紫红，脉细数。

血液化验：白细胞计数17.600/mm^3，中性73%，淋巴27%，血红蛋白17.6g，红细胞5220000/mm^3。

辨证：胎内毒热，壅滞肌肤。

治法：清热解毒，化瘀生新。

方药：青黛3g，紫草10g，白及10g，乳香3g，焦山楂6g，儿茶6g。

外用紫草膏加生肌散。

紫草膏组成：当归，防风，生地，乳香，白芷，紫草，没药，凡士林。

生肌散组成：象皮，牙皂，松花粉，乳香，冰片，松香。

二诊：上方5剂，患儿偶有发热38℃左右，烦躁不安，两下肢及关节处仍有多数疱疹，部分已结痂干燥，精神及食欲均好，大便不消化样，有奶瓣，舌淡，苔薄白，再拟方6剂。

青黛3g，紫草10g，白及6g，乳香6g，牙皂3g，儿茶3g，五倍子3g。

三诊：体温已稳定，病情好转，皮肤表面均已干燥，未新起血斑，精神食欲均好，按前方加减服2剂，精神食欲均好，不烧，皮肤未见疱疹，二便正常，痊愈出院。

小结：患儿因生后全身皮肤起疱疹，疱破后有渗出性分泌物，诊为大疱型表皮松解症入院，病情危重，经中医用清热解毒、凉血活血、化瘀生新之剂13剂后，体温正常，疱疹消失，结痂干燥。

六、用药小结

自古以来，中医用药都有经方与时方之分，可是王老用方，都是非"经"非"时"的、独自创造的六味小方，药也是一般医师所鲜用者，但仍门庭若市。其家祖传之方药，不少来源于民间有效的方药，其父"博采众方"，兼收并蓄，又不泥于常法而加以创新。

例如，小儿的腹泻、痢疾，常用温中固涩的肉蔻、丁香、赤石脂、禹余粮、干姜。

例如小儿黄疸，常用乳香、茜草、山楂、紫草、青黛，凉血活血化瘀为主，清热为辅的方药（包括胎黄的治疗）。

例如小儿肺炎，宣肺降逆、清化痰热的银黛合剂，即银杏、青黛、寒水石、地骨皮、苏子、天竺黄等六味药。

例如婴儿腹泻，病因无不以脾胃虚弱为主，病邪居次，而泻作致脾胃更虚，治疗上应以扶正治本为主。临床上分虚寒与实热两型，其病虚寒者占十之八九。而以肉蔻、丁香、赤石脂、伏龙肝、莲肉、寒水石为主，重者还可加用官桂等。官桂、赤石脂，据文献记载被列为"十九畏"之中，但据体会，二药在配伍时，非但未见其弊，反而加强温中固肠之功，止泻效果显著。

例如嗜食异物，疾病初起为胃内有热，所谓"胃热者善饥"，饥不择食异物，食久便成癖，又因异物积滞不化，脾胃受损，运化失常，积滞日久，便有郁而生热，在治疗上着重清热解毒，予以青黛、贯众、绿豆、紫草、白矾面等。若阴血耗伤较甚，面黄肌瘦，贫血显著者，可加黄精、白及、何首乌以活血养血，每能取得较好的效果。

例如小儿肺脓肿，以活血化瘀为主，佐以清热解毒、排脓消肿。处方：乳香、牙皂、紫草、青黛、天竺黄、寒水石等，长期服用"脓肿散"，临床不仅未见副作用，相反在后期患儿的体重都普遍增加，道理是，紫草一药色紫质滑，甘咸气寒，专入血分，功能凉血解毒，在血热毒盛的肺痈早期能疗"恶疮"，后期能补中益气的作用。

陈实功治外科病

明代著名的外科学家

陈氏认为,"痈疽,脑项疔毒大疱,形势虽出于外,而受病之源实在内也""凡发痈疽者,未有不先伤五脏而后发之""五脏不和,则六腑不通,九窍壅闭,九窍壅闭则留结为痈",说明痈疽虽然发生在皮肤或肌肉的某一局部,其根源则在内部之五脏不和、气血郁结。因此,内治法在治疗外科疾病的过程中亦具有很重要的作用,应注意调和脏腑、流通气血。所以,他在"痈疽虽属于外科,用药即同内伤"的前提下,阐发了消、托、补内治三法。

一、论消、托、补三法

消、托、补三法,早在明以前医籍中,如宋代《太平圣惠方》《外科精要》等书中已有记载,但都不及陈氏所论之精辟。兹据其有关三法之阐述列表于下:

治法		症状	处方
消	行瘀活血	痈疽、发背、疔疮及一切疮症未成脓者;	神授卫生汤
	解表	肿疡初起,身热无汗,恶寒头痛,脉浮紧者;	荆防败毒散
	攻里泄热	肿疡初起,内热、口干、烦躁、便秘喜冷、脉实者;	内疏黄连汤
	表里双解	肿疡,表里兼者。	防风通圣散
托	托里透脓	痈疽,诸毒,内脓已成,不穿破者;	透脓散
	托里排脓	诸疮日久,不高肿,不作脓,不腐溃者;	神功内托散或排脓内托散
	托里消中	痈疽,脾胃虚弱,咳嗽,痰气不清,饮食少思;	托里清中汤
	托里和中	痈疽,中气虚弱,肿不消,溃不敛者;	托里和中汤
	托里温中	痈疽,阳弱阴寒,脉虚身冷,或心下痞,腹痛便溏;	托里温中汤
	托里建中	痈疽,元气素虚,或因寒冷伤脾损胃,不思食,呕泄;	托里建中汤
	托里定痛	痈疡,溃后仍痛不可忍者。	托里定痛汤
补	补中益气	脾虚下陷,饮食少思,溏泄;	补中益气汤加山药、五味子
	益气摄血	痈疽,发背,大脓后,气血大虚者;	参术膏
	固本养荣	溃疡,发热恶寒,肢体瘦,短气,疮不敛;	人参养营汤
	助阳和血	元气素虚,神疲或脓出多,六脉虚弱,足冷身寒,便溏;	保元大成汤
	醒脾益胃	脓出后,脾胃虚弱,或过食生冷,胸膈不舒,面目四肢浮肿,小便不利者;	醒脾益胃汤
	健脾养胃	脾胃虚弱,精神疲乏,饮食无味,呕泄。	八仙膏

消:含消散、消除邪毒之意,适宜于痈疡初起,邪毒盛而正气未虚者。陈氏所介绍之消法,主要有行瘀活血、解表、攻里泄热、表里双解等4种。如痈疽、发背等一切疮

症，凡未成脓者，陈氏均主张投以"神授卫生汤"。方中以红花、归尾、乳香行瘀活血，以白芷、穿山甲、皂刺、沉香、银花等解毒消肿止痛。又如肿疡初起，若有风寒表证者，投以"荆防败毒散"；兼里证实热者，投以"内疏黄连汤"；表里双解，投以"防风通圣散"。以上4种，攻里泄热法是临床较为常用的1种。其主治方"内消黄连汤"，方中以黄芩、薄荷、桔梗泄上焦之热，大黄、槟榔攻热于下，黄连、甘草解毒于中，当归、白芍调血，木香行气，共收攻里泄热解毒之功。对于痈疽早期，热毒壅盛者确有较好的疗效。

托：含托毒外出、透脓外达之意。陈氏指出："盖托里则气血壮而脾胃盛，使脓秽自排，毒气自解，死肉自溃，新肉自生，饮食自进，疮口自敛。"故托法用于痈疽中期，毒盛、正未伤，而脓成未溃，或脓出不畅，或正虚邪盛而不能托毒外达者。陈氏所介绍的托法，主要有托里透脓、托里排脓、托里清中、托里和中、托里温中、托里建中、托里定痛等7种。如痈疽诸毒，内脓已成，不穿破者，用"透脓散"。方以黄芪补气扶正，托脓外达，佐以当归、穿山甲、皂角刺，消肿托脓，共取托毒外达之效。又如诸疮日久，不高肿，不作脓，不腐溃者，用神功内托散。本方以四君子汤加黄芪补气扶正，当归、川芎、白芍调血，陈皮、木香、穿山甲托毒消肿止痛，附子、炮姜温阳散寒，共收托毒排脓之功。其余这几种托法的治疗方药，是根据中期，由于脾胃虚弱而产生的不同症候表现，以四君子汤加味化裁而成。

补：陈氏根据《内经》"虚者补之，损者益之"的治则，针对痈疽后期所出现的虚损证候，制定了补中益气、益气摄血、固本养营、助阳活血、醒脾益胃、健脾养胃等六种补法。如痈疽溃脓后，脾虚下陷，食少，溏泻，投以补中益气汤加怀山药、五味子等。方以补中益气汤举陷升阳，怀山药、五味子健脾收敛止泻。又如痈疽、发背、大脓后，气血不虚，则投以"参术膏"。"参术膏"，是陈氏为疮疡后期气血不虚的病人而制备的膏剂。以人参、白术、熟地熬膏而成，便于病人服用，亦可依病情轻重而酌量加减。其他数种，都是根据后期出现阳虚、气血虚、脾失健运、升降失司的具体症状而制定的相应的治疗方药。

如前表所列，陈氏于三法中善用托法和补法。为什么他特别重视托法和补法呢？这跟他治疗疮疡的指导思想（重视脾胃）有密切关系。他说："盖脾胃盛者，则多食而易饥，其人多肥，气血亦壮；脾胃弱者，则少食而难化，其人多瘦，气血亦衰。所以命赖以活，病赖以安，况外科尤关紧要""盖疮全赖脾土，调理必要端详"。治之应"先必固脾胃""脾胃败伤，患者岂得有生"。脾胃为升降之枢纽，气血生化之源，脾胃盛则气血盛，脾胃衰则气血衰，而气血的盛衰则直接影响痈疽的发展与预后。如治脓疡时，若无正气冲托，则疮顶不能高肿、焮痛；溃脓时无阴血滋润，则疮根不能收束，疮色不能红活，疮口难敛。所以，治疗疮疡，不重视脾胃则失治。这就是陈氏善用托法和补法的立论依据。故补益脾胃的法则贯穿于托法和补法之中。

陈氏治疗疮疡重脾胃，重托补，反对朱丹溪的"凡疮未破，毒攻脏腑，一耗热药断不可用"的说法，反对无原则的使用寒凉攻伐药品以损害脏气。他指出："凡疮疡，初发自然高起者，此疮原属阳证，而内脏原无深毒，亦且毒发于表，便言托里以速其脓，忌用内消攻伐之药以伤脾气，脓反难成，多致不能溃敛"。又指出："疮本发于阳者，为痈、为热、为实、为痛。此原属阳证易治，多因患者不觉，以为小恙，不求早治，反又外感风寒，内伤生冷，或又被医者失于补、托，而又以凉药敷围，图其内消之，以合病家之意，多致气血冰凝，脾胃伤败，使疮毒不得外发，必致内攻。"告诫世人，不论内治、外治都不可疏忽大意。

二、治疗疮疡病案

1. 脓肿（时毒）

一男子，先发寒热，次日头面俱肿，又二日，口噤汤水不入，诊之脉洪数而有力，此表里俱实也。又咽喉妨碍，汤药难下，先用针刺咽间，去恶血钟许，牙关稍开，以防风通圣散一剂徐徐服之，便去三四次，去恶血，以金黄散敷之。次日肿势稍退，又以普济消毒饮二剂，面肿渐消，惟耳下坚肿不退，此必作脓。又以托里消毒散数服，候脓熟而针之，次以十全大补汤去肉桂加陈皮，十余剂而敛。

按：本病初起，见恶寒发热、头面俱肿、脉洪数而有力等表里俱实之证，故投防风通圣散，以解表通里，继而投以普济消毒饮以祛除邪毒。服后，面肿渐消，但两耳下仍坚肿不退，有作脓之势，故投托里消毒散，以托毒外出，促脓早成。待脓熟后，则配合针法将脓液引出。脓尽之后，气血大亏，续以十全大补汤去肉桂加陈皮，以培补气血，使疮口早日收敛。陈氏于本案中，依据病者早、中、后期出现的不同症状，十分纯熟地运用了消、托、补三法。

2. 发背

一乡官，年逾七旬余，发疮右背，已经八日，外视之疮虽微肿，色淡不红，势若龟形，根漫不耸，此老年气血衰弱之故也。诊其脉，微数而有力，此根本尚有蒂也，虽老可治。随用排脓内托散加皂刺，以溃脓托里为要。服至十三日后，疮渐高肿，色亦渐赤，但不能溃脓，此食少脾弱、未能培养之故也。又服十全大补汤数服，脓始渐出，不快利。随用铍针取开寸许，捻通脓管，脓果随出。患者形色枯槁，更用人参养营汤倍加参、芪，腐肉将脱者取之，新肉欲生者培之；但老年气血衰，不能速效，又加服参术膏，早晚二次，新肉方生，饮食顿倍。调理七十余日而安。（《外科正宗·卷一》）

按：此证，初因年老气衰微，虽经八天，不能腐溃化脓外达，所以肿形散漫不耸，色淡不红。经用托法，虽已化脓溃破，但脓出不畅，须配合针法开通脓管，引毒外排。又，患者食少脾弱，形色枯槁，脾胃虚弱不能滋生气血，故以调补脾胃而收功。本案体现了陈氏"外科尤以调理脾胃为要"的治疗原则。

三、总结

1. 通过上述介绍可以看出，陈氏在继承前人经验的基础上，结合他自己多年的临床实践体会，在完善外科治疗方面做出了比较突出的成就。他所论述的三法，实际上体现了祖国医学治疗法则中扶正与祛邪的辩证关系。因为疮疡的发展演变，自始至终反映了邪正消长和盛衰的过程。消法的作用实际上是祛邪，扶法是扶正与祛邪二者兼而有之，补法则以扶正为主。

2. 疮疡、疔毒在现代医学中属炎症之例。在治疗时，对症运用消炎解毒之剂固然必要，但切忌过用。笔者曾见一医生治一头疖患儿，因妄投大剂银花、蒲公英等解毒消炎之药而导致脾胃衰败，疖肿更甚，缠绵不愈，后次第服小剂透脓散、参术膏而奏效。由此可见，陈氏对三法之论述及其治疗疮疡重视调理脾胃的学术思想，在今天外科临床实践中仍有较强的指导意义。至于陈氏在三法中所介绍和创制的方药，诸如消法的内疏黄连汤、托法中的神功内托散以及补法中的八仙膏等，直至现在仍是行之有效，广为临床所采用。

周慕新医生临床经验

北京东城中医院

笔者按：北京中医学院就在东城区海运仓，所以我在学生时代就闻周先生的大名，很多咳喘的患儿都找他看病。他的医术很高明，在北京与"小儿王"齐名。

一、小儿咳喘证治

咳喘一症，在《金匮要略》与《医宗金鉴》马脾风病挟痰热中均有论述。小儿咳喘病，多为风寒入肺化热生痰，或风温犯肺煎液生痰。一般患者多为两岁以内儿童，病多严重。因为，小儿肌肤嫩脆，抵抗力弱，外邪初犯，虽在皮毛，迅即入肺，肺气郁闭，化热生痰，阻塞气道，症见咳喘痰鸣，甚则暴喘发憋，胸高鼻煽，吸气时两肋下陷，呼吸困难；若邪热逆传心包，则心烦不眠，喜啼急躁。

表邪重者，则高热无汗，惊抖面赤，脉浮数，此为表里俱急。治疗，当先急解其表，兼清其里，使郁闭之风邪从汗而解，使内迫之邪可取其中，得汗则热可退，里清则喘自除。常用代表方剂，如麻杏石甘汤，遵《伤寒论》"汗出而喘，无大热者，可与麻杏石甘汤。"正如前贤所说，本方麻黄发肺邪，石膏清肺热，杏仁利肺气，甘草缓喘急。故临证者每多选用此方以退热定喘，但在选药用量上，必多从风邪化热着眼。因麻黄辛温，用量 $0.3\sim0.6g$ 即可。多用则掀起肺热，火上加油，热未除，喘反增，肺火未泻，痰热不化，每多热减后仍咳喘不止；内扰心神之热亦不得解，致使心烦急躁，夜寐不安。乃因审证论治未能丝丝入扣，故必须内清心包之热，重泻肺火，降肺气，化肺痰，使表里之热俱解，始可收到预期之效果。

在麻杏石甘汤中，佐薄荷、钩藤、秦艽解表；杏仁配苏子、葶苈降肺气化痰；黄芩、知母清肺胃之热。符合《内经》所谓"肺苦逆，急食苦以降之"之意。风从燥化者，当佐以泻白散，取桑皮、地骨皮泻肺热、化痰止咳，配以莱菔子化食痰，利气道，蒌仁宽胸化痰定喘，使痰热下行从大便出。

此症伴烦急者屡见不鲜，必加栀子清心热以除烦，少佐朱砂面安神定惊。热轻者，加用局方至宝丹；高烧神糜，痰热重者，改用牛黄散，清化心包络之痰热。审因论治，表里双解，则高热、气喘、痰促、心烦诸证自除。乃师叶天士"风邪上受，首先犯肺，逆传心包"之病机而治之。但，叶氏治咳喘，虽列举麻杏石甘汤、葶苈大枣泻肺汤、泻白散、局方至宝丹、安宫牛黄丸诸方，却未能在本证中阐明合用之意，使后学者临证之时，有顾此失彼之弊，不能运用自如。据个人临证揣摩，是证发于冬春者多，而又难治，若能审察病因，辨明虚实，于上述诸方中根据病情，恰当选用，精心配伍，则所用方药自能收效。上述方药以病起3～4月内体壮邪实者比较相宜。若病已日久，邪热已入阴分或有伏邪在内，发热持续不退，晡作夜重，心烦殊甚，唇焦口渴，大喘鼻煽，大便秘或溏，舌苔黄白相兼，舌质微红，脉浮弦有力，此为温邪已过卫气，渐入营分（心）、阴分（肝肾），当用青蒿鳖甲汤除热于阴络而透气，佐元参清营以壮水；如兼表证，流涕、头痛，亦不可发汗以伤其津，可重用桑叶、秦艽宣透以解卫表。鳖甲没有桑叶，邪热不得出，秦艽为散风药中的润剂而不燥液。昏睡者可加黄连，烦急者加用栀子，尤为重要者常加生石膏、地骨皮以使气、营、阴三者之热得清；佐以苏子、桑皮、葶苈、莱菔子，清肺热止咳定喘；另用牛黄散清心热、化痰涎、安心神。若大便稀溏，甚或水泻者，为脾湿重，不可用滑肠之药以虚其气，上述方药如知母、生地、元参、莱菔子要慎重考虑，尤以元参、知母滑肠益甚，可加山药、滑石止泻渗利。此法乃根据张锡纯之临床经验，且用之而并无伤津助热之弊。以上治法，若能结合患儿体质之强弱，斟酌病情之轻重而善用之，对肺炎已入营阴分者，常获较好之效果。

高热退后尚余喘者，宜用紫菀、白前或胆星、蒌仁等药，有平喘化痰止咳之效。肺热痰多者，用牛黄、竹沥水化痰，如开水浇雪，浇上即化，验之于个人临床实际，此言不误。此时不宜重用二陈汤，因该方为治湿痰之主方，而非治痰热之剂。故汪仞庵云："致成肺痨者，多因二陈汤也"。此言是指热病而用燥药之误。若表证已罢，痰热伏于肺胃，咳喘痰鸣，食少，苔黄，或伴衄血，可与茅根汤。此方上清肺热，下泻胃火，止咳化痰平喘。体质虚弱患儿，手足发凉，发稀如穗，睡时露睛口张，大便溏，此为脾虚。虚者多从化痰饮之法，亦可重用茅根，加扁豆、山药、莲肉定喘理脾，佐以生龙骨、生牡蛎化痰。

热病易于伤阴化燥，肺炎患儿已亦不例外。若出现咽干、舌红伤阴之候（象）者，在使用栀子、黄芩、知母清热药物之同时，配合生地、麦冬、玄参滋阴增液。个人体会，留得一分阴液，就有一分生机，符合吴鞠通"苦寒甘寒化合为阴，而治热淫所胜"之说。再如，小儿哮喘证系慢性疾患，反复发作，治疗更难，有因气候变化而发病者，亦有与气候无关者。每当发病，痰如拽锯，咳喘气短，时轻时重，缠绵不愈。临证施治，首分肺虚、脾虚、肾虚，更重要分喘重、痰重，或兼外感，或挟痰饮。

肺虚喘者，多在大病之后，如久泻久痢，症见气短，呼多吸少，面㿠白、露睛唇淡，舌少苔，舌质淡，脉微细弱。若治以降气定喘药物，如葶苈、苏子、莱菔子等，必促其变危；因肺气已虚，而不属实喘。当以生脉散为治。人参既补肺气，又补脾气，五味子敛肺益肾，麦冬生津治气短，再加诃子收涩敛肺。此治疗比较有效。

脾虚作喘，多由饮食失调，或泻后脾元损伤，中气虚弱所致。咳喘痰多，喉间痰声漉漉，面色萎黄，神疲倦怠，脉来滑缓无力。治宜人参五味子汤，即生脉散（饮）与异功散（人参、茯苓、白术、甘草、陈皮）两方合用，比较合适，每能收到良方效果。

肾虚喘者，多是先天不足，面色黧黑，白睛色青，骨软行迟，动则喘甚。治以六味地黄汤，配以人参胡桃汤。人参为虚证定喘药，再加白果敛肺益肾，胡桃为肾虚寒止喘药，疗效显著。

若素有哮喘，复感风邪，里有伏痰，咳喘痰鸣，表里俱病，治以定喘汤为宜。如体质不虚，表证居多者，可予《局方》五虎汤（麻黄7分，细茶1分，杏仁1钱，石膏1钱5分，甘草4分，加生姜3片，大枣1枚）。无外感证，而长期痰鸣不止，咳喘不甚，此为痰伏气道，可予《证治准绳》稀涎汤（巴豆仁6粒，皂角3钱，明矾1两。后世方无巴豆）。皂角，其味辛咸，可治老痰，有扫除黏腻浊垢之功，凡痰久积不下者，此方最佳，然本品易于滑肠，用时必炒成炭，可缓其滑泻之弊；半夏多用曲，亦有扫除伏痰功效。痰黏不动者，在本方内加胆星、白前、海浮石、茯苓、橘皮，暗合二陈汤配稀涎汤之组方，服后黏腻之痰可由大便泻出。长期伏痰的患儿，又多见肺脾欠固，因之泻痰，便次略增，用稀涎汤时应加白果，不仅敛肺定喘化痰，并能防其肠滑而损肺脾之气。临床此类病儿甚多，用此组方疗效颇佳。此外，临床又多见哮喘挟痰饮的患儿，多表现为体质虚弱，大都面色㿠白，虽为痰饮，而肺中常兼伏热，又表现出鼻孔红，流浅黄浊涕。此类患儿的治疗比较棘手。温燥脾湿，则肺中伏热更甚；苦寒清肺，则脾湿益增。因此用药应加慎重。余常以苏子、桑白皮、茅根、杏仁、莱菔子加胆星、白前、白果、甘草，既非苦寒，又非温燥，而奏效祛痰平喘之功，除热而不伤正，燥湿而不敛邪，每能收到显著效果；俟其咳喘平定后，须服药巩固疗效，才能使其不发，否则有效一时，日后又作。须知，哮喘病多是内伤表现，里虚者多。个人临床经验，要消除哮喘宿根，首先要消除气道之痰；伏痰尽消，哮喘自平，虽感外邪或气候变化亦多不再复发。为巩固疗效，方用海螵蛸1斤（500g），研细面，以枣泥为丸，梧桐子大，2~3岁小儿服6~8丸，4~6岁小儿服10丸，7~10岁小儿服12丸，10岁以上小儿服15丸，坚持服4~5个月，很多患儿获良效，极少有再发者，亦未大喘发作。本方体虚者亦可服用，因海螵蛸性微温不伤元气，而有清热利湿、活血化瘀功效，红枣健脾养血。此方源自《验方新编》，余用之数年，效果良好，治愈较多案例，故名"虚证哮喘丸"。如体质比较壮实，面色不甚黄白，偏见痰热证候者，可用"实证哮喘丸"，即皂角炭、莱菔子各等分，以枣泥为丸，梧桐子大，服法同上。本方采于先贤的皂角丸法。莱菔子为化食痰之主药，皂角为化老痰腻垢之专药，具有除浊痰定喘功能，可拔除病本。如半虚半实者，可两药兼服，上午服"实证哮喘丸"，下午服"虚证哮喘丸"。从临床经验观察，两药稳妥，效果可靠，但以"虚证哮喘丸"较"实证哮喘丸"疗效为尤著。

（滕先光整理）

二、小儿肺炎辨证论治

肺炎是小儿常见病之一，尤多见于婴幼儿，也是婴幼儿时期主要的死亡原因。

小儿正处于生长阶段，生机蓬勃，发育迅速，因脏腑柔弱，形气未充，卫外功能薄弱，最易感受外邪；得病之后，病情容易发展。若小儿平素正气不足，脾胃虚弱，由于抗病能力低下，更易得病。

此外，小儿寒暖不能自调，饮食不能自节，外易为邪气所伤，内易为饮食所伤，又如平素里热表盛，宿食停滞，痰热壅盛等，也可以成为发病的诱因。

肺炎的主要病理为感受风温邪气，肺不宣畅，清肃失职，而出现肺气郁闭之证。临床可见发热、咳喘、痰鸣、鼻煽、口周发青等症状。肺主气，朝百脉，邪热不解，灼津为痰，或因气机升降失常，水湿不化，凝而为痰，壅遏气道，溃于肺络，肺气郁闭则血流瘀滞而出现颜面苍白、唇甲发绀的体征；鼻煽，乃肺为邪热蒸郁、气道失宣所致；若出现汗涌、尿闭、脉散，则为化源将绝之危象。

肺炎属温热病范畴，病情可循温热病的规律演变发展，而出现卫、气、营、血的阶段变化。一般轻证，邪在卫气，重者可出现营血症状。

（一）辨证分型

周老医生诊治肺炎时，先分表里，再辨气血，后定虚实。他将小儿肺炎分成以下三型，分别进行辨证施治。

1. 表里同病型

主证：发热初起，面赤，流涕，咳喘痰鸣，鼻煽发憋，口渴便干，尿少而黄，心烦不安，舌苔薄白，舌质红，脉浮滑数。

主治：肺炎初期，既有表证，又有里热证。

治法：表里双解，泻肺平喘。

方药：麻黄0.6g，杏仁4.8g，生石膏18g，生甘草3g，薄荷4.6g，钩藤6g，黄芩3g，青蒿6g，地骨皮9g，知母3g，桑白皮6g，苏子4.8g，葶苈3g，瓜蒌3g，炒莱菔子3g，菊花9g。

方解：患儿发热，清涕，面赤，是表证的表现；口渴便干，咳喘痰鸣，尿少而黄，心烦不安，是里热的证候；咳喘发憋，鼻煽，口周发青，是肺气郁闭的征象。治宜表里双解，泻肺平喘。此方由麻杏石甘汤、泻白散、苏葶丸加减组成。

麻杏石甘汤，源出《伤寒论》。书中记载："汗出而喘，无大热者，可与麻黄杏仁甘草石膏汤。"该汤辛凉宣泄，能解表清热，泻肺平喘，适应于外有风寒、内有郁热的咳喘。方中，麻黄辛温宣肺平喘，与辛寒的生石膏相配，成为清泄肺热的主药；杏仁苦温，佐麻黄以止咳平喘，甘草则调和诸药。

麻杏石甘汤是周老医生治肺炎最常用的方剂，一般用麻黄0.6~0.9g；外感重者，适当加大麻黄剂量；口渴重者，则适当增加生石膏剂量。

泻白散，源出钱乙《小儿药证直诀》。书中说："有肺盛者，咳而后喘，面肿……以泻白散泻之。"此方主治肺经实热，咳嗽痰喘。由桑白皮、地骨皮、炙甘草、粳米组成。方中，桑白皮清泻肺火，降气止咳，为主药；地骨皮清肺中虚热，配粳米、甘草养胃和中以益肺。

《医宗金鉴》中讲到："痰饮壅逆，因作喘……停饮喘急不得卧，泻饮降逆用葶苈。"苏葶丸由苏子、葶苈组成。苏子，性味辛温，有降气之功，气降水亦降，故能祛痰定喘；葶苈子，辛苦大寒，入肺、大肠、膀胱之经，能逐水饮，泻肺定喘，其治水的主要作用在于泻肺气，下通膀胱，通利水道，故能除痰饮喘满而利水消肿。有人用以治疗肺痈、胸腔积液及咳喘。痰鸣气喘者，因其性峻烈，有的医生不敢使用。清代陈修园在《医学从众录》里曾说："肺因支饮满而气闭，气闭则呼吸不能自如，宜用葶苈大枣泻肺汤。今人畏不敢用，多致因循误事。"

周老医生在治疗肺炎、支气管炎或哮喘等病时，凡有气喘发憋、肺气郁闭之证，皆用葶苈；即使是新生儿肺炎，亦可使用之。临床上，除单用葶苈大枣泻肺汤外，还常用苏葶丸、麻杏石甘汤，与青蒿鳖甲汤等合用，并以甜味的甘草护中代替大枣，效果较好。葶苈用量，新生儿为0.6g，幼儿可用至1.2g。

周老先生在组方中，用麻杏石甘汤解表清热，泻肺定喘；泻白散泻肺清热，止咳祛痰；葶苈丸泻肺定喘。又加黄芩泻肺火，知母清肺热，炒莱菔子化食定喘，青蒿清热凉血，钩藤平肝熄风，急救散清热解表、镇惊化痰。

加减：高热惊厥，或毒热壅盛者，加羚羊角粉0.3g；夜热高者，加丹皮6g；喘憋重者，加紫菀6g；鼻衄，加白头翁9g；呕吐，加杷叶12g；腹泻，减杏仁、黄芩、知母、瓜蒌，加白术6g，山药12g，扁豆15g；泻轻可不减药，另加生山药15~30g，水煎代饮。

2. 高热阴虚型

主证：热入营血，午后发热，或夜热早凉，烦热不寐，咳喘气喘，鼻煽发憋，或汗出口渴，苔黄，舌质红，脉细数。

主治：肺炎，高热五天以上，夜间热重，热入营血，或气营同病。

治法：养阴清热，泻肺平喘。

方药：桑叶9g，青蒿9g，鳖甲9g，丹皮6g，生地6g，知母3g，赤芍6g，桑白皮6g，地骨皮9g，苏子4.6g，葶苈6g，瓜蒌仁1.5g，生石膏18g，炒莱菔子3g，紫雪散0.6g（分两次冲服）。

方解：肺炎，高热五天以上不退，咳嗽痰多，说明邪热壅盛；夜热早凉，烦热不寐，舌质红，脉细数，说明邪已入营血，邪犯心肝肾三脏，灼伤津液，津液亏损。因此，治疗时既要清热，又要养阴，甚至救阴。此方由青蒿鳖甲汤、泻白散、苏葶丸加减化裁而成。

青蒿鳖甲汤，为养阴清热的代表方剂，源出《温病条辨》。书中说："夜热早凉，热退无汗，热自阴来者，青蒿鳖甲汤主之。"立法，一方面引邪外出，一方面防邪内入为纲要。方中，青蒿清热透络，以引伏深之热外出；鳖甲护阴，能入阴络搜邪，滋阴清热。

两药配伍，滋阴透邪。配合生地、知母、丹皮、赤芍滋阴凉血。

白虎汤，源出《伤寒论》，是治气分实热的主方。此方由生石膏清肺胃之热，为主药；配合知母泻火生津，增强生石膏清热的效果；佐以甘草、粳米养胃和中。周老医生取其中的主要药生石膏、知母参与组合。

一般人多用青蒿鳖甲汤治热性病后期，属余热未尽、阴虚内热者。周老先生多年来喜用青蒿鳖甲汤，且配以白虎汤，组成复方，用以治疗热入阴分或气营同病，暮热早凉的温病，或肺炎极期患儿，既能清热泻火，又可养阴，效果满意。

此外，周老先生尤选用泻白散中的桑白皮、地骨皮，泻肺清热，止咳平喘；加苏葶丸泻肺定喘，炒莱菔子下气定喘，瓜蒌仁化痰定喘，加紫雪散清热解毒、镇惊开窍。

加减：热高欲惊，或毒热壅盛者，加羚羊粉0.6g；高热不退者，加元参9g，生牡蛎9g，石斛12g，黄柏3g；发热日久者，加龟板12g；心烦不眠者，加胡黄连3g，朱砂面0.6g；舌苔黄厚者，加黄芩3g；口渴者，加天花粉6g。

3. 里热型

主证：肺炎发热已退，或未发热，咳嗽气喘，痰鸣浊涕，心烦眠差，去衣揭被，扬手掷足，大便干燥，小便黄少，舌苔黄，舌质红，脉数。

主治：肺炎表证已罢，里热证候犹在者。

方药：杏仁6g，桑白皮6g，地骨皮9g，苏子6g，葶苈6g，炒莱菔子3g，黄芩3g，知母3g，茅根9g，瓜蒌3g，前胡9g，生甘草1.5g，人工牛黄0.6g（分两次冲服）。

方解：本方是由泻白散、苏葶丸及茅根汤加减化裁而成。

陈飞霞在《幼幼集成》中写道："发热时，喜露头面，仰身卧，扬手掷足，去衣揭被，渴欲饮水，吮乳口热，小便赤，大便闭，此里热也。"咳嗽气喘，痰鸣浊涕，是肺热的表现；心烦眠差，为心经热的证候；苔黄厚，舌红，为胃热的现象。

朱丹溪云："如咳久连声不已，其口鼻俱出血者，治法以茅根汤主之，甚效。"茅根汤原方合陈皮、半夏、茯苓、甘草、天冬、黄芩、贝母、知母、石膏、大黄、桔梗、杏仁和茅根。明代万密斋在《幼科发扬》中首先描述，用润肺降火茅根汤治疗肺中有火，气逆而咳的病人，方中二冬、知母、贝母、生甘草、桔梗、陈皮、阿胶、瓜蒌仁、花粉、前胡、黄芩和茅根。

古人治咳喘，十之八九首用二陈汤。周老先生采用王节斋法，他认为，咳喘病人多痰热，很少用二陈汤，仅用于湿重无火的病人，他仿效万密斋润肺降火茅根汤化裁参与组方。

牛黄具有清热解毒、开窍化痰的作用，对支气管炎、肺炎等实证火痰多的病儿，周老先生几乎必加牛黄；近来临床多要用人工牛黄，疗效也很满意；竹沥水对火痰便秘的患儿效果尤佳。

周老先生临床以泻白散中的桑白皮、地骨皮、甘草清肺泻火，止咳平喘；苏葶丸泻肺平喘；茅根汤中的黄芩、知母、杏仁、茅根、瓜蒌、前胡清肺胃热，止咳化痰；加莱菔子化痰定喘；加人工牛黄清心解毒、开窍化痰。使各组方相互协同作用，达到清泄里热、止咳化痰平喘之目的。

加减：流涕者，加菊花9g；里热重者，加栀子6g；心烦急躁，夜寐不安者，加胡黄连3g，朱砂石0.6g；口渴伤阴者，加元参6g，麦冬6g；咳嗽夜重者，加黛蛤散15g（包煎）；厌食者，加焦三仙18g。

（二）临床心得

1. 小儿肺炎属温热病，随着病情的发展，可表现出卫、气、营、血的症状。

周老先生治疗肺炎，和治疗热性病一样，既注意清热，又注意养阴。常称"泻火与添水，是治疗温病的根本法则"。他结合小儿生理病理特点，临床上常用生石膏、地骨皮、桑叶、生地、茅根等甘寒药以清热泻火。临床上虽亦常用苦寒药，如黄芩、知母、丹皮、青蒿等，但用量较少，对胆草、大青叶的使用比较慎重，认为要注意保护病儿的脾胃。

温病最易伤阴，自气分开始，就可出现伤阴症状。周老先生常用白芍、生地滋阴，尤喜用青蒿鳖甲汤和增液汤，以达到"添水"而存阴、救阴之目的。

2. 肺炎的主要病理为肺气郁闭，痰热壅盛，咳嗽气喘，呼吸困难。周老先生常以清热泻肺、止咳平喘的里热型肺炎方剂治疗，效果满意。本方也是治疗各型肺炎的基本方剂。

3. 周老先生将小儿肺炎分成表里同病、阴虚及里热三型，分别进行辨证论治。这种划分是符合临床实际的。几年来，按此分型在临床进行治疗，证明效果满意。

4. 1977年按周老先生的分型、立法及方药，治疗小儿肺炎50例。其中，表里同病型16例，占32%；阴虚型28例，占56%；里热型6例，占12%。有发热症状者43人，占86%；喘憋者44例，占88%。治疗效果：平均退热日数1.95天，喘止日数3.18天，痊愈日数为8.24天。（赵玉贤整理）

三、婴儿黄疸治验1例（摘录）

小儿生后，遍身面目皆黄，称为胎黄，又名胎疸，为婴儿在胎儿时期禀受来自母体的湿热之邪，蕴郁不解，湿热交蒸，影响胆的疏泄，外溢发黄而成，属阳黄范畴。临床可见婴儿生后数日面色及巩膜发黄，重者色黄鲜艳如橘皮，尿黄，大便色白或黄白相兼，苔黄腻，舌质红，脉数。

周老先生于1975年3月曾经治疗1例胆汁郁积症，由胆道梗阻引起黄疸的患儿。经周老先生辨证为肝胆湿热，脾失健运，致成胎黄，以化湿清热健脾法，用茵陈五苓散加减治疗。

处方：茵陈6g，猪苓4.6g，泽泻6g，白术6g，茯苓6g，大腹皮4.6g，通草3g，扁豆12g。

周老先生在这个方剂的基础上随症加减，黄疸日渐消退。

《金匮要略》称："病黄疸，茵陈五苓散主之。"茵陈五苓散方，为湿热发黄、表里不实、小便不利之古方。

（赵玉贤整理）

房芷萱医生临床经验

北京中医医院

一、瘰疬（淋巴结核）辨证施治

淋巴结核，中医称瘰疬。《灵枢·寒热》篇对此病已有记载："小者为瘰，大者为疬"，因其状累累如珠而得名。若形如串珠，称"串珠瘰疬"；三五堆栈如粟状，则称"重公瘰疬"；若破溃成疮，疮口不大，但底部已互相联通，形如鼠穴，故俗称"鼠疮"。

瘰疬好发于颈项，可延及耳后、颌下、缺盆、胸腋。房老医生指出，其病位虽属三阳经（颈前属阳明经，颈后属太阳经，颈两侧属少阳经），但实属阴证，属于疽的范围。

瘰疬的病因主要是肝郁气滞，气血不充。盖人以气血为主，气血调和，百病不生；气血失调，则病邪乘虚而入。情志不舒，忧思过度，肝气郁结，则气愈滞，日久化火内燔，灼津为痰，结核于颈；肝伤则火动血燥，以致肝肾阴虚，气血耗伤，失治则成痨瘵。

（一）急性瘰疬辨证施治

房老医生认为，瘰疬有急性、慢性之分。急性者恶寒壮热，硬核焮肿而痛，为瘰疬焮发所致。治宜清热解毒，活血消肿。

方药：银花15g，公英15g，连翘12g，条芩10g，赤芍10g，当归10g，川芎10g，薄荷3g，牛蒡子10g，陈皮6g，甘草3g。

热不退者，加大青叶、芦根、生栀子；痛不止者，加白芍、元胡、川楝子；大便干者，加大黄、生地、火麻仁、郁李仁。

药后肿消，烧退，痛止，可改服丸药：每日早服小金丹10g，晚服内消瘰疬丸10g；或每日早服内消连翘丸10g，晚服犀黄丸10g；若疗效迟缓，可改服"舒解软坚丸"，早晚各服10g。

"舒解软坚丸"，系房老医生祖传秘方，临床应用确有良效，不但适用于瘰疬（未成脓者），也可用于结核、流注、瘿瘤等疾患。其组成如下：

夏枯草15g　知母10g　黄芩10g　连翘15g　木香10g　陈皮10g　白芍25g　黄柏10g　柴胡10g　桔梗15g　三棱10g　莪术10g　葛根6g　香附15g　升麻10g　炒山甲20g　乳香9g　黄连6g　龙胆草10g　当归15g　红花10g　防风10g　海藻12g　昆布12g　煅决明15g　花粉12g　元参15g　牡蛎12g　麝香3g　没药9g

以上各药，研成细面，水泛为丸，早晚各10丸。

（二）慢性瘰疬辨证分期施治

慢性瘰疬最为常见，房老医生根据病程将其分为4期：硬结期、脓肿期、破溃期、愈合期。治疗上相应地采用消、托、补、防四法。

1. 硬结期

瘰疬初起，结核如豆，其数不一，质硬无痛，皮色不变，且可推动。此时宜消法。古云："以消为贵，以溃为畏"，说明此期宜不失时机地应用消法的重要性。初患瘰疬，若无两胁刺痛、膨闷胀饱、呃逆吐酸、纳少便溏等肝郁气滞证候，可服用阳和汤温化，促其消散。房老医生认为，阳和汤不足之处为活血药，在临床应用时，加用活血药则疗效更佳。

（1）方药施治

方药：白芥子12g，麻黄6g，熟地25g，鹿角胶6~12g，炮姜12g，归尾10g，肉桂10g，赤芍10g，红花10g，甘草6g。

具体应用时，药物剂量应由小量开始，不宜过大；若有气虚者，可加生芪20~30g，气为血帅，血随气行，用益气药能更好地发挥活血药的作用。上方若加犀黄丸，或与小金丹合用，则瘰疬更易消散，而小金丹尚有防止其再发之功。

初期瘰疬，临床出现肝郁气滞证候时，治疗上以舒肝郁为主，软坚散结为辅。疏肝解郁是治本，软坚散结为治标，标本兼顾。

方药：柴胡6g，生芪18g，赤芍9g，当归12g，元参15g，生牡蛎25g，知母12g，连翘15g，夏枯草12g，陈皮6g，炒僵蚕12g，白芍9g。

疏肝解郁，常用柴胡、郁金、陈皮。其中柴胡量不宜过大，6~9g即可。肝胃不和，胸胁膨胀饱满者，选加枳壳、桔梗、木香、焦三仙、鸡内金；脾虚便溏纳少者，选加茯苓、泽泻、白术。

软坚散结，常用药是元参、知母、生牡蛎、夏枯草、炒僵蚕、贝母。在用软坚散结药物时，应配合使用益气活血药；气不足者不能消，血不行时也不易消。常用的益气药是生芪、党参，活血药是归尾、赤芍、红花、鸡血藤、川芎。消之不应，脓势已成者，不可强消，徒伤脾胃，宜助气透脓，以令速溃。

（2）外治法：单纯硬结的瘰疬，可外贴阳和解凝膏，3~5天换1次。有成脓之势者不用，可改用如意金黄散和舒筋活血定痛散，各等量，茶水调敷，勿令干，可以茶水频润之，防其干燥。此药能促其内消，消之不应，亦有使其速溃之功。

2. 脓肿期

此期瘰疬可发生皮核粘连，故推之不动，局部皮肿微热暗红，中软；若按之应指，示脓已成。多伴有疼痛，常兼有两颧潮红、低热盗汗、腰腿酸软、苔少舌红、脉沉弦而数等症。临床辨证为肝肾阴虚，肉腐成脓。治法是滋补肝肾，托里排脓，托毒外出以防流窜。毒随脓泄，而肝肾阴虚证候亦可随之好转。

（1）方药施治

托法，是应用药物托毒外出的方法，分透托法和补托法两种。透托法，适宜于脓肿已成而正气未衰者，常用药是炒山甲、炒皂刺、白芷、桔梗、生甘草；补托法，适用于脓肿已成而正气衰者，常用药是生黄芪、党参、当归、赤芍。两法关系密切，经常配合使用。房老医生把透托比作水，补托法比作火，水没有火就不能沸腾；脓肿形成后之所以不溃，是气血不足之故，因此用补益的办法促其穿透，以排脓透毒外出。

脓肿期，多见肝肾阴虚证候，应注意治疗。阴虚盗汗者，常用生黄芪、生龙牡、浮小麦、盐泽泻以止汗。房老医生认为，泽泻，利水、泻相火而不伤阴，常用量是10g。并认为，汗为心液，佐用清心药莲子心、分心木，有助于止汗；此时不宜用防风，因其属发散类药物，用后盗汗可能加重。低热者，常选用知母、地骨皮、丹皮、青蒿、鳖甲、生地等。如兼有外感，可选用薄荷、芦根、泽泻叶以退热。阴亏火旺，夜寐不安者，常选用茯神、远志、酸枣仁、柏子仁、莲子等药以安眠。若失眠为局部疼痛所致者，需加止痛药，如白芍、川楝子、元胡。房老医生认为，此期不宜单用丸药，因丸药力缓，影响疗效。

方药：归尾10g，赤芍10g，生黄芪18~31g，茯苓12g，党参18g，炒山甲12g，陈皮8g，白术12g，炒皂刺12g，甘草3g，白芷10g，桔梗10g。

（2）外治法：脓肿已成而不溃者，可用铁箍散和舒筋活血定痛散，各等量，茶水调敷，或用铁箍散软膏外敷，使其病势范围缩小而溃破排脓。

3. 破溃期

脓肿破溃，则成鼠疮。疮周围皮色紫暗，疮内腐肉灰白，脓水清稀，常夹有败絮状物，一时不易排出，多形成慢性瘘管，或此愈彼溃；日久可致气血双亏，面色苍白，精神倦怠，少气懒言，形体消瘦，女性患者常可见闭经。

（1）方药施治

此期治疗宜用补法，补益气血，托里生肌，常用八珍汤加味，并重用生黄芪31g。

房老医生认为，黄芪是外科的圣药，既可补气升阳，固表止汗，又可止痛消肿，托里生肌。若能用人参，另煎服用，效果更佳，每日6~10g，微火煎服；若无人参，汤药中党参可加大用量为25~31g。脓肿破溃后，疮口之所以不愈合，气血不足是主要原因。故治疗时，应大补气血，气行血行，血随气走，气血充足，则易生肌收口。女性患者在此期如出现闭经，为血枯气竭之象，治疗时不能以下血药强行通经，宜补益气血，并加上肉桂补命门真火之不足，再加牛膝引血下行而经自通。

方药：党参25~31g，生黄芪31g，白术12g，甘草10g，白芷10g，茯苓15g，桔梗10g，归尾10g，赤芍10g，红花10g，川芎10g。

（2）外治法：

①破溃成疮，或形成慢性瘘管者，房老医生善用祖传秘方"甲字提毒粉"。

组成：什净轻粉31g，京红粉31g，血竭花12g，琥珀面10g，朱砂10g，麝香1~1.5g，冰片6g。

配制：以上7味药，分别研成细面，以不见金星为度，混匀后再研，以极细面为佳，置密封瓷罐中备用。

功用：化腐生肌，消肿止痛。

用法：以棉捻蘸药递入疮底。

"甲字提毒粉"的特点，是对阴证、阳证伤口均适用，能化腐生肌而不伤健康肉芽及新生上皮。房老医生指出，凡一切痈疽，不论新久，疡溃疮面，慢性瘘管，顽固溃疡，皆可用之，但对汞过敏者忌用，口腔黏膜、阴茎头创面应慎用。

在配制方面，房老医生强调，必须把药研细，以最细面为佳，因粗糙颗粒能刺激创面。并指出，内服药吃的是味，外用药使的是性；研细才能发挥其药性，否则影响疗效。关于该药外用，房老医生认为，此方不但能提毒化腐，还能生肌收口；此外，尚有杀虫、回阳、止痛、脱管之力。方中轻粉、红粉化腐生肌；血竭花活血提毒；琥珀化瘀渗湿；朱砂止痛渗湿、解毒生肌；此方麝香通络杀虫、止痛生肌；冰片止痛。其作用机理，可参阅"甲字提毒粉治疗烧伤慢性陈旧性创面的观察"（《中医杂志》1964年第12期，第17页）。根据实验研究，"甲字提毒粉"对多种细菌有明显抑菌作用。

②破溃疮口浅平者，改用祖传秘方"利生粉"（粗生肌粉）。

组成：生龙骨3g，象皮3g，血竭3g，儿茶3g，乳香1.5g，冰片1g，没药1.5g。

配制：以上7味药，分别研成细面，混合后再研成极细面。

功用：活血止痛，生肌收口。

用法：薄薄干撒创面上，外敷甘乳饮软膏，或外贴痈疽膏，每日换1次。

方中，生龙骨渗湿收干生肌，象皮生肌收口，儿茶生肌止痛，血竭活血止血，乳没化瘀止痛，冰片止痛。

笔者按：中医正在走向世界，前几年，我在《人民日报（海外版）》上看到一条消息，德国一个华侨的小儿子患瘰疬，二次手术未愈，抗结核药无效，疮口至今流脓不止，冯大夫给开了一个方子，可德国哪来的那么多中药饮片呢？而患者在破溃期，房老医生有祖传秘方"甲字提毒粉"和"利生粉"，还得寄药为宜。

③民间验方

我从一位高大妈那里，得到一个治疗破溃期脓水淋漓不尽、抗结核药无效、数载不愈的秘方。即用鸡蛋一个，从大头处开一个小孔，将金头蜈蚣一条折断插入小孔，再封上蛋孔，外用黄泥把鸡蛋包好，泥约半寸多厚，放炭火烧烤一个多小时，待冷后去掉黄泥蛋壳，将烧熟的鸡蛋和蜈蚣研细粉，以棉捻蘸药递入疮底。上药前两天脓水增多，疮口开始慢慢愈合，一周后进入愈合期。高大妈治外甥女鼠疮，治愈后40年未复发。这是治瘰的又一法。

4. 愈合期

鼠疮愈合后每易复发，春季更多见。房老医生强调，此期要用"防"法，以巩固疗效，防止复发。古代有治未病之说，就是重视预防的思想。新中国成立后，由于认真贯彻"预防为主"的方针，此病已很少见。房老医生指出，预防复发的基本原则是扶正，"正气存内，邪不可干"，深刻的阐明了这个道理。具体方法如下：

（1）心情舒畅，胸怀宽广。因过度忧思易致肝郁气滞，痰火内生。医生要帮助病人树立战胜疾病的信心。

（2）调理饮食，增加营养，忌辛辣刺激之品，不吃螃蟹、鳝鱼、荞麦等发物。

（3）加强锻炼，避免过劳，可以做体操，打太极拳，并应适当节制房事，以防耗伤肾阴。

（4）适当配合药物治疗，防止复发。首选小金丹，每服10g，日服2次，连服3个月或半年；亦可选用犀黄丸、内消瘰疬丸或八珍丸。

（5）愈合后，疮口疤痕可外敷龙珠软膏，促其软化，防止复发。

总的来说，瘰疬的治疗分两个方面：一是扶正，一是祛邪。房老医生特别重视扶正，认为扶正是治本。他将瘰疬的病程分为4期，是根据局部病状划分的。临床上可以见到在1个病人身上同时存在4期现象。因此，治疗时绝不能只看局部，不见整体，要特别注意对肝郁气滞、肝肾阴虚、气血双亏等证候的治疗，这就是"治病必求于本"的思想，治疗上和"病在颈项，根在脏腑"的发病观点吻合，体现了祖国医学辨证施治的重要性。

（吴信守整理）

二、附骨疽（化脓性骨髓炎）及其兼症辨证体验

化脓性骨髓炎是化脓性细菌侵入骨内引起的骨组织感染，属于祖国医学"附骨疽"的范畴。因其附骨而生，毒气深沉，且初起无头不红，溃后迁延不愈而得名。由于发病部位和临床特点不同，而命名各异：生于腕关节者称"兑疽"；生于踝关节者称"踝疽"；生于大腿内侧者"咬骨疽"；生于手足腿膊等处，溃后出朽骨者，称"多骨疽"；形成瘘管，脓水淋漓，迁延不愈者称"附骨流毒"。病名虽异，辨证论治则同。

（一）附骨疽辨证施治方药

房老医生认为，附骨疽的病因，以肾经亏虚为本，毒热未消、跌打损伤、风寒湿邪为标。肾主骨而生髓，髓能养骨，骨能藏髓，肾强则骨强，病邪不易侵入。经云："正气存内，邪不可干"；肾虚则髓空，病邪易入，侵而为病。又云："邪之所凑，其气必虚"。所以说，肾经亏损，正气不固为本病内因。发病外因，多为疔疖痈、乳蛾、脓耳之后，毒热壅盛，深窜入里，聚留于筋骨，蕴毒为脓，形成深部无头脓疡；或因跌打损伤之后，瘀血化热，以致经络阻隔，气血凝滞，热盛腐筋蚀骨而成脓，或因风寒湿邪乘虚流注，可溃破而出朽骨，或形成瘘管，迁延不愈。

附骨疽患者，多见面黄肌瘦，腰膝酸软，患肢较对侧粗大，或有畸形，瘘管长期不愈，外溢脓汁，舌苔白，舌质淡，脉沉细无力。此乃肾虚血亏，寒湿凝滞，伤筋蚀骨之象。治宜补肾健脾，益气养血，温经散寒。

方药：骨碎补17g，生黄芪20g，党参20g，枸杞子20g，当归10g，赤芍10g，菟丝子20g，肉桂10g，桂枝12g，五加皮17g，川断17g，芡实12g，茯苓12g，猪苓10g，甘草3g，泽泻10g，红花10g。

方中，骨碎补、枸杞子、菟丝子、川断、补骨脂、肉桂、五加皮温经散寒，茯苓、猪苓、芡实、泽泻健脾利湿，生芪、党参、当归益气养血，红花、赤芍活血，桂枝引经，甘草调和诸药。

寒盛者，加附子、干姜；湿盛者，加土茯苓、白术、防己、木瓜；肾虚明显者，加巴戟天、山萸肉、杜仲、桑寄生；血虚者，加熟地、阿胶。

(二) 附骨疽兼症之辨证施治

1. 朽骨辨证施治

附骨疽多出现朽骨（死骨）。房老医生指出，朽骨分两种，一种为细骨，骨块小而碎，色白而芒刺，大小不一，或生于疮内，或隐于皮肉之下，触及疼痛。疮内若有针尖细小之朽骨，不出净则疮口永不闭合，即使封合仍可再溃，朽骨除净，疮口很快封合，且多无复发之患。另一种为长骨，骨块大而整，质坚硬色灰白，大小不一，附于真骨，触之轻痛，多见于儿童。朽骨之治疗，房老医生认为，不论细骨或长骨，均不易消化。药物治疗方法如下：

（1）细朽骨：内服平补托里之剂，外用提毒化腐之品，扩大疮口，令其慢慢出净，亦可用手术方法取出。

方药：生黄芪 16g，茯苓 12g，炒山甲 16g，归尾 10g，赤芍 10g，皂刺 10g，白术 10g，川芎 10g，白芷 10g，桔梗 10g，甘草 3g。

外治法：以"甲字提毒粉"棉捻插入疮口。此种棉捻可长达一尺余，能插入疮底，适用深部瘘管，外贴痈疽膏。

（2）长朽骨：内服活血助气药，少佐温经散寒之品，外用活血化瘀之剂，久久待其与真骨分离，再施行手术取出。房老医生认为，长骨一时不出，影响不大，不应过急。

方药：生黄芪 16g，党参 16g，茯苓 10g，白术 10g，归尾 10g，赤芍 10g，皂刺 10g，红花 10g，炒山甲 17g，桂枝 12g，甘草 3g，刘寄奴 12g，肉桂 10g。

外治法：局部若未溃破，且患处冰凉，可外贴阳和解凝膏；如患处焮红灼热，可用温茶水调敷舒筋活血定痛散；如患处肿胀发凉，长期不消，可敷铁箍散软膏。局部若已溃破，外治法同细朽骨。

2. 骨质增生辨证施治

附骨疽常后遗骨质增生，往往引起疼痛等症状，房老医生认为，其病因和气血虚弱有关，治疗不能采用手术，可用中药烫敷。房老医生的"骨刺腾药方"，经临床长期实践用之有效，能改善症状，不但适用于附骨疽后遗的骨质增生，也适用于一般的骨刺。现介绍如下：

（1）骨刺腾药方

组成：骨碎补，茄根，透骨草，黄柏，木瓜，防己，川断，没药，乳香，白芷，红花，羌活，当归。

功用：舒筋活血，祛风利湿，化瘀定痛。

用法：将上述 14 味中药各 30g，共研细末，放入盆内，加食盐 60g，白酒 2 两，拌匀，分装于两个预制的白布袋内（大小约 8×18cm 左右），缝闭口袋，放入笼屉内蒸之，约 15 分钟取出 1 袋，抖晃活动，勿令袋内药末结成疙瘩，不要太热，腾敷于患处，凉后将布袋放入笼内再蒸，取另一布袋温后再敷，交替腾敷10~20次，烫毕，将药末倒在盆内阴干，次日再蒸再烫。如药不干，不必加酒加盐；若药已干了，加少许酒，不必再加盐。1剂可用5天。用药期内，忌食螃蟹和无鳞鱼，否则可能加重症状。

（2）消胬肉粉

附："消胬肉粉"，系房老医生的经验方，经临床长期实践，效果良好。

组成：乌梅肉30g，冰片10g，麝香0.7g。

用法：将乌梅肉焙干，与冰片、麝香共研极细面，即可应用。

笔者按：房芷萱医生祖传外科所献出的秘方：舒肝软坚丸、甲字提毒粉、利生粉，自己总结出的消胬肉粉，都是祖传秘方，十分珍贵。一个医生一生能创制出一个或二个行之有效的名方就已经不简单了。《房芷萱临床经验》一文，字字句句写的临床，使人读后受益匪浅。作为内科大夫，各科都应涉猎。赵炳南老师有句名言："学了宁可不用，不可用时不会"。在大城市，医院分科越来越细，这是医学发展到高精尖的需要，所以导致城市大夫约而不博，内科大夫碰上附骨疽则一时束手无策；地县级大夫博而不约，内科以外什么病都看，但博而不约，深度不够。

3. 治疗瘘管民间验方

遵仲景圣训"勤求古训，博采众方"，我在学生时博览群书，1963年读到一篇文章，祖传外科名医家之孙子患附骨疽，爷爷、父亲费尽心力，久治不愈，孙子青少年时期都在床上度过。孙子自学《外科全生集》后认为，附骨疽瘘管内朽骨不除，疮难愈合，当用"推骨散"（蜣螂、干姜），但用后疼痛难忍，不知何故。一日读字典发现，蜣螂，注解有两个不同的动物，一个是屎壳郎，一个像蚕虫体，大如黄豆不等。这种虫，我在儿提时最喜欢逗它玩，农村人叫它"倒退牛"，沙地、盐碱地常见，平平沙地一个酒窝，虫在窝底，候小昆虫掉入食之。孙子用这个"推骨散"推出朽骨约两许，附骨疽痊愈。一年暑假，我回老家探望姑姑，见姑姑膝盖上一漏洞，每日流脓不止，问后才知姑姑患膝关节结核，在西安手术后伤口每日流脓不止。我想用在《中医杂志》上看到的"推骨散"给姑姑治疽。我和表弟在盐碱地捉到6个大的倒退牛，拿回家，找不到姜，姑姑把虫洗净直接放入瘘管，一个一个倒退牛倒着退入瘘管底部，这样上了五天，痼疾霍然而愈，临终旧疾未发。我侨居在墨西哥城，星星山附近，山上盐碱地也有很多倒退牛。学房老医生治附骨疽的经验，再合用"推骨散"，推出朽骨，岂不是多了一种方法，成了锦上添花！后来，在陕西还治了2例附骨疽病患。看来，倒退牛，虫小有大用。

儿科名医董廷瑶诊疗经验

上海中医文献馆

一、治疗麻疹不囿成法，随机应变

小儿麻疹，首重透发。古人以麻疹"内蕴胎毒，外感天行"为其主因，"先发于阳，后发于阴""毒兴于脾，热流于心""脏腑皆有病症，肺经先病独多"为本病的发病机制。透表的意义就是，掌握了"疹性喜透"和"自内外达"的自然规律，采取顺其病势，因势利导，而不拂逆其自然的治疗措施。古人明言"疹宜发表透为先"，又言"疹毒从来解在初，形在毒解即无忧"，说明"毒解"是基于"形出"之理，故"透"为治疗本病的经验总结。

余遵循家学，数十年来，历治麻疹无数，颇具一得之见。1959 年冬，全国性麻疹大流行，上海地区更为猖獗，病势危重者极多。领导组织了各方面力量，专设病房进行抢救，余负责中医部门的抢救工作，任务艰巨，责任重大。当时用常规治疗，初期不外辛凉透表，中期清热解毒，末期清降泻火。讵意是年病势多重，并发肺炎，即转脑膜炎者比比皆是，收效不显，死亡率高达 10% 以上，令人胆寒。为了抢救病患，余日夕不离医院，以便随时观察。通过仔细研究分析发现，患儿初起，麻疹见布而两颧皖白，体温陡高，咳嗽气急，鼻煽色青，疹色灰暗，或一出即没；旋因毒向内陷，合并肺炎，继而昏迷嗜睡，迅速形成脑炎而至死。从以上病势推理，由于麻疹以透为主，是蕴毒为时邪所引发，故必自内达外，由里出表，则必经血分；今痧布而两颧灰白者，就因气血阻滞所致也。方书谓：左颧属肝，右颧属肺，而肝主血，肺主气，由于气血运行失常，不能载毒外泄，而向内陷，险象丛生。更因是年连日大雪，严冬酷寒，夫寒则血凝，从结合岁气说亦影响麻疹的透发。原因既明，故改用王清任解毒活血汤一法，服一二剂面色转红，血活疹透，迅速化险为夷。运用此法，顿使麻疹未齐者可齐，已没者亦得毒解而安，高热者很快下降，神志渐得清醒，使死亡率降到零数。迨麻疹工作结束时，统计结果，其死亡率平均为 3%，是全市最低单位，得到卫生局的表扬。

1959 年 5 月，中央召开全国传染病工作会议，余被推选为代表之一出席。会上交流解毒活血法抢救麻疹逆证的成果，颇得同道重视。

之后，余又对活血解毒法治疗麻疹危症的重要性作了进一步观察。在 1960～1961 年的麻疹防治中，以透为基本原则施治，挽救了许多危重病例。通过对 46 例重症患者得治的统计，其中用辛凉解表与活血合用者 14 例。后两种情况说明，在危重麻疹中，有血分瘀热之病机者几占一半以上，为临床不可忽视者也。以第三种情况来说，即在疹淡不明，两颧苍白，或疹暗色紫，或素体虚弱，患有先天性心脏病者，或并发肺炎、脑炎，均需参用活血药物，使其疹透毒泄而安也。此为今人不可磨灭之印象。

急性热病必自外感始，中医疗法必使邪有出路，防其病邪深入。《内经》谓"因其轻而扬之""如其上者因而越之"（涌吐法），"其有邪者，渍形以为汗"（熏蒸法），"其在皮者，汗而发之"（解表法）等，这是病位尚浅时的逐邪之法。若邪传里，经有"因其重而减之"之说，如"其下者，引而竭之"（涤荡法），"中满者，泻之于内"（消导法），"血实者，宜决之"（活血散瘀法）都是给邪出路，使邪去而正安。他如水病之"开鬼门，洁净府，去菀陈莝"，暑痧之取嚏、刺委中放血，小儿口糜泻火利尿等，无不以逐邪外出为目标。

前贤每有邪祛正安的治疗思想。近人注疏《钱氏医案》前："病邪不可令其深入，如盗至人家，近大门则驱从大门出，近后门则驱从后门出，正不使其深入而窥寝耳"。夏禹铸曰："治病不可关门杀贼。脏腑之病必有贼邪，或自外至，或自内成，祛贼不寻去路，以致内伏，是为关门杀贼"；而"关门之弊，不唯不能杀，而五脏六腑无地不受其蹂躏，其为害可胜道哉"。"小儿之病，多起于外感、伤食，更需要重视这一治疗思想，以祛邪安正也"。

二、既要师古，又应创新

余因家学的熏陶，亦得各家学说的汇通，顺证应变，不断总结，在师古的基础上有所发挥，有所创新。

例如，小儿肺炎，临床表现类型很多。在各种不同的类型里，通过辨证论治及中西医间的合作，可有一定的效果，恕不赘述。今特提出讨论的是西医所谓的腺病毒性肺炎。这类肺炎，抗生素多不起作用，高烧持续不退，咳逆气急，病程迁延，检查白细胞不高，胸片阴影较淡而呈片状。在治疗过程中，若给予一般的宣肺泄热、清里解毒常法处理，疗效不显，且往往变化复杂，产生不良后果。于是不得不精思殚虑，另觅方药，创制了"熊麝散"（熊胆、麝香二味研匀），开水化服。试用以来，疗效显著。多数病例，服后1天开始退热，气急和缓；重者3天内热退，气和咳爽，病情就安，屡用屡验。（熊麝散每服0.1g，每日两次，笔者定的剂量）。

考，熊胆，性味苦寒，邹澍谓"为木中之水，其为水木相连，斯上可以泻火气之昌炽，下可以定水气的凭凌，系相水火相济之源。"据方书记载，它能开郁结，泻风热，具凉血、清心、平肝、泻火之功，专治小儿热盛神昏、急惊痰火之重症。麝香，则味苦而辛，气温而香，开结通窍，解毒定惊，对惊厥昏迷之危症有起死回生之效。两品相互配合，加强了清热解毒之能，泻膻中之壅热，逐心包之痰浊，平肝风之惊厥，切合温毒犯肺、痰火内郁的病机，是以能出奇而制胜。

虽然熊麝散主热毒里郁之重症，但不是任何患者都可应用，必须慎重选择适宜病例，施用上不超过3剂，因为苦凉之品，故中病即止，否则恐损脾胃，同时配合汤剂，较为妥善。此亦系根据临床的需要而有所发挥者也。

再如，婴幼儿泄泻中，常遇肠麻痹症（现代医学病名），其势危急，病情严重。时因药入即吐，汤剂不纳。症见腹胀如鼓，叩之中空，作恶呕吐，气促不舒，大便不畅，次多量少。此为脾怠气窒，中焦阻滞，升降失职，遂使气阻于下而大便不畅，胃气上逆而呕恶气促。于是只有另觅途径，采用外治法，以丁香、肉桂、木香研末为散，加麝香为引，敷于脐上，名曰"温脐散"。散中温香诸药，借麝香渗透之力，旋运气机，往往在敷后2小时内肠鸣连连，频转矢气，大便通下而吐止气平，然后再以汤药调治。此法颇建奇效，遂使危病转安。此也是因症而制宜者也。

小儿复发性肠套迭，一般来说，必送西医普外科治疗，给以灌肠整复。但本病患儿，每多反复发作，甚至上午复位，下午又发，若手术治疗，则病家每多顾虑。我们通过辨证，因其腹痛阵发，痛而拒按，面色晦暗，舌质带青，此为肠子局部的血分瘀结，不通则痛也。故采用王清任氏少腹逐瘀汤活血利气之法，以其功在温经散寒，活血行气，化瘀止痛，且又通达下焦，故较合适。临床上，根据情况加减化裁，寒甚必加姜桂，或选用木香、乳香、桃仁、红花、枳壳、川楝等随意而施。临床应用疗效显著，且可根治。

成人慢性非特异性溃疡性结肠炎，一般治疗长期无效。我们曾用过四方：驻车、附子理中、参苓白术、真人养脏等方，粗似对症，但其效均不理想。遂进一步分析，反复思索。从病因言，常见由于精神紧张、情绪忧郁，则与肝气有关；从部位言，病变常在乙状结肠及其邻近部位，正是少腹深处、阴分下极，为厥阴所主，故为寒热错杂的下痢。尤在泾《伤寒贯珠集》指出，这是由于阳复太过，其热侵入营中所致，从这一点考虑，结肠炎和厥阴肝木有一定关联。而厥阴病的要方乌梅丸，仲师明白指出"又主久痢"。吴鞠通在《温病条辨》72条云："久痢伤及厥阴，上犯阳明者可用之"。据此，余乃以乌梅丸改汤剂为主方，加减变化以治该病，取得了较好的成绩，其疗效亦渐巩固，但必数十剂才收全功。

以上几个例子，为长期研读观察思考总结所得，重要的是不执一方以治一病。昔贤陈自明曰："世无难治之病，有不善治之医"。医者在走穷路之时，应当寻思探索，改弦更张，以求得对症之方。这就需要复习典籍，参阅诸说，广开思路，成方与立新灵活运用，庶几不拘于一隅之见也。

三、结语

前后两篇文章，简要地记述了个人的治学经过及点滴的肤浅体会。余自感学习运用祖国医学的经验，概括起来则有"九要"：一曰明理，二曰识病，三曰辨证，四曰求因，五曰立法，六曰选方，七曰配伍，八曰适量，九曰知变。这在中医学术上是环环相扣地组成了一个体系，而在临床的诊治上则是一个完整的过程。其中，"明理""识病"，反映了医者在理论上的修养；"辨证""求因"，是指观察分析上的能力；"立法""选方""配伍""适量"，是在理论指导下的具体运用；而"知变"，即随机应变，是对特殊情况下的应对能力和适当处置，集中体现了中医治疗上的灵活性和针对性。设能致力于这"九要"，来一番苦功，定能提高业务水平而渐臻精湛。由于学无止境，余虽年迈，不敢自追，唯恐学识不进则退耳，愿与后学诸秀共勉旃。

笔者按：小儿麻疹内陷救治之法，运用王清任解毒活血汤力挽狂澜；小儿腺病毒性肺炎，董老自创"熊麝散"治之屡用屡验；小儿肠麻痹症，食入即吐，董老新辟外治法用"温脐散"，大便通下而吐止气平；小儿肠套迭，采用王清任少腹逐瘀汤，免整复而不用动刀；结肠炎症，董老求古训，用仲景乌梅丸久服才能有效。这五种病为临床常见病，又是难治之病，若"明理""识病"水平不高，是创制不出"熊麝散"来的。关于腺病毒性肺炎，最早见于蒲辅周医案，赵心波老登门向蒲老求教，学习腺病毒的治疗，并总结出4大治则：宣透法、表里双解法、清热救阴法、生津固脱法，并依法配制，创立了银翘散合麻杏石甘汤化裁的"肺炎一号方"（麻黄、杏仁、生石膏、生甘草、银花、连翘、荆芥穗、知母、黄芩、板蓝根、鱼腥草），是治疗小儿肺炎较好的方剂。

石熙瑞老中医幼科学术经验

长沙中医院

石熙瑞老中医，现年71岁，17岁从师于衡阳，在中医儿科临床50余年，以善治疑难杂症而名于湘，求诊者遍及全省各地，由省定为湖南地区的名老中医，兹就石老的学术经验谈谈本人体会。

一、立足创新，着眼化裁

石老认为，《内经》《伤寒杂病论》为医者之准绳，但须遵经而不泥古，敢于创新，不能墨守成规，按图索骥。观石老临证用药，大胆灵活，与人迥异，对疑难杂症常别出心裁。如小儿先天胆道闭锁，有身目俱黄、粪便色白、腹胀如鼓等症状，幼科书籍上虽有"胎黄"等论述，与此难以相符。石老创补脾理气、利胆渗湿法，为本病的中医治疗提供了成功的经验。又如小儿血小板减少性紫癜，责之脾虚气弱，酿成血热，为本虚标实证，采用补脾凉血法，也收到了很好的效果。

石老在长期的临床实践中发现，小儿之病内因居多，从而提出"一曰脾虚，二曰气郁，三曰伏热"的"三因论"。"伏热"一说，源于伏邪学说而有区别。伏邪，乃感受外邪不即发病，伏藏人体过时而发，限于温病范围；而伏热，乃因小儿发育迅速，营阴不足，不能散精于肝，濡养肝体，而产生虚热，为小儿多有消渴、急惊、疳热等病的重要原因，但与李东垣提出的"阴火"不同。

二、辨证首重望诊，施治必参体征

石老辨证注重望诊，并把舌苔的变化作为指导用药的依据，小儿指纹仅作一般参考。

石老认为，望面神色常能判吉凶、审寒热、辨虚实。轻证，多色润而神气隐伏；重症，则面枯乏光泽。面白喜静多寒，面红喜动多热。脾虚血少多白而微黄，虚甚多白而发青。黄疸患儿，黄色鲜明为实，黄色淡暗为虚。眼睑红赤，为麻疹潜伏期早期诊断的重要标志。

石老认为，察舌亦相当重要，苔润多为虚为寒，中灰而润为里虚，苔白粗而干为外感津伤，微黄而干为邪热入里，黄而燥为里热实证。还有一种花剥苔，石老称"地图舌"，为心火亢盛。

石老从临床中体会到，城乡儿童的体质不同。城市儿童，父母溺爱，任意进食，且母乳常不足，多脾胃不和，应注意调理；农村儿童，父母经常劳动，骨骼健壮，为小儿先天打下良好的基础，生后母乳充足，户外活动多，空气新鲜，较少患病，轻证常可自愈，患病后多迁延之重症才来就医，用药应稍峻。

石老认为，小儿脾常不足，包括了脾气虚与脾阴虚两个方面。但小儿由于生机旺盛，发育迅速，体内营阴被耗，更容易导致脾阴不足。临证可见纳差，消瘦，五心烦热，大便干结，毛发焦枯，肌肉灼热，口干溺少。石老多选用参须、条参、淮山、芡实、茯苓、扁豆、莲肉、薏米等甘柔药物，以养脾阴，并多辅以生地、白芍养肝，石斛、麦冬养胃，防其化燥生火，劫伤脾阴，并受钱乙变八味肾气丸为六味地黄丸的启发，反其意用之，指出久病久泻伤阴的患儿，单扶脾阳，则阳气过亢而扰乱平衡，必须在补益脾阴的基础上扶脾阳，实为符合小儿生理特点的补脾良法。

例：胡××，女，4岁6个月，1982年5月10日初诊。不思饮食已达年余，日渐消瘦，入夜盗汗，小便频而量多，近日鼻衄，查面色无华，舌苔花剥，脉细缓。乃脾阴不足，累及脾阳，宜调养脾胃。药用：

参须、炮姜、藿香、砂仁、山楂炭、枳壳、甘草各3g，生地、连翘、焦术、厚朴各6g，生芪、怀山药、芡实各10g。

3剂，食欲增进，衄止，盗汗大减，面色仍欠佳。上方加麦冬、白芍、浮小麦各6g，继进5剂以善后。

三、三焦同治，寒温并用

石老认为，邪气侵犯机体往往不只停留一处，而是同时触及多个脏腑，因而表现出三焦之病同见的复杂情况。此时，必须三焦同治，方能宣通上下，速去病邪。临证体会，此法用于邪气留恋、春温外发、暑热消渴等热病，能提高疗效。上焦宜清，治在肺；中焦宜润，治在胃；下焦宜泄，治在肝。

有时，病邪虽居一脏一腑，而脏腑相连常累及他脏。三焦同时用药，则可先安未受邪之地，体现了石老的整体观念与治未病的思想。运用于小儿热病，较之刘河间的表里双解更为贴切。

小儿体质易虚易实、易寒易热，一旦患病，多为寒热错杂，或表寒里热，或上寒下热，石老常采用寒温并用法，使其各达病所。

辛凉辛温并用——小儿体嫩质薄，阴液常亏，如外邪干犯，运用发汗药，辛温太过，耗液伤阴可致痉；一派辛凉则遏伏其邪表反不解，石老多辛温辛凉并用，名为解表平剂，运用于外感温病。笔者按：赵心波求师蒲老治腺病毒肺炎所创的肺炎一号，就是辛温辛凉并用。

清补并用——小儿脏腑未坚，神气未充，外易为六淫所侵，内易为饮食所伤，患病多本虚标实。石老常以补脾温胃药与滋阴降火、苦寒清热药同用，以利于祛除病邪。

清上温下并用——上焦有热，下焦有寒，亦为小儿常见症状。如口渴引饮，日久不止，不单纯为上焦热盛伤津，而多兼下焦寒结，气化失职，津不上承。石老在用清热生津药物的同时，兼用炮姜、细辛等祛寒之品，效果显著。

解表温里同用——小儿发烧，久久不退，多由虚寒在里，若见表热而单纯清表散热，烧往往难退，须与温里药同驱并驾（安内攘外），里寒一散，热即随之而解。

石老认为，寒热错杂证候，如只用寒凉，则易伤阴；纯投温热，又助热伤阴。惟融两法于一炉，才能起到散寒清热、调和阴阳的作用。

例：郝××，男，1岁4个月，1981年12月20日初诊。患儿口腔溃烂，时流脓水，兼腹泻水样便，一日达20余次，经某医院诊为消化不良，住院1周治疗无效，乃来我院就诊。查舌苔黄，指纹淡青，为上热下寒，虚实夹杂，宜寒温并用、清补兼施法。药用：

白参、炮姜、甘草各3g，茯苓、焦术、石斛、怀山药、芡实、花粉、厚朴、黄芩、法半夏、连翘、车前仁、石榴皮各10g。

3剂后，即溃收泻止。继进参苓白术散加减3剂，以资巩固。

笔者按：前贤（《本草备要》）有口舌生疮，苦寒药治之愈甚，用附子理中汤而治愈。

四、治病顾调气，遣方行反佐

石老认为，百病皆生于气，因而临床上，不管补、泻、温、清，必用调气药调达气机。石老反对一味呆补，认为补脾须辅以理气之品，才能补而不壅，并常根据理气药的性味功用而选药，如厚朴、法半夏用于脾虚腹满；砂仁、蔻仁用于纳差；广香、陈皮用于脾失健运；丁香、炮姜用于胃寒呕吐；川楝、乌药用于夜啼烦吵。

石老说，寒为阴邪，其性凝涩，经脉受阻，肌肉失养可致痿痹；阴寒内结，气血不通可致腹痛。采用细辛、炮姜、桂枝辛温行气药，合寻骨风、黄芪治疗小儿麻痹后遗症，收到很好的疗效。

运用理气药，根据寒热虚实的不同选用药物，则很少产生耗气伤阴的副作用。

例：李××，女，10岁，1981年3月9日初诊。持续腹痛3天，3月7日某院以"急性阑尾炎""局限性腹膜炎"收住院，决定手术治疗。因家属拒绝，即出院来诊。询及腹痛以脐周为甚，伴恶心，发热畏寒，四肢厥冷，二便调；查：体温38℃，腹平软，有明显压痛，舌苔薄白，脉弦。石老辨为寒气内结，阳气不行。拟温中散寒，行气散结。药用：

白参、砂仁、炮姜、细辛、甘草各3g，广木香、法半夏、枳壳、防风、槟榔、木通各6g，焦术、厚朴、川楝子、车前仁各10g。

2剂后复诊：体温降至37℃，恶心已止，四肢转温，腹痛稍缓。仍用上方加减，连服5剂，腹痛消失，诸证悉平。

按：急性阑尾炎，中医称肠痈，多惯用大黄牡丹皮汤荡实逐瘀为主。本例患儿，按之痛剧，又兼发热，貌似实热，石老根据肢冷、恶心、腹软、畏寒、舌苔薄白，诊为寒气内结，放胆采用温里行气药而收效。

反佐法，是以性能、功效相反的药物辅佐主药的治疗方法。石老在临证中，运用灵活，恰到好处，归纳起来有以下几种形式：

寒热反佐——反佐辛热药或苦寒药，防其苦寒太过或温燥太过，损伤脏气。如热深厥深的高热症，谓其阳气不达，在清热药中，佐入炮姜疏通经络，以防凉伏其邪；在治疗春温证的方剂中，佐入桂枝引邪外出；在理中汤、四逆汤中，佐入黄芩监其温燥之性。

升降反佐——在补中益气方中，佐入厚朴；在升提清气方中，佐入槟榔；在降气通便方中，佐入升麻，以复其升降之机。

刚柔反佐——反佐辛窜药或阴柔药，防其阴腻滞邪或耗气伤津。如，在大剂养阴剂中，佐细辛，使其药力四布；在四磨汤中，佐入白芍，既防伤阴又可平肝化气。

敛散反佐——反佐宣散药或收敛药，防其敛邪或伤正。如，在关门止泻剂中，佐入厚朴以驱肠中之宿寒；在宣肺化痰剂中，佐入五味子，防其辛散太过。

石老师对细辛、炮姜二味的运用相当广泛，如，在银翘散中，佐细辛以行气散结；在桑菊饮中，佐细辛以开寒闭；炮姜多用来以热治热，退日久之高热。

笔者按：前贤有六味地黄加细辛以治夜间口干，斯为会用细辛者也。

例：李××，男，5岁，1981年4月3日初诊。右腮焮热肿胀1周，畏寒发热，咳嗽，吞咽困难，去某医院多次门诊无效。查舌苔薄白，脉弦，乃外感热毒相合而成，宜疏风消肿，清热解毒。药用：

荆芥、防风、葛根、连翘、川贝、柴胡、法半夏、地丁、花粉各6g，牛蒡子、黄芩各10g，甘草3g，细辛1.5g。

3剂后复诊：诸症均减，尚有咳嗽、纳差。上方去细辛、法半夏，加参须、射干、银花各6g，瓜蒌10g。再服3剂。

按：石老认为，小儿痄腮为外感温毒，内挟肝胆之火上攻，风热痰湿滞于少阳经络，以致腮颊肿而成。故治疗，除用疏风、清热解毒剂外，常反佐细辛通经散结，使肿胀迅速消退。

石老临证，多运用清补兼施的复方，常有二方、三方融为一体，加减化裁，药味有时虽多，但仍不失法度。石老认为，经方、时方虽为前人经验之结晶，但仍应根据小儿生理病理特点加以变化。尝谓：用药以应病为主，药之应病在于配伍得当，若拘泥成方，则难见功。

五、细辛、炮姜之幼科发挥

1. 细辛

细辛，味辛性温，少阴肾经主药也。世人皆知其能治太少两感、痰饮喘嗽、血虚寒厥等证，却因其辛窜燥烈，畏而不敢贸然用之。殊不知，本品味虽辛而体润，上能开肺，中能暖胃，下能温肾，外而经络，内而脏腑，无处不到，条达气机，通畅三焦，实为幼科一大良药，用之得当，可奏奇效。

曾治杨女，5岁又3个月。自2岁时开始抽搐，时有发作。年来服西药抽搐稍减，近月又复频作。发作时两目呆滞，四肢掣动，口吐痰涎，达10余分钟之久。1982年4月26日就诊于余。察其舌苔薄白，脉数。此为寒痰闭窍，发为慢惊。治宜温化寒痰以开窍，佐以益气通经。方用：

参须、细辛、甘草各3g，麦冬、川贝母、石菖蒲、黄芩、茯苓、玳瑁、法半夏各10g，生芪18g，白附子、僵蚕各6g。嘱服4剂。

复诊：近1个月来未见抽搐，饮食二便均正常。继以上方加减4剂，至今未复发。

按：本例用《医宗金鉴》清心涤痰汤加减，入细辛一味，而收化痰、开窍、通经之功。

其用细辛于幼科，临证体验发挥有七：用于慢惊，能温经开窍；用于癫痫，能豁痰通闭；用于久泻，能温散下焦之寒；用于高热不退，能开闭，领邪外出；用于肾虚水肿，能行气利水；用于小便淋漓不止，能化气通淋；用于胃寒呕吐，能宣散中焦寒积。又尝反佐于桑菊饮，治风热咳嗽，里热外寒；反佐于银翘散，治小儿痄腮，里寒外热；反佐于大剂阴药中，使其药力四布。

2. 炮姜

炮姜，为干姜炮制焦黑而成，味辛苦，较之干姜，尤擅治吐血、崩漏等症。干姜大辛大热，适用于阴寒太盛，舌苔灰白而润者；而炮姜为温阳药，热减性纯，但辛散之力犹存，温能行气，气机畅达，则百脉平和。常用于治反胃呕吐、肺寒咳嗽、腹痛难禁等症，皆能随手取效。如，伍白术、砂仁，可以鼓舞胃气以治纳差；伍参苓白术，可以振奋脾阳，以治脾虚不运；伍淮膝、当归，可以温经活血，治足痿不用。

其用炮姜于幼科，亦常得心应手。曾治文氏子两个，发热腹泻已6日，兼见恶心、呕吐、纳差。1980年12月1日就诊于余。查：T39℃，舌苔白，指纹红。此为脾虚中寒，升降失职，虚热外浮。宜补脾理气，甘温除热。方用：

藿香、白参、木香、砂仁、法半夏、甘草各3g，茯苓、车前、厚朴、炮姜、怀山药、麦芽、焦术各6g，芡实10g。嘱服3剂。

复诊：热退泻止，小便增多，稍有咳嗽。守上方，加益智仁、黄芩6g。又服3剂，诸证悉平。

本例高热、腹泻并见，盖小儿气血未充，脾常不足，故常致中气下陷，气不归元，阳浮于外，虚热乃成；若脾胃健运，虚热必然自平。故以参苓白术诸药健脾止泻，以炮姜温中升阳而除热。

其临证用炮姜于幼科，发挥有五：配葛根、柴胡，治风热骤起；配银柴胡、地骨皮，治久热伤阴不退；配白参、厚朴，治脾虚发热；配养血滋阴药，治血虚发热；配参须、石斛，治小儿夏季热。

（肖展鹏整理）

笔者按：石老之用炮姜、细辛，见识高深，用药独创，作为儿科大夫应学而用之，再有所发挥。

1964年，我创"镇衄汤"治鼻衄，阴虚实热均能用；后再续李斯炽老师之学，幸得一民间秘方：干姜15g烧黑（炮姜），煎水急服，以暖气摄血，治血虚阴寒鼻衄。治衄之两大法门，由此皆有方也。

陈鼎三先生临床经验谈

四川名医

陈老先生行医六十余载，始终坚持知之为知之、不知为不知、实事求是的理念；对每一病案，必坚持理法方药完整，严谨不苟；用药洗练，以经方为主，兼收各家；时方常用《条辨》方，很少杜撰自制；每方必有来源，加减必有依据。这是因为，他一生以诊治坏症、逆证著称，其中不少是因为误治所致。他目击病人之苦，深慨医道之淹没，所以对自己的要求非常严格。为了自勉，为了育人，他把自己的诊所命名为"是知堂"，取《论语》"知之为知之，不知为不知，是知也"的含义。对此，陈老一生身体力行，自成一家医风。

一、病无定体，用方当依情势而定

在学术上，陈老推崇经方，可谓"经方派"，然亦赞赏汉以后的医家成就；最喜《伤寒杂病论》，但亦肯定温病学说。陈老认为，病无定体，千状万态，当用何方，各依情势（病情）而定，不可按图索骥，世上哪有照着书本条文去看病的道理呢。

20世纪30年代，我初学医时，有唐瑞成者，男性，年五旬，体素嗜酒。一日坐茶馆，忽四肢痿软，不能自收持（弛缓性瘫痪）而仆地，其精神清爽，言语流畅，诸医诊之，不知为何病。陈老诊之曰：此名风痱，中风四大证之一。治宜《金匮要略方论》附《古今录验》续命汤。投方一剂，次日能收，次日即能行动。后屡见先师用此方，效如桴鼓，活人甚多。以后我运用此方，治疗多例现代医学为称之为"脊髓炎""多发性神经炎""氯化钡中毒"等疾病，效果良好，有时称之"效如桴鼓"并不为过。有病案为证。

如雷××，男，18岁，四川峨眉县××社工人，住院号：18472，入院日期：1965年5月2日。患者于入院前12天晨起床时，突然颈椎发响，旋觉右上下肢麻木，活动障碍。一、二小时后全身麻木，并气紧，心悸，呼吸困难，尿闭。急送当地公社医院，治疗2日无效；又转送县医院抢救，经抗感染及对症治疗仍无效。后转来我院，经西医诊断为"急性脊髓炎，上行性麻痹"，收住内科病房。当时，患者除上下肢麻木、不完全性瘫痪外，最急迫的症状是呼吸、吞咽十分困难。除予以抗感染、输液及维生素等治疗外，还不断注射洛贝林、樟脑水和吸氧进行抢救，然而患者仍反复出现阵发性呼吸困难，呈吞咽式呼吸，时而瞳孔反射、全身深浅反射均消失，昏迷。如此，一日数发者6日，救治罔效，危象毕露，家属已再三电告家乡准备后事。为遂病人家属要求，乃于8月9日上午邀中医会诊。我诊时，见危象过后患者神志清晰，语言无障碍，自觉咽喉及胸部有紧束感，呼吸吞咽十分困难，全身麻木，左上肢不遂，咽干，舌质红，苔薄黄，脉结弦而数。断为"风痱"。治以《古今验录》续命汤：

干姜3g，生石膏12g，当归9g，潞党参12g，桂枝4.5g，甘草3g，麻黄6g，川芎3g，杏仁6g。

并针刺风府、大椎、肺俞、内关，留针15分钟。

第2天（8月10日）复诊：继服上方1剂后，左上肢已能活动，口麻、全身麻木减轻，吞咽呼吸已不甚困难，停用西医的抢救措施和药物。

守方再服一剂，左上肢已较灵活，左手能握物，口麻、全身麻木消失，呼吸、吞咽通畅，能食饼干，惟胸部尚有紧束感。继以原方随症加减，连服4剂，诸证消除。继以调理气血收功，于 8 月 23 日痊愈出院。

我又曾目睹老师用十枣汤、控涎丹治疗顽固性全身严重水肿，大量腹水，小便极少，经复方治疗无效者。先健运脾气，待胃纳正常时，配合十枣汤、控涎丹以攻逐，服后并不呈现恶心呕吐及泻下逐水作用，而是尿量骤增，浮肿、腹水迅速消退。我在西医的配合下，运用先师的经验，对表现为顽固性严重水肿、大量腹水的慢性肾炎或肾病综合征患者，每能起到较好的利尿作用，肾功能亦随之改善。这方面的体会，我在《河南中医》（1981 年第 6 期）《对肾病综合征用十枣汤、控涎丹利尿消肿的经验》一文中已做了介绍，此处不赘述。

陈老虽以识精胆大、善用经方名噪遐迩，但却绝少门户偏见，对各家有效方剂亦常能得心应手地加以运用。

如，1934 年，先母患大头瘟，头面焮肿，灼热难忍，皮肤光亮，眼不能睁，卧床旬日，在本地治无效。其时我正随陈老学医，家中来信嘱请陈老诊治。陈老至，疏方为：银花、菊花各 30g，鲜地丁 120g，生甘草 15g（名"三花饮"）。1 剂显效，3 剂而愈。

我因素体尪羸，十余岁时偶患感冒，咳嗽，胁部牵扯疼痛，如翻身转侧、深呼吸时牵引作痛，寒热往来，一日几十度发，每次数分钟或十数分钟不等，发时背心如冷水泼之，饮食不进。先师诊后，用《温病条辨》香附旋覆花汤，胁痛即除矣。后又增外感，咳嗽痰多，胸部牵引作痛，用六安煎不效，改服香附旋覆花汤亦不效，又数次更方，皆不中证，病益剧，呼吸活动时均牵扯胸部作痛，仰卧于床，不可稍动，气喘痰鸣，痰稠黏如饴糖之筋丝状，咳至口边而不出，需以手捞之。七日之间，精神萎顿，势近垂危。先师诊之，谓此乃痰热伤津，燥痰壅塞气道，正唐容川所谓"上焦血虚火盛，则炼结津液，凝聚成痰，肺为之枯，咳逆发热，稠黏滞塞，此由血虚不能养心，则心火亢盛，克制肺金，津液不得散布，因凝结而为痰也，豁痰丸治之。"乃用豁痰丸为煎剂。因深夜无竹沥，权有莱菔汁代之，连尝两煎，病无进退。天亮后，急备竹沥几汤碗，仍煎豁痰丸，以药汁与竹沥各半兑服。下午 3 时服头煎，黄昏服二煎，至夜半觉痰减少，胸中之痰涎既未吐亦未下，无形中竟消失矣，并能知饥欲食。守方再进 1 剂，便可扶床行动，2 日后即可出门。改用气阴两补调脾胃方药，病竟霍然。

我根据先师经验，对急性支气管炎、慢性支气管炎急性发作、支气管哮喘、肺炎，特别是腹腔内各种手术后引起肺部感染，而出现咳逆上气，咽喉不利，痰涎稠黏，咯吐不爽，胸闷气喘，口干须饮，水入则呛，舌红而干，舌苔黄腻，脉滑数无力者，用豁痰丸治之，效果颇佳。具体内容可参考《河南中医》（1982 年第 2 期）《陈鼎三、江尔逊用豁痰丸抢救痰热伤津壅塞气道危症的经验》一文。

二、耳闻不如目见，目见不如足践

先师带徒实践时，非常注重理法方药的一线贯通；尤其可贵者，诊后必于当晚与学生们一起回忆总结，解释疑难。先师每引经据典，结合实际，尽吐心得，对于自己几十年甘苦所得，俗话所谓"过经过脉"的临床经验，绝无保守，并且唯恐学生们学不到手。

每遇疑难怪症，总要通过师徒们共识的形式来启发和提高学生们的辨证论治能力。先师强调强闻博识，善于运用实际病例去讲解经文，以加强学生对经典的理解和记忆；通过活生生的临床去讲解经文，每使学生对干巴巴的理论产生浓厚的兴趣。

西汉刘向在《说苑·政理》中提出："耳闻之不如目见之，目见之不如足践之。"先师授徒以此为轴心，常常通过临床的实际病例，使学生在理论上上升到"柳暗花明又一村"的境界。这点，不仅给他的学生，而且给与之相处的同道和后学们，留下了深刻的印象。比如，夹江县医药卫生学会副会长、当地名中医陈泽芳先生，就是其中之一。病案：夹江县周××，患温病，起病急骤，高热汗出2天，突然下痢不止，四肢厥逆，大汗如珠，昏愦，面颊泛红，时而燥扰，而目瞑瞑，气息微弱。家人悲痛欲绝，一面备办后事，一面急请先师。诊得六脉俱无，断为元阳衰微，命火将绝，急与大剂回阳救逆（白通汤加猪胆汁汤，附片用至两许）。一剂，阳回利止，脉出肢温。次日，气喘，咳嗽，痰多，舌苔白滑，胸闷，乃用苏子降气汤合三子养亲汤。此方一出，颇令人惊讶。因为，白通汤用于温阳救逆已很难为时方派所接受，既然服后有效，就该守方再服，何以又改为降气化痰平喘之苏子降气汤呢？此方服后咳喘平，又见小便淋漓刺痛，口渴，心烦，舌质红，苔薄黄等症，又处以仲景猪苓汤。最后因口干，舌燥，舌质光红，少苔，泛恶，纳呆，脉细数等症，用竹叶石膏汤收功。此病，经先师诊治前后10天，汤方4次，而疗效卓著。当地医生赞不绝口，但亦有不解之处。陈泽芳先生因问其故。先师解释说，中医治病必讲天时、地势、体质、病邪，并需将几者综合进行权衡，然后定出轻重缓急。因其高年肾虚，平素喜食厚味肥甘之品，乃是肾虚脾湿之体，外感温邪，来势迅猛，壮火食气，于此体尤烈，故立见亡阳。斯时用白通汤就不是治病，而是救逆了。当阳气略复，中上焦痰湿又动，故用苏子降气平喘、化寒痰、温肾阳。由于病邪毕竟为温邪，所以痰湿去后，就渐渐现出水热互结、内热伤阴之猪苓汤证。此证的出现，反证了肾阳的恢复和水湿之松动，故服药后疗效佳，且病情迅即转归，出现许多热病后期常见的竹叶石膏汤证，用此方终于收功，也就说明了这个问题。陈泽芳至今回忆起来，亦觉先师音容就在面前，不胜感慨。

三、以德统才，方为良医

先师高尚的医德更为人所称道。他一生尘视名利，疏于家务，唯孜孜不倦地治病、读书、育人，虽至80高龄，犹出诊奔忙，有求必应，从不计较报酬之多寡。每至贫家，往往不收诊费，且常备方药相赠。先师之子，已退休的老中医陈鸣锵先生，讲到其父有"两认真、两不认真"：读书、看病最认真，在任何时候、任何情况下，只要有空就看书，真可谓嗜书如命。直至年逾八旬，虽视力极差（1500余度近视），犹手不释卷。只是临终前两年，因双目失明，始无奈何放下书本。对于诊费的多少有无，对于饮食的好坏和家装最不认真，从不过问。

先师一生，最痛恨那些只顾渔利的药商和江湖骗子，讨厌那些术士们唯以脉诊是重，并以此艺诳人。他精于脉诊，颇有造诣，但仍然坚持望、闻、问、切的程序，并特别注意问诊（笔者按：北京"四大名医"之一孔伯华尤重问诊），并把切诊放在最后。他常叹息不少人把切诊理解为切脉。先师每用食指摸舌苔之燥润涩滑，以补其望诊之不足；并爱用手摸皮肤之厚薄粗细、尺肤冷热、虚里盛衰；按胸腹也是他常用的切诊方式。他尝打趣说："心肝脾肺肾，到处无人问；心肝脾肺肾，到处卖银元。"意在批评江湖术士欺诈病家，以及一些医生医疗道德之不高。因此每到一处诊病，总念念不忘宣传卫生知识，普及医学道理：须使人人皆有医学之常识，庶几积极可以保持人生健康，消极可以恢复病后安全。他一生为普及医学知识做了大量的工作，如，1952 年乐山地区开始打预防针，很多群众不接受，他带头注射，用行动进行宣传，在群众中产生了积极的影响。

先师一生非常注重医德，认为医德与医术都关系到治疗的质量和效果（笔者按：北京"四大名医"之一的肖龙友主张医术医德并重）。就二者关系而言，应当是以德统才方为良医。他非常赞同清代名医吴鞠通的一句话："天下万事，莫不成于才，莫不统于德；无才固不足以成德，无德以统才，则才为跋扈之才，实足以败，断无可成。"他认为，这句话十分精辟地阐明了医术与医德之间的关系。每遇危重疾病，先师常引孙思邈的话："不得瞻前顾后，自虑吉凶，护身惜命。见彼苦恼，若己有之，深感凄怆。勿避险巇、昼夜寒暑、饥渴疲劳，一心赴救，无作功夫形迹之心，如此可为苍生大医，反此则是含灵巨贼。"他以此告诫学生和勉励自己。先师是这样说的，也是这样做的。他一生之中很少坐堂，总以出诊为主，在峨眉山、西康等地，都留下了他的足迹。

先师有感于他所出诊者多为误治之坏症、逆证，故将临证读书有得勤于著书立说，广送同道和病家，一以医病，二以医医。为此，他著有《医学探源》一书，共 6 卷，取由博返约、见病知源之义。抗日战争时期，郭老沫若回乐山，亲笔为此书署名，题扉付梓。此书又为先师授徒之课本。除此以外，还著有《中国医学常识》《心腹诸病论》《柴胡集解》等书，至今各县中医亦珍藏不少。

（江尔逊口述，张斯特整理）

笔者按：陈鼎三老师博览群书，兼收并蓄，临证识精胆大，刻意求工，以救治伤寒坏症、逆证名噪遐迩，医德医术并重。

陈老与学生论治"风痹"两案，前者急，后者危，都是疑难大案，若无对经方的透彻掌握，一般不会想到用小续命汤。此二案论述十分精辟，论理完美无瑕。学生江尔逊又扩大了小续命汤的应用范围，这是至今中西结合的产物。我将此二案至少读了十遍，总觉意犹未尽。1986 年，应航天部邀请去为导弹焊接专家看病，医院诊断为"侧索硬化症"，上下肢活动受限无力。我用了小续命汤调解脑和脊髓气血，服了二十余副中药，病奇迹般地痊愈了。

最精彩的脉案当属周某温病案，陈老以天时、地势、体质、病邪审案，虽变化多端，但都不出所料。精湛的脉案分析如诗如画，令人感慨不已。希望垣曲有多年临床经验的大夫认真读陈老的临床经验，一定会受益匪浅。

妇科专家于道济先生临床心得

北京东直门医院妇科"五大泰斗"之一

先生（1895～1976），精于诊治妇科疾病，对妇女月经不调、痛经、不孕症、习惯性流产等疾病都有独特的疗效。

一、对癥、瘕、痃、癖、疝、瘀血、血蛊等症的认识

这些症是妇女一种病的形态，是属积病之类，但与内科的五积病迥然不同。内科五积病为：肝之肥气，心之伏梁，脾之痞气，肺之息贲，肾之奔豚。而妇科积病是子宫肿胀病，子宫肿胀以后，发展成瘤（是良性的），它的部位、形态、大小、硬度、子宫伸展的方向和对周围组织的影响都是不同的。根据妇科记载，按照此病的实际情况，区分癥、瘕、痃、癖、疝、瘀血、血蛊等症，这是妇女专有的，男子是没有的，所以列在妇科学范畴。

二、对癥、瘕、痃、癖、疝、瘀血、血蛊等症的分析

1. 对癥、瘕的分析

根据《医宗金鉴》所载："牢固不移，有定处者，为癥；推移转动，忽聚忽散者，为瘕。故曰癥者，征也，言有形可征也；瘕者，假也，言假物以形也。"

按：癥、瘕的意义，说明子宫肿胀以后，发展成瘤，硬度分为紧张和弛缓，癥代表紧张者，瘕代表弛缓者。凡是子宫肿胀后，发展成瘤，诊断它的软硬度，都是以癥瘕二字概括之。

2. 对痃、癖、疝的分析

根据《医宗金鉴》所载："妇人脐之两旁，有筋突起，疼痛，大者如臂小者如指，状类弓弦者名曰痃；癖在两胁之间，有时疼痛者名曰癖；若在少腹牵连腰胁疼痛，而高起者，谓之疝。"

按：痃、癖、疝的意义，在于说明子宫肿胀后，发展成瘤的情况、部位的高低、疼痛的轻重、影响周围组织等现象。痃：痃是子宫瘤向上发展，部位在脐之两旁，压迫左右邻近的组织酿成巨大的肿瘤（大者如臂，小者如指），疼痛情况是比较重的。癖：癖是子宫瘤向上发展更高一些，部位在两胁之间，而隐僻于两胁之下者，腹腔容积较大，它的压迫、疼痛的程度，都是比较轻的。疝：疝是子宫瘤向上发展困难，部位在少腹而高起者，上升困难，疼痛较重，甚则牵连腰胁疼痛。

3. 对瘀血、血蛊的分析

据《医宗金鉴》所载："瘀血者，未成坚块也；蓄之既久，必成血蛊矣。"

按：瘀血指子宫肿胀后，形成瘤状，含有瘀血的；血蛊是指其中含有成块的瘀血。

以上说明，癥、瘕、痃、癖、疝、瘀血、血蛊等症，系子宫肿胀后，形成瘤状的各种不同形态。

《医宗金鉴》载："《巢氏病源》载七癥八瘕，但有八瘕名证，而无七癥的病形，其他方书亦概不见。大抵以癥为气病，而瘕为血病也。夫病皆起于气，心气聚而后血凝，不必拘泥于黄、青、燥、血、脂、狐、蛇、鳖等名。"

此外，子宫肿胀形成瘤状后，或有压迫肠胃、大肠、膀胱的症状出现。压迫肠胃后，以致胃脘胀满，不能纳食，而发生病症。压迫大肠，常致大便秘结。压迫膀胱，常致小便频数。

三、病因

上述各病的记载始见于《内经》，经过历代医家结合临床经验更有许多增益。对于各种病的成因，一般的认为是，妇女经产皆以血为用，故其体多虚；正气虚损，而后邪气凑之，又受制于人（封建时代），故其气多郁；气郁则津乃凝，而血乃滞，这是妇女癥瘕等病的主要原因。

按：此病的原因，特别着重于经行和新产之际内伤七情之郁结。先由于气积，而后导致子宫肿胀，逐渐发展形成瘤状的各种不同形态。所以，在治疗上，要注意到化积理气、兼以逐瘀。

四、证治

子宫肿胀后，形成瘤状，而有癥、瘕、痃、癖、疝、瘀血、血蛊的区分，但在治疗上，需根据四诊八纲认清病人的体质，以及病势的缓急，从整体出发，而分别论治。

治疗大法：主要当以化积、行气、逐瘀为原则，有时可以彼此互用。总是或多或少投一些化积软坚的药物，达到化积、消积的目的。

五、附方

1. 大硝石丸

主治：化积软坚。

药物：硝石90g　大黄12g　人参9g　甘草6g。

制法：以上4味，为末，以三年苦酒（陈醋），3升，置铜石器中，先用大黄微火熬之，微沸，常搅不息，至七分，纳余药，复熬成膏，至可丸，即丸如梧桐子大。每服10~20丸，米饮下，三日一服，饭前服。妇人服之，或下如鸡肝，或如米汁、赤黑等物，后忌风冷。

按：此方的意义，是具有化积软坚的功能，也是攻补并用的方剂。对于子宫肿胀初起之时，正气尚强者可以用之，用量逐渐由1丸增至20丸，以下恶物为度，能够祛病，不令人困。

2. 桃仁煎

主治：破瘀化积。

药物：桃仁90g　大黄30g　虻虫炒黑15g　朴硝另包30g。

制法：以上4味，以纯醋二升半置银石器中，慢火煎取一升五合，下大黄、虻虫、桃仁，不住手搅，煎至可丸，下朴硝搅匀出之，丸如梧桐子大。

服法：前一日不用晚饭，五更初用温酒吞下5丸，日午下如赤豆汁，或如鸡肝、蛤蟆之状，未下再服。如鲜血来即止，续以调补气血之药补之。

按：此方具有破瘀化积作用，适用于疝症有瘀血者。此方治病确切，然而猛烈，用大黄能荡热积，虻虫去血滞，桃仁破瘀结，朴硝软坚积，均属峻药，故不适于衰弱病人。

3. 大七气汤

主治：气郁绞痛，而兼寒者。

药物：京三棱、蓬莪术、青皮、香附、陈皮、藿香、益智仁、白桔梗、肉桂各45g，甘草尖21.5g。

以上取粗末，每服15g，水2盏，煎至1盏，食前温服。

按：此方意义，是疏气郁兼祛寒凝止疼痛，略有磨积的功用。

4. 开郁正气散

主治：气郁兼疼痛。

药物：白术、陈皮、青皮、香附、山楂、海粉、桔梗、茯苓、砂仁、元胡、炒神曲、炙甘草。

以上诸药各等分，到为末，每服30g，生姜3片，水煎服。

按：此方的意义，治气郁兼疼痛，针对 既患子宫肿胀病，又压迫了肠胃，以致形成食痞，而气不升降，宜开郁理脾之剂治之。

第5～10方略，分别为补血化积、补虚化积、疏气化积、化积祛瘀、坐药二方。

笔者按：于老所说的癥、瘕、痃、癖、疝、瘀血、血蛊，都属子宫瘤发病的临床症状。其中"血蛊"是血性腹水，是癌症晚期，属恶性肿瘤变。

妇科专家王子瑜先生经验谈

北京东直门医院妇科"五大泰斗"之一

王先生出生于1921年，1942年拜苏北名医徐子盘先生为师学习中医，1946年学医毕业后在滨海樊集镇自立开业，1961年调入北京中医学院附属东直门医院妇科工作，又跟妇科第一任主任、妇科专家王慎轩侍诊，整理妇科经验一年余，随师学习不长，但学到了很多中医妇科精华，名师出高徒，受益匪浅。

王先生从医60多年，有着坚实的理论基础、丰富的临床经验。他勤学好学，师古而不泥古，博学众长，学以致用，对中医四大经典作仔细研究，深究其奥理，对后世妇科诸家取长补短，他尤其重视张景岳、叶天士、傅青主的学术思想，并加以深入研究和探讨。

一、妇科重在调肝肾

他根据妇人肝肾生理、病理的特点，提出妇科重在调肝肾的观点。治肝之法，前人有丰富的经验。因肝体阴而用阳，故王老认为，在治肝时必须体用并重。阳明为水谷之海，主津液的来源，土润则木荣，故治用、治体之外，必须兼顾阳明。所谓治"用"，即是调理肝的功能，舒其肝气，因为"气有余便是火"。临证中，肝用不仅有太过，也有不及。由于肝为刚脏，所以肝用之变，一般亦多指实证而言。如遇头晕头痛，口苦吐酸，目赤耳聋等，证属肝经实热、肝火上扰、机能亢进的病变，可用泻肝清热法；因肝胆相为表里，泻肝即是泻胆通腑，使邪热从下泻。又如七情过极，暴怒伤肝，气逆动火，胸胁胀满，烦热目赤，鼻衄等，治用清肝泻火之外，常配以丹皮、栀子、黄芩等泻胆火而凉血，从而使肝胆之火，经通腑气而有出路。当肝胆之火衰其大半时，及时转用治体之法，使肝阴得养，余火自平。

所谓治"体"，是指调补肝血和肝阴的亏损。因肾水能滋生肝木之体，故滋肾养肝与养血柔肝是治体的常用方法。如肝肾阴虚，肝木失养，导致肝气横逆或肝火上炎，可见头晕目眩、目赤耳聋等；肝肾亏损，冲任失养，可致月经不调、闭经、崩漏、不孕等症。另，气血津液来源于脾胃水谷之精微，临床遇有脾虚不能健运，肝脏藏血不足，冲任血少，而致月经后期、月经过少、闭经、不孕等，或脾虚血少，不能濡养肝木而致肝气郁结者，治又应疏肝扶脾。

二、治子宫内膜异位痛经

随着诊断技术的提高，目前妇科常见病，如子宫内膜异位症已能更好地确诊。由于子宫内膜异位的部位不同，临床表现也不尽相同，但以痛经最为常见。其主要特征为经行之前或经行初期小腹、腰骶疼痛剧烈，常为继发性、渐进性加重，痛甚时常伴有恶心呕吐，面色苍白，四肢厥冷，甚则昏厥等。若病变部位在子宫直肠隐窝，则伴肛门坠痛或性交痛，并有相当一部分患者伴有不孕。由于本病病性复杂，病势缠绵，难以速愈，故给患者身心健康带来极大的痛苦。

本病属于中医学之血瘀的范围，有的亦可归于"癥瘕"之列。王老认为情志不畅，肝气不舒，冲任气血运行不畅，瘀血阻滞胞宫、胞脉以致"不通则痛"，是发病的主要机理。同时根据异位内膜脱落出血的后果看，也相当于中医之"离经之血"，离经之血积聚于局部，则成"瘀血"；瘀血为病理产物，又反过来成为致病因素，导致患者腹痛拒按，经血夹有血块，舌质暗，脉弦涩，内诊可扪及有形包块或结节等。有人用血液流变学为观察指标进行研究，结果表明子宫内膜异位症患者全血黏度呈增高趋势等，证实了子宫内膜异位症是一种"瘀血"状态。此外，子宫内膜异位症痛经的周期性发作与月经周期的生理环境有关，经前冲任血海由虚到满盈欲溢之际，冲任胞脉气实血盛，加上体质和致病因素的干扰，则气血乃阻滞不通而发痛经；经行时，瘀块随经血排出，疼痛减轻；

经净后，冲任气血趋于平和，致病因素尚不足以引起冲任胞脉瘀阻，故平时安详无腹痛。病因不除，故疼痛伴随月经周期而反复出现，离经之血无出路，越积越重，故疼痛渐进加重。因此，王老认为，瘀血是产生子宫内膜异位症症状和体征的关键。

三、子宫内膜异位症治疗方（"乌丹丸"）加减法

处方：丹参、桃仁、元胡、莪术、水蛭、乌药、乳没、肉桂、川断等10余味。

服法：上药制成小水丸，每服6g，经期腹痛时可加倍即12g，每日2次。3个月经周期为1个疗程，汤剂则每日1剂。

随症加减法：痛甚，加血竭粉；经血夹块，加三棱、三七粉；子宫腺肌症者，加苏木、皂刺；四肢厥冷，加制川乌；恶心呕吐，加吴萸、川椒等；合并不孕者，非经期可加服河车大造丸。

王老认为，治疗子宫内膜异位症应以活血祛瘀为主，既然子宫内膜异位症的病因病机为瘀血内阻，治疗上就要祛瘀为先，基本方中就选用了较多的活血化瘀之品，如莪术、水蛭、桃仁、丹参等，活血化瘀，消癥散结，祛瘀生新，以达气血调畅，"通则不痛"之目的。

子宫内膜异位症痛经虽以实证为主，但从妇女月经生理的特点看，冲任血海从满盈到溢泻，而至空虚，故经前和经行初期，治疗以泻实为主；月经后期或经后，则应配合益气养血之品，虚则补之。此时王老常用八珍益母丸，服汤剂者常用圣愈汤，以扶正祛邪。其次，因病疗程长，久用破瘀之品，恐伤其正，故方中以丹参为主药，取其养血活血之效，配肉桂温肾阳，鼓动元气，使气充血调，标本兼治，瘀血自去。

总之，王老治疗子宫内膜异位症痛经，组方用药主要针对瘀血阻滞的病机特点，配伍严谨，具有活血化瘀、温经散寒、行气止痛之功效，并有攻补兼施、标本同治、扶正祛邪等特点。

四、治妇女更年期综合征

妇女一生中，从青少年"二七天癸至"，到"七七天癸竭"进入更年期，继而进入老年，是一个必经的生理过程，这一过程的基本生理变化是卵巢分泌雌激素从兴旺走向衰退，以至完全消失。绝大多数妇女更年期都能适应，有10%～15%的患者出现轻重不等的症状，如月经紊乱，头晕耳鸣，心悸失眠，烦躁易怒，轰热汗出，五心烦热，或浮肿便溏，腰酸腿软，倦怠乏力，甚或情志异常，喜怒无常，坠入轻生等，这就叫妇女更年期综合征。其发生与否及症状的轻重程度，取决于患者禀赋、营养、疾病、劳逸、情志性格等不同差异。

王老认为，更年期的形成关键在于肾。肾是关系人体生长衰老的根本，由于肾气衰，"太冲脉少，地道不通"，冲任脉也虚，精血不足，内分泌功能失调，阴阳失去平衡，主证出现肾阴不足，阳失潜藏，或肾阳虚衰，经脉失于温养等肾阴阳偏盛偏衰的现象，从而导致脏腑功能失常，故肾虚是导致更年期综合征发生的根本原因。所以，妇女绝经后

服六味肾气丸、八味肾气丸，补肾助先天之精气，才符合治病必求于本的原则。

更年期仍有月经来潮，来时不定期，王老很少使用知母、黄柏等泻相火、促绝经的药物，多选用滋肾填精的鹿角胶、菟丝子、女贞子、制首乌等，促进冲任通盛，使肾气转旺，经水调和，减少更年期症状发生。

五、更年期综合征辨证论治

1. 肝肾阴虚证

临床表现：头晕头痛，耳鸣，烦躁易怒，潮热汗出，心烦健忘，五心烦热，眼目干涩，腰酸腿软，精神不集中，记忆力减退，倦怠嗜卧，甚至情志失常，恐惧不安，肌肤瘙痒或感觉异常，口干，大便燥结，小便短赤，月经周期紊乱，量多，色紫红，淋漓不断，舌红少苔，脉细而数。总的病机不外阴虚于下，阳亢于上。

治法：滋肾平肝，育阴潜阳。

方药：生熟地，枸杞子，山萸肉，龟板，女贞子，桑椹，制首乌，白芍，玄参，珍珠母，生龙牡。

2. 肾阳虚衰证

临床表现：月经后期，量少，色淡质稀，面色㿠白或晦暗，肢冷背寒，精神萎靡，喜静怕扰，情绪淡漠，倦怠乏力，腰酸膝软，阴部重坠，带下清稀如水、无秽味，夜尿频，舌淡苔白，脉迟而弱。诸症均由肾阳虚不能温养脏腑肌肤，或阳虚气陷，失于升举固摄和营运之功所致。

治法：温补肾阳。

方药：仙茅，仙灵脾，巴戟天，当归，鹿角胶，党参，菟丝子。

配健身全鹿丸，早晚各1丸。

3. 肾阴阳俱虚证

临床表现：轰热汗出，继而畏寒背冷，眩晕耳鸣，失眠多梦，手足心热，纳少，便溏或便秘，神疲浮肿，腰酸膝软，尿余沥不净，甚则小便失禁，舌淡苔白，脉沉细。为阴阳错杂证候。

治法：温肾阳，滋肾阴。

方药：鹿角胶，肉苁蓉，杜仲，葫芦巴，菟丝子，生熟地，女贞子，山萸肉，山药，枸杞子，枣仁，生龙牡。

4. 心肾不交证

临床表现：头面经常阵发性潮红，心烦急躁，头晕心悸，耳鸣，彻夜不得入睡，交睫则多梦，腰膝酸软，精神不集中，记忆力减退，甚则情志失常，昏厥，舌质红绛，脉细数，按之无力。总之为肾阴虚，肾水不能上济于心，心气不能下交于肾，心肾失交所致。

治法：滋补肾阴，养心安神。

方药：生熟地，枸杞子，女贞子，朱茯苓，天麦冬，远志，百合，莲子心，交泰丸。

总之，更年期综合征以虚为主，且以肝肾阴虚及心肾不交证较为多见。故王老云："临床虽见阴虚火旺之证，但在组方用药上，要注意不宜过用泻火平肝之品，应以滋水涵木，才可使虚火自平。"

笔者按：王老和我同在东直门医院，我和他很少一块应诊。1993年3月，我们应邀赴扬州中医院参加名老中医义诊，有幸和王老吃住一起。王老德高望重，谦虚好学，对学生有问必答，传慎轩王老之学，听者受益匪浅。

王老对痛经——子宫内膜异位症的精辟分析，发"前人所未发"，补"后人所必须"。他一针见血指出，这是一种瘀血状态，应活血化瘀为主。

对治疗更年期疾病，王老从阴阳辨证立方，阳虚证、阴虚证、阴阳俱虚证，方药俱全，章法分明。但更年期妇人，十有八九夜不能寐，失眠有轻有重，我根据《灵枢》"阴虚不寐"，选用仲景防己地黄加百合和甘麦大枣汤，重用生地滋阴清热，轻用桂枝引火归原，防风舒肝气，防己利水通阳等，多数患者交通心肾后即能安卧，本方不安神而神自安，狂躁哪敢再侵犯。

刘毅东《填脐疗法》论证探讨

北京中医学院，东直门医院

刘毅东，生于1927年，卒于1975年，因病48岁谢世。1950年他参加唐山市中医进修班，1952～1954年又参加卫生部进修学校学习。1956年卫生部调他参加筹备成立北京中医学院工作，他是筹备组5个老师之一。1957年他调北京中医学院教研组工作，1958年北京中医学院附属医院成立后，在医院针灸科工作。刘老师专心研究清代吴尚先撰次的《理瀹骈文》，又名《外台医说》，著有《填脐疗法》一书。笔者仅在此对该书的论证加以分析探讨，以飨读者。

作者根据多年的研究，从70余种文献中积累和选录了百余种配方，并就其临床主治作用进行初步分析。从这里可以看出，这一疗法的治疗范围也相当广泛，如在急救方面，能治疗卒中不省、脱重、脱水、溺死及新生儿窒息等；在消化系统疾病方面，能治疗消化不良、泄泻、上腹痛、便秘等；在泌尿系统疾病方面，能治疗小便不通、水肿等；生殖系统方面，能治疗妇女闭经，并能催生、安胎、促进产后子宫收缩等；对男性可治梦遗、滑精、阳痿，又能控制射精等；在神经系统方面，可治中风，能发汗、止盗汗等。并对某些疾病还具有抑菌、杀虫和消炎作用，如对痢疾、肠炎、疟疾、霍乱的治疗等。除治疗作用外，该疗法还可以养生和强壮保健。

从以上几点可以看出，其治疗范围以腹腔各系统为主，尤其在消化、泌尿、生殖三个系统表现更突出，它主要运用于内科、妇科、儿科的一些疾病。

笔者在1951年学会用"二甘散"（生甘草、甘遂）填脐法治久治不愈的间日疟，一次外敷就治愈，这成了我的第一个病例。后又用该疗法治不明原因导致寒热往来"少阳证",也1~2次就治愈。以后我又用五倍子填脐法治蛋白尿,用吴茱萸填脐法治虚寒性口舌糜烂,以五倍子填脐法治盗汗等。我对填脐法治病,从内心佩服,这都是取法于民。

现将《填脐疗法》的常用配方分述如下:

一、霍乱

1. 急救暖脐散:治霍乱,吐泻交作,筋脉挛急。此证朝发夕死。

处方:上肉桂2.8g,母丁香4g,硫黄1.5g,生香附5.8g,真麝香1.4g。上药,研细末,每用1g纳脐中,外以好膏药封贴,一副即愈。

2. 霍乱已死,有暖气者:以盐纳脐中灸二、七壮。

3. 霍乱已死,而腹中有暖气者:以盐纳脐中,艾灸不计其数,以醒为度。

4. 疗霍乱苦烦闷急满者:以盐纳脐内,艾灸,不计数,以醒为度。

5. 干霍乱已死:灸法,以头微热者,盐填脐内,艾灸,不计数,以醒为度。

二、痢疾

1. 红药丸:治水泻、白痢神效。孕妇忌。

处方:硫黄9g,母丁香3g,麝香1g,加独头蒜数枚,捣如泥,再入三味研匀,和丸如桐子大,以朱砂为衣。

又方:母丁香4粒,土木鳖1个,麝香0.3g,研末,和为丸,如芡实大,纳脐中,外用膏药贴之。治小儿痢疾尤验。

庚生按:此方治疗夏秋霍乱转筋及一切受寒腹痛,极效。予尝以红药丸3g加肉桂3g为散,0.6~1g置脐眼上,用寻常膏药盖之,重者以艾火安于膏药上灸上,或以茶壶熨之。神效。

2. 参莲膏:治噤口痢,百药不效。

处方:黄连3g,人参1g,煎水,下喉即愈。先以田螺捣烂,入麝香0.1g,纳脐中引热下行,然后服药。

3. 小儿红痢及噤口:用田螺捣烂,置脐中,顷刻奏效。

4. 虫糖散:治噤口痢方,五谷虫炒黄为末,黑糖拌匀,新汲水送下。先以金蟾捣膏贴脐,引热下行即愈。

5. 痢疾:白芥子同生姜捣膏封脐。又针砂同官桂,枯矾水贴脐。

三、腹泻

1. 小儿泄泻神方:木鳖子1个,煨热去壳,加小丁香3粒,共为末,水糊丸,入小儿脐中,封以膏药,自愈。

2. 小儿奶痢不止,脱肛,风痛,角弓反张:灸神阙3壮,麝香10壮。

3. 止寒痢:胡椒末,和饭作饼,温敷脐上,或胡椒、大蒜作饼敷。又,车前子、肉桂等分,研末纳脐。

4. 小儿水泻不止：五倍子研细末，陈醋调稀熬成膏，贴脐上，立止。如盗汗经过服药治疗不效，用五倍散。

四、肠鸣

1. 肠中常鸣：时上冲心，灸脐中。
2. 主脐中水肿，臌胀，肠鸣，状如雷声，时上冲心，灸七至四百壮。

五、脱肛

1. 老人滑肠困重，乃肠气虚脱，小便不禁，灸神阙三百壮。
2. 《备急千金要方》疗小儿脱肛方，灸脐中3壮。

六、二便不通

1. 大小便不通：关格不利，连根葱一二茎，带土生姜（不洗）1块，淡豆豉21粒，盐，1匙，同研烂作饼，烘热纳脐中，以帛扎定，良久气透自通；不通再换1新饼。
2. 治癃闭熨法：用葱白一斤细挫，入麝香1.5g，拌匀，分2包，置脐上，先以炭火熨斗熨之，半炷香时换1包，以冷水熨斗熨之，互相递熨，以尿通为度。
3. 蜗牛膏：治大小便不通，神效。蜗牛3枚，去壳，捣如泥，加麝香少许，纳脐中，以手按揉之，立通。

笔者按：蜗牛麝香膏，外科秘传，能移疮。疮长危险处，可用蜗牛麝香研末，划线牵移安全处，原创痊愈，新疮自发，无危险。

4. 热结小便不通利：取盐纳脐中，作灸，令热为度，良。
5. 小便卒不通：炒盐纳脐中即下。
6. 虚劳以及老人病后大便不通：难服利药，灸神阙100壮，自通。
7. 小便不通：大蒜1枚，去皮，捣烂，敷脐上，或用艾火灸五至七壮，先以食盐炒热填脐上。
8. 二便不通：白矾研末，填满脐中，以新汲水滴之，觉冷透腹内即通。脐平者，以厚币作环围之。
9. 老年小便闭塞：上肉桂末15g，为末，纳入脐内，以葱和酒，作饼盖之扎好，小便立通。

七、肠下血

肠澼（痔疮）下血不止：以饮食冷物损失大肠气也，灸神阙300壮。

（笔者摘自刘毅东老师1964年著《填脐疗法》）

经方大家宋孝志先生小传

北京东直门医院

一、生平小传

宋孝志先生，字鸿禧（1911~1994），湖南省宜章县人，主任医师。始龀之年读塾书，天资聪明，过目不忘。慈父训广公认为，出生在稻香村的小儿无雄心大略，仅思精敏捷，稍有名医之才，故出巨资聘请湘粤名医朱先生家教，每月月薪三十担谷子，讲授"四大经典"，背诵"四大经典"。开课前老师陈述以下规定，必须严格遵守：每年只放一天假，欢度大年初一，平时每日三餐饭都得在书房用，关门读书，不准会亲戚朋友，老师日夜为伴相陪，布置的作业完不成，不能入餐就寝。如此三年磨一剑，受益终生。在他八秩之年后，仍记忆不衰，不管你提到"四大经典"哪一句，他常脱口而出，在那一篇，那一章，甚至那一页；他在门诊看病，病人复诊时他不询问病人姓名，姓名和年龄还记在他心中。

宋老自幼在舅舅刘希盛教导下学习《伤寒论》《金匮要略》《外台》《千金》，追随舅舅出诊看病。舅舅乃湖南名医，15岁考上秀才，17岁应试举人落榜，弃儒就医，对《伤寒论》的临床应用特别擅长，精通内、妇二科。四诊上擅长望闻，对望色有很深的造就。宋老在1963年3月31日喜闻外孙女降生，听到笑声，对我讲起1924年随舅出诊到一户人家，主人家有两个儿子，请大夫给小儿子治病，但在闻诊时，听到另一个小儿说话之声，舅舅告诉主人说，有病之儿病并不重，吃副药就会好，未病之儿已有病，将要发作，发作就难医。病家以为医者好利，应之一笑而已。不久此儿发病，果病重难治。此例可见舅爷闻诊之精熟，断疾之准确。宋老接着对我说："临床上，重视五音的研究，五音配五脏，当五脏有病时，人之声音随五脏所病不同，声音也不一样，这是古人数千年临证的经验结晶，亦是伟大宝库之一宝。平素你要发五音正常之声，临证才能辨别何脏有病、音之不正常，以判断疾病在何脏腑。"

宋老在弱冠之年，便在广州市考取了行医执照，悬壶羊城，三年后已成粤地名医之一。

新中国成立后，宋老在宜章县中医院工作，任中医院院长，县卫生工作者协会主任，县第一届人大代表等。因擅治疑难杂证名噪湘粤二省，受卫生部和中宣部的青睐，1956年调到北京，筹备成立北京中医学院，他是五人小组成员之一，组员还有方鸣谦、李建勋等。学院成立后，宋老先后在内经教研组、伤寒教研组、金匮教研组任教，曾参与《各家医说》讲义、《金匮要略》讲义的编写及修改工作，并与著名中医学者余无言等共同完成了《中医十部经典分类汇编》工作，现已出版。

1966年至1994年他在北京中医学院东直门医院从医及临床教学工作。

宋老是一位经方临床大家，传承舅业，善用经方治疗疑难杂症，他用经方正如陈修园所说"愈用愈神奇"，时方喜用《千金方》《外台秘要》方，以及《内科学》《妇科学》中常用的时方。宋老不惑之年，留有临证医案389例，经方只占15%。1966~1994年宋老从事临床教学以来，为了"聊将桃李殷勤植"，临证必留底方，让徒弟们带回去研究学习。在家为病人看病也留底方，供我（女婿）做临证指南，好让我继承父业。

我在宋老身边几十年，他每天都手不释卷，阅读名老中医医案、医话。他非常谦虚好学，年轻时我用推骨散推出几条腐骨，他都亲眼看看，把蜣螂虫（一种叫倒退牛的虫）仔细看了好几天，笑着说："这叫验方气死名医。"

宋老临证潇洒大度，笑迎每一个患者，且百问不厌。几十年随他临证，即使有百分之百把握治好的杂病，他只告病人一句话："吃了不好，你再来看"。他很看不起那些水平不高好说大话的医生，"我保你好""几副药就治好"。他说，古人云："人有旦夕祸福，马有转缰之灾"，做医者必须牢记，一天都不能忘记。

他老人家幼操舅业，作为《伤寒论》的继承人，从不在人前彰显，对经方大家陈慎吾、胡希恕、刘渡舟、余无言等十分尊敬，什么时间都把自己当学生。全国著名的伤寒大家刘渡舟教授对《伤寒论》《金匮要略》不解之处，常到家中请教宋老，刘老家谁病了都请宋老给看看。刘老非常谦虚，院内老师找他看病，个别的他治不好，便风趣地说："我看不好的，你去找宋老看；宋老治不好的，那就谁也别找啦"。1996年参加"第三届中国当代名医集萃"，住在太原迎泽宾馆。一日晚餐后散步，我和刘渡舟老走了个对面。刘老说："你是宋老门生，请问一下，宋老开防己地黄汤时，生地的剂量最多用多少？"我告诉刘老师，最多用150g。因为刘渡舟老是我《伤寒论》课的辅导老师，又是近邻，同住在一个小院，所以师生之间很亲热，又很随便。

宋老青年时代谦虚好学，曾多次上蟒山、下少数民族区访名师、采药，时常向民间医、铃医求教。他为人厚道，善帮人解难，资兴著名的民间医袁国华先生执业宜章，年逾古稀，宋老常到他家送米、送肉，照顾他，老人识字不多，不收徒弟，身怀绝技，为民治病，不计报酬。宋老说："他和我性情相投，他怕师传良方'三两三'失传，便口授给我"。同理，蒲辅周先生青年学医时，由于殷勤帮助眼科名医龚老，在老人去世前几个月，老人才把祖传秘方"九子地黄丸"传授给蒲老，此方治疗眼底病变是不可多得的良方。

宋老作为一代经方临床大家，享年八十有四乘鹤西去，是我院巨大损失。为了缅怀恩师，学生我为他赠了一副哀联："德比董奉，超于戴籍，辛勤耕耘杏林，鞠躬尽瘁；术同苏耽，略高一筹，终生执教橘井，死而后已。"

二、学术概述

宋老先生，终生忙于就诊，查阅典籍，翻阅名老中医著作，下班后一杯茶一本书，从不外出散步，很少和儿女们聊天，把精力全部用在中医事业上。他是衡阳师范毕业生，擅长古文教学，文笔犀利，但却很少见他动笔，自嘲"久不操觚"。

他说，要想进步快，临床上要博采众家之长，将其变为己有，尤其年逾古稀的老大夫，处方的含金量很高，要妥善积存他们的底方，从中吸取养料。例如秦伯未先生善治脑髓病变，地黄饮子、小续命汤用得炉火纯青；胡希恕先生善用经方，一个小柴胡汤加减席卷内妇儿外科，治病如神；方鸣谦先生精通内外科，他的补中益气十用，弘扬了东垣学说，揭示东垣之秘；张志纯先生融经方与时方于一炉，被誉为"治内科病的泰斗"；焦树德先生研讨历节"尪痹"，几十年如一日，为治瘅开辟了一条新途径。

宋老一生治学，大体可分为四个阶段。本文将其临床治疗、方药、病例等分阶段加以总结。

（一）初出茅庐

宋老18岁悬壶羊城，当时少年气盛，有点初生牛犊不怕虎，对所学的经方和时方都只有感性知识，没有实际的临床经验，加上年轻，一时不为当地民众所认可。前几年，虽面带笑容，把病人奉为上帝，病人还是不多，再加上广东人排外，经多年努力，才打开局面，直到不惑之年后，才从临床实践中把经方、时方筛选了优劣，临证开药已得心应手，但无任何建树。唯舅舅刘希盛口述"桂枝去桂加茯苓白术"医案，非常敬佩，崇拜吴秉贵、刘希盛、周公萍、刘家云、李泽民等医家，盼望自己晚年能赶上或达到他们的诊治水平，故把舅舅遗赠的医案，背得烂熟，以鞭策自己。

1977年，宋老把这一清朝末年的医案，一边品茶一边口述，我把他记录了下来鉴赏。宋老说："一日，吴秉贵与老同学周志仁闲坐聊天，周半开玩笑地说：'老吴，你今天说两湖总督请你去看病，又说二广总督又要接你去看病，你到底会看病吗？'吴大夫笑着说：'当然会看一点，不然他会抬轿来接我？'周一边伸过手，一边笑着说：'那你也给我看看。'吴老说：'行，要早上看。那你明天在家等我，我来看。'第二天天亮，周尚未起床，吴老就上门来诊脉，诊完笑着说：'从脉上看，你现在还没有病，要到明年清明后你当病，我给你开个处方留着。'周忙说：'那你忙什么，病了我去找你看。'吴老说：'不行啊，明年清明节两广总督张之洞（1837～1909）要看病，那时他把我接走啦，我给你留方，保存着。'吴老提起笔，写了处方，并写了可能发生的反应，顺手将家书封好递给周，周不在意地将信随便扔在书架上。

翌年清明刚过，周不舒服，以为伤寒，找著名伤寒家刘希盛（舅老爷），刘见周鼻鸣干呕，恶寒发热，稍感胸闷，予桂枝汤二剂。服药后病情加重，马上去找治温病擅长的名医周公萍。周见其服桂枝汤，四肢厥冷，以为汗出亡阳，给四逆汤二剂。服后寒去热盛，以为病并非伤寒，去找擅治温病的刘家云大夫。刘见其服四逆辈，寒去热盛，几日未大便，处以大承气汤一副。服完汤药，增胸胁苦满，寒热错综。找到擅长柴胡汤的李泽民大夫，李见其先服附子汤温阳，又服大承气汤涤荡热法，必当寒热互结中焦，给以四逆散协调阴阳，服四逆散还不见效。先后吃了几个人药都不见好，这时想起老朋友吴秉贵曾给他留着一个方，还有一篇文章，不知写了些什么，赶忙在书架上找出信一看。吴老说：'周应病伤湿，当用桂枝去桂加茯苓白术汤，服一帖后当小便利，胸闷顿减，再服一帖病愈。'又翻开下一页，上面写着周病后投医治病的过程。果如吴所料，服二剂药病已痊愈，周始信服吴老高明。他将先后给他看过病的老中医请在一起，酒酣之际，谈起治病经过，读了吴老去春所书处方脉案，真不出所料，大家更是欢笑高兴。"

席间，大家让吴老讲讲当时是如何预料周必在清明之后病伤湿。吴老说："周好饮酒，有里湿表湿，清明时节梅雨纷纷，露吃陵前，里外夹攻，病湿则必不可免。"

谈笑间，刘希盛责问说："老周，你为什么服完桂枝汤不再来诊，你若来，我也一定会给你开桂枝去桂加茯苓白术汤。"刘又对吴老说："你写对了没有？"吴老说："我已注明，服刘氏桂枝汤不效，再去找刘复诊，一定会看出你是桂枝去桂加茯苓白术汤证。"周打开信，果然下面括号里是写得清清楚楚，可惜未早翻开一阅，逗得大家哄堂而笑，酬酒别谈他事。

（1977年高齐民笔录）

（二）锦上添花

宋老在宜章中医院工作，每天下乡巡回，一年要看成千上万的病人，危重、疑难的病人多起来，又有很多要急救的人。宋老的临证水平得以大大提高，期间有些自创方及医案总结如下。

1. 自创方

宋老说："我的中医水平，在宜章6年，超过在广州的29年，摸索出了很多有效的经验。至今还流行宜章民间，有以下三方。"

（1）药物流产避孕方

流产"红曲麦芽汤"：红曲30g，生麦芽60g，黄酒一杯，水二杯，煎服三副，即达到流产的目的。我一个朋友的大人怀孕，如法服三副达到流产的目的；他随女儿出国，为华侨流产，用的就是宋老方。

避孕"神曲麦芽汤"：六神曲9g，生麦芽9g，3副即可，月经净后第3天开始服药，进3副就不会再怀孕。

（2）男性不育方

男性不育，精液检查有成活精子，但数量少是适应症，化验检查无精症则无效。

促精汤：仙茅15g，仙灵脾15g，韭菜根24g，菟丝子30g，锁阳15g，金樱子15g，地骨皮15g，甘草5g，9副。

送麟丸：熟地60g，白术60g，当归45g，枸杞45g，炒杜仲30g，仙茅30g，巴戟天30g，山萸肉30g，仙灵脾30g，制附子15g，肉桂15g。红参10g，鹿茸10g，炼蜜为丸，每次9g（1丸），每日服2～3次。

汤丸服法：汤丸并用，汤药服9副，休息6天，丸药不停。丸药服一月，休息6天，3个月为一个疗程。若中途已怀孕，则终止服药。

（3）治脚跟痛方

杜仲10g，附子10g，猪肾3个，将猪肾切开去净中心白物，洗净放入附子、杜仲，然后用苎麻捆住放锅上蒸,每日吃一个猪肾。三日服完,不效,再服1~2次。

2. 医海拾遗

(1) 痢疾危症案:初诊,1954年6月13日。

(摘自宜章县卫生工作者协会统一处方笺,诊字第1073号)

刘海兰,女,69岁,初诊,宜章县桐木湾村人。

少腹引痛,下利赤白,已经十余日,口不渴,头微痛,恶寒,发热,38.6℃,发黄,舌绛,有紫色斑,脉见洪数,欲呕,自汗。属胃肠炎(急性渐转慢性),烦躁,因失于调治,渐趋入险境。

处方:川连4.5g,西党12g,干姜9g,北蒌(瓜蒌)21g,条黄9g,法半夏9g,生姜三片,红枣三枚,服此方一剂得效。

笔者按:宋老用半夏泻心汤治下利险症。湘粤两省秋季此病多发,且治痢喜用白头翁汤、葛根芩连汤、桃花汤。治肠炎,轻度肠炎喜用黄芩半夏生姜汤,慢性肠炎喜用半夏泻心汤,急性肠炎喜用甘草泻心汤,有脱水亡阳之虑用生姜泻心汤,胃热脾寒用附子泻心汤,有热出血当用大黄黄连泻心汤。汉代以前,把痢疾、肠炎统称为下利,病机相同,方可通用。如白头翁汤治痢疾,也治泌尿系感染一样。

此案乃半夏泻心汤加全瓜蒌,和胃降逆,消痞除满。临床上,痢疾危证见胸心窝痛、大便不畅加全瓜蒌,则有小陷胸汤之意。

(2) 胃脘痛案:初诊,1954年6月7日。

(摘自宜章县卫生工作者协会统一处方笺,诊字第994号)

王英明,男,36岁,初诊,宜章高桥王家。

胃气痛,胀满,受寒则发,煎服皂角冲酒,每每增剧,脉转濡紧,味蕾突,二便如常,欲呕,吐清涎,药后痛止,胀满消。

处方:砂仁6g,法半夏12g,香附12g,高良姜9g,枳壳9g,广木香3g,研末,生姜汤下,服本方痊愈。

笔者按:这是宋老20世纪50年代初初创砂半理中汤时的雏形。应知此方首创在20世纪50年代。1990年应《名医名方录》征稿,刘小北、王王芬才整理发表。

(3) 心绞痛案,1954年3月3日。

(摘自宜章县卫生工作者协会统一处方笺,诊字第622号)

程杏杨,女,23岁,初诊,黄沙堡乡人。

心下痛,舌苔白。

处方:丹参24g,砂头3g,檀香3g。

痛甚,加五灵脂、蒲黄、红花。

笔者按:20世纪50年代初,人们对冠心病、心绞痛形成知者甚少。直到1958年以后,西苑医院郭士魁老才把冠心病研究提到日程上。

(4) 头痛案,1954年6月7日。

(摘自宜章县卫生工作者协会统一处方笺,诊字第1859号)

刘爱莲，女，8岁，初诊，后洞刘家。

头痛，呕逆，手足冷，脉沉细。

处方：吴茱萸4.5g，西党参9g，生姜三片，红枣三枚，"一剂愈"。

笔者按：宋老用经方，年轻时常用原方，不加减，观察经方的疗效；40岁以后，才开始加减一、二味药，有时也不需要加减，就用原方。

（5）水肿案，1954年6月10日。

（摘自宜章县卫生工作者协会统一处方笺，诊字第1058号）

刘文，男，33岁，二诊，车田刘家。

周身浮肿，服一剂肿大消，胀亦减，只脚跟部尚浮肿。

处方：大戟3g，甘遂3g（面裹煨），芫花3g（醋炒），大腹皮9g，槟榔9g，苏叶9g，木瓜12g，青皮6g，茯苓12g，枳壳6g，苍术9g，台党参6g，本方一剂痊愈。

笔者按：水肿用利水药不稀罕，但同时用三味虎狼之品利水，要用胆识，否则不敢用。最常见用一味，最多二味而已。宋老三味利水药同用，夺关斩将，一战收功。

（6）四用麻黄细辛附子汤案

①余万超，男，24岁，第五区公所，1954年6月12日：初诊。

（摘自宜章县卫生工作者协会统一处方笺，诊字第1066号）

尚时作痛（头梗部），浮肿，舌苔仍微黄。

处方：麻黄9g，细辛6g，附子9g，服本方后痊愈。

②宋梦干，男，51岁，宋安村人，1954年6月20日：初诊。

（摘自宜章县卫生工作者协会统一处方笺，诊字第1096号）

右边下腭牙龈痛，微浮，摇动，已一周，夜不能眠，腹鸣，头痛亦有引痛，舌苔白腻。

麻黄9g，细辛9g，附子9g。

③董享莲，男，21岁，蔡家，1954年3月3日：初诊。

（摘自宜章县卫生工作者协会统一处方笺，诊字第519号）

头痛，眼花，舌苔白，脉迟缓。仍用原方。

麻黄12g，细辛6g，附子6g。

④周云柳，男，40岁，堡城人，1954年4月8日：初诊。

（摘自宜章县卫生工作者协会统一处方笺，诊字第850号）

血停后，体温低，不足，周身仍痛，头痛，咳嗽，胸部痛，脉转迟，舌苔白。

处方：麻黄9g，细辛3g，附子12g，玄参24g。

笔者按：此例系肝癌，导致食管静脉曲张吐血，故云"血停后"。此方在《伤寒论》301条后，"少阴病，始得之，反发热，脉沉者。"原用于助阳解表，症状很少，是一个治疗范围极广的经方，凡肝肾阳虚之症，用本方稍加减疗效都很好。宋老用此方治疗阳虚头痛，周身痛，以致阳虚牙龈肿痛。宋老说："上龈乃足阳明之脉所贯络，下龈为手阳明大肠所贯络""牙痛有喜寒热之不同，其治有从标从本之异法"。宋老40岁时，适逢一老人说:"我过去每逢牙痛,都是买点生大黄,泡水喝,服后定能止痛,你试试看。"从此宋老有了治牙痛的寒热二法,详见《燕山医话》144页"牙痛拾余"。

《十全良方》一书,在麻黄细辛附子汤中加川芎、生姜,名为指迷附子细辛汤,治冷风头痛。

(7) 小调经汤治奇疾

(宋老口述,1977年高齐民笔录于东直门医院内东塔楼)

邝××,女,26岁,宜章县后洞张家人,1950年8月初诊

患者素来身体健壮,二七月经来潮,初潮后数月,地道又闭而不通,渐在关元处生一大疔,红肿痛热。请来外科郎中,先服仙方活命饮三剂,肿未消,以为脓成,用三棱针从疔头刺入排脓,但刺后流血少许,未出脓,不久疔疮渐愈。二年后,媒人上门为少女说亲,邝女闻后昼夜痛哭流涕,并说:"誓不出嫁"。母亲担忧,问其原因,方知近半年多来旧疾重发,原长疔疮处针眼重新溃破,脓流腥臭,并从疮内长出黑毛3~5根不等,一昼夜可长5~6寸,正因如此,所以"拒婚",心中郁闷不乐,泪涕交加。翌日其父知其女拒婚之故,遂请宋老往诊。诊毕,见是疮疡,非已所长,本不想治,因病家殷切恳求,盛情难却,初用仙方治命饮三副,服后脓由清稀变稠,吉象,腥臭味稍逐,疮内生出毛发,每日拔出,第二天复出如故,夜间疼痛较甚。因见患者低头不语,郁闷非常,必因患奇疾难以出口,所以肝郁不舒,遂更方予逍遥散二副,服药后少女感到心里舒畅,但痼疾如旧,真有点"野火烧不尽,春风吹又生",这是什么原因?沉思良久,方悟《内经》有"发为血之余"的论述。此少女初潮应期而至,后因地道不通而生疮,至今经水未再来,疮内长毛发,每日5~6寸,当是瘀血所化,遂改用小调经散(麝香5分包冲、川芎9g、当归9g、琥珀3g冲服、丹皮9g、红花9g)三副,十全大补汤三副,晨服十全大补,晚服小调经汤。服完三剂,疼痛止,月经来潮,疮口愈合,毛发消失,奇疾霍然而愈。

笔者按:无独有偶,2003年我去洛杉矶看望女儿,有时应针灸协会邀请,讲授《伤寒论》《金匮要略》经方临床应用。课余,针协秘书宋静宜大夫邀我去她诊所,会诊一个"怪病"病人。

一个美国女人,41岁,望之身体丰满健壮,红光满面,不像有病。宋静宜大夫翻译说:"她得了一个怪病,两手臂汗毛粗大猛长,每周需用剃须刀刮两次,饮食睡眠如常人,我给针灸两个月,不见效。"我诊其六脉沉而涩,问其月经多少天来一次?病人说:"一年多不来了。"她说完,我马上想到宋老治少女"疮内长毛"案。此乃经水不至,地道干涸,瘀血化为毛发,从两臂长出,当活血化瘀调经,我开了桃红四物汤。病人不会煎中药,宋大夫代煎送药上门,五副药服完后,经水通,臂毛不再滋长,一切恢复正常。

(8) 治愈肠癌案

(宋老口述,1974年5月高齐民笔录)

刘××,男,40岁,湖南宜章武装部部长。患肾结核、腰肌劳损、慢性肝炎、风湿性心脏病、心衰三度,在广州军区总院住院,后因大便不通,尿血,触诊腹部有肿块如

鸡蛋大小，先后两次剖腹探查，经广州肿瘤医院确诊为"肠癌"，预计尚能活六个月，因无法医治，遂回宜章老家养病，每日注射抗癌药物，如此过了四个月，病情逐渐加重，精神已不正常，上街去自己找不回家，所以警卫员老跟着他。他的爱人和同志们说："不能坐以待毙，找老中医看看，即便看不好，延长点寿命也行，解除点痛苦岂不更好。"

初诊：见患者神情痴呆，沉默寡言，小小肠癌给了南下英雄一个沉重的打击，六脉弦而有力，胸满腹胀，大便不畅，舌苔厚腻，舌润。

处方：柴胡18g，白芍30g，半夏9g，黄芩9g，枳实12g，大黄15g，滑石9g，草薢30g，生姜三片，大枣三枚。三副，水煎服。

二诊：服前药大便通，神志也清楚一些，遂改为早服大柴胡汤（分量同前）加桃仁9g，晚服蒲灰散（蒲黄9g，滑石6g）加草薢30g。

两方各三副，早晚轮服。

三诊：进前药，神志日渐清醒，外出已能自归，不要人再跟伴随，尿血已大为减少，效不更方，继续服用。

四诊：服上药达三个月之久，病愈过半，遂用早服蒲灰散，晚服八味地黄丸收功。

五诊：因心衰影响睡眠，去八味地黄丸，改用归脾汤，月余，诸症悉愈，经肿瘤医院检查，肿块消尽，肠癌痊愈。

半年后退伍回东北，至今尚好。

笔者按：宋老治肠癌，用大柴胡主证为胸满腹胀、大便不通，用蒲黄散主证为小便不通、尿血。妙用草薢重剂，分清浊，治小便不利。在口述此案时，提及他单用射干麻黄汤治胃癌一例：病人在广州诊断后，以为无生之希望，回宜章中医院治疗，因咳嗽，咽中痰鸣，我开了药，先后服了30多剂，再去广州复查，胃癌消失，真是"无心插柳柳成荫"。胃癌案，当时只集中精力听，忘了持笔记下，时间一长，大部分忘却了，今天才体会到"好记性，不如烂笔头"真是一句至理名言。

宋老不惑之年，亦是医术思想成熟之时，临床对经方、时方的临床应用，已达炉火纯青。别人都说，跟宋3~5年，还掌握不了他用方用药的辨证规律，我看把宋老遗留的389个脉案，一个一个加以研究分析归纳，找出规律，一定能把宋老学术思想摸透、掌握好、继承好。他什么地方是继承，什么地方有发扬，什么地方超越前贤，只有分析透彻他壮年遗下的医案，才是真正学到了宋老的真传。

（三）学院执教

宋老先后担任伤寒教研组、金匮教研组主讲，上午授课，下午带学生实习。由于教学任务的需要，善用经方治杂病的功夫无人能超越。如果不是带学生，他临床用经方大约占50%。

宋老诊病时的底方，绝大多数被学生带走了，只留下在家中看病时的底方应付复诊，传授女婿阅读学习。他因身体关系，第三届58班学生《伤寒论》课，已由陈慎吾老师主讲，助教是刘渡舟先生。现将期间的临证体会总结如下：

1. 自创方草河车汤及验案

从1958年起，甲肝多起来，宋老自创了"草河车汤"，治疗转氨酶高的迁延性肝炎，功同茵陈蒿汤。

（1）草河车汤临证化裁

药物组成：草河车30g，青皮12g，苏木6g。

功能：清热活血，舒肝止痛。

加减运用：如热毒较甚，将草河车改为凤尾草30g；大便溏，减草河车，加贯众30g；有黄疸者，加茵陈15g，栀子10g；在肝硬化早期，加山楂3g；腹水较明显，加郁金15g，槟榔30g；伴见脾胃虚弱，加茯苓15g，白术12g，党参12g。

（2）草河车汤验案（宋老处方底方）：

泮世华，男，23岁，1981年4月17日初诊。

化验检查：黄疸指数11单位，转氨酶208单位，麝香草酚浊度12单位，胃区痛，纳谷不香，脘腹胀，六脉弦。

初步诊断为肝炎，当清热活血，舒肝止痛。

处方：贯众15g，青皮9g，党参9g，苏木2g，白术15g，茯苓12g，生姜6g，大枣4枚。3剂，有效可服36剂。

两个月后复诊，各种化验都恢复正常。

（3）笔者临床心得

笔者按：早期肝经湿热多有黄疸；而慢性迁延性肝炎，转氨酶高，黄疸轻；从国外潜入的乙肝、丙肝病毒所致，症状少，但危害极大，无特效药，很难治愈。从1972年起，我将宋老"草河车汤"加减，用来治疗乙肝，命名为"小金楼汤"。脾胃虚弱者，"见肝之病，当先实脾"，上方加党参、炒白术15g，焦山楂12g，神曲10g。解决了乙肝无方可治的问题。我把"草河车汤"治甲肝偷梁换柱治乙肝，汇报给宋老，他不但不生气，还夸奖说："我带了这么多学生，齐民的悟性最高。在'草河车汤'上锦上添花，这就是青出于蓝而胜于蓝。"

小金楼方：草河车30g，贯众12g，苏木6g，水煎服，每日一剂，每30天为一个疗程。一般要服1~3个疗程，乙肝的化验指标才能恢复正常。草河车又名蚤休，亦名金线重楼，缩写为金楼，故名曰小金楼汤；若加入党参、白术、焦山楂、神曲，则名大金楼汤。为了加强本方的解毒护肝之力，常加茵陈10g，蒲公英15g。

2. 秘传"三两三"证治及验案

记得1961年新年，我在谈起《江西中医》熊梦"梦庐医话"载"三两三"用于一切久不愈之皮肤病经验有卓效，熊梦说："吾之开业期中，曾用此治疗数例荨麻疹，病程达十余年之久，服用此方月余，收到根治效果，诚良方也。"我好奇地问宋老，"三两三"方出自何书？为何人所创？图书馆能否借到？宋老说，"三两三"是民间医秘传镇宅之宝，无创作者和书籍流传于世。你这一问，使我回忆起1936年资兴民间医生袁国华先生，他在宜章执业，与我性情相投，交往年余，因其年已古稀，没有著作，也不带徒，因恐家中秘传良方失传，才把"三两三"口传心授给我，今年我挤时间把它整理出来。

1962年第2期《广东中医》刊登了宋老整理发表的袁国华先生的"三两三"，全文抄录如下：

"三两三"，亦称"三两三钱三"，很可能因为方剂分量而命名。名为"三两三"的方剂很多大都属于秘传，多捷效，一般掌握在民间医师手里，草药医掌握的更多，所以在群众中流传这样一句话，"病要好得快，须用三两三"，可见群众对"三两三"的评价。

（1）宋老整理"三两三"证治及验案

"三两三"的组成，一般都是四味药，君臣佐使配合很严谨，每一个"三两三"的汤方，都有三分保密药，由医师亲自加入汤内，虽然加的只是三分药，而疗效就高很多了。

①"疮疡三两三"

主治：疮疡，肌肉风湿，风疹。用于久治不愈的皮肤病及荨麻疹等。

全方组成：生黄芪30g，金银花30g，全当归30g，生甘草9g，川蜈蚣0.1g。

方解：金银花治一切风湿气；当归治一切风，除湿痹；黄芪能止诸经之痛；甘草通经脉，利血，坚筋骨，长肌肉；蜈蚣善走祛风，辛温有毒而能除风攻毒，主治丹毒瘰疮，便毒瘰疬，用于迁延日久之疮疡，更具殊功，此物虽有毒，但在能解百药毒的甘草协调之下，无不良反应。黄芪、甘草宜生用，不宜炙用；炙则纯属内补，排毒之力转微。

功用：养气血，解毒。

验案两则：

例1：刘某，男，40余岁，患肌肉风湿已十余年，更历多医，迄未根治，甚以为苦，后更生黄水疮，自以为疮疡小毒，未曾就医，迁延二年余，形体日瘦，故来就诊。详其病情经过，按辨证施治标本先后原则，先治其新病，与"疮疡三两三"六剂，药后不但黄水疮结痂告愈，肌肉风湿痛亦随之大减，遂教再将原方服六剂，肌肉风湿痛亦获痊愈。后经访问未复发。此后，每遇肌肉风湿痹痛之久治无功者，转予本方，莫不获效。

例2：邱氏，女，20余岁，经闭三年余，多方疗法无效，时发风疹来诊，予本方服三剂后，风疹愈而经行。后曾多次用于体弱经闭患者，均得奇功。

②"首风三两三"

主治：发病有时会头痛或偏头痛。该病是临床上常见的顽固性病症，不易根治，如果气候有变化，或将要起大风时，先一日必出现剧烈头疼，正如《内经·风论篇》所载："首风之状，头面多汗，恶风，当先风一日则病甚，头痛不可以出内，至其风日，则病少愈。"

头痛、偏头痛久而不愈的主要原因是风寒入于骨髓，一般性头痛，其痛不会逾月的。

正如《素问·奇病论篇》所云："帝曰：'人有病头痛，以数岁不已，此安得之，名为何病？'岐伯曰：'当有新犯大寒，内至骨髓，髓者以脑为主，脑逆故令头痛齿亦痛，病名曰厥逆。'"又如《素问·风论篇》所云："风气循风府而上，则为脑风……所沐中风，则为首风。"

法则：祛风逐寒为主。

全方组成：麻黄30g（打碎节，先煎去沫），桂枝30g（去皮），罂粟壳30g，甘草9g。

加减应用：痛偏于左者加龙胆草0.1g，痛偏于右者加钩藤钩0.1g，头痛不偏者加陈细茶0.1g。

煎服法：用水约4碗，先煎麻黄，沸后去净沫（或连水都去掉），再用600g水纳诸药同煎，取水240g，分温作三服，一服痛已即止后服。

方解：凡风寒之邪，皆由皮毛而入，故必使之从皮毛而出。本方麻黄散寒，桂枝祛风，更以罂粟壳固表止痛，甘草和中。痛偏于左，为肝气上逆，用龙胆草泻肝火；偏于右者，为肺失清肃，以钩藤钩平肝风（左右以先天八卦定位：东方震木为肝；右为兑金为肺）。陈细茶解结止痛，服之鲜有不效者。轻者一服即愈，重者二剂必愈。如服一剂不效，不可再服。因尚有不属于风寒入里之头痛，如梅毒蕴结、胃热熏蒸等，就不是本方治疗范围。

禁忌：服药6日内禁生冷、油腻、鱼腥酸辣，36日内禁房事，男女同法。

注意事项：（1）本方剂量不可减轻试用，否则患者容易产生抗药性；以后再足分量，亦不生效。（2）麻黄必须打碎节，先煎去沫，或去头煎，桂枝必须去皮，不然会有鼻衄的后果。

验案：

邓某，男，50多岁，患偏头痛10年，发则头面汗出，每遇气候将变，疼痛必甚，适有袁国华医师在宜章执业（时在1936年），我即介绍其去就诊。袁医师予"首风三两三"，服药一剂，其痛即止，后屡经访问，迄今未复发。

③ "跌打三两三"

主治：病者从高树或楼上失足跌下，伤重垂危，看伤者没有破皮折骨，只用"跌打三两三"就行啦。

用药理论依据为"急虚身中"。《素问·玉机真藏论篇》曰："急虚身中，卒至五脏闭绝，脉道不通，气不往来，譬于坠溺，不可为期……"。就是说，扑跌、溺水这一类外伤，就由于本身虚竭，仓猝间支不住而出现失足沉溺，以致五脏闭绝，脉道不通，气不往来，这在诊脉上是不可以预期的。如由高坠下，必须一时出现目眩心悸才会失足跌下，这就是所谓"急虚身中"。

治则：通经脉，活气血。因为是"急虚"，所以着重通气活血；因为是"身中"，所以着重解结去瘀。

全方组成：全当归30g，金银花30g，大川芎30g，穿山甲9g，滇三七0.1g（研冲）。

煎服法：此药用酒一碗，水两碗，合煎取一碗半，分两次温服。服第一次约经四小时后，伤者必然大便，若便中带血，不必惊讶，继续二煎服下，次日必渐能行动，再将原方配服一副，静养2～3日就可以劳动了。

方解：本方当归除客血内塞，温中止痛，破恶血，生新血，协同川芎理一切血，去瘀血，养新血；金银花通行十二经，消诸肿痛；穿山甲出阴入阳，通窜经络，能直达病所；三七散血止痛，于跌扑未出血者，更为要药。君臣佐使配合得宜，真有起死回生之妙。如果骨断筋折，就不属于本方范畴了。

论真脏脉：

《素问·玉机真藏论篇》"急虚身中"一段，句读不明，历来注家都解释为"内伤"，不想想在临床上的"内伤急中"是没有不出现真脏脉的，只有坠溺之类的外伤，虽由"急虚"所引起，但不会出现真脏脉。古人正恐人误会内伤，所以举例"譬于坠溺，不可为期"。其脉绝不来，若人一息五六至，其形肉不脱，真脏脉虽不见犹死也。这里要指出的内伤脉象，一息5~6至是决不会死人的。外伤就不同了，血伤之后，应当脉见迟涩，若有数象，证明瘀血入心，舌中必见瘀点，这就是很危险。

第二天我特地访问伤者，他说："昨日吃了药后，大便下了两次血，当时觉得周身舒服，疼痛减轻。"我问："你怎样从树上摔下来的？"他说："我在树上，忽然心中悸动，头晕眼花，手脚支撑不住，就跌下来了。"这样对照袁医师所说，确实和事实相符，不能不令人心折。

以后这一"跌打三两三"，我常在临床上应用，都收到了如期效果。

验案：

1947年，有一曾姓者，由高楼跌下，牙关紧闭，气绝无声，其家中人请村中一跌打医师出诊，该医师见病危重，连连摇头，表示不可救药。当时我正在该村出诊，遂请同往救治。检查伤势后即处原方予之，那位跌打医师不信，并有激词，我即对伤家说："吃了这三副药便可挽救"。药煎好，即将滇三七末调入汤中与服。药后腹中雷鸣，过了三个多小时，伤者渐知人事；再将二煎药服下，又过一时许大便一次，便中纯为紫色血块。第二日原方继续服一剂，又下紫黑血块二次，疼痛消失，已能步履。第三日再服一剂，便中已无血，伤势也基本好了，那位跌打医师方才信服。以后三四年当中他用此方治疗15例，没有不收到效果的。

笔者按：1976年五建老工人队为中医研究院盖房，墙高2米多，夜间施工，一老工人失足从铁架跌下，上午八点多用担架抬至门诊，神志清醒，跌下已五个小时，不见出血征象，受了点惊吓，臀部先着地，地下是从根基翻上的松软湿土，所以伤得不重，脉无涩象，方处以减半"跌打三两三"五副，七天假满就能来上班了。

④"溃疡三两三"

主治：痈疽溃后，久不敛口，或远年近日之溃疡均可敷贴。

全方组成：赤小豆30g，栝萎根30g，浙贝母30g，大冰片0.1g。

用法：上药各研成极细末，称足分量后，再将药末和匀，视疮口大小分为二或三包，每包用鸡蛋清调敷，日换一次。换下之药，不可扔掉，将脓血放置净土上，（地气）吸去其毒，次日仍以鸡蛋清合前药匀调包敷，以一料交替使用，至愈为止，药力始可用尽。

此药用后可保存，使用次数越多，效越大，看来不符合卫生和科学原理，但在实践中确是如此，原理在哪里，仍不可得。

验案二则：

例1：彭××，男，60余岁，中医师，足生痈毒，冬愈春发，往始20余年，内服外敷，百药不效，后来求诊时自称为臁疮，遂予本方敷贴20余日，即告痊愈。

例2：吴氏，女，患手背发一年余，溃后肉腐见骨，更历十余医，均未见效，因家贫寒异常，遂教向彭××家乞其余药，敷贴十余日，即生肌敛口而愈。其邻居家有小孩，头部生一疖毒，已三年余，医药未效，吴氏以余药予之，敷贴六七日，亦获痊愈。

(2) 笔者整理"三两三"证治及自创方

笔者按："三两三"一文在《广州中医》发表后，还赠了一本杂志，即1962年第2期，我一口气将"三两三"读完。晚饭后和宋老闲聊，问其是否把全部的"三两三"发表了，他说还有一些"三两三"，在临床上未验证，所以没有发表，加之已过26年，也忘掉一部分。如：

(1) "热痹三两三"：益母草30g，透骨草30g，仙鹤草30g，知母9g，制马前0.1g。

主治：热痹及类风湿性关节炎，以及痛风等。

笔者按：我从此方化裁出一个痛风丸，专治痛风。

(2) "安眠三两三"：生地黄30g，酸枣仁30g，茯神30g，防己9g，朱砂0.1g（分冲）。

主治：少寐易醒（即神经衰弱症），但朱砂不能多服，6~12副即可。

笔者按：本方有防己地黄之意，若温服后加白酒或黄酒一杯，则会"不安神而神自安"。

(3) "自汗三两三"：生芪30g，生龙牡各15g，黑豆30g，炒白术9g，灯芯0.1g。

主治：自汗出。宋老常用此方，惜未将底方保存下来。笔者也常用，常去炒白术，加桑叶9g。

笔者按：1964年在汨罗，为了治急性血吸虫病导致的顽固性鼻衄，中西医皆束手无策时，我创制了"镇衄三两三"（生地30g，桑叶30g，白茅根30g，党参10g），用于治疗除阳虚以外的各种衄证，如鼻衄、耳衄、齿衄、眼衄、唇衄、指衄、肌衄（血小板减少）、精衄（精索炎症）、腘衄、乳衄等。特别令我高兴的是，"镇衄三两三"，每服1副，可提高血小板10000/mm^3，一般7副，衄血可止。若阳虚则用甘草干姜汤（甘草6g，炮干姜15g），5副即可，再用附子理中丸善后。

(四) 专家门诊

1966年至1994年，宋老在北京中医学院附属东直门医院从事临床教学，每周出专家门诊，尤其为老红军、部长、兵种司令员出诊看病。从出诊回来留的底方看，他的医疗水平抵达高峰，已无人可以超越，但他认为，给高干看病"如临深渊，如履薄冰"，处方用药要万无一失。我在广州、湖南喜用经方，用药少则二、三味，多时六、七味，群众少花钱，能治病；给部长、司令员、长征的老红军看病，他们个个都是有卓越功勋的人，对他们要绝对负责，所以处方药味多一些，贵重药也多，这才迎合他们的心理，处方用药也得"与时俱进"。名医吴秉贵说："御医当久了，不如走方医"，由于出诊为首长诊病，所以从他的底方可以看出，每剂方药都是融经方、时方的精华于一炉，重铸新篇，他晚年的底方，显得格外珍贵，方方含金量极高。

附：医案医话 5 则（宋老口述，高齐民笔记）

1. 冬温转春温案

女，40 岁，711 医院住院病人。自诉去年农历十一月开始突然感冒，未出现恶寒，就发高烧 41℃，住了 30 多天医院，烧才退下来。出院不几天又高烧 39℃～40℃，又住院 50 天，经服中西药，高烧退到 38℃ 多，再也无法退下去。经 711 医院反复检查，什么都没查出结果，细菌培养（一），但人日渐消瘦，食纳极差，也服了一些中药，胃口不开，舌上无苔，质淡红色，无表证，少津起刺，形体消瘦，疲倦，每日饭量 3～4 两，大便 4～5 天一次，不腹胀，脸色淡红（非真阳外越之象），脉沉细但不快，略带涩象。因为什么都查了，不像伤寒，但也定不下什么病名，热势目前多在 38℃ 以上。医院说："但愿先生诊断明确，予以调治。"

按中医辨证论治来分析，本病开始为冬温初好，出院后又适经水来潮，所以又开始发烧。这时季节变化，立春后发病，病由冬温转春温，当用四物汤合调胃承气汤（当归，川芎，白芍，生地，大黄，芒硝，甘草，重用大黄）。"温病下不厌早"，服药后大便通，体温下降至 37.2℃（开药三副，大便通，止后服）。

二诊：因患者又见轻度泌尿系感染，改用四物汤合五苓散（生地，当归，川芎，白芍，泽泻，茯苓，白术，桂枝，猪苓），服一副，体温降至 36.9℃。医院再次做细菌培养，说培养出伤寒杆菌，将她收入传染病病房。不久又开始发烧，体温 37.5℃，因已查出病原，院方认为不再烦请宋老，但热势日渐递增，病人经大夫同意，民主任批准，来宋老家中求诊，处以柴芩四物汤（柴胡，黄芩，生地，当归，川芎，白芍），开三副，服完二副，热退出院。

宋老说："若不服四物汤加调胃承气，血室之热不能清除。当初是里证，里证不能用柴胡，最后来求方是因胸满才改用柴芩四物汤，病若再晚服中药四物调胃承气汤，几天病将趋于难治。为什么用四物汤呢？因为本病舌质红，口干，口不渴，这是瘀血证，又大便 4～5 日一行，温病无表证，非用下法不能起沉疴。温病下不厌早，有表证也能用下法，大便稀也能用下法。"

我问宋老"肠伤寒"如何治？宋老说："我在江南行医三十多年，那时农村卫生条件差，得伤寒则常见，概而言之，初起有表证，用麻桂之类，入阳明则用大承气，在少阴则用附子汤，若肠穿孔当用桃花汤。"

笔者按：此案例在 711 医院引起很大轰动，属一个特殊病例，又是冬温转春温案例，很有研究价值。宋老前后三次叮咛我，一定仔细推敲此案例。怕我不重视此案，所以在 1977 年 4 月 10 日那一天，他亲自将此案口述，让我笔录下来，认真学习领会此病辨证论治之精华所在。

2. 下利危重案

周×，女，50 岁，航天部职工家属。不知何时饮食不洁，突发急性胃肠炎，吐泻交作，送到职工医院治病，服中西药不效，病情日渐加重，日下利数十次，完谷不化，呕逆难以进食，消瘦，因脱水眼内陷，若不治疗，病人将危在旦夕。因对抗生素过敏，医院也束手无策，想请宋老出诊。时值宋老身体欠佳，病人住在医院还算放心，在问清病人现状后，宋老根据多年治急性胃肠炎的经验，处以甘草泻心汤加葛根。炙甘草12g，黄芩9g，干姜9g，半夏9g，黄连3g，大枣10枚，党参15g，葛根30g。三副，水煎服，每日两次。服药后，一剂知，二剂效，三剂痊愈。

三日后，病人家属来电话说："这么危重的肠炎，几副药就给治好啦，谢谢宋老！"宋老风趣地说："我没有什么可谢的，要谢，谢张仲景吧。"

笔者按：下利属里证，不能用柴胡，但能从小柴胡汤中化裁出一方。因下利有湿重热重，有脾胃气虚，有脾胃阳虚，则又变成三方。其特点一，三方药物完全相同，主证不同，则君药不同；其特点二，君药不同，则方名不同；特点三，下利因湿热不同，清热之黄连用量不同；因阳虚之轻重，鲜姜、干姜合用或单用。

宋老治下利善用半夏、甘草、生姜三泻心汤。此案属下利危证，"日数十行，完谷不化"，脾胃之气大伤，故用甘草合人参补中益气，培植胃气之本，加葛根则有葛根黄芩黄连汤之意，有锦上添花之妙，更可防湿热之火复燃。

3. 一窍不通脉见结代案

本邑两个老中医，李××与周××，道同又互相为亲。一日闲坐，论及脉有时可断病之预后，谈毕，相互诊脉以为戏。周脉7～8跳一歇，《脉经》云："脉七八跳一结代，百日死。"周为医，知脉之结代不善，独有炙甘草汤可缓其急，故每日服一副；并担心百日之后若归天，羊城、县内账物将被别人所赖占，为了子女今后有家养生，又奔羊城、县衙将一切账目点清，交付证人，带着凭证，回乡待毙。日复一日，已过百日，身体犹健而不衰，复有百日仍健康，但脉仍7～8跳一结代。自思死证难免，不妨求宋老一诊。问其何苦？自诉无他病，偶相戏诊脉，发现结代，疑百日必死，又逾百日仍无恙，特来一诊，以断生死，盼能否另开生门，转危为安。宋老问诊时，闻其言谈鼻音重浊，问鼻窍可有所苦，曰：鼻常流黄涕。遂用瓜蒂2个碾细为末，布包塞鼻，日一换。塞后鼻流黄水甚多，药后黄涕已止，语音清晰，再诊其脉，结代消失。

4. 二两生地脉结代消失案

亦有一老医师患脉结代，自知不过百日，每日服炙甘草汤，逾百日，身体健康如初，求宋老一诊，以断阳寿之长短。宋老问其所苦，自言有时心悸，左半身麻木，睡眠时好时坏，其他均无恙。观其所服炙甘草汤，诸药分量尚可，独生地之量欠足，又少清酒之升发，故将生地数钱改为一两，加入清酒。服后，脉由7～8跳一结代延至10余跳一结代。复诊又将生地改为一两半，脉由10余跳一结代改为20余跳一结代。后又再将生地加至二两，脉变为50跳一结代。年逾花甲，50跳一结代为常脉，不足为怪。

笔者按：宋老告诫我"仲景《伤寒杂病论》254个经方中，必须牢记，炙甘草汤必加黄酒，小建中汤必加饴糖；若不加，成了画虎无须，亦非二方之旨意。宋老说：'我初行医，也常犯这错，后知之，马上改过，一生则慎之。闻齐民你在读大学一年级时，就用小建中汤原方治愈表弟张企峰胃溃疡案，自感后生可畏，这是读书认真的结果。'"

5. 治愈四年每日导尿案

昨日，由广东、上海检查确诊的一例右肾丧失功能的患者，经服起废汤（《串雅》方），口干好转，小便增多，转告知宋老。宋老记起，1943 年，一伪军长的母亲 60 余岁，病小便淋漓不通，每日上午 8 时和晚 9 时必导尿两次，不导尿则点滴难下。如此已四年有余，遍请羊城名医处方无效，处方之多已寸厚许，从清热利湿到补气补血，以及补肾温阳等等，丝毫无功。

一日，请宋老（当时宋老 32 岁）诊治。诊六脉寸弱尺盛，小便点滴不通，不导尿则少腹胀满不舒，翻阅桌上数以百计名医处方，诸医从各方面都试治过，一时定不下治则，要求病家能否借我以前所用之方回去一览，研读后再处方图治。病家以为医生嫌钱少，忙解释说："只要能把老夫人病治好，不管多贵的药，我们都可以买得起，你只管放心开。"

宋老想起病家所讲，当初家中十分贫苦，又早失丈夫，全靠她出劳力养家，今儿居高官，一步登天，就把她接到广州深宅大院，什么都靠保姆料理。由于长期养尊处优，原每日出汗出力，气血代谢旺盛，现在每日闲坐不劳，腠理不再开泄，气化失常，水府闭塞，故小便难以排出。

隔日请复诊，病家见宋老面带难色，问曰："需要什么尽管讲"，宋老笑着说："要你老人家每日去攀登屋外小山两次。"病人因素在农家，今要她登山锻炼，不胜高兴，并说我每天保证登两次，配合药物治疗。宋老执笔处以越婢汤加肉桂，初服一剂微得汗，到晚上 9 点来导尿时，也不感到像以前那样少腹胀得难受。嘱其将药煎好，放凉再服，麻黄凉服利尿。服药后尿虽未通，但已有尿感。又将麻黄加重到五钱，嘱其将导尿时间往后拖 2 小时再导尿。服前药患者遗尿少许，虽然没有什么感觉，但患者很高兴。又将麻黄加重分量，加上肉桂末一钱冲服，服后得周身汗出，桂鼓膀胱之气化，自排小便一次，导尿延至子夜，少腹亦不觉胀，从此不再导尿，尿已能自排如初，病家不胜欢喜，并要登报以酬谢。

总之，病的原因很复杂，除六淫七情外，还不能忘记"医者，意也，在人思虑"。前例右肾无功能病例，当年未问他干什么？不问，对分析病情不利。如上所举病案，不了解她当年是劳苦人家，就想不出越婢汤开腠理、洁净府，发汗以通调水道。

笔者按：越婢汤为治风水之主方，治病有效否，不在全方托出，而在麻黄之用量。治风水，麻黄用量当在 15g 以上，才能利尿。我曾治岳阳一青年，无汗，冬不着棉，我用麻黄 30g，生石膏 50g，服 10 剂仍不出汗。此案，导尿 4 年，膀胱气化功能丧失，宋老加上肉桂一钱，"一石打破水中天"，膀胱气化恢复，小便自出。

宋老说："临证要刻苦钻研药性，审证用药，务求其当，对常用之药，尤要熟练掌握其性能，掌握其用量，掌握药后的反应。仲景这么伟大，仅用药 160 多种。研究 254 个经方，每一味药都不能从本草书和《中药学教材》中去寻找答案。例如'桂枝'，仲景在《伤寒杂病论》中共计 130 余处，用在 77 个方剂中，怎么能用'概而言之'几句话说得清楚呢！要从桂枝在方中的位置（君臣佐使）、主证和作用入手分析，才能深入掌握桂枝的功用，余皆如此。"

读宋老医案，当品味他的加减。如半夏泻心汤，加瓜蒌则有小陷胸汤之意；甘草泻心汤，加葛根则有葛根芩连汤之意；越婢汤，加肉桂，尤为妙哉，助膀胱气化；麻黄细辛附子，再加玄参30g，方义大变，取意"善补阳者，从阴中求阳"之名言。善读书者，就从经方之加减"沙中淘金"，以开悟自己。

（五）论文2篇

宋老天天忙于应诊，用他的话说，"久不操觚"。他很少动笔写文章，但他很乐观，"自喜桂姜辛在老"。我在整理他的遗物时，发现他在养病时写的2篇手稿：《论虚劳》和《论白血病》。为迎接北京东直门医院建院50年大庆，作为贺礼献出来，使大家先读为快。

1. 论虚劳

（1）虚劳的概念

虚劳是虚损劳伤的概括（气血、脏腑、形体、精神），精气夺则虚，邪之所凑，其气必虚，不是一种病，是多种病的总名。虚证不定是劳，积劳没有不虚的。"五劳，久视伤血，久卧伤气，久坐伤肉，久立伤骨，久行伤筋，此五久劳所病也。"

（2）虚劳的脉象

大脉：烦劳则张，大则为虚，大则病进。虚脉：劳则气耗。（二脉失精所致。）

芤脉：血虚不营。革脉：失血。（二脉亡血所致。）

浮大：脱气。微涩：元气耗微。（二脉脱气所致。）

还有迟、代、小、细、沉、紧、弦脉，结合症状。

通过实践分析，"去掉我们认识的盲目性，必须提倡思索，学会分析事物的方法，养成分析的习惯"。

（3）虚劳的症状

形色晦暗、戴阳、面色白；舌质淡、齿痕、紫、苔净；渴、喘、悸、短气、里急、小便不利、时目瞑、衄、小腹痛、手足烦（春夏剧，秋冬瘥）、阴寒、精滑、足软、精清冷、发落、清谷、亡血、失精、盗汗、四肢冷、马刀夹瘿。

（4）虚劳的病因

"五藏元真通畅，人即安和""勇者气行则已"。其人本虚，则着而为病。

先天：禀赋不足，本质偏阴虚、阳虚、阴阳俱虚；

后天：起居失常，醉饱不时，思虑劳倦，色欲过度等。

（5）虚劳的病机

以阴虚、阳虚、阴阳俱虚为纲，以五藏精气血为目，将五藏生理功能及其病理变化，综合研究。

生理功能：肺主人身之气，而肾为元气之根，内含真阴真阳，受五藏六府之精而藏之，心主人身之血，藏于肝而统于脾，脾为生化之源，阴阳升降的枢纽。若脾肾功能正常，他藏虽有病变，尚不致牵涉根本问题；若脾肾发生病变，往往各藏之证都伴随出现，这在临床上是比较现实的。

病理变化：大都牵涉到真阴、真阳的根本问题。具体为"失精""亡血""耗气"等，这些都和五藏有关，主要归之于脾肾，有人总结为"肾为先天之本，脾为后天之源。"脾肾失调，五藏阴阳就不能相互维系，多种多样的症状都能出现。所以虚劳的病机，当以脾肾为中心，在治疗上也体现了这一点。后世论先后天关系，先天授我以元气，而元气输精于肾，肾气通于脾，则为我之生气；后天养我以水谷，而水谷输精于脾，脾气通于肾，则为我之胃气。是胃气也，我之生气所使也；元气，是生气之先天，则我为后天；胃气为生气之所使，是我为先天，而脾气为我之后天矣。是我无肾气不生，无脾气不立，脾肾合和，则阴阳相抱，精神乃固。

（6）虚劳的治疗

损其肺者益其气，损其心者调其营卫，损其脾者调其饮食，适其寒温，损其肝者缓其中，损其肾者益其精；形不足者，温之以气，精不足者，补之以味。

①阴阳俱虚

首先考虑失精，有精液耗失、营养不足两方面。

若出现小腹急满，阴头寒，四肢凉等阳虚症状，及目眩瞑、发落等阴虚症状，结合脉象，极虚，重点在失精；脉芤重点在亡血；脉迟涩重点在耗气；同时出现脉大，有阴阳离决现象。可采用桂枝加龙骨牡蛎汤，可达到阴平阳秘的目的。或采用天雄散。天雄强筋骨，长阴气，补腰膝，益精明目；白术健脾消食，精生于水谷，脾健则能生化输精；桂枝通阳益营；龙骨益阴精、涩精；用酒调服，酒有行气和血的作用。

有盗汗的用二加龙骨汤。推广运用，若见里急，腹中痛，梦失精，四肢酸疼（阳虚阴不振），悸，衄，手足烦热，咽干口燥（阴虚阳不盛）等症，调以甘药，可采用小建中汤。冲脉为病，逐气里急，随阳明、厥阴、少阳经脉上行，肝脾不和则腹中痛，上逆为短气，为衄血，肝阴不藏则多梦，相火妄动则失精，乘脾则四肢酸疼，手足烦热，侮于肺则口干咽燥，袭于心则悸。本方可调阴阳。若形气不足，病气不足，病后不复，四肢沉重，骨肉酸疼，动则喘悸，胸中憋满，饮食无味，头重不能仰，多卧少起等，可采用黄芪建中汤。此三方均在于调。

②阴虚

首先考虑肝、肾之虚。

虚劳虚烦不得眠，一般说法，人卧则血归于肝，血不归肝则心烦，肝肾同源，肝不足则求助于肾，采用酸枣仁汤。方中酸枣仁养肝阴，益心气，收浮阳；知母清肺胃以滋肾，使火下降而水得上交；茯苓宁心；川芎和血；甘草和中，建阴阳枢纽。用于外感不眠则不效。

虚劳腰痛，小腹拘急，小便不利，多数认为阳虚，实际是肾阴虚。可采用八味肾气丸，之所以用桂附是为了益阳助阴，地黄八两，山萸、山药各四两，泽泻、茯苓、丹皮各三两，桂附各一两。

③阳虚

当考虑心肺之虚。

若见无寒热，喘，悸，脉小、沉迟，动则气病而喘，痹夹背行，汗出而减，可采用炙甘草汤、天雄散、黄芪桂枝五物汤。

④虚劳通用剂

大黄䗪虫丸

方义：血主濡润，重用地黄以养血（十两）；坚者削之，故用大黄（二两半）以推陈致新，安和五藏，调中化食；脾是至阴之脏，主统血，是生化的来源，脾欲缓，以甘缓之，故用甘草（三两）；酸苦涌泄为阴，用桃仁、杏仁（一升）、芍药（四两）以滋阴；咸活血，故用䗪虫（一升）、水蛭（百枚）、蛴螬（一升）、虻虫（半升）之咸以行血去瘀；瘀积日久者，非干漆（一两）不能化，同时漆有安五藏的作用；又恐浊阴不降则清阳不升，瘀血不去则新血不生，酒服所以通阳行血。

薯蓣丸

方义：此为虚劳平调之剂。方中以人参、白术、茯苓、甘草扶正气；配以杏仁、白敛、桔梗撤其邪热，开其郁逆；更用当归、川芎、芍药、地黄以和血；配以干姜、柴胡、防风疏其风寒，遂其调达；恐心不能化赤，配桂枝通阳益营；恐肺不肃降，用麦冬以滋阴润燥；更用阿胶滋肾养肝；补血调气的药都具备了，若脾滞不运，诸药就不能发挥正常作用，所以用神曲、大豆黄卷以疏脾胃之积滞；更加入健脾肾、补虚羸、益气力、长肌肉之薯蓣、大枣；为丸酒服，平调五藏阴阳，用于虚劳调理，是面面俱到的。

（7）小结

虚劳是多种病的综合名词，其分类以阴阳为纲，五藏为目，具体到失精、亡血、伤气所演变的各种证候群。

虚劳的脉象，都是属于不足的表现，主要谈的是男子的脉象，因女人在胎产经带时能出现，若平时也应属不足之例。

虚劳的症状：结合五藏主证分类更为具体。

虚劳的病因：以内因为主。

虚劳的病机：重点在脾肾。

虚劳的方治：重点在温养，其次在平调，所介绍的方剂是采取"劳者温之""形不足者温之以气，精不足者补之以味"的法则，或养阳滋阴，或调阴和阳，虽说有制化的意义，总之还是偏于温阳，因此对今日之阴虚阳旺者极不相宜，后世大补阴丸，六味地黄丸等，可灵活采用。

（宋孝志，1967年于西小院）

2. 论白血病

（1）白血病的病因病机

现代医学认为，白血病是骨髓及其他造血器官中病理细胞异常增生，破坏了正常组织的功能所形成。至其成因，提出多种可能而无确论。在祖国医学中，无此病名，若以现代医学的理论为基础，结合中医文献来研究，有关血液骨髓的记载是不少的。如《内经》叙述血液骨髓在正常情况下，"中焦受气取汁，变化而赤，是谓血""谷入气满淖泽注于骨，骨属屈伸泄泽能屈伸，补益脑髓，皮肤润泽，是谓液""脑髓骨脉，名曰奇恒之府""谨和五味，骨正筋柔，气血以流，腠理以密，如是则骨气以精""骨髓坚固，气血皆从"。在异常的情况下，"血脱者，色白，夭然不泽，其脉空虚""液脱者，骨属屈伸不利，色夭，脑髓消，耳数鸣""失四时之从，逆寒暑之宜，贼风数至，虚邪朝夕，内至五藏骨髓，外伤空孔肌肤""形之疾病，莫知其情，留淫日深，着于骨髓"。可见，祖国医学对血液骨髓为病是有认识的。当然，它不可能就是为现代医学的白血病立论，但是它指导着中医在临床上辨证施治，随其症状而具体分析，以达到"必伏其所主，而先其所因"之目的。

从白血病的症状来看，由于其体征变化繁多，祖国医学中虽有和白血病相类似之症，但分散于不同的病种中，如《内经》的"血枯"，《金匮要略》的"血痹虚劳"，《删繁方》的"骨病""髓病"，《圣济总录》的"急劳"，《普济方》的"热劳"等。更有以症状命名的，如肝脾肿大者归入癥瘕，淋巴结肿者归入瘰疬，贫血者归入虚损，出血者归入血证，或因身有紫斑者而名之为鬼击，或因身有血点者而名之为瘾疹，这些都和现代医学白血病有部分相同的症状。毛主席教导我们说："大家明白，不论做什么事，不懂得那件事的情形、它的性质、它和它以外事情的关联，就不知道那件事的规律，就不知道如何去做，就不能做好那件事。"因此将白血病的症状，用祖国医学的辨证方法，结合探讨，以期做到"古为今用，洋为中用"。

"邪之所至，其气必虚"，这是一般发病规律，而白血病是病邪侵入造血系统，扰乱正常功能，以致骨髓高度增生。当正邪交争之时。

（2）白血病症状分析

若阴不能散精而起亟，阳不能卫外而为固，免不了诸证丛生。有了症便可进行辨证论治。各型白血病常见症状有发热，眩晕，耳鸣，心悸（贫血），出血，肝、脾、淋巴结肿大以及骨、关节肿瘤等，大致分析如下：

①发热：一般发热，不外乎外感（阳盛则外热）、内伤（阴虚生内热）两类。但一则汗出而身凉和，见邪却精胜之象，一则汗出而热甚，见阴虚阳凑之证。至于骨髓为病而发热，中医认为，其热在藏，内连骨髓。骨热，则求之于肾，肾热则颐下色黯，齿槁，腰脊酸疼，骨节痛，足心热；若有寒证，责之膀胱。髓热，求之于肝，肝热则色苍而爪枯，胆泄而口苦，筋膜干而挛急，关节肿，小便黄；若有寒证，求之于胆。此类发热，治疗以滋阴养血、保胃气、存津液为法。

②眩晕、耳鸣、心悸：现代医学认为是由于贫血所致，祖国医学对眩晕耳鸣，则认为是奇邪走空窍所致，故有"上气不足，脑为之不满，耳为之苦鸣，头为之苦倾，目为之眩"之论，在临床上对眩晕、耳鸣一般求之于肝肾。至于本病之眩晕、耳鸣，更应当从脑髓、肝、肾来研究。《内经》指出："髓海不足，则脑转耳鸣，胫酸眩冒，目无所见，懈怠安卧"。在治疗上也应补益脑髓。至于心悸，主要是血虚，但也有肝火所乘、肾气凌

心、脾实所滞之不同，而其间又相互关联。因为心主人身之血，藏于肝而统于脾，脾为生化之源，肾受五脏六腑之精而藏之，故血虚可致心悸，而心悸不尽由血虚，治疗唯以养心为主，而又有滋养肝肾、健脾理气之法。

③衄血

现代医学认为，由于贫血、继发性血小板减少、毛细血管受到白血病细胞的浸润破坏以及血内肝磷脂增多等原因，引起皮肤黏膜（鼻腔、齿龈、咽喉、胃肠）及内藏（如脑）的出血现象。祖国医学认为，出血是络脉破裂，阳络伤则血溢于外，阴络伤则血溢于内，热则妄行，寒则泣而不流，津液涩渗，凝于皮下不得散所致。其中有气不摄血、肝不藏血、脾不统血之分。因其出路不同，与脏腑之关系亦异。

衄血属于上实下虚。从春至夏为小肠火（心阴不济），从秋至冬为胃热（脾阴不济），均随肝阳而上逆。肺开窍于鼻，肺有郁热，失其清肃，则为鼻衄。肾开窍于耳，耳为宗脉所聚，封藏失职，冲阳上逆则为耳衄。齿为骨之余，肾主骨，而少阳亦主骨，龈为阳明支脉所络，肾又为胃之关，大热入肾，肾虚火炎，齿豁血渗而为齿衄。肝开窍于目，而五藏六府之精皆上注于目，骨之精为瞳子，血之精为络，与脉并为系，上属于脑，热邪中其精则眼出血，邪热侵入精室，则同房时精中带血，称为精衄。脑为髓之海，其输上在于其盖，下在风府，阳气者，大怒则形气绝，而血苑于上，使人薄厥，血之与气，并走于上，则为大厥，故脑出血。心开窍于舌，心经热盛，则舌上出血。上述都属奇邪走空窍，邪之所在均属不足。至于九窍、四肢、皮下出血，认为是营卫大虚，藏府伤损，血脉空竭，加以喜怒失节，鸷急过度等原因，则暴气迸溢，致令腠理开张，血脉流散，全身都有出血症状。若卫阳偏虚，则津液发泄，邪气中经则为癮疹；若正气虚损，邪中其精，则胸痛而九窍四肢出血，皮肤青紫，名为鬼击。

咽不利，充血出血：此由阳气蓄积，外注于络，阴气不营，血留不运，热势所逼，伤络则血渗。唐容川《血证论》载："咽喉为肺之关，胃之门，少阴心脉之所络，肝经冲脉之所夹，凡此四经，皆血之所司也"，所以较之他处，尤易充血出血。

胃肠出血：阳明为多气多血之藏，《灵枢》谓："卒然多饮食则肠满，起居不节、用力过度则络脉伤，肠胃之络伤，则血溢于肠外，肠外有寒，汁沫与血相搏，则并合而不得散"。若脾不统摄，则血不归经，上为吐血，下为便血；血气失夺，于是筋骨皮肉，皆无血以养，无气以生，寒多则筋挛而骨痛，热多则筋弛而骨消。出血部位虽有不同，而离经之血为瘀则同，瘀血不去，郁于肝脾，则为肝脾肿大。

④肝脾肿大：中医名目不一，或名积，或名癥。由于恶血不泻，搏于藏器，或因忧恚喜怒，或因劳倦寒热，饮食衰少，病气日增，两胁下痛，按之有块，推之不移，在肝为肥气外证，筋节肿痛，在脾为痞气外证，骨肉胀疼，此皆阳气不足，阴气有余，治以补气破瘀。

⑤淋巴结肿大：中医名为瘰疬痰核、马刀挟瘿，由人体积微之所生，多在少阳经脉循行部位，留于脉而不去，轻者浮于脉中，未着于肌肉，重些热气淳盛，经脉败漏，陷于筋骨，甚则骨伤髓消，其本在藏。阳气有余，其末上出于颈腋之间；阴气不足，则下

见于鼠蹊之部，治宜从虚去实，调其根本。

⑥骨节疼痛：肾主骨髓，肝主筋节，邪在肾则善骨痛，邪在肝则善掣节，古人谓"皆生于风雨寒暑，清湿喜怒，喜怒不节则伤藏，风雨则伤上，清湿则伤下。"但是人体不虚，邪不能独伤人，两虚相得，"其中人也，洒淅动形，起毫毛而发腠理，其入深，内搏于骨，则为骨痹，搏于筋则为筋挛"，经脉不通则节痛，精气不足则骨痛。

上述各症已作大致分析，如何进行治疗，这是要深入思考的。毛主席说："战争的基本原则是，保存自己，消灭敌人。"（宋孝志，1967年于西小院）

笔者按：宋老《论虚劳》和《论白血病》，是想从中医经典中探求虚劳和白血病的渊源及辨证论治大法。虚劳是一个综合体，包括白血病在内，而白血病又是虚劳的一部分，二者是整体和局部的关系。

我这几年不在门诊，仅见到5例虚劳患者，其中2例是白血病。5例虚劳病都呈现阴阳俱虚、胃气衰败之象，因长时间超量服用激素，导致胃进食则绞痛，不食则不痛；周身肌肉痛不可忍，日夜不休；昼夜失眠，不能入睡，安眠药则无作用；手足烦热，口干舌燥。

我认为，"人以胃气为本"，救胃气就是治本。我选用黄芪建中汤，且遵古法加饴糖，其效立显。患者多在服完7～14剂后，胃口开，纳谷香，原来痛苦欲绝的胃绞痛、肌肉撕裂痛、昼夜不寐等症不治自愈，获得新生。

虚劳病，最棘手的是齿衄、鼻衄、肌衄等。我每用1964年自创的"衄血三两三"可解此危难。据山西医学院验证，"镇衄三两三"，每服一副，可提高血小板10000/mm^3，一般七副，衄血可止。若阳虚，则用甘草干姜汤（炮姜15g，甘草9g）五副，再用附子理中丸10天善后。

（六）附诗一首

齐民同学：

既切师生之谊，又联丝萝之亲，值余生辰，以毛主席像一尊见赠，并附祝词，余久不操觚，欣喜之余，和兰桂章，冠以"和高齐民，聊且自寿"等字，不计贻笑大方也。

　　　　和诗曾传启予篇，高擎红旗新纪元；
　　　　齐唱同心欢遍地，民风国势劲冲天；
　　　　聊将桃李殷勤植，且喜芝兰次第连；
　　　　自爱桂姜辛在老，寿筹才数知非年。

（孝志1961年2月4日）

三、结语

宋老勤于诊病，很少执笔操觚。我青年时求学心切，抽空就请教宋老。他一边口述，我就操笔记下，所以今天才保存下一点资料。其余资料，一部分是从宋老故乡书堆中翻出来的，如县卫生院底方。"男子不孕方"，是从长兄宋让谦1948年笔记中摘下来的，如今当地医生还在使用;"中药流产方",当年农村常用,现在还流传在宜章农村。还有部分资料从"宋氏家谱"中抄下来的。

宋老先生十多个医案,涉及范围广,有经方,有时方;有温病,有伤寒;有常见病,有怪病;有下利险症,有癌症;有自创方,有师传方;有《千金》小调经汤,有民间验方等。医案,除刘希盛先生桂枝去桂加茯苓白术汤医案是口传,经查证,应是1900年前的脉案;宋老自己的医案是1943年治"四年导尿案",距今已有76年,又有90年前的医案,跨度之大,甚属少见。

总之,在宋老苍茫医案中,我收集的仅是凤毛麟角,而大部分有效案例,遗失在病人身上,保存在学生手中。

宋老是北京中医学院主要筹备人之一,医院成立后,第一个在红楼出门诊。1966年以后调到附院,一直在内科门诊出诊。退休后,响应国家号召,不顾年老体弱,以八十高龄再度出山,作为全国第一批500位名老中医之一,收徒授业。在庆祝我院建院50周年之际,为了缅怀他对学院和医院的贡献,我才收集了一些医案医话,在李晓林医师的帮助下奉献给大家。

宋老,衡阳师范毕业,陈述医案精彩生动,而我文笔不佳,且常含笔而腐毫,望读者能把隐藏于璞石中之美玉,敲凿而得之,此乃宋老之意也。

附:宋孝志先生大事记

1. 穴族史:祖居河南商丘,明永乐18年(1421年)派兵镇守南蛮(瑶苗地区),这支军队先驻汝城,共13姓,宋氏始祖宋飞雄扦表守边宋穴村,今已传到10代。

宋训广(第六代排行为三)生 { 孝慈,字鸿钧
（第七代） 孝志,字鸿禧
孝忠,字鸿图

宋孝志:立胞弟次子更(友)元为嗣
字学轮(第八代)

2. 从医史:

1918年(7岁)开始跟舅公刘希盛学医;

1923年(13岁)随舅公出诊,始知"五音配五脏"在闻诊上的重要;

1923-1928年(13~17岁)朱先生执教,诵背"四大经典",读湖南衡阳师范;

1929年(18岁)广州行医;

1936年(25岁)袁国华口授秘方"三两三";

1943年(32岁)在广州治愈"四年每日导尿"案;

1948年(37岁)创治"男子不孕方""药物流产方";

1950年(39岁)任宜章县中医院院长,创"砂半理中汤";

1954年(43岁)留医案(底方)三百多例,并治愈武装部部长肠癌;

1956年(45岁)调北京筹备成立北京中医学院;

1958年(47岁)东直门医院成立,他在红楼一层就诊,创"草河车汤";

1966年（55岁）在东直门医院从事临床教学；

1987年（76岁）晋升为副主任医师；

1991年（80岁）被卫生部、国家中医药管理局评为第一批全国名老中医，再度出山，收徒授业。

1994年（84岁）5月8日谢世，晋升为"主任医师"。

（高齐民2008年整理）

[下部 经典剖析集]

第一篇 经方见闻录

第一篇 经方见闻录

引言：笔者年近耄耋之年，闲暇之余欣然提笔，将自己五十多载学习经方和应用经方的见闻录汇集在一起，献给经方爱好者参照。我讲解经方，不按先伤寒后杂病的顺序讲解，而是把《伤寒杂病论》252首经方，按药味多少排列，由少到多，遵循方剂学的发展规津，先讲单味药的临床应用，次讲二味药经方临床应用，再讲三味药经方的临床应用，依次讲到九味药经方的临床应用，使学者深入理解经方加减规津，并能透过经方的间架结构，体会到仲景组方的用心处，看到药味分量变化，导致主治变化的奇妙处。

我在学生时代有幸翻阅了自1911~1964年以来，馆藏中医文献和各种中医杂志，凡有经方临床应用的文章，都一一阅读，还做少量笔记和文摘，精选水平高的论文复印了一千多篇，至今还保存在洛杉矶家中。为了学习经方，1959年春节我拜经方临床大家宋孝志先生为师，随后侍奉恩师三十多年，受益匪浅。我也聆听了仲景学说实践家，陈慎吾老师全文背讲《伤寒论》。所以我说，我的老师成千上万，是他们教会我使用经方，是他们教会我治疗疑难杂症。用医圣仲景的话说，我只不过是一个"多闻博识，知之次也"的经方追随者。

我用经方五十多年始终遵循《素问》旨意，"是故平气之道，近而奇偶，制小其服也——多则九之，少则二之"。处方用药从不超过九味，最少用二味。仲景医宗之圣人也，众方之鼻祖，《伤寒杂病论》252首经方，不超过五味药者占70%，不超过七味药者约占89%，九味药以上者仅占0.75%。我授课和带学生实习，要求学生用药要"少而精"，不能"复而杂"，经方可以加减，但要锦上添花，切忌画蛇添足，主张以德养医。

拙作《经方见闻录》，内容涉及内、妇、儿、外，是一本培养全科医生的初级教材，是学生学习经方临床应用的平台，是广大农村医生用小方治大病的指南，也是自我保健的经典秘籍。

（高齐民写于海运仓5号，2011年3月15日）

第一节 经方研究方法浅谈

一、经方四要素—剖析《伤寒杂病论》

学习《伤寒杂病论》，若要熟练掌握250多首经方的临床应用，必须铺垫好经方四要素，即"药与量""加与去"，并对每个方子的间架结构有所剖析，才能继承中有发展，随心所欲地创立效方，还要学会用对药。

（一）经方"药"与"量"

一部《伤寒杂病论》的方药与分量，方药有大小，分量有轻重。在方药对应时，有证变方药随之加减，有证变方不变，仅是药味分量在变，主治也就随之改变。清代名医王清任说得对："药味要紧，分量更要紧。"例如，桂枝汤在《伤寒论》中出现19处，在《金匮要略》中出现3处，桂枝汤类方加减变化成40多首方剂，主治范围之广，冠以"经方第一方"是名副其实。桂枝汤类方侧重"药味要紧"，而药味相同、分量不同的小承气汤、厚朴三物汤、厚朴大黄汤都在《金匮要略》中。小承气汤主证："下利谵语，有燥屎"，君以大黄四两通便泄实为主，臣以厚朴二两宽肠导滞，佐以枳实三枚以利气机。厚朴三物汤主证："腹满""痛而闭"，腹满闭塞不通，君以厚朴八两，重在降气除满，臣以大黄二两荡涤腑气，佐以枳实五枚破气消积，开其闭塞。厚朴大黄汤主证："痰饮胸满"，故君以厚朴一尺（八两），治痰饮阻肺，肺气不降，臣以大黄六两推陈致新，肺与大肠相表里，腑气降，肺气自然而降，佐以枳实四枚，利气祛痰。以上三方药味相同，侧重论述"分量更重要"。

总之，《伤寒杂病论》中250多首方，各有君臣佐使，不仅要记住每方有几味药，更要记住君臣药的分量。初学医时，认为只要记住汤头歌，就会开方啦，没有去记君臣药的分量，所以小柴胡汤的七味药都开上啦，收效甚微，有时一点效也没有。记得学生时代我去给经方临床大家宋孝志先生抄方，第一个病人发热而呕，先生诊完脉说："你开吧，用小柴胡汤即可。"我开完方，先生改完交给病人。诊室无人时，先生说："你刚才开的小柴胡汤，七味药都开对啦，但分量开得喧宾夺主。你怕柴胡劫肝阴，君药柴胡24g，你只开了10g；臣以半夏应开12g，你只开了6g；你把人参当君药，开了12g；小柴胡汤唯一开对的一味药是大枣12枚。"临下班时，先生脱完工作服，洗完手，从别的诊室转来一个危重病人，主证脉结代，心动悸，气短乏力，胸闷，长呼吸则舒，西医诊断为"病毒性心肌炎"，先生让我开炙甘草汤。开完，先生签完字，将分量改完交给病人，我以为这回可开得不错吧，先生又坐下来笑着说："炙甘草汤九味药都开对啦，但看不出君、臣、佐、使，每味药都在安全量以内，看来你没有读懂这条经文。炙甘草汤，君以甘草15~20g，臣以生地100~120g，佐以大枣30枚，其余人参、阿胶各6g，桂枝、生姜各9g，麦冬、麻仁各9g，若心阴虚可去桂姜加白芍9g。"读《伤寒杂病论》，首先要研君、臣药的分量,分量是左右经方临床疗效的关键。《伤寒杂病论》250 多首经方,学者必须对每首方都加以研究,这里只举几个例子。

泽泻汤,治"心下有支饮,其人苦冒眩"。本方君以泽泻五两,臣以白术二两。泽泻用量的下限为 15g,用量小于 15g 则无效;白术一般用 6~9g 即可。若患者便秘,可将白术加至 30~40g,泽泻只能用 3~6g。

吴茱萸汤中,吴茱萸和生姜一君一臣,药物分量 1:2,疗效最好。

真武汤,五味药,通阳和利水药同用,利水为主,茯苓为君,附子为臣。叶天士说:"通阳不在温,而在利小便。"用农夫的话说:"田涝不怕晒,而在会排水。"

大黄甘草汤,治"食已即吐",大黄四两,甘草一两,"方证对应"即可用。我在用时分虚证和实证:实证则君以大黄,臣以甘草;虚证则君以甘草,臣以大黄;不虚不实,大黄、甘草则用等量,令其阴阳调和。

《伤寒杂病论》252 个复方中,如防己地黄汤、小续命汤、栝蒌瞿麦丸、当归贝母苦参丸等,药味平淡,但又组合离奇,后人难以注诠,更难按辨证论治原则"方药对应",只有通过临床实践才能窥见奇妙之处。例如,防己地黄汤,则是"安神第一方"。全方除酒外,共五味药:生地、防风、防己、桂枝、甘草,能治疗失心风、癫症、精神失常、顽固性失眠等。本院一老工人孙师傅,失眠长达 40 多年,服完头一煎,即熟睡七个多小时。笔者先后用此方治疗了 10 年、30 年的长期失眠者,均药到病除。药味平淡,疗效离奇,实则底蕴无穷,值得玩味。

当代经方名家江尔逊先生指出:临床使用经方,必须"方证对应"。临床症候只要与仲景的描述相契合,即"有是证用是方",仲景在通脉四逆汤方后加减法中说:"病皆与方相应者,乃服之。"江老对这句名言,用四个字:"方证对应"就概而名之,深得仲景之意。

(二) 经方"加"与"去"

仲景在《伤寒杂病论》中谦虚地说:"若已吐、下、发汗、温针,谵语,柴胡证罢,此为坏病,知犯何逆,以法治之。"《伤寒论》与《金匮要略》250 余方,有法有方。方中加去者 40 方,方后加去者 10 方,即己椒苈黄丸、当归生姜羊肉汤、竹皮大丸、防己黄芪汤、真武汤、通脉四逆汤、小青龙汤、小柴胡汤、四逆散及理中丸等。10 方中,加去最少 1 味药,最多 8 味药,若熟练地掌握这些经方的加去,临床用方已足够用。

我拜经方临床大家宋孝志先生为师,自感天资愚笨,能把老师的东西继承下来已感力不从心,故不敢对经方妄作加去。我告诉学生:"经方可以加减,原则是'只能锦上添花,不要画蛇添足。'"仲景是医圣,若无超凡的医术,还是不要加去为好。正如杜甫、李白的诗,齐白石、张大千的画,不是常人可以随便加去的。何天麟先生说:"加减有则,药变治殊,变通失度,欲治反误。"近贤陈逊斋也说:"经方以不加减为贵。"但诸多经方家在临床上对经方加减,加减出奇方的也不少。

我认为,对一个经方,若无深入的研究,看不见三昧真火在哪里,还是少加减为好。

我在阅读经方临床应用时看到，某大夫治下肢浮肿，用五苓散去桂枝，吃六剂药，浮肿一点未消，复诊时用五苓散原方，小便利，浮肿消。某教授治湿热下注小便不利的病人，在五苓散中加海金砂，病人服后病情加重，复诊时去掉海金砂，病人湿热下注症状反大为好转。

记得1964到1966年，我用栝蒌瞿麦丸改汤治疗多例泌尿系感染的病例。开始我试用栝蒌瞿麦（丸）汤，附子用5g，病人服药三剂后，少腹发热；服完六剂后，两肾发热，湿热下注依旧。复诊时，自以为附子大热，有助湿之嫌，去掉附子，开三剂试试。结果去掉附子，少腹和两肾都不再发热，但湿热不除。只听病人说：犯病时，用热水熏洗半小时，尿频、尿急、尿痛迅速缓解。既然湿热下注，为何喜欢热水熏洗？附子助邪热是站不住脚的。我当即写信给恩师宋孝志先生请教指点。先生回信说："你错在忘了'药量更重要'。开始用附子5g超量，'壮火食气'，病人腰腹皆焚；后因怕附子有助热之嫌，去之不用，没有能使膀胱气化功能恢复，故湿热不解。仲景拟方抓住湿热下注是膀胱气化功能失司，水气不能畅通，小便涩而不行。附子只能用1枚，即2~3g，'少火食气'，膀胱气化恢复，水气通畅，小便自利。"从此，我临床凡见泌尿系感染者，都开栝蒌瞿麦（丸）汤，每每7~10剂药，就可痊愈，很少有反复的。所以我认为，栝蒌瞿麦丸改汤是治疗泌尿系感染的第一方，也是治前列腺炎的好药方，也能治尿癃闭症。

由于药铺有明文规定："栝蒌反乌头"，所以栝蒌根也受牵连，视与栝蒌同谋，但医圣仲景既用之，当无相反之虞。

总之，学好《伤寒杂病论》，熟练掌握250多个经方和166味中药，精通药与量，去与加四大要素，才能深入学好《伤寒杂病论》，才算掌握经方的精华。

1. 方后加去10方

（1）己椒苈黄丸：渴者，加芒硝半两。

（2）当归生姜羊肉汤：寒多者，加生姜成一斤；痛多而呕者，加橘皮二两，白术一两。

（3）竹皮大丸：热者，加白薇；烦喘，加柏实（柏子仁）。

（4）防己黄芪汤：喘者，加麻黄半两；胃杯者，可加芍药三分；气上冲者，加桂枝三分；下有陈寒者，加细辛三分。

（5）真武汤：若咳者，加五味子半斤，干姜一两，细辛一两；若小便利者，去茯苓；若下利者，去芍药，加干姜二两；若呕者，去附子，加重生姜，足前为半斤。

（6）通脉四逆汤：面色赤者，加葱九茎；腹中痛者，去葱，加芍药二两；呕者，加生姜二两；咽痛者，去芍药，加桔梗一两；利止，脉不出者，去桔梗，加人参二两。

（7）小青龙汤：若渴，去半夏，加栝蒌根三两；若微利者，去麻黄，加荛花如一鸡子，熬赤色；若噎者，去麻黄，加附子一枚；若小便不利，少腹满者，去麻黄，加茯苓四两；若喘，去麻黄，加杏仁半斤（去皮尖）。

（8）小柴胡汤：若胸中烦而呕，去半夏、人参，加栝蒌实一枚；若渴，去半夏，加人参合前成四两半，栝蒌根四两；若腹中痛，去黄芩，加芍药三两；若胁下痞硬，去大枣，加牡蛎四两；若心下悸，小便不利，去黄芩，加茯苓四两；若不渴，外有微热者，去人参，加桂枝三两，温覆微汗愈；若咳者，加五味子半升，干姜二两。

（9）四逆散：咳者，加五味子、干姜各五分，并主下利；悸者，加桂枝五分；小便不利者，加茯苓五分；腹中痛者，加附子一枚（炮令坼）；泄利下重者，先以水五升，煮薤白三升，煮取三升，去渣，以散三分方寸匕纳汤中，分温再服。

（10）理中丸：若脐上筑者，肾气动也，去术，加桂四两；吐多者，去术，加生姜三两，下多者还用术；悸者，加茯苓二两；渴欲得水者，加术足前成四两半；腹中痛者，加人参足前成四两半；寒者，加干姜足前成四两半；腹满者，去术，加附子一枚。

2. 方中加去40方

（1）桂枝加葛根汤；

（2）桂枝加厚朴杏子汤；

（3）桂枝加附子汤；

（4）去桂加术汤；

（5）桂枝去芍药汤；

（6）桂枝去芍药加附子汤；

（7）桂枝加芍药汤；

（8）桂枝加大黄汤；

（9）桂枝去桂加茯苓白术汤；

（10）桂枝加黄芪汤；

（11）桂枝加桂汤；

（12）桂枝去芍药加麻辛附子汤；

（13）桂枝去芍加蜀漆牡蛎龙骨救逆汤；

（14）桂枝加芍药生姜人参各三两新加汤；

（15）桂苓五味甘草去桂加干姜细辛汤；

（16）桂苓五味甘草去桂加姜辛夏汤；

（17）桂苓五味甘草姜辛半夏杏仁汤；

（18）桂苓五味甘加大黄汤；

（19）麻黄加术汤；

（20）小半夏加茯苓汤。

（21）越婢加术汤；

（22）黄芩加半夏生姜汤；

（23）白头翁加甘草阿胶汤；

（24）白虎加人参汤；

（25）葛根加半夏汤；

（26）四逆加人参汤；

（27）栀子甘草豉汤；

(28）栀子生姜豉汤；

(29）柴胡加芒硝汤；

(30）柴胡龙骨牡蛎汤；

(31）白通汤加猪胆汁汤；

(32）当归四逆加吴萸生姜汤；

(33）通脉四逆加猪胆汁汤；

(34）白虎加桂枝汤；

(35）升麻鳖甲汤去雄黄蜀椒汤；

(36）越婢加半夏汤；

(37）越婢加石膏汤；

(38）木防己去石膏加茯苓芒硝汤；

(39）小半夏加茯苓汤。

3. 方后加去临床应用新案例

例1：李雨霏，女，10岁，小戏迷爱好者，2010年2月22日上午初诊。

其母代诉说，外感风热，服麻杏甘石汤，风解热退，留咳嗽不解，六脉平和，舌苔薄白，身体胖肥，饮初形成。

五味子9g，干姜6g，北细辛3g，熟地12g，甘草6g，姜黄12g。7副。

二诊：咳已痊愈，继用姜黄12g，甘草6g除陈气。7副。

例2：孙鸣露，女，2岁，2010年2月24日上午初诊。

外感后热不高，输液1周花了800多元不见好，夜咳甚，整夜难以入眠，大人小孩都很劳累，孩子惧怕打针，愿意服药。四肢厥冷，脾阳虚。

五味子6g，干姜5g，法半夏6g，甘草6g，大枣6枚。6副。

家长来电告知：服药第1剂，当晚就安睡，只一二声咳；二剂服完，不再咳啦。

（三）经方间架结构

仲景《伤寒杂病论》250余方，除单味药外，每个经方都有自己的间架结构，且以单元的形式存在，少则二味药一单元，多则五味药一单元。例如，桂枝汤调和营卫，芍药甘草一单元，酸甘化合为阴；桂枝甘草或桂枝生姜大枣一单元，辛甘化合为阳，二单元合，调和阴阳。统观一部《伤寒杂病论》，旨在调阴阳。《素问·生气通天论篇》曰："夫自古通天者，生之本，本于阴阳，天地之间，六合之内，其气九州、九窍、五脏、十二节通乎天地。"人气不与天气和，疾病则生焉。其治病大法，法于阴阳。从阴阳则生，逆之则死，阴阳乃生死之本。《伤寒杂病论》以调阴阳以决断人之生死。什么是疾病？东汉刘熙在《释名》中提出："疾病者，客气中人急疾也；病，并也，并与正气在肤体中也。"客气使人体阴阳失和而导致疾病。万病不离阴阳之大纲，不离表里寒热虚实。

1. 桂枝汤间架结构：五味药是一个大间架，大单元常与其他单元组成一个新的处方，大单元合小单元，小单元合大单元。

（1）桂枝甘草汤：桂枝、甘草温心阳，补气。

（2）桂枝甘草龙骨牡蛎汤：桂枝、甘草、龙骨、牡蛎安心神，补心阳。

（3）甘麦大枣汤：甘草、大枣、浮小麦治脏躁。

（4）甘草汤：生甘草消炎止痛，香油浸泡；炙甘草补中益气，调和诸药。

（5）桂枝生姜大枣汤。

（6）桂枝生姜枳实汤。

（7）桂枝去芍药汤：桂枝、甘草、生姜、大枣。

①桂枝去芍药加麻黄、附子、细辛。

②桂枝去芍药加蜀漆龙骨牡蛎汤。

③桂枝去桂加茯苓白术汤。

④当归四逆汤：桂枝去甘草加当归、通草、细辛。

⑤大青龙汤：桂枝去芍药加麻黄、杏仁、石膏、甘草。

⑥小青龙汤：桂枝去大枣加麻黄、五味、细辛、半夏（生姜改干姜）。

⑦桂枝芍药知母汤：桂枝去甘草，加麻黄、附子、防风、知母、白术。

⑧桂枝茯苓丸：桂枝去姜、草、枣，加桃仁、丹皮、茯苓。

⑨桂枝麻黄各半汤：桂枝、白芍、麻黄、杏仁、甘草、生姜、大枣。

⑩黄芪桂枝五物汤：桂枝去甘草加黄芪。

⑪小建中汤：桂枝倍芍药加饴糖。

⑫黄芪建中汤：桂枝倍芍药加饴糖、黄芪。

⑬芪芍桂酒汤：桂枝去姜、草、枣，加黄芪、苦酒。

⑭桂枝加厚朴杏仁汤。

⑮葛根汤：桂枝加麻黄葛根。

⑯厚朴七物汤：桂枝去芍加小承气汤（大黄、厚朴、枳实）。

⑰炙甘草汤：桂枝去芍加人参、生地、阿胶、麻仁（养阴）。

⑱柴胡桂枝汤：桂枝汤合小柴胡汤。

⑲桂枝二越婢一汤：桂枝汤加麻黄、石膏（越婢汤）。

⑳桂枝二越婢一汤：桂枝汤加麻黄、杏仁（麻黄汤）。

....

学会了桂枝汤的间架结构，可以桂枝汤来组方。例如，王海藏桂枝红花汤，桂枝汤加红花、海蛤，治妇人经期恶寒发热，我称之为"寒入血室"，服7副即可痊愈，亦可治轻度痛经，以及妇人妊娠阴阳失调，"其人渴，不能食，无寒热，桂枝汤主之"。

我也曾用桂枝汤加桃仁、红花（桂枝桃仁红花汤）治疗血瘀痛经，桂枝汤加当归、川芎、熟地（桂枝四物汤）治疗血虚引起的痛经；桂枝汤加党参、白术、茯苓（桂枝四君子汤）治气虚外感、胃肠型感冒。

这些都取法于桂枝汤的间架结构，大单元和小单元合并重新组方。

2. 四逆汤间架结构：以干姜、附子为中心。

（1）甘草干姜汤：肺中冷。

蒲老用此方抢救1例脾阳虚导致"肺炎重症"，用甘草干姜汤温脾而复肺阳，救治而愈。小方治大病。

（2）干姜附子汤：坏病导致脾肾阳虚。

（3）四逆汤：附子、干姜、甘草回阳救逆，治疗脾肾阳气大虚。

（4）四逆加人参汤：附子，干姜，甘草，人参。

（5）茯苓四逆汤：四逆汤（附子、干姜、甘草）加人参、茯苓。

（6）通脉四逆汤：四逆汤倍干姜（阴盛于外，格阳于外）。

（7）白通汤：四逆汤去甘草（附子、干姜）加葱白（阴盛于下，格阳于上）。

（8）甘草附子汤：四逆汤去干姜（附子、甘草）加桂枝、白术。

（9）附子汤：附子，人参，茯苓，白术，芍药（元阳虚甚）。

（10）真武汤：附子一枚，生姜三两，白芍三两，茯苓三两，白术二两（温阳利水）。

（11）肾着汤：甘草二两，干姜四两，白术二两，茯苓四两（四逆汤去附子加茯苓白术汤，甘草干姜汤加茯苓白术）。

（12）附子粳米汤：四逆汤去干姜（附子、甘草）加法半夏、粳米、大枣。

（13）大建中汤：党参，干姜，川椒，饴糖。

（14）赤石脂丸：附子，干姜，川椒，赤石脂，乌头。

（15）桃花汤：赤石脂（固脱）一斤，干姜（温中）一两，粳米一升（24g）（温中固脱，涩肠止利）；（赤石脂、禹余粮：利在下焦）。

（16）人参汤：人参，干姜，白术，甘草各三两。"腹满者，去术加附子一枚。"

（17）附子理中丸：即四逆汤（附子、干姜、甘草）加人参、白术。

（18）吴茱萸汤：人参三两，生姜六两，吴茱萸一升（12g），大枣12枚（吴茱萸、生姜祛陈寒痼冷）。

（19）干姜人参半夏丸：干姜一两，人参一两，半夏二两（温胃散寒，降逆止呕）。

（20）干姜黄芩黄连人参汤泻心汤之主要间架结构：干姜，人参，黄连，黄芩（温中止呕，上热下寒）。

3. 茯苓杏仁甘草汤间架结构：以茯苓、杏仁、甘草为主。

（1）茯苓甘草汤：茯苓、甘草、生姜、桂枝。

（2）苓桂枣甘汤：茯苓、桂枝、大枣、甘草。

（3）苓桂术甘汤：茯苓、甘草、白术、桂枝。

（4）茯苓杏仁甘草汤：茯苓、甘草、杏仁。

（5）桂苓五味姜辛汤。

（6）桂苓五味甘草汤。

（7）桂苓五味姜辛半夏汤。

（8）桂苓五味姜辛半夏杏仁汤。

（9）桂苓五味姜辛半夏杏仁大黄汤。

（10）茯苓泽泻汤：即苓桂术甘泽泻汤。

总之，《伤寒杂病论》中，通过研究很多方的间架结构，可加深对方药的认识，运用一些单元组新方，如在方后加去中，治咳加五味子、干姜，痰涎多加半夏，里寒中加细辛，可组成两个方子：五味子、干姜、半夏和五味子、干姜、细辛，我常用于小儿咳嗽，见效甚多。

4. 泻心汤类方间架结构：以干姜、黄连、黄芩、人参为主。

（1）干姜黄连黄芩人参汤。

（2）本方加半夏、甘草、大枣，名半夏泻心汤。

（3）本方加半夏、生姜、大枣，名生姜泻心汤（生姜四两，干姜一两，甘草三两，人参三两，黄芩三两，半夏半斤，黄连一两，大枣12枚）。

（4）本方加甘草、大枣、半夏，名甘草泻心汤（甘草四两，黄芩三两，半夏半斤，黄连一两，大枣12枚，人参三两，干姜三两）。

（5）本方去党参、干姜，加大黄，名泻心汤。

（6）本方去黄连、黄芩，加半夏，名干姜人参半夏汤。

此方去人参，干姜易生姜，名生姜半夏汤。

此方去人参名半夏干姜散。

此方去干姜，加白蜜，名大半夏汤。

（7）本方去黄连，加柴胡、党参、生姜、甘草、大枣即小柴胡汤，有些医家认为三泻心汤（半夏泻心汤、生姜泻心汤、甘草泻心汤）是由小柴胡汤发展而来。

5. 麻杏石甘汤间架结构：以麻黄、生石膏、杏仁为主干。

（1）大青龙汤：桂枝去芍加麻黄、杏仁、甘草、生石膏。

（2）小续命汤：麻黄、杏仁、甘草、生石膏加当归、川芎、干姜、桂枝。

（3）文蛤汤：麻黄，甘草，生石膏，文蛤。

（4）越婢汤：麻黄，生石膏，甘草，生姜，大枣。

（5）越婢加半夏汤：麻黄，生石膏，甘草，生姜，大枣，半夏。

（6）桂枝二越婢一汤：桂枝，白芍，生姜，甘草，大枣，麻黄，生石膏。

（7）越婢加术汤：麻黄，生石膏，生姜，甘草，大枣。

（8）甘草麻黄汤。

（9）麻杏苡甘汤：麻黄，杏仁，苡米，甘草。

（10）麻黄连翘赤小豆汤：麻黄，杏仁，甘草，连翘，赤小豆，生姜，大枣，桑白皮。

（11）麻黄汤：麻黄，杏仁，甘草，桂枝。

（12）厚朴麻黄汤：厚朴，麻黄，杏仁，生石膏，干姜，小麦，细辛，半夏，五味子。

（麻黄的类方另计）

(13) 竹叶石膏汤：竹叶，麦冬，生石膏，人参，半夏，甘草，粳米。

(14) 竹皮大丸：竹茹，生石膏，白薇，桂枝，甘草。

（四）经方对药的应用

大家都知道北京四大名医施今墨先生喜欢开对药，祝谌予教务长在京西煤矿给我们讲了施老对药的应用，因学生无处方权只是听听。学了《伤寒杂病论》才知道仲景用对药很多，都有事半功倍的效果，例如：

厚朴杏仁，龙骨牡蛎，五味子干姜，五味子干姜细辛，五味子干姜半夏，茯苓白术，茯苓桂枝，茯苓甘草，半夏生姜，桂枝甘草，芍药甘草，吴萸干姜，吴萸生姜，麻黄石膏，麻黄杏仁，桂枝生姜，甘草炮姜，甘草附子，干姜附子，当归通草细辛，麻黄附子细辛，麻黄杏仁生石膏，大黄厚朴枳实，桂枝白芍，大黄甘草，生姜甘草大枣，桔梗甘草，栀子干姜，紫草甘草，半夏干姜，葶苈大枣，薏苡附子，橘皮生姜，黄连黄芩，百合地黄，紫菀冬花，川椒干姜，赤石脂干姜，禹余粮赤石脂。

…………

《伤寒杂病论》中药对很多，无论方中"加""去"，还是方后"加""去"的药对，都可在"加""去"时参考，加好了可以提高疗效。

（庚寅年春节高齐民记于北京东直门医院东塔楼）

二、从桂枝汤类方看活用经方

上一讲，我们对《伤寒杂病论》中经方组成的四大要素："药与量""加与去""间架结构"和"奇方药对"进行了阐述，今天再对经方桂枝汤类方进行剖析，有助于我们对经方加减变化有深一步认识，更有助于我们的记忆。传授学生，若能在开篇讲讲"四要素"等，《伤寒杂病论》250多方学起来便可一目了然。《素问》云："知其要者，一言而终；不知其要者，流散无穷。"

桂枝汤调营卫，卫为阳，营为阴，调营卫即调阴阳。阴阳失调，有外感风寒引起的阴阳失调，有内伤脏腑引起的阴阳失调，有气血失调引起的阴阳失调，有六经的阴阳失调，有脏腑的阴阳失调，故阴阳失调波及伤寒和杂病，波及内、妇、儿、外科。故一个桂枝汤，此一方侧重补阳，如桂枝加桂去芍药汤；彼一方侧重补阴，如桂枝加芍药汤。在伤寒和杂病中神出鬼没，使出千变万化，令人玩味无穷。

我在学生时代，受业于众多经方大家，如宋孝志先生、陈慎吾先生、刘渡舟先生及娘舅赵中风先生等，但他们对此讲得很少，他们只要求我背诵白文、记背方剂。这样学，每每感到功倍事半，不会灵活运用经方。直到年过古稀，我对"四要素"才开始有一点领悟。

桂枝汤的五味药：桂枝、白芍、生姜、甘草、大枣，都由四个单元所组成：桂枝芍药，白芍甘草，桂枝甘草，生姜甘草大枣。

桂枝汤五味药，加、去可变化出40余方。下文即从不同的角度对桂枝汤的化裁变化加以论述：

1. 桂枝汤与六经

太阳经。柔痉：栝蒌桂枝汤；刚痉：葛根汤，桂枝、白芍、生姜、甘草、大枣、麻黄、葛根。

少阳经。柴胡桂枝汤：桂枝、白芍、生姜、甘草、大枣、柴胡、黄芩、半夏、人参。

阳明经。厚朴七物汤：桂枝、甘草、生姜、大枣、大黄、厚朴、枳实；桂枝加大黄汤：桂枝、白芍、生姜、甘草、大枣、大黄。

太阴经。小建中汤：桂枝、白芍、生姜、甘草、大枣、饴糖营在中焦。

少阴经。桂枝去芍加蜀漆牡蛎龙骨救逆汤入心：桂枝、生姜、甘草、大枣、蜀漆、牡蛎、龙骨；桂枝二越婢一汤入肾。

厥阴经。麻黄升麻汤：桂枝、白芍、甘草、干姜、石膏、知母、萎蕤、天冬、当归、升麻、麻黄、黄芩、茯苓、白术。乌梅丸（汤）属厥阴经主方。

2. 桂枝汤与五脏

心阳虚：桂枝甘草龙骨牡蛎汤主治大汗亡阳，大泄。

肾阳虚：桂枝去芍加麻黄附子细辛汤。

脾阳虚：桂枝人参汤（桂枝去芍药加人参白术），桂枝、甘草、干姜、人参、白术。

肝阳虚：当归四逆汤，桂枝、芍药、甘草、大枣、当归、通草、细辛。陈寒加吴萸、生姜。

肺阳虚：桂苓五味姜辛汤，桂枝、干姜、五味子、细辛、茯苓。

炙甘草炮姜汤：祛肺寒。

寒包火：大黄附子细辛汤，五苓散，石膏麻黄汤（石膏、麻黄、桂枝）。

3. 桂枝汤与六腑

膀胱。桂枝二越婢一汤：桂枝，芍药，生姜，甘草，大枣，麻黄，石膏。

大肠。桂枝加大黄汤：桂枝9g，芍药18g，生姜9g，甘草6g，大枣12枚，大黄6g。

胆腑。柴胡桂枝汤：桂枝，芍药，生姜，甘草，大枣，人参，柴胡，半夏，黄芩。

胃腑。桂枝加芍药汤：桂枝9g，白芍12g，生姜9g，甘草6g，大枣12枚。

小肠。经云："小肠者，受盛之官"，分别清浊，清入膀胱，浊入大肠。临床见完谷不化，下利清谷，为小肠腑病。桃花汤、大建中汤、附子理中丸、茯苓四逆汤、生姜泻心汤治下利日数十次。

黄芩加半夏生姜汤：黄芩、芍药、生姜、甘草、大枣、法半夏。

三焦。桂枝加附子汤：桂枝、芍药、甘草、生姜、大枣、附子。三焦寒，桂枝去芍药生姜加干姜附子。

4. 桂枝汤与杂病（气虚痰饮）

桂枝加人参汤：桂枝、白芍、生姜、甘草、大枣、人参，卫分受伤故加人参。

桂枝加芍药生姜人参各三两新加汤：肌肉痛，脾主肌肉，营分受伤，加芍药。

黄芪建中汤：黄芪、桂枝、白芍、生姜、甘草、大枣、饴糖。

黄芪桂枝五物汤：黄芪、桂枝、白芍、生姜、大枣。治血痹，气虚则血痹，气舒则血行。

芪芍桂酒汤：黄芪、桂枝、白芍、苦酒。黄汗，卫分虚，行营卫止汗。

桂枝茯苓丸：桂枝、芍药、茯苓、桃仁、丹皮。血瘀，轻者黄芪桂枝五物汤，重者桂枝茯苓丸。

小青龙汤：桂枝、白芍、麻黄、五味子、细辛、半夏、干姜、甘草。温化痰饮。寒加附子，热加石膏。

桂枝加厚朴杏子汤：桂枝、白芍、甘草、生姜、大枣、厚朴、杏仁。宿有痰饮，新感引发，新外感，旧痰饮。

桂苓五味甘草汤：茯苓、桂枝、甘草、五味子。

茯苓桂枝白术甘草汤：茯苓、桂枝、白术、甘草。

茯苓桂枝甘草大枣汤：茯苓、桂枝、甘草、大枣。

茯苓桂枝甘草生姜汤：茯苓、桂枝、甘草、生姜。

外寒里热——大青龙汤：即桂枝去芍加麻杏甘石汤，桂枝、生姜、大枣、麻黄、杏仁、石膏、甘草。

里外寒湿——桂枝去桂加茯苓白术汤：芍药、甘草、生姜、大枣、茯苓、白术。

风湿相搏——甘草附子汤：桂枝、甘草、附子、白术。

受风寒项背强几几——桂枝加葛根汤：葛根、芍药、生姜、炙甘草、大枣、桂枝。

风湿热痹——桂枝芍药知母汤：桂枝、白芍、甘草、生姜、麻黄、附子、防风、白术、知母。

通阳化饮——桂枝生姜枳实汤：桂枝、生姜、枳实。

骨疼里热——白虎加桂枝汤：知母、石膏、粳米、桂枝、甘草。

外寒里热——桂枝加石膏汤，笔者自拟，尤其在长江以南地区用得最多，寒多热少时应用，笔者在湖南时常用常效。小柴胡汤，寒热往来，寒少热多时，我也常加石膏（小柴胡加石膏汤）。

散寒止痛——乌头桂枝汤：川乌头、草乌、桂枝、白芍、甘草、生姜、大枣。

除上面讲的以外，还有很多，书不尽言。

总之，桂枝汤类方，每个方"药味"和"分量"，"加味"和"去味"都离不开四要素。在讲解时，不免有牵强附会之处，同学们可以纠正，还可以找一个合适的方子。如小肠腑，它的主要症状是完谷不化，利下不止，小肠分别清浊的功能失司，热用葛根芩连汤、白头翁汤、黄连汤；虚寒用生姜泻汤汤、大建中汤、桃花汤、赤石脂禹余粮汤、附子理中汤、桂枝人参汤等。

我所讲的"药对"，是仲景常用的对药，和"加""去"常用的二味药配对。而"奇方"指三味药，用于"加"的几味药，例如桂枝加麻黄汤、柴胡加桂枝汤、桂枝二越婢一汤等，是两个三味药以上的方剂组方，是合方，不是常用的两味药，即"药对"。《伤寒杂病论》中如果把这都算"药对"，则成了"乱点鸳鸯谱"，会给学者记忆带来不必要的麻烦,引导学《伤寒论》的学生走入草山沼泽,不能自拔,我希望我的学生能听我的忠告。

其他如麻黄汤类方、小柴胡汤类方、承气类方,以及泻心汤类等也都可进行剖析,了解它的四要素、间架结构,奇方和药对,都可达到加深理解和记忆之目的。

仲景在《伤寒杂病论》治虚劳,用桂枝加龙骨牡蛎汤,用小建中汤,丸药则用薯蓣丸,此方中共21味药,由多个方所组成:

桂枝汤:桂枝、白芍、甘草、干姜、大枣;

四物汤:地黄、川芎、(白芍)、当归;

理中汤:人参、白术、(干姜)、(甘草);

(苓桂术甘汤)健脾:神曲、黄豆卷、茯苓;

舒肝:柴胡、防风;

养阴:麦冬、(生地)、(白芍)、阿胶;

宣肺:杏仁、白蔹、桔梗。虚劳在肺,宣肺止咳。

若将此丸配成蜜丸,是一个补虚的好方子。

(高齐民写于海运仓,2010年3月8日)

第二节 经方药味分析

一、绪论:经方之制源于《灵》《素》

仲景《伤寒杂病论》250余方,每个方制有法,都遵《黄帝内经》旨意,制方少而精,方方不离君臣佐使之制。《素问·至真要大论篇》云:"是故平气之道,近而奇偶,制小其服也;远而奇偶,制大其服也。大则数少,小则数多,多则九之,少则二之。"一部《伤寒杂病论》,按药味多少,分三种制型:"君一臣二,制之小也;""君一臣三佐五,制之中也;""君一臣三佐九,制之大也。"一部《伤寒杂病论》,制方九味药以上共十九个方。仲景所制每个方,不离《素问》"主病之谓君,佐君之谓臣,应臣之谓使……。"大夫在辨证论治时,首先辨出主证、兼证,才能下笔,按君臣佐使组方;如果辨不出主证,下笔组方定会组成一群乌合之众,这是名副其实的庸医也。《矛盾论》告诉我们:"主要矛盾解决之后,次要矛盾迎刃而解",有些兼证不需加药处理,主证解决之后,兼证不治自然就消失了。我曾在"大黄甘草汤治验"中论述过,尚可参考。

从中药方剂学发展史不难看出,从夏商周到春秋战国,方从单味药即一药一方发展而来,所以《黄帝内经》用方还能看出从单味药到复方的发展轨迹。

如《素问·奇病论篇》所载"此人必数食甘美而多肥也。肥者令人内热,甘者令人中满,故其气上溢转为消渴,治之以兰除陈气也",用兰草一味药治消渴,"除为去也,陈为久也,言兰除陈久不化之气。"这个不化之气,就是体内脂肪堆积、甘油三酯过高、胆固醇高、重度脂肪肝、血黏度高之类。

"帝曰：有病怒狂者……治之奈何？岐伯曰：夺其食即已。夫食入于阴，长气于阳，故夺其食即已。使之服以生铁落为饮。夫生铁落者，下气也。"

生铁落不仅能治狂，亦能降压。《素问·腹中论篇》载："黄帝问曰：有病心腹满，旦食则不能暮食，此为何病？岐伯对曰：名为鼓胀。帝曰：治之奈何？岐伯曰：治之以鸡矢醴，一剂知二剂已。"我治晚期血吸虫病，用鸡矢醴治肝胀络郁型，服后尿多，胀满减轻，但未见"二剂已"之疗效。

"岐伯曰：病名血枯……帝曰：治之奈何？复以何术？岐伯曰：以四乌贼骨一蘆茹二物并合之，丸以雀卵，大如小豆，以五丸为后饭，饮以鲍鱼汁。"

《素问·病能论篇》治酒风："帝曰：善有病身热解堕，汗出如浴，恶风少气，此为何病？岐伯曰：病名曰酒风。帝曰：治之奈何？岐伯曰：以泽泻术各十分，鹿衔五分，合以三指撮为后饭。"

还有，《灵枢·邪客》篇以半夏秫米汤（半夏五分，秫米一升）水煎服治失眠："黄帝问于伯高曰：夫邪气之客人，或令人目不瞑不卧出者，何气使然？……今厥气客于五脏六腑，则卫气独行于外，行于阳，不得入于阴。行于阳则阳气盛，阳气盛则阳蹻陷，不得入于阴，阴虚故目不瞑。……其病新发者，覆杯则卧，汗出已矣；久者，三饮而已。"

《灵枢·寿夭刚柔》篇云"药熨奈何？伯高答曰：用醇酒二十斤，蜀椒一斤，干姜一斤，桂心一斤，凡四种，皆㕮咀，渍酒中，用棉絮一斤，细白布四丈，并内酒中，置酒马矢煴中，盖封涂，勿使泄，五日五夜出布棉絮……每刺必熨，如此病已矣。"

《黄帝内经》记载的十三个方药，从一味药到四味药，从单方到复方，这些方药，今天用之效不减。中国方剂学在战国时代还处在禁方和秘方时代，据《灵枢·禁服》篇记载，学医还要"歃血传方""此先师之所禁坐私传之也，割臂歃血之盟也。"西汉出了"医经七家""原人血脉、经落、骨髓、阴阳、表里，以起百病之本，死生之分，而用度箴石汤火所施，调百药齐（剂）和，之所宜。"又出了"经方十一家""本草石之寒温，量疾病之浅深，假药味之滋，因气感之宜，辩五苦六辛，致水火之齐（剂），以通痹解结，反之于平。"

从《灵》《素》到《伤寒杂病论》，中国方剂学由单方、秘方、禁方，发展成为复方的鼎盛时期，方药从单味到复方，经历了数千年的历史，二味药、三味药、四味药……都配伍得极精，其效果"至齐之得，犹磁石之取铁"。自然而"和"。医者必须深入研究，才能理解仲景组方之旨意，为临床组方开辟领地。

二、《伤寒杂病论》单味药经方用药分析

仲景《伤寒杂病论》继承《灵》《素》以前一方一药的传统习惯，仍在250多个经方中，保留了12味单味药的用法。

一药一方共12方：甘草汤，蜜煎方，文蛤散，烧裈散，苦参汤，雄黄熏方，狼牙汤，蛇床子散，皂荚丸方，鸡矢白散，诃黎勒散，红兰花酒。

1. 甘草汤方

《伤寒论》311条言："少阴病，二、三日，咽痛者，可与甘草汤；不差，与桔梗汤。"

《灵枢·经脉》篇言："足少阴肾经，循喉咙，挟舌本。"故仲景将咽痛列入"少阴篇"中。"咽痛"不尽属火，而以寒包火者居多。1954年在恩师宋孝志先生宜章中医院门诊处方存档中，常用大黄附子细辛汤或大黄附子甘草汤治疗少阴咽痛。

本方的甘草是生甘草。甘草因味甘而得名，能"解百药毒"，调和众药有功。仲景在《伤寒杂病论》有250方用甘草，占总方数2/3。生甘草清热解毒，炙甘草微温，其功用可概括为泻火解毒，止咳化痰，补气强心，缓和药性，补胃除痞，缓急定痛，甘温扶阳，治肺痿，疗厥逆等。

蒲辅周老先生，用甘草油，即大甘草碾细粉，加入香油，浸泡1周，外用，治一切火毒疮疖，以及久溃不愈之溃疡，俱效。如初起之疔疮、阴部溃病，能泻火消肿止痛。蒲老应用数十年，颇有效，尤其小儿暑天热疖疮，其效显著。

2. 蜜煎方

《伤寒论》233条言："阳明病，自汗出，若发汗，小便自利者，此为津液内竭，虽硬不可攻之，当须自欲大便，宜蜜煎导而通之……。"

阳明病，"胃家实"，津液内竭，大便秘，煎蜜纳入谷道，这种通便法今天已很少用，但为今人创造栓剂、坐药及小量滑润药灌肠提供了重要启示。

口服蜂蜜润肠通便，被老年人常用。但应注意，蜜虽甜，然性寒，暑天多服则有害。蜂蜜，在古代外用代替抗生素，有时抗生素治不好的褥疮、糖尿病病人外伤发炎，外搽蜂蜜，溃疡会很快痊愈。一般外伤感染都可用。蜜更比红霉素、氯霉素软膏疗效高。

3. 文蛤散/文蛤汤

《伤寒论》141条言："病在阳，应以汗解之，反以冷水潠之。若灌之，其热被劫不得去，弥更益烦，肉上粟起，意欲饮水反不渴者，服文蛤散。"

《金匮要略·消渴病篇》言："渴欲饮水不止者，文蛤散主之。文蛤五两。右一味，为散，以沸汤和一方寸匕服，汤用五合。"

文蛤之治消渴，是由于热为寒气所阻抑，而非糖尿病之消渴，文蛤能解渴除烦。临床上凡口渴之症，多和天花粉、乌梅配伍生津止渴。

《金匮要略·呕吐哕下利病脉证并治》篇言："吐后，渴欲得水者，文蛤汤主之；兼主微风，脉紧，头痛。"文蛤汤组成：文蛤五两，麻黄、甘草、生姜各三两，石膏五两，杏仁五十个，大枣十二枚，即大青龙汤去桂枝加文蛤。文蛤，咸寒利水，既能止渴，也能使水不停滞。

4. 烧裈散

《伤寒论》392条言："伤寒阴阳易之为病，其人身体重，少气，少腹里急，或引阴中拘急，热上冲胸，头重不欲举，眼中生花，膝胫拘急者，烧裈散主之。"

男女一方外感未愈同房后，自感体重少气，最感不舒是少腹里急，会阴拘急波及少腹，实际是病毒交叉感染。因其证属少阴厥阴证，六脉沉，舌苔薄白，我常用麻黄附子细辛汤；若寒入厥阴，出现缩阴或缩阳证，用当归四逆汤即可。故未再应用烧裈散，用此有失于雅，污浊成灰亦难驱陷入厥阴之邪。

5. 苦参汤

《金匮要略·百合狐惑阴阳毒》篇言："蚀于下部则咽干，苦参汤洗之。"

临床常用此方治肛门、会阴部湿疹、癣、肛门瘙痒，以及白塞氏病时的外洗。狐惑病，"蚀于喉"则口腔溃疡，"蚀于阴"则会阴溃疡、阴囊湿疹。苦参汤煎水，每日早晚用苦参汤漱口、洗会阴肛门，疗效也很好。苦参虽苦寒伤胃，但不内服，只煎水漱洗，日久也不会伤胃。而苦参水洗脚治脚气病，几乎无效。

6. 雄黄熏方

《金匮要略·百合狐惑阴阳毒》篇言："狐惑病，蚀于肛者，雄黄熏之。雄黄，右一味为末，筒瓦二枚合之烧，向肛熏之。"

狐惑病多见于女性，上服甘草泻心汤，下用雄黄熏之。当时找不到筒瓦，就用20厘米小水泥管代替，将雄黄5分拌入木渣，点燃熏之，每日2次。亦可用雄黄凡士林调外涂。

雄黄在后世外用药中使用也很广。若内服以0.15～0.3g为宜。雄黄主要含硫化砷，如火制则化为三氧化二砷，即变砒了，故有"雄黄见火毒似砒"之说。

7. 狼牙汤

《金匮要略·妇人妊娠病脉证并治》篇言："少阴脉滑而数者，阴中即生疮。阴中蚀疮烂者，狼牙汤主之。"

古人不知阴中生疮是何病，农村常采狼牙草洗之。阴中蚀疮、白带多，其中一种病就是阴道滴虫病，另一种是性病。我们家乡农村狼牙草很多，妇女阴中生疮，下田回来采一把，晚上煎水洗。河南中医学院刘氏临床观察结果表明：狼牙草疗效高、毒性小，不仅对滴虫性阴道炎有特效，而且对细菌性阴道炎和梅毒也有良好的效果，本品无毒性和刺激性。

8. 蛇床子散方

《金匮要略·妇人妊娠病脉证并治》篇言："主治温阴中坐药……右一味末之，以白粉少许，和令相得，如枣大，绵裹纳之，自然温。"

此方治妇人前阴寒冷。蛇床子，性温热，对黏膜无刺激性，很适合做坐药。《神农本草经》言："蛇床子，味苦平，主妇人阴中肿痛，男子阴疮湿痒，除痹气，利关节，癫痫恶疮。"《濒湖集简方》配白矾煎洗，治妇人阴痒。

近代报道，配苦参、硼酸，水泛为丸，纳阴道内，可治滴虫性阴道炎；配乌梅、贯众、艾叶洗阴道，可治宫颈糜烂；配苦参、大枫子、百部、豨莶草，煎水坐浴，可治肛门急性湿疹，也可治脚癣。

我常用郑老师配方治皮肤病：蛇床子9g，吴萸6g，细辛8g，苍耳子5g，防风8g，黄连3g，连翘5g，紫草6g，主治青春痘、湿疹、鹅掌风、灰指甲、烧烫伤、香港脚、阴道炎、外阴湿疹、牛皮癣。以绍兴黄酒 1 斤，浸泡 5 分钟，砂锅煮 3 分钟，冷后装瓶，外用，2~3 次/日。

9. 皂荚丸方

《金匮要略·肺痿肺痈咳嗽上气》篇言："咳逆上气，时时吐浊，但坐不得眠，用皂荚丸主之。皂荚八两，刮去皮用，酥炙。右一味，末之，蜜丸梧子大，以枣煎和汤服三丸，日三夜一服。"

皂荚为祛痰之猛剂，所以用量只梧子大三丸；用枣汤调下，以兼顾脾胃。皂荚丸治咳逆上气，时时唾浊，但坐不得眠。《本草思辨录》谓："凡痰涎涌塞，而为中风、为喉痹者，胥倚以奏功。"

我在临床上，凡咳喘痰多、黏，痰丝牵拉不断，以小青龙加皂荚 4~6g，黏痰渐化开，或加服礞石滚痰丸（牛黄滚痰丸）1~2 丸，会更好。从汉至今单用或配合止咳化痰之剂，每见卓效。原儿科名医周慕新先生治小儿咳喘，也最喜欢用皂荚配方。

10. 鸡矢白散

《金匮要略·趺蹶手指臂肿转筋阴狐疝蚘虫》篇言："转筋之为病，其人臂脚直，脉上下行，微弦，转筋入腹者，鸡屎白散主之。"

仲景继承《素问·腹中论篇》"鸡矢醴，一剂知，二剂已"治鼓胀思想，在《金匮要略》中治转筋，是对鸡矢醴的发展。

我当学生时，用鸡矢白治 1 例腿肚转筋的农民，他说："只要能治好我的病，屎我都吃。"我说："君子一言，驷马难追，你说话可要算数！"我便开了仲景的鸡矢白散而收功。我也用鸡矢醴治晚期血吸虫病肝硬化腹水，利尿除胀效果都很好。

鸡矢醴，在农村家家户户满地都是，不费什么时间可找很多。《素问》用鸡矢醴治鼓胀，仲景用鸡矢醴汤治筋脉痉挛（肝主筋），这是继承中的发展，符合他自己在《伤寒论》原"序"中所说："撰用《素问》《九卷》"。

11. 诃黎勒散

《金匮要略·呕吐哕下利篇》言："气利，诃黎勒散主之。""诃子十枚，煨，为散，粥饮和，顿服。"

气利，指中气下陷，肠滑。所以，下利时矢气不臭，排泄物不稠黏。

《新修本草》云：诃子"味苦、温，无毒，主冷气，心腹胀满，下宿物。"我在临床上用诃子，常和桃花汤、大建中汤、赤石脂禹余粮汤一起用，取它的温肠止利之效。

曾遇一老者，久病虚弱，倦怠乏力，六脉沉细，大便有时失控，把裤子弄脏，我拟补中益气汤加诃子。5 剂后，不再遗矢，后用小建中汤予以调理收功。

诃子还能治痰饮、咽喉不利。桔梗甘草汤加诃子利咽，用以治咽痛音哑。

12. 红兰花酒

《金匮要略·妇人妊娠病脉证并治》篇言："妇人六十二种风，及腹中血气刺痛，红兰花酒主之。"

这"六十二种"所指不详。妇人以血为主，月经按时来潮视为无病，若受了风邪，风为阳邪,与阴血相搏,称其为"血气刺痛"。开始以为红兰花与红花有区别,我去医疗队驻酒泉,院外有一块红花地,到快收割时,红花由红变成红中带兰,古人把成熟入药的红花叫红兰花,看起来红中透兰。古人有"治风先治血,血行风自灭",故"六十二种风",血崩,胎死腹中,胞衣不下,用红花化瘀止痛,有瘀就可用红兰花。我在临床上治痛经,就用红花10g,黄酒1斤,浸泡1周便可服用,每次50ml,每日2次。若妇人盛酒量,可用56度二锅头浸泡,每次喝1两即可。红花酒,祛瘀止痛力甚猛,宜少用为好。水煎红花不如红兰花酒药力大,以酒助药力更强。

红花配党参、山楂可治冠心病、心绞痛。

总之,这一讲重点讲述经方之制来源于《灵》《素》,经方中的单味药和复方部分也从《灵》《素》传承发展而来。这些虽是单味药,别忘了"单方一味,气死名医"。《伤寒杂病论》250多方,都是从单味药发展成对药,奇方逐渐形成多味药、复方。单方、对药、奇方组成数以百计的经方。

三、《伤寒杂病论》二味药经方用药分析

《伤寒杂病论》二味药药对之和,《伤寒论》11对,《金匮要略》30对,合计41对,它是中医方剂学从《素问》《灵枢》简陋的一方一药,向二味药以上复方发展的里程碑,更是组成三味药到九味药以上复方的奠基石,是在多年临床实践中形成的。正如《汉书·艺文志》所言:"和之所适,至齐之德,犹如磁石之取铁,以物相使,拙者失理。"医者学好《伤寒杂病论》,就能开出少而精的方子,避免杂而乱的处方泛滥。我个人的体会就是,仲景《伤寒杂病论》250多个经方中,以二味药之和、三味药之和,直到九味药以上方药之和,由少到多,细心玩味,深入研究处方用药,才能达到《至真要大论篇》所载:"是故平气之道,近而奇偶,制小其服也;远而奇偶,制大其服也;大则数少,小则数多。"处方用药"多则九之,少则二之",既珍惜了药物资源,又能使不太富裕的农民服得起药,达到"下以救贫贱之厄"的目的,还医药于民。

(一)《伤寒论》二味药对用药分析

共有11方:甘草干姜汤,芍药甘草汤,干姜附子汤,桔梗甘草汤,栀子豉汤,栀子干姜汤,桂枝甘草汤,苦酒汤,瓜蒂汤,大黄黄连泻心汤,赤石脂禹余粮汤。

1. 甘草干姜汤

方证:见《伤寒论》第29条。

甘草四两(炙)(12g),干姜二两(6g)。

上二味,以水三升,取一升五合,去滓,分温再服。

方解:本方以辛甘合用,取其辛甘化合为阳,甘草和中,干姜回阳,专为复胸中之阳气而设,调心脾阳虚之证,它和后面所讲的干姜附子汤组成回阳救逆的四逆汤,药少力宏,千古一绝。

蒲辅周老前辈说:"我治疗一外感病变证,脾阳虚损的逆证,西医称'重症肺炎',

开始就用甘草干姜汤点滴频服，温脾阳而复肺阳，救治而愈。"此案告诫我们，危急重症，用药味多少与病情无关，只要"病皆与方相应者，乃服之。"（见《伤寒论》第317条方解后）

本方临床应用：肺阳虚咳嗽痰多，脾阳虚痰饮咳嗽，小儿肺炎输液后四肢发凉，小便清长。杂病中阳虚不能制水，小便漏遗或夜尿多，常加入《泉州本草》金樱子、猪膀胱同煎。或暑天饮冷太多，胃痛或胃中沉重不舒，或吃冷冻食品后恶心呕吐，我都用甘草干姜汤加黄糖少许服用。治伤寒、断杂病，把握阳虚阴虚。所以回阳救逆，回阳尤为重要。疾病的预后取决于阳气的存亡。有阳气则生，无阳气则死。记住甘草干姜汤，回阳救逆之轻剂，就掌握了四逆汤之一大半。如果一时找不到干姜，可用两倍鲜姜代之。记得我1959年治一少女失心风，重用商陆泻下，为防止呕吐不止，泻下不止，先备鲜姜汁半小碗。病人吐泻后，突然面色苍白，四肢厥冷，出冷汗，出现脱水性休克，六脉寸口诊不到。我急将姜汁灌下，1分钟后，病人面色转红润，手足温，冷汗止，苏醒过来。我对生姜汁回阳救逆之神速，永远铭记在心。

《伤寒杂病论》用甘草计124方，其中《伤寒论》70方，《金匮要略》54方。其功效与主治有以下几点：和中补虚，缓急止痛，除烦止渴，清热解毒，祛痰止咳，回阳生津，调和诸药。

仲景用干姜39方，其中《伤寒论》22方，《金匮要略》17方。其功效与主治为：温中散寒，温中回阳，蠲饮温肺，温中止血，协调寒热。干姜守而不走。《本经疏证》载："附子以走下，干姜以守中。有姜无附，难收斩将夺旗之功；有附无姜，难取坚壁不动之效。是干姜之治在温中，非诸方之治在温中也。"

《伤寒杂病论》用干姜39方，未见用炮姜。李斯炽先生止鼻衄奇效方，即用炮姜15g煎水急服，以暖气摄血。石熙瑞老先生论炮姜耐人寻味，他说："炮姜为干姜炙焦黑而成，味辛苦，较之干姜尤擅治吐血（衄血）崩漏等症。干姜大辛大热，适用于阴寒太盛，舌苔灰白而润者。而炮姜阳中阴药，热减性钝，但辛散之性犹存，温能行气，气机畅达则百脉平和，常用于反胃呕吐、肺寒久嗽、腹痛难禁，皆能随手取效。如伍白术、砂仁可以鼓舞胃气，以治纳差；伍参、苓、白术可以振奋脾阳，以治脾虚不运；伍淮膝、当归可以温阳活血，以治足痿不用。"总之，干姜炮用，在于温肺脾，而不在救阳，干姜大炮，则在于温中止泻。

刘炳凡先生治小儿吐奶，即用鲜姜烧熟，挤母奶于姜上，再研少许喂小儿，可止小儿吐乳。

临床报道：甘草干姜汤治疗（1）冷哮；（2）遗尿；（3）咳嗽；（4）消化性溃疡；（5）眩晕；（6）肺炎危症；（7）肺炎；（8）脾胃寒症；（9）痰饮咳嗽；（10）泄泻；（11）痹证；（12）痛经等。

2. 芍药甘草汤

方证：见《伤寒论》29条。

芍药、甘草（炙）各四两（12g）。

上二味，以水三升，煮取一升五合，去滓，分温再服。

方解：本方酸甘合用，取其酸甘化合为阴以益阴血，使下肢能伸展自如。本方能益肝阴、和营血、缓补脾、调营卫，能使阴阳协调、肝脾功能恢复正常。它的柔肝缓中、解痉止痛，为医家所公认。《经方实验录》载："芍药能治静脉之血，故凡青筋暴露，皮肉挛急，用之无不效。"《医学心悟》载"本方治腹痛如神"，可谓恰如其用。

临床应用极为广泛。上可治偏头痛，下可治腓肠肌痉挛（腿肚子抽筋）；前可治腹痛，后可治椎间盘突出、椎体错位。从现代医学角度看，芍药甘草汤对横纹肌、平滑肌的挛急，不管是末梢性，还是中枢性，均有镇静作用，对身体各处挛急都有效。

临床应用：治腓肠肌痉挛。老年人入冬后，夜间腿爱抽筋，我开始用芍药甘草汤，按其"各四两"折合12g，服药后效果不明显。我将芍药改为30g，甘草12g，疗效开始显现。《神农本草经》记载：生薏米善治瘦疭。我常在芍药甘草汤中加薏米15～30g。对原因不明的头颈面部抖动，行路手舞足蹈，不能自主，或精神紧张，手足轻度颤动，皆可用芍药甘草汤。夏度衡先生用芍药甘草汤加丹参15g、牡蛎30g治原发性三叉神经痛。

笔者喜用芍药甘草汤治胃痛，以及少年痉挛性肠梗阻，双腿抽筋，手震颤等，并自创芍药甘草汤加味，治颈椎病、腰椎间盘突出。予弟用芍药甘草加味，治腰椎间盘突出1000多例，疗效达95%，其中5%则需要手术。详见笔者文稿。

仲景用芍药，如桂枝加芍药汤治"腹满时痛"，小建中汤治"腹中急痛"，桂枝加大黄汤治"大实痛"，皆用芍药为君药，用量都为6两，合今18g。……凡用于止痛，芍药的用量都大于12g。

我用芍药甘草汤，不是芍药、甘草各12g。治颈椎病，颈肌肉群痉挛疼痛，芍药起步用量为30g，最多用到50g；治椎间盘腰大肌平衡失调导致椎体歪斜，芍药用量起步30g，最多用到60g，解痉止痛才见效。

临床报道：芍药甘草汤治疗（1）慢性浅表性胃炎；（2）面肌痉挛；（3）血管性头痛；（4）精神习惯性抽动症；（5）胆结石；（6）不安性腿综合征；（7）儿童丘疹性荨麻疹；（8）肩关节周围炎；（9）泌尿系结石；（10）激素停用后综合征（情绪低落，四肢无力，肌肉、骨骼关节酸痛伴失眠，纳差、恶心、呕吐等）；（11）痔疮疼痛；（12）女性高睾酮血症（形体肥胖，多毛，月经稀，闭经，卵巢增大等）；（13）中风后肢体挛痛；（14）小儿遗尿症；（15）坐骨神经炎；（16）三叉神经痛；（17）跟痛症；（18）病毒性肝炎；（19）百日咳；（20）哮喘。

我喜欢博览各省中医杂志，尤其偏爱经方临床应用的报道，学习如何运用经方广泛治疗各种病症，一方多用。临床报道经方的加去，多则二味，少则一味；若加进去的药味比原方多出七八味，我则不再去应用，因为喧宾夺主是我不喜欢的加去方法。

芍药在《伤寒杂病论》中共见63处，应用范围很广：

（1）敛阴行血：①调和营卫；②敛阴养血治虚劳；③和血养肝治不寐；④养阴摄营治黄汗；⑤增液通便。

（2）活血解毒，消痈调经。

（3）温经止血，养血安胎。

（4）调肝和脾，和阴益阳：①和营，治痹病；②柔肝活络，治痉挛；③柔肝调气，治胁痛；④缓肝补中，治腹痛；⑤调肝理脾，治泄泻；⑥调肝肾，降逆气，以治奔豚；⑦和解表里之邪；⑧和阴益阳以治水气；⑨和血益阳，温通经脉。

在上述54个方中，其中有38个方芍药与甘草相须，可见二药和之相配使用的重要性和广泛性。

3. 干姜附子汤

方证：见《伤寒论》61条。

干姜一两（3g），附子一枚（生用，去皮，切八片）。

上二味，以水三升，煮取一升，去滓，顿服。

方解：干姜附子汤证，因误用攻下，又复发汗，导致表里阳虚，用干姜温脾阳，附子复阳，当有四肢发凉或四肢厥逆之见证。甘草干姜汤治温中散寒、回阳救逆的轻症，而干姜附子汤则治回阳救逆的重症，两方合之则为四逆汤，用于治疗少阴病亡阳厥逆，阳气虚衰，阴寒内盛之四肢厥冷，恶寒欲寐，下利清谷，腹中冷痛，脉沉细欲绝之阳虚厥逆诸证。本方用于回阳救逆，为太阴少阴寒化之主方。

临床大夫用四逆辈，均习惯用炮附子（即熟附子），用量超过6g时多主张先煎1～2小时或久煎，可减低毒性。临床上，若用于温中散寒，回阳救逆，用炮附子为妥；若用于镇痛，可选用川乌、草乌，一般用制川乌1.5～3g，宜先煎，用制草乌1.5～3g，宜久煎，不久煎会使病人中毒。

我在临床上常用干姜附子汤治疗寒痹、痛痹。加茯苓治湿痹，以及慢性肺寒咳嗽；将干姜改为炮姜，用以温肺，"炮姜为阳中阴药，热减性钝"，止咳胜于温肺；也常用于治肾阳虚性夜尿多以及性功能低下阳痿；加茯苓30g治阴汗；加桃仁10g治少女冲任虚寒痛经；加半夏10g治妊娠呕吐。

附子，在《伤寒杂病论》中共见66处，分布于36个方中，应用范围为：

（1）强心回阳。

（2）温阳补肾，化气行水：①治阳虚水肿，心悸眩晕；②治肾气不足诸证；③治太阳阳虚诸证；④治太少两感；⑤治少阴寒化；⑥治产后中风。

（3）祛寒止痛：①温中散寒治腹痛；②治寒凝胸痹；③温下寒积，治便秘腹痛；④温经散寒，治痹痛；⑤温阳止血。

（4）平调寒热：①温阳除痰；②调寒热，治蛔虫厥腹痛等。

临床报道：在1950～1980年2614篇论文中，只有1篇研究干姜附子汤与四逆汤证的分析对比："二方均有姜附，四逆汤的剂量也不比干姜附子汤为轻。另外，四逆汤中尚有甘草，其目的决非为了缓和姜附的雄烈，乃是挽救因循环衰竭而发生四肢厥逆的主药"。故有学者提出，甘草也是回阳救逆的三雄之一。

4. 桂枝甘草汤

方证：见《伤寒论》第64条。

桂枝四两（去皮）（12g），甘草二两（炙）（6g）。

上二味，以水三升，煮取一升，去滓顿服。

方解：本条因为汗出过多，导致心阳虚，病人自我保护，双手叉手自冒心，心悸欲按。故用桂枝助阳，甘草益气，取辛甘化合为阳之意。

临床用于治疗暑天汗出过多之心下悸，用于治疗冠心病之心悸、怔忡。若烦躁者加龙牡各6g。

冠心病胸闷心悸，常用桂枝甘草汤合生脉散，大可促进心肌细胞的恢复。或冠心病受风寒，可用桂枝甘草发汗；外感引起心绞痛，古人称为"损其心"，可用桂枝汤调其营卫，药后外感、心绞痛双解。

前面讲的芍药甘草汤，与桂枝甘草汤、甘草干姜汤都是对药之和，是组成大方的间架结构。再加甘麦大枣汤，即可组成一个完整的桂枝汤。桂枝甘草是温通心阳的首选药，芍药甘草汤则是补心阴肝阴、补营的必选药。桂枝芍药是桂枝汤的中流砥柱。

在《伤寒杂病论》中共见桂枝130余处，使用于77个方剂中，应用范围最广：

（1）治疗表证。

（2）温阳通痹：①治疗风寒湿痹；②温阳以通血痹；③治疗胸痹。

（3）补中益气。

（4）治疗水肿。

（5）温经散寒。

（6）治疗气逆上冲。

（7）治疗疟疾、疟母。

临床报道：桂枝甘草汤能治（1）低血压。低血压是生理性正常血压，若不出现心悸、失眠、头晕、少气、神倦乏力，无须用药。脉虚无力，如抚摩丝绸，是低血压的正常脉象。我在临床上常用黄芪甘草汤，气虚证候可消失。（2）失眠。（3）心衰。轻度可以壮心阳，使其康复；严重的则要用附子汤、真武汤、干姜附子汤等。（4）房室传导阻滞，宜中西医结合治疗，单用桂枝甘草有风险。（5）阳虚感冒。（6）气虚，则有桂枝甘草汤加参芪。（7）全身青紫（心阳不振，脉络瘀滞，则需重用桂枝36g，甘草18g）。（8）心源性哮喘。（9）先天性心脏病并发肺炎心悸等。

5. 栀子豉汤

方证：见《伤寒论》76条。

栀子十四个（擘）（9g），香豉四合（绵裹）（9g）。

上二味，以水四升，先煮栀子，取二升半，内豉，更煮取一升半去滓，分温服，一服得吐，止后服。

方解：此二药清热除烦，在《伤寒杂病论》中4次出现，共6条。

本条是因汗吐下误成坏病，余邪未尽，热扰胸膈所致。故用栀子豉汤清热除烦。汗吐下后，"虚烦不得眠""心烦""微烦"，看来取栀子清心除烦之功。《神农本草经》言："栀子，味苦，寒，主五内邪气，胃中热气，面赤酒疱齇鼻。"但从临床应用判断，栀子味微苦，苦味极少，能清热但不寒，栀子泡茶可服用一个夏天，清暑热，美茶色。

《伤寒杂病论》用香豉方共计5方。香豉的功用：（1）宣郁除烦；（2）疏散解表。

用栀子豉汤，抓住一个"烦"字，"闹心"。此方药味少、用途广。如上焦郁热，暑热转属阳明，以及食道炎、肌衄、身倦、心烦、微热。黄疸，栀子豉汤去豆豉加茵陈，为栀子茵陈汤。恩师宋孝志先生治哺乳期心中烦乱，常用栀子豉汤合竹皮大丸，每每药到病除。栀子、竹茹、白薇都善除烦。

临床我常用此方治疗妇人更年期心烦不寐。若潮热盛，加生地30g，可除烦安眠。肺胃余热未尽，可用栀子豉加芦根30g，清热生津。小儿高烧退后，余热未净，因豆豉之味小儿难以接受，我常用生甘草代替豆豉，另立栀子甘草汤。若成人服后欲呕，可加生姜10g，即栀子生姜豉汤。

临床报道：栀子豉汤治（1）热病心烦；（2）神经衰弱；（3）神经官能症；（4）精神病；（5）呃逆；（6）胃脘痛；（7）脏躁；（8）美尼尔综合征；（9）氨茶碱反应；（10）经前鼻衄；（11）妊娠恶阻；（12）舌痒症；（13）鼻衄；（14）病毒性心肌炎；（15）小儿外感发烧；（16）化脓性扁桃腺炎；（17）小儿多动症等。

6. 栀子干姜汤

方证：见《伤寒论》80条。

栀子十四个（擘）（9g），干姜二两（6g）。

上二味，以水三升半，煮取一升半，去滓，分二服。

栀子可以清烦热，干姜能温脾祛寒。除有身热、心烦等热症外，还应当有腹痛喜按、便溏等中寒的症状。此条讲述经丸药攻下后，出现外热里寒之症，故寒热并用，清热除烦，温中健脾。

1959年夏，恩师在红楼1诊室应诊。星期日休息，我去为宋孝志先生抄方。夏日炎炎，来了一个哮喘的病人。病者自诉，我这个哮喘冬天不发作，唯独三伏天发作。3年多来，每年暑天天天服治哮喘药不效，故来此求诊。诊其脉沉而迟，宋老说："这是寒包热的哮喘，可服栀子干姜汤一试。"处方：栀子14g，干姜6g，5副，每日1副，分2煎服。

5日后复诊，哮喘大见好转。继服15副后，哮喘止。宋老总结时说："栀子干姜汤，是肺热脾寒；若波及肾阳，亦可加附子温肾阳。"

仲景寒热并用的方很多，如大黄附子细辛汤、乌梅丸、半夏泻心汤、干姜黄芩黄连人参汤等。夏季小儿外感发热咽痛，扁桃腺肿，轻则用栀子干姜汤，重则用大黄附子细辛汤。扁桃体发炎，纯热证少，寒包热者为最多。我治小儿夏天风热感冒，常用栀子生姜汤，放点糖调口味，小儿喜欢服用。亦可用于治胃肠型感冒、菌痢、肠炎等。肝炎，用苦寒药太过，出现转氨酶不降反高，肝区怕冷，喜欢用手心暖之则舒，栀子干姜汤服后，转氨酶下降，肝区怕冷消失，每获良效。

《伤寒杂病论》用栀子者共计10方：《伤寒论》8方，《金匮要略》2方。

栀子的功用：（1）清心除烦；（2）利湿退黄；（3）行结散郁；（4）消肿止痛；（5）凉血止血。

用栀子的禁忌：《伤寒论》"凡用栀子汤，病人旧微溏者（慢性肠炎）不可与服。"栀子性寒滑肠，易伤脾胃，凡脾胃虚寒，食少便溏者慎服。

《伤寒杂病论》用干姜者计39方：《伤寒论》22方，《金匮要略》17方。

干姜的功用：（1）温中散寒。（2）温中回阳。（3）蠲饮温肺。（4）温中止血，治寒性鼻衄，独用炮姜15g，煎水服则衄止。（5）协调寒热。（6）制附子毒性。

临床报道：栀子干姜汤治疗（1）郁火胃痛（虚寒胃痛不可擅用），每收捷效；（2）胆结石急性发作，胆道蛔虫引起胃脘部疼痛，有良好的止痛效果。

7. 桔梗汤

方证：见《伤寒论》311条。

桔梗一两（3g），甘草二两（6g）。

上二味，以水三升，煮取一升，去滓，温分再服。

少阴病咽痛，非太阳病咽痛。少阴病无恶寒发热之表证，太阳病则先见桂枝汤证，合并咽痛。临床应用时不辨太阳、少阴，一见"咽痛"就开桔梗汤，非仲景之意。少阴病咽痛为虚火，用桔梗意在辛开苦泄。

仲景在方药加去中仅"咽痛"加桔梗。《本经疏证》一书中说，桔梗"苦者以开揭肠胃蓄积，辛者使从肺泄为出路，诸家谓升提、为舟楫，似矣。"《药征》以其主治"浊唾肿脓也，旁治咽喉痛。"桔梗有排脓治痈的功用。桔梗宣肺气以祛痰排脓，甘草清热解毒以润肺化痰，一宣一清，郁热散，肿痛消，妙不可言。仲景加去法中，有"利止脉不出"去桔梗之例。

扁桃体肿大，咽痛，初用栀子、干姜；不效，可用栀子、干姜加桂枝甘草汤；若是寒包热，则用大黄附子细辛汤。

恩师宋孝志先生，治少阴病咽痛用麻黄附子甘草汤，房室咽痛用麻黄附子细辛汤。《灵枢·经脉》篇云："足少阴肾脏，循喉咙，挟舌本。"故《伤寒杂病论》将咽喉列入少阴病中。桔梗甘草汤，因其药味少，分量轻，临床应用时很少单开处方，都把它作加药加入复方。我常开桔梗甘草汤泡茶饮治咽痛。1958年8月，我嗓子痛，因嫌药味少，将桔梗开了12g，甘草10g。先父在药铺坐堂，一见桔梗12g，严厉批评说："苦桔梗，味极苦，不亚于黄连，咽痛治不好，把胃给治坏了"，仍按仲景法给了我3g泡茶饮。故用药不忘"轻可去实"，若用于排脓也只用9g。

《伤寒杂病论》用桔梗者共计7方。桔梗的功用：（1）排脓治痈；（2）宣肺利咽；（3）升降肺气。

8. 苦酒汤

方证：见《伤寒论》312条。

半夏十四枚（6g），鸡子一枚（去黄，内上苦酒半碗，着鸡子壳中）。

上二味，内半夏，着苦酒中，以鸡子壳置刀环中，安火上，令三沸，去滓，少少含咽之，不差更作三剂。

方解：本方以苦酒为君，半夏、蛋清为臣。苦酒苦酸，能清肿敛疮；半夏辛滑，能祛痰散结；蛋清甘寒入肺，能润燥利窍。所以本方有祛痰散结、疗伤治疮的功能。

我用此方，将半夏放醋中煮（50ml 浸泡 10 分钟，用文火煮 5 分钟），取汁待温加入蛋清 1~2 枚，搅匀即可服用。不能一饮而尽，要少少含咽之。每日服 1 副药。

本方主要用于咽喉糜烂或化脓生疮，先用桔梗甘草汤消炎排脓，再用苦酒汤疗疮，是临床常用方。桔梗甘草汤可作为加药，加入麻杏石甘汤，或银翘散中、千金苇茎汤中……而苦酒汤不能作加味药，只能独立使用。

临床上热毒生疮的发展规律，一般分 3 个阶段：红肿是初期，化脓是中期，溃疡是后期。红肿期辛散消肿，桔梗甘草汤加蒲公英；化脓期用排脓散或排脓汤，或薏苡附子败酱散；溃疡期宜清热排脓，敛疮止溃，用千金苇茎汤；恢复期养阴清余热，用养阴清肺汤等。

《伤寒杂病论》用半夏合计 42 方：《伤寒论》18 方，《金匮要略》24 方。

仲景加去法中，加半夏者有"呕者""心烦吐痛、不能食欲""肺虚损不足"等项，当与其功效有关。《本经疏证》言半夏"辛取其开结，平取其止呕，滑取其入阴，燥取其助阳"。

半夏的功用：（1）燥湿化饮；（2）和胃降逆；（3）开胃止呕；（4）通阳辟阴；（5）入阴散郁（热）；（6）化痰开结。

近代对半夏的应用，清半夏长于化湿痰，姜半夏长于止呕，法半夏善于燥湿，半夏曲则多用于化痰消食。

醋，俗呼苦酒，又名法醋、美酒等。《伤寒杂病论》中，用醋合计 3 方（苦酒汤，蜜煎导，芪芍桂酒汤）：《伤寒论》2 方，《金匮要略》1 方。

醋的功用：（1）酸收敛疮；（2）散邪敛正；（3）解毒杀虫。

临床报道：苦酒汤治疗（1）咽痛属痰热郁闭之证；（2）失音，诊断为咽喉炎；（3）食道炎；（4）耳咽管发炎。

9. 瓜蒂散

方证：见《伤寒论》166 条和 355 条。

瓜蒂一分熬黄，赤小豆一分（4 分为 1 两，1 分为 7.5g）。

上二味，分别捣筛为散已，取一钱匕（1.2g），以香豉一合，用热汤七合煮作稀糜，去滓，取汁合散，温顿服之。不吐者，少少加，得快吐乃止。诸亡血虚家，不可与瓜蒂散。

方解：本条病状好像是桂枝汤证，头不痛，颈不强，但胸中痞硬，感觉有气上逆冲到咽喉，这是胸中有寒痰胶结，所以用瓜蒂散催吐。瓜蒂苦泄涌痰，香豉散寒，赤小豆泄湿。吐后寒痰去，冲逆可止。但每次用量限在 1~2g，注意它的副作用（瓜蒂毒素中毒）。

瓜蒂之方在《伤寒杂病论》中共有 3 处。

《伤寒论》166 条言："病如桂枝汤证，头不痛，颈不强，寸脉微浮，胸中痞硬，气上冲咽喉不得息者，此为胸中寒也。"

355条言："病人手足厥冷，脉乍紧者，邪结在胸中，心下满而烦，饥不能食，病在胸中，当须吐之，宜瓜蒂散。"

《金匮要略·太阳中暍篇》言："宿食在上脘，当吐之，宜瓜蒂散。"

其功用为：（1）吐风痰宿食；（2）泻水湿停饮。

赤小豆在《伤寒杂病论》共3方：瓜蒂散、麻黄连翘赤小豆汤、赤小豆当归散。《神农本草经》言"主下水，排痈肿脓血。"《本经疏证》赞仲景用赤小豆"既损其盛，又补其虚，洵神已乎。"

赤小豆功用：（1）利水除湿；（2）和血解毒。

《本经疏证》又说："痈肿脓血是血分病，水肿是气分病，何以赤小豆均能治之？盖气血皆源于脾，以是知血与水同源异派，浚其源，其流未有不顺者矣。然万物之于人，能抑其盛者，不必起其衰，能起其衰者，不必能抑其盛，痈肿脓血为火之有衰。"

笔者治失心风，语声不出，喉中辘辘痰鸣，此系痰迷心窍，用重剂商陆泻下。

催吐法即"上而越之"之法，一定要掌握好用药剂量。每用1g，若不吐再加少许，得吐即停药。据《神农本草经》记载：瓜蒂"味苦，寒……咳逆上气，食诸不消，病在胸腹中，皆吐下之。"《本草正》云："甜瓜蒂能升能降，其升则吐……其降则泻。"笔者亲口尝过瓜蒂散，比苦瓜还苦，药性大寒，极易伤胃，用药中病即止。若制散困难，亦可像一物瓜蒂汤那样，煮取顿服。

临床报道：瓜蒂散治疗（1）哮喘；（2）癫狂痫；（3）宿食停滞胸脘；（4）病毒性肝炎（甜瓜蒂喷鼻法）。

10. 赤石脂禹余粮汤

方证：见《伤寒论》159条。

赤石脂一斤（碎）（9~12g），太一禹余粮一斤（碎）（9~12g）。

上二味，以水六升，煮取二升，去滓，分温三服。

方解：伤寒和杂病，过服或久服寒凉药，"利不止""此利在下焦"。临床上多见脾胃虚弱之人，阳虚之人，吃一个梨或一根冰棍，都要腹泻两天。西医称为慢性肠炎、过敏性肠炎等。赤石脂，味酸性温，有收敛功能；禹余粮有固涩作用，功专下焦。此方是涩滑固脱的方剂。

但久利不止，多见于脾胃阳虚、肺冷、心胸中有寒，与温阳药同用则是必不可少，也是提高疗效的关键；若服"赤石脂禹余粮汤复利不止者，当利其小便。"此病在小肠，水不能流入膀胱，糟粕不能入大肠。

赤石脂禹余粮汤，是我在临床上治疗慢性肠炎及慢性泄泻的主要方剂。脾胃阳虚，我常和桃花汤（赤石脂15g，干姜3g，粳米20g）配伍使用；心胸中有大寒，泄泻，我常和大建中汤（川椒9g，干姜12g，党参10g，饴糖30g）配伍使用；若肺中冷，上源虚寒，常和甘草干姜汤配伍；若脾肾阳虚，四肢厥逆，腹痛，小便清长，则和干姜附子汤配伍；下利不止者，常利其小便，我常加入山药12g，车前子10g或炒白术15g，茯苓30g与赤石脂、禹余粮二味药同用，常获捷效。验案甚多。

《伤寒杂病论》用赤石脂共 4 方：(1) 收涩固脱，赤石脂禹余粮汤；(2) 止血生肌，桃花汤；(3) 相关表里。《本经疏证》曰："仲景用赤石脂四方而言，在赤石脂禹余粮，心下痞硬与下利不止为歧；在桃花汤，少阴病与小便不利为歧，下利不止与便脓血亦为歧；在风引汤，瘫痫以引与纵为歧，热以起落为歧；在乌头赤石脂丸，心痛与背痛为歧，'均'用石脂使其表里相关，端可从一路去也"；(4) 安和心气。乌头赤石脂丸之治"心痛彻背，背痛彻心"者，用赤石脂之旨在于安心气。

《伤寒杂病论》中用禹余粮者仅赤石脂禹余粮丸一方，即《伤寒论》159 条。《本经疏证》称："得治因血阻结而转为热，津液阻而渗漏，痰涎逆而复横出"诸证。功用：(1) 涩肠止泻；(2) 收敛止血。用于治崩中、女人漏下、更年期崩漏，赤石脂禹余粮丸可配伍《素问》四乌贼（12g）—蘆茹（3g）丸。妇人漏下不止，可运用八卦"艮止坤藏"卧姿，让病人头朝东北，脚朝西南，崩漏则止，再图有效治疗。少女月经过多也采用此卧姿方向，经血会慢慢减少，这是易学大师黄鉴老师传授的止血法。

清代名医喻嘉言用赤石脂禹余粮法，赤石脂、禹余粮二味共研极细末，用羹一匙，调服二味细末，每次 1.5g，缓咽频服，不拘次数。

临床报道：赤石脂禹余粮丸用于治疗（1）脾肾阳虚泄泻下利的慢性结肠炎；（2）气虚脱肛（加味白术、炮姜、升麻、甘草），下焦滑脱症。

但必须再嘱咐一句：大凡 40 岁以上，久泄利或大便不成形，应作结肠镜检查，排除结肠癌，如果不检查便治，有时会贻误手术机会。

11. 大黄黄连泻心汤

方证：见《伤寒论》154 条。

大黄二两（6g），黄连一两（3g）。上二味，以麻沸汤（开水）渍之，须臾绞去渣，分温再服。

方解：本方功效为清热泄痞，泻火解毒。主治心下痞，按之濡，发热烦躁，甚则发狂，便秘溲赤，或吐血衄血，或目赤而痛，或口舌生疮，牙龈肿痛，舌红苔黄，脉滑数。

方中大黄为君药，开水渍，不煎煮，大黄走气分泻火，并非专用于攻下；臣以黄连，助大黄清热解毒燥湿。方名"泻心汤"者，因心属火故也。

《金匮要略·惊悸吐衄下血胸满瘀血病》篇所用泻心汤"治心气不足，吐血衄血"，和《伤寒论》大黄黄连泻心汤相比较，多一味黄芩，这不是仲景疏忽，是泻心汤的发展：肺开窍于鼻，肺热鼻衄，用黄芩清肺热止血。

治鼻衄当辨寒证与热证。寒证用泻心汤，鼻衄加剧，当用炮姜 10~15g 暖肺止血，合炙甘草 10g，病家更易于接受。泻心汤为苦寒清热，笔者自拟的"镇衄汤"（生地 30g、桑皮 30g、茅根 30g、党参 10g）采用久衄阴虚甘寒清热法。

大黄黄连泻心汤被誉为"玉液金丹"，我深有体会，家中常备大黄若干。1959 年夏，因三伏天吃涮羊肉引起牙痛，恩师宋孝志先生说："我以前牙痛，没有定处，上下左右，内牙臼齿，像打游击一样，上下前后转移，难坏了牙科大夫，不知拔哪颗牙好，我失望告辞。出门适逢一老人问我到医院看啥病？我如实相告，老者说：'我过去每逢牙痛，都是买点大黄泡水喝，服后定能止痛，你试试看'。我照办了，果然止住了痛。"当时正在学《中药学》，下午到中药房认药，我向老师傅要了几片大黄用开水泡当茶饮，喝了1天，晚上牙就不痛了，牙龈红肿也全消了，第2天大便泻了3次。大黄走而不守，开水泡茶走气分，邪气泻光就好了。从此以后，碰见牙痛的亲戚朋友，都劝他们泡大黄。渍大黄，味不苦，还带一点清香，大人小孩都能接受。

查阅宋孝志先生1954年处方存档，治牙龈肿，齿动摇，龈又肿甚，舌质淡，苔薄白，大便难之肾虚犯寒，阴虚于下，格阳于上，法当温散，用麻黄附子细辛汤加玄参，1剂，水煎，分温2服。药后痛定肿消，以后未再犯。

我曾治1例病患，久服鹿茸枸杞酒，鼻衄不止，塞住鼻孔从口腔流出，血鲜红，烦躁不安，六脉弦数，舌苔干黄，大便三日未行。我予大黄黄连泻心汤：大黄15g，黄连5g，煎服，每日服2次，开3副以观后效。服药第2天清晨腹泻3次，鼻、口腔不再灼热；三剂服完，鼻衄止。继服牛黄清心丸20丸而愈。

《伤寒杂病论》中用大黄者计30方。其中《伤寒论》14方，《金匮要略》16方。

大黄的功用，可归纳为以下几点：（1）攻下导滞；（2）决闭止痛；（3）活血止痛；（4）止血降逆；（5）退黄疗疸；（6）消饮逐水；（7）清热泻火；（8）表里双解。

《伤寒杂病论》用黄连14方。其中《伤寒论》12方，《金匮要略》2方。

其功效为：（1）清热泄热；（2）燥湿止痢；（3）泻火止血；（4）清胃止呕；（5）清热燥湿。

临床报道：大黄黄连泻心汤治疗急腹症。有用大黄大剂量150~250g治疗急性出血性胰腺炎。20世纪70年代我们北京医疗队驻酒泉清山大队，突然从火车上转来一位河南木工，因食肥肉过多，突发出血性胰腺炎，杜冷丁止痛都不好用，我打算用大黄急救，院长不在，家属还在河南，无人签字，失掉一次临床实践的机会，病人第二天就死啦。胰腺出血太严重，用了说不定能保全木工的生命。这案例印证了陆九芝"药之能起死回生者，惟石膏、大黄、附子、人参，一剂可以回春，舍此外则不能。""盖病之危笃者，莫如大热、大实、大寒、大虚。如阳明证之大热，危证也，非石膏不能清其热；阳明腑证之大实，危证也，非大黄不能泻其实；亡阴绝证之大寒，危证也，非附子不能祛其寒；气微脉绝之大虚，危证也，非参不能补其虚。诚如是言，石膏、大黄、附子、人参非起死回生之药乎！"学会用石膏、大黄、附子、人参能将病人起死回生，才是一个名副其实的名医。

（二）《金匮要略》二味药对用药分析

共有26方：百合知母汤，百合鸡子黄汤，百合地黄汤，瓜蒌牡蛎散，百合滑石散，头风摩散，大乌头煎，赤小豆当归散，葶苈大枣泻肺汤，桔梗汤，薏苡附子散，泽泻汤，小半夏汤，蒲灰散，滑石白鱼散，茯苓戎盐汤，甘草麻黄汤，枳术汤，硝石矾白散，矾石丸，猪膏发煎，半夏麻黄丸，大黄甘草汤，半夏干姜散，生姜半夏汤，橘皮汤。

1. 百合知母汤

方证：见《金匮要略·百合狐惑阴阳毒病脉证并治》篇。

百合七枚（擘）（20~30g），知母三两（切）（9g）。

上二味，先以水洗百合，渍一宿，当白沫出，去其水，更以泉水二升，煎取一升，去滓，别以泉水二升，煎知母，取一升，去滓，后合和，煎取一升五合，分温再服。

方解：百合补中益气，安神益志，为清润药；知母生津润燥，常用于发汗后表解津伤。二药和之，有补虚清热、养阴润燥的作用。

临床治疗更年期，阴虚内热之轻症，用百合知母汤；阴虚内热之重症，则用百合地黄汤。百合、知母、地黄皆能安心神，清热除烦，解郁闷，用于治抑郁症、癔症、精神病等，都能出奇制胜。

《伤寒杂病论》中使用百合之方共6首，都在《金匮要略》中。百合知母汤，除了治疗百合病外，心肺阴虚、自汗、植物神经紊乱，用百合、知母养肺阴而清气热，加桑叶安神宁心敛汗，可获效机。

百合病特点，神志恍惚，心慌不宁，心神涣散，情绪低落，易怒，常默默不语，失眠少寐，甚则彻夜不寐，苦恼万状等，常见于如严重的神经官能症、妇女更年期综合征和癔症等杂病。

魏荔彤说："百合病，用百合，盖古之有百合之名，即因百合一味而疗此疾，故得名也"。《本经疏证》言："惟于通利中能补中益气，方足为百合""百合病之邪是余邪，以其多在汗吐下后也；百合所治是虚邪，以其利大小便，仍不失返顾根本也"。百合能利小便，"渗利和中之美药，洵非虚语"（《本草述》）。

百合之功能：（1）清热滋阴；（2）渗利和中；（3）清心安神。

在《伤寒杂病论》中使用知母方剂合计7方。《伤寒论》2方，《金匮要略》5方。《神农本草经》言："味苦寒，主消渴热中，除邪气，肢体浮肿，下水，补不足，益气"。《本经疏证》称"知母能益阴，止渴，人所共知，其能下水则以古人用者甚罕，后学多不明。"

知母能利水，所以《金匮要略》桂枝芍药知母汤"治身体羸羸，脚肿如脱"，亦其一也。知母所治之"肢体浮肿"乃邪气所致，非水肿之浮肿也。

功用：（1）清热除烦；（2）润燥止渴；（3）下行水窍。

我的用法，百合30g，知母9g，先用水渍（泡）1个小时，开火煎煮，水开，用小火煮20分钟即可。

2. 百合鸡子黄汤

方证：见《金匮要略·百合狐惑阴阳毒病脉证并治》篇。

百合七枚（擘）（30g），鸡子黄一枚。

上二味，先以水洗百合，渍一宿，当白沫出，去其水，更以泉水二升，煎取一升，去滓，内（纳）鸡子黄搅匀，煎五分（即煎剩下5/10）温服。

方解：百合、鸡子黄是餐桌上的养生品。百合病，误用吐法，造成脏气伤而病不去，用鸡子黄安内脏，用百合攘外邪。区区平淡之品，在仲景笔下萌发新意，不是解饥而是用于治病，清补之中更有奠定中宫之义。

百合病发病后，针对不同症状有不同的处理。百合知母汤，治疗误汗后伤津化燥；滑石代赭汤，治疗误下后有腹泻；百合鸡子黄汤，治疗吐后中虚。

我在临床上喜欢用百合鸡子黄汤治高烧退后肺胃阴虚，小儿高烧后精神萎靡、纳差，也还用于肺结核治疗期间滋补剂，取培土生金之意。

《名老中医之路》一书记载了单用百合鸡子黄汤改成百合 15～30g，煎水打入 2 个荷包蛋，每天服 1 次，服一个半月，治好了肺结核。百合鸡子黄汤可以治阴虚少寐、更年期阴虚不寐等，实取其清心安神。《食疗本草》载有鸭肉炖百合治肺结核。《本草纲目拾遗》曰：百合"清痰火，补虚损"。《本草经疏》谓："百合得土金之气和，兼天之清和，故味甘平……解利心家之邪热。"

临床报道：治神志错乱（肝昏迷），因其啼不宁，精神错乱，神魂颠倒，舌红脉虚，乃百合病，用百合鸡子黄汤 3 剂而愈。

《伤寒杂病论》用鸡子黄 3 方：黄连阿胶汤，百合鸡子黄汤，排脓散；用鸡子清 1 方，即半夏鸡子汤。

《本草纲目》言："鸡子黄，气味俱厚，故能补形。昔人谓其与阿胶同功，正此意也。"为滋阴养血之上品。

少儿时，村里人被日本鬼子打伤，臀部皮开肉绽，血肉模糊，求医于舅舅赵仲凤。其用蛋清顺时针搅 100 圈后外敷，5 天后伤口愈合。

东四十二条有个高大妈，年迈，是个孤寡老人，我抽空义务去看她。闲谈时，我谈到姑姑患膝关节结核，手术后瘘口 3 年不愈，每日流臭脓，我说我用活的倒退牛洗净，放在疮口内，虫便倒着钻进脓管内，不久骨结核就神奇的好啦。老人说，治淋巴结核我还有一个秘方：1 个鸡蛋，1 条蜈蚣，把蜈蚣放在鸡蛋内封口，再用黄泥包裹，在木柴火上烧 1 个多小时。我烧鸡蛋时，全院人都说太臭了。烧好后，将鸡蛋蜈蚣研细，用探针棉纱往疮口内上。按照高大妈所传，我亲手治好了我外甥女的淋巴结核。

名医荟萃太原时，我用高大妈"蜈蚣鸡蛋方"治好一个 7 岁小孩的淋巴结核。

用鸡蛋治病，民间验方秘方很多，学一点很有用。舅舅赵仲凤先生说："名医名在方法多"。绳头线脑，学了就有用，艺多不压身。

3. 百合地黄汤

方证：见《金匮要略·百合狐惑阴阳毒病脉证并治》篇。

百合七枚（30g），生地黄汁一升（30g）。

上二味，以水洗百合，渍一宿，当白沫出，去其水，更以泉水二升，煎取一升，去滓，内（纳）地黄汁，煎取一升五合，分温再服。中病勿更服，大便当如漆。

方解：百合地黄汤，乃治百合病之主方。百合色白入肺，其味甘平，清心安神，润肺止咳，补五脏虚劳，退六腑虚热，故为君药。生地凉血滋阴，尤主肾阴之不足。百合地黄兼顾五脏六腑之阴虚。

我认为，百合地黄汤是《伤寒杂病论》中养阴第一方。依据我自己多年应用生地的经验，生地安神定魂魄的作用非酸枣仁、龙牡、茯神所能比，只知生地养阴，不知生地安心神，治不寐，则大失仲景制方之旨。失心风、癔症、百合病、抑郁症等见神志恍惚，坐卧不安，彻夜不寐，欲卧不能卧，欲坐不能坐，欲食不能食，思食难进，懒于语言……重用生地则心静神安，不再失眠。我用生地的分量，少则50g，多则150g。

后论五味药中，防己地黄汤中生地之安神，"惊天地，泣鬼神"。40年之失眠，30年之失眠，20年之失眠……每每1剂而安睡如常人，医患都感惊奇！生地之安神，诸药无与伦比；生地配伍白术，又是通便之良方。

凡五脏六腑之阴虚，首选百合地黄汤，依据不同症状再加知母、鸡子黄、滑石、牡蛎、代赭石等。百合病未经汗吐下误治，当以百合地黄汤为主。一君一臣，一肺一心，如有神灵，用之则灵。

总之，不管伤寒还是杂病，病人若出现神志恍惚，欲卧不能卧，欲食不能食，彻夜不寐，心神不安，舌质红，脉细数，阴虚有热，可选用百合地黄汤；方证对应，亦可用。我曾治2例妇女阴道干涩症，大碍于房事，服百合地黄汤5副后，阴道干燥消失。所用处方为：百合30g，地黄60g。经方的特点是药少力宏，小方可以治大病。

《伤寒杂病论》用生地者有3方：炙甘草汤，百合地黄汤，防己地黄汤。《本经疏证》总结生熟之异为："生者其锋利，熟者其力急"，故防己地黄汤补心安神，百合地黄汤滋阴清虚热，炙甘草汤养阴补血而壮血生源。我自拟"镇衄汤"，重用生地止衄，后来发现生地能滋肾阴，生骨髓，促使造血系统再生，故用来治白血病，使白细胞、血小板增加，据山西某医院观察，血小板1天增加10000/mm^3，升到90000/mm^3再升就困难了。

生地黄的功用为：（1）凉血清热；（2）养血滋阴；（3）生津止渴。

我爱用生地，对生地情有独钟。1959年夏，我用新鲜野生地治好了二舅妈的耳衄。每天1两鲜生地，取汁服用，7天耳衄止停后服。同年8月，我用鲜生地汁，每日1两，治好了1例病患，其12年经断不孕，满口牙齿因出血大部分自行脱落，只剩下6个牙，服生地汁7天，地道通，经水行，当月怀孕生了1个胖小子。同时也治好了几例更年期妇人五心潮热汗出之症。1965年，我自拟"镇衄汤"（重用生地30g，桑白皮30g，白茅根30g，党参10g），抢救急性血吸虫病高热鼻衄，服3剂热退衄止。后用其治白血病白细胞减少、血小板减少症，很快恢复，为病人争取了治疗时间（详见"镇衄汤治验"），迅速转危为安。我曾救治1例患者血小板减少大出血，查血小板2000/mm^3，口鼻阴道出血，用担架抬入门诊大厅，我蹲在楼板，诊完脉，开了镇衄汤，服后血小板按期1天10000/mm^3往上升。

总之，生地的生髓安神源于我的临床实践，前人已发而未详，笔者个人之见，望读者在临床上验证。

临床报道：百合地黄汤治疗（1）剖尸惊吓而发百合病，因惊昏倒，颈椎不能竖起、转动，不会语言和答话；（2）结核性脑膜炎，肾性肾盂肾炎引发百合病，欲行不能行，欲卧不能卧，尿如血水，涓滴作痛；（3）神经官能症；（4）不寐；（5）梅核，吞不下，吐不出；（6）鼻腔干燥症；（7）午后低热（胆囊炎）；（8）末梢神经炎，肺热而痿，下肢麻木，心神不宁而涣散，症似百合病而用百合地黄汤。

4. 瓜蒌牡蛎散

方证：见《金匮要略·百合狐惑阴阳毒病脉证并治》篇。

瓜蒌根（天花粉）、牡蛎（熬）等分。

上二味为细末，饮方寸匕，日三服。（作散剂，每服6g，日服3次，米饮送下）。

方解：瓜蒌清润止渴，牡蛎清虚热除烦。本方在百合病中以渴甚为突出症，舌红少苔。杂病中常见于神经官能症以渴甚为主症者。多因吵架，情志受挫折，证见口干苦、渴甚，患者头晕目眩，默默无言，时觉有热，小溲深赤，舌红少苔，脉浮数，当清热润燥，生津止渴。

瓜蒌根又名天花粉，首载于《神农本草经》，"味苦寒，主消渴与热，烦满大热，补虚安中，续绝伤"。《药征》认为"主治渴"，仲景在加去方中"渴"加瓜蒌。百合病渴不差者，瓜蒌牡蛎散，其入"小便不利者，有水气，其人若渴者，瓜蒌瞿麦丸主之"。

《伤寒杂病论》中用瓜蒌根者共6方：瓜蒌牡蛎散，瓜蒌瞿麦丸，瓜蒌桂枝汤，柴胡去半夏加瓜蒌汤，柴胡桂枝干姜汤，牡蛎泽泻散。

瓜蒌根的功用：（1）清热生津；（2）润燥养筋；（3）润和散结；（4）排脓散结。药物的用量，仲景凡治烦渴则重用。

《伤寒杂病论》用牡蛎者合计10方：《伤寒论》《金匮要略》各5方。《本草疏经》认为，牡蛎主"召阳以归阴"；《药征》认为"主治胸腹之动也，旁治惊狂烦躁。"

其功用：（1）育阴潜阳；（2）敛汗涩精；（3）生津止渴；（4）燥湿利水；（5）软坚消痞；（6）和营截疟。凡病阴虚有热者，用牡蛎；牡蛎为水族，虚寒者少用。

本方临床报道很多，常加入他方中用，止渴除烦是一对好药。

5. 百合滑石散

方证：见《金匮要略·百合狐惑阴阳毒病脉证并治》篇。

百合一两（炙）（3g），滑石三两（9g）。

上二味为散，饮服方寸匕（6g），日三服，当微利者止服，热则除。

方解：本方滑石甘寒，开窍利尿，使热从小便排出，佐百合以退热。百合病"复发热"是指阴虚内热，但肌表也有热象。

临床上我常用于治疗阴虚小便不利的泌尿系感染，或泌尿系感染久不愈，每发病则尿道灼热而痛难以忍受者。我常在百合滑石散（改汤）加仙鹤草30g，尿道痛很快缓解。

百合病治法中有几个对药方，百合知母汤、百合鸡子黄汤、百合地黄汤、百合滑石散（改汤）、百合滑石代赭汤。临床应用时，常以百合地黄汤为主方合并使用，又常和甘麦大枣汤、酸枣仁汤等辨证同用，不犯经方"多则九之"的准绳。

《伤寒杂病论》用滑石者合计6方。《神农本草经》谓"味甘、寒，主身热，泄澼，女子乳难，癃闭，利小便"。《本经疏证》称"通九窍六腑津液，滑石之能也；曰令人利中，滑石之功也。"

滑石的功用：（1）清热利水；（2）清热止渴；（3）清解暑热。

6. 头风摩散（外用）

方证：见《金匮要略·中风历节病脉证并治》篇。

大附子一枚（炮），盐等分。

上二味为散，沐了（沐浴后），以方寸匕（约6g），已摩疢上，令药力行。

方解：乃是仲景用来治疗偏头风之外用药。附子通阳散寒，食盐去皮肤风。证属阳虚头痛，用之最宜。

头风，顾名思义是指头受风寒所致的头痛。《素问·风论篇》云："新沐中风，则为首风"，"首风之状，头面多汗，恶风，当先风一日则病甚，头痛不可以出内，至其风日则病少愈。"头风表现为头痛，恶风寒，头皮冰冷入脑，皮毛暖之则舒。用附盐细粉摩头皮，有散风寒止疼痛之功。

临床常用此治疗患者贪凉受风，或偏头痛，或从巅至前额冰冷而痛，暖之则舒，或全头痛，惧风寒，用头风摩散，疗效也很好。

《伤寒杂病论》用附子计34方，都在方中煎服，而头风摩散则是用附子外用摩头，通阳驱寒。附子外用法，后世医家有所发展。

张泽生先生、蒲辅周先生都在头风摩散的基础上创制出一个新方。

张先生拟"头犯大寒而痛方"：白芷28g，僵蚕18g，生川草乌各3g，制川草乌各3g。上药共研极细，每服3g，每日3次，清茶调服，药后除自觉口唇麻木外，无其他不适反应。

当代名医蒲辅周先生自创"三生祛痛方"：生乌头（草乌亦可）30g，生南星30g，生白附子30g。共碾为细末，每用30g，以葱白连须7茎，生姜15g，切碎捣如泥，4味药和匀，用布包好，放笼上蒸熟，包在痛处，其效颇速，痛可缓解。主治偏正头痛，头痛屡发30余年不愈，发时痛不可忍，针灸及内服药难获效，屡获效。

附子碾粉，一般药店无碾粉机，即便有机器，也因嫌药少不能粉碎。我就用煎水法加盐少许洗头，取代摩散法，疗效一样。若肢体肌肤麻木不堪，可用头风摩散，煎汤用热毛巾外敷。中风后遗症，头面麻木，可头风摩散煎水，热毛巾敷局部，麻木可缓解。

民俗云"痛轻、麻重、木难医"。头风摩散治麻木，临床应用很有效，常用于脚扭伤，踝部麻木，手跌打伤后手腕麻木，可用炮附子煎水加盐，浸泡手脚。若欲活血，可加红花10g，与附子同煎，温阳活血；头皮痛，可加细辛3g。

我在临床上治风寒入脑，采用仲景麻黄附子细辛汤加引经药川芎，疗效也很好；我也用当归四逆加吴萸干姜汤治好风寒入脑之头冰冷。治疗头风，常用吴茱萸汤口服，配附子煎水洗头。附子每用10g，加防风10g。防风驱邪，且解附子之毒。若诊断为血管神经性头痛，则用麻黄附子细辛汤。

临床报道：头风摩散治疗（1）头风；（2）中风头麻；（3）肢体顽麻。

7. 大乌头煎

方证：见《金匮要略·腹痛寒疝宿食病篇》。

乌头大者五枚（熬，去皮，不吹咀）（炮附子5g），内蜜二升（60g）。

上以水三升，煮取一升，去滓，内蜜二升，煎令水气尽，取二升。强人服七合，弱人服五合；不差，明日更服，不可一日再服。

方解：乌头、附子、天雄同一株所生，母根为乌头，子根为附子，细小根为天雄。其中乌头的毒性大，附子次之。临床所用附子，不是生附子，是炮附子。炮附子5g以上要先煎1～2小时，破坏它的毒性才能服用。

仲景将服药患者分为体强体弱，且只准当日服1次，"不可一日再服"，很慎重，怕中毒。若用生川乌、生草乌、制川乌、制草乌，都要按药典规定分量服用。川乌、草乌镇痛力大，均为大辛大热有毒之品，每味用量不得超过安全范围。

大乌头煎所治腹痛寒疝有狭义和广义之分。狭义的疝是指睾丸疼痛，或小腹痛牵引睾丸作痛；《金匮翼》讲的疝是广义的疝，"腹中攻击作痛，控引上下者，亦得疝"。

名医张泽生先生依大乌头煎自创治偏头痛方，屡治屡验，6天定痛，再6天除根。处方为：白芷18g，僵蚕18g，生川草乌各3g，制川草乌各3g，甘草6g。上药共研细末，每服3g，每日3次，清茶调服。药后除自觉口唇有麻木外，无其他不适。头痛愈后，用补中益气丸调整。

上方5味药，合计54g药粉，每次用3g，生、制川草乌的含量每次占0.3g，每日用量合川草乌0.9g，在药典规定的范围内。

临床报道：大乌头煎治疗（1）疝、瘕；（2）寒疝；（3）缩阳症。

古代文人笔记，如《倦游录》《归田琐记》《香祖笔记》记载：辛稼轩患疝疾，一道人教以薏苡米（又名叶珠）用东壁土炒过，水煮成膏，服数日即消。程沙随病此，稼轩以方授之，亦消。予（清·刑部尚书王士慎）苦疝十七年，一日，陈相国读《倦游录》，抄以见示。明日，往畅春苑，相遇，予曰："承公惠妙方，当愈宿屙，又以自负"。相国问何故？予曰："此疝，辛稼轩、程沙随都曾害过，正自不恶，与二公同病相怜，岂复寻常人哉！"闻者皆为绝倒。

为了弄清薏苡仁能否治疝，我查阅《神农本草经》，有了意外收获。记得大学讲苡米时，只讲它能健脾利湿，治浮肿；《神农本草经》载，薏苡仁"味甘微寒，主筋急拘挛，不可屈伸。风湿痹，下气，久服轻身益气"。仲景用薏苡仁之缓急，治"胸痹缓急"，阳气伸痛暂缓，阴气盛痛则剧。为搞清辛稼轩治疝之理，我翻阅《神农本草经》后，把薏苡仁的临床应用从健脾利湿中解脱出来，用它"主筋急拘挛"的功能，加入芍药甘草汤中，治腓肠肌痉挛，如虎添翼，疗效倍增；又利用它"主筋急拘挛"，治小儿发热抽搐（体温调节中枢不健全，故T38℃就能动风），用薏苡仁30g作粥，久服便不再抽搐。

临床多年，我体会到芍药甘草汤加薏苡仁，比单用原方疗效要高。

8. 赤小豆当归散

方证：见《金匮要略·百合狐惑阴阳毒》篇。

赤小豆三升（30g）浸令芽出曝干，当归三两（9g）。

上二味，杵为散，浆水服方寸匕（2～3g）。

方解：赤小豆，清热、排痈脓、散恶血；当归，祛瘀生新，治恶疮；浆水清凉解热。

治"若能食者，脓已成也。"

当今临床应用赤小豆当归散，赤小豆不见令芽出，直接用赤小豆与当归同煎服。用于治疗狐惑病热入血分、大肠热毒下注、痔疮感染、湿热壅肠之便血、气滞血瘀之肝痛、风热瘾疹、热痹，紧紧抓住一个"热"字。热毒，湿热毒，痈肿化脓，湿热下注胞宫之赤白带下等，以及"下血，先血后便"之近血。《本经疏证》云："凡水肿，胀满，泄泻，皆湿气伤脾所致。小豆健脾燥湿，故主下水肿，止泄，利小便。"

赤小豆兼顾气分血分，应用范围很广。《本经疏证》曰："痈肿脓血是血分病，水肿是气分病，何以赤小豆均能治之？盖气血皆源于脾，以是知血与水同源异流，浚其源，其源未有不顺者。然万物之于人，能抑其盛者，不必起其衰，能起其衰者，不必能抑其盛。痈肿脓血谓之有余，水肿则火之不足，赤小豆两者兼治，既损其盛，又补其衰。"

农村治流行性腮腺炎，用赤小豆粉，以蛋清调和外敷；亦有治痈初起，用醋调外敷。一味赤小豆内服外敷均宜。

根据临床报道：赤小豆当归散治疗（1）痔疮；（2）便血；（3）赤白带下；（4）狐惑病；（5）肝脓肿；（6）类风湿关节炎；（7）风瘾疹（即荨麻疹）。

《伤寒杂病论》用赤小豆共3方：瓜蒂散，麻黄连翘赤小豆汤，赤小豆当归散。《神农本草经》云："主下水，排痈肿脓血"。赤小豆的功用为：（1）利水除湿；（2）和血解毒。

《伤寒杂病论》中用当归合计15方：《伤寒论》4方，《金匮要略》11方。当归功用为：（1）养血祛寒；（2）活血祛风；（3）养血安胎；（4）活血化瘀。

根据临床报道：当归治疗（1）上消化道出血；（2）血栓闭塞性脉管炎；（3）急性缺血性脑中风；（4）胎位异常；（5）更年期卵巢功能低下；（6）肌肉关节痛及神经痛；（7）慢性鼻炎；（8）脑动脉硬化；（9）湿疹、荨麻疹；（10）急期肾炎；（11）阴茎纤维性海绵体炎；（12）慢性盆腔炎……其临床应用极广。

9. 葶苈大枣泻肺汤

方证：见《金匮要略·肺痿肺痈咳嗽上气》篇。

葶苈子熬令黄色，捣丸如弹子大（12g），大枣十二枚（15g）。

上先以水三升，煮枣取二升，去枣，内（纳）葶苈，煮取一升，顿服。

方解：葶苈泄水平喘，治肺痈喘不能平卧；佐大枣以健脾，培土生金。枣为甘甜，能缓和峻烈的药性，使葶苈驱邪而不伤正气。

临床肺痈少见，而肺炎、气管炎多见。肺炎咳嗽气急，我习惯用葶苈大枣泻肺汤，药味甘甜，小儿喜欢接受；有时用麻杏甘石汤，加葶苈大枣以泻肺气之逆，助麻杏甘石以清肺热。

恩师、经方临床大家宋孝志先生批注葶苈大枣泻肺汤："肺水肿合苓桂术汤特效"。《痰饮篇》治"支饮不得息"，呼吸困难，葶苈泻饮邪，饮去肺气自通。《伤寒杂病论》用葶苈者6方。《神农本草经》谓其"味辛，苦寒，主癥瘕积聚结气，饮食寒热，破坚逐邪，通利水道。"《药征》认为："主治水病也，旁治肺痈结胸。"

葶苈的功用：（1）泻肺平喘；（2）逐水除胀；（3）破坚逐邪；（4）杀虫解毒。

根据临床报道：葶苈大枣泻肺汤治疗（1）慢性肾功能衰竭合并心包积液；（2）渗出性脑膜炎；（3）非进行性血胸（创伤性胸积液量不超300ml，采用保守疗法）；（4）小儿肺炎；（5）心包积液；（6）充血性心力衰竭；（7）肺气肿伴肺部感染；（8）术后胸腔积液；（9）肺源性心脏病；（10）葶苈大枣合五苓散治颅内压增高。

10. 桔梗汤

方证：见《伤寒论》311条、《金匮要略·肺痿肺痈咳嗽上气》篇。

桔梗一两（3g）甘草二两（6g）。

上二味，以水三升，煮取一升，去滓，温分再服。

方解：本方为临床常用方。功用为清热解毒，宣肺开结，排脓除痰。《伤寒论》以其治咽痛，《金匮要略》以其治肺痈。

小儿暑热外感，常伴咽痛，咽痛有实热、寒包热之分，咽为九火之地，归少阴肾经。肺热咽痛，常用麻杏石甘汤加桔梗；少阴咽痛，则用麻黄细辛甘草汤或麻黄附子细辛汤，上海名医范文虎治"寒包热"咽痛常用大黄附子细辛汤加法半夏。

桔梗汤治肺痈，我常和苇茎汤合并使用。《外台秘要》的作者认为："苇茎汤原是仲景的肺痈之方"。若时出浊痰腥臭，吐脓，呼吸困难，则用桔梗白散（又名三物白散）排脓、祛除气管堵塞，药粉下咽肺气即通。

慈禧太后的御医袁鹤侪先生说："余潜心研讨者，伤寒也……自习医以来，每于医籍中涉及伤寒者则必加意研究，及读《伤寒论》，更详尽各家论说，以期明晰"。笔者从拜师学经方，没有一天不盼望《伤寒杂病论》原著本再现。为此常读《考古》杂志，检阅出土的竹简，无时不忘去先睹仲景之遗作，但都未能实现。下决心应用好三百五十多个经方，常是苦苦以求的最高理念。至于敦煌出土古文献中，与"伤寒杂病论"方药相同很多，不必细究。

恩师宋孝志先生在桔梗汤下批文："治声嘶特效"，用于临床常验。

临床报道：因方药少，医生常用，故很少报道。

11. 薏苡附子散

方证：见《金匮要略·胸痹心痛短气病脉证并治》篇。

薏苡仁十五两（45g），大附子十枚，炮（10g）。

右二味，杵为散，服方寸匕（3g），日三服。

方解：本方治胸痹有时缓，有时急。薏苡下气，主筋急拘挛。心血管拘挛，临床才能见到胸痹时痛、时不痛。大附子散寒温阳逐痹。用散剂之目的在于药力厚而显快效。

薏苡仁能治筋脉瘈疭，缓解肌肉血管挛急，我常用瓜蒌薤白桂枝汤加薏苡仁15~30g，缓急止心绞痛，临床疗效甚好。我还用薏苡附子合芍药甘草治老年人阳虚腿肚子抽筋，方药：杭白芍30g，炙甘草10g，薏米15g，附子5g；加防风10g，又治风湿关节痛。

《伤寒杂病论》用薏苡仁者共3方：麻黄杏仁薏苡甘草汤，薏苡附子散，薏苡附子败酱散。

薏苡仁的功用：(1) 祛风胜湿；(2) 舒筋缓急；(3) 利水渗湿；(4) 排脓消痈；(5) 健脾止泻。

《伤寒杂病论》用附子方见干姜附子汤条下。

临床报道：薏苡附子散治疗 (1) 胸痹。(2) 化脓性心包炎（加防己利水，生姜散风湿）。

12. 泽泻汤

方证：见《金匮要略·痰饮咳嗽病脉证并治》篇。

泽泻五两（15g），白术二两（6g）。

上二味，以水二升，煮取一升，分温再服。

方解：本方君以泽泻而入肾，使饮邪不得停滞而从小便排出；臣以白术补脾土以制水，使饮邪不再聚积。

临床用于治疗痰饮病之冒眩，以及美尼尔氏综合征，疗效都很满意。泽泻的用量，最少15g，浊阴随水饮下行，清阳自然清爽。

泽泻汤，是仲景依据《素问·病能论篇》治酒风的泽术鹿衔汤去一味鹿衔草，加重泽泻分量而来。酒风证，多在似醉非醉时，身热倦怠，汗出如浴，又恶风少气，六脉洪弦有力，此时服泽泻汤加姜黄，酒很快可以解。若吃醉啦，第二天一天都在酒风中。翻阅《素问》，我找到了古代解酒的妙方：泽泻，白术，鹿衔草，加姜黄12g。姜黄是我常用的解酒药，药效可靠。我还常用于治疗泌尿系感染。

《伤寒杂病论》用泽泻共8方：《伤寒论》3方，《金匮要略》5方。《神农本草经》谓其"味苦，微寒，主皮肤热，大腹水气，四肢面目浮肿，丈夫阴气不足"。《药征》谓其"主治小便不利冒眩也"。

泽泻的功用：(1) 行水利尿；(2) 止呕除渴；(3) 祛饮治眩；(4) 利水活血；(5) 泄热泻火。

《伤寒杂病论》用白术共29方：《伤寒论》10方，《金匮要略》19方。

白术的功用：(1) 利水逐湿；(2) 消痰治眩；(3) 祛风胜湿；(4) 补脾利水；(5) 止汗除热；(6) 通润大便；(7) 止呕除渴；(8) 补血益津。

根据临床报道，泽泻汤治疗：(1) 冒眩；(2) 眩晕（美尼尔氏征）；(3) 头痛；(4) 怔忡（心律失常）；(5) 喜睡（重用泽泻60g）；(6) 体虚感冒；(7) 尿频、尿急（加牛膝）；(8) 耳脓（化脓性中耳炎，加柴胡）。

13. 小半夏汤

方证：见《金匮要略·痰饮咳嗽病脉证并治》篇。

半夏一升（24g），生姜半斤（24.6g）。

上二味，以水七升，煮取一升半，分温再服。

方解：本方在《金匮要略》有三篇出现。《金匮要略·痰饮咳嗽病脉证并治》篇云："呕家本渴，渴者为欲解，今反不渴，心下有支饮也，小半夏汤主之。"《金匮要略·黄疸病脉证并治》篇云："黄疸病，小便色不变，欲自利，腹泻而呕，不可除热，热除必哕，哕者，小半夏汤主之。"《金匮要略·呕吐病脉证并治篇》云"呕吐，谷不得下者，小半夏汤主之"。三篇主证均是呕吐，以和胃降逆、散逆止呕为功用，是治疗多种呕吐的祖方。

我治疗1例"食入即吐"患者，140余天一滴水、一粒米未进，全靠打针输液度日，我先开大黄甘草汤2剂，呕止，开始进食，改用大小半夏汤加茯苓3副料理后痊愈出院，最后服大半夏汤加红枣善后。

临床治疗妇人妊娠呕吐，先用小半夏汤止呕；小儿感受风寒呕吐，可先服姜糖水一小碗，不效再用小半夏汤。

小半夏汤临床应用极广，疗效也都很好。

根据临床报道：小半夏汤治疗（1）呕吐；（2）美尼尔综合征、晕动病、高血压病属水饮停胃呕吐者；（3）胃脘痛；（4）胃手术后功能性排空障碍；（5）幽门狭窄；（6）心脏病证属痰湿内阻、血脉瘀阻者；（7）妊娠恶阻；（8）慢性肾功能衰竭（小半夏加茯苓）；（9）夜间阵发性咳嗽。

《伤寒杂病论》用半夏合计42方：《伤寒论》18方，《金匮要略》24方。

半夏，首载《神农本草经》，谓"味辛平，主伤寒寒热，心下坚，下气，喉咽肿痛，头眩，胸胀，咳嗽，肠鸣，止汗"。仲景加减法中，加半夏者有"呕者""心烦吐痛，不能饮食""肺虚损不足"3项。《本经疏证》谓半夏"辛取其开结，平取其止呕，滑取其入阴，燥取其助阳。"

半夏的功用：（1）燥湿化饮（小半夏汤）；（2）和胃降逆（小柴胡汤）；（3）开胃止呕（干姜人参半夏丸）；（4）通阳辟阴（栝蒌薤白半夏汤）；（5）入阴散郁（少阴病咽中痛）；（6）化痰开结（苦酒汤）。

14. 蒲灰散、滑石白鱼散、茯苓戎盐汤

方证：见《金匮要略·消渴小便不利淋病脉证并治》篇。

蒲灰散：蒲灰十分，滑石三分。

上二味药，杵为散，饮服方寸匕，日三服。

滑石白鱼汤：滑石、乱发（血余炭）、白鱼各二分。

上三味药，杵为散，饮服方寸匕，日三服。

茯苓戎盐汤：茯苓半斤，白术二两，戎盐弹丸大一枚。

上三味药，先将茯苓、白术煎成，入戎盐，再煎，分温三服。

方解：在《金匮要略·消渴小便不利淋病脉证并治》篇中，针对主证"小便不利"，仲景辨证用三方，病证相同，病因不同，用药不同，充分体现出辨证论治的特点。如热郁内阻，小便不利，茎中尿道疼痛者，用蒲灰散化瘀清热利尿；若湿热下注，伤及血络，血尿、尿痛、小便不利，可用滑石白鱼散清利湿热，利尿通淋；若水蓄下焦，少腹胀满，下肢浮肿，小便不利，可用茯苓戎盐汤。

治小便不利的方法很多，如五苓散治阳虚小便不利；猪苓汤治阴虚小便不利；前列腺肥大，瘀寒阻滞，尿道失利，小便不利，则用桂枝茯苓丸；下焦阳虚，水气不利，小便不利，则用瓜蒌瞿麦丸（改汤）；若上下失调，尿道不通，用当归贝母苦参丸；肾气不足、瘀寒阻滞之小便不利，当化瘀通窍，益肾壮阳，用金匮肾气丸、真武汤等。

一症三方，临床报道甚少见。1968年，我随名医刘炳凡老师在汨罗白塘公社医疗点蹲点。一天来了一个病人，属郁热内阻证，尿时茎中痛，小便不利，病人经济困难，要求给个验方治治。刘老说：用用蒲灰散吧。曹颖甫先生认为，蒲灰不是蒲黄而是菖蒲，菖蒲通九窍，而尿时"茎中疼"，窍不利也。处方：菖蒲灰3g，滑石2g，5副，开水浸泡，分3次服。第3天病人告诉我，服第2服，尿时茎中已不痛。

滑石白鱼汤治疗血尿，我常和瓜蒌瞿麦丸同用。其中，白鱼是书中之虫，多数药店缺货。滑石利水，血余炭止血。

茯苓戎盐汤，乃水蓄下焦，少腹胀满，小便不利，仲景常用茯苓、白术健脾利湿，我习惯用苓桂术甘汤温阳健脾、利水降逆，加戎盐少许益精气，起咸寒引经之功。

《伤寒杂病论》中用茯苓者35方：《伤寒论》11方，《金匮要略》24方。《本经疏证》言茯苓"功在中土而升清阳，就其清阳，即以为泄浊之用。"《药征》以为"主治悸及目瞤筋也，旁治小便不利、头眩、烦躁。"

茯苓的功用：（1）化饮治呕渴；（2）淡渗利水；（3）宁心定悸；（4）布阳化阴；（5）健脾补中；（6）利水活血；（7）益阴。

《伤寒杂病论》中用滑石者计6方。《本经疏证》言滑石"通九窍六腑津液，滑石之能也；曰令人利中，滑石之功也。"

滑石的功用：（1）清热利水；（2）清热止渴；（3）清解暑热。

《伤寒杂病论》中用白鱼仅1方。目前大药店都不备此货，故很少人用。戎盐及青盐仅用1方，已很少内服，多外用炒盐暖关节、驱风寒。

临床报道：蒲灰散治疗（1）水肿；（2）淋证；（3）血淋。

15. 甘草麻黄汤

方证：见《金匮要略·水气病脉证并治》篇。

甘草二两（6g），麻黄四两（12g）。

上二味，以水五升，先煮麻黄，去上沫，内（纳）甘草，煮取三升，温服一升，重复汗出；不汗，再服，慎风寒。

方解：本方麻黄宣通肺气，肺为水之上源，肺气通，活水下，则小便利，可以消周身浮肿；甘草和中，并缓和麻黄之温燥。

里水，重则用越婢加术汤，轻则用甘草麻黄汤。根据我自己的经验，麻黄至少用15g或18g，一身悉肿才能消，才能尿多。每见风水，先用甘草麻黄汤，不效再用越婢加术汤。

肝炎降酶，小柴胡汤和柴胡甘草汤同功。我常选柴胡甘草汤保护肝之损伤。柴胡甘草汤加茵陈为最好。

甘草麻黄汤，倒过来是麻黄甘草汤，不仅可用于治里水，舅舅赵仲凤先生常用于治小儿冬日外感，发热无汗，麻黄4.5g，甘草3g，煎水加糖少许，得微汗则伤寒解；太阳中风则用桂枝甘草汤。调理小儿胃肠，他很少用山楂、神曲，多用大黄甘草汤，他说：

"大黄甘草汤，推陈致新，走而不守，药后泻2～3次，不再泻，胃肠恢复消化功能。用药少，见效快。"小儿腹泻，他用车前子煮好水，再煮山药，加糖少许，小儿喜欢接受，疗效颇佳。据讲是《医学衷中参西录》中之方。

恩师宋孝志先生，用甘草麻黄汤治小儿咳喘、慢性支气管炎的咳嗽；喜欢用银花甘草汤治食道发炎；小儿声音嘶哑，则用桔梗甘草汤。

总之，治里水，甘草麻黄汤中麻黄重用，最少12g（成人）才有效；麻黄甘草汤治小儿太阳病伤寒，散剂：麻黄4.5g，甘草5g。仲景的方，药味重要，量更重要。

甘草麻黄汤，加杏仁生石膏则变成麻黄杏仁生石膏甘草汤；加桂枝杏仁即麻黄汤。前方治肺热，后方治伤寒。

甘草麻黄汤，加石膏、甘草清里热，加桂枝、杏仁治伤寒；若在麻黄甘草中加石膏、生姜、大枣，则变成治里水的越婢汤。我们要从加减中学仲景的组方之法。

《伤寒杂病论》中用麻黄者28方，其中，《伤寒论》《金匮要略》各14方。

麻黄的功效：（1）发汗解表；（2）平喘止咳；（3）分消表里（麻杏薏甘汤）；（4）利水退肿；（5）通心肾的阳气（"心下悸者，半夏麻黄丸主之"）。

16. 枳术汤

方证：见《金匮要略·水气病脉证并治》篇。

枳实七枚（15g），白术二两（6g）。

上二味，以水五升，煮取三升，分温三服，腹中软，即当散也。

方解：本方是内治水饮的方法，用枳实消胀，白术去湿，服后腹中软，是水湿阴寒当散的征象。这是为水湿阴寒乘虚而结滞的疾病，仲景才制定了开寒邪、消水饮的治疗方法。

"心下坚，大如盘"这是水饮而发作的疾病。

本方主治气滞水停之证。脾虚气滞，失于转输，水湿内停，其特征是心下痞满而坚。本方君以枳实，用量倍于白术，意在以消为主，于消中寓补。金元四大家之张元素，将白术倍于枳实，以补为主，创出枳术丸方，用于脾虚气滞、饮食停聚之证。《金匮要略》中枳术汤，则用于行气散结，健脾消水。

枳实与白术的用量：可分为三种，枳实倍于白术，白术倍于枳实，枳实与白术相同。

《伤寒杂病论》用枳实者17方：《伤寒论》7方，《金匮要略》10方。

枳实的功用：（1）开泄升降；（2）推荡疏通（枳实厚朴汤）；（3）消除痰滞；（4）除实满结毒；（5）宽中下气（枳实栀子汤）；（6）入血行滞（枳实芍药散）。

临床报道：枳术汤治疗（1）心下坚满（枳实、白术等量）；（2）水饮痞（白术用量大于枳实）；（3）心下悸动（枳术汤加桂枝、茯苓）；（4）胃结石（枳术汤加鸡内金、莪术）；（5）便秘（枳实、白术等量）；（6）脱肛（枳术汤加升麻3g）；（7）水肿（枳术汤加腹皮）；（8）胎黄（枳术汤加栀子、茵陈）。

17. 硝石矾白散

方证：见《金匮要略·黄疸病脉证并治》篇。

硝石，矾石烧，等分。

上二味为散，以大麦粥汁和服方寸匕（3g），日三服。病随大小便去，小便正黄，大便正黑，是候也。

方解：本方的硝石苦咸，矾石酸咸，可以泄中满而行润下，使湿热从大小便排出，而腹满得以消减，每次服方寸匕，剂量较小，药力并不峻烈，而且用大麦汁和服，还可以养胃益脾。

妇女阴黄，由色欲过度而成"女劳"，临床少见。病人感觉膀胱急迫，少腹部胀满，好像是有水一样，大便黑，常常溏粪，肚子胀得难以忍受，治疗应当以硝石矾白散，使湿热从大小便排出。

硝石，首载《神农本草经》，谓"味苦寒，主五脏积热，胃胀闭，涤去蓄结饮食，推陈致新，除邪气"。《本经疏证》论硝石与芒硝时说："一能发阳之郁于阴中，一能化阴之结于阳内"；又称："在火硝曰涤，在水硝曰逐"。

矾石，首载《神农本草经》，谓"味酸寒，主寒热泄痢，白沃，阴蚀，恶疮，目痛，坚骨齿。炼饵服之，轻身不老，增年"。《本经疏证》认为："硝石者，只能成其润下之用……是以推仲景之用矾，于矾石汤比之焊杯，于矾石丸比之杀涎滑，于侯氏黑散比之澄烛淖，于硝石矾石丸比之刷浮筊"。

黑疸，女劳疸，多因初发黄疸，医者以为湿热所致，用大量清热利湿药退热，久退不下，病人面色灰滞而黑，巩膜黄染色黯，食少便溏，脘腹胀满，转为阴黄，邪从气分进入血分，血瘀湿滞。

妇人主血，初起肝硬化病人，黄疸误治，肝受损，可用硝石矾石散治疗。散汤并进，处方如下：散剂用硝石3g，矾石3g，研细，装胶囊，分3天服，每日1次，用大麦粥送服；汤药用乌贼骨12g，茜草3g，柴胡12g，甘草6g，每日1剂，水煎服。病人服药后，面色灰黑渐转灰滞，脘腹胀满痛减轻，食欲增加，大便由溏转正常。

男人主气，我曾治一病人，来自克拉玛依油田，患无黄疸性肝炎，转氨酶居高不下，医用大量苦寒药，愈吃药，转氨酶愈高。在西安治不好，来我院门诊求治。时逢盛夏，汗多，面色黯灰，大便稀。我在问诊时，他用右手放肝部取暖，我恍然大悟：苦寒药治肝，女的可误治成女劳疸，男的可导致肝寒，我开了当归四逆汤加吴萸干姜，1周后转氨酶迅速下降，继服20天后转氨酶正常。

《伤寒杂病论》用硝石合计3方：硝石矾石散，大黄硝石汤，鳖甲煎丸。

硝石的功效：（1）破坚散结；（2）利尿泻下；（3）解毒消肿。

《伤寒杂病论》用矾石（矾石烧即成枯矾）合计4方。

矾石的功效：（1）祛风化痰；（2）清除里热；（3）燥湿杀虫（菌）；（4）止血止泻。

临床报道：硝石矾石散治疗（1）黑疸；（2）女劳疸；（3）阴黄；（4）阳黄；（5）臌胀（肝硬化腹水）。

18. 矾石丸

方证：见《金匮要略·妇人妊娠病脉证并治》篇。

矾石三分烧（枯矾），杏仁一分。上二味，末之，炼蜜和丸，枣核大，内（纳）藏（子宫）中，剧者再内之。

方解：矾石入血液，燥湿杀虫；杏仁破结，润干血，消积；蜜为丸，可以润燥。此方有杀虫消毒的作用。纳入子宫，重证当一再用之。

矾石丸，是仲景用来治疗"妇人经水闭不利藏坚癖不止，中有干血，白物矾石主之"。一种单纯白带多，纳矾石丸，1次不愈，可再用2～3次；一种是子宫内有凝结的坚块，出干血，带臭异常，这是子宫癌白物，矾石丸只能减少带下，而无法治愈癌症。

1970年我随"血防办"去常德检查防治工作，听血防站女医生讲，街上一个老大夫卖止带丸，用1次就见效，用使用过的青霉素空瓶装着，是蜜丸。经检查，就是矾石，主含硫酸铝钾，这是仲景之矾石丸。阴道滴虫，除阴痒外，白带很多，仲景用狼牙煎水外洗，治阴道滴虫有特效，而且对细菌性阴道炎和梅毒也有良好的效果。

《伤寒杂病论》用杏仁者合计19方：《伤寒论》9方，《金匮要略》10方。

杏仁的功效：（1）宣肺平喘；（2）利气化水；（3）疏利开达；（4）轻清宣化；（5）润肠通便；（6）润燥行血；（7）消食化积；（8）除坚止带。

19. 猪膏发煎

方证：见《金匮要略·黄疸病脉证并治》篇。

猪膏半斤（30g），乱发（血余炭）如鸡子大三枚（15g）。

上二味，和膏中煎之，发消药成，分再服，病从小便出。

本方治疗急性溶血性黄疸、慢性溶血性黄疸及地方病"蚕豆黄"，而不是什么"治不湿而燥的黄疸"。这里的"诸黄"，不是指所有的黄疸都可治。注解经方的方证，不能望文生义。"诸黄"是黄疸来势凶猛，目黄、面黄、身黄、尿黄或血尿，周身无处不黄，这才叫"诸黄"，而不是指各种黄疸病。

方解：猪膏，又叫猪脂，炼好的板油。《本经疏证》认为："猪膏，肉之肥泽者也，以之调和谷气，即以润大便"，这种方解不能令人满意。"蚕豆黄"是患者体内缺乏六磷酸脱氢酶，故闻或吃蚕豆，会造成急性溶血的一种病。乱发溶后变成血余炭，《本经疏证》云："此发之用，谓之血源浚而水自动"；血余炭疏通血源，使血流畅通，是本方君药。

猪膏发煎，终止因缺乏六磷酸脱氢酶导致的溶血，机理何在？有待进一步研究。

刘炳凡先生治"蚕豆黄"三十余例，经验丰富。在他指导下，我用猪膏发煎治疗1例"蚕豆黄"急性溶血，2例原因不明的溶血。为了总结刘老治"蚕豆黄"的经验，我写了1篇《蚕豆黄条辨》，选入我将出版的文集《医林雨露》中，以供临床参考。

《伤寒杂病论》有很多疑难方证，需医者在临床上探寻它的主病、本证及临床如何应用。"诸黄，猪膏发煎主之"就是其一。溶血，当前治起来非常棘手，尚无很好的治疗方法。猪膏发煎药少力宏，又极容易找到，不去药店同样能找到，便民，便于服用；若依斯兰教徒，可用羊膏代猪膏。

《伤寒杂病论》中用猪脂合计2方：猪膏发煎，小儿疳虫蚀齿方。我在少儿时，后院尊长家少女,"疳虫蚀齿",牙龈溃烂,腮亦化脓穿孔,后不治身亡。当时尚无抗生素问世,四处躲日本,所以贻误了治疗时机。

《伤寒杂病论》中,用乱发者有2方:猪膏发煎,滑石白鱼散。

乱发的功效:(1)利尿通淋;(2)消瘀止血。

临床报道:猪膏发煎治疗(1)阴吹(此谷气之实也,以猪膏发煎导之);(2)黄疸(腹大如鼓,此肝硬化);(3)便秘(胃实肠燥)。

20. 半夏麻黄丸

方证:见《金匮要略·惊悸吐衄下血胸满瘀血病》篇。

半夏,麻黄等分。

上二味,末之,炼蜜和丸,小豆大,饮服三丸,日三服。

方解:本方治疗阳弱兼水气冲逆的心下悸动。半夏辛燥,助阳气,治水逆;麻黄轻清,量少为丸,不发汗而升阳,使阳气逐渐转为旺盛,阳气复,水气去,心悸可愈。方中麻黄、半夏,一宣一降,前者宣通肺气,以散水邪,后者和胃降逆,以蠲寒饮,二者相合,用于饮盛而阳郁的病变。

本方和丸,小豆大3丸,不足1g,仲景用麻黄回阳,符合"少火生气"。阳和汤用麻黄三分,回阳以解寒凝,取仲景半夏麻黄丸回阳之法。

1992年冬天,我每坐沙发看电视就感心下悸,站起来看电视则症状好转,坐则悸乃肺气郁闭,水饮发作。我用半夏麻黄汤合桂枝甘草汤:半夏1g,麻黄1g,桂枝5g,甘草1g,开水泡代茶,吃完5天后,坐下看电视心下悸不再发作,但心电图始终正常,不知其所以然。

临床报道:半夏麻黄丸治疗心悸。服法:姜半夏、生麻黄各30g,上2味,各研细末和匀,装入胶囊中,每次服2丸,蜜糖冲水吞服,1日3次。

21. 大黄甘草汤

方证:见《金匮要略·呕吐哕下利病脉证并治》篇。

大黄四两(12g),甘草一两(3g)。

上二味,以水三升,煮取一升,分温再服。

方解:"食已即吐者",指吃了东西就吐的,大黄甘草汤主治。

仲景在证中未言寒热,很多语释本都说"本方是治疗实热在胃,以致食入就上逆而呕吐的方剂",只能说语释得不全面。

我见到的"食已即吐者",有实有虚,还有不实不虚的。1959年我回故乡省亲,县委书记的爱人,肥美人体形,卒然中风,大便数日不解,出现食入即吐,我便开了大黄甘草汤:大黄12g,甘草3g,3副,嘱其徐徐饮,吐了再服。第2天大便通,胃气降,不再呕吐。

1980年,我院后勤杨锡凡同志介绍来一个锦州人,35岁,食入即吐已140余天,粒米未进,滴水未入,每天靠输液过日子,在针打不进血管时,来北京求医。首都医院、北京医院、友谊医院、天坛医院专家会诊,治不好,只有手术将胃切除。病人死活不干,托老杨在我院门诊找我看。见其面色少华，语声低微，表情淡漠，形体消瘦，2个护士搀着进了诊室。主诉食入即吐，周身肌肉痛，彻夜不能入睡，靠超剂量镇静安眠药过日子，六脉沉细。病皆与大黄甘草汤相应。实热证以大黄12g为君，甘草3g为臣，本例虚则以炙甘草30g为君，大黄10g为臣，2副。再三嘱咐护士长，药煎好，待温，每次用舌舔沾在碗边的药汁。病人凳前放1个痰盂，舔完想吐马上吐，过1~2分钟再用舌舔1次，直至舔完为止。护士长未按我的规定服药，第1煎药汁未下咽全部吐光，第2煎按我的规定，一点一点舔，咽下去2/3；第2剂头1煎一点未吐，全部咽下，药后大约1小时，肠中雷鸣，泻出很多泡沫和冷气，胃肠中残留140多天的秽浊，被大黄全部推荡到体外，病人自觉困倦，8点多上睡，一觉睡了8个多小时。护士长奇怪，药后不失眠，周身肌肉也不痛，早上睁开眼便说"我肚子饿了"，上食堂吃了2根油条、1碗粥还不饱。护士长阻止："初愈胃弱，不允许再吃"。第3天上门诊，陪病人来的内科主任对我说："你开的2副药，2角7分钱，这些药俺东北那家药店都有，就是我们不会用。仲景大黄甘草汤真神！"

我表弟在有色金属公司医院工作，对几个不虚不实、不寒不热的"食己即吐者"，我告诉他用大黄6g，甘草6g，3副药止住了吐。

仲景1个大黄甘草汤，临床变成3个方，即：

大黄12g，甘草3g，一实；

大黄10g，甘草30g，一虚；

大黄5g，甘草5g，不虚不实。

原著并未标明寒热，故不能以药推证，认为大黄甘草汤治"实热在胃"。

大黄甘草汤治小儿停食不乳，胎黄，大便秘结，牙龈痛……大黄味微微苦，大人小孩都可以接受；甘草味甘甜，补中益气，可缓大黄推荐之力，保护中气。

临床报道：大黄甘草汤治疗（1）呕吐（脉洪，大便硬）；（2）顽固性呕吐（贲门痉挛）；（3）妊娠恶阻；（4）呃逆；（5）新生儿不乳；（6）小儿厌食；（7）小儿夜啼；（8）牙龈肿痛；（9）口疮（口腔溃疡）；（10）目赤肿痛；（11）鼻衄；（12）头痛（神经性头痛）；（13）眩晕（内耳眩晕症）；（14）咳喘（壮热不退，腹胀，溺赤便秘，舌红苔腻）；（15）胃脘痛（浅表性胃炎）；（16）胆胀（急性胆囊炎）；（17）下痢（中毒性痢疾）；（18）热淋（泌尿系感染）；（19）黄疸并尿闭（急性病毒性肝炎并发尿潴留）。

22. 半夏干姜散

方证：见《金匮要略·呕吐哕下利病脉证并治》篇。

半夏，干姜各等分（配药的比例）。

上二味，杵为散，取方寸匕（3g），浆水一升半，煎取七合，顿服之。

方解："干呕吐逆，吐涎沫"，这是胃中虚寒，胃气上逆，干姜功在理中，半夏开散寒邪、降胃气。

本方即小半夏汤去生姜加干姜，取其干姜守而不走的特性以散寒饮，且以浆水煮散以加强调中止呕的作用。只是为了止呕温胃，生姜半夏汤取生姜温而不过、走而不守的特性。

记得1940年冬，日本鬼子进攻垣曲，我们全村人站在一个山洞里，不准咳出声音，每家都带一块生姜，咳时就吃生姜止咳。家里人感冒了，用生姜30g煎水，加红糖少许，喝完盖被出汗，汗一出，感冒就好了。用生姜治病毒性感冒，传承了几千年，今日我还用这个方法，治感冒又快又好，同时也用姜糖水治胃寒痛。

《伤寒杂病论》仲景用生姜者68方：《伤寒论》37方，《金匮要略》31方。

《名医别录》记录生姜："味辛、微温，主伤寒头痛鼻塞，咳逆上气，止呕吐。"仲景加去法中，加生姜者有"呕者""吐多""寒多""气短胸满"4个证。所以《药征》补充说："生姜主治呕，故兼治干呕哕逆"。

仲景的方可变，病症呕为主以半夏为君，寒为主以干姜为君，寒呕并重则药用等量即可。

临床报道：（1）秦伯未先生治呕眩（高血压），患者形体肥胖，欲吐，呕出大量清涎。眩闷乃中阳不足，寒饮上逆，予半夏干姜散（改汤加茯苓），服3剂药，大感舒服，服月余病愈；（2）治疗化脓性扁桃腺炎。

23. 生姜半夏汤

方证：见《金匮要略·呕吐哕下利病脉证并治》篇。

半夏半升（12g），生姜汁一升（30g）。

上二味，以水三升，煮半夏取二升，内（纳）生姜汁，煮取一升半，小冷，分四服，日三夜一服，止停后服。

方解：现代则不去绞生姜汁，而用切片。要用姜汁挽救病人，先取好姜汁配用。

前方，半夏干姜散旨在温中气，故用量很少，每次3g，所以半夏配干姜；生姜半夏汤治病人胸中难受，感到烦闷懊恼，但又无可奈何，喘呕哕都不像，故重用生姜，次用半夏为臣。

本方和小半夏汤比较：半夏一升（24g），生姜半斤（12g），仲景对小半夏汤的论述也较简单："呕家本渴，渴者为欲解，今反不渴，心下有支饮故也，小半夏汤主之"。

一方三变：治饮，治吐逆，治懊憹，治药物的量变，饮剂的冷温，干姜、生姜的选用，仲景用药之细腻，辨证之严密，处处皆为我师。

生姜半夏汤，大夫随手加减，应用机会很多，但很少单独使用，如运用生姜治呕、治吐、治寒、治气短胸满、治胃痛皆习以为常。不知此者，难以还医为民。

24. 橘皮汤

方证：见《金匮要略·呕吐哕下利病脉证并治》篇。

橘皮四两（12g），生姜半斤（12g）。

上二味，以水七升，煮取三升，温服一斤，下咽即愈。

方解：干呕兼哕，手足发凉的，这是由于胃气虚冷而影响了四肢。临床上常见，小儿科干呕或干哕者，常把一家人弄的团团转，常是因为贪凉，冰过的酸奶、奶油冰棍、冰冷绿豆稀饭……孩子胃弱，常贪食生冷所致。家中有橘子皮、生姜各5g，煎水加黄糖，但不能加蜂蜜，蜜性偏凉，不呕啦又会增加拉稀。从象学角度，黄为脾土之色，偏温暖，白糖白则偏凉。

世界上最养人的糖是饴糖，历时已久。《诗经》之《大雅·绵》中记载："周原膴膴，堇荼如饴"。饴糖又叫麦芽糖，以糯米做饴为上品。《伤寒杂病论》中小建中汤，饴糖是君药，不是可有可无的调味剂，小建中缺饴糖则功效大减。饴糖之所以养人，是因为药效"缓中、补虚、生津、润燥"。《长沙药解》称饴糖"补脾精，化胃气""补虚冷，益气力"。

本方加枳实3两（9g），名橘枳姜汤，治"胸痹，胸中气塞，短气"。

《伤寒杂病论》用橘皮合计3方：橘枳姜汤、橘皮汤、橘皮竹茹汤。《本经疏证》认为："橘皮能达胃络之气出于腠理，而中之留聚自通"。

橘皮功用：（1）理气消痰；（2）降逆止呕；（3）健脾和胃。

四、《伤寒杂病论》三味药经方药味分析—"三生万物"

仲景《伤寒杂病论》全书三味药的经方共48个，若一方三更君药，则会变成144个；若再加味，不知会生出多少经方。老子认为，宇宙间一切生物的发展，都必须遵循"道生一，一生二，三生万物"之规律，中国医药学的发展莫不如此。中国医药学从单味药发展到二味药以上的复方，经历了数千年的历程，直到西汉，中医药突飞猛进发展，出现了医经7家，著书216卷；经方11家，著书1270卷。成书于东汉末年的《伤寒杂病论》16卷，有经方250多个，用药以少而精出名。其中，经方七味药以下达230多个，经方九味药以上仅19方（伤寒7方，杂病12个）。

笔者幼听父训，告诫医者，"应以德养医为上策，以药养医为下策"，大夫要功德双修。我家的药店也叫"振德堂"，取以德统才之意。大夫开药"少而精"，才会利国利民。医院"以药养医"，所以处方越开越大，少则十七、十八味，多则三十、四十味，且美其名曰"群起而攻之"。本院姓于的工人对我说，一天，他去医院看病，大夫给他开了28味中药，于恳求大夫再加2味，大夫问他为什么，他说："30味药要比28味遇到病的机会多！"这是对大夫的莫大讽刺。

所以，我把《伤寒杂病论》中单味药、二味药、三味药……作一简要论述，附以临床报道，以扩大三味药的应用范围，使后学者用药有据可循。

三味药经方有48个：小承气汤、调胃承气汤、厚朴大黄汤、厚朴三物汤、大陷胸汤、小陷胸汤、大黄甘遂汤、大黄附子汤、麻黄细辛附子汤、麻黄附子甘草汤、下瘀血汤、大半夏汤、小半夏加茯苓汤、四逆汤、甘麦大枣汤、甘草粉蜜汤、通脉四逆汤、干姜人参半夏汤、半夏散及汤、白散、百合滑石代赭石汤、芍药甘草加附子汤、当归贝母苦参汤、当归生姜羊肉汤、黄芪桂芍苦酒汤、茯苓杏仁甘草汤、桔枳姜汤、柏叶汤、桂枝生姜枳实汤、大建中汤、桃花汤、栀子甘草汤、栀子厚朴汤、栀子生姜豉汤、枳实栀子豉汤、猪苓汤、旋覆花汤、栀子厚朴汤、栀子柏皮汤、蜀漆散、滑石白鱼散、茯苓戎盐汤、薏苡附子败酱散、茵陈蒿汤、十枣汤、排脓散、还魂汤、诃子丸（诃黎勒丸）。

1. 小承气汤

方证：见《伤寒论》87条。"阳明病，谵语，发潮热，脉滑而疾者，小承气汤主之。"

大黄四两（12g）（酒洗），厚朴二两（6g）（去皮，炙），枳实三枚大者（9g）（炙）。上三味，以水四升，煮取一升二合，去滓，分温二服。初服汤当更衣，不尔者尽饮之。若更衣者，勿服之。

方解：《伤寒杂病论》中小承气汤证条文有7条。6条在《伤寒论·辨阳明病脉证并治第八》，1条在《伤寒论·辨厥阴病脉证并治第十二》。诸条文均论述阳明腑证之轻者，或不典型阳明腑证的证治，故曰"和之则愈"。

小承气汤是从大承气汤化裁而来。从药味来看，小承气汤即大承气汤去芒硝；从药物分量上看，将枳实五枚减为三枚，厚朴八两减为二两而成。

大承气汤主治阳明腑实证，痞满燥实四大症状。而小承气汤方证的病理以郁火内遏阳明为重点，主治阳明腑实之轻者，以痞满实、舌苔老黄、脉滑疾为辨证要点，主要症状表现为潮热、谵语、多汗、腹大满、大便硬、屎燥、脉滑而疾。

本方又可治下利之热结旁流，其泻下物之特征为稀粪少，黄水多，臭秽异常。此证以热结为本，旁流为标，必须及时采用急泻法，非攻泻不能驱使邪热从肠道排出，又使肠道津液调和，使胃肠偏盛之气归于平复。总以泻热通便，消痞除满为功。

而今临床用小承气汤，一般用生大黄，取其泻下通便之效，比酒洗的推荡力大。

仲景对小承气汤的使用非常谨慎。《伤寒论》中言："若不大便六七日，恐有燥屎，欲知之法，少与小承气汤。汤入腹中，转矢气者，此有燥屎，可攻之；若不转气者，此但出头硬，后必溏，不可攻之"。

××县委书记的大人，50岁，猝然中风，右侧半身瘫痪，昏迷6天，醒后腹痞满，会诊认为"当通大便"，我采用了小承气汤试探法：大黄12g，厚朴6g，枳实9g，1副。嘱咐护士长，服药后密切观察转不转矢气，再决定下一步治疗。第二天护士长告知，服药后频转矢气。当用大承气汤：大黄12g，厚朴12g，枳实10g，芒硝10g。2副。嘱药后大便通，止后服。头1副燥屎未下，第2副头1煎服后大便拉出一坐盆，臭气冲天，大便通则止后服。针对肝阳上亢，再予镇肝熄风降压。

（高齐民记于1959年8月28日）

我在临床上用小承气汤治中风便秘，合葛根芩连汤治中毒性痢疾。

临床报道：（1）小承气汤加减治疗术后肠胀气。（2）小承气汤加槟榔治疗绦虫病。

2. 调胃承气汤

方证：见《伤寒论》29条。"阳明病，不吐不下心烦者，可与调胃承气汤。"

大黄四两（12g），炙甘草二两（6g），芒硝半升（10g）。上三味，以水三升，煮取一升，去渣，内芒硝，更上火，微煮令沸，少少温服之。

方解：本方用大黄泻下实热，芒硝润燥软坚，佐甘草以和胃气，用以治疗腹中有实热，大便燥结之证。"若胃气不和谵语者，少与调胃承气"，是取其调和承顺之义。大小承气汤专以攻下，皆较调胃承气汤凶猛。

调胃承气汤，亦可看成大黄甘草汤加芒硝。我常用于治疗痔疮便秘，服1煎、2煎，第3煎则熏洗痔疮，通便消痔疗效很好。也常用大黄甘草汤通便，用芒硝化水外洗，疗效也很好。

大黄甘草汤，治不论虚实胃气上逆的"食入呕吐"。取大黄调和胃气，使上逆之胃气下降。大黄降浊气为顺，称之为承顺；加芒硝，使燥结的大便化解排出。

临床报道：（1）调胃承气汤加味治愈1例中消症。（2）调胃承气汤治愈1例不明原因高热。（3）蛔厥。（4）热结旁流证。

3. 厚朴大黄汤

方证：见《金匮要略·痰饮咳嗽篇》。"支饮胸满者，厚朴大黄汤主之。"

厚朴一尺（24g），大黄六两（18g），枳实四枚（10g）。上三味，以水五升，煮取二升，分温再服。

方解：厚朴大黄汤以厚朴为君，臣以枳实、大黄。肺与大肠相表里，痰饮发作，最怕腑实便秘。20世纪60年代在怀柔巡回医疗调查浮肿，痰饮哮喘病人很多。我用小青龙汤、射干麻黄汤、厚朴麻黄汤，虽不能治愈，但能很大程度上减轻哮喘发作。常遇到喘而腹满的病人，腹硬加重，喘咳亦加重，先用厚朴麻黄汤，无效就得用厚朴大黄汤。用厚朴除胀满，大黄除便秘，所以大黄的用量不能少于10g，少则不能"速下"，反添腹胀、喘息困难；大黄，号称将军之官，走而不守，治痰饮胸满，中病即止。临床多见脏腑同病，肺之支饮为主证，腹胀满为一过性兼证。若只轻度便秘，加服清心滚痰丸，日3丸，腹胀便秘可解。

本方为支饮、胸腹满的应急方，常用1~2副收效，故医者很少著文报道。它是一个泻肺通腑的良方，若遇喘促急，我常仿张锡纯法加人参、代赭石。

4. 厚朴三物汤

方证：见《金匮要略·腹满寒疝宿食病脉证并治》篇。"痛而闭者，厚朴三物汤主之。"

厚朴八两（24g），大黄四两（12g），枳实五枚（12g）。上三味，以水一斗二升，先煮二味，取五升，内大黄，煮取三升，温服一升，以利为度。

方解："痛而闭"，腹部胀满疼痛，大便闭结不通，用厚朴三物汤理气消胀，其次才是通大便。古人云："痛利为虚，痛闭为实。"

一般临床所见，这种病人多因暴食腑气不通而闭。1974年我在北京医疗队驻酒泉。酒泉车站送来2个民工，在部队营地打工。临走时，部队请他们会餐，一个因吃馒头太多，腹胀大便不通，我给厚朴三物汤2副，大便通，腹胀消。另一个因食肉太多，患急性出血性胰腺炎，腹痛，注射杜冷丁也不止痛，请我会诊。我看完后告诉大夫，病人危在旦夕，只能用超大剂量大黄釜底抽薪止血，或许可救。由于无家属认同，无人做主，病人疼痛2~8小时后死去。

《伤寒杂病论》中重视药味，更重视药物分量。如小承气汤、厚朴大黄汤、厚朴三物汤 3 方，皆由大黄、厚朴、枳实 3 味药所组成，因用药分量不同，主治不同，方名也就不同。小承气汤为阳明病主方之一，清热攻结，主治腑实便秘；厚朴大黄汤重用大黄，主治支饮，胸腹满，泻肺通腑，攻邪速下乃当务之急，故以大黄为君；厚朴三物汤以厚朴为君，疏理气机，用于治疗饮食过量导致的"痛而闭"，即腹痛，大便秘结，闭而不通。

仲景在加减桂枝汤时，已告诫学者，药物分量不同则主治不同。例如，桂枝汤，桂枝10g，芍药10g，一调卫，一调营，分量相同；小建中汤则只在桂枝汤基础上，倍芍药20g，加饴糖30g；桂枝加桂汤，则桂枝15g，芍药10g；桂枝加芍药汤，则桂枝10g，芍药15g；桂枝去桂加白术茯苓汤，芍药10g不变；桂枝去芍药加麻黄附子细辛汤，桂枝10g不变，甘草、干姜、大枣分量都不变。

以此启发后学者，临证不可拘泥一方一证，而能以药物为杠杆，变通药物分量，方药的主治随之而变。《伤寒杂病论》每个方药"法外无法"，临床变通方药分量时则"我心为法"。例如，桂枝汤取桂枝甘草，麻黄汤取麻黄甘草，用于小儿则功同原方。

5. 大陷胸汤

方证：见《伤寒论》4 条、134、135、136、137 条。

大黄六两（18g），芒硝一升（12g），甘遂一钱（0.3～0.6g）。上三味，以水六升，先煮大黄，取二升，去滓，内芒硝，煮一两沸，内甘遂末，温服一升，得快利，止后服。

20世纪80年代，中西医结合治疗急腹症，21条大陷胸汤改散，名甘遂硝黄散：生甘遂3分，大黄面2分，芒硝1分，共研细末，为一次煎，日服2～4次，用温白水冲服。

方解：本方为调胃承气汤去甘草加甘遂，逐水、通结、软坚三法兼施。大黄苦寒以泻里热，芒硝咸以软坚散坚攻痞，甘遂直攻水热互结，为治结胸的主要方剂。

本证为邪热传里与水饮互结形成结胸。主要脉症是心下痛，按之石硬，或从心下至少腹硬满痛不可近，其脉不紧。从现代医学角度看，大陷胸汤证中的"按之石硬"及"硬满痛"，与炎症引起的平滑肌痉挛有密切关系；"痛不可近"，正是炎症反应使疼痛加剧的表现。急腹症中，急性胆系感染、胆结石、胰腺炎、肠梗阻等疾病在临床上就表现为上腹部疼痛，阵发性加剧及其腹部膨隆，全腹压痛及反跳痛，症状及体征类似结胸热结之"心下痛，按之石硬"。天津南开医院开展急腹症治疗，大陷胸汤最为合拍。经方名家曹颖甫先生深有卓见："承气汤能除下燥，不能去上膈之疾，故有按之石硬之结胸，唯大陷胸汤方能彻上下而除之"。

在治疗晚期血吸虫病重度腹水时，受医疗条件限制，当时只有放腹水一法。有时消毒不严，常造成腹部感染，少腹硬痛，痛不可近，检血白细胞高，我就用大陷胸汤治之：大黄6～8g，甘遂0.5g，芒硝10g（后下）。一般3～5副，腹痛拒按就消失，查血白细胞恢复正常。

总之，大陷胸汤证，必须是证实体实。若证虽实而体已虚，邪实正气欲脱，脉见浮大无根或微弱细数，皆不可贸然使用，否则后果严重。

临床报道：大陷胸汤治疗（1）肠梗阻；（2）急性胰腺炎；（3）急性腹膜炎；（4）消化性溃疡穿孔；（5）小儿脑炎；（6）精神失常（痰热互结）。

6. 小陷胸汤

方证：见《伤寒论》138 条。"小陷胸病，正在心下，按之则痛，脉浮滑者，小陷胸汤主之。"

黄连一两（3g），半夏一两（9g），栝蒌实大者一枚（30g）。上三味，以水六升，先煮栝蒌，取三升，去滓，内诸药，煮取二升，去滓，分温三服。

方解：本方功用为清热涤痰，开胸散结。其证"正在心下，按之则痛"，我把它归纳为急慢性胃炎、急慢性胆囊炎、急慢性胰腺炎。在治疗胆囊炎时，我用了江西名医傅再晞之师的一句话："痛不止加甘遂"，又用了傅老治胆囊炎时用"虎杖"的经验，合成一方，名曰"遂虎陷胸汤"（栝蒌 30g，黄连 3g，法半夏 9g，虎杖 30g，甘遂 0.5~1g），治慢性胆囊炎，常常药到痛止。

我对甘遂情有独钟。60 年前，在军营，我用二甘散（甘遂、甘草）外用治疗发作 1 个多月的疟疾，竟 1 次治好。甘遂的神奇功效点燃了我少年时进入杏林的梦想。

从大陷胸汤到遂虎陷胸汤，大凡脏腑的急性炎症，本人认为均是热与水结，故用甘遂利水消肿。甘遂外用治疗疟疾，外用治疗家乡 1 例不明原因的少阳证，机理何在？对我都是一个谜，至今未解。

自从站在傅老肩上用遂虎陷胸汤治疗多例慢性胆囊炎以来，我又用四逆散加甘遂治疗乳腺炎，用小柴胡加甘遂治疗肋软骨炎。临床不管急慢性炎症，我都加甘遂以镇痛消炎。

临床报道：小陷胸汤治疗（1）急慢性胃炎；（2）胆道疾患；（3）慢性肝炎；（4）结核性腹膜炎；（5）肠梗阻；（6）慢性支气管炎；（7）胸膜炎；（8）胸膜炎、肋间神经痛；（8）治疗冠心病。

7. 大黄甘遂汤

方证：见《金匮要略·妇人妊娠病脉证并治》篇。"妇人少腹满如敦状，小便难而不渴，生后者，此为水与血俱结在血室也。"

大黄四两（12g），甘遂二两（6g），阿胶二两（6g）。上三味，以水三升，煮取一升，顿服之，其血当下。

方解："小腹满"有关血室，"小便难"有关水分，"生后"有关血分，"不渴"为腹内有积水，少腹满如瓜形是水与血结在血室。本方为大陷胸汤去芒硝更阿胶。方中大黄攻血蓄，能荡涤瘀血；甘遂逐水蓄，直达水停之处；阿胶滋肝养血，补其不足。合方破血逐水，养血扶正，邪去而不伤正，服之水血并行，其病自愈。

大陷胸汤治水热互结，热重水轻，故重用大黄六两（18g）攻下；大黄甘遂汤，治血热互结蓄水，蓄水重，血症轻，故重用甘遂逐水。此两方，一药之差，一治水，一治血，妙不可言。但应用时，必须无手足冷、额汗出、烦躁不安、脉浮大细数等早期休克征象者。

临床报道：大黄甘遂汤治疗（1）产后腹大（产后血量少，腹大如鼓）；（2）臌胀（门脉性肝硬化腹水）；（3）肿满；（4）癃闭；（5）闭经（产后尿潴留）；（6）癫狂

（7）狂症；（8）睾丸痛（男性结扎后遗症）。

8. 大黄附子汤

方证：见《金匮要略·腹满寒疝宿食脉证治篇》。"胁下偏痛，发热，其脉紧弦，此寒也，以温药下之。"

大黄三两（9g），附子三枚（6g），细辛二两（3g）。上三味，以水五升，煮取二升，分温三服；若强人，煮取二升半，分温三服。服后如人行四、五里，进一服。

方解：本方散寒通便止痛。附子温以祛寒，大黄泻下通闭，细辛散寒以止痛。

此方临床治疗睾丸肿痛（俗称偏坠，即附睾炎）或睾丸引少腹脐痛，出现阴缩、阴汗等。《类聚方广义》谓："此本能治寒疝、阴囊㶊痛方"。《罗子园医话》云："然以余之经验，最有效之方则为大黄附子合剂。此种用药集大热大寒并用，纵有古方，未免骇俗。然余已经数十年之临床实验，以附子、大黄加入普通气药中迅收特效……此治外疝之经验谈也。"

《勿药室方函心诀》谓："大黄附子为伍者，皆非寻常之症，如附子泻心汤、温脾汤亦然。凡顽固偏僻难掀之积，皆阴阳错杂，非常例所拘。"

我在临床上，凡肝肾两经病变，不管寒证、虚证，都喜欢用大黄附子汤。

《灵枢·经脉》篇言："足少阴肾经，循喉咙，挟舌本。"《伤寒杂病论》言："少阴病，二三日，咽痛者，可与甘草汤；不差，与桔梗汤。"故我受范文虎先生经验启发，治疗每于盛夏贪凉导致咽喉痛患者，先用栀子干姜汤；不差，再用大黄附子汤加桔梗甘草汤。

《灵枢·经脉》篇言："（足厥阴之脉）……循股阴，入毛中……布胁肋，循喉咙之后。"我常用大黄附子汤治疗男女生殖系统病变，尤以肝肾阳虚者为多，如疝气、少腹阴冷、会阴多汗、缩阴证、冲任虚寒不孕（大黄用酒军）、前列腺肥大以及脾胃虚寒之胃肠道疾病等。该方寒热并用，对于上寒下热之痰饮腹胀便秘，上热下寒之胃肠感冒，用之都有很好的疗效。

上海名医范文虎先生用大黄附子汤治乳蛾（扁桃体肿大）疗效卓越，并将大黄附子汤自诩为"家方"。他说："乳蛾非尽属火""而以寒包热者多"。在临床上，年轻大夫一见乳蛾，便想到火封咽喉，喉为九火之地，不假思索，常用清热解毒治乳蛾，金银花、连翘、芩连并用，乳蛾更加红肿咽痛；若用大黄附子汤加桂枝甘草汤，每每药到痛肿速减。

大黄附子汤，大寒大热并用，不是一个寻常方，用于治疗疑难杂症，每每取得卓效。因我操治疑难杂症，大黄附子汤早已是我的一把利剑。

临床报道：大黄附子汤治疗（1）胃痛（胆囊炎，胆结石）；（2）寒积腹痛；（3）肠结症（急性肠梗阻）；（4）胁痛（经脉布胁肋）；（5）寒结腑实（粘连性肠梗阻）；（6）蛔厥；（7）右侧股腹痛；（8）腰腿痛（椎间盘突出）；（9）腹胀（胃下垂）；（10）腹泻；（11）久痢；（12）黄疸（毛细胆管型肝炎）；（13）胃柿石；（14）癃闭（前列腺增生）；（15）水肿（狼疮性肾炎）；（16）不孕；（17）紫斑（过敏性）；（18）湿疹；（19）

药物性疱疹（过敏性）。

9. 麻黄细辛附子汤

方证：见《伤寒论》301条。"少阴病，始得之，反发热，脉沉者，麻黄细辛附子汤主之。"

麻黄二两（6g），细辛二两（3g），附子一枚（3g）。上三味，以水一升，先煮麻黄减二升，去上沫，内诸药，煮取三升，去滓，温服一升，日三服。

方解：麻黄发太阳表寒，附子温少阴经，细辛温散，是温经解表的方剂，治疗少阴兼太阳表证。

我在大学期间学习《伤寒论》，印象最深刻的是，麻黄细辛附子汤只是一个治少阴伤寒的方子。翻阅恩师、经方临床大家宋孝志先生所存的1954年宜章卫生工作者协会统一处方笺，他应用麻黄细辛附子汤的案例9则：

（1）诊字1066号：患者尚时头梗部作痛，浮肿，舌苔仍微黄。麻黄9g，细辛6g，附子9g。服本方后痊愈。

（2）诊字1096号：患者右边下颚牙龈痛，脉微，牙已摇动，1周来夜不眠，腹鸣，头亦有引痛，舌苔白腻。麻黄9g，细辛6g，附子9g。

（3）诊字519号：患者头痛，眼花，舌白苔。麻黄12g，细辛9g，附子9g。

（4）诊字850号：患者血停后，体温低，周身仍痛，头痛，咳嗽，胸部痛，脉转迟，舌苔白。麻黄9g，细辛3g，附子12g，玄参24g。（按：此例肝癌导致食道静脉曲张吐血。）

（5）诊字881号：患者发热解后，头痛，通身痛，咳嗽。麻黄9g，细辛6g，附子4g。

（6）诊字1174：患者右龈及牙床痛，浮肿。麻黄9g，细辛6g，附子12g。

（7）诊字1369号：患者少阴伤寒，口干。麻黄9g，细辛9g，附子9g，乌梅5个。

（8）诊字（虫蛀）：患者腰痛，手足痛，体温不足，脉浮而无力。麻黄9g，细辛6g，附子12g。

（9）诊字（虫蛀）：患者腰胀，左关节痛，白带多，咳嗽。麻黄9g，细辛9g，附子12g，乌贼9g，茜草3g。

读完恩师1945年用麻黄细辛附子汤案例9则，感觉不像某辅导老师所说："此方药物峻猛，用时慎之又慎。"宋老说："麻黄细辛附子汤和桂枝汤一样，一可解表，一可调和营卫解表。从解表上讲，桂枝汤用不好可导致汗多亡阳，而麻黄细辛附子汤发汗而不损伤阳气，无汗出亡阳之忧。若太少并病，用仲景桂枝去芍加麻黄细辛附子汤，不去芍亦可。"20世纪70年代，宋老还用麻黄细辛附子汤加雄黄治疗大学摄影部女科员之胰腺癌。

我在临床上很喜欢用麻黄细辛附子汤治肝肾阳虚诸多病证。凡畏寒肢冷，或咳，或喘，或水肿，或腰痛（坐骨神经痛），风寒头痛，阳虚牙龈红肿，牙痛，见舌淡、脉沉迟缓，便可放心使用。该方用后微微汗出，是阳气通达的现象，往往赢得病人欢喜。

正如我在重订《伤寒杂病论》序言中所说："《伤寒论》之方，无一方不能治杂病；

《金匮要略》之方，无一方不能治伤寒。伤寒发杂病之秘，杂病言伤寒之微。"学《伤寒论》不学《金匮要略》，不可能成为一个经方临床大家。令人最怕的是，讲堂字字句句不离伤寒，开出的方，方方不离时方，所以然者何？不会用经方。

临床报道：麻黄细辛附子汤治疗（1）冷哮；（2）病态窦房结综合征；（3）三叉神经痛；（4）慢性心源性心脏病；（5）久咳；（6）嗜睡；（7）黄疸；（8）皮下出血；（9）枕大神经痛；（10）眶神经痛；（11）急慢性结膜炎；（12）病毒性角膜炎；（13）慢性肥厚性咽炎；（14）痰饮；（15）原因不明上肢痛；（16）脑垂体疾病；（17）暴瘖；（18）阴冷如冰；（19）阴汗冷湿；（20）阴茎睾丸冷痛；（21）阳痿；（22）遗精；（23）房劳伤寒。

10. 麻黄附子甘草汤

方证：见《伤寒论》302条。"少阴病，得之二三日，麻黄附子甘草汤微发汗。以二三日无里证，故微发汗也。"

麻黄二两（6g），甘草二两（6g），附子1枚（3g）。上三味，以水七升，先煮麻黄一二沸，去上沫，内诸药，煮取三升，日三服。

方解：本方与前方不同的地方在于，以甘缓之甘草替换辛散之细辛，是温经解表之轻剂。本方是甘草麻黄汤加附子。麻黄宣通肺气，肺为水之上源，肺气通则小便利，可以消里水；甘草和中，并缓和麻黄之温燥。

我治小儿伤寒，常用麻黄绒3g，炙甘草6g，代茶。

我治不明原因的下肢浮肿，常用治里水之甘草麻黄汤。此方加附子，即麻黄附子甘草汤。附子补少阴阳虚，补阳则汗出较易，"气化则出焉"。用甘草麻黄汤治里水，重用麻黄12g，甘草6g。越婢汤的麻黄最少用15g，量少则利水功能大减。

大凡肺气通畅，少用麻黄；若用麻黄则小便不通。将麻杏石甘汤换为桂杏石甘汤，小便则通利。

仲景治少阴病也用桂枝甘草。伤寒与中风有严格区分：无汗与有汗，但有时中风也无汗，有时伤寒也微汗。麻黄附子甘草汤和桂枝附子甘草有时可通用，既祛风又散寒。例如，更年期本潮热自汗，患伤寒当无汗，但还能有少量自汗，气虚动则汗出的患者，患伤寒也会少少出汗，看来汗是可以越雷池一步，不足以为怪。

临床报道：麻黄附子甘草汤治水肿（水从上起普及全身，上身肿宜发汗）。

11. 下瘀血汤方

方证：见《金匮要略·妇人产后病脉证并治》篇"产妇腹痛……此为腹中有干血着脐下……亦主经水不利。"

大黄三两（9g），桃仁二十枚（9g），䗪虫二十枚（去足）（6g）

上三味，末之炼蜜合为四丸，以酒一升，煎一丸，取八合，顿服之。新血下如豚肝。

方解：本方功能破血散积，下瘀通经。大黄、桃仁能推陈下瘀，破结润燥；䗪虫最能攻干血，主开血闭；蜜丸以缓大黄之急，酒煎可以行气。服后下来的血如猪肝样的，即是凝结的瘀血。

临床上多见产后恶露不利，瘀血凝滞在少腹内病患，当用下瘀血汤破血散积、下瘀通经。我因不涉及妇产科，很少见此证，没有机会使用。

"文化大革命"期间，两派武斗，被硬器打伤。我利用下瘀血汤：大黄6g，桃仁10g，䗪虫3g，三七粉3g（冲）。一般服5~7副，皮下瘀血渐渐消失。

打篮球扭伤外踝，红肿疼痛，我也用下瘀血汤治之。内服、外洗并用。

治中风后遗症，下瘀血汤合验方"雷中箭"（泽兰、穿山甲、白薇），配丸药服之。（晓林补：验方雷中箭，出自南方民间，通络止痛效果好。高老师访得后，多次试验，2012年11月师母一侧下肢疼痛，以芪乌芍甘汤合此方，用后晚上局部疼痛突然加重，如"中箭"，此后疼痛因此豁然。其名或许因此而得。）

临床报道：下瘀血汤治疗（1）痛经；（2）崩漏；（3）产后胞衣不下；（4）产后鼻衄；（5）血瘀腹痛（宫外孕）；（6）蓄血发狂；（7）狂犬病（恶物下尽，病亦霍然）；（8）眩晕（脑震荡后遗症）；（9）尿血；（10）胃脘灼热如焚；（11）胁痛（慢性肝炎）；（12）中风后遗症。

总之，下瘀血汤从桃核承气汤化裁而来。两方君臣药大黄、桃仁分量不同，桃核承气汤用药大黄四两（12g），下瘀血汤大黄三两（9g）；桃核承气汤用桃仁五十枚，下瘀血汤只用三十枚。方虽名汤方，实际是炼蜜为丸，合计4丸（24g药粉，24g蜂蜜，丸重48g，和为4丸，每丸重12g），每服1丸，酒煎服，可用四天。符合"丸者缓之"宗旨。

12. 大半夏汤

方证：见《金匮要略·呕吐哕下利病脉证并治》篇。"胃反呕吐者，大半夏汤主之。"

半夏二升，人参三两，白蜜一升。上三味，以水一斗二升，和蜜，扬之二百四十遍，煮取二升半，温服一升，余分再服。

方解：《千金方》认为，"胃反呕吐"即"胃反不受食，食入即吐"。前面我已经讲过，"食入即吐"有虚有实，大半夏汤治疗胃家久虚，以致胃反呕吐，方中用半夏开散寒邪，降伏逆气即上逆的胃气而止呕，人参大补元气，白蜜和胃润燥。

临床上，治疗胃气虚的呕吐，饮饭不周的呕吐，吸入寒气入胃的呕吐，老年人、久病人的呕吐，我首选大半夏汤；"食入即吐"病人病后的调理，我也首先选此方。我也用此方治疗妊娠呕吐、小儿原因不明的呕吐等。

临床报道：大半夏汤治疗（1）噎膈；（2）吐涎；（3）反胃（不完全性幽门梗阻）；（4）胃痛（溃疡病恶变）；（5）呕吐（胃扭转）。

13. 小半夏汤加茯苓汤

方证：见《金匮要略·痰饮咳嗽病脉证并治》篇中。"卒呕吐，心下痞，膈间有水，眩悸者"。

半夏一升，生姜半斤，茯苓三两。上三味，以水七升，煮取一升五合，分温再服。

方解：半夏、生姜能止呕降逆，即小半夏汤原方；膈内有水停留，故心悸、头晕，所以加茯苓利水。

小半夏加茯苓汤，我常用于治疗水饮眩晕；若加泽泻、白术，效果更好。

人们常说："生姜是止咳呕之圣"。早在 1942 年，日本鬼子占领我们县，常到农村骚扰。一听日本鬼子来了，全村人就避到山里一个天然洞里。时在严冬，咳嗽人多，村长就叫咳嗽的人吃生姜止咳。所以，我童年时代就知道姜止咳、止恶心呕吐的作用。

治疗风寒外感后咳嗽，可先用小半夏加茯苓汤，不效再用小青龙汤；妊娠呕吐轻者可用小半夏加茯苓汤。夏天饮餐过多，呕吐不止，可用小半夏加茯苓汤；若年老体弱之人，可与大半夏汤合用。

临床报道：小半夏汤加茯苓汤治疗（1）胃脘痛；（2）痰饮咳嗽；（3）神经性呕吐；（4）水气呕吐；（5）饮证呕吐。

14. 四逆汤

方证：在《伤寒论》中先后出现 11 次。

甘草二两炙（6~12g），干姜一两半（4~5g），附子一枚生用去皮破八片（6~10g）。上三味，以水三升，煮取一升二合，去滓，分温再服。强人可大附子一枚，干姜三两。

方解：本方具有温运脾胃、逐寒回阳之功。附子回阳救逆，干姜温里逐寒，但性辛热，走而不守，所以用甘草以缓其走散之性。本方是干姜附子汤加甘草，更有辛甘化阳之妙，而成四逆汤，三味药能使亡阳者起死回生，号称"回阳救逆第一方"，临床主要应用于救急。

清代名医陆九芝在《下之语》中谦虚地说："药之能起死回生者，惟有石膏、大黄、附子、人参，一剂可以回春，舍此外，则不能""三阴绝症之大寒，危证也，非附子不能祛其寒。"

四逆汤方中，附子大辛大热，破阴回阳；干姜大辛大热，温中散寒；甘草甘平，通经脉，利血气，补中益气。临证时用量应注意：姜附用量不宜过少，少则不能起死回生；附子无姜不燥，附子干姜相比，干姜就要酌情少用；甘草用量应是附子的一半。本方附子为君，臣以干姜，佐以甘草。阳虚明显的患者，初服本方，有心烦鼻衄、咽干目赤、周身浮肿、腹痛腹泻等反应，此属虚热，宜减少四逆汤的用量，不可轻易用寒凉撤热，以防阴寒复盛。生附子毒性大，要特别嘱病人先煎 1~2 小时；炮附子又称制附子，临床应用时，6g 以下不先煎，6g 以上和生附子一样要先煎。如果阴寒太盛，特殊情况下，可用附子 150~300g。

徐小甫先生说："阳气乃人身之大宝"。统观"四逆"十余条，大都是太阳坏病转输太阴之证，或少阴寒化证，其病机总不外乎阴盛阳衰（微），或阳气欲脱。经云：脾主肌肉，四肢为诸阳之末。阳气不能输布，以致手足厥冷；寒邪入里，脾胃阳衰，则下利清谷，腹中冷痛，背寒喜暖；阳气不能温养全身，故见恶寒、身疲肢倦。仲景用附子鼓动全身之阳，干姜温中散寒，甘草兼顾其阴，符合"阴无阳而不固，阳无因阴而不守"。人实体为阴，用为阳。为了"回阳救逆"，常用附子 30~60g，文火煎 2~3 小时，每次少量兑入药，以口不麻为度。如治肾衰竭之尿毒症，真武汤中附子量大，必须一次先煎兑入，不需要将每副药中的附子煎 2 小时。

今天是谈四逆汤，不是谈药，所以附子、干姜、甘草，先贤有很多论述可去阅读。

学好每一味四大起死回生药的临床应用，是彰显出一个大夫水平高低的天秤。

临床报道：四逆汤治疗（1）直中少阴；（2）少阴寒化证；（3）寒湿霍乱；（4）小儿泄泻；（5）肺痈（急性重型肺脓肿）；（6）狂症；（7）便秘；（8）大浮萍中毒；（9）阳虚之人患流感；（10）急性胃肠炎；（11）肢端青紫症；（12）阴盛格阳；（13）水肿；（14）亡阳；（15）肺炎（小叶性肺炎）；（16）胃下垂；（17）急性心肌梗死。

15. 甘麦大枣汤

方证：见《金匮要略·妇人妊娠病脉证并治》篇中。"妇人脏躁，喜悲伤欲哭，象如神灵所作，数欠伸，甘麦大枣汤主之。"

甘草三两（10g），小麦一升（30g），大枣十枚。上三味，以水六升，煮取三升，分温三服。亦补脾气。

方解：甘草大枣汤，味甘能缓诸急；"麦为心之谷"，养心肝而去脏躁，亦补脾气。程门雪先生说："所谓脏躁，心躁也"。因心神被扰，出现喜悲伤欲哭、独语等不自主表现，所以很像神灵所作。甘麦大枣汤不独治妇人，亦主男子，若做妇人专方则失之狭隘矣。叶天士生平最赏识此方，在甘缓和阳、熄风诸方中用之最多，散见于肝风、虚劳、失血诸门，头眩、心悸、胸闷等证中。所谓脏躁，心躁也，心静则神藏。若为七情所伤，则脏躁而不静，故精神躁扰不宁，即所谓如有神灵之象。

甘麦大枣汤为养心气、润脏躁、缓肝急、宁烦扰之佳方，故对情志伤肝，而肝阳、肝气亢旺者，可以此方缓肝和阳。

读完程门雪先生甘麦大枣汤之论，再去用此方则如轻车熟路。如妇人更年期，潮热汗出，心烦躁，坐卧不安，脏躁也。我常用甘麦大枣汤合百合地黄汤，尤其用鲜生地疗效显著。程门雪先生又说："百合地黄汤与甘麦大枣汤合用，以治情志偏胜之病，更有殊功。"依《内经》所云：肝藏魂，心藏神，肺藏魄，凡表现为神志不安、魂魄不宁之状者，皆可用之。

临床治失心风，我常在防己地黄汤中加百合、浮小麦；治疗更年期或抑郁症之失眠，我常用此方；治阴虚便秘，甘麦大枣汤加生地、白术等；治肺结核阴虚发热，甘麦大枣汤加生地、百合、玄参。

在临床中，我自觉甘麦大枣汤药少单薄，常合方或加味使用。如治癫痫加全蝎、蜈蚣；治遗尿加桑螵蛸、金樱子；治泄泻加山药、车前子；治小儿夜啼加钩藤、蝉衣；治更年期加生地、百合；治闭经加桃仁、红花等。大夫可根据自己的用药习惯去加减。

此方中，浮小麦浮在水上，为阳气上升，若沉在水中则为阴，所以用甘草大枣配馒头，不能代替甘麦大枣汤。

临床报道：甘麦大枣汤治疗（1）痉挛性咳嗽；（2）胃痉挛；（3）癔症；（4）神经衰弱；（5）不眠症；（6）夜游症；（7）癫痫小发作；（8）舞蹈病；（9）更年期综合征；（10）小儿夜惊；（11）小儿夜啼（脾胃虚弱）；（12）小儿遗尿（加桑螵蛸、益智仁、菟丝子）；（13）梅核气（慢性咽炎）；（14）夜半咳嗽（加龙牡）；（15）虚损；（16）盗汗；（17）淋症；（18）泄泻（癔症性泄泻）；（19）闭经；（20）产后自汗；（21）阴痒；

(22) 小儿多动症；(23) 小儿厌食；(24) 阳痿。

16. 甘草粉蜜汤

方证：见《金匮要略·趺蹶手指臂肿转筋狐疝蛔虫病脉证并治》篇。"蛔虫之为病，令人吐涎，心痛，发作有时，毒药不止，甘草粉蜜汤主之。"

甘草二两（6g），粉一两（3g），蜜四两（12g）。上三味，以水三升，先煮甘草，取二升，去滓，内粉蜜，搅令和，煎如薄粥，温服一升，差即止。

方解：原文中说"毒药不止"，是由于患者内脏虚寒，脾胃不和，蛔虫由此扰动不安，"令人吐涎心痛"。所以中药杀虫药有毒但杀不死蛔虫，才选用和胃安蛔法。所拟甘草粉蜜汤方杀虫安蛔，和胃缓痛，用于蛔虫腹痛发作时。

20世纪60年代，我在湖南防治血吸虫病，农村小儿十有八九有蛔虫，发作时腹部绞痛难忍，经检查大都是胆道蛔虫症，我用甘草粉蜜汤，粉用的是米粉，服后都能缓解腹痛，但不能把蛔虫从胆道驱出。后来我改用甘草蜂蜜香油，米汤煮甘草，煮10分钟，倒碗内，加1两（30ml）香油，待温1次喝下，10~15分钟后疼痛霍然消失。在偏僻的农村，我单用香油或猪肉1两加温，待温时一口喝下，治胆道绞痛，顿时而消。原理何在？我认为是一种生理反射而驱蛔，油已入胃，大脑向胆道发出开放胆汁指令，胆道收缩，把钻入胆道的蛔虫，用胆汁冲力将其驱出胆道。虫得重生，自然不再钻入胆道，再服驱虫药，将其消灭。用香油只是一个缓冲之计。

油驱除胆道蛔虫，是民间一个验方。古人云"单方一味，气死名医"。一次我和血防科成员下乡调查，坐了一天汽车，又坐了一天船，到了一个很偏僻的湖汊，住在大队书记家。睡到半夜，我被小儿哭醒，从哭声中可知孩子疼得很厉害，我叫醒湘雅医院的两位外科一把刀，请他们去看看。看完回来，告诉我是"胆道蛔虫症"，要住院开刀，可从这里到县医院最快要2天，怎么办？我突然想起"香油驱胆道蛔虫"，问主人家里有香油没有？"没有香油，只有猪油"，我说用1两猪油在火上化开，让小孩温服，服后15分钟，听不见哭声，屋主人告诉我，小儿肚子不痛时，很快睡着了，两个外科一把刀，感到很神奇，便开玩笑说："难怪你们血防所把你称为神仙，你真神，危难之时见真功。"我说，这在民间只是一个雕虫小技，但又是医药之源。

现代医药发达，很多情况下，甘草粉蜜汤已退出历史舞台，但甘可缓急之法，法外无法，在毒药不止"痛"时，用甘草和粉可缓急止痛。方中"粉"即无毒之白粉。我常用米粉，而不可能用有毒的铅粉。本方不在杀虫，杀不了虫，只能安蛔和胃，缓急止痛。符合《内经》所说"肝苦急，急食甘以缓之"之旨。

临床报道：甘草粉蜜汤治疗（1）蛔厥（胆道蛔虫）；（2）胃脘痛（十二指肠溃疡）；（3）不寐（神经衰弱）。

17. 通脉四逆汤

方证：见《伤寒论》317条"少阴病，下利清谷，里寒外热，手足厥逆，脉微欲绝，身反不恶寒，其人面色赤，或腹痛，或干呕，或咽痛，或利止脉不出者，通脉四逆汤主之。"

炙甘草二两（6g），附子大者一枚（生用，去皮，破八片），干姜三两，强人可四两（9~12g）。

上三味，以水三升，煮取一升二合，去滓，分温再服，其脉即出者愈。面色赤者，加葱九茎；腹中痛者，去葱，加芍药二两；呕者，加生姜二两；咽痛者，去芍药，加桔梗一两；利止脉不出者，去桔梗，加人参二两。病皆与方相应者，乃服之。

方解：后世医家以"辨证施治""方证对应"都从仲景此段对话中脱出。本方药味与四逆汤完全相同，只是干姜用量增加1倍，附子也应选大者1枚，说明治虚寒之重者，必须加大药物剂量，才不会出现病重药轻之误。附子回阳，干姜温中，甘草甘缓以防姜附过猛。脸色发红，应用葱白以通阳；腹中痛，去葱之辛散，加芍药止痛；呕吐，加生姜降逆止呕；咽痛，去芍药，加桔梗清利咽喉；若气虚脉仍摸不到，去桔梗，加人参，方合参附补气回阳。临床上，凡气虚、血虚、脾虚不寐、有阳虚之象加少量附子，疗效会提高一大步。

葱白，《伤寒论》中有2用：314条、315条。《金匮要略》中有2用：《金匮要略·风寒积聚病脉证并治》篇"肝着，其人常欲蹈其胸上"；《金匮要略·妇人杂病脉证并治》篇"寸口脉革，妇人半产漏下，通脉四逆汤加减，面色赤者，加葱九茎。""腹中痛"去葱白。

葱白有4大功能：通阳救逆，祛寒止痛，发汗解表，利大小便。

《神农本草经》曰："葱实味辛温，主明目，补中不足。其茎可作汤，主伤寒寒热汗出，中风面目肿"。《神农本草经》在前，《伤寒杂病论》在后，到仲景时期已对葱白有更广泛的认识，并应用于临床，突出了葱白通阳散寒的作用。

临床报道：缺如。

18. 干姜人参半夏丸（亦可改汤服用）

方证：见《金匮要略·妇人妊娠病脉证并治》篇"妊娠呕吐不止，干姜人参半夏丸主之"。

干姜一两（3g），人参一两（3g），半夏二两（6g）。

上三味，末之，以姜汁糊为丸，如梧桐子大，每服十丸，日三次。

方解：人参、干姜益气温中，半夏、姜汁和胃降逆止呕。妊娠呕吐当镇逆，重用赭石（6~12g）煎汤送干姜人参半夏丸，折其上逆之机，气化乃适得平。

初读书，我受《本草经》赭石、法半夏能堕胎之说影响，不敢用赭石降逆止呕，只用干姜人参半夏丸，或用生姜红糖水和小半夏汤。

1959年我在恩师书架上见到《医学衷中参西录》，利用寒假读了一遍，受益匪浅。我对妊娠恶阻有了新的认识，半夏、赭石在妊娠不过2~3个月时，胎体未成，坠的什么胎！恶阻剧者，饮水一口吐一口，其气化津液不能下达大肠，造成大便燥结，旬余不通，腹满作痛，已危及生命。在农村用鸡蛋换火柴的困苦条件下，我用重镇止呕法，选用5分钱1两的代赭石3两，煎水代茶，一口一口地喝，二、三个小时饮完收效。

我用过张锡纯先生之"安胃饮"来治恶阻，清半夏30g，净青黛9g，赤石脂30g（或用赭石代），用做饭小锅煎取清汁1大碗，调入蜂蜜2两，徐徐温饮下，1次只饮1口，半日服尽，在农村治好3~4个妊娠呕吐的妇女。并用当归贝母苦参汤治好妊娠便秘，用大黄甘草汤治孕妇大便燥结，《内经》所说"有故无陨亦无陨也"是指导妊娠用药的指路明灯。

清代陈修园曰："半夏得人参，不惟碍胎，且能固胎。"

吴棹仙论半夏："半夏辛温，可和胃气，通阴阳，有开窍之苦（苦酒汤），气逆能下，有结能开。"

干姜半夏人参丸总量12g，每次10丸，每日3次，合4g，10丸，取"轻可去实"之法。我每次用生姜红糖水，生姜都用15~20g。只用2~3次。

临床报道：干姜人参半夏丸治疗（1）恶阻；（2）痰饮眩晕（干姜半夏人参丸加桂枝、茯苓）。

19. 半夏散及汤

方证：见《伤寒论》313条"少阴病，咽中痛，半夏散及汤主之。"（少阴咽痛，局部颜色不变）

半夏，桂，甘草各等分。

上三味等分，各分别捣筛已，合治之，白饮和服方寸匕（每服2~3g），日三服。若不能散服者，以水一升，煎七沸，内散两方寸匕（4~6g），更煮三沸，下火令小冷，少少咽之。半夏有毒，不当散服。

方解：本条主治之少阴咽中痛，是由于寒邪郁聚咽喉之间，所以仲景不用桔梗、黄芩、连翘之类去清。因寒热散不开，故用桂枝散寒，半夏逐痰涎，利咽喉，甘草和之。本方辛甘化合为阳而气温，不但能解客寒之气，也能劫散咽喉怫郁之热。本方功用散寒解郁，和中祛痰，主治少阴寒邪外束，阳邪郁聚之咽喉痛。

少阴病风寒外束，本当轻用麻黄附子甘草汤，重用麻黄附子细辛汤，仲景却舍此二方，改用桂枝甘草加半夏。桂枝甘草汤，实际上是桂枝汤的浓缩方。《灵枢·经脉》篇言："足少阴肾经，循喉咙挟舌本"。三阴中少阴主枢，少阴之经循喉咙，枢机失常，邪气逆不能外达而发生咽痛，当用半夏通阴阳，桂枝甘草辛温开达，半夏散少阴之邪，降逆以清咽喉之火，甘草甘缓解毒。

少阴咽中痛不尽属火，此为寒凝结不散，故用桂枝甘草辛甘化合为阳散寒邪，法半夏将郁结散开。若滥用清热解毒，滋阴凉血，安可驱寒止痛！

咽痛以寒包热者多。如栀子干姜汤治疗咽痛，一寒一热，热重者，栀子重用，干姜轻用；寒重者，干姜重用，栀子轻用；寒热均等者，栀子干姜各6g。

在上，咽痛寒包热，也可用大黄附子细辛汤。在下，阳气被阴寒所郁，阴寒固结，阳气不运，也可用大黄附子细辛汤。方随证走，薏苡附子败酱散调解寒热，是不可多得的佳方。

临床报道：半夏散及汤治疗（1）少阴咽痛；（2）慢性咽炎；（3）化脓性扁桃腺炎。

20. 白散（又名三物白散，《外台秘要》称为桔梗白散。）

方证：见《伤寒论》141条，《金匮要略·杂疗方》。

桔梗三分，巴豆一分（去皮心，熬黑研如脂），贝母三分。

上三味为散，内巴豆，更于臼中杵之，以白饮和服，强人半钱匕（1.5g），羸者减之。病在膈上必吐，在膈下必利。不利进热粥一杯，利过不止进冷粥一杯。身热皮粟不解，欲引衣自覆，若以水潠之洗之，益令热劫不得出，当汗而不汗则烦；假令汗出已，腹中痛与芍药三两如上法。

方解：攻逐水饮，温下寒实。

1960年夏天，从怀柔来了一个病人姓刘，患肺结核合并肺脓肿，咳嗽时黏痰常堵塞咽喉，出现呼吸困难。病人说："救救我，不知哪一天我就让痰给我送终。"我给配了一料桔梗白散，告诉患者，当痰堵住咽喉，呼吸困难时，赶快用手捏小撮药粉撒在咽喉，痰马上化开，呼吸瞬间通畅。1年后我去怀柔黄花镇找我的老朋友时，一天，1个中年妇女请吃饭，我问朋友去不去，朋友说："那是我亲妹妹，吃了宋老给开的药（千金苇茎汤加味）和你给配的粉粉药，病好了。今天请你吃饭，你能不去吗？"

1967年，我为了多学一点外科手术知识，自愿参加晚期血吸虫病脾肿切除术，每天切2~3个。一天，手术中病人突然痰壅上来，不是呼吸机用得快，病人就会呼吸衰竭。我曾建议外科备三物白散，若患者突然发生痰壅呼吸，可用桔梗白散急救。我备好后装在工作服口袋里，共切脾150多例，再没见痰涎堵塞咽喉的危急病人，没有机会用。

《外台秘要》通治飞尸鬼击病的走马汤方、千金三物备急丸，则是从桔梗白散化裁而来，补了桔梗白散的不足，扩大了治疗范围。

记得"文革"中期我回故乡省亲，同宗的彩麟爷爷病故满三周年，要移葬祖坟。本村王某，"文革"初把他斗得死去活来，彩麟爷爷含怒而死。"文革"中期王某成了彩麟爷爷的女婿。为了赎罪，王某一个人去掘亲冢。挖开墓道口时，一股气流迎面冲来，王某躲闪不及，被墓道秽浊之气击伤，"腹痛难忍"，无药可以止痛。这时我已到村，村人都说"这是报应""鬼不击他击谁？"急送县人民医院抢救，未到医院死在路上。本证若能速服"走马汤"（杏仁2枚，巴豆2枚，用毛巾包缠，捣细如泥，溶于沸水中，捻汁滤渣饮），食后腹泻，秽浊之气从大肠排出，腹痛会减轻。若腹泻不止，吃冷粥1碗，泻可止，吃冰的酸奶也行。走马汤是治"飞尸鬼击病"的主方。

我国著名的京剧演员袁世海就是因一口痰堵在咽喉而归天，若有桔梗白散便可起死回生。

临床报道：白散治疗（1）寒实结胸；（2）食积胃痛；（3）腹痛（肠梗阻）；（4）食滞；（5）食物中毒。

21. 百合滑石代赭石汤

方证：见《金匮要略·百合狐惑阴阳毒病脉证并治》篇"百合病，下之后，滑石代赭石汤主之。"

百合七枚（30g），滑石三两（碎，绵裹）（9g），代赭石如弹丸大一枚（碎，绵裹）

（20g）。

上先以水洗百合，渍一宿，当白沫出，去其水，更以泉水二升，煎取一升，去滓，别以泉水二升煎滑石、代赭，取一升，去滓，后合和，重煎，取一升五合，分温服。

方解：百合病，医生所以用下法，是因为见患者口苦，小便赤，误以为热，才误用下剂，导致脾胃阴液大伤，而出现呃逆，故用百合养阴，滑石利湿，赭石重镇以降胃气。

临床上常用于肺胃阴虚之呃逆，或不寐，胃脘胀气，以及热病后期之呃逆，癔症及更年期之呃逆。

若胃气虚弱，呃逆，反胃，呕吐，噫气不除，可用旋覆代赭石汤。代赭石加重分量可以提高疗效，单用可用30～90g。此方煎好后，徐徐下咽，镇呕、镇逆都很好。

22. 芍药甘草加附子汤

方证：见《伤寒论》68条"发汗，病不解，反恶寒者，虚故也，芍药甘草加附子汤主之。"

芍药，甘草各三两（炙）（9g），附子一枚（炮，去皮，破八片）（6g）。

上三味，以水五升，煮取一升五合，去滓，分温三服。

方解：为调营卫两虚的方剂。《伤寒论》18条中，误汗，厥愈足温，两小腿痉挛，服芍药甘草，其脚则伸。《伤寒论》68条中，病不解，反恶寒者，阳虚故也，所以用芍药甘草汤加附子。用附子回阳，芍药敛汗补阴，甘草和中。

多年来，我在临床应用芍药甘草汤加味，加出了治疗椎间盘突出、治疗腓肠肌痉挛最好的方药，治疗偏头痛、治疗胃肠痉挛及不同部位肌肉痉挛的方药……我所用的芍药甘草加薏米要比芍药甘草汤疗效快而巩固……芍药甘草汤加味，临床应用范围广，临床报道很多，是酸甘化阴以助营的好方。

临床报道：芍药甘草汤加附子治疗（1）里寒腹痛；（2）虚寒性头痛；（3）肩周炎；（4）腰痛；（5）胃脘痛；（6）坐骨神经痛；（7）痛痹；（8）腹痛；（9）自汗盗汗（加龙牡、浮小麦）。

23. 当归生姜羊肉汤

方解：见《金匮要略·腹满寒疝宿食病脉证并治》篇"寒疝，腹中痛及胁痛里急者，当归生姜羊肉汤主之。"

当归三两（9g），生姜五两（15g），羊肉一斤。

上三味，以水八升，煮取三升，温服七合，日三服。若寒多者，加生姜成一斤；痛多而呕者，加橘皮二两，白术一两。加生姜者，亦加水五升，煮取三升二合，服之。

方解：本方宜用于以虚为主的寒疝证。当归温润活血，行气止痛，生姜散寒利气止痛，羊肉温补止痛。

《金匮要略》前后有3方治疝。蜘蛛散治"阴狐疝气，偏有大小，时时上下"。大黄附子汤治"胁下偏痛，发热，脉紧。"《罗子园医话》云：肾子（睾丸）肿痛（中医称偏坠，西医称副睾丸炎），或睾引少腹奇痛（有将睾丸引缩入少腹内者，痛不可忍）。中医治疝之药率用川楝子、小茴香、橘核、荔核、山楂核、炒玄胡等，以治轻症疝气相当有效，甚则用附子其效显著。然以余之经验，最效之方则为大黄附子合剂。此种用药集大寒大热并用，纵有古方，未免骇俗，然"余已经数十年之临床实验，以附子大黄加入普通治疗疝气药中（即上引川楝子等药）迅收特效……此治外疝之经验谈也。"

总之，凡遇他人不能治之睾丸肿痛或缩入少腹，不论如何危笃，用此方（大黄附子汤）1周无不立效，无一失败。

我爱读古人笔记。《倦游录》载"辛稼轩初自北方还朝，忽得颓疝之疾，重坠大如杯。有道人教以叶珠，即薏苡仁也，法用东方壁土炒黄色，然后加入水煮烂，放沙盆内研成膏，每日用无灰酒（不加石灰的酒）调服二钱（6g）即消。"《归天琐记》说："沙随先生亦患此证，辛以此方授之，亦一服而愈。"我用大黄附子汤治疝常加炒薏米20g，效果很好。两江总督梁章巨即以"此方授居停主人，如法制服，五日而霍愈。古方之有用如此，因急笔记之。"

当归生姜羊肉汤治以虚为主的寒疝证，是疝中较轻的一种。

当归生姜羊肉汤除治寒疝外，我常用于受寒之产妇，或年老体衰之人，本方还能缓解高原缺氧症。

电视台"养生堂"冬季养生节目的专家建议虚寒体质的人多吃点当归生姜羊肉汤，这是对的。

临床报道：当归生姜羊肉汤治疗（1）血虚寒疝（慢性胰腺炎）；（2）产后腹痛；（3）闭经；（4）痿痹气厥；（5）眩晕（低血压）；（6）泄泻；（7）肌衄（血小板减低）；（8）产后发热。

24. 当归贝母苦参丸

方证：见《金匮要略·妇人妊娠病脉证并治》篇"妊娠，小便难，饮食如故，当归贝母苦参丸主之。"

当归，贝母，苦参各四两（12g）。

上三味，末之，炼蜜丸如小豆大，饮服三丸，加至十丸。

方解：本方开郁结，泄湿热，能使大便通畅，又能使小便通利，非独为"小便难"而设。我用此方治妊娠小便难，也治过妊娠大便难。贝母开郁宣肺气。当归润肠，苦参除湿热通利二便。故应理解为"妊娠，二便难"，不知可否。

我用当归贝母苦参丸治前列腺炎，若癃闭，加用李时珍拟方，即川楝子，茴香，穿山甲，重用（倍用）黑丑以清利"湿热之邪在精道，壅胀隧道，病在二阴之间，故前阻小便，后阻大便，病在大肠膀胱也。"常一服而减，三服而平（《本草纲目》李时珍医案）。

我用当归贝母苦参丸治暑天小儿湿疹生疮。若周身生疮则合用"疮疡三两三"（金银花，全当归，生黄芪，生甘草），疮疹可平。

我治疗习惯性便秘，常和前辈魏龙骧方（白术60g，生地30g，升麻3g）合用。贝母宣肺，当归润肠，苦参可重清肠道郁热，白术重用运化脾阳以治便秘之本。白术在临床上治脾虚泄泻有止泻作用，若大便燥结则有通便之功。浙江医大范林二氏用魏之法，重用白术90g治1例中风便秘。《王旭高医书六种》作者王泰林颇有卓见，他说："白术生肠胃之津液，大便硬是肠胃之津液干枯，故仲景桂枝附子汤去桂加白术，一药两用，治风湿肌肉痛与大便秘结。"

临床报道：当归贝母苦参丸治疗（1）前列腺肥大；（2）前列腺炎；（3）尿道炎；（4）热淋（急性肾盂肾炎）；（5）小便不利；（6）咳喘（慢性支气管炎）；（7）胃脘痛（胃炎）。

25. 黄芪芍桂苦酒汤

方证：见《金匮要略·水气病脉证并治》篇"黄汗之为病，状如风水，汗沾衣，色正黄如药汁，黄芪芍桂苦酒汤主之。"

黄芪五两（15g），芍药三两（9g），桂枝三两（9g）。

上三味，以苦酒（醋）一升，水七升，相和，煮取三升，温服一升，当心烦，服至六七日乃解。若心烦不止者，以苦酒阻故也。

方解：本方黄芪为君药，补气固表；芍药、苦酒治在血分，引桂入营，驱逐水湿。功用益气调营卫止汗。

本证为黄汗之证，黄汗起因乃水湿外侵，郁遏阳气，营卫不和所致。临床以汗出色黄，沾染腋下衣物，黄洗不下来，伴水肿、发热、口渴为主要临床表现。多数病人无临床症状，仅因两腋下衣物黄染而求医。

本方是桂枝汤类变方，具体地说是从黄芪建中汤、桂枝加黄芪汤、黄芪桂枝五物汤化裁而来。黄芪建中汤是桂枝倍芍药，其余均是桂芍均量。这几个方子中，黄芪用量不同，小建中汤用黄芪1两，桂枝加黄芪用黄芪2两，黄芪桂枝五物汤用黄芪3两，芪芍桂苦酒汤用黄芪5两。

我用此方治1例病患因久吃胡萝卜而引起色素染体，5副药后黄颜色已退尽大半。

临床报道：黄芪芍桂苦酒汤治疗（1）黄汗；（2）黄肿。

26. 茯苓杏仁甘草汤与橘枳姜汤

方证：见《金匮要略·胸痹心痛短气病脉证并治》篇"胸痹，胸中气塞，短气，茯苓杏仁甘草汤主之，橘枳姜汤也主之。"

茯苓三两（9g），杏仁五十个（15g），甘草一两（3g）。

上三味，以水五升，煮取二升，分温再服。

方解：胸痹气塞偏重，由于痰饮阻胃，应以健胃为主，宣肺化饮。肺气不利，当用杏仁宣肺，茯苓化痰湿，甘草和中。

此证多在风寒袭肺后咳嗽胸痹，胸中气塞，痰饮阻肺，我多先用桂枝加厚朴杏仁汤，咳嗽好转，胸痹才用茯苓杏仁甘草汤。若痰多加陈皮、半夏，成了化痰的二陈汤。

27. 橘枳姜汤

方证：见《金匮要略·胸痹心痛短气病脉证并治》篇"胸痹，胸中气塞，短气，茯苓杏仁甘草汤主之，橘枳姜汤也主之。"

橘皮一斤，枳实三两，生姜半斤。

上三味，以水五升，煮取两升，分温再服。

方解：胸闷气塞偏重是由于痰饮阻胃，用橘枳姜汤；气短偏重用茯苓杏仁甘草汤。胸闷气塞用枳实降肺气、橘皮化痰，短气用茯苓利水饮。"病微饮者，当从小便去"。若病人气塞、短气兼有，二方可以合用。这两方所治都属痰饮之轻者。

临床报道：茯苓杏仁甘草汤与橘枳姜汤治疗（1）胸痹（气寒）；（2）心悸（室性早搏）；（3）水肿；（4）喘息（短气息迫）。

28. 柏叶汤

方证：见《金匮要略·惊悸吐衄下血胸满瘀血病》篇"吐血不止者，柏叶汤主之。"

柏叶、姜各三两（各9g），艾三把（15g）。

上三味，以水五升，取马通汁一升，合煮取一升，分温再服。

方解：本方柏叶首载《名医别录》，主治"吐血，衄血，痢血，崩中，赤白……"，未提药性之寒热。《圣济总录》言"或疑柏叶性寒，仲景何用于虚寒出血"。《药品化义》谓"侧柏叶，味苦滋阴，带涩敛血，仲景配干姜之温热，既抑其寒凉之性，又发挥止血作用。"《本经逢源》称"柏叶性寒而燥，大能反胃，虽有止血之功，而无阳生之力，故亡血虚家不宜擅服。柏叶汤，柏叶同姜艾止吐血不止，当无此虑矣。"

一次我去怀柔黄花镇朋友家玩，一青年陪我找刘××，每走几步，他咳白沫痰带血，我主动给他开方，他说没钱买药。我说："我开的方子，自己可以采找，柏叶要柏树东南枝，1小撮10g左右，干姜10g，艾叶1小撮10g左右，3药煎水服，每日2煎"。7日后，咳嗽轻，吐血止。

本方治"吐血不止"，说明此证出血病性平稳，久治不愈。柏叶汤治疗病程较长的、少量出血。盖久病多虚，其人必正气虚，面色苍白，脉沉细。前人所谓"止血者，以阳虚阴必走，得暖自归经也。"本方可谓温经止血之妙方。

临床报道：（1）吐血（胃溃疡）；（2）咯血（肺结核）。

29. 桂枝生姜枳实汤

方证：见《金匮要略·胸痹心痛短气病脉证并治》篇"心中痞，诸逆，心悬痛，桂枝生姜枳实汤主之。"

桂枝、生姜各三两（各9g），枳实五枚（12g）。

上三味，以水六升，煮取三升，分温三服。

方解：本方和橘枳姜汤只差一味药。主证心中痞闷，邪气上冲，故重用枳实以降气，桂枝、生姜温阳逐痰。

茯苓杏仁甘草汤治胸痹气短，用茯苓利水，"通阳不在温，而在利小便"，胸阳通达，短气自除。橘枳姜汤治胸痹气塞。桂枝生姜枳实汤治胸痹气逆，气短不足以息。《伤寒论》117条"气从少腹上冲心者，桂能泄上冲之气。"一方茯苓为君，一方枳实为君，一方桂枝为君，君一臣二之制，取法于《素问》。

此三方多见于冠心病之初期，气短、气塞、气逆统称胸中阳气痹塞之象。

临床上病人无肝气不舒，两胁胀满，肝气横逆，若邪气上冲者，当用桂枝生姜枳实汤。

本方常与他方合用，故旁无验案可循。

30. 大建中汤

方证：见《金匮要略·腹满寒疝宿食病脉证并治》篇"心胸中大寒痛，呕不能食，腹中痛，上冲皮起，出见有头足，上下痛而不可触近，大建中汤主之。"

蜀椒二合炒去汗（9g），干姜四两（12g），党参一两（3g）。

上三味，以水四升，煮取二升，去滓，内（饴糖）一升（30～50g），微火煎取一升半，分温再服，如一炊顷，可饮粥二升，后更服，当一日食糜，温覆之。

功能：温中补虚，散寒止痛。

方解：中焦阳虚，阴寒四郁，气在腹中，攻冲上下，则见"上冲皮起，出见有头足，上下痛而不可触近"，为胃肠痉挛之象。故用人参、饴糖温补脾胃，干姜、川椒大温之药健胃祛寒。这是胃肠虚寒的治法。

我在临床上治疗寒性胃脘痛，多年暑夏不能吃冰棍，严重时白菜不能吃（白菜偏凉），六脉沉或迟，手脚入冬则厥冷，脚睡一夜也暖不热，茶水不热不能喝，绿茶怕喝铁观音，乃虚寒性胃病。

临床上胃镜查出溃疡病、慢性胃炎，都可用大建中汤温中补虚、散寒止痛。我还用其治疗慢性久泄、慢性肠炎、过敏性肠炎。中焦阳虚，阴霾四布，胃肠痉挛，上冲皮起，才能见到"出见有头足"。"出头足"只是一个症，病是"心胸中大寒痛"。

《沈氏女科辑要笺正》载："大建中汤专治气营两虚，中阳无权，而阴霾乘之，痼阴冱寒，凝结作痛"。《金匮要略》所谓"心胸中大寒痛"，这里的"心"乃胃也，非心脏之心。《伤寒论》中的"心下痛""正在心下"，都是俗称之胃，习惯说的"心口痛"也是指胃。"胸"是指膻中以下，以贲门的病变比较多。

本方临床应用极广，但无饴糖则疗效大打折扣，而小建中汤无饴糖则失去君药，疗效更差。

临床报道：大建中汤治疗（1）蛔虫腹痛；（2）胃痛（胃与十二指肠溃疡）；（3）腹胀（胃下垂）；（4）水疝（睾丸鞘膜积水）；（5）狐疝（腹股沟斜疝）；（6）瘕聚（鬼头）；（7）休息痢。

31. 桃花汤

方证：见《金匮要略·呕吐哕下利病脉证并治》篇"下利便脓血者，桃花汤主之。"

《伤寒论》307条："少阴病，二、三日至四、五日，腹痛，小便不利，下利不止，便脓血者，桃花汤主之。"

赤石脂一斤（一半剉，一半筛末），干姜一两，粳米一升。

上三味，以水七升，煮米令熟，去滓，温七合，内赤石脂末方寸匕，日三服；若一服愈，余勿服。

方解：本方温中补虚固涩，治虚寒下利。以赤石脂固涩，干姜温中，粳米补虚，与治热滞下利的白头翁汤、葛根芩连汤主治不同，为一寒一热两大法门。

我对主证"下利便脓血"有自己不同的看法。我认为，"下利"是慢性肠炎，不一定便脓血；"便脓血"是久痢久治不愈，由热滞转为虚寒痢。因证同属虚寒，故写成"下利便脓血"。

我在临床用桃花汤治下利1年多不愈的患者，在几个大医院都未查清原因的情况下，就用桃花汤，1副将其治愈，至今2年未再复发。

若寒重胃怕冷，则桃花汤和大建中汤合用；若下利多次，则桃花汤和赤石脂禹余粮两方合用，治疗多例慢性虚寒性下利。凡久泄不止、久痢不止者均可应用该方。

临床应用：桃花汤治疗（1）少阴下利；（2）五更泻；（3）胃及十二指肠溃疡；（4）带下。

总之，在临床上治疗胃肠病，我的体会，学好用好大小建中汤（黄芪建中汤）、附子粳米汤、理中汤、桃花汤、赤石脂禹余粮汤，以及小柴胡汤、四逆散、大小半夏汤、吴茱萸汤、芍药甘草汤等，治胃之法已过大半矣。

32. 栀子甘草豆豉汤

方证：见《伤寒论》26条"若少气者，栀子甘草豆豉汤主之。"

栀子十四枚（12g），甘草（炙）二两（6g），香豉四合（绵裹）（10g）。

上三味，以水四升，先煮栀子、甘草取二升半，内豉煮取一升半，去滓，分二服，温进一服，得吐则止后服。甘草补中益气，治少气之虚烦。

方解：本方是在栀子豉汤基础上的加减方之一。本证是在"虚烦不得眠""心中懊恼"基础上出现"少气者"。汗吐下后，中气受损，故加甘草补中益气。

临床上治疗虚烦不得眠，少气，我常和甘麦大枣汤合用；更年期心烦懊恼失眠，又常和百合地黄汤合用。上周治一位93岁老妇人，心烦不寐，扰得儿子昼夜不能休息，老妇人饮食如故，夜间心烦少寐。我诊断为心躁，即脏躁，开了甘麦大枣汤合百合地黄汤加栀子豉汤，进药3副而甜蜜入睡，不再烦躁。先后服10副，一切安好。

临床报道：（1）心中烦闷短气；（2）咽中自觉有物，咽下困难；（3）食物中毒。

33. 栀子厚朴汤

方证：见《伤寒论》79条"伤寒下后，心烦腹满，卧起不安者，栀子厚朴汤主之。"胃不和故也。

栀子十四个（12g），厚朴四两炙去皮（12g），枳实四枚水浸炙令黄（12g）。

上三味，以水三升半，煮取一升半，去滓，分二服，温进一服，得吐者，止后服。

方解：本条"下后，心烦腹满"，是由于热邪壅遏胸腹，所以用栀子清烦热，枳实、厚朴宽中泄满。若下之后热邪壅遏在腹，不烦则用小承气汤。若腹满为主，可用厚朴三物汤。即心烦腹满、不得卧之症，不一定出现在下之后，更年期也常用此症状。

临床上多见年轻人饮食过量，欲吐不出，欲泻不能，我常用厚朴大黄汤加栀子。栀子能催吐，上吐下泻，腹满自除。徐徐停后服。或用栀子大黄汤，即枳实栀子豉汤加大黄。

《伤寒杂病论》用枳实17方，用于升降开泄，推荡疏通，消除痰滞，除实散结毒，宽中下气，入血行滞。用厚朴14方，用于下气除满，涤饮荡实，宽胸达表，疏通气机。

《伤寒药性赋》总括为："枳实疗痞满而治胸痹，非徒降气于高巅"；《本草汇言》总括为："厚朴宽中化滞，平胃气之药也。凡气滞于中，气郁而不散，食积于胃，羁而不行，或湿郁积而不去，湿痰聚而不清，用厚朴之温可以燥湿，辛可以清痰，苦可以下气。"

临床报道：栀子厚朴汤主治（1）腹部胀满；（2）黄疸（传染性肝炎）；（3）狂病（精神分裂症）；（4）郁证（癔症）纳差、腹满。

34. 栀子生姜豉汤

方证：见《伤寒论》76 条"若呕者，栀子生姜豉汤主之。"

栀子十四个（10g），生姜五两（15g），香豉四合（12g）。

上三味，以水四升，先煮栀子、生姜取二升半，内豉，煮取一升半，去滓，分二服，温进一服；得吐者，止后服。

方解：栀子豉汤证有添加呕吐时，使用此方。生姜被誉为"止呕圣药"，是暖胃止呕首选药。栀子豉汤有时能引起呕吐，若加生姜则不会再呕。

临床报道：栀子生姜豉汤治疗（1）胃痛欲呕；（2）热扰胸膈（胃气上逆）；（3）胃脘痛（胸中满闷不舒）。

35. 枳实栀子豉汤

方证：见《伤寒论》393 条"大病差后，劳复者，枳实栀子豉汤主之。"

枳实三枚炙（9g），栀子十四个（10g），香豉一斤绵裹（15g）。

上三味，以清浆水七升，空煮取四升，内枳实、栀子，煮取二升，下豉，更煮五六沸，去滓，温分再服，覆令微似汗。若有宿食者，内大黄如博棋子五六枚，服之愈。

方解：方中栀子清胸膈内余热，枳实宽中下气，清浆水能助胃气。当病后出现微热不退，心中懊憹，舌苔薄白而黄，可用此方治疗。

本方我常用于治疗大病后劳复，出现停食，腹胀症。便秘甚加大黄 6g。恩师宋孝志先生告诉我，病后劳复，或服药效果不好时，用四逆散或枳实栀子豉汤 2~3 副，再用原方效果大增。临床遇效果不好，我则认真回顾四诊是否有遗漏，重新辨证用新方，用劳复方也有疗效。

枳实栀子豉汤，临床大夫用得多，但总结案例少。多见病后，出现发热，口渴，心中懊憹，心下痞塞，或胸脘胀满，脉数者，用 3~5 副即可痊愈。治疗过程构不成一个大病例，所以报道少。

临床报道：感后食复。

36. 猪苓散

方证：见《金匮要略·呕吐哕下利病脉证并治》篇"呕吐而病在膈上，后思水者，解，急与之。思水者，猪苓散主之。"

猪苓，茯苓，白术各等分。

上三味，杵为散，饮服方寸匕，日三服。

方解：呕吐以后，胃气没有恢复，所以不欲饮水。若思水，恐怕胃中停水，所以用猪苓散。猪苓利水，茯苓健脾利水，白术健脾，使水道通调，下输膀胱。功在清热利水。

本方加桂枝、泽泻即五苓散。

暑天多见患者饮水过多，水停膈上，有时出现呕吐，治疗当用猪苓散方。

我常用猪苓散治疗小儿脾虚泄泻，不煎，用猪苓6g、茯苓6g、炒白术6g，开水沏代茶饮，或此味用纱布包裹，煮水。加糖，小儿喜欢用，且疗效满意。有时我还喜欢用盐山张锡纯的方：车前子10g，煎水，用水煮山药30g，加糖，小孩特别喜欢吃，方名"分水散"，治小儿脾虚泄泻，药到病除。

临床报道：（1）肝硬化腹水；（2）视网膜静脉阻塞；（3）玻璃体积血；（4）云雾移晴（玻璃体混浊）；（5）小儿单纯性消化不良；（6）下肢浮肿。

37. 旋覆花汤

方证：见《金匮要略·风寒积聚病脉证并治》篇和《金匮要略·妇人杂病脉证并治》篇"肝着，其人常欲蹈其胸上，先未苦时，但欲饮热，旋覆花汤主之""虚寒相搏，妇人半产漏下，旋覆花汤主之"。

旋覆花三两（9g），葱十四茎（4~5茎），新绛少许（6g）。

上三味，以水三升煮取一升，顿服之。

方解：旋覆花能行血脉之瘀，葱白能通经气之滞，绛皂新染者为新绛，凡丝帛皆能理血，绛帛为红花所染，能入血分而活血。

记得1959年秋去怀柔黄花镇调查浮肿，每天去1次黄花镇，群众不找我们看病，嫌我们是学生，时间长啦，都认识啦。一天中午吃完饭，在堂屋坐着七、八个人，一个老者叫李思俊，全村人都尊重他，他给我说："你给我把脉，说准了我有什么病，我才吃你的药。"一时七八个人都望着我把脉。诊得老人家肝脉弦，而血压正常。我诊左手时，他右手插放在肝部位取暖。诊完脉我说："你是肝病，肝喜按，怕冷，暖之则舒，现代医学叫初期肝硬化"。李老头一下站起来，笑着说："你说得很对，给我开药吧。"我开了旋覆花汤的原方，并告诉老者，另外将盐炒热，用毛巾包放在肝上暖肝。1周后李老头对我说："踏遍北京大药店买不到新绛，到昌平一家老药店，老药工说，解放这么多年，我第一次看到大夫开新绛。"新绛是清朝官员头上的红缨丝，用熊血和红花染成，我也第一次知道红绛这味药。以后再也不开新绛，而用茜草、红花代替，免得让病人劳苦。

李老头服了10副旋覆花汤，外用热盐暖肝，他的肝病大为好转。李老头后来成了我的好朋友。

临床上凡见到呃逆、肝阳上亢的头晕患者，我喜欢用旋覆花、代赭石治疗。

20世纪60年代，肝炎流行，有些患者过服苦寒药，转氨酶居高不下，患者感觉肝脏怕冷，三伏天也用手按着取暖。我见到这种病人，就用旋覆花汤加干姜、吴茱萸或吴茱萸汤、当归四逆汤，肝脏不再怕冷，转氨酶卒然下降。

《医宗金鉴》认为，旋覆花汤与病症不符。加之《金匮要略·风寒积聚病脉证并治》篇传抄时将旋覆花汤遗失。此篇论五脏中风、中寒与邪着，若是邪气附着脏器之上，六淫之中唯寒主凝结，故"肾着之病，其人身体重，腰中冷，如坐水中状，反不渴，小便自利——腰以下冷痛，腹重如带五千钱，甘草干姜茯苓白术汤主之。"肝着与肝中寒，病都属虚寒，肝着乃寒凝于经络，肝中寒乃邪伤肝之外府（腰）。旋覆花汤下气散结，活血通络，甘草干姜茯苓白术汤温肾散寒利湿。

肝着之病，"按之则舒，虚也""常欲蹈其胸上"，不严重时"但欲饮热"自救，此乃寒也。寒则血凝。旋覆花"通血脉"，《本草疏证》谓"能活血通络"；新绛用"红花"，又说用"茜草"，二者都是活血破血之品；加上葱为白通，通阳祛寒，因治肝寒收引，所以我坚信本条本方方证相和无过错，实践出真知。

旋覆花汤之用于妇科杂病，治"虚寒相搏""妇半产漏下"。妇人冲任虚寒会导致流产，妇人或少女经期受雨水之袭，经水多，经水衍期，我常用旋覆花汤合四乌贼一藘茹丸治疗，漏下止，恢复原来月经周期。

《金匮要略·妇人杂病脉证并治》篇之脉证，补充了肝着证候之不足。

旋覆花汤《五脏风寒积聚病篇》和《金匮要略·妇人杂病脉证并治》篇，脉证合参，方证对应，用之显效。因受《医宗金鉴》影响，众多经方临床应用书中无旁验案可循。

38. 栀子柏皮汤

方证：见《伤寒论》261条"伤寒，身黄发热，栀子柏皮汤主之。"

肥栀子十五个（12g），甘草一两炙（3g），黄柏二两（6g）。

上三味，以水四升，煮取一升半，去滓，分温再服。

方解：本方的特点是既不发汗，又不泻下，而能清湿热。功用泄热去黄。栀子苦寒，苦轻寒重，可清热祛湿，使黄从小便排出；黄柏苦寒，泄热去黄疸；恐苦寒伤胃，所以用甘草和中。

本方治疗黄疸初起，身黄发热，用于清湿热去黄。

临床上湿热重，舌苔厚腻，纳差，身虽不黄，也可用此方治之。痰多加陈皮、法半夏。

临床报道：栀子柏皮汤治疗（1）黄疸（小儿急性黄疸）；（2）皮肤瘙痒症；（3）日旋旋光性皮炎；（4）过敏性皮炎；（5）红斑性皮肤；（6）皮肤湿疹。

39. 蜀漆散

方证：见《金匮要略·疟疾脉证并治》篇"疟多寒者，名曰牡疟，蜀漆散主之"。

蜀漆洗去腥，云母烧二日，龙骨等分。

上三味，杵为粉，未发前以浆水服半钱（1.5g）。温疟加蜀漆半分，临发时服一钱匕（1.5g）。

方解：本方旨在引痰外出，以吐痰为引邪的出路，功用除痰截疟，调和脏腑。

疟疾乃疟原虫引发的疾病。患体阳虚，发作时多寒状。用吐痰法治疟，现已不用，现有既好又快的青蒿素制品，可取代古之治疟法。

我1950年驻军陕西，在徐文彬主任办公室借得一本《战友》杂志，上面登了一个治疟秘方"二甘散"：甘遂、甘草等分，碾细为末，疟发前捏一小撮放肚脐内，外贴胶布，6小时后取下。间日疟，外用1次可以治愈。我用此方除了治疟，还治原因不明的寒热往来，都有效。

"文化大革命"期间，湖南名医刘炳凡先生和我一块下湘阴县巡回医疗，我们住在白塘省血防试点组。每天出诊在路上，我和老师谈论《伤寒杂病论》。一次谈到蜀漆散治疟，刘老说，蜀漆乃常山之菌，可用常山青蒿代蜀漆，疗效比原方高。

40. 滑石白鱼散

方证：见《金匮要略·消渴小便不利淋病脉证并治》篇"小便不利，滑石白鱼散主之，茯苓戎盐汤亦主之。"

滑石二分，乱发二分（烧），白鱼二分（各15g）。

上三味，杵为散，饮服方寸匕（1.5g），日三服。

方解：乱发制成血余炭，用于止血。乱发烧灰冲服治产后出血过多，是民间山区农民用的止血法。滑石利水，白鱼治淋，针对小便不利。

白鱼为衣鱼科虫的干燥体，开药前先询问一下有货没有，无白鱼可用车前子10g代替。本方可治蚕豆黄引起的溶血小便不利。血余炭治急慢性溶血神效。我为此写了"蚕豆黄条辨"，对血余炭有了更深的认识，治急慢性溶血有大效。

41. 茯苓戎盐汤

方证：见《金匮要略·消渴小便不利淋病脉证并治》篇"小便不利，滑石白鱼散主之，茯苓戎盐汤亦主之。"

茯苓半斤（15~30g），白术二两（6~10g），戎盐弹丸大一枚（5g）。

上三味，先煎茯苓、白术，入戎盐（青盐）再煎，分温三服。

方解：戎盐就是青盐，咸寒入肾，能渗利水湿，茯苓甘淡渗湿，白术健脾，三者合用，功用健脾利水，可治小便不利。本方加桂枝、甘草即苓桂术甘汤。

临床上凡见不明原因的下肢浮肿或单纯脚踝浮肿，我喜欢用茯苓戎盐汤，用腌菜的青盐3~5g，茯苓15~30g，白术10~15g。若小便不利合并有便秘，白术可用30~60g，小便利大便通。

42. 薏苡附子败酱散

方见《金匮要略·疮痈肠痈浸淫病脉证并治》篇"肠痈之为病，其身甲错，腹皮急，按之濡，如肿状，腹无积聚，身无热，脉数，此为肠内有痈脓，薏苡附子败酱散主之。"

薏苡仁十分（30g），附子二分（6g），败酱草五分（30g）。

上三味，杵为末，取方寸匕（1.5g），以水二升，煎减半，顿服。

方解：薏苡仁可以消肿排脓，微用附子之辛热而行瘀滞之气，败酱草咸寒能清积热而排脓血。服后气通，则痈脓结者可开，滞者可行，而大便必排泄污秽脓毒，肠痈就可以痊愈。

本方由治胸痹疼痛有时缓有时急迫的薏苡附子散加败酱草而来。薏苡仁缓解筋脉瘈疭痉挛，调节血液循环，这是冠心病初起常见的症状。不了解薏苡仁的功用，无法解释"胸痹缓急"。败酱草用于清热解毒。

我习惯用此方治带状疱疹。疱疹为寒性病毒，怕火，我的"火烧赤壁法"，烧疱疹的头，烧后立即止痛，肿出皮肤结节消失，疱疹慢慢消退。

我用此方治疗慢性胆囊炎、慢性阑尾炎、慢性咽炎等一系列慢性炎症都有显效。我也用此方治妇科宫颈炎、盆腔炎白带多以及泌尿系感染等。大黄牡丹皮汤治急性炎症期，痈脓未成，恶寒发热可下之；若脓已成，就不能用下法，得用薏苡附子败酱散，扶正排脓以驱邪。本方是慢性炎症的克星。

临床报道：薏苡附子败酱散治疗（1）肠痈；（2）阑尾周围脓肿；（3）黄带（慢性盆腔炎）；（4）慢性胰腺炎；（5）胆胀（慢性胆囊炎）；（6）肝脓肿；（7）尖锐湿疣；（8）巨大淋巴增生；（9）霉菌性肠炎；（10）耳内流脓；（11）局限性硬皮病；（12）顽固性带下；（13）劳淋（慢性肾盂肾炎）；（14）慢性尿毒症；（15）癥积（卵巢囊肿）；（16）慢性前列腺炎；（17）精囊炎；（18）肺结核（发热不退）；（19）附骨疽（慢性骨髓炎）（20）鹅掌风；（21）肌肤甲错；（22）唇揭（口唇溃疡）。

43. 茵陈蒿汤

方证：见《金匮要略·黄疸病脉证并治》篇"谷疸之为病，寒热，不食，食即头眩，心胸不安，久久发黄，为谷疸，茵陈蒿汤主之。"

茵陈六两（18g），栀子十四枚（10g），大黄二两（6g）。

上三味，以水一斗，先煮茵陈，减六升，内二味，煮取三升，去滓，分温三服，小便当利，尿如皂角汁状，色正赤，一宿腹减，黄从小便去也。

方解：谷疸的"寒热"，是从内向外发，由于内部有湿热，所以用本方加以清除。用茵陈、栀子导湿热，大黄祛积滞，使胃肠之瘀滞得以向体外排泄。

本方是治疗黄疸的首选方，大夫都很熟悉。但用此方治胆囊炎、肝硬化、胆道蛔虫症、小儿传染性肝炎等都有很好的疗效。

临床报道：茵陈蒿汤应用范围很广，可治疗（1）肝炎；（2）肝硬化；（3）胆囊炎；（4）中毒性肝炎；（5）胆囊炎术后黄疸不退；（6）胆道蛔虫；（7）急腹症时内毒素血症；（8）妊娠肝内胆汁瘀积症；（9）母婴血型不合；（10）新生儿溶血病；（11）新生儿高胆红素血症；（12）小儿病毒性肝炎；（13）血液透析时皮肤瘙痒症；（14）胎甲球阳性；（15）胆汁反流性胃炎；（16）干燥综合征合并原发性胆汁性肝硬化；（17）阵发性睡眠性血红蛋白尿；（18）黄汗；（19）口腔溃疡；（20）痤疮；（21）脂溢性皮炎；（22）三氯乙烯中毒；（23）十二指肠球部溃疡；（24）肥胖；（25）阑尾炎；（26）高脂血症；（27）崩漏；（28）酒渣鼻。

44. 十枣汤

方证：见《金匮要略·痰饮咳嗽病脉证并治》篇"悬饮内痛，十枣汤主之。"

芫花，甘遂，大戟各等分。

上三味，捣筛，以水一升五合，先煎肥大枣十枚，取九合，去滓，内药末，强人服一钱匕（1.5g），羸人服半钱，平旦温服之，不下者，明日更加半钱，得快下后，糜粥自养。

方解：十枣汤是治悬饮的首选方。方中甘遂泻经隧水湿，大戟泻脏腑水湿，芫花能破水饮窠囊，配肥大枣十枚保护脾胃。由于悬饮结积于内，所以用本方逐水散饮攻下。

注意：《伤寒论》152 条记载了太阳中风并发水停胁下用十枣汤；《金匮要略·痰饮咳嗽病脉证并治》篇治疗悬饮、支饮、水气用十枣汤。不难看出，《金匮要略》扩大了十枣汤的临床应用范围，两书用十枣汤，不是简单的重复，而是不断发展了十枣汤的用法。

本方是治疗胸腔积水首选方，任应秋先生患胸部积水住院用的就是十枣汤。本是十枣散，因用枣汤冲，所以称其为十枣汤。

十枣汤中，芫花、甘遂、大戟各 1 两，共碾极细，每次 3g。每日 1 次，早上服药。不泻可加 1g，一点点往上加，肥大枣煮汤服。最多的 1 次用到 15g。胸水、腹水泻不下来，呕吐不止者，停服。小儿 1~11 岁，每次服 0.5~2g。

我曾用十枣汤治晚期血吸虫病腹水。腹水分三型，十枣汤只适合脾湿肿满型，对肝胀络瘀、肾虚气结二型疗效都不满意。风行一时的所谓"牛奶浆"，即九头狮子草也如此。

临床报道：十枣汤治疗（1）尿路结石；（2）胸腔积液；（3）肝硬化腹水；（4）流行性出血热少尿期肾功能衰竭；（5）恶性胸水；（6）胃酸过多症；（7）小儿肺炎；（8）血吸虫病腹水；（9）急性肾炎；（10）慢性肾炎；（11）肾病综合征；（12）尿频症。

45. 排脓散方

方证：见《金匮要略·疮痈肠痈浸淫病脉证并治》篇"诸痈肿，以手按肿上，热者为有脓，排脓散主之。"

枳实十六枚，芍药六分，桔梗二分。

上三味，杵为散，取鸡子黄一枚，以药散与鸡黄相等，揉和令相得，饮和服之，日一服。

方解：本方有方无证，笔者依前证，设立方证"诸痈肿，以手按肿上，热者为有脓，排脓散主之。"

临床皮肤有脓疮，用此方排脓生肌。疮愈合慢者，可加生黄芪以生肌。南方小儿暑夏生脓疡，我喜欢用排脓散，每次 3~5g，每日 2 次即可，外以甘草油外敷。后者是蒲辅周老先生常用方：生甘草 30g，香油 30g，浸泡 1 周即可使用。

46. 还魂汤

方证：见《金匮要略·杂疗》篇"救猝死，忤死，还魂汤主之。"

麻黄三两（9g），杏仁七个去皮炙（30g），甘草一两炙（3g）。

上三味，以水煮取三升，去滓，分令咽之，通治诸感忤。

方解：本方系麻黄汤去桂枝而成，到宋代《太平惠民和剂局方》更名为三拗汤，功能为宣肺平喘止咳，用于治疗风寒感冒，鼻塞声重，咳嗽痰多，胸满气短，是北方冬季常用的方剂。

《千金方》云："主卒忤鬼，飞尸，诸奄忽气绝，无复觉，或已无脉，口噤拗开，去齿下汤。不下者，分病人发左右，捉擒肩引下。药下，复增取一升，须臾立苏。"

我在 20 世纪 60 年代读完还魂汤，又读完三拗汤，认为此方是古人急救方之一。不久读了 1 篇报道，用"还魂汤"原方治一海军战士"尸厥案"，加深我对"还魂汤"的重新认识。三拗汤之"拗"是折断的意思，危证口噤时，要拗齿下汤。先拗开嘴唇，再拗开牙齿，最后拗开喉咙，药汤才灌得下去。古代科技不发达，抢救措施跟不上，遇到飞尸、忤鬼、尸厥、口噤时，"三拗"是急救的手段。

所谓忤鬼、飞尸，多因掘亲冢，腹痛难忍，昏厥，此必"启棺为秽浊之气所伤"。我在本村见过1例；在墨西哥参观格陵王墓时，进门有一墓，听讲解员说，曾有一位考古学者开王墓时中秽浊之气而死。

此方虽在"杂疗篇"之中，不可忽视其用法。

临床报道：还魂汤治疗（1）尸厥；（2）掘冢忤鬼。

47. 长服诃黎勒丸

因有方无证值得怀疑，故后世注家注"疑非仲景方"。但《金匮要略·呕吐哕下利病脉证并治》篇记载："气利，诃黎勒散主之。"

诃子，首载《新修本草》："味苦，温，无毒。主冷气，心腹胀满，下宿物。"所谓气利，《本草思辨录》云："仲景诃黎勒治气利，气利者，气与矢俱失也。"指腹泻同时矢气很多。临床所见多为脾虚胀满，频转矢气，下利。诃黎勒丸即长服诃黎勒丸加味，临床上每每见效。

诃黎勒丸方

诃黎勒十两（12g），陈皮三两（9g），厚朴三两（9g）。

上三味末之，炼蜜丸如梧桐子大，酒饮服二十丸，加至三十丸。

我在教学和带进修生时，为诃黎勒丸拟定了主证：心腹胀满，矢利不止，或久利不止者，诃黎勒丸主之。虚寒下利不止，加赤石脂、干姜；心胸中有大寒，加川椒、干姜温中散寒；利在下焦者，加赤石脂、禹余粮；利下不止者，加山药、车前子利小便；气虚者加黄芪、党参；腹中寒气重，雷鸣切痛，加附子、法半夏。

治疗慢性泄泻、年老体弱泄泻、小儿久泄不止，我都用诃黎勒丸为基本方，或合桃花汤，或合大建中汤，或合附子粳米汤，或合赤石脂禹余粮，都能取得满意疗效。1999年，"二炮"一个所长腹泻1年多，几个大医院查不出原因，我开桃花汤加诃子，开了5副，服药1副竟腹泻止，服了3副后停药，时已过2年，下利未再犯，他很惊奇。

五、《伤寒杂病论》四味药经方药味分析

1. 大承气汤

方证：《伤寒杂病论》共见大承气汤22处之多。其中，《伤寒论》中有17处，《金匮要略》中有5处。大承气汤用于阳明腑实证；热厥初起，身热，继之而厥，肢厥，腹热，脉实者；下利清水而心下坚硬或痛；痉病，角弓反张，以及中风之闭证，破伤风；急性出血性胰腺炎等。

厚朴半斤去皮（12g），枳实五枚（炙）（10g），芒硝三合（10g），大黄四两（12g）。

上四味，以水一斗，先煮二物（厚朴、枳实）取五升，去滓，内大黄，更煮取二升，内芒硝，更上微火一二沸，分温再服，得下，余勿服。

方解：本方的功用为破气散结，泻下清热。大承气汤四味药价值千金，列为泻下峻剂，治大实大热之痞满燥实具备的实证。方中，大黄后下，泻下力大，性味苦寒，只寒不苦，清爽可口。大黄重用走气分，泻下热结，轻用走血分，活血化瘀，能荡涤实邪，泻下结热。枳实、厚朴宣通气机，消除痞满，可消腹胀痞满。芒硝味咸，用以润燥软坚。

我在读书时，认真细读22处大承气汤证条文。《伤寒论·辨阳明病脉证并治》篇中大承气汤有"三急下"治病留人，《伤寒论·辨少阴病脉证并治》篇大承气汤"三急下"则是留人治病，又多属急证、急腹症、危证范围。

本方临床应用极广，因为峻剂，夺关斩将，所以开方一般不起过3剂，且要"得下，余勿服"。若要快速荡涤痞满燥实，大黄当后下；若要缓下，则可先煎，或三味同煎，芒硝后下，如治疗中风大便秘结不下等。

临床报道：大承气汤治疗（1）肠梗阻；（2）胸腰椎压缩性骨折早期，腹胀便秘；（3）胃排空障碍；（4）痛风关节炎；（5）中风；（6）细菌性腹膜炎；（7）儿童休克性大叶性肺炎；（8）肺心病心衰；（9）肝性脑病（肝癌）；（10）胰腺炎；（11）胃山楂石症；（12）内毒素血症；（13）出血热急性心衰；（14）重症颅脑损伤；（15）破伤风；（16）皮质醇增多症糖代谢紊乱；（17）尿毒症；（18）急性阑尾炎；（19）急性胆囊炎，胆石症；（20）胆道蛔虫症；（21）溃疡病急性穿孔；（22）急性阑尾炎；（23）小肠梗阻；（24）温热发痉；（25）热厥；（26）手术后腹胀气。

2. 土瓜根散

方证：见《金匮要略·妇人妊娠病脉证并治》篇"带下，经水不利，少腹胀满，经一月再见者，土瓜根散主之。"

土瓜根，芍药，桂枝，䗪虫各三分。

上四味，杵为散，酒服方寸匕，日三服。

方解：本方功用为活血化瘀，调经止血。方中土瓜根能通月水、消瘀血，桂枝通阳，白芍补阴，䗪虫开血痹，使经脉流畅，而经期恢复正常。

土瓜根和栝楼根同属葫芦科植物，形态略似，《神农本草经疏》云："主治内痹消渴，邪气热结，鼠瘘痈肿等症，皆与栝楼相似。"

我在临床上治月经"经一月再见""经水数月不行"或"带下不止"，都用土瓜根散。因土瓜根缺货，我就用天花粉代之：天花粉12g，芍药10g，桂枝10g，䗪虫6g，水煎服。我常在治痛经方中加茺蔚子30g，红糖15g，生姜10g。不效改用桂枝茯苓丸。

注意：怀孕的妇女，尽可能不用天花粉、红曲、生麦芽，这些药可导致流产。

恩师宋老1954年在宜章行医时，当时农村还没有医院人工流产，他就用自拟中药方做人流：红曲30g，生麦芽60g，黄酒1杯，水2杯，煎服3副，即达到流产。

1986年，我的一个同乡，在公安部门工作，女儿在美国留学，怀孕想流产，可在信耶稣教的国度，人流是不合法的，他就把红曲、生麦芽带去试试。实如所讲，服完3副后自动流产。他回国时给我说："我用此方为几个中国留学生和华侨做了人工流产，宋老的方真好。"

后来也有学者研究用天花粉流产，结果不详，加之目前人工流产普及，宋老此方现在用得很少。

3. 干姜黄连黄芩人参汤

方证：见《伤寒论》359条"伤寒本自寒下，医复吐下之，寒格，更逆吐下，若食入口即吐者，干姜黄连黄芩人参汤主之。"

干姜，黄连，黄芩，人参各三两（各9g）。

上四味，以水六升，煮取二升，去滓，分温再服。

方解：本方功用为温中止呕，补中有清（清上温下）。厥阴伤寒，本来属于寒热相格，所以发生吐泻，如果再误下吐下，相格更厉害。因其里热在上，所以用连芩以清之；肠寒在下，所以用干姜、人参温补。这也是一个寒热并用的方子，不仅厥阴伤寒，临床杂病见上热下寒或上寒下热都可选此方。《伤寒杂病论》凡寒热并用的方子疗效都奇特，都应另眼看待，认真加以研究。

"食入即吐"在《伤寒杂病论》中两见：一见于大黄甘草汤，主治实热在胃，致胃气上逆而食入即吐，又可治脾胃空虚，浊气上逆之食入即吐。一见于干姜黄连黄芩人参汤，寒热相格，上热下寒之食入即吐。

孕妇胃热重，贪吃寒凉，导致上热未去，形成下寒，出现食入即吐。胃热太盛，每天冰激凌、凉西瓜，长达10个月，胃热不减，可用本方去干姜，加生石膏、知母清清胃热，保护胎儿。

临床上凡遇脾胃虚弱、寒热错杂、升降失司的呕吐、腹泻或吐泻交作均可用之，依寒热孰重孰轻加减寒热药的分量。呕不止，加赭石以重镇上逆之胃气；泄不止加赤石脂、诃子以涩肠；噫气不除，可用旋覆代赭石汤，此方生姜为君，旋覆花为臣，代赭石最轻。

临床报道：干姜黄连黄芩人参汤治疗（1）尿毒症性胃炎；（2）小儿秋季腹泻；（3）消化性溃疡；（4）复发性呕吐；（5）慢性结肠炎。

4. 己椒苈黄汤

方证：见《金匮要略·痰饮咳嗽病脉证并治》篇"腹满，口舌干燥，此肠间有水气，己椒苈黄汤主之。"

防己，椒目，葶苈，大黄各一两。

上四味，末之，蜜丸如梧子大，先食饮服一丸，日三服，稍增，口中有津液。渴者，加芒硝半两。

方解：痰饮留于胃肠，水走肠间，沥沥有声，故腹胀满、口舌干燥、二便涩滞实为水饮走于肠间，结而不去所致。方中，椒目、防己导水饮从小便出；葶苈泻肺，开水之上源；大黄泻下，逐水饮从大便出。四药分消水饮，导饮下利，合奏前后分消之法。

应注意，"口舌干燥"一证，虚劳病有，痰饮证有，血瘀证有，消渴病有，肾阴虚也有夜半口舌干燥。临证时辨证要细，不然不是误补益疾，便是反泻含怨。

我常用此方治泄泻，将大黄减量，加山药、车前子，加强它的分水功能。一次，一位中年妇女求诊，口干舌燥，每天晚上要起来喝3～4次，不然舌干难以言语，以为是消渴，查血糖尿糖都正常。二诊，再询问经期已1年多未行，脐下漉漉有声，仅少腹有轻微不舒，予下瘀血汤加防己、茯苓，经水行，口舌干燥消失。

临床报道：己椒苈黄汤治疗（1）水臌；（2）支饮咳喘（肺心病、肺气肿）；（3）咯血；（4）昏迷（肺性脑病、呼吸性酸中毒）；（5）闭经。

5. 木防己汤

方证：见《金匮要略·痰饮咳嗽病脉证并治》篇"膈间支饮，其人喘满，心下痞坚，面色黧黑，其脉沉紧，得之数十日，医吐下之不愈，木防己汤主之。"

木防己三两（9g），石膏十二枚鸡蛋大（648g）（应为二枚鸡蛋大，108g），桂枝二两（6g），人参四两（12g）。

方解：方中防己利水气，桂枝宣通水道，石膏清肺热，人参补中气，气旺则水气自散。合方行水化饮，散结消痞。

笔者认为，方中石膏不是12枚，当是2枚之误。1枚鸡蛋大的石膏块重约54g，12枚鸡蛋大的石膏重约648g，若是2枚鸡蛋大的石膏重约108g。

木防己汤用石膏鸡蛋大12枚，是明显的错误，当是"二枚"。不要说鸡蛋，就是12个"鸽子蛋"，分量也不轻。鸡蛋从汉代至今变化不大，石膏也不会变。

陆渊雷先生说："二方皆以利小便为治，去石膏加芒硝汤治急性肾炎之尿闭奇效。"

本方是水停心下，上迫于肺以致喘满，心下痞满。这是支饮的重症，病情虚实错杂。从"面色黧黑"可知，病已波及于肾，即陆渊雷先生所讲"急性肾炎之尿闭"。"其人喘满，心下痞坚"，说明胸水已成，即所谓慢性胸腔积液、渗出性胸膜炎、渗出性心包积液、重症痰饮等。

仲景说，痰饮有四，"有痰饮，有悬饮，有溢饮，有支饮"，辨证用方11个。痰饮治疗原则是"当以温药和之"。"和之"的方剂很多，如桂枝加厚朴杏子汤、桂枝去桂加茯苓白术汤、四逆散等。当今一些大夫，"不留神医药，不精究方术"，咳嗽、痰饮辨不清，不知外感咳嗽短暂，一周二周而已，半个月以上的咳嗽，痰饮开始形成，水饮在气管流动，一流咽喉痒必咳，咳去痰饮则舒。此时一味去找止咳药，不懂温化痰饮则咳自止。去年深圳来了一个中年女干部，咳嗽则遗尿，长达6年治之不愈，咳嗽严重时，差一点上了呼吸机。六脉沉，我诊断为痰饮膀胱咳，开了小青龙汤原方14副，吃完9副，病告痊愈，至今2年未再咳嗽。

仲景用石膏不以大热、大渴、脉洪大为主证。木防己汤只是"喘满、心下痞坚、面色黧黑、脉沉紧者"，无热而用石膏。"伤寒解后，虚羸少气，气逆欲吐，竹叶石膏汤主之"，也无热证。"肺胀，咳而上气，烦躁而喘，脉缓者，小青龙加石膏汤主之"，这里的"烦躁"为有热，加石膏以清热。

临床上用石膏，我是从小青龙汤加石膏悟出。太阳病中风桂枝汤证，有烦躁、咽痛加石膏；小柴胡汤证，寒热往来，热重加石膏；四逆散证，有烦躁、有热加石膏，都取得满意的效果。《药征》曰："观此诸方，石膏主治烦渴也明矣"。故烦躁、喘满都能用石膏。

临床报道：木防己汤治疗（1）膈间支饮；（2）臌胀（心源性肝硬化）；（3）痰浊神昏（尿毒症）；（4）热痹；（5）臁疮（下肢血栓性静脉炎）；（6）痛风；（7）眩晕（脑动脉硬化性高血压）；（8）消渴（糖尿病）；（9）痰核（淋巴结肿大）。

6. 人参汤（理中丸）

方证：见《伤寒论》386条"霍乱，头痛，发热，身疼痛，热多饮水者，五苓散主之；寒多不用水者，理中汤主之。"

又见《金匮要略·胸痹心痛短气病脉证并治》篇："胸痹，心中痞，留气结在胸，胸满，胁下逆抢心，枳实薤白桂枝汤主之，人参汤亦主之。"

人参，干姜，白术，炙甘草各三两（各9g）。

上四味，捣筛为末，蜜合为丸，如鸡子黄许大，以沸汤数合，和一丸，研碎，温服之，日三四，夜二服。腹中未热，益至三四丸，然不及汤。汤法，以四物依两数切，用水八升，煮取三升，去滓，温服一升，日三服。

若脐上悸者，肾气动也，去术，加桂四两；吐多者，去术，加生姜三两；下多者，还用术；悸者，加茯苓二两；渴饮得水者，加术足前四两半；寒者，加干姜足四两半；腹满者，去术加附子一枚。服汤后，如食顷，饮热粥一升许，微自温，勿发揭衣被。

方解：方中以人参、炙甘草补中益气，白术健脾胜湿，干姜温中散寒。合方温中散寒，补气健脾。本方是太阴经病主方，可作丸剂用，也可改用汤剂用，汤丸效果都很好，按病情缓急决定。

本方为临床治疗脾胃虚寒常用方，若脾肾阳虚则加附子补肾阳。大家都熟悉，故不加以论述。记住：脐上悸、心悸、加桂枝；脐下悸者，水饮，加茯苓；腹泻加白术；腹满加附子；渴饮加白术等，以广人参汤的用法。

临床报道：理中汤治疗（1）口腔溃疡；（2）胃炎（消化性溃疡）；（3）肠炎；（4）慢性溃疡性结肠炎；（5）婴幼儿腹泻；（6）功能性胃潴留；（7）男性不育症；（8）慢性肾功能不全；（9）小儿慢惊风；（10）盆腔炎；（11）小儿多涎症；（12）变态反应性鼻炎；（13）冠心病心绞痛；（14）风湿性心肌炎；（15）自身免疫性贫血；（16）脾阳不足、脾不统血之吐血、便血、肌衄、鼻衄、血崩、贫血等；（17）阳虚便秘。

7. 甘草附子汤

方证：见《伤寒论》175条，又见《金匮要略·痉湿暍病脉证》篇"风湿相搏，骨节疼烦，掣痛不得屈伸，近之则痛剧，汗出短气，小便不利，恶风不欲去衣，或身微肿者，甘草附子汤主之。"

甘草二两（6g），附子二枚（6~9g），白术二两（6g），桂枝四两（12g）。

上四味，以水六升，煮取三升，去滓，温服一升，日三服。初服得微汗则解，能食、汗止、复烦者，将服五合，恐一升多者，宜服六七合为宜。

方解：本方以术附温经胜湿；桂枝辛温，附子大热、白术温燥，同用能温表固里祛风湿，驱深入关节之病邪；不能驱之太急，所以用甘草取其缓慢而行。功用：合方温阳除湿，缓痛祛邪。

本方是治疗风湿相搏关节疼烦的名方，针对以寒湿为重的症状，是冬春两季使用最多、疗效也最好的经方。夏季"空调"病，夏季贪凉受风，我最喜欢用此方。

临床报道：甘草附子汤治疗（1）风湿病；（2）脾胃阳虚；（3）泄泻；（4）腰痛。

8. 甘草干姜茯苓白术汤（又名肾着汤）

方证：见《金匮要略·风寒积聚病脉证并治》篇"肾着之病，其人身体重，腰中冷，如坐水中，形如水状，反不渴，小便自利，饮食如故，病属下焦，身劳汗出，衣里冷湿，久久得之，腰以下冷痛，腹重如带五千钱，甘草干姜茯苓白术汤主之。"

甘草二两（6g），白术二两（6g），干姜四两（12g），茯苓四两（12g）。

上四味，以水五升，煮取三升，分温三服，腰中即温。

方解：肾受了寒湿，邪附着于肾之外府，所以"身体重，腰中冷"，所以不用温肾散寒法，而用辛温甘淡之甘草、茯苓、白术、干姜以达到温运脾胃、利水气的目的。本方功用为健脾利湿，温中散寒。

本方临床应用体征以腰中冷、小便多或大便稀为主，治肾之外府。附子汤（参芍苓术附）则治肾之内府。空调导致的关节痛、腰痛亦可用此方；会阴出汗、阳痿可与天雄散汤散并用，能提高疗效。

人参汤、肾着汤都是从甘草干姜汤加味而来。人参汤和肾着汤，一个是甘草干姜白术加人参，一个是甘草干姜白术加茯苓。甘草附子汤，去术、桂，加干姜，为四逆汤；若去术，加干姜、茯苓，为茯苓四逆汤。

临床报道：甘草干姜茯苓白术汤治疗（1）半身汗出；（2）风湿性关节炎；（3）哮喘；（4）带下；（5）头痛（寒凝脉阻）；（6）胃炎；（7）阳痿；（8）过敏性鼻炎；（9）肾着；（10）阴缩；（11）寒痹；（12）痿证；（13）咳嗽（慢性支气管炎）；（14）泄泻；（15）脱肛；（16）遗尿。

9. 甘遂半夏汤

方证：见《金匮要略·痰饮咳嗽病脉证并治》篇"病者脉伏，其人欲自利，利反快，虽利，心下续坚满，此为留饮欲去故也，甘遂半夏汤主之。"

甘遂大者三枚（3g），半夏12枚（6g）（以水一升，煮取半升，去滓），芍药五枚（10g），甘草如指头大一枚（炙）（3g）。

上四味，以水二升，煮取半升，去渣，以蜜半升，和药汁煎取八合，顿服之。

方解：虽"留饮欲去"，不攻不能除其根。方中甘遂攻逐水饮，半夏散结除痰，白蜜、甘草护胃，以缓甘遂之急下，并有安中宫之用，芍药配甘草可缓解痉挛、敛阴止痛。合方逐水祛痰，散结除满，解痉止痛。

我用此方治血吸虫病肝硬化腹水，凡体有咳喘，咳牵胁下作痛者，用此方饮去络通，咳痛止；因泻下稀便，腹胀滞满也大减。

此方加泽兰、姜黄消腹壁脂肪，排泄物黏腻如油脂，小便池中有油脂漂浮。

宋代有人提出"甘遂反甘草"，仲景不是取相反相成之意，乃正当用药。我在1951年用"二甘散"（生甘草、甘遂）治疟，疗效之奇，令人惊讶。用完药，疟疾寒战后不再发烧，病人马上起床工作去了。还有栝蒌瞿麦丸，为治泌尿系感染第一方，因附子和栝蒌相反，不能同用，使疗效大打折扣。为了顺应药房禁令，我常开二方，一方只开一味天花粉，另购合入。天花粉、附子同用，治疗湿热下注之泌尿系感染上千例，无一人有不良反应。医圣仲景之伟大，非凡医所能比，乱改医圣之用药，非蠢即庸也。

临床报道：缺如。

10. 四逆汤加人参汤

方证：见《伤寒论·辨霍乱病脉证并治》篇175条"恶寒脉微而复利，利止，亡血也，四逆汤加人参汤主之。"

甘草二两炙（6g），附子一枚生去皮，破八片（15g），干姜一两半（5g），人参一两（10g）。

上四味，以水三升，煮取一升二合，去滓，分温再服。

方解：本方功用为阴阳双补，回阳止血补气。病人怕冷脉微，又有腹泻停止，一派少阴病症，但兼症"大出血"，故用四逆汤回阳救逆。古代还无输血抢救措施，只能大补元气以留人治病，即所谓"有形之血不能速生，无形之气所当急固"。清代名医陆九芝先生曰："气微，脉绝之大虚，危证也，非人参不能补其虚，诚如是言。"

宋代妇科专家陈自明先生，依四逆汤加人参化裁而出的参附汤：人参30g，炮附子15g，生姜，大枣。凡是元气暴虚，阳气欲绝，肢冷自汗，气促胸满，急用本方振奋阳气，回阳救脱。他的芪附汤助阳固表，益气止汗，术附汤健脾燥湿，助阳固脱，都不离仲景之法。

四逆汤"治三阴之大寒，危证也，非附子不能祛其寒"。临床很多病人常出现中寒、小寒。脉沉细欲绝，手厥足冷，小寒也，我常用当归四逆汤；若手足厥冷，冬天手足整夜暖不热，或三伏天毛裤脱不下，此中寒也，我常用桂枝去芍加麻黄附子细辛汤，再加茯苓通阳。中寒、小寒都可用四逆汤，掌握好药物用量即可。

记住：三阴之大寒用四逆汤，中寒用桂枝去芍加麻黄附子细辛汤，小寒用当归四逆汤。

临床报道：四逆汤加人参汤治疗（1）发热；（2）尿毒症；（3）吐泻；（4）痛痹；（5）病窦综合征；（6）血栓性脉管炎；（7）闭塞性脉管炎；（8）雷诺氏病；（10）慢惊风；（11）泄泻；（12）吐血。

11. 通脉四逆汤加猪胆汁汤

方证：见《伤寒论》390条"吐已下断，汗出而厥，四肢拘急不解，脉微欲绝者，通脉四逆汤加猪胆汁汤主之。"

甘草二两炙（6g），干姜二两强人三两（6g～9g），附子大者一枚生去皮破八片（9g），猪胆汁半合（10ml）。

上四味，以水三升，煮取一升二合，去滓，内猪胆汁，分温再服，其脉即来。无猪胆汁，以羊胆汁代之。

方解：见四逆汤，更加猪胆汁益阴和阳，为回阳益阴，治阳亡阴竭的方剂，功用为回阳救逆，益阴和阳。

本条呕泻已止，汗出，四肢厥冷，四肢痉挛，脉微，阳气欲绝，气血经脉不通，故用通脉法，疏通经脉气血，名曰通脉。

通脉四逆汤证与通脉四逆加猪胆汁汤证较四逆汤证更重，"汗出而厥，脉微，"出现大肉脱，眼眶凹陷，气息奄奄，脉象将绝等阴液涸竭之象。临床上，药汁、胆汁要分开服，先服胆汁，干呕渐止，再徐徐送服药汁。若药汁、胆汁混合，则不易下咽。病人为大寒证，四逆为大热药，加苦寒之胆汁以缓暴烈，相冲相和而不相激。

临床报道：古今临床单纯用通脉四逆加猪胆汁汤者较为罕见，仅查到1案例，载于《实用经方集成》，作者杨百茀、李培生。

12. 四逆散

方证：见《伤寒论》318条"少阴病，四逆，其人或咳，或悸，或小便不利，或腹中痛，或泄利下重者，四逆散主之。"

甘草（炙），枳实（破，水渍，炙干），柴胡，芍药各十分（二两半）。

上四味，各十分，捣筛，白饮和，服方寸匕，日三服。咳者，加五味子、干姜各五分，并主下利；悸者，加桂枝五分；小便不利者，加茯苓五分；腹中痛者，加附子一枚炮令坼；泄利下重者，先以水五升，煮薤白三升，去滓，以散三方寸匕，纳汤中，煮取一升半，分温再服。

方解：本条是一派假少阴病，"少阴四逆"是阳气郁遏于里，不能透达于外而发生的四肢厥逆，所以用柴胡升阳透邪，芍药、枳实、甘草疏肝和胃。此"少阴四逆"是标，阳气郁遏是本，实为肝郁气滞而设。功用升阳透达，疏肝和胃。

四逆散属柴胡类方。少阳为枢，三阴三阳开阖枢不利，当用柴胡促六经枢纽通利。阳气得通，四厥化解。从寒厥，热厥来分，四逆散属热厥。

本方临床应用极广。恩师宋孝志先生说："临床辨方证相应，开始服有效，再服无效时，可服四逆散几副，疏通六经开阖枢，再用原方效果如旧（转佳），是枢纽代偿的结果。"

我常用四逆散加蒲公英治乳腺增生，加虎杖治胆囊炎，加穿山甲、桃仁治肋软骨发炎，加金钱草、郁金治胆结石，加五味子治咳等。本方立法严密，组方精辟，故在实际应用中治疗范围广泛，效果卓越，不失为名方。

注意：四逆散调经，月经提前、量多者慎用。

临床报道：四逆散治疗（1）咳嗽；（2）消化性溃疡；（3）胆汁反流性胃炎；（4）慢性萎缩性胃炎；（5）慢性浅表性胃炎；（6）胃黏膜异型增生；（7）功能性消化不良；（8）上消化道出血；（9）慢性活动性乙型肝炎；（10）病毒性肝炎；（11）肝硬化；（12）肝纤维化；（13）脂肪肝；（14）胆结石；（15）慢性结肠炎；（16）十二指肠球炎；（17）子宫内膜异位症；（18）输卵管阻塞性不孕症；（19）慢性附件炎；（20）消渴病；（21）慢性布鲁氏病；（22）流行性出血热；（23）偏头痛；（24）末梢神经炎；（25）带状疱疹后遗神经痛；（26）乳衄；（27）小儿厌食症。

13. 白术散

方证：见《金匮要略·妇人妊娠病脉证并治》篇，原文云："妊娠养胎，白术散主之。"

白术三分，川芎三分，蜀椒三分（去汗），牡蛎三分（各7.5g）。

上四味，杵为散，酒服一钱匕（1.2g），日三服，夜一服。若苦痛，加芍药；心下毒痛，倍加川芎；心烦吐痛，不能食饮，加细辛一两，半夏大者二十枚。服之后，更以醋浆水服之。若呕以醋浆水服之；复不解者，小麦汁服之；已后渴者，大麦粥服之。病虽愈，服之勿置（不要停服）。

方解：妊娠后，欲使胎儿平安，可服本方。白术和胃安胎，川芎行气养胎，川椒散寒湿而温胎，牡蛎可以固胎，为散酒服，缓化行气。妊娠无任何不舒，服之可养胎；妊娠出现不舒症状尤可治，如有心绞痛加川芎，腹痛加芍药等。功用温中祛寒，健脾养胎。

"有妊娠下血者"，血多用胶艾汤护胎。20世纪70年代我带军队西医中班时，大夫范××妊娠6月，下血已3天，自以为胎已不保，求我授方。我开了白术散加阿胶珠，服1剂血止，顺利生下一女婴，身体健康活泼。

本方治妇人寒湿关节痛，加茯苓、防风效果很好。

临床报道：缺如。

14. 白虎汤

方证：见《伤寒论》176条、219条、350条；《金匮要略》用来治疗太阳中暍和温疟。

生石膏一斤（30~60g），知母六两（12~18g），甘草二两炙（6g），粳米六合（3~9g）。

上四味，以水一升，煮米熟汤成，去渣，温服一升，日三服。

方解：石膏是四大起死回生药之一。阳明经热，身大热，口大渴，大汗出，脉洪大，舌苔黄，是使用本方的指征。生石膏为清阳明经热之圣药，知母苦润，用以泻火润燥，用甘草补中气，粳米调和脾胃之气，共奏清热生津之功。功用为清气热，泻胃火，生津止渴。

仲景用石膏，不论内伤、外感，用之皆效，五脏六腑之热也用无不效。所以我对生石膏之性大寒有疑，顶多是个微寒，其寒冷之力远逊于黄连、苦参之类，而清热之功远超过诸药。所以热病用石膏，热不退可重用，怎么也超不过前贤《笔花医镜》之十斤、《吴鞠通医案》之十斤。徐灵胎治产后热，亦重用石膏。仲景在《金匮要略·妇人产后病脉证并治》篇中，"妇人乳中虚，烦乱吐逆，安中益气，竹皮大丸主之"，方中用石膏二分（15g），用石膏除烦安中，用白薇清热。《金匮要略·痰饮咳嗽病脉证并治》篇木防己汤，无热象则重用石膏鸡蛋大十二枚，不下五斤。本条我怀疑为笔误，应为鸡蛋大二枚。《伤寒论》竹叶石膏汤治"伤寒解后，虚羸少气，欲吐"，无认证，用"石膏一斤"，用药符合《神农本草经》"石膏主产乳"之义。

因为石膏清热不在性之大寒，伤寒后、产后都可用，所以我常见桂枝证有烦，有咽痛，就在桂枝汤中加生石膏，对呕而发热用小柴胡汤加生石膏，热退不必尽剂，尽剂也断无伤人之虞。参阅《医学衷中参西录》"生石膏解"，你会知道得更多。

白虎汤在治疗杂症方面有其独到之处，临床应用得当，有妙手回春之术。所以验案丰富多彩，数之过百。

临床报道：白虎汤治疗（1）发热（能治疗各种高热）；（2）糖尿病；（3）脑出血；（4）高血压；（5）肺炎；（6）鼻衄；（7）鼻窦炎；（8）乙型脑炎；（9）恙虫病（斑疹伤寒）；（10）感冒（高热流感）；（11）胰腺炎；（12）风湿性心肌炎；（13）眼病（急性虹膜睫状体炎，盘状角膜炎，脾胃实热型瞳神紧小症）；（14）荨麻疹；（15）红皮病（急性皮炎）；（16）痤疮；（17）日晒伤；（18）啃甲症；（19）经行如崩；（20）更年期综合征；（21）急性口腔炎；（22）复发性口腔炎；（23）小儿乳蛾；（24）痛风；（25）抑郁症。

15. 白头翁汤

方证：见《伤寒论》371条、373条"下利欲饮水者，以有热故也，白头翁汤主之"。

《金匮要略·呕吐哕下利病脉证并治》篇载："热利下重者，白头翁汤主之"。（与《伤寒论》371条条文完全相同）

白头翁二两（6g），黄连三两（3g），黄柏三两（9g），秦皮三两（9g）。

上四味，以水七升，煮取二升，去滓，温服一升，不愈，更服一升。

方解：本方功用为清热解毒，凉血止痢，是治热利下重，热毒深陷血分，纯下血痢的方剂，大夫都知其为治痢之专方。白头翁清热解毒，凉血止痢，为治热毒赤痢之要药；黄连、黄柏、秦皮清热燥湿，协助白头翁清热解毒止痢。本方四味药皆大苦大寒之品，寒能清热，苦能燥湿，湿热去，热痢自止。

白头翁汤是大夫行医的看家方，无人不会。但要注意：除治痢外，还可清热利湿治疮疡，治湿热下注之尿血及泌尿系感染等。

我用白头翁汤加甘草、阿胶治愈数例孕妇热痢，3～5剂即可治愈。又治脚背外伤后感染，急性结膜炎（又称风热眼病）以及热结旁流等病。

20世纪60年代，黄连缺乏，我用白头翁汤减去黄连，加败酱草30g，疗效不减。我在农村因饮食不洁患菌痢，在黄花镇村，自开白头翁汤去黄连加败酱草，5副痢止。

临床报道：白头翁汤治疗（1）中毒性痢疾；（2）小儿泄泻；（3）菌痢；（4）淋巴结核（瘰疬）；（5）阿米巴痢疾；（6）小儿鞭毛虫；（7）肠炎；（8）结肠炎；（9）疫痢；（10）泌尿系感染；（11）淋菌性尿道炎；（12）产后尿路感染；（13）盆腔炎；（14）带下（湿热型）；（15）复发性鼻衄；（16）肺炎；（17）急性肾盂肾炎；（18）胁痛（慢性胆囊炎）；（19）红眼病；（20）肾积水；（21）肾炎；（22）咽痛；（23）内痔；（24）荨麻疹；（25）复发性神经炎（下肢软瘫）。

16. 防己黄芪汤

方证：见《金匮要略·痉湿暍病脉证》篇，又二见于《金匮要略·水气病脉证并治》篇"风湿，脉浮，身重，汗出恶风者，防己黄芪汤主之。"

防己一两（3g），甘草半两（1.5g），白术七钱半（2.5g），黄芪一两一分（4g）。

上剉麻豆大，每抄五钱匕，生姜四片，大枣一枚，水盏半，煎八分，去滓，温服，良久再服。喘者，加麻黄半两（1.5g）；胃中不和者，加芍药三分（7.5g）；气上冲者，加桂枝三分（7.5g）；下有陈寒者，加细辛三分（7.5g），服后当如虫行皮中，从腰下如冰，后坐被上，又以一被绕腰，温令微汗差。

方解：患者本有风湿病，湿重才自感"身重"；因正气虚，营卫不固，才"汗出恶风"。方中，防己、白术健脾利湿，黄芪、甘草补中益气祛风。合方补气健脾，利水泄湿，正气充足，风邪自去，不治风而风自去。

临床上此方用于治气虚水肿、气虚自汗以及肾炎初期尿少浮肿，还有老年人走路多一点，下肢浮肿都很有效；治气虚的咳喘，本方加麻黄；治虚人荨麻疹，本方加荆芥。

此方临床应用时多用煎剂；若因患者野外工作、上学，才碾成粗粉，开水冲服，代茶饮，每用6～10g，每日冲服2次。

临床报道：防己黄芪汤治疗（1）风水（慢性肾炎）；（2）臌胀；（3）痹证（类风湿性关节炎）；（4）痉证；（5）关格（狼疮性肾炎，尿毒症）；（6）咳嗽（慢性支气管炎）；（7）盗汗（植物神经紊乱）；（8）久泄；（9）尿浊；（10）带下；（11）肥胖病；（12）狐臭；（13）风瘾疹（荨麻疹）。

17. 赤丸

方证：见《金匮要略·腹满寒疝宿食病脉证并治》篇"寒气厥逆，赤丸主之。"

茯苓四两（12～15g），半夏四两（12g），乌头二两（炮）（6g），细辛一两（3g）。

上四味，末之，内真朱砂为色，炼蜜丸如麻子大，先食，酒饮下三丸，日再夜一服，不知，稍增大，以知为度。

方解：因脾肾阳虚，寒气内生，甚则阳气不达四末，出现"厥逆"，故用乌头（炮）、细辛温散寒邪，半夏调阴阳，茯苓利水通阳。半夏、茯苓又可燥湿化痰饮；这里的茯苓，正如叶天士所说："通阳不在温，而在利小便"。合方功用为化饮降逆、散寒止痛。

我常用此方治胸痹心阳虚，阴阳两虚者合生脉散；也常用于痹证，膝关节发冷，四肢冷，暖不热，夜间离不开热水袋。

痰饮病合并胸痹，我常用小青龙汤去桂芍大枣，加入赤丸方合方治双病，温阳化饮。

临床报道：赤丸治疗（1）风痰内动；（2）胸痹（急性心肌梗死）；（3）心腹寒痛。

18. 吴茱萸汤

方证：见《伤寒论》243条、309条、378条"食谷欲呕，属阳明也，吴茱萸汤主之"；"少阴病，吐利，手足逆冷，烦躁欲死者，吴茱萸汤主之"。

《金匮要略·呕吐哕下利病脉证并治》篇二见："干呕吐涎沫，头痛者，吴茱萸汤主之"（同《伤寒论》378条）；"呕而胸满者，吴茱萸汤主之"。

本方主症以"呕"为主，一方统治三经之呕。

吴茱萸一升（12g），人参三两（9g），生姜六两（18g），大枣十二枚。

上四味，以水七升，煮取二升，去滓，温服七合，日三服。

功用：温暖肝胃，降逆止呕。

方解：本方为温暖中焦、降逆止呕的方剂。吴茱萸温中散寒、降逆止呕为君，人参补中，生姜温胃止呕，大枣和脾。

本方临床常用于止呕、止利、止头痛。脾胃虚寒首选此方，常和大建中、人参汤、小建中汤、黄芪建中汤、附子粳米汤等治脾胃病。

我首选本方治妊娠呕吐素来脾胃虚寒者，更年期顽固性呕吐，不明原因呕吐，以及神经性呕吐。并和常和大、小半夏汤合并使用，本方为胃家专药。

名医刘炳凡先生治小儿吐奶，常将生姜煨熟，加乳汁碾细，徐徐喂婴儿服下。

本方力兼三阴、阳明，为临床常用方，且疗效卓著。

临床报道：吴茱萸汤治疗（1）偏头痛；（2）更年期顽固性呕吐；（3）神经性呕吐；（4）非特异性溃疡性结肠炎；（5）上消化道癌并发泛吐涎症；（6）颅内压增高性头痛；（7）腰穿后头痛；（8）丛集性头痛；（9）耳聋性眩晕；（10）癫痫；（11）十二指肠球部溃疡；（12）痛经；（13）高血压（临界性高血压）；（14）吸毒综合征（头痛如劈，手足厥冷）；（15）神经性头痛；（16）胆囊炎；（17）溃疡病；（18）瀑布状胃；（19）急性胃肠炎。

19. 附子泻心汤

方证：见《伤寒论》155 条"心下痞，而复恶寒汗出者主之。"

大黄二两（6g），黄连一两（3g），黄芩一两（3g），附子一两（3g）炮，去皮，破，别（先）煮取汁。

上四味，切三味，以麻沸汤二升渍之，须臾，绞去滓，内附子汁，分温再服。

方解：本方临床适用于寒热错杂之顽固性心下痞满，而兼恶寒汗出者，补泻互治，扶阳散痞，以三黄泻热除痞，附子助阳以温经。

前已论述，盖大黄与附子同伍，决非寻常之症。凡顽固、偏僻难拔之积，皆寒热错杂，非常例所拘。如乌梅丸、大黄附子汤、大黄䗪虫丸、干姜黄连黄芩人参汤、栀子干姜汤等，这些方治疑难杂症，能出奇制胜。

临床上常见肝炎患者，服用茵陈蒿汤、栀子柏皮汤过久，湿热未去，阳气已伤，可用本方调治；若无湿热之象，独见肝寒喜暖，用当归四逆汤；若呕逆，用吴茱萸汤。

本方寒热并用，上热下寒、上寒下热皆可用之。慢性肾功能衰竭尿毒症，用大黄排毒，附子补肾阳，肾病严重时，会用附子能提高治疗尿毒症疗效。

临床报道：附子泻心汤治疗（1）神经性头痛；（2）复发性口疮；（3）慢性肾功能衰竭；（4）肺结核咯血；（5）吐血（胸痞，足胫冷）。

20. 茯苓桂枝白术甘草汤

方证：见《伤寒论》67 条："伤寒，若吐若下后，心下逆满，气上冲胸，起则头眩，脉沉紧，发汗则动经，身为振振摇者，茯苓桂枝白术甘草汤主之。"

《金匮要略·痰饮咳嗽病脉证并治》篇 2 处：

"心下有痰饮，胸胁支满，目眩，茯苓桂枝白术甘草汤主之"；

"夫短气，有微饮，当从小便去之，茯苓桂枝白术甘草汤主之；（肾气丸也主之）"。

茯苓四两（12g），桂枝三两（去皮）（9g），白术二两（6g），甘草二两（炙）（6g）。

上四味，以水六升，煮取三升，去滓，分温三服。

方解：伤寒吐下，中阳受损，水饮停留于胃，故"心下逆满"；或水饮上泛，胃气逆而不降，故"气上冲胸"，上凌于心，阴来搏阳，则"心悸""短气"；湿浊之气上冲，致使清阳不升，故见"头晕目眩"，甚则身体振振欲擗地。治当温阳降冲，化饮渗湿。

本方由肾着汤化裁而来，去干姜加茯苓，病属下焦，"身劳汗出，衣裹冷湿，久久得之"；也可说从茯苓甘草汤化裁而来，去生姜加白术。

苓桂术甘汤用桂枝行气降逆，甘草补中益气助胃阳，茯苓、白术运化水饮。茯苓甘草汤、苓桂姜甘汤、苓桂术甘汤、苓桂枣甘汤是从茯苓甘草汤化裁而来的常用方。

我的老师陈慎言、刘渡舟，恩师宋孝志先生，每当讲到苓桂术甘汤的临床应用都滔滔不绝，谈得津津有味，乐趣丛生。可见苓桂术甘汤魅力之宏大，医者之爱用。

我常用本方治眩晕、内耳水肿、下肢浮肿、痰饮咳嗽等，平淡之中见神奇。读读临床报道，会使你开阔视野，学会一方多用的本领。

临床报道：茯苓桂枝白术甘草汤治疗（1）结核性胸腔积液；（2）水饮眩晕；（3）充血性心衰；（4）慢性心功能不全；（5）心包积液；（6）冠心病，心绞痛；（7）心律失常；（8）肺心病；（9）高血压眩晕；（10）百日咳，重症痉咳；（11）美尼尔氏综合征；（12）胃潴留；（13）肾病综合征；（14）尿路结石；（15）急性羊水过多；（16）慢性结肠炎；（17）腹泻；（18）产后尿潴留；（19）中心性浆液性视网膜病变；（20）病毒性角膜炎；（21）小儿狐疝；（22）有机磷农药迟发性神经中毒综合征；（23）肥胖症；（24）痹症；（25）乙型肝炎后肝硬化腹水；（26）急性胃炎肠炎；（27）窦性心动过缓与心动过速；（28）脑积水；（29）干渴症；（30）奔豚气。

21. 苓桂枣甘汤

方证：见《伤寒论》65 条、《金匮要略·奔豚气病脉证并治》篇各一处。两处方证相同："发汗后，其人脐下悸者，欲作奔豚，茯苓桂枝甘草大枣汤主之"。

茯苓半斤（15g），桂枝四两（12g），炙甘草二两（6g），大枣十五枚（劈）。

上四味，以甘澜水一斗，先煮茯苓减二升，内诸药，煮取三升，去滓，温服一升，日三服。

方解：今重发汗，心阳受损，阳不制阴，水饮内动，遂致脐下悸动，甚则上冲心胸。桂枝甘草治心气不足，桂枝能降逆治奔豚，茯苓行水气，大枣培土制水。合方功用降冲下气、通阳利水。

治奔豚气病共三方，奔豚汤、桂枝加桂汤、茯桂枣甘汤，我喜欢用桂枝加桂汤。东塔楼 12 层 1 号戈岷，奔豚病发作，气从少腹上冲，全床摇晃，振得夫人只能去睡沙发。予处桂枝加桂汤，一剂，奔豚病不再发作。严重的奔豚病，桂枝加桂汤和苓术枣甘都无效，改用奔豚汤，效不明显，后加代赭石 30g，诃子 10g，才止住发作。

临床报道：茯苓桂枝甘草大枣汤治疗（1）奔豚；（2）脐下悸（脐悸动）；（3）眩晕

(痰饮)。

22. 抵当汤（丸）

方证：见《伤寒论》5 处。

"太阳病，六七日，表证仍在，脉微而沉，反不结胸，其人发狂者，以热在下焦，少腹当硬满，小便自利者，下血乃愈。所以然者，以太阳随经，瘀热在里故也，抵当汤主之。"（124 条）

"太阳病，身黄，脉沉结，少腹硬，小便不利者，为无血也；小便自利，其人如狂者，血证谛也，抵当汤主之。"（125 条）

"伤寒，有热，少腹满，应小便不利，今反利者，为有血也，当下之，不可余药，宜抵当丸。"（126 条）

"阳明病，其人喜忘，必有蓄血。所以然者，本有久瘀血，故令喜忘。屎虽硬，大便反易，其色必黑者，宜抵当汤下之。"（237 条）

"病人无表里证，发热七八日，虽脉浮数者，可下之。假令已下，脉数不解，合热则消谷善饥，至六七日，不大便者，有瘀血，宜抵当汤。"（257 条）

《金匮要略·妇人妊娠病脉证并治》篇 1 处：

"妇人经水不利下，抵当汤主之。亦治男子膀胱满急有瘀血者。"

水蛭三十个（195g），虻虫三十个（20g），桃仁 20 个（7.5g），大黄三两（9g）。

上四味，以水五升，煮取三升，去滓，温服一升，不下更服。

方解：本证为热与血结于下焦，故以水蛭、虻虫攻瘀，桃仁推陈致新，大黄苦寒荡涤邪热，故有泻热攻坚破瘀的功能。

抵当汤与桃核承气汤比较：此方用于下焦蓄血较重，热结较深，疗程也较长，而桃核承气汤证较轻。

抵当汤与丸的药味相同，但用量则异。抵当丸中，水蛭、虻虫用量减少了汤方的三分之一，而全方所有药量仅为汤方的十分之六，又全药制成 4 丸。汤丸变化体现出"药用量亦经方精髓之一"。

本方实际是《金匮要略·妇人妊娠病脉证并治》篇下瘀血汤加水蛭，变成抵当汤。

我常用下瘀血汤治疗经行瘀血痛经，或外伤肌肉有瘀血，重一点的才用抵当汤。丸药则常用大黄䗪虫丸。

临床报道：抵当汤治疗（1）血管性痴呆（老年期）；（2）前列腺增生；（3）异位妊娠；（4）缺血性中风。（5）脑出血；（6）下肢深静脉血栓；（7）高脂血症；（8）输卵管炎性不孕症；（9）子宫肌瘤；（10）急性尿潴留；（11）久喑（声带肥厚）；（12）增生性肠结核；（13）肠息肉；（14）栓塞性静脉炎；（15）癥瘕积聚；（16）结核性胸膜炎，结核性腹膜炎；（17）产后栓塞炎，静脉炎；（18）糖尿病肾病。

23. 桂枝去芍药汤方

方证：见《伤寒论》21 条"太阳病，下之后，脉促胸满者，桂枝去芍药汤主之。"

桂枝三两（去皮）（9g），甘草二两（炙）（6g），生姜三两（切）（9g），大枣十二枚

(劈)。

上四味，以水七升，煮取三升，去滓，温服一升，将息如前法。

方解：本桂枝汤证，误用泻下，表邪未除，出现脉急促、胸部满闷，心阳已伤，因芍药味酸敛，故去之。功用仍为解肌发汗。

本方证因误用泻下，心肺阳气受损。寒则凝，故胸部满闷。桂枝、生姜通心阳，甘草、大枣补中气。实际变成桂枝甘草汤加味。

我常用此方治疗阳虚外感、心阳虚胸痹、风寒关节痛和妇科虚寒性痛经；去姜，加浮小麦 30g，治更年期脏躁症。

临床报道：桂枝去芍药汤治疗（1）本方合麻黄附子细辛汤（见《金匮要略·水气病脉证并治》篇）治肺源性心脏病；（2）扩张性心肌病。

24. 桂枝甘草龙骨牡蛎汤

方证：见《伤寒论》118 条"火逆，下之，因烧针烦躁者，桂枝甘草龙骨牡蛎汤主之。"

桂枝一两（3g），甘草二两（炙）（6g），牡蛎二两（15g），龙骨二两（15g）。

上四味，以水五升，煮取二升半，去滓，温服八合，日三服。

方解：本方从桂枝加龙骨牡蛎汤去生姜大枣化裁而来。已误用火法，复用泻下法误治，病人一误再误，火气内迫，心阳内伤，所以发生烦躁。治当通阳益阴，镇静除烦。

1960 年春节，我应朋友之约，去怀柔黄花镇作客，住在刘维平家。当晚 10 点，刘某的儿子小三突然抽搐，村内无医生，请来神婆治病，呈上三个红包，小三出现抽搐不止。刘某请我去看，见一家人哭成一团。我用师三针（丰隆与长强）不留针，起针后小三即不再抽搐，一见压岁钱已满面笑容。针完想出门看长明灯，邻居李大爷来请我给他孙子看病。我和刘同志一块去，一进门即觉热气扑面，全家忙着做年夜饭。李大爷带我和刘同志走进儿媳卧室，小孩刚出生一个半月，盖着大棉被，躺在热腾腾的炕头上，面红汗出，烦躁不安，哭闹不休。我一伸到婴儿身下当即感到烫手。我马上叫小孩妈妈赶快把小孩抱到炕尾，那里不烫，再不抱开小孩嫩肉都得给烫熟了。李大爷问我什么病？我说，《伤寒论》118 条所说的"火逆"，小孩所得的正是此证。火气内迫，大汗出，心阳内伤，小儿烦躁不安。当即开方：桂枝 6g，甘草 10g，人参 10g，龙骨 10g，牡蛎 10g。3 副。村里无药房，赶快提灯笼去黑山寨买药，抓回马上煎喂。1 剂，心烦躁好了大半。

第二天，李大爷请我喝茶，他说："我家三代单传，全家五口人五个单传，我一看孙子救不了啦，已经请来两个埋葬的劳力……我昨天对你说，谁能救活我的孙子，我家房产分他一半，你不要，我以为嫌少。"小孩叫柱子，今年已 41 岁。

1974 年，我参加北京医疗队驻酒泉清水，当地有一个民俗，妇女生孩子时，冬天烧热炕，床上铺沙子，门窗紧闭，孕妇睡在热沙子上。一天早上，农民请出诊，我赶到病人家，病人已中暑，母子双亡。这种原始生育法，也可谓"火逆"之法的一种吧。我的第二个桂枝龙骨牡蛎汤没有用上。

除救"火逆"伤心阳外，此方还用于小儿夜啼、惊风，大人失眠证，心悸不寐，心阳虚心动悸，老年人阳虚外感，以及遗精等。

临床报道：桂枝甘草龙骨牡蛎汤治疗（1）心律失常；（2）甲状腺功能亢进；（3）中风；（4）遗精；（5）神经官能症；（6）荨麻疹。

25. 茯苓桂枝五味甘草汤

方证：见《金匮要略·痰饮咳嗽病脉证并治》篇"青龙汤下已，多唾口燥，寸脉沉，尺脉微，手足厥逆，气从少腹上冲胸咽，手足痹，其面翕热如醉状，因复下流阴股，小便难。时覆冒者，与茯苓桂枝五味甘草汤，治其气冲。"

茯苓四两（12g），桂枝四两（12g），甘草三两（9g），五味子半升（12g）。

上四味，以水八升，煮取三升，去滓，分温三服。

方解：服青龙汤温化痰饮之后，阳气上越，其气上冲，或多唾口燥，或手足厥逆，或气从少腹上冲胸咽，或手足痹（麻木），其面翕热如醉，或服麻黄后小便难，或眩晕。这些症状，皆可用此方敛肺化饮，降逆平喘。

方中，桂枝、甘草辛甘化阳，以平冲逆之气；配以茯苓，可引逆气下行；水走小便，故又用五味子收敛耗散之气，使虚阳不致上浮，则冲逆平，小便利，昏冒愈。

我在黄花城治哮喘时，见到一例"多唾口燥"症患者，我先后用了麦门冬汤、竹叶石膏汤、清燥救肺汤等均不见效，改用此方，五剂而唾止，口不再干燥。口燥与口渴不同，口燥并不欲饮，口渴是饮水方快。

此方我常用于素有咳喘的病人，外感后，先用桂苓五味甘草汤，不效，再用桂枝加厚朴杏子汤，再不效则用小青龙汤。

仲景治痰饮用小青龙汤。小青龙，实为桂枝汤去大枣，改生姜为干姜，加麻黄、五味子、干姜、细辛、法半夏。若服青龙后虚证层出，才有茯苓桂枝五味甘草汤，治多唾口燥，即口燥、咳吐涎沫。或服小青龙汤，小便难，用茯苓利尿，桂枝、五味子化痰饮。若痰饮病又复发，但无少腹气上冲胸咽，可去桂枝，加温化痰饮之干姜、细辛、法半夏汤。若痰饮咳重，则用苓甘五味加姜辛半夏杏仁汤。若胃热上冲，证见面热如醉，胃腑热上冲加大黄；若经热上冲于面，加生石膏。

茯苓桂枝五味甘草汤加减三方，临床抓住主证，以法治之。临床大夫有人用此方，但因小小加减变化，很少有大夫立案。经方临床大家曹颖甫先生治宋姓妇人口燥案，先生悟出"乃知仲师渴反止为支饮之说临床有征也"（见《金匮要略·痰饮咳嗽病脉证并治》篇"呕家本渴，渴者欲解，今反不渴，心下有支饮故也。"）

我常用此方来治内有寒饮之慢性支气管炎、呕吐、眩晕、肺心病、不明原因浮肿。本方药味少而力宏，组方恰到好处。

本方"多唾口燥"，已椒苈黄丸"口舌干燥"，不是津不上承，而是有支饮，饮去则口舌干燥即除，不要误用甘寒之品，反而滋生痰饮。

临床报道：缺如。

26. 麻杏薏甘汤

方证：见《金匮要略·痰饮咳嗽病脉证并治》篇"病者一身尽疼，日晡所剧者，名曰风湿。此病伤于汗出当风，或久伤取冷所致也，麻杏薏甘汤主之。"

麻黄半两（去节）（1.5g），甘草一两（炙）（3g），薏苡仁半两（1.5g），杏仁十个（去皮尖，炒）（3.4g）。

右剉麻豆大，每服四钱匕，水盏半，煮八分，去滓，温服，有微汗避风。

方解：麻黄、杏仁宣肺气以祛风，薏苡仁、甘草健脾胃以化湿，表里双解，风湿并治。此方功用解表热、祛风湿，是治汗出当风、贪凉过久受风的主方。

本方是麻黄汤去桂枝加薏苡仁，治疗"汗出当风，一身尽疼，或久伤取冷"所得的风湿病。"若湿家身烦疼"，可与麻黄加术汤。二者都用于痹病，医者喜欢用麻杏薏甘汤。

薏苡仁祛湿不如白术，治筋急拘挛胜过白芍。腓肠肌痉挛，服芍药甘草汤不效，加薏苡仁30g立效，乃薏苡仁主筋脉瘛疭之故也。

2010年12月10日上午，老病人张××的椎间盘突出已治好，在闲谈时说，其孙2岁，体温38℃就抽搐，经检查排除癫痫，全家人就怕他感冒发热。我告诉他，让小孩每天喝薏苡仁粥，孩子喝3月后，发热也不再抽搐了。此粥可喝到3~4岁，甚至更长，有大益而无害。薏苡仁主治筋脉瘛疭（即抽搐），只知薏苡仁健脾，失其帅才也。

本方治风湿久风湿痹，病情较缓，药量亦轻，《本经疏证》谓其"专治积渐而致之风湿病"。急性风湿热可用麻黄汤加白术，或桂枝去桂加茯苓白术汤。

我治大叶性肺炎用麻杏薏甘汤合千金苇茎汤，疗效卓越，或用之可治多年的痹症。麻杏薏甘汤加芦根、竹叶用于治肺炎咳嗽，或肺热咳嗽，或慢性支气管炎，或急性肾炎及皮肤病等。

临床报道：麻杏薏甘汤治疗（1）风湿热痹（加益母草）；（2）颈项肿大（加苍术）；（3）风湿感冒；（4）水肿（急性肾小球肾炎）；（5）咳喘（慢性支气管炎合并感染）；（6）鼻渊（急性副鼻窦炎）；（7）风瘾疹（荨麻疹）；（8）扁平疣，多发性疣（重用薏苡仁50~60g）。

27. 麻杏甘石汤

方证：见《伤寒论》63条、162条"汗下后，汗出而喘，无大热者，可与麻杏甘石汤。"

麻黄四两（12g），杏仁五十枚（去皮尖）（17g），甘草二两（6g），石膏半斤（40g）

上四味，以水七升，煮麻黄，减二升，去上沫，内诸药，煮取二升，去滓，温服一升。

方解：本方是麻黄汤去桂枝加石膏，是治疗热邪迫肺作喘的主要方药，外感风热的第一方。麻黄开肺气，杏仁宣肺平喘，石膏清胃热，甘草和中。功用辛凉宣散，清泄肺热，止咳平喘，以清里热为主。若外寒里热用大青龙汤，即桂枝去芍加麻杏石甘汤。肺寒则用甘草干姜汤。

麻杏甘石汤为最常用方之一，治疗重型肺炎，我和千金苇茎汤合用，一般肺炎麻杏石甘汤即可治愈，体现中药"药少力宏"的治疗特色。

麻杏甘石汤是外感风热发热咳嗽的首选经方。无数次实践经验说明，大人小孩肺炎，住院输液 4~5 天发热不止，咳嗽日渐加重，开麻杏甘石汤，每用三五副很快可使热退咳止。

张女士，发热咳嗽，住××医院输液 5 天，热不退，咳反重，因我去湖南为恩师扫墓，她用手机给我打来电话求医，我为他开了处方：麻黄 5g，杏仁 10g，生石膏 30g，生甘草 6g，3 副，服 1 副热退，服 3 副咳止，只花了 3 元 5 角钱。

今年 HN1 病毒流行，我治此病的主方即麻杏甘石汤，加芦根 30g，竹叶 10g，很快痊愈。我还用麻杏甘石汤加苍术治疗小儿水痘。

我还写了《论病毒属性》一文。病毒来自远古，它可能比人类起源还早。建安纪年以来"犹未十稔，其死者三分又二，伤寒十居其七"，当时"伤寒"是细菌还是病毒无从考证，但《伤寒杂病论》治疗细菌、病毒，医家无异议。伟大的医学家集两汉医经、经方之大成，结合自己治疗瘟疫的经验，不管寒性病毒、热性病毒、不寒不热的病毒，治无不效，所以我说，治病毒的鼻祖当属仲景无疑。

临床报道：麻杏甘石汤治疗（1）咳喘；（2）哮喘（内源性）；（3）肺炎；（4）百日咳；（5）鼻炎；（6）急性支气管炎；（7）急性扁桃体炎；（8）急性喉炎；（9）急性荨麻疹；（10）急性牙龈炎；（11）喉头水肿；（12）急喉风；（13）小儿风水；（14）小儿尿频；（15）小儿流涎；（16）小儿厌食；（17）夏季热；（18）嵌顿性内痔；（19）顽固性盗汗；（20）膀胱炎；（21）流感；（22）水痘。

28. 麻黄汤

方证：见《伤寒论》35 条，书中共有 9 条原文论及麻黄汤的应用："太阳病，头痛，发热，身疼腰痛，骨节疼痛，恶风，无汗而喘者，麻黄汤主之"；"太阳阳明合病，喘而胸满者，不可下……脉浮者，病在表，可发汗，麻黄汤主之"。

麻黄三两（9g），桂枝二两（6g），甘草一两（3g），杏仁七十个（25.2g，常用 10~12g）。

四味，以水九升，先煮麻黄减二升，去上沫，内诸药，煮取二升半，去滓，温服八合，覆取微似汗，不须啜粥，余如桂枝汤法将息。

方解：本方为治疗太阳伤寒脉紧无汗的主要方。麻黄发汗逐风寒，有宣肺定喘的作用，桂枝入营引邪透表，杏仁利肺降气，甘草和缓诸药。合方功用散寒解表，宣肺平喘。

麻黄汤证，《伤寒论》中写的证轻。我在临床见到的麻黄汤证，除无汗而喘，常见高热不退，神昏谵语，体若燔炭，烦躁不安，皮肤干燥，六脉浮紧，舌苔干燥等。用麻黄汤发汗，汗出神清热退。舅公赵忠凤在我家药铺坐堂期间，村中冬天常有患伤寒病，高热无汗，体若燔炭，家中贫寒买不起药者，他依《素问》"夺血者无汗"，放血治伤寒。我小时好奇，跟着舅公出诊。他让伤寒病人两手扶墙，用三棱针点刺腘窝静脉出血，一般十分钟后体温下降，身体慢慢康复。春三月坡池水温低，我堂弟高晋民下水游泳，第二天高热无汗，神昏谵语，满床翻滚，新婚床上不便刺腘静脉放血，我从腕静脉抽血 15 毫升，十多分钟后体温下降，神志正常。放血代替出汗乃古法。

我的外孙女维维 5 岁时，晚上小脚蹬开被子受风寒，高热无汗，第二天打算吃完中午饭，家人下午带她去儿童医院看病。大人正在吃饭，一时未看住孩子，孩子从床上滚下，把鼻子碰出血，血止住后，大人接着吃饭，下午1点带她去医院前先测体温，不热啦，热已下来，体温才37.5℃。《伤寒论》58条："凡病，若发汗，若吐，若下，若亡血，亡津液，阴阳自和者必自愈"；46条："太阳病，脉浮紧……目瞑，剧者必衄，衄乃解"，从一个侧面可知仲景治伤寒的经验是何等的丰富。

我用麻黄汤治一例育婴的妈妈，急性乳腺炎，高热寒战，左乳红肿跳痛，脉浮紧，开了麻黄汤：麻黄6g，桂枝9g，甘草6g，生石膏30g，蒲公英30g，5副。吃完3副，热退肿消；5副，乳腺炎痊愈。

素有咳喘宿疾，受寒后发作，用麻黄汤很快可以制止咳喘的发作；慢性支气管炎，咳嗽，都可用此方；还可治小儿遗尿症。

我在《重订伤寒杂病论》中提出："杂病中有伤寒，伤寒中有杂病"；"伤寒方无一方不能治杂病，杂病方无一方不能治伤寒"。只要病与方相应就能用。

仲景麻黄汤三变治风寒、风热、风湿，三变只一味药之差。

麻黄汤麻黄、桂枝、杏仁、甘草——治风寒。

麻黄汤去桂枝加薏米，即麻杏薏甘汤——治风湿。

麻黄汤去桂枝加杏仁，即麻杏甘石汤——治风热。

麻黄汤去桂枝加姜枣，名越婢汤——治风水。

临床报道：麻黄汤治疗（1）流行性感冒；（2）儿童哮喘；（3）慢性心律失常；（4）小儿遗尿症；（5）寒性荨麻疹；（6）小儿高热；（7）急性乳腺炎；（8）咳嗽；（9）无汗症；（10）痛经；（11）痹病；（12）四肢厥冷（雷诺氏症）。

29. 黄芩汤

方证：见《伤寒论》172条"太阳与少阳合病，自下利者，黄芩汤主之。"

黄芩三两（10g），芍药二两（6g），炙甘草二两（6g），大枣十二枚。

上四味，以水一斗，煮取三升，去滓，温服一升，日再夜一服。

方解：太少合病，邪热偏胜，热泻，热痢，里急后重，腹痛，肛门灼热，小便黄赤，舌红苔白。方中，黄芩清少阳半表半里之热，芍药敛阴，甘草、大枣和中。合方功用清热止泻。

我常用此方治疗急性肠炎、急性细菌性痢疾，以及不明原因的肠炎和痢疾；若急性胃肠炎上呕下泻，则常用生姜泻心汤。我还常用此方清肺热，治咽痛、急性扁桃体炎、胃炎等。本方另一个特点是寒不伤胃，可放心使用。腹痛方中有芍药甘草。我习惯用于治疗小儿腹泻。

临床报道：黄芩汤治疗（1）泄泻、痢疾；（2）温病；（3）肺炎咳嗽；（4）月经过多；（5）妊娠呕吐；（6）闭经溢乳；（7）慢性鼻炎；（8）带状疱疹；（9）胆囊炎。

30. 栀子大黄汤

方证：见《金匮要略·黄疸病脉证并治》篇"酒黄疸，心中懊憹，或热痛，栀子大黄汤主之。"

栀子十四枚（9g），大黄一两（3g），枳实五枚（7g），豆豉一升（9g）。

上四味，以水六升，煮取二升，分温三服。

方解：黄疸偏于热盛，心烦，或大便秘结、腹胀可用此。栀子、豆豉清热除烦，枳实、大黄导热下行，除胃肠之积滞。四药合用，通便泄热除烦，可退热除黄。若无烦热，我则常用栀子柏皮汤和茵陈蒿汤。

酒乃无焰之火，多饮伤肝，出现黄疸，证多偏热，肝热胆热，古人称之为酒疸。出现酒疸，肝已酒精中毒，病趋向肝硬化，向腹水方向发展。

常饮酒的人当出现心中懊憹，心烦不宁，有没有黄疸都可先用栀子大黄汤。我常用于湿热下注，尿液灼热，可用此药泻热通便。

本方即《伤寒论·辨阴阳易差后劳复病》篇枳实栀子豉汤加大黄而成。尤其病初愈，饮食过度造成的劳复，用栀子大黄汤荡涤积滞，最为有效。我常用大黄甘草汤治疗小儿食积，可加徐长卿、鸡矢藤则效更佳。

临床报道：栀子大黄汤治疗（1）黄疸（慢性淤积性肝炎）；（2）酒疸（酒癖）；（3）劳复。

31. 大黄硝石汤

方证：见《金匮要略·黄疸病脉证并治》篇"黄疸，腹满，小便不利而赤，自汗出，此为表和里不和，当下之，大黄硝石汤主之。"

大黄、黄柏、硝石各四两（12g），栀子十五枚（10g）。

上四味，以水六升，煮取三升，去滓，内硝，更煮取一升，顿服。

方解：本证属湿热内蕴，表和里实，"当下之"。大黄重用，荡涤腑内积热；栀子、柏皮清积热，热去小便自通利；硝石味苦寒，主五脏积热，推陈致新，利小便。合方功用清热利湿。

芒硝和硝石不同。芒硝为硫酸盐类矿物，硝石为硝酸钾；芒硝以寒化热，以咸化坚，主软坚通大便；硝石用来清五脏积热，利小便。

临床报道：大黄硝石汤治疗（1）重症黄疸；（2）郁冒战汗；（3）肝炎；（4）钩端螺旋体病（出血型黄疸）；（5）泌尿系感染。

32. 排脓汤

方证：见《金匮要略·疮痈肠痈浸淫病脉证并治》篇，有方无证。

甘草二两（6g），桔梗三两（9g），生姜一两（3g），大枣十枚。

上四味，以水三升，煮取一升，温服五合，日再服。

方解：本方为治疮痈排脓之祖方。桔梗、甘草解毒排脓，生姜、大枣固胃气，合方功用解毒利气排脓。上起咽喉，下到肛肠，化脓都可用本方排脓。

先父和舅公常用此方治疔疮、皮肤化脓以及蚊虫咬伤化脓等。

我常用此方治化脓性扁桃腺炎、皮肤外伤感染、春夏皮肤生疮疖等，还用其治疗面部化脓性痤疮。

本方即桔梗甘草汤加顾胃气的生姜、大枣。若去姜枣，加枳实、芍药，即排脓散、排脓汤合而为一，消肿排脓的力度更大，适应于脓未成、将成未成和脓已成的排脓生肌。记得1956年暑假我去看舅公，一位外科名医方××来治舅公的膻中痈，他开的五味药即排脓汤散加生黄芪生肌。生肌排脓：桔梗，甘草，生芪，白芍，枳实。时间已久，药量已记不清。

临床报道：因中医外科已被西医外科所代替，操中医外科者几乎没有，这方面的报道断顿，故临床报道极少。

33. 茯苓甘草汤

方证：见《伤寒论》73条"伤寒汗出而渴者，五苓散主之；不渴者，茯苓甘草汤主之。"

356条："伤寒厥而心下悸，宜先治水，当服茯苓甘草汤，却治其厥，不利，水渍入胃，必作利也。"

茯苓二两（10g），桂枝二两（去皮）（6g），甘草一两（炙）（3g），生姜三两（切）（9g）。

上四味，以水四升，煮取二升，去滓，分温三服。

方解：用口渴辨证，"汗出而渴"是水蓄下焦，"出汗而口不渴"为水蓄中焦。故用茯苓利水，甘草和中，桂枝配生姜温中化水。合方功用利水温阳。

本方从苓桂术甘汤变化而来，去术加姜即茯苓甘草汤，同苓桂枣甘汤三方都是治痰饮的名方。苓桂术甘汤是气逆"冲胸""痰饮作眩"；苓桂枣甘汤治脐下悸，频作"奔豚"；茯苓甘草汤（苓桂甘姜汤）治饮停中焦"口不渴"。三方都治痰饮，饮停部位不同而已。苓桂术甘汤治饮犯上焦，茯苓甘草汤治饮停中焦，苓桂枣甘汤治饮在下焦。

这三方都常用，又以苓桂术甘汤用得最多，详见临床报道，我也习惯临床使用。脾为生痰之源，肺为蓄痰之器，三方都有苓桂，所以三方治奔豚，都治痰饮，都治心动过速。

临床报道：茯苓甘草汤治疗（1）阵发性室上性心动过速；（2）慢性胃炎；（3）肺胀喘悸。

34. 葛根芩连汤

方证：见《伤寒论》34条"太阳病，桂枝证，医反下之，利遂不止，脉促者，表未解也，喘而汗出者，葛根芩连汤主之。"

葛根半斤（10g），黄芩三两（9g），黄连三两（9g），甘草二两（炙）（6g）。

上四味，以水八升，先煮葛根，减二升，内诸药，煮取二升，去滓，分温再服。

方解：桂枝汤证而反下之，致热邪内陷，上逆于肺则喘，若外蒸于表则汗出，内陷大肠则协热下利不止。本方以葛根为君，轻清外发，有清热止利的作用；芩连清里热，若里热清，病症自然消退；甘草补中，调和诸药。合方功用清热生津，和胃止泄。

本方同黄芩汤、白头翁汤、生姜泻心汤、黄连阿胶汤都是治热痢的主方。葛根芩连汤治中毒性痢疾，即毒痢，最为有效，是夏秋治痢的主方，医者应熟记。重症则须中西结合抢救。

我常用此方治泌尿系感染，治疮疡，治痔疮出血等。

临床报道：葛根芩连汤治疗（1）肠炎；（2）菌痢；（3）消化道出血；（4）发热；（5）消渴；（6）伤寒；（7）口疮；（8）脱肛；（9）带下；（10）眩晕；（11）肠热下利。

35. 大陷胸丸

方证：见《伤寒论》131条"结胸者，项强如柔痉状，下之则和，大陷胸丸主之。"

大黄半斤，葶苈半升（熬），芒硝半升，杏仁半升（去皮尖，熬黑）。

上四味，捣筛二味，纳杏仁、芒硝，合研如脂，和散，取如弹丸一枚（10g），别捣甘遂末一钱匕，白蜜二合，水二升，温顿服之，一宿乃下；如不下，更服，取下为效。禁如药法。（师曰：可按各半升，即各10g，甘遂3g，炼蜜为丸，丸重5g，日服一丸，不下更服。）

方解："盖汤者荡也，丸者缓也"。大陷胸丸以荡涤之味，药量少，为和缓之用，借葶苈、杏仁降升开阖，大黄、芒硝、甘遂则助其软坚荡实之能，更有白蜜之甘缓，乃峻药缓攻之法。合方功用泻热逐水。

我常配丸药治慢性炎症，慢性阑尾炎，慢性胆囊炎，慢性肠炎，妇科黄带及慢性盆腔炎等。此丸药少力宏，深受患者欢迎。

临床报道：缺如。

36. 天雄散

方证：见《金匮要略·血痹虚劳病脉证并治》篇"男子脉浮弱而涩，为无子，精气清冷，天雄散主之。"

天雄三两（炮）（9g），白术八两（24g），桂枝六两（18g），龙骨三两（9g）。

上四味，杵为散，酒服半钱匕，日三服，不知稍增之。

方解：天雄合桂枝补下焦阳虚，白术补脾，龙骨涩精止遗。合方功用温肾生精。天雄散治虚劳阴虚相火妄动，或手淫或梦遗已久导致精冷。古人把精液不化称精冷。现代医学检查，死精多，精子原地打转，成活低于40%以下。此方治冷精无嗣，或妇女少腹冷，经血稀少或痛经，都可服用此方。

恩师宋孝志先生，20世纪70年代在故乡一边教书一边行医时，依天雄散创治男子死精症方：仙茅15g，仙灵脾15g，韭菜根24g，菟丝子30g，锁阳15g，金樱子15g，地骨皮15g，甘草5g，9副，服完休息6天，连服3个月为1疗程。若已怀孕终后服。

这两个方子我常用。能否孕育原因很多，不能都归于精冷。我曾用鲜生地，每日1两，取汁饮用，7天经血通而孕。若你会辨证，很多经方都可用来治不孕症，如麻黄附子汤、吴茱萸汤、八味地黄汤、桂枝茯苓丸等。

临床报道：天雄散治疗（1）失精症；（2）阴缩；（3）不育症；（4）尿频尿急；（5）遗精；（6）痛经；（7）尿失禁。

37. 白术散

方证：见《金匮要略·妇人妊娠病脉证并治》篇"妊娠养胎，白术散主之。"

原方已失，宋代医家选《外台秘要》白术散补缺。

白术，川芎，川椒（三分，去汗），牡蛎各20g。

上四味，杵为散，酒服一钱匕（1.2g），日三服，夜一服。但苦痛者，加芍药；心下毒痛，倍加川芎；心烦吐痛，不能食饮，加细辛一两（3g），半夏大者20枚，服之后更以醋浆水服之；若呕吐，醋浆水服之，复不解者，小麦汁服之；已后渴者，大麦粥服之。病虽愈，服之勿置。

方解：妊娠后，平民百姓很少服养胎药，若流产过，才注意保胎养胎。方中白术和胃安胎，川芎行气养胎，川椒散寒温胎，牡蛎固胎，为散酒（黄酒）服，缓化行气，随兼证不同可加减。

白术散方、《串雅》丁胎丸、盐山张锡纯的寿胎丸，都能养胎安胎，治习惯性流产。

附1：丁胎丸：杜仲八两（糯米煎汤浸透，炒去丝），续断二两（酒浸焙干为末），山药五、六两，为末作糊丸，如梧桐子大，每服50丸，空心米饮下。

附2：寿胎丸：治滑胎，菟丝子四两（炒，炖），桑寄生二两，川断二两，阿胶二两。上四味，前三味轧细，水化阿胶为丸，一分重，每服20丸，开水送下，日再服。

我在临床上治习惯性流产，常用白术散去川芎加菟丝子。川芎走十二经，故去之；加最善治流产的菟丝子。

白术12g，菟丝子15g，川椒3g，牡蛎10g。水煎服。服10副药，休息5天，再服10天。

张锡纯先生说："愚于千百味药中得之，最善治流产之药，乃菟丝子是也。"

临床报道：缺如。

38. 栝蒌薤白半夏汤方

方证：见《金匮要略·胸痹心痛短气病》"胸痹之病，喘息咳唾，胸背痛，短气，寸口脉沉而迟，关上小紧数，栝蒌薤白半夏汤主之"。

栝蒌实一枚（捣）（22g），薤白三两（9g），半夏半斤（10g），白酒一斗（100ml）。

上四味，同煮，取四升，温服一升，日三服。

方解：这种胸痹的特点"心痛彻背者"。心绞痛的部位不同，放射的区域不同，疼痛部位也就不同。腹为阴，背为阳。半夏和胃气，通阴阳，化痰涎，开壅塞，栝蒌豁痰下气，薤白散结通心阳，白酒引药性上行于胸。合方功用宣痹化痰。

本方是临床治疗冠心病的常用方。方中白酒，男性可以接受，女性多不饮酒，所以让病人吃完药，再饮一杯甜酒。师云：《伤寒杂病论》中，特别嘱咐用酒为引的方，除本方外，还有炙甘草汤、防己地黄汤，不加酒则影响疗效。炙甘草汤加清酒（黄酒），防己地黄汤加白酒。

临床报道：栝蒌薤白半夏汤治疗（1）胸痹；（2）冠心病心绞痛；（3）背冷；（4）胆胀（慢性胆囊炎）；（5）咳喘；（6）烦躁；（7）梅核气；（8）乳癖；（9）乳痈；（10）悬饮；（11）胃脘痛；（12）顽固性呃逆；（13）嘴角抽动；（14）努伤。

39. 理中丸

方证：见《伤寒论》38条、396条"霍乱，头痛发热，身疼痛……寒多不用水者，理中丸主之"。"大病差后，喜唾，久不了了，胸上有寒，理中丸主之"。

同时，《金匮要略·胸痹心痛短气》篇中人参汤与理中汤药物相同。本节第6"人参汤"条已论及，不再赘述。

六、《伤寒杂病论》五味药经方用药分析

1. 大黄牡丹汤

方证：见《金匮要略·疮痈肠痈浸淫病脉证并治》篇"脓未成，可下之，大黄牡丹皮汤主之。"

大黄四两（12g），牡丹一两（3g），桃仁五十个（18g），芒硝三合（5g），瓜子半升（6g）。

上五味，以水六升，煮取一升，去滓，内芒硝，再煎沸，顿服之。有脓，当下；如无脓，当下血（消肿）。

方解：本方大黄、芒硝去实热，牡丹、桃仁活血祛瘀排脓，瓜子破溃排脓血消热毒。合方功用，清热解毒，泻下逐瘀，散结消痈。

本方临床应用时，"脓未成，可下之"；脓初成，本方也能消肿排脓；肠痈到"身无热，脉数"，则应用薏苡附子败酱散方。痈在初期肿痛，中期化脓，都可用大黄牡丹汤；中期，肿已消"无热""脉数"，体虚，则用薏苡附子败酱散。

我常用此方治牙龈红肿、疮疖化脓、外伤感染、急性阑尾炎、内痔疼痛以及急性胆囊炎等，妇科用于治黄带（附件炎）等。

我治1例病患，滋补太过，产后奶汁过浓，无法吸出，按摩或挤都无效，乳房发硬而热，用穿山甲、王不留行、通草而效；不效马上用大黄牡丹汤。

本方变化系统脉络清楚：

大黄甘草汤—大黄，甘草；

调胃承气汤—大黄，甘草，芒硝；

桃核承气汤—大黄，甘草，芒硝，桃仁，桂枝；

大黄牡丹汤—大黄，甘草，芒硝，桃仁，丹皮，瓜子。

从桃核承气汤、大黄牡丹汤衍生出活血化瘀的桂枝茯苓丸。

临床报道：大黄牡丹皮汤治疗（1）肠痈（急性阑尾炎）；（2）痔疮（血栓性外痔）；（3）脏毒（慢性增生性结肠炎）；（4）赤黄带下（急性盆腔炎）；（5）产后缺乳（湿热瘀滞乳络）；（6）不孕（输卵管阻塞）；（7）产后高热；（8）癥瘕（包块性附件炎）；（9）呕血（热伤阳络）；（10）腑实证；（11）头痛（颅内血肿）；（12）头部疮疹；（13）牙龈红肿。

2. 五苓散

方证：见《伤寒论》7用，《金匮要略》3用。此方治太阳膀胱蓄水，膀胱气化不行所致的下焦停饮以及膀胱蓄水的变证。如《伤寒论》71条："太阳病，发汗后，大汗出，胃中干，烦躁不得眠……若脉浮，小便不利，微热，消渴者，五苓散主之。""假令瘦人

脐下有悸，吐涎沫而癫眩，此水也，五苓散主之。"

泽泻一两六铢（4g），茯苓十八铢（2g），白术十八铢（2g），桂枝半两（1.5g），猪苓十八铢（2g）。

上五味，捣为散，以白饮和，服方寸匕，日三服。多饮暖水，汗出愈，如法将息。

方解：本方是表里两解的方剂。茯苓、猪苓、泽泻能导水下行，通利小便，白术健脾燥湿，桂枝化气行水，兼解表邪。合方功用，和表化气利水。

本方为治水肿常用方，尤其下肢浮肿，用此方利水消肿。本方治疗小儿腹泻，还常用来治肾病综合征、关节腔积水、湿重的慢性关节炎，以及更年期水肿。但方中泽泻，只有重用才会利尿。我常用：茯苓30g，猪苓15g，泽泻15g，白术10g，桂枝10g。

临床报道：五苓散治疗（1）肾病综合征；（2）泌尿系结石；（3）高尿酸血症；（4）充血性心力衰竭；（5）高脂血症；（6）眩晕（美尼尔综合征）；（7）中心性脉络膜视网膜炎；（8）眼睑外炎性水肿；（9）青光眼；（10）眼挫伤；（11）小儿腹泻；（12）绝经期水肿；（13）哮喘；（14）关节腔积水（液）；（15）着痹；（16）肝硬化腹水。

3. 猪苓汤

方证：见《伤寒论》223条、319条。《金匮要略·消渴小便不利淋病脉证并治》篇经文与《伤寒论》223条相同："若脉浮，发热，渴饮欲水，小便不利，猪苓汤主之"；"少阴病，下利六七日，咳而呕渴，心烦不得眠者，猪苓汤主之。"

猪苓，泽泻，茯苓，阿胶，滑石各一两（3g）。

上五味，以水四升，先煮四味，取二升，去滓，内阿胶烊消，温服七合，日三服。

方解：本方为滋阴利水第一方。猪苓甘淡，泽泻咸寒，二者都能利小便以泻肾与膀胱之湿；滑石甘淡而寒，能使上下表里之湿从小便排出；阿胶甘平，育阴润燥去烦渴。

我常用此方治阴虚不眠，口渴，小便不利，大便干燥，以及放疗病人口干渴。临床凡见舌光无苔，脉细数，五心烦热，我都先用猪苓汤。也用于治疗血小板减少，湿热重的泌尿系感染等。

但必须指出，本方证之阴虚有热，阴虚并不是主要的，主因还是水气不化，津不上腾，而口渴，待水气上行则口渴自愈。

少阴病口渴，常见患者半夜后口干舌燥，不喝水滋润则语言难出，这也是阴虚津不升腾所导致。我常用六味地黄汤加细辛，升腾津液。

五苓散与猪苓汤，两方60%的药物相同。猪苓、泽泻、茯苓，加温阳化气的白术、桂枝，名五苓散；加滋阴利水的阿胶、滑石，则名猪苓汤。一散一汤分阴阳，妙在会加减。

临床报道：猪苓汤治疗（1）慢性尿路感染；（2）肾小球肾炎，肾病综合征，特发性水肿；（3）尿路结石；（4）肾积水；（5）乳糜尿；（6）继发性口眼干燥综合征；（7）流行性出血热休克；（8）肝硬化；（9）癃闭；（10）血尿；（11）阴虚发热；（12）顽固性失眠；（13）口疮。

4. 茯苓四逆汤

方证：见《伤寒论》69条"发热，若下之，病仍不解，烦躁者，茯苓四逆汤主之。"

茯苓四两（12g），人参一两（3g），附子一枚（生用，去皮，破八片），甘草二两（炙）（6g），干姜一两半（5g）。

上五味，以水五升，煮取三升，去滓，温服七合，日二服。

方解：汗下以后出现烦躁，为阳虚，说明正气已伤，欲复而不能复，邪气虽微，但固守不去，正邪相争，所以烦躁。治当回阳救逆，补虚生津。故用四逆汤急回其阳，加人参补其虚，加茯苓利水通阳，正如叶天士所说："通阳不在温，而在利小便"。本方中用了参附，起死回生。古人用人参，必"气微脉绝之大虚"；用附子，治"三阴绝证之大寒"。此皆上工之箴言也。

本方治心力衰竭、慢性肾炎合并气阳两伤，治疗阴阳两伤症见心悸、惊惕、小便不利者，大可温阳利水。

本方重用茯苓为君，助四逆汤而复通一身之阳。《伤寒杂病论》中经方，用茯苓者35方，其中《伤寒论》11方，《金匮要略》24方；方名有茯苓者多达14方。掌握好茯苓通阳利水和健脾化湿二大功能。茯苓，我一般用30～60g。

本方适应于年高体弱，久病卧床不起者。这些人一旦用药不当，就会出现"汗之虚其表，下之虚其里"（成无己语）的症候，可选用茯苓四逆汤治疗，十分稳妥。用人参救液，四逆汤回阳，茯苓止汗。茯苓重用（60g）可止汗，此阴阳升降之理，仲景茯苓甘草汤、苓桂术甘汤、真武汤、茯苓四逆汤四方皆以茯苓为君，皆治汗出不止，盖以汗之大泄，又引肾水上泛，非茯苓不能镇之。

临床报道：茯苓四逆汤治疗（1）柯兴氏综合征；（2）陈旧性肺结核；（3）风湿性心脏病合并心衰；（4）亡阳正虚烦躁；（5）发热不愈，正虚亡阳；（6）三阴寒证；（7）虚寒眼疾；（8）癫狂；（9）汗多亡阳；（10）阳虚自汗。

5. 乌头汤

方证：见《金匮要略·中风历节病脉证并治》篇"病历节，不可屈伸，疼痛，乌头汤主之。"

麻黄三两（9g），白芍三两（9g），黄芪三两（9g），甘草（炙）三两（9g），川乌五枚（㕮咀，以蜜二升，煎取一升，即出乌头）。

上五味，㕮咀四味，以水三升，煮取一升，去滓，内蜜煎中更煎之，服七合，不知尽服之。

方解：经云"寒气胜者为痛痹"，本方治历节寒湿凝滞关节，痛不可屈伸，故重用川乌温散内寒，佐以麻黄通阳，芍药、甘草定痛，黄芪扶正驱逐寒湿。合方功用温经散寒，疏风定痛。寒湿去，则痛止。

生川乌有毒，仲景以蜜煎以除毒性，制川草乌每日1.5～3g，且要先煎、久煎。若用炮附子代，5g以下不需先煎，5g以上一定要先煎1小时。

我从此方中得到灵感创立治椎间盘突出症的主方"芪乌芍药甘草汤"，即黄芪、何首乌、白芍、甘草，加杜仲、乳香、没药，随症加减。本方是芪乌芍药甘草加麻黄，治关节疼痛，可治疗"肾着汤证"："其人身重，腰中冷……腰以冷痛，腰重如带五千钱。"

临床报道：乌头汤治疗（1）寒痹（关节炎急性发作）；（2）寒湿历节；（3）腰腿痛（坐骨神经痛）；（4）腹痛（蛔虫性肠梗阻）；（5）胁肋痛（肋间神经炎）；（6）偏头痛（三叉神经痛）；（7）牙痛；（8）痛经；（9）痉证（腓肠肌痉挛）；（10）眩晕；（11）喘咳；（12）阳虚外感；（13）遗尿；（14）癃闭；（15）阳痿；（16）脱疽（血栓闭塞性脉管炎）；（17）委中毒（寒气稽迟，经脉不利）；（18）脚气重症。

6. 白术附子汤

方证：见《伤寒论》174条"若大便坚，小便自利者，白术附子汤主之。"

白术二两（6g），附子一枚半（炮，去皮）（6g），甘草一两（炙）（5g），生姜一两半（切）（5g），大枣六枚。

上五味，以水三升，煮取一升，去滓，分温三服。一服觉身痹，半日许再服，三服都尽，其人如冒状，勿怪，即是术附并走皮中，水气未得除故耳。

方解：桂枝附子汤是阳虚而风湿在外，本方是阳虚而寒湿在里，故去桂加白术，培土除湿。

魏龙骧先生认为，习惯性便秘，不是脾不运化，便是脾不能为大肠行其津液，故重用白术运化脾阳，实为治本之举。生白术为主，少则一、二两，多则四、五两；便干结者，加生地以滋之；时或加升麻，乃升清降浊之意；若命门火衰，脾失运转，阴结之象，若舌苔灰黑而腻，加肉桂3g，厚朴6g。

一次，我用黄芪建中汤治脾胃虚寒的病人，半月后病人笑着说："脾胃还没有完全好，便秘让你给我治好了。"黄芪补中益气，可加快肠蠕动，即可以治疗便秘。我的外甥志英更年期，五心烦热，汗出，我给开了自拟"镇衄汤"：生地30g，桑皮30g，茅根30g，党参10g。更年期症状未痊愈，治好了她多年的阴虚便秘。

魏老治便秘方：生白术60g，生地30g，升麻6g。

我再加炙黄芪30g，曾名噪美国洛杉矶。

临床报道：白术附子汤治疗（1）风湿性关节炎；（2）着痹（关节冷痛）。

7. 桂枝附子汤

方证：见《伤寒论》174条"伤寒八、九日，风湿相搏，身体疼烦，不能自转侧，不呕不渴，脉浮虚而涩者，桂枝附子汤主之。"

桂枝四两（去皮）（12g），附子三枚（炮，去皮，破八片）（9g），甘草一两（炙）（5g），生姜三两（切）（9g），大枣十二枚（擘）。

上五味，以水六升，煮取二升，去滓，分温三服。

方解：以桂枝、甘草辛甘祛在表之风，附子辛热逐在经之湿而止痛。合方功用祛风逐湿。

本方是桂枝去芍药加附子；去桂加白术汤是在桂枝附子汤上去桂加白术。治风湿痹痛，桂枝附子相配，不如白术附子相配疗效好。

桂枝附子汤与白术附子汤，两者都主治风湿痛。前方是阳虚而风湿在表，所以用桂枝；后方是阳虚而风湿在里，所以改用白术。白术祛湿通便，一药两用。若不仅风湿在表，又寒湿在里，仲景则用甘草附子汤。

桂枝附子汤、白术附子汤、甘草附子汤是治风湿病"三剑客"，为临床常用方。桂枝去芍加附子汤，药味同桂枝附子汤。治汗症我喜欢用桂枝加附子汤。

临床报道：桂枝附子汤治疗（1）关节炎；（2）产后身痛；（3）窦性心动过缓；（4）低血压；（5）虚寒证；（6）汗证（自汗、盗汗、阳虚无汗、头汗、漏汗）；（7）链霉素中毒（心肾阳虚型）。

8. 去桂加白术汤

方证：见《伤寒论》174条"伤寒八、九日，风湿相搏，身体疼烦，不能自转侧，不呕不渴，脉浮虚而涩者，桂枝附子汤主之；若其人大便硬，小便自利者，去桂加白术汤主之。"

附子（炮，去皮，破）三枚，白术四两（12g），生姜三两（9g），甘草二两（炙）（6g），大枣十二枚（劈）。

上五味，以水六升，煮取二升，去滓，分温三服，初一服，其人身如痹，半日许复服之，三服都尽，其人如冒状，勿怪。此以附子、白术并走皮内，逐水气未得除，故使之耳，法当加桂四两。此本一方二法，以大便硬，小便自利，去桂也。以大便不硬，小便不利，当加桂，附子三枚，恐多也（冒有点中毒之象），虚弱家及产妇宜减服之。

方解：本方是主治风湿病的桂枝附子汤，合方功用为培土化湿、温经健脾。因"大便硬，小便自利"，才去桂加白术汤。大便秘结用白术生津通便，必须用生白术。生白术和炒白术疗效不同，炒白术温燥，能实大便，临床大夫必须分清。

我常用此方治疗风湿性关节炎，除关节疼痛，尚有习惯性便秘，下肢轻度浮肿，胃脘痛，泄泻不愈，虚寒性胃脘痛，以及浅表性胃炎、萎缩性胃炎、幽门螺旋杆菌等。

临床报道：缺如。

9. 桂枝加桂汤

方证：见《金匮要略·奔豚气病脉证并治》篇"发汗后，烧针令其汗，针处被寒，核起而赤者，必发奔豚，气从少腹上至心，桂枝加桂汤主之。"

桂枝五两（15g），芍药三两（9g），甘草（炙）二两（6g），大枣十二枚，生姜三两（切）（9g）。

上五味，以水七升，微火煮取三升，去滓，温服一升。

方解：针处被寒，气从少腹上冲至心，属寒性奔豚。故用桂枝散寒降冲逆，芍药止腹痛，甘草、大枣和胃缓急迫，生姜健胃降逆。合方功用散寒降逆。

本方属桂枝类方加味一个方子，是治奔豚病常用的方剂。记得1961年我们班去京西煤矿实习，祝教务长带我们。一日，来了一个奔豚病的工人，他开了桂枝加肉桂汤，共开了5副，复诊时奔豚病已痊愈。祝教务长是北京四大名医施今墨的女婿，也善用经方。他说："桂枝加桂汤，有的加桂枝，有的加肉桂，收获的是异曲同工。肉桂味辛而甘，气香而窜，性大热纯阳，故性能下达，暖丹田，壮元阳补相火。本方桂枝加桂汤用治奔豚，是取其能降也。"

临床报道：桂枝加桂汤治疗（1）虚寒性腹痛；（2）奔豚气病；（3）腹外伤综合征；（4）充血性心力衰竭；（5）眩晕；（6）高血压。

10. 桂枝加芍药汤

方证：见《伤寒论》270 条"本太阳病，医反下之，因而腹满时痛者，桂枝加芍药汤主之。"

桂枝三两（去皮）（9g），芍药六两（18g），甘草二两（炙）（6g），大枣十二枚（擘），生姜三两（切）（9g）。

上五味，以水七升，煮取三升，去滓，温分三服。

方解：本太阳病，医用泻下法使表邪陷入太阴，故以桂枝领太阴内陷之邪外出，倍芍药可以益脾调中而除腹满，是为用阴和阳法。合方功用益脾除满。

本方和小建中汤只差一味饴糖。太阳病误治邪内陷，是脾气失调临时出现的"腹满时痛"，故用本方。小建中汤的"腹满时痛"，是久病不愈的病变，不仅有腹满时痛，还有反酸，多在饥饿时加重。桂枝加芍药汤和小建中汤，一个是新病，一个是久病；一个伤的是功能，一个伤的是脾腑器质（溃疡、糜烂、萎缩等）。

今天药房不备饴糖，岂不知小建中汤、黄芪建中汤，君药是饴糖。饴糖入胃，在胃形成一个保护膜，把溃疡、幽门螺杆杆菌、萎缩性胃炎、胃糜烂保护起来，幽门螺杆杆菌因高糖脱水而死亡。黄芪建中汤若无饴糖是六神无主，影响疗效。

饴糖之用由来已久，《诗经·大雅》即有"茹荼如饴"，可见最晚两汉时代就已入药。功用为缓中，补虚，生津润燥，益气力，补虚健脾等。

临床报道：缺如。

11. 桂枝去芍药加附子汤

方证：见《伤寒论》22 条"若微微寒者，桂枝去芍药加附子汤主之。"

桂枝三两（去皮）（9g），甘草二两（炙）（6g），生姜三两（切）（9g），大枣十二枚（擘），附子一枚（炮，去皮，破八片）（5g）。

上五味，以水七升，煮取三升，去滓，温服一升。

方解：本方治疗下后表未解，微寒者，表阳不足，加附子以固护阳气。桂枝去芍药汤治"下之后，脉促胸满"，因太阳表邪未除，去芍药之酸敛；桂枝去芍药加附子，因芍药酸寒益阴，而下后阳虚，故"若微寒者"去芍药加附子。

我用本方治疗阳虚外感或体弱的外感，疗效很满意；可加人参以补气。素有关节痛又感风寒也可用之。

临床报道：缺如。

12. 桂枝人参汤

方证：见《伤寒论》163 条"太阳病，外证未除，而数下之，遂协热而利，利下不止，心下痞硬，表里不解者，桂枝人参汤。"

桂枝四两（12g），甘草四两（12g），白术三两（9g），人参三两（9g），干姜三两（9g）。

上五味，以水九升，先煮四味，取五升，内桂，更煮取三升。

方解：本方主治里寒挟表热而泻痢不止，以桂枝解表，白术、干姜蠲寒饮止下利，人参解心下痞硬，甘草缓急，表里兼顾。合方功用温补脾阳，解表散寒。

本方即人参汤（理中汤）加桂枝而成，桂枝解表，人参汤健脾暖胃，祛水饮。用于脾胃虚寒泄泻，又治胃肠型感冒、虚寒性胃脘痛。

本方治疗腹痛、胃肠炎，是益气暖中的圣方，功小于附子理中汤。

桂枝人参汤和葛根芩连汤相比，前者治表里皆寒下利，后者治表里皆热下利。把握下利之寒热，是治痢的关键。

临床报道：桂枝人参汤治疗（1）腹泻；（2）胃痛。

13. 瓜蒌瞿麦丸

方证：见《金匮要略·消渴小便不利淋病脉证并治》篇"小便不利者，有水气，其人若渴，瓜蒌瞿麦丸主之。"

瓜蒌根二两（6g），茯苓三两（9g），山药三两（9g），附子一枚（炮）（3g），瞿麦一两（3g）。

上五味，末之，炼蜜为丸梧子大，饮服三丸，日三服。不知，增至七八丸，以小便利、腹中温为知。

方解：山药、天花粉生津止渴，茯苓、瞿麦渗泄水气，佐以附子的温化，可以使水气畅利，而小便自利。合方功用温中水气。

什么是水气病？师曰："有风水，有皮水，有正水，有石水，有黄汗。"瓜蒌瞿麦丸证"小便不利者，有水气"，是因湿热下注，膀胱气化失司，产生水气，故出现尿急、尿频、尿痛及小便不利。

本方是治疗泌尿系感染即湿热下注第一方。其特点，治疗后很少反复发作。有的病人吃完导赤散、小蓟饮子等很快痊愈，但一劳累，泌尿系感染又发作。服用瓜蒌瞿麦丸，病人很少反复。

60年前，我因未冲出瓜蒌瞿麦丸（汤）的误区，见到此病尿频、尿急、尿痛、小便淋漓、尿道烧灼疼，用导赤散的多，不敢用此汤。我请教恩师宋孝志先生，他说："本方用附子，因膀胱气化失司，故少加附子温化水气，附子用量最多3g，多则两肾发热。仲景提出'腹中温为知'。我在临床上瓜蒌瞿麦汤处方量：天花粉9g，附子3g，山药9g，瞿麦3g，茯苓9g。"

查阅文献，瞿麦一味能杀血吸虫，我用瞿麦碾细，每服5～10g，每日2次，选择50个病人，15天为1个疗程。病人服药8～10天开始便秘，每人1天再发1两蜜润肠，结果一个病人也未治愈。

我用此方治湿热下注（泌尿系感染）数以百计，得心应手，疗效显著。最使我敬佩的是治愈后极少再次发作。我的夫人1966年夏该病治愈，至今40多年未再犯过。本方还可治疗前列腺炎、狼疮尿癃闭、糖尿病泌尿系感染，以及痤疮、皮肤感染等。

不能因为湿热而忘掉"膀胱者，州都之官，气化则能出焉"，只会清利湿热，只是学会治标；加附子助膀胱气化，才是标本兼治，才是取法于上的高乘治法。经恩师指点迷津，我才学会标本兼治之法。此病之所以反复不愈，就是没有治本之法。使我第一次知道仲景用药之神奇。

最近药房出了一个新规矩，因瓜蒌反附子，牵连了天花粉，要另签一字。我常把1个方，开成2个，再去合煎，免了病人很多麻烦。天花粉反附子，医圣怎么会不知道呢！

临床报道：瓜蒌瞿麦丸治疗（1）水肿；（2）癃闭；（3）热淋（肾盂肾炎）；（4）石淋；（5）遗尿；（6）消渴；（7）产后阴户内收。

14. 防己地黄汤

方证：见《金匮要略·中风历节病脉证并治》篇"治病如狂状，妄行独语不休，无寒热，其脉浮，防己地黄汤主之。"

防己一钱（3g），桂枝三钱（9g），防风三钱（9g），甘草一钱（3g），生地黄二斤（150g）。

上五味，前四味，以酒一杯，渍之一宿，绞取汁，生地二斤㕮咀，蒸之如斗米饭久，以铜器盛其汁，更绞地黄汁，和分再服。

方解：本病又名"失心风"，起于肝气郁结，故用防风以舒肝，防己利水湿，以防痰迷心窍。因肝郁不解，心肾失调，心躁，心火燎原，扰动六神不安，故用桂引肾气上交于心，生地上熄滔天之心火，下滋肾水之枯，使心肾水火既济，心风自然消失。防己导水，又善搜经络风湿，防痰邪形成。合方功用安神治狂。

1960年冬，我第一次用治1例七十多岁老者，因哀怨而狂，夜间外出，不管谁家的自留地的蔬菜全部拔光。村里无法，动用民兵把他用铁链拴起来，春节倒放他出来拜年，可他又把人家祭祖的馒头装到裤裆里。我应朋友之约来到黄花镇村，村干部把他带来看病。因提前知道他是"失心风"，诊完脉，病人要喝酒，我便开了防己地黄汤：桂枝6g，防风6g，防己6g，甘草6g，4味用酒浸泡，另生地100g放笼里蒸一顿饭许，待温，同药酒放铜盆中混合，5副，1副只浸蒸1次。

我回北京请教恩师宋孝志先生，他说方子开得与方证相符，本方的关键是掌握君药生地的分量。"生地二斤"，我的经验最少40g，最多150g，超过150g，病人则感躁烦不舒；若病重药轻则疗效就差。用此方后，病人反映："服了防己地黄汤，我的脑子比以前更聪明了"。

第三届中国当代名医集萃大会期间，住在太原迎泽宾馆。一天，吃完晚饭散步时，我和刘渡舟老师相遇，他谦逊地问我："宋老用防己地黄汤，生地最重用到多少克？"我告诉他："最重用150g"。

我常用此方治狂病，弃衣而走，登高而歌，裸体不避亲戚之"失心风"；愈后反复，再用仍效。

我用此方治抑郁症，日夜不寐，药后即能入睡。治不寐症，少则五六年，多则四十多年，用此方治更年期心烦、不寐，用此方治不明原因的不寐，效果都很好。

处方：生地 40~60g，防己 9g，防风 9g，桂枝 9g，甘草 6g。

药煎好，晚上服头一煎，煮好倒入碗内，温时加入白酒一小杯（八钱～一两）；不会用酒，可于服药后加服甜酒一杯以助药力；若对酒过敏，则可以不用酒。

"失心风"多因郁怒不解而病，也有因惊吓而狂者。今年秋治1例患者，4岁时因做扁桃腺手术，4个护士按住手脚，手术做完时，患者疯啦，治了5年无效。我用防己地黄汤，生地用到110g，才让小孩安静下来。

我在洛杉矶时，用防己地黄汤治风热犯肌肤，出现皮肤溃烂，西医诊断为剥脱性皮炎。用此方治疗热痹都是以药推出，而不是辨证论治。

清末御医袁鹤侪先生说："余潜心研讨者，《伤寒论》也……自习医以来，每于医籍中涉及《伤寒论》者，则必加以研究，及读《伤寒论》，更详尽各家论说，以期明晰。"

我开始学医，用六年时间将1912年以来各种中医杂志、各省中医杂志刊登的《伤寒杂病论》文章读了一遍，开阔了我运用经方的视野，学会一方治多种病的方法。方法多，方更灵活，常出奇制胜。尤其遇到《伤寒杂病论》疑难方证有老师解难分析的文章，我像孩童过年一样兴奋，并抄录下来反复研读。例如防己地黄汤，在恩师宋孝志先生指导下，我已学会应用，但对其中一些病见识很浅。一日读《河南中医》1984年5期，刊登了前辈丁浮艇先生用防己地黄汤治疗癫痫性精神病、癔症性精神病发作、反应性精神病、慢性精神分裂症一文。丁浮艇先生的体会，像一盘珍珠，光辉四射。他说："生地甘重于苦，干生地150g为妥，多则服后心烦，少则难收滋阴养血之效。改蒸为浓煎，法尚效同。'无寒热'，无寒热之象也；'其脉浮'，此为主证之病机，乃血虚而邪客于阳，故其脉当见浮象，但必浮而有力。"

其他见症，可见之脉有脉虚数，或细数，或洪大无力，舌质红干少津无苔，烦躁难寐，渴不多饮，身肢拘强，头皮发紧，体表瘙痒等。

少量祛风药置于大量养血剂中，偏重于扶正而轻寓祛邪，堪称"血虚生热，邪并于阳"之佳方；然对于非风邪所伤，由真阴不足，营血郁热，逼及神明所致之症，即反应性精神病，施之收效亦著。

防己地黄汤神妙在"不安神而神自安，不治狂而狂自愈，不解郁而郁自解。"

临床报道：防己地黄汤治疗（1）失心风；（2）狂病（精神分裂症）；（3）癫痫（癫痫性精神障碍）；（4）脏躁（癔症）；（5）痹病（慢性风湿性关节炎）；（6）痉病；（7）心悸（风湿性心肌炎）；（8）剥脱性皮炎；（9）眩晕（高血压）；（10）肿满（肾病综合征）；（11）水肿（急性肾小球肾炎）。

15. 防己茯苓汤

方证：见《金匮要略·水气病脉证并治》篇"皮水为病，四肢肿，水气在皮肤中，四肢聂聂动者，防己茯苓汤主之。"

防己三两（9g），黄芪三两（9g），桂枝三两（9g），茯苓六两（18g），甘草二两。

上五味，以水六升，煮取二升，分温三服。

方解：本方治疗皮水、四肢浮肿或腹水，桂枝、茯苓温阳而利水，配防己导水下行，从小便排出，黄芪、甘草补卫气、健脾气，健脾可制水，以防肾水泛滥。合方功用为温中健脾利水。

临床所见皮水多为下肢浮肿，脚内外踝肿得最厉害。皮水严重才见到上下肢都浮肿，且老年人患下肢浮肿的多。个别患者因肝硬化有轻度腹水。

本方从防己黄芪汤去白术加桂枝、茯苓而来，前方治"风湿，脉浮身重，汗出恶风"，但不浮肿，是卫气不固，营卫失调。

临床报道：防己茯苓汤治疗（1）水肿；（2）臌胀（肝硬化腹水）；（3）肌肉瞤动（阵发性跳动）；（4）肥胖；（5）泄泻；（6）热痹（加芍药、知母）。

16. 真武汤

方证：见《伤寒论》中二用。

82条："太阳病发汗，汗出不解，其人仍发热，心下悸，头眩身瞤动，振振欲擗地者，真武汤主之。"

316条："少阴病，二三日不已，至四五日，腹痛，小便不利，四肢沉重疼痛，自下利者，此为有水气，其人或咳，或小便不利，或下利，或呕者，真武汤主之。"

茯苓三两（9g），白术二两（6g），附子一枚（5g），白芍三两（9g），生姜三两（9g）。

上五味，以水八升，煮取三升，去滓，温服七合，日三服。

方解：本方治太阳病发汗过多，阳气大虚，寒水内动，水气上凌，故见"心下悸，头眩，身瞤动，振振欲擗地"；又治少阴病，阳虚不能治水，故腹痛，小便不利，四肢沉重疼痛，或见咳嗽、呕吐、下利等症。本方以茯苓为君药，通阳利水，附子、生姜温阳，白术健脾培土利水，芍药滋阴和阳。合方功用为温阳利水。

本方在临床上治肾阳不足，气不化水，症见恶寒肢冷，小便不利；水溢于肌表，则肢体浮肿，沉重疼痛；水气上凌心阳，故心悸头眩。凡脾肾阳虚水邪为患，都可用真武汤。

我用此方，茯苓用至30g，治阴囊汗出，日更短裤数次，予真武汤6副，阴汗止，3年未再发；治病人服饮冷过多，腹痛泄泻；治不明原因下肢水肿，内耳水肿眩晕等；阳虚型肾病综合征以及心律失常，心动过速等。

临床报道：真武汤治疗（1）充血性心力衰竭；（2）心律失常；（3）病态窦房结综合征；（4）慢性肾功能不全；（5）眩晕；（6）高血压；（7）哮喘（肾虚）；（8）肾积水；（9）前列腺增生；（10）慢性盆腔炎；（11）感冒；（12）慢性肾炎；（13）不孕综合征；（14）过敏性鼻炎；（15）胃溃疡；（16）甲状腺功能减退；（17）结肠易激综合征；（18）阳虚不寐；（19）血栓闭塞性；（20）坐骨神经痛；（21）顽固性盗汗；（22）胸痹。

17. 附子汤

方证：见《伤寒论》304条"少阴病，得之一二日，口中和，其背恶寒者，附子汤主之。"

附子二枚（炮，去皮，破八片）（6g），茯苓三两（9g），人参二两（6g），芍药三两（9g），白术四两（12g）。

上五味，以水八升，煮取三升，去滓，温服一升，日三服。

方解：本方从真武汤化裁而来，前者温阳利水，本方温经扶阳，二方只一味药之差。本方大温大补，附子散表里之寒，参术茯苓甘温益气，以补卫分之虚，芍药敛阴气，温经扶阳。合方功用温经扶阳固本，为少阴经固本御邪的重要方剂。

本方是一个温阳的常用方剂，从背、腰、两下肢到头顶部恶寒都可以用来温经散寒。理中汤温脾胃，而附子汤温肾阳，治妇女阳虚痛经，冲任虚寒不孕，以及慢性泄泻，胃脘寒痛，下利，以及阳痿、阴汗等。

临床报道：附子汤治疗（1）身痛，腹痛；（2）雷诺氏症（外周血管疾病）；（3）恶寒；（4）骨节痛（关节炎）；（5）腹痛；（6）先兆和习惯性流产；（7）腹痛，泄泻；（8）头痛，眩晕；（9）心悸，怔忡，胸痛；（10）遗尿，蛋白尿；（11）胃炎，溃疡病；（12）子宫肌瘤（脾肾阳虚型）；（13）癫痫，阴痫；（14）喘咳；（15）痿证；（16）阳痿；（17）盗汗；（18）暴盲；（19）皮肤瘙痒；（20）项背痛。

18. 枳实薤白桂枝汤

方证：见《金匮要略·胸痹心痛短气病脉证并治》篇"胸痹，心中痞，留气结在胸，胸满，胁下逆抢心，枳实薤白桂枝汤主之。"

枳实四枚（16g），厚朴四两（12g），薤白半斤（20g），桂枝三两（9g），瓜蒌实一枚（捣）（22g）。

上五味，以水五升，先煮枳实、厚朴，取二升，去滓，内诸药，煮数沸，分温三服。

方解：胸痹病出现胸痞满，故以枳实为君以泻胸中之气，亦逆抢心，故加厚朴以泻胁下之气，桂枝散结行气，除胁下逆抢心，瓜蒌、薤白治胸痹。合方功用为通阳散结，行气祛痰。

胸痹三方，瓜蒌薤白白酒汤、瓜蒌薤白半夏汤、枳实薤白桂枝汤，是从一方加减而成，正如唐容川先生所说，仲景"用药之法，全凭乎症，添一症则添一药，易一症则易一药，便知义例严密，不得含糊也。但解胸痛，则用瓜蒌薤白白酒汤。下节添出不得卧，是添出水饮上冲也，则添用半夏一味，以降水饮。此一节又添出胸痞满，则加枳实以泻胸中之气、胁下之气；亦逆抢心，则加厚朴以泻胁下之气。仲景凡胸满多加枳实，凡腹满多加厚朴，此方证有胸满、胁下逆抢心证，故加此二味，与上两方又不同矣！"

胸痹三方是临床常用方，痛甚可加人参、五灵脂，一般痛可加桃仁、丹参之类。

恩师宋孝志先生说："瓜蒌薤白白酒汤和炙甘草汤，酒必加，可待药煮好，温服前，将酒加入药液中。前者是白酒，即今天的米酒；后者是清酒，即黄酒。一般用八钱杯1杯，不加则会影响疗效。防己地黄汤，原方中桂枝、甘草、防风、防己要用酒渍一宿（8~10小时），故不用酒渍时，可待药煎好温时加白酒1杯饮下。黄芪芍桂苦酒汤则是用醋或镇江红醋。醋，古人称为苦酒。"

临床报道：缺如。

19. 竹皮大丸

方证：见《金匮要略·胸痹心痛短气病脉证并治》篇"妇人乳中虚，烦乱，呕逆，竹皮大丸主之。"

生竹茹二分（1.5g），石膏二分（1.5g），桂枝一分（0.75g），甘草七分（0.75g），白薇一分（0.75g）。

上五味，末之，枣肉和为丸弹子大，以饮服一丸，日三夜二服。有热者倍白薇，烦喘者加柏实一分（0.75g）。每服9g，日服三次，温水送服。

方解：方中竹茹降逆止呕，白薇退热，石膏除烦，甘草和中，桂枝利荣气，通血脉，能倡导诸药，枣丸补中宫。烦喘为心虚火动，故加柏实以安心气。合方功用为安中益气。

《本草逢原》曰："竹茹专清胃腑之热，为虚烦、烦渴、胃虚呕逆之要药，咳逆唾血，产后虚烦，无不宜之。"

《本草经疏》云："胃寒呕吐及感寒挟食作吐者忌用。"

本方亦可用治肺热咳喘，我习惯加芦根、竹叶加强润肺清热功能。

临床报道：竹皮大丸治疗（1）更年期综合征；（2）产后呕逆；（3）产后风热；（4）脏躁（癔症）；（5）不寐（阴虚火旺）；（6）阳痿；（7）早泄；（8）强中；（9）男子不育（过用温燥峻补，精室蕴热）；（10）小儿夏季热。

20. 当归散

方证：见《金匮要略·妇人妊娠病脉证并治》篇"妇人妊娠，宜常服当归散。"

当归一斤（50g），黄芩一斤（50g），白芍一斤（50g），川芎一斤（50g），白术半斤（25g）。

上五味，杵为散，酒饮服方寸匕，日再服。妊娠常服即顺产，胎无疾苦，产后百病悉主之。（每服6～9g，日服2次，温开水送下。）

方解：妊娠者，"血以养胎"，又"血为胎夺"，故易出现血虚内热胎动不安。本方当归、川芎一动一静以养血，芍药条达肝木，黄芩清热和阴，白术健脾燥湿，酒服直达血分以和肝脾。合方功用为补血健脾，清热安胎，血生热减，血足则热去，而胎自安矣，被后世称为安胎圣药。

本方去芩、术，加生地（熟地），即四物汤，补血圣剂也。

临床常用于治血虚内热之胎动不安，以及习惯性流产。气血虚胎动不安，本方加参芪。大凡保胎者多不离黄芩、白术、杜仲、菟丝子，配合四物汤加减使用。

近几年，怀孕妇女为了使婴儿健壮，孕期大补气血，每日鸡鸭鱼肉不断，多食滋补，湿热内瘀，产后乳汁黏稠如胶，不易排出，吸挤按摩都不效，乳房硬而发热，心烦便秘，痛苦不堪。少量滋补可取，大量滋补后患无穷。

临床报道：当归散治疗（1）滑胎；（2）胎漏；（3）胎动不安。

21. 白通加猪胆汤

方证：见《伤寒论》315条"少阴病……利不止，厥逆无脉，干呕烦者，白通加猪胆汁汤主之。"

葱白四茎（15g），干姜一两（3g），附子一枚（生用，去皮，破八片）（3g），人尿五合（50毫升），猪胆汁一合（10毫升）。

上五味，以水三升，煮取一升，去滓，内胆汁、人尿，和令相得，分温再服，若无胆亦可用。

方解：由于里寒太盛而阳被格拒不纳，所以本方以四逆汤去甘草，加葱白、人尿、猪胆汁，以附子、干姜通阳，人尿、猪胆汁引阴中之阳气上升，人尿咸寒可导阳气达下焦，使阴阳和，病自愈。合方功用为通阳和阴。

本方是白通汤加味方。少阴病，腹泻，脉微，给服白通汤。如腹泻不止，四肢发凉，摸不到脉，干呕心烦，用白通加猪胆汁。服药后，脉暴出者死，微续者生。症属危证，当辨证准确，亦防猝死。先给病人下病危，使他们有准备。

本方应用时猪胆汁不易找，仲景说"无胆亦可用"。因是四逆汤加减方，干姜、附子则常用，治寒性腹痛、下利、背恶寒、四肢厥冷、胃寒腹泻等，也可和真武汤、附子汤合方加减使用。

临床报道：白通加猪胆汁汤治疗（1）腹泻；（2）呃逆；（3）震颤；（4）咽峡炎；（5）皮肤结节性红斑。

22. 黄连阿胶汤

方证：见《伤寒论》303条"少阴病，得之二三日以上，心中烦，不得卧，黄连阿胶汤主之。"

黄连四两（12g），黄芩二两（6g），芍药二两（6g），鸡子黄二枚，阿胶三两（9g）。

上五味，以水五升，先煮三物，取二升，去滓，内胶烊尽，小冷，内鸡子黄，搅令相得，温服七合，日三服。

方解：少阴病血少火旺，热病久延，灼及真阴，而出现口干燥，心烦少寐，或口舌生疮，身热心悸等。本方用芩连泻心火，阿胶滋肾阴，鸡子黄佐芩连泻心火、补心血，芍药佐阿胶于补阴中敛阳气。合方功用为养阴清热，交通心肾。这是一个滋阴和阳的方剂，为少阴之泻心汤。

我常用该方治热病后心烦不寐，妇女更年期阴虚心烦，烦热汗出，以及口舌生疮，牙龈红肿，咽喉肿痛。

1959年暑假去看三舅，半岁多的小表妹出麻疹，高热不退，口干舌燥，她姥爷是中医，给开黄连阿胶汤。我看不懂就问，姥爷说："连能生水，芩能泻热，阿胶滋肾阴，鸡子黄定风止抽搐，芍药敛阴止汗。"

1977年河北威县进修大夫衣之标赠我一本手抄本《辅行诀脏腑用药法要》，书中列有六神方，其中的小朱雀汤即黄连阿胶汤，再加人参、干姜为大朱雀汤。仅提供同学们参考。

临床报道：黄连阿胶汤治疗（1）失眠；（2）抑郁症、焦虑症；（3）血证（血热妄行）；（4）咯血；（5）齿衄；（6）青春期子宫出血；（7）血小板减少；（8）上消化道出血；（9）更年期综合征；（10）心悸；（11）糖尿病；（12）阿片瘾；（13）头痛；（14）

口腔疾病；（15）男性疾病（阳痿早泄）；（16）精少不育；（17）皮肤病（皮肤瘙痒）；（18）经前期综合征；（19）痢疾，肠炎；（20）癫狂；（21）癔症；（22）掌跖脓疮病；（23）颈椎病（阴虚火旺，心肾不交）。

23. 酸枣仁汤

方证：见《金匮要略·血痹虚劳病脉证并治》篇"虚劳，虚烦，不得眠，酸枣仁汤主之。"

酸枣仁二升（炒）（15～30g），知母二两（6～12g），茯苓二两（6～15g），甘草一两（6g），川芎二两（6～9g）。

上五味，以水八升，煮取枣仁得六升，内诸药，煮取三升，分温三服。

方解：

尤在泾曰："人寤则魂寓于目，寐则魂藏于肝。虚劳之人，气不荣则魂不得藏，魂不藏故不得眠。"此方所治之"虚烦不得眠"，多由肝经阴血不足，虚火上炎所致。方中以枣仁养阴理血安神，补肝敛肝气为君，知母养阴清热除烦为臣，佐以茯苓宁心安神，川芎养血调肝，取其辛苦，使药补而不过，又使甘草和中缓肝，以达"肝苦急，急食甘以缓之"之旨。合方功用为养阴安神，清热除烦。

我常用此方治肝阴血亏损之虚烦不得眠、精神分裂症、更年期阴虚心烦不寐，特别用于治忧郁症、焦虑性神经症，疗效都不错，常和黄连阿胶汤、防己地黄汤合方加减使用。黄连阿胶汤治少阴病，血少火旺，灼及真阴，心肾不交而不寐；防己地黄汤治血虚发热，真阴不足，营血郁热，重用生地，使郁热泻，神自安。正如李稚余老大夫所说："药也者，用之当，无方不善，用之不当，无方能收，其功妙性在灵活，使谨慎也。"

河南中医丁德正大夫认为，酸枣仁汤"滋补肝血，清热除烦，凡由肝阴（血）不足所致之精神障碍，施之亦颇见功效。"

临床报道：酸枣仁汤治疗（1）忧郁症；（2）焦虑性神经症；（3）精神分裂症（妄想型）；（4）肝豆状核变性精神障碍（肢颤幻听）；（5）不寐症；（6）紧张性头痛；（7）抑郁性精神障碍；（8）汗证（阴血虚型）；（9）心律失常；（10）小儿神经官能症；（11）躁狂症；（12）三叉神经痛；（13）鼻衄；（14）阳痿；（15）脏躁；（16）恐惧症；（17）夜游；（18）惊风；（19）低热；（20）胸痹；（21）胃痛；（22）偏头痛；（23）面痛（三叉神经痛）；（24）自汗。

24. 黄芪桂枝五物汤

方证：见《金匮要略·血痹虚劳病脉证并治》篇"血痹，阴阳俱微，寸口关上微，尺中小紧，外证身体不仁，如风痹状，黄芪桂枝五物汤主之。"

黄芪三两（10g），芍药三两（10g），生姜六两（18g），桂枝三两（10g），大枣十二枚。

方解：

《内经》言："卧出而风吹之，血凝于肤者为痹也"。黄芪通阳气，活血脉，治麻木不仁，桂芍利血破滞，姜枣和营卫。血痹症在表，重用生姜以走表。合方功用为益气活血，温经通痹。

本方即桂枝汤去甘草加黄芪益气调营卫。我常用于治中风后手脚麻木不仁，或受风后血痹，手脚麻木不仁，或一侧手臂麻木、两侧手臂麻木等。本方属临床常用方剂。

临床报道：黄芪桂枝五物汤治疗（1）血痹；（2）痿证；（3）中风后遗症；（4）无脉症；（5）肩痛（肩周炎）；（6）低热；（7）盗汗；（8）汗出偏沮；（9）癫痫；（10）失眠；（11）心悸（窦性心律不齐）；（12）咳喘（迁延性肺炎）；（13）鼻衄（慢性鼻炎）；（14）胃脘痛（胃窦炎）；（15）泄泻；（16）臌胀（肝硬化腹水）；（17）水肿（急性肾炎）；（18）淋病（慢性前列腺炎）；（19）脱骨疽（血栓闭塞性脉管炎）；（20）臁疮（下肢慢性溃疡）；（21）肌衄（血小板减少性紫癜）；（22）风瘾疹（荨麻疹）；（23）月经后期；（24）痛经；（25）白带多；（26）妊娠恶阻；（27）产后腰腿痛；（28）产后癃闭（尿潴留）。

25. 附子理中汤

方证：见《伤寒论》386 条理中丸后加减法 8 个，可组成 8 个方子。

（1）若脐上筑者，肾气动也，去术，加桂四两（去白术的壅滞，加桂枝温阳利水气）；

（2）吐多者，去术，加生姜三两（去升补脾阳的白术，加温胃降逆的生姜）；

（3）下多者，还用术（下利严重，还需应用白术培中止利）；

（4）悸者，加茯苓二两（表示有水气，应加茯苓利水）；

（5）渴欲得水者，加术足前成四两半（目的在于用以补脾，健脾运则津液升而止渴）；

（6）寒者，加干姜足前成四两半（里寒甚者，加干姜温中）；

（7）腹满者，去术，加附子一枚，服汤后，如食顷，饮热粥一升许，微自温，勿发揭衣被（去白术之壅滞，加附子温阳通气）；

（8）腹中痛者，加人参足前成四两半。

后世医家将理中丸加附子名附子理中丸，温中散寒祛满，健脾胃；若再加肉桂，名附桂理中丸。

26. 白虎加人参汤

方证：见《金匮要略·痉湿暍病脉证》篇"太阳中热者，暍是也，汗出恶寒，身热而渴，白虎加人参汤主之。"

知母六两（18g），石膏一斤（碎）（75g），甘草二两（6g），粳米六合（20g），人参三两（10g）。

上五味，以水一斗，煮米熟汤成，去滓，温服一升，日三服。

方解：白虎汤合方功用益气生津，复脉固脱。治阳明经热，身大热，大汗出，口大渴，脉洪大，舌苔黄等热性病。

治各种烈性传染病引起的阳明经四大热象，可放心用白虎汤；若津伤虚脱，则用白虎加人参。或暑天中热引起气阴两伤，增加人参以益气生津、复脉固脱。

本方常用于治中暑、大叶性肺炎、乙型肝炎、流行性脑脊髓炎等，治疗虚人胃火牙痛、鼻衄、高热等。

临床报道：白虎加人参汤治疗（1）高热；（2）产褥中暑；（3）头痛；（4）糖尿病；（5）高血压；（6）外阴瘙痒症；（7）老年人口腔干燥症。

27. 白虎桂枝汤

方证：见《金匮要略·疟疾脉证并治》篇"温疟者，其脉如平，身无寒，但热，骨节疼烦，时呕，白虎桂枝汤主之。"

知母六两（18g），石膏一斤（75g），甘草二两（炙）（6g），粳米二合（20g），桂枝三两（去皮）（9g）。

上五味，以水一升，煮米熟成汤，去滓，温服一升，日三服。（原方每五钱，传抄成错，汉代只有两和铢分，不用钱，参阅白虎加人参汤条。）

方解：温疟先寒后热，恶寒时间短，壮热神昏时间长，或"身无寒，但热，骨节疼烦，时呕者"。以桂枝先去其寒，白虎汤清其热，生津止呕。合方功用为清气热，生津止疟。

临床应用时，我遇恶寒轻发热重者，则用桂枝汤加生石膏；反之，不寒之疟、杂病中，发热重无恶寒者，我常用白虎汤加桂枝。我常用白虎加桂枝代替银翘散和桑菊饮，效果是异曲同工。

临床应用：白虎桂枝汤治疗（1）温疟；（2）痛风；（3）急性风湿性关节炎；（4）外感；（5）风疹；（6）失眠（外寒里热）。

28. 乌头赤石脂丸

方证：见《金匮要略·胸痹心痛短气病脉证并治》篇"心痛彻背，背痛彻心，乌头赤石脂丸主之。"

蜀椒一两（一法二分）（3.5g），乌头一分（炮）（2.5g），附子半两（炮）（一法一分）（1.5g），干姜一两（一法一分）（3g），赤石脂一两（一法一分）（3g）。

五味药做丸，两个剂量（一两为3g，四分为一两，二分1.5g，一分为0.7g）：

甲方：附子半两（炮）（1.5g），蜀椒一两（3g），乌头一分（0.7g），干姜一两（3g），赤石脂一两（3g）。

乙方：附子一分（0.7g），蜀椒二分（1.4g），乌头一分（0.7g），干姜一分（0.7g），赤石脂二分（1.4g）。

上五味，末之，蜜丸如梧子大，先食服一丸，日三服，不知，稍加服。

方解：本方五味药皆是温燥之品，由四逆汤、大建中汤、桃花汤加减而成，合方功用为散寒饮止痛。五脏六腑之寒皆能治，凡"阴寒痼结"之证皆为主治。

临床用于治痰饮咳嗽，肺寒吐白沫痰，遗尿，脾胃虚寒痛而吞酸，肠寒泄泻，肾阳虚腰脊怕冷，四肢不温，久泻不止，治胃癌、肠癌。

治腹痛，四逆厥冷之泄泻，乌头赤石脂汤最为贴切。

桃花汤：赤石脂，干姜，粳米；

大建中汤：干姜，川椒，人参，饴糖；

四逆汤：附子，干姜，甘草。

临床报道：乌头赤石脂丸治疗（1）急性心肌梗死；（2）冠心病，心绞痛；（3）胃痛；（4）胃溃疡；（5）动脉栓塞（腓肠肌疼痛）；（6）甲状腺机能减退症之肌肉疼痛；（7）坐骨神经痛；（8）顽固性头痛；（9）肩周炎；（10）冠心病。

29. 麻黄加术汤

方证：见《金匮要略·痉湿暍病脉证》篇"湿家身烦痛，麻黄加术汤主之。"发其汗为宜。

麻黄三两（去节）（9g），桂枝二两（去皮）（6g），甘草二两（炙）（6g），杏仁七十个（去皮尖）（12g），白术四两（12g）。

上五味，以水九升，先煮麻黄减二升，去上沫，内诸药，煮取二升半，去滓，温服八合，复取微似汗。

方解：患湿病之人，身体疼痛而发烦，新病感风寒，旧病感风湿，所以在麻黄汤中加白术。麻黄汤发汗祛寒，白术健脾祛湿，寒湿同病，重在微汗。若病人一身尽疼，发热，日晡所剧者，则名风湿，可用麻黄去桂枝加薏米，即麻杏薏甘汤，因为发热所以去桂枝。合方功用为发汗去湿。

从麻黄汤到麻黄加术汤，包括麻杏薏甘汤在内，是麻黄汤临床应用的发展。

寒湿在表，用麻黄加白术汤；风湿在里，"小便不利"，则用桂枝去桂加茯苓白术汤，健脾利水。

临床上，我常用麻黄加术汤治疗因感风寒而起的荨麻疹；若因暑热而起，则用麻杏石甘汤加苍术；顽固性的荨麻疹，则用"疮疡三两三"，可望治愈。

临床报道：麻黄加术汤治疗（1）慢性肾功能衰竭；（2）急性肾炎；（3）荨麻疹。

30. 越婢汤

方证：见《金匮要略·水气病脉证并治》篇"风水，恶风，一身悉肿，脉浮，不渴，续自汗出，无大热，越婢汤主之。"

麻黄六两（18g），石膏半斤（30g），甘草二两（6g），生姜三两（9g），大枣十五枚。

上五味，以水六升，先煮麻黄，去上沫，内诸药，煮取三升，分温三服。恶风者加附子一枚（炮）（5g），风水加白术四两（12g）。

方解：越婢者，发越肌腠之津气而为汗，治风水客于肌表之阳水。方中，麻黄重用才能疏开肺气以发皮毛之水，为君，我的临床使用体会，少于15g则不利水。臣以石膏之辛凉清肺利水，石膏重用则麻黄疏肺之力强。佐以甘草，配麻黄以扶中利水。使以生姜之辛散，合石膏之辛泻，消肌肉之水肿；大枣与甘草合用，以和中焦脾胃之气，兼调和营卫。合方功用为利水泻热，以发越水气。

本方仍是麻黄汤去杏仁加生姜大枣，不治风寒，用来治风水；甘草麻黄汤治里水，功用同越婢加术汤。

我常用越婢汤治肾炎水肿、急慢性肾炎，疗效都很好。

临床报道：越婢汤治疗（1）外感高热；（2）急性荨麻疹合并血管性水肿；（3）热痹；（4）风水重证。

31. 桂枝茯苓丸

方证：见《金匮要略·妇人妊娠病脉证并治》篇"妇人宿有癥病，经断未及三月，而得漏下不止，胎动在脐上者，有癥痼害。妊娠六月动者，前三月经水利时，胎也。下血者，后断三月，衃也。所以血不止者，其症不去故也，当下其症，桂枝茯苓丸主之。"

桂枝、茯苓、牡皮（去心）、桃仁（去皮尖，熬）、芍药各等分

上五味，末之，炼蜜和丸，如兔屎大，每日食前服一丸，不知，加至三丸。

我常开汤剂：桂枝10g，茯苓15g，丹皮10g，桃仁8g，芍药10g。

我下乡巡回医疗则不开汤药，丸药能减轻病人负担，用等量，末之，每日3g，每日2～3次。

方解：桂枝散结，合丹皮除积聚，桃仁破瘀血，更有茯苓以为利导，又恐其有伤新血，用芍药滋养肝阴。合方功用为散结除积聚、破瘀血养肝阴。

本方为妇科调经祛瘀血首选方，是治疗习惯性流产、月经不调、不孕、子宫积聚、息肉等的常用方，晚期子宫癌亦可服用。

治疗子宫息肉以及其他部位息肉，我常于桂枝茯苓汤中加乌梅、僵蚕等，声带息肉则常用济生乌梅丸。

临床报道：桂枝茯苓丸治疗（1）癥瘕（子宫肌瘤）；（2）癥瘕（卵巢囊肿）；（3）癥瘕（葡萄胎）；（4）癥瘕（胎死腹中）；（5）产后恶露不净；（6）痛经；（7）崩漏（胎膜残留）；（8）绝经前后诸症（更年期综合征）；（9）带下（慢性盆腔炎）；（10）不孕（双侧输卵管不通）；（11）癃闭（产后尿潴留）；（12）乳胀；（13）青春期肥胖；（14）瘿病（甲状腺肿大）；（15）小便不利（前列腺肥大）；（16）顽固性失眠健忘；（17）干血劳；（18）水肿（慢性水肿）；（19）癫疾；（20）音哑（双侧声带息肉）；（21）嗜食；（22）脐痛；（23）脉痹；（24）臂痛；（25）四肢麻木；（26）风疹；（27）脱肛；（28）痤疮；（29）雀斑；（30）宫外孕（只适用输卵管未破或已破而出血不多）；（31）眩晕；（32）高脂血症；（33）前列腺肥大；（34）蛋白尿；（35）慢性肝炎；（36）肝癌（失去手术机会者）；（37）痨型克山病；（38）冠心病；（39）肠粘连；（40）阑尾脓肿。

32. 桃核承气汤

方证：见《伤寒论》106条"太阳病不解，热结膀胱，其人如狂，血自下，下者愈，……但少腹急结者，乃可攻之，桃核承气汤主之。"

桃仁五十个（去皮尖）（9g），大黄四两（12g），桂枝二两（去皮）（6g），甘草三两（炙）（6g），芒硝二两（6g）。

上五味，以水七升，煮取二升半，去滓，纳芒硝，更上火微沸，下火，先食温服五合，日三服，当微利。

方解：本方即调胃承气汤加桃仁、桂枝。桃仁能破瘀逐血，桂枝能通血脉。今因邪气结于下焦，血气不行，停而为瘀，瘀气上冲于心，以致好像发狂，所以用本方泻热下瘀。

我常用于治疗跌打损伤，瘀血停蓄于内，疼痛不能转侧；腰扭伤（加槟榔 10g）；外伤后大便秘结等；妇科黄带多（急性盆腔炎）；血尿及乳糜尿等。

临床报道：桃核承气汤治疗（1）泌尿系结石；（2）胆囊炎；（3）脑卒中；（4）高胆红素血症；（5）胸腰椎骨折后腹胀；（6）肾病综征，出血热；（7）乳糜尿；（8）血尿；（9）慢性肾盂肾炎；（10）慢性肾功能不全；（11）精神病；（12）脑外伤头痛；（13）糖尿病；（14）高脂血症，高血压病；（15）原发性血小板减少性紫癜；（16）流行性出血热；（17）关节炎；（18）肝炎血卟啉病；（19）盆腔瘀血症；（20）乳腺病；（21）更年期障碍；（22）急性咽炎；（23）化脓性扁桃体炎；（24）慢性前列腺炎；（25）抑郁症；（26）牙痛；（27）卵巢囊肿；（28）难治性痤疮；（29）脂肪肝；（30）胰腺炎；（31）牙龈炎；（32）经行发热；（33）子宫内膜异位症；（34）陈旧性宫外孕；（35）附睾炎。

33. 桂枝汤

方证：见《伤寒杂病论》共 22 处，其中《伤寒论》19 处，《金匮要略》3 处。

桂枝三两（去皮）（9g），芍药三两（9g），甘草二两（炙）（6g），生姜三两（切）（9g），大枣十二枚（擘）。

上五味，㕮咀，以水七升，去滓，适寒温，服一升，服已须臾，啜稀粥一升余，以助药力，温覆令一时许，通身漐漐微似有汗者益佳。不可令如水流漓，病必不除。若一服汗出病瘥，停后服，不必尽剂。若不汗，更服依前法。又不汗，后服小促其间，半日许，令三服尽。若病重者，一日一夜服，周时观之。服一剂尽，病症犹在者，更作服；若汗不出，乃服至二三剂。禁生冷、黏滑、肉面、五辛、酒酪、恶臭等物。

方解：桂枝汤中，桂芍相配，使发汗而不致耗伤营血，止汗而不致恋邪，一开一合，使表解里和；生姜味辛，佐桂枝解表，又能温中和胃；大枣之甘，佐芍药以和中，酸甘化阴，且可不因汗而伤及津液；甘草甘平，可安内攘外，助桂枝和畅血脉，增强心力，与芍药同用，酸甘化阴，舒展筋骨，缓急止痛，且可调和诸药，故以为使。正如《医宗金鉴》所谓："桂枝主芍药，是于发汗中寓敛汗之旨；芍药辅桂枝，是于和营中有调卫之功。"合方功用为调和营卫、解肌发汗。

桂枝汤号称"群方之首"，仲景书中变化 40 多方，桂枝汤的加减是《伤寒杂病论》经方化裁的典范。学经方，首先要学会掌握桂枝汤的加减法。恩师宋孝志先生说："桂枝汤调和营卫，故内妇儿外、伤寒杂病都能用。"正如徐忠可所说："外证得之，解肌和营卫；内证得之，化气调阴阳。是汗剂，是和剂，又是补剂，也是温剂。"

我常用于治疗风寒感冒，症见发热有汗，恶风、脉浮的太阳中风，气虚加党参；自汗出，桂枝汤加桑叶。

我更喜用王海藏桂枝红花汤治妇人经期发热，称其为"寒入血室"。一般于经期前 3

天服用，每至月经前服5副。多次服10副药以后，经期再也不痛，也不再发热。

社会上流行的流感多为寒性病毒，桂枝汤、麻黄汤、葛根汤都是治流感的主方，所以张仲景是中国历史上治疗病毒性感冒的第一人。

临床报道：桂枝汤治疗（1）普通感冒；（2）流行性感冒；（3）自觉时寒时热；（4）产后自汗；（5）关节疼痛；（6）妊娠呕吐；（7）脾胃虚弱；（8）寒性腹痛；（9）奔豚病；（10）心下悸；（11）顽固性自汗；（12）顽固性荨麻疹；（13）阴冷寒疝；（14）宫寒；（15）过敏性皮炎；（16）慢性下肢溃疡；（17）慢性腹泻；（18）风寒湿痹。

34. 厚朴生姜半夏甘草人参汤

方证：见《伤寒论》66条"发汗后，腹胀满者，厚朴生姜半夏甘草人参汤主之。"

厚朴半斤（12g），生姜半斤（12g），半夏半斤（12g），甘草2两（6g），人参一两（6g）。

上五味，以水一斗，煮取三升，去滓，温服一升，日三服。

方解：脾虚不运，气机壅塞，腹部胀满，喜按，脉虚弱无力或虚大，苔白质淡或白腻。用厚朴下气开滞，豁痰泄实，以平胃气而除满；生姜散寒以通阳气；半夏燥湿化痰以健脾运；人参、甘草补中益气以补虚。合方功用为温中健脾、理气除满。此方为消补兼施之剂，其所主治的腹满、溏泄等症，虚中兼施范畴。

我常用来治疗肝硬化初期脘腹胀满，脾虚胃痛之胀满，妊娠呕吐，胃寒吐清水，以及单纯腹胀。

临床报道：厚朴生姜半夏甘草人参汤治疗（1）腹胀；（2）术后腹胀；（3）慢性肝炎；（4）咳嗽；（5）肠梗阻；（6）下肢瘙痒；（7）慢性胃炎；（8）消化功能紊乱；（9）肾炎；（10）过敏性肠炎；（11）慢性胃炎；（12）喉肌麻痹。

35. 附子粳米汤

方证：见《金匮要略·腹满寒疝病篇》"腹中寒气，雷鸣切痛，胸胁逆满，呕吐，附子粳米汤主之。"

附子一枚（5g），半夏半升（9g），甘草一两（3g），大枣十枚，粳米半斤（10g）。

上五味，以水八升，煮米熟汤成，去滓，温服一升，日三服。

方解：胃中虚寒则腹中雷鸣切痛，阴寒之气上犯则胸胁逆满而呕。腹中寒凝气滞，水湿不利，故用附子温下散寒，半夏降逆化湿，甘草、大枣、粳米和胃，缓急迫、止疼痛。合方功用为温中止呕、散寒定痛。

尤在泾曰："下焦浊阴之气，不特肆于阴部，而且逆于阳位，中土虚而堤防撤矣。故以附子辅阳驱阴，半夏降逆止呕，而尤赖粳米、甘、枣培令土厚，而使阴气敛也。"

本方和吴茱萸汤、大建中汤、小建中汤、桃花汤、理中汤、乌头汤等，都是温阳为主的方剂，都能温脾暖胃，降逆止呕。我常用于治疗慢性胃炎、胃溃疡、胃痉挛、肾病尿毒症、脾胃虚寒等症，尤其老年人脾胃虚寒，体虚感冒，手脚怕冷，都可以放心使用。

临床报道：附子粳米汤治疗（1）慢性胃肠炎；（2）腹痛；（3）肠功能紊乱；（4）胎动不安；（5）腹痛呕吐；（6）寒疝腹痛；（7）术后腹痛；（8）产后腹痛；（9）妊娠恶

阻；（10）滑胎（习惯性流产）；（11）少女带下；（12）胃脘痛；（13）久痢；（14）习惯性便秘。

36. 木防己去石膏加茯苓芒硝汤

方证：见《金匮要略·痰饮咳嗽病脉证并治》篇"膈间支饮，其人喘满，心下痞坚，面色黧黑，其脉沉紧，得之数十日，医吐下之不愈，木防己汤主之；虚者即愈，实者三日复发，复与不愈者，宜木防己去石膏加茯苓芒硝汤主之。"

木防己二两（6g），桂枝二两（6g），人参四两（12g），芒硝三合（10g），茯苓四两（12g）。

上五味，以水六升，煮取二升，去滓，纳芒硝，再微煎，分温再服，微利则愈。

方解：本方治水停心下支饮之重者。膈间痰饮分虚实，木防己汤治虚证，若服木防己汤仍痞坚结实，说明水饮聚结较重，此方不能胜任，应去方中石膏，而加茯苓导水下行，芒硝以软坚破结，方能治实证水饮。合方功用为利水化饮、散结消痞。

临床治疗渗出性胸膜炎、心包炎；加葶苈大枣泻肺汤，治老慢支痰饮咳嗽，治虚人支气管炎。

临床报道：木防己去石膏加茯苓芒硝汤治疗（1）膈间支饮；（2）臌胀（心源性肝硬化腹水）；（3）痰浊神昏（尿毒症）；（4）热痹；（5）臁病（下肢血栓性静脉炎）；（6）痛风；（7）眩晕（动脉硬化高血压）；（8）消渴（糖尿病）。

七、《伤寒杂病论》六味药经方药味分析

1. 小建中汤

方证：见《伤寒论》100条"伤寒，阳脉涩，阴脉弦，法当腹中急痛，予小建中汤。"

《金匮要略·血痹虚劳病脉证并治》篇载："虚劳，里急，悸，衄，腹中痛，梦失精，四肢酸痛，手足烦热，咽干口燥，小建中汤主之。"

桂枝三两（去皮）（10g），芍药六两（20g），甘草三两（10g），大枣十二枚，生姜三两（10g），胶饴一升（30g）。

上六味，以水七升，煮取三升，去滓，纳胶饴，更上微火，消解，温服一升，日三服。

我的用法：1副药煎2次，煎好后倒入碗中，加1勺饴糖，温服之，不要将胶饴加入药中微火再煎。

方解：《伤寒论》100条论五行相克，少阳荣血不足，留滞不畅，则"阳脉涩，阴脉弦"，出现肝强脾虚，若服小建中汤"腹中急痛"不解，当先用小柴胡汤和解少阳，少阳之气转，再服小建中汤。《杂病论》所论虚劳不在此例。一方二治，治伤寒又治虚劳。建中就是健强脾胃，方用桂枝汤倍芍药加饴糖，用饴糖为君补中益气，重用芍药配桂枝温中止痛，甘草甘平缓急，桂枝、大枣辛甘化合为阳，健脾胃而通营卫，以止腹中急痛。合方功用为温中补虚、缓中止痛。

恩师宋孝志先生指出，胶饴早在春秋时代就已用于治病，仲景小建中汤若无胶饴，则失其主，疗效就大打折扣。清代医家汪讱庵也谈道："饴糖为君……今人用小建中者绝无用饴糖，失仲景遗意。"

我在1959年便开始用小建中汤治虚寒性胃脘痛、胃溃疡、胃糜烂、萎缩性胃炎等，很多病例治好后，50多年未再犯。

2003年用小建中汤治愈甲醛中毒引起的虚劳（"白血病"）病患，患者胃糜烂，不能进食用过化肥的大米白面，周身肌肉痛，夜不能寐，夏天还穿棉衣，盖厚被才能取暖。

50多年来我曾用该方治疗上千例虚寒性胃脘痛（胃小弯螺杆菌感染），疗效特别满意。就此我认为，小建中汤是健脾的第一方。

小建中汤温中补虚，缓急止痛，可治疗一般的脾胃虚寒证，它还治虚劳里急，悸衄，腹中痛，四肢酸痛，手足烦热等。我常用该方治疗大病后期，周身烦痛，夜间不寐，周身肌肉痛，以及中风之虚证。徐广文大夫说："小建中汤能健胃以旺气血生化之源，化精气以充髓，通脉络以祛瘀血痹阻，调荣卫以调节内外上下左右之气血阴阳。"中风1个多月，患者无肝阳上亢、阴虚火旺，只有中虚、手足烦热、咽干口燥，此不属热证，需小建中汤甘温除热。

凡大病拖延到胃气将竭之时，用小建中汤可以起死回生。"有胃气则生，无胃气则死。"多例垂危病人，厌食，什么都咽不下去，只有用小建中汤，才能逆流挽舟，转危为安。周慎斋老先生说："诸病不愈，寻到脾胃而愈者甚多"，这是一句上工之言。

至于小建中汤在《伤寒论》102条的用法，《金匮要略》妇人病篇的用法，不学而知之。《金匮要略·黄疸病脉证并治》篇"男子黄，小便不利"，当从虚劳求治，是一种虚人面色萎黄。

恩师宋孝志先生说："虚劳和痨瘵有本质不同，《杂病论》中的虚劳是由于脾胃虚弱化源枯竭所引起的阴阳两虚，出现面色萎黄，四肢乏力，精神困倦，纳差，腹中痛，喜按喜温，'阳不内守'见虚劳，口干咽燥，舌淡，脉细数。仲景依据《内经》'虚者补之''劳者温之'，创立小建中汤。痨瘵是结核菌引起，若出现阴虚阳衰之证，投以小建中亦未尝不可。"

小建中汤外治伤寒腹痛，内治虚劳萎黄，说明"《伤寒论》113方，无一方不能治伤寒；《金匮要略》240方，无一方不能治伤寒"之理。

临床报道：小建中汤治疗（1）慢性萎缩性胃炎；（2）慢性浅表性胃炎；（3）应急性腹痛（骨科）；（4）中风后遗症；（5）慢性（乙型）肝炎；（6）腹痛（小儿反复发作性腹痛）；（7）习惯性便秘；（8）十二指肠球部溃疡；（9）糜烂性胃炎；（10）肋间神经痛；（11）胃溃疡；（12）虚寒性腹痛；（13）胃下垂；（14）虚寒性蛔虫症腹痛；（15）虚黄。

2. 麦门冬汤

方证：见《金匮要略·肺痿肺痈咳嗽上气病脉证并治》篇"大逆上气，咽喉不利，止逆下气者，麦门冬汤主之。"

麦门冬七升（20g），人参二两（6g），甘草二两（6g），半夏一升（10g），粳米三合（10g），大枣12枚。

上六味，以水一斗二升，煮取六升，温服一升，日三服，夜一服。

方解：温病后，肺胃津液耗损，故咽喉干燥不利，或误治后胃中津液干枯，虚火上炎而致咳逆上气，或肺热津伤后，肺中燥热不除，清肃之令不行等，才导致咽喉不利，形成肺痿、肺痈之燥热症。方以大量麦冬为主，着重清养滋润，配人参、甘草、粳米滋补脾胃，佐半夏降逆和中、化痰行滞，则虚火降而咽喉利，咳嗽和，逆气亦可渐愈。合方功用为益胃生津、降逆下气。

麦门冬汤从小柴胡变化而来。

小柴胡汤：柴胡、人参、半夏、甘草、大枣、黄芩、生姜

麦门冬汤：麦冬、人参、半夏、甘草、大枣、粳米

临床我常用于治疗肺热后咽干舌燥，咳嗽或咽喉疼痛，也常用于秋季燥咳、梅核气、咽痛、咯血等。

临床报道：麦门冬汤治疗（1）肺痿（慢性胃炎）；（2）吐涎不止；（3）咳嗽；（4）肺痿（肺结核）；（5）经前哮喘；（6）梅核气；（7）噎膈；（8）咽痛；（9）失音；（1）呕吐（胃阴不足）；（11）胃脘痛（萎缩性胃炎）；（12）泄泻；（13）咯血；（14）鼻衄；（15）便血；（16）呃逆；（17）慢性胃炎；（18）急性胃肠炎；（19）咳喘（慢性支气管炎）；（20）口干口渴；（21）咽炎；（22）糖尿病；（23）舌痛，失音；（24）逆经（代偿性月经）；（25）经前哮喘；（26）经前眩晕；（27）发热（非感染性发热）；（28）脑梗死；（29）原发性心脏病。

3. 桂枝加附子汤

方证：见《伤寒论》20条"太阳病，发汗，遂漏不止，其人恶风，小便难，四肢微急，难以屈伸者，桂枝加附子汤主之。"

桂枝三两（去皮）（10g），芍药三两（10g），甘草三两（炙）（10g），生姜三两（切）（10g），大枣十二枚，附子一枚（炮，去皮，破八片）（5g）。

上六味，以水七升，煮取三升，去滓，温服一升。本云桂枝汤，今加附子。

方解：太阳病，发汗，不是用麻黄汤、桂枝汤，就是用葛根汤，发汗太多，"遂漏不止"。仲景不是止汗，而是用桂枝汤调和营卫，用附子复阳敛阴，消除伤津亡阳的"恶风，小便难，四肢微急，难以屈伸"。"遂漏不止"，调营卫可以止汗。

方用桂枝汤调和荣卫、滋阴和阳，加附子回阳固表。合方功用为复阳敛液、固表止汗。

我常用桂枝汤调营卫，治疗自汗出。自汗出的人常常背部恶寒，背恶寒就是附子汤证，故二方加附子的意义相同。妇人更年期，自汗出，时间长伤津亡阳，也会小便难、背恶寒，可用此方加百合、生地滋阴止汗。

很多妇女，冬天常常手脚冰冷，常常睡一夜手脚不暖。我先用桂枝加附子汤，不效再用当归四逆汤，或桂枝去芍加麻黄附子细辛汤。

本方是一个常用方，是桂枝汤的变方，疗效很不错，临床常用，但很少人总结报道。

临床报道：缺如。

4. 桂枝去桂加茯苓白术汤

方证：见《伤寒论》28条"服桂枝汤，或下后，仍头项强痛，翕翕发热，无汗，心下满微痛，小便不利者，桂枝去桂加茯苓白术汤主之。"

芍药三两（10g），甘草三两（炙）（6g），生姜三两（切）（9g），白术三两（9g），茯苓三两（9g），大枣十二枚（擘）。

上六味，以水八升，煮取三升，去滓，温服一升，小便利则愈。

方解：汗后表邪未除，故"头项强痛"；水气停于心下，故"心下满微痛"。故去桂枝之辛散，而重用苓术以利水利湿。合方功用为健脾利水。

后世医家对本方有争议，有的认为表未解，里有湿，应当去芍，不应去桂枝；有的认为，无汗当用麻黄、桂枝。领会恩师宋孝志先生医案、陈慎吾老师医案，我认为，桂枝去桂加茯苓白术汤证，是外感轻湿困于肌表，与里湿重，脾虚水气排不出去，亦可用麻杏薏甘汤，麻杏薏甘汤加茯苓白术。

此证常发于清明雨纷纷时节，冬春湿气积于内，清明外湿伤于体，内湿外湿相合而犯病者多，或秋雨连绵时犯病。

关节痛湿痹，用此方也对证。

临床报道：桂枝去桂加茯苓白术汤治疗（1）感冒（发汗反而加重）；（2）胃痛；（3）风湿性关节炎；（4）水肿。

5. 桂枝加大黄汤

方证：见《伤寒论》279条"本太阳病，医反下之，因而腹满时痛者，属太阴也……大实痛者，桂枝加大黄汤主之。"

桂枝三两（去皮）（9g），大黄二两（6g），芍药六两（18g），生姜三两（切）（9g），甘草二两（炙）（6g），大枣十二枚（擘）。

上六味，以水七升，煮取三升，去滓，温服一升，日三服。

方剂：本桂枝汤，兼症腹满而痛、便秘，为太阴太阳同病。故用桂枝引领误治陷入太阴之阳邪，加大黄微导其滞。合方功用为解表通下，以治实痛，是表里双解法。

本方是桂枝汤加味方，倍芍药治腹痛时痛，加大黄荡涤腑热。

临床胃肠型感冒，有些病人一感冒就便秘，当用桂枝加大黄汤。"若其人胃气弱"，大黄3g，芍药9g，少用，大实痛可自解。

有些人感冒后习惯性便秘加重，不能用桂枝加大黄汤，而是要用桂枝汤加生白术，生白术至少30g，黄芪30g，健脾通便。

本方是桂枝汤倍芍药，不治太阳中风，而止太阴腹痛；若再加饴糖即是小建中汤，因大实痛故再加大黄。

桂枝汤：桂枝三两、芍药三两、生姜三两、甘草二两、大枣十二枚。

桂枝加芍药汤：桂枝三两、芍药六两、生姜三两、甘草二两、大枣十二枚。

小建中汤：桂枝三两、芍药六两、生姜三两、甘草二两、大枣十二枚、饴糖30g。

桂枝加大黄汤：桂枝三两、芍药六两、生姜三两、甘草二两、大枣十二枚、大黄二两。

6. 桂枝加黄芪汤

方证：见《金匮要略·水气病脉证并治》篇"黄汗之病，两胫自冷……若身重，汗出已辄轻者，久久必身瞤，瞤而胸中痛，又从腰以上必汗出，下无汗，腰髋弛痛，如有物在皮中状，剧者不能食，身疼重，烦躁，小便不利，此为黄汗，桂枝加黄芪汤主之。"

桂枝三两（10g），芍药三两（10g），甘草二两（6g），生姜三两（10g），大枣十二枚，黄芪二两（6g）。

上六味，以水八升，煮取三升，温服一升。须臾，饮热稀粥一升余，以助药力，温覆取微汗。若不汗，更服。

方解：桂枝加黄芪汤，即桂枝汤加黄芪，治很多种病，如黄汗，身重，腰以上出汗、下无汗，两胫发冷（少阴梦遗症），腰髋弛痛（坐骨神经痛），如有物在皮中（风痹），或剧者不能食（胃剧痛），或阳虚身疼，或烦躁，或小便不利。这些病多是气虚阳虚。黄芪补气，助桂枝汤伸展郁阳，调和营卫。合方功用为调和荣卫、固表止汗。

桂枝汤加黄芪也是桂枝汤加味方。临床常用于治疗气虚感冒，老年体弱者伤风感冒，自汗感受风寒等。这里的黄芪用炙黄芪，不能用生黄芪。

本方主治范围极广。举例来说，就像看一篇临床报道，细读才能体会到仲景用方之奇妙，只会用来治疗黄汗、气虚感冒则大材小用了。

开始我也不理解，只是认为桂枝加黄芪汤证适用于病情严重，证多属肾阳虚、心阳虚、脾阳虚、胃阳虚、膀胱气化失司……脏腑阳虚集一身。这样危重的病症，太阳病只是一个诱因。这叫杂病中有伤寒，伤寒中有杂病。

一次我治一个青年，盛夏两胫发冷，细问才知道梦遗所致，予桂枝加黄芪汤10剂，胫冷减去一半，继服10副痊愈。

一次朋友来访，说"最近，腰髋弛痛"，上门诊拍片诊断为腰椎间盘突出，我予桂枝加黄芪汤，用的倍芍药，取芍药甘草之意，14副后痊愈。

一个朋友椎间盘手术很成功，入夏以来发现"上半身出汗，下半身无"，求诊，我予桂枝加黄芪汤，服20剂后，上下身同时有汗出。

一病人"身重"，两腿如灌铅，腰部如带五千钱，先予桂枝加黄芪汤，不效再考虑肾着汤。结果，服桂枝加黄芪汤，自诉尿多，"身重"大为好转，继服10副后症状消失。

桂枝加黄芪汤的应用使我明白一个道理，病不同而证同，凡"病皆与方相应者"服之效。桂枝汤加黄芪虽言治黄汗，但仲景把用此方能治的病集中在一起，并不是说黄汗有这么多病证，这就是常说的"异病同治"。用此可以测试大夫应用经方的水平，和对此条病证杂乱条文的理解。

临床报道：桂枝加黄芪汤治疗（1）黄汗；（2）自汗；（3）汗孔痛；（4）外感发热（表虚、体虚）。

7. 越婢加术汤

方证：见《金匮要略·水气病脉证并治》篇"里水，越婢加术汤主之，甘草麻黄汤亦主之。"

麻黄六两（18g），石膏半斤（30g），生姜三两（9g），甘草二两（炙）（6g），大枣十二枚，白术四两（12g）。

上六味，以水六升，先煮麻黄，去上沫，内诸药，煮取三升，分温三服。恶风者加附子一枚（炮）（5g），风水（里水）加术四两（12g）。

方解：以越婢汤发汗利水泄热，以发越水气，加术健脾利湿。

我在肾病科当主任时，临床所见风水，周身浮肿，而里水又见腹胀，风水轻，里水重。里水常见肝功有损伤，化验肌酐太高，则出现呕吐，要用越婢加半夏汤。详见越婢汤。

临床报道：越婢加术汤治疗（1）慢性肾功能衰竭氮质血症；（2）急性肾炎（小儿）；（3）荨麻疹；（4）水肿（腰以上肿）；（5）水肿（寒湿外侵）；（6）水疱（周身起疱）；（7）泌尿系感染；（8）风湿热病；（9）蔬菜日旋旋光性皮炎；（10）药物过敏。

8. 越婢加半夏汤

方证：见《金匮要略·肺痿肺痈咳嗽上气病脉证并治》篇"咳逆上气，此为肺胀，其人喘，目如脱状，脉浮大者，越婢加半夏汤主之。"

麻黄六两（18g），生姜三两（9g），石膏半斤（30g），大枣十五枚，甘草二两（6g），半夏半斤（12g）。

上六味，以水六升，先煮麻黄，去上沫，内诸药，煮取三升，分温三服。

方解：气喘，目如脱状，是风热郁肺重证，故用越婢汤清开肺郁，加半夏消痰降逆。

本方和上方越婢加术汤都是越婢汤加味，一个治里水，一个治咳喘；一个治腰以上水肿，一个治咳逆上气而喘；一个加术健脾利水，一个加半夏消痰降逆；一个治郁热在肺，一个治里水在脾；一个开鬼门，一个洁净府。实在妙不可言。越婢汤、越婢加术汤、越婢加半夏汤，三方皆重用麻黄，水肿、咳喘我都用过，麻黄用量最少15g，用于治风热犯肺、热痹都可以。有报道，麻黄治水肿重用45g之多；我治一例无汗症，麻黄用至30g，生石膏100g，微汗未出。

临床报道：越婢加半夏汤治疗（1）肺胀；（2）咳喘（小儿支气管肺炎）；（3）子肿（妊娠浮肿）。

9. 栝蒌桂枝汤

方证：见《金匮要略·痉湿暍病脉证》篇"太阳病，其证备，身体强，几几然，脉反沉迟，此为痉，栝蒌桂枝汤主之。"

栝蒌根二两（6g），桂枝三两（9g），芍药三两（9g），甘草二两（6g），生姜三两（9g），大枣十二枚。

上六味，以水九升，煮取三升，分温三服。取微汗，汗不出，食顷，啜热粥发之。

方解：仲景用本方主治柔痉，发热汗出，而不恶寒，身体强，几几然，脉反沉迟者。

表虚，内伤津液，经脉失养，轻则桂枝加葛根汤，重则栝蒌桂枝汤。栝蒌根专于濡养津液，桂枝汤调和营卫，用的是扶正祛邪法。合方功用为滋养津液、舒缓筋脉。

我治疗柔痉，用本方加薏米，薏米主治筋脉瘈疭。小儿体温调节中枢不健全，每遇外感风寒，发热38℃就开始抽搐，家人多以为癫痫，按癫痫病治。我认为这是一种柔痉，开始服栝蒌桂枝汤6～12副，继用薏米作粥，长期服。半年一年，小儿痉病即可停止。30多年前治的小儿，现在已30多岁，痉病再无犯过。

有小儿外感发热作痉者，可试用此方和薏米粥治之。

临床报道：栝蒌桂枝汤治疗（1）柔痉（角弓反张，手足抽搐）；（2）产后发痉；（3）急惊风（频频抽风）。

10. 乌头桂枝汤

方证：见《金匮要略·腹满寒疝宿食病脉证并治》篇"寒疝，腹中痛，逆冷，手足不仁，若身疼痛，灸刺诸药不能治，乌头桂枝汤主之。"

乌头（实中大者）十枚（27g）。

上一味，以蜜二斤，煎减半，去滓，以桂枝汤五合解之，得一升后，初服二合，不知，即服三合；又不知，复加至五合。其知者，如醉状，得吐者，为中病。

我认为，"如醉状"是附子微度中毒，"得吐者"是服温热剂后，胃阳复，迫寒邪外出。说明所服药力中病，发生效能。

乌头大热，常规用药都在1.5～3g。本方用乌头五枚（27g），常煎3～4小时，口尝药汁不麻口，才能少少用之，才安全。

仲景治寒疝的方有很多，如大黄附子汤、赤丸方、大建中汤、乌头汤等。临床上，我最喜欢用大黄附子汤治寒疝。

《罗子园医话》称："肾子（睾丸）肿痛（俗称偏坠，即附睾丸炎），或睾引少腹奇痛（有将睾丸引缩入少腹内者，痛不可忍），中医治疝之药率用川楝子、小茴香、橘核、山楂核、炒玄胡等。轻症疝气相当有效，甚则用附子，其效卓著。然以余之经验，最效之方则大黄附合剂。此中用药系大寒大热并用，纵有古方，未免骇俗。然余实已经数十年之临床实验，以附子大黄加入普通治疗疝气药中迅收特效。此治外疝之经验谈也"。

《倦游录》载："辛稼轩初自北方还朝，忽得颓疝之疾，重坠大如杯，有道人教以服叶珠，即薏苡仁也。法用东方壁土炒黄色，然后入水煮烂，放沙盆内，研成膏，每日用无灰酒服二钱（6g）即消。（本朝）沙随先生亦患此症，辛以此方授之，亦服而愈。梁总督以此方授侨寓赣江的居停主人，如法制服，五日霍愈。"

我治寒疝常把炒薏米6g加入乌头桂枝汤中，或加入大黄附子汤中，提高治疝的疗效。我也借薏米利水渗湿之功，用薏米煮粥治婴儿睾丸鞘膜积液。

薏米的主要作用，不是利水渗湿，而是"主筋急，拘挛瘈疭"。瘈是筋脉拘急，疭是筋脉松弛。正因为腹股沟松弛造成疝气，薏米能使松弛的筋脉拘急，拘急的筋脉松弛，学会这样应用才能解释薏米治疝、治小儿筋脉抽搐的要点即机理。

疝气男女皆有，凡阴气积于内，寒气结搏不散，少腹大痛，筋脉拘急，则成纯阴无阳之寒疝。

临床报道：乌头桂枝汤治疗（1）寒疝；（2）寒痹；（3）遗精；（4）泄泻；（5）小儿阴囊积水。

11. 黄芩加半夏生姜汤

方证：见《伤寒论》172条，是黄芩汤的加减方。"太阳与少阳合病，自下利者，与黄芩汤；若呕者，加半夏生姜汤。"

《金匮要略·呕吐哕下利病脉证并治》篇则是独立的主方："干呕而利者，黄芩加半夏生姜汤。"

黄芩三两（9g），甘草二两（炙）（6g），芍药二两（6g），半夏半斤（10g），生姜三两（9g），大枣十二枚。

上六味，以水一斗，煮取三升，去滓，温服一升，日再，夜一服。

方解：黄芩汤清热止泻，加生姜、半夏止呕降逆。

本方在《伤寒论》中，仅是一个加味止呕降逆的副将。到《金匮要略》则成了和脾胃的要方，晋升为主将。干呕是热邪上逆，下利是热邪上迫。黄芩清热，芍药敛阴，甘草、大枣和中，半夏化痰，生姜降逆止呕。合方功用为和脾胃、止呕利。

这是夏秋治疗肠炎或上吐下泻的主方。小儿泄泻因黄芩味太苦，少加点糖，小儿易服用。亦可用于治疗胃肠性感冒、外感咽痛、牙龈红肿以及妊娠呕吐等。

临床报道：黄芩加半夏生姜汤治疗（1）肠炎（急性肠炎）；（2）急慢性肠炎；（3）慢性结肠炎；（4）胆囊炎；（5）神经性呕吐；（6）妊娠恶阻。

12. 麻子仁丸

方证：见《伤寒论》247条，《金匮要略·风寒积聚病脉证并治》篇，两论条文基本相同："趺阳脉浮而涩，浮则为胃气强，涩则小便数，浮涩相搏，大便则硬，其脾为约，麻子仁丸主之。"

大麻仁二升（600g），芍药半斤（150g），枳实半斤（150g），大黄一斤（去皮）（300g），杏仁一升（300g），厚朴半升（150g）。

上六味末之，炼蜜和丸梧子大，饮服十丸，日三服，渐加以润肠通便、缓下泻热。

方解：麻子仁丸所治之便秘，是胃热气盛，脾阴不足，上要用小承气汤清阳明之热，下要用麻仁、杏仁、芍药增液润燥。麻仁质润多脂，润肠通便，为君药；杏仁降气润肠；大黄泻热去实；厚朴、枳实破结除满；用芍药养阴和里，缓解腹痛；炼蜜为丸，具有润肠通便、缓下泻热之功。

临床上该方用于治老年性便秘、身体虚弱的便秘、习惯性便秘。

便秘，阳明腑实便秘，燥屎拉不出，有腑热，用大黄、番泻叶通便，一通即可。若不间断的使用，则腑气伤，大便越来越难通，非手抠大便干燥不出。

习惯性便秘，蹲厕时间长，拉出的大便松软不硬，脾虚肠蠕动无力，糟粕难出，应重用炙黄芪补中益气，助肠蠕动加快；重用生白术40～60g，生津润便；重用生地滋水，增液行舟，为治便秘之上策。

临床报道：麻子仁丸治疗（1）便秘；（2）肛门病术后并发症；（3）胆石症；（4）胆道蛔虫症；（5）肺气肿；（6）食积腹痛；（7）噎膈；（8）咳喘；（9）烦躁；（10）非胰岛素依赖性糖尿病；（11）术后胃肠功能减弱。

13. 升麻鳖甲汤

方证：见《金匮要略·百合狐惑阴阳毒病脉证并治》篇"阳毒之为病，面赤斑斑如锦文，咽喉痛，唾脓血，五日可治，七日不可治，升麻鳖甲汤主之。"

升麻二两（6g），当归（3g），川椒（炒，去汗）一两（3g），甘草二两（6g），鳖甲（手指大一片，炙）（5.5g），雄黄半两（研）（1.5g）。

上六味，以水四升，煮取一升，顿服之，老小再服，取汗。

方解：升麻解毒，治时气毒疠咽痛，当归活血，甘草解毒，鳖甲、当归逐瘀行血。阳毒病重，面赤，吐脓血，是热壅于上，用蜀椒以导火归元，下达命门；阳毒症的邪毒重于阴毒症，所以再配雄黄解毒。合方功用为解毒活血。总之，阴阳毒由疫毒蕴于血脉所致，其治法以解毒行血为主，不同于发汗、清热、攻下等类治法的病症。

大学读书期间当我读到升麻鳖甲汤时，找不到临床报道做参考，请教恩师宋孝志先生，他说："这个经方我也没有用过，临床上遇到毒热气焰不可抑制的病，如锁喉风、阳毒发斑、疫毒斑疫等，可试用。有人说阴阳毒是鼠疫，肺鼠疫和腺鼠疫，因没有使用不好评判，但推知，'阴阳毒'非毒，而是极热、极寒的代名词。"

我在临床上都未见到阴阳毒，谈不上什么用方心得。阴阳毒病非大毒不可为，治疗类似阳毒的病，我常用犀角地黄汤、犀羚白虎汤，未敢用雄黄。

临床报道：升麻鳖甲汤治疗（1）阳毒发斑（红斑狼疮）；（2）紫斑（血小板减少性紫斑）；（3）外感疫毒（扁桃体肿大）；（4）疫毒发热（猩红热）；（5）热痹（风湿热）；（6）噎膈（幽门梗阻）；（7）风瘾疹（荨麻疹）；（8）石瘕（子宫肌瘤）。

14. 茯苓五味甘草去桂加姜辛夏汤

方证：见《金匮要略·痰饮咳嗽病脉证并治》篇"咳满即止，而更复渴，冲气复发者，以细辛、干姜为热药也；服之当遂渴，而渴反止者，为支饮也。支饮者法当冒，冒者必呕，呕者复内半夏以去其水，茯苓五味甘草去桂加姜辛夏汤主之。"

茯苓四两（12g），甘草二两（6g），细辛二两（6g），干姜二两（6g），五味子、半夏各半升（各10g）。

功用：温化痰饮

方解：本方是"青龙汤下已，多唾口燥……手足厥逆，气从小腹上冲胸咽……小便难"，到"渴反止"，为支饮，先后加减5个处方，从4味药加到8味药。5个方中，主药都从小青龙汤中化出，即五味子、干姜、细辛、半夏，温化痰饮离不开这4味药；茯苓、甘草利水，桂枝、甘草温阳，杏仁止咳，大黄清胃热。知此间架结构，临床上可随证组方：五味子、干姜重于止咳，细辛、半夏重于化痰饮。知者，一目了然。

临床常用治咳嗽方，温化痰饮，我把五味子、干姜、细辛、法半夏叫"伤寒四物汤"，太阳伤寒加麻黄、甘草，太阳中风加桂枝、甘草，湿重加茯苓、甘草。该方用于小儿伤风咳嗽，或单用，或和伤寒四物汤一块用。

临床报道：缺如。

15. 茯苓泽泻汤

方证：见《金匮要略·呕吐哕下利病脉证并治》篇"胃反，吐而渴欲饮食者，茯苓泽泻汤主之。"

茯苓半斤（15g），泽泻（后下）四两（12g），甘草二两（6g），桂枝二两（6g），白术三两（9g），生姜四两（12g）。

上六味，以水一升，煮取三升，内泽泻，再煮取二升半，温服八合，日三服。

方解：本方即五苓散去猪苓加生姜、甘草，所治虚寒较五苓散重，故去掉滋阴利尿的猪苓。本方既能温以治本病的虚寒，也能清利小便以祛标病的浮热。茯苓补脾利水，泽泻利小便，桂枝、生姜温中止呕，白术健脾燥湿，甘草调中。合方功用为健脾渗湿、温阳利水。

本方常用于治虚寒重的下肢浮肿，或前列腺增生引起的小便不利，或老年人夜尿多。

临床报道：缺如。

16. 当归芍药散

方证：见《金匮要略·妇人妊娠病脉证并治》篇"妇人怀娠，腹中绞痛，当归芍药散主之。"

当归三两（9g），芍药一斤（30g），茯苓四两（12g），白术四两（12g），泽泻半斤（15g），川芎半斤（10g）。

上六味，杵为散，取方寸匕（3~5g），酒和，日三服。

方解：妇人妊娠，腹中绵绵而痛，不是肝来乘脾，便是脾失健运，水湿停留。归、芎补血以养胎，重用芍药调肝以止痛，白术、茯苓、泽泻益脾渗湿。合方功用为调和肝脾、缓急止痛。此方止痛安胎甚为妥善，若气虚弱者川芎少用。

妇人妊娠为正常生理现象，若不是血虚，不是水饮等，不须服大补药滋补；需要补什么，妇产科产前检查都会告诉你的。妊娠期间大食滋补之品，体内血脂增多，产后会出现两乳奶多黏稠，需用吸奶器吸出，但两乳发热而胀硬，奶汁无法排出，应引以为戒。所以医者需记住，妊娠无疾苦，少吃药为好；当归芍药是安胎，不是补胎。

临床报道：当归芍药散治疗（1）腹痛（慢性盆腔炎）；（2）痛经；（3）带下（慢性附件炎）；（4）子满（羊水过多）；（5）子悬；（6）滑胎（习惯性流产）；（7）产后腹胀（肝硬化腹水）；（8）癥瘕（卵巢囊肿）；（9）不孕（慢性输卵管炎）。

17. 白头翁加甘草阿胶汤

方证：见《金匮要略·妇人产后病脉证并治》篇"产后下利虚极，白头翁加甘草阿胶汤主之。"

白头翁二两（6g），秦皮三两（9g），黄连三两（9g），柏皮三两（9g），阿胶二两（6g），甘草二两（6g）。

上六味，以水七升，煮取二升半，内胶，令消尽，分温日三服。

方解：厥阴热盛，下迫肠腑，伤及血分，故见下痢脓血，肛门灼热而痛；热伤气滞则里急后重。白头翁汤清热解毒，产后血虚，加阿胶补气血而止痢，甘草缓中通血脉，利中兼补，以止其下痢。合方功用为清热解毒、补虚止痢。

夏秋季哺乳患了菌痢，或久病体虚而下痢，或老年人患痢疾，都用此方，收到满意效果。

临床报道：见白头翁汤条。

18. 橘皮竹茹汤

方证：见《金匮要略·呕吐哕下利病脉证并治》篇"哕逆者，橘皮竹茹汤主之。"

橘皮二升（10g），竹茹二升（10），大枣三十枚，生姜半斤（10g），甘草三两（15g），人参一两（3g）。

上六味，以水一升，煮取三升，温服一升，日三服。

方解：哕逆是胃气虚寒，稍挟虚热，用橘皮、竹茹行气清胃，而不犯攻伐寒凉的禁忌，佐以甘草、大枣补中，人参益气，生姜温胃，使胃气足而阳生，虚热自去。合方功用为行气清胃、补中益气。

我常用于治疗风热感冒后的咳嗽和胃热的呕逆，去生姜，加芦根、竹叶、竹沥水。

临床报道：缺如。

19. 九痛丸

方证：见《金匮要略·胸痹心痛短气病脉证并治》篇"治九种心痛"。

附子三两（炮）（9g），生狼牙一两（炙香）（3g），巴豆一两（去皮心，熬，研如脂）、人参、干姜、吴茱萸各一两（各3g）。

上六味，末之，炼蜜为丸如梧子大，酒下，强人初服三丸，日三服。

治疗各种病因引起的心痛，但从药物组成分析，证属阳虚阴寒太重为宜。

因有乌头赤石脂丸、乌头汤、大建中汤、桃花汤、理中丸等，我很少用九痛丸，无经验可谈。

临床报道：缺如。

20. 新加汤

方证：见《伤寒论》62条"发汗后，身疼痛，脉浮迟者，新加汤主之。"

桂枝三两（9g），芍药四两（12g），生姜四两（12g），人参三两（9g），甘草二两（炙）（6g），大枣十二枚。

上六味，㕮咀，以水七升，微火煮取三升，去滓，适寒温，温服一升，一日二服尽。

方解：本桂枝汤证，发汗后，汗出过多，致荣卫不调，气阴两伤，身疼，脉迟。人参补气，芍药、甘草酸甘化阴，舒展筋脉挛急止痛，桂枝、甘草辛甘化阳，大枣和胃，甘草和中，生姜温胃和中。合方功用为调营卫、调气止痛。

临床常用于治疗从事站立工作的患者，如纺织女工、理发师、药铺服务员，因持久站立而下肢肌肉疼痛，或由于过劳，周身肌肉疼，跑步过久下肢肌肉痛，风湿性关节炎下肢肌肉痛。

老年人夜卧受风，四肢痛，或自汗出，周身乏力者，也可用此方益气调营止汗。此方主症为"身疼痛"，而脉浮迟并不多见，大部分为脉浮缓，舌苔薄白。

临床报道：缺如。

八、《伤寒杂病论》七味药经方用药分析

1. 黄芪建中汤

方证：见《金匮要略·血痹虚劳病脉证并治》篇"虚劳，里急，诸不足，黄芪建中汤主之。"

黄芪一两半（10～30g），桂枝三两（去皮）（10g），芍药六两（20g），生姜三两（切）（10g），大枣十二枚（擘），饴糖一升（30g）。

上七味，前五味以水七升，煮取三升，去滓，纳饴，更上微火消解，温服一升，日三服。

我的用法：6味药煎好，将药汁倒入碗中，加入胶饴30g，待温服下，1日2次。

方解：小建中汤加黄芪以补中健脾，则补虚之力较前方更强。合方功用为温中补虚，缓中止痛。虚劳不足的病，虽以健脾胃为主，但用本方治胃痛、吞酸可以不再随症加减，用原方治吞酸胃痛很快消失，饴糖护胃，反能抑制胃酸分泌；胃部虚满，用本方也不要去掉滋腻的大枣、饴糖。必须明确，胶饴仍然是君药，本方无饴糖，疗效大打折扣。

我在大学读书时，已开始应用黄芪建中汤治疗胃痛，包括浅表性胃炎、萎缩性胃炎、胃溃疡、十二指肠球部溃疡以及糜烂性胃炎。

1974年，从东北来京看病的小女孩12岁，患肠痉挛，导致肠梗阻，行手术切除一段肠管。术后不到1年，肠又开始痉挛，导致肠梗阻，拍片显示"完全性肠梗阻"，又进行第2次手术切除一段肠管。术后9个月第三次又发肠痉挛，因无法也不愿再做手术，求中医治疗。证如虚寒性腹痛，我开了黄芪建中汤，7副后痉挛大为好转；继服7副，肠痉挛解除，腹已不痛，饮食如故。回东北老家疗养，1年后来信，肠痉挛未再犯。

一次门诊治1个虚寒性胃脘痛的病人，我正带学生门诊实习，学生都渴望见到黄芪建中汤怎么治胃痛。6天后病人复诊，开口未提胃，先说我非常感谢高老师，我有久治不愈的习惯性便秘，吃了这个药，大便快正常啦，胃痛也好了大半。我从中悟出，习惯性便秘，主要原因是脾胃气虚，肠蠕动无力。黄芪补中益气使肠蠕动力增强，糟粕易经肠道排出。有时治便秘，我就开黄芪建中汤。

我治疗甲醛中毒导致的血液病，2例都痊愈，5年后病情未再反复。血液病临床症状同于虚劳导致的"诸不足"，黄芪建中汤为首选治疗方剂。

小建中汤和黄芪建中汤是临床最常用的方，我常固守原方，很少加减；若加不出"锦上添花"，我常会墨守成规。

临床上各种虚损证都可用，如中风后虚劳，体虚多病，周身乏力，卧不安等，符合《至真要大论篇》旨意："劳者温之""损虚益之""急者缓之""阴阳形气俱不足……而调以甘药也。"

临床报道：黄芪建中汤治疗（1）虚劳；（2）虚黄（溶血性黄疸）；（3）胃脘痛（十二指肠溃疡）；（4）腹痛（肠粘连伴肠梗阻）；（5）腹痛性钩虫病；（6）痞证（胃黏膜脱垂）；（7）胸痹；（8）心悸（窦性心动过缓）；（9）身痛肢麻；（10）眩晕；（11）水肿；（12）筋惕肉瞤；（13）遗精；（14）阳虚感冒；（15）低热；（16）恶寒；（17）咳嗽；（18）鼻衄（过敏性鼻炎）；（19）崩漏；（20）口疮（顽固性口腔溃疡）；（21）风瘾疹（慢性荨麻疹）；（22）鹅掌风。

2. 桂枝加葛根汤（葛根汤）

方证：见《伤寒论》14条"太阳病，项背强几几，反汗出恶风者，桂枝加葛根汤主之"；31条"太阳病，项背强几几，无汗恶风，葛根汤主之"；

《金匮要略·痉湿暍病脉证》篇载："太阳病，无汗而小便反少，气上冲胸，口噤不能语，欲作刚痉，葛根汤主之"。

葛根四两（12g），麻黄三两（去节）（9g），桂枝二两（去皮）（6g），芍药二两（6g），甘草二两（炙）（6g），生姜三两（9g），大枣十二枚。

上七味，㕮咀，以水一升，先煮麻黄、葛根，减二升，去沫，内诸药，煮取三升，去滓，温服一升，复取微似汗，不须啜粥，余如桂枝汤法将息及禁忌。

方解：本方从桂枝汤加葛根麻黄，治项背强几几，风寒客太阳膀胱经络，故取桂枝汤解肌，项背强加葛根，无汗加麻黄。到《金匮要略·痉湿暍病脉证》篇痉病，口噤卧不着席，角弓反张抽搐等，为葛根汤证。太阳病项背强几几和杂病痉病无汗用的是同一方。合方功用为调营卫、解痉挛。

桂枝加葛根汤，和葛根汤两方药物味数和分量都一样，但病证不一样。

又如，桂枝加附子汤和乌头桂枝汤，附子、乌头和天雄都是附子类，温阳的功效不一样，附子回阳救逆力强，乌头镇痛力强，天雄壮阳力最强而擅长治冷精症。

临床上葛根治项背强，治椎间盘突出，治颈椎病，都是疗效很好的处方，从15g～30g，选择症状轻重灵活应用。

临床报道：葛根汤治疗（1）颈椎病；（2）周围性面瘫；（3）病毒性肠炎；（4）荨麻疹；（5）落枕；（6）流行性肌张力障碍综合征；（7）自发性寰椎半脱位；（8）肩周炎。

3. 桂枝加厚朴杏子汤

方证：见《伤寒论》18条"喘家作，桂枝加厚朴杏子汤主之。"

桂枝（去皮）三两（9g），甘草（炙）二两（6g），生姜（切）三两（9g），芍药三两（9g），大枣（擘）十二枚，厚朴（炙，去皮）二两（6g），杏仁五十枚（去皮尖）（20g）。

上七味，以水七升，微火煮取三升，去滓，温服一升，复取微似汗。

方解：表有喘病的人，得了太阳中风而引发喘病发作，以桂枝汤解肌发汗而去表邪，加杏仁降逆定喘，厚朴下气泄满。合方功用为解肌发汗、降逆定喘。

本方是桂枝汤加味方，也是伤寒诱发杂病同时发作，表里同治法之一。这和我提出的"伤寒中有杂病,杂病中有伤寒"意义相同。

每年秋末初冬素有喘病的人都不好过,现在经济发展,东北喘的病人去海南岛租房过冬,离退休干部像候鸟一样,夏天在东北,冬天在海南,喘病就很少发作。

秋末初冬,喘病的人外寒引动内邪,求治的病人很多,服完桂枝加厚朴杏子汤疗效不好,可用小青龙汤治之。慢性气管炎的病人,也可用这个疗法,外感风寒咳嗽之初,可使用桂枝加厚朴杏子汤。

治小儿咳嗽,我常从桂枝加厚朴杏子汤中取四味药,桂枝5g,白芍5g,杏仁9g,厚朴5g,即可止咳调营卫。

临床报道:桂枝加厚朴杏子汤治疗(1)慢性肺源性心脏病;(2)小儿肺炎后期;(3)迁延性肺炎。

4. 桂枝麻黄各半汤

方证:见《伤寒论》23条"太阳病,得之八九日……脉微而恶寒者,此阴阳俱虚,不可更发汗、更下、更吐也,面色反有热色者,以其不能得小汗出,身必痒,桂枝麻黄各半汤主之。"

桂枝一两十六铢(6g),芍药、生姜、甘草、麻黄各一两(3g),大枣四枚,杏仁二十四枚(3g)。

上七味,以水五升,先煮麻黄一二沸,去上沫,内诸药煮取一升八合,去滓,温服六合。

方解:太阳病延日不治,正气略虚,表邪势减而未解,邪郁于表而"面赤",欲汗而不得出,"身必痒"。用本方因势利导,用原方1/3量,微汗,热退,身不痒。达到小汗邪解而又不伤正气。

太阳中风与伤寒合病,用桂枝汤治不了"无汗",用麻黄汤难出"小汗",所以合用,取1/3量,取长补短,调和营卫,发汗解表,微汗而病自解。

临床用于虚证外感最多,还可用于风寒关节痛、风湿性肌肉痛等。

临床报道:桂枝麻黄各半汤治疗(1)慢性肾功能衰竭;(2)荨麻疹。

5. 桂枝二麻黄一汤

方证:见《伤寒论》25条"服桂枝汤,大汗出,脉洪大者,与桂枝汤如前法;若形似疟,一日再发汗,汗出必解,宜桂枝二麻黄一汤。"

桂枝一两十七铢(去皮)(5.7g),芍药一两六铢(5.5g),麻黄十六铢去节(1.2g),生姜一两六铢(切)(5.5g),杏仁十六个(去皮尖)(10g),甘草一两二铢(炙)(3.1g),大枣(擘)五枚。

上七味,以水五升,先煎麻黄一二沸,去上沫,纳诸药,煮取二升,去滓,温服一升,日再服。本云桂枝汤二分,麻黄汤一分,合为二升,分再服,今合为一方,将息如前法。

方解:本方功用为调和营卫、发汗解表。桂枝麻黄各半汤和桂枝二麻黄一汤,用药量很少,仲景用药在微量范围,超乎人的想象。成人的用量竟低于小儿的用量,若不会在辨证用药中神机妙算，是达不到如此境界的。

方剂比较：

（1）太阳伤寒麻黄汤：麻黄三两（10g），桂枝二两（6g），杏仁七十个，甘草一两（3g）。〔附：汉代一两=四分=24铢，12铢半两（1.5g），六铢（0.75g），杏仁三十个（11g）〕

（2）桂枝麻黄各半汤：麻黄一两（3g），桂枝一两，杏仁二十四个（7g），甘草一两（3g）。

（3）桂枝二麻黄一汤：麻黄十六铢（1.6g），桂枝一两十七铢（1.7g），杏仁十六个（10.1g），甘草一两二铢（3.1g）。

（4）桂枝二越婢一汤：分量更少。桂枝、芍药、麻黄、甘草各十八铢（2.25g），大枣四枚，生姜一两三铢（3.32g），石膏二十四铢（两）（3g）。

按仲景原量，今天药房抓起来困难，街上的同仁堂、达仁堂、一元堂都会拒绝抓药，更拒绝煎药。

我在临床上，用此三方，都不煎服，而是开水冲，代茶服，不然药房会说我年迈眼花，痴呆，不会开方。

临床报道：桂枝二麻黄一汤治疗（1）老年人皮肤瘙痒症；（2）荨麻疹；（3）风寒咳嗽。

6. 桂枝二越婢一汤

方证：见《伤寒论》27条"太阳病，发热恶寒，热多寒少，脉微弱者，此无阳也，不可发汗，桂枝二越婢一汤主之。"

汉代：一两=24铢，六铢=2.5g，三铢=1.25g，大枣一枚=3.5g

桂枝（去皮）、芍药、麻黄、甘草各十八铢（各7.5g）（7.5×4=30g），大枣四枚（擘）（4×3.6g），生姜一两三铢（3.12g），石膏二十四铢（3g）。（本方总重38.52g。）

上七味，以水二升，煮麻黄一二沸，去上沫，内诸药，煮取二升，去滓，温服一升。

方解：本方治疗太阳病，发热恶寒，热多寒少，桂枝汤解表邪，治恶寒；越婢汤治"热多寒少"。两方合用调营卫，清热，表里两解。

临床上，我多用此方治恶寒发热、热多寒少之证的外感。我从此方化裁出一首桂枝加石膏汤，同样用来治热多寒少的外感，尤其小儿外感热盛，用桂枝加石膏，恶寒发热很快消失，可使发热不再发作。

不仅桂枝汤有热多寒少，小柴胡汤也存在热多寒少，治疗热入血室，小柴胡加生地，热入阳明加生石膏30~60g即可。先贤有些报道，我是后来者。

临床报道：桂枝二越婢一汤治疗（1）类风湿性关节炎；（2）干扰素副作用；（3）泌尿系感染；（4）风热咳嗽（热多寒少）。

7. 小柴胡汤

方证：见《伤寒论》共有16处，《金匮要略》中"黄疸病篇""呕吐下利病篇""妇人产后病篇""妇人杂病篇"都用了小柴胡汤。《伤寒论》中37、96条中较多地记载了小柴胡汤的主要方证，"但见一证便是，不必悉具"。

柴胡半斤（24g），黄芩三两（9g），人参三两（9g），半夏半升（12g）甘草（炙）三两（9g），生姜三两（9g），大枣十二枚。

上七味，以水一斗二升，煮取六升，去滓，再煎取三升，温服一升，日三服。

方解：从伤寒少阳病到各种杂病、妇科病等，都常用小柴胡汤。本方治少阳病、少阳阳明合病、三阳合病、热入血室、黄疸、疟疾等。

往来寒热、胸胁苦满、默默不欲饮食、心烦喜呕等是小柴胡汤的常见症状，也是小柴胡的主症。邪在表里之间，即半表半里，柴胡疏木，使半表半里之邪得从外宣，黄芩清火，使半里的邪能从内清，半夏祛痰降呕逆，人参补虚，甘草和中，姜枣佐参夏通达营卫。合方功用和解少阳、疏肝和胃。

学习《伤寒杂病论》，会不会用小柴胡汤，是衡量治伤寒水平高低的天秤。我在学生时代，胡希恕老师善用小柴胡汤，名噪北京。蔡氏在《家传辨明伤寒十三章》中说："治伤寒须善用小柴胡汤，方为妙手。"田彦文老先生，治流感运用小柴胡汤加生石膏得心应手，疗效颇佳，这也是从桂枝二越婢一汤治"热多寒少"化裁而来，很有创意。

我常用小柴胡汤治偏头痛、急慢性胆囊炎、牙龈痛、眩晕、口苦、咽干、咽喉痛等，是临床上用途最广的经方之一。

小柴胡汤能调解六经之开合枢，少阳为枢纽，其他五经开阖枢失司，少阳可调之、疏之、通之，因此可治疗定点发作的疾病，如定时头痛、定时腹痛、定时发热等。

小柴胡汤君以柴胡，所以要重用，至少20g，臣以党参，用量在12g以上，这关乎此方的疗效。

临床报道：小柴胡汤治疗（1）胆汁反流性胃炎；（2）病毒性肝炎；（3）外感高热；（4）美尼尔综合征；（5）心肌炎；（6）细菌性肝脓肿；（7）胸胁苦满；（8）抑郁症；（9）慢性胆囊炎；（10）原发性肝癌；（11）胃脘痛；（12）胃下垂；（13）急性发热；（14）急性扁桃体炎；（15）咳嗽；（16）结膜炎；（17）带状疱疹；（18）流行性腮腺炎；（19）变应性鼻炎；（20）原发性痛经；（21）妊娠恶阻；（22）热入血室；（23）早孕低热；（24）乳腺病；（25）慢性肾功能不全；（26）慢性泌尿系感染；（27）真心痛；（28）血管性头痛；（29）脑功能障碍综合征；（30）颈性眩晕；（31）皮质激素副作用；（32）药物性肺炎；（33）男性不育症，房事不射精。

8. 大柴胡汤

方证：见《伤寒论》103、136、165条。

103条："太阳病，经过十余日，反二三下之，……呕不止，心下急，郁郁微烦者，为未解也，大柴胡汤主之。"

136条："伤寒十余日，热结在里，复往来寒热者，大柴胡汤主之。"

165条："伤寒发热，汗出不解，心下痞满，呕吐下利者，大柴胡汤主之。"

《金匮要略·腹满寒疝宿食病脉证并治》篇载："按之心下满痛者，此为实也，当下之，大柴胡汤主之。"

柴胡半斤（24g），黄芩三两（9g），芍药三两（9g），半夏半升（12g），生姜五两（15g），枳实四枚（12g），大枣十二枚。一方大黄二两（6g）。

上七味，以水一斗二升，煮取六升，去滓再煎，温服一升，日三服。

方解：此方治少阳兼里实证的发热。热结在里，而见呕吐不止或下利；属于里实，按之心下满痛，大便不通，或便秘兼有胸胁疼痛。本方由小柴胡汤合小承气汤加减组成。用柴胡、黄芩和解少阳；里有实热，故用枳实、大黄苦寒以泻阳明热结；芍药酸敛，配合大黄、枳实则治腹中实痛，配合黄芩、大枣又治热性下利；此外，生姜配合半夏以止呕，配合大枣纯合营卫，实为"和""清"并施之法。合方功用为和解少阳、内泻里实。

临床使用时，可抓住小柴胡汤之和，大黄、枳实之清，用来治疗胆囊炎、胰腺炎、急性胃炎、胁痛、头痛等。

临床报道：大柴胡汤治疗（1）胆石症；（2）胆囊炎；（3）慢性胆囊炎伴结石症；（4）胆绞痛；（5）胆道蛔虫症；（6）急性胰腺炎；（7）胆汁反流性胃炎；（8）阻塞性黄疸；（9）溃疡病穿孔；（10）十二指肠球部溃疡；（11）反流性食道炎；（12）肝炎；（13）发热；（14）急性化脓性扁桃腺炎；（15）高脂血症；（16）高血压；（17）脂肪肝；（18）支气管哮喘；（19）奇痒症；（20）眩晕；（21）麻痹性肠梗阻。

9. 文蛤汤

方证：见《金匮要略·呕吐哕下利病脉证并治》篇"吐后渴欲得水而贪饮者，文蛤汤主之，兼主微风、脉紧、头痛。"

文蛤五两（15g），麻黄三两（9g），杏仁五十个，生石膏五两（15g），甘草三两（9g），生姜三两（15g），大枣十二枚。

上七味，以水六升，煮取二升，温服一升，汗出即愈。

方解：本方即大青龙去桂枝加文蛤而成。由于表证轻而不用桂枝，内热较胜而加咸寒之文蛤，有内疏郁热、生津除烦止渴之功。合方功用清热止渴、宣散风水。乃是与大青龙汤相媲美的方剂。表寒重用大青龙汤，里热重用文蛤汤。

这两个方子我常用于治疗肺热咳嗽、外寒里热的高烧不退，西医的慢性支气管炎、肺炎等。《药征》认为："文蛤者，不问渴不渴，能治意欲水者""渴欲饮水不止者"。渴欲饮水者，用文蛤汤。用于糖尿病2型，渴欲饮水者，疗效好。文蛤、生石膏清热止渴，一君一臣用量重；麻黄、杏仁宣散肺气，用量轻；余药更轻。

临床报道：文蛤汤治疗（1）消渴（糖尿病）；（2）肺热咳嗽；（3）风热外感。

10. 大青龙汤

方证：见《伤寒论》38条、39条。

38条："太阳中风，脉浮紧，发热恶寒，身疼痛，不汗出而烦躁者，大青龙汤主之。"
39条："伤寒脉浮缓，身不疼，但重，乍有轻时，无少阳证者，大青龙汤主之。"

《金匮要略·痰饮咳嗽病脉证并治》篇载："病溢饮者，当发其汗，大青龙汤主之。"

麻黄六两（18g），桂枝二两（6g），甘草二两（6g），石膏如鸡子大（54g），杏仁四十枚（15g），生姜三两（9g），大枣十枚。

上七味，以水九升，先煮麻黄，减二升，上去沫。内诸药，煮取三升，去滓，温服一升，取微似汗，汗出多者，温粉粉之，一服汗者，停后服。若复服，汗多亡阳，遂虚，恶风烦躁，不得眠也。

方解：本方用于治疗恶寒发热，寒热并重，不汗出而身疼，里有郁热，烦躁者，或饮水流行，归于四肢，浮肿，当汗出而不汗出，身体疼重的"溢饮"。方由麻黄汤加重麻黄、甘草的用量，再加石膏、生姜、大枣所组成。加重麻黄用量可增强发汗解表的作用，加石膏能清里热而除烦，加重甘草以和中气，更有杏仁利肺宣散表邪，生姜、大枣调和营卫，桂枝以散寒。合方功用为发汗解表、清热除烦。

本方用治恶寒轻发热重的感冒、流行性感冒、肺炎、水肿等。

临床报道：大青龙汤治疗（1）支气管炎；（2）哮喘；（3）肺心病；（4）变应性鼻炎；（5）慢性荨麻疹；（6）肺炎；（7）结核性渗出性胸膜炎；（8）病窦综合征。

11. 桂枝去芍加蜀漆龙骨牡蛎救逆汤

方证：见《伤寒论》112条"伤寒脉浮，强以火迫劫之，亡阳，必惊狂，卧起不安者，桂枝去芍加蜀漆龙骨牡蛎救逆汤主之"。

桂枝三两（9g），炙甘草二两（6g），生姜三两（9g），大枣十二枚，牡蛎五两（15g），蜀漆三两（9g），龙骨四两（12g）。

上七味，以水一斗二升，先煮蜀漆减二升，内诸药，煮取三升，去滓，温服一升。

方解：强用火迫，必大汗出，心阳浮越而神散，故用桂枝汤去芍药之酸收敛阴，而用龙骨、牡蛎以潜镇浮越之心阳，并能安神镇静；蜀漆本是理痰截疟为用，一般药店缺货，常用青蒿代之，配桂枝温经通阳；桂枝、甘草辛甘化合为阳，生姜、大枣、甘草调和营卫，补中和胃。合方功用为涤痰救逆、镇潜安神。

1959年暑假，我用此方歪打正着救治一位躺在棺材旁的中年人，3副药使他起死回生，一时名噪全县。

我的堂叔北平大舅爷石云山病了一年多，左肾结核，右肾感染不能手术，五心烦热，汗出，心神不宁，一会儿昏迷，一个多小时又半醒半昏迷，我们县的老中医都看过，说只能活三天，还剩最后一天，病人躺在平板床上，紧靠棺材旁，床头点着冥灯。我诊其六脉细数，无散脉，无死象，我想仲景的桂枝去芍药加蜀漆龙骨牡蛎救逆汤，这个病人不救逆，就要放入棺材。我就开了桂枝9g，人参9g，龙骨15g，牡蛎15g，杏仁9g，生姜9g，甘草9g，大枣12枚。三副。吃完第一副，就从昏迷中醒来；吃完第二副，下床送他妹妹上班；吃完第三副，在村上到处散步。因五心烦热未除，前方加生地30g，再吃三副善后。

第二年夏，我再回家时，石云山牵一匹马把我接到他们家，盛情接待，还让我看了他那没有用上的棺材。

仲景的救逆汤，我用得对不对？病人已经治好，我也不怀疑了。大学一年级学生，辨证水平低下，仅抓住救逆汤，就用来救逆，所以我说歪打正着。

临床报道：桂枝去芍加蜀漆龙骨牡蛎救逆汤治疗（1）流感；（2）疟疾；（3）胃溃

疡；（4）神经衰弱；（5）神经官能症；（6）更年期精神分裂症；（7）耳鸣胁痛；（8）遗精失眠；（9）心律失常；（10）癔症；（11）神经衰弱；（10）精神分裂症。

12. 柴胡桂枝干姜汤

方证：见《伤寒论》147条"伤寒五六日，已发汗而复下之，胸胁满微结，小便不利，渴而不呕，但头汗，往来寒热，心烦者，此为未解也，柴胡桂枝干姜汤主之。"

《金匮要略·疟疾脉证并治》篇云"治疟，寒多微有热，或但寒不热，柴胡桂枝干姜汤主之。"

柴胡半斤（12g），桂枝三两（9g），黄芩三两（9g），干姜二两（6g），栝蒌根四两（12g），牡蛎二两（6g），甘草二两（炙）（6g）。

上七味，以水一斗三升，煮取六升，去滓，再煎取三升，温服一升，日三服，初服微烦，复服汗出，便愈。

方解：少阳证兼内有停饮，胸胁满微结，往来寒热，食欲不振，口苦咽干，目眩，小便不利，口渴，心下有振水声。本方是小柴胡汤变方，是小柴胡汤去人参、半夏、生姜，加栝蒌根、牡蛎、干姜而成。柴胡、黄芩同用可和解少阳往来寒热，干姜、桂枝同用可振奋胃阳、宣化停饮，栝蒌根生津止渴，牡蛎可逐饮开结，甘草调和诸药。合方功用为和解散结、宣化停饮。

诸柴胡剂，方后少言"汗出愈"，而本方后独言，可知本方是和剂中复有微汗的功用。本证"心烦"是火郁于内，服桂姜开达，而火外发矣，是以汗出而愈。

临床上见少阳证内停水饮，往来寒热，渴而呕，心烦，小便不利，即可用之。

临床报道：柴胡桂枝干姜汤治疗（1）心律失常；（2）亚健康（精神不佳，四肢困倦，乏力）；（3）慢性乙型肝炎；（4）支气管哮喘；（5）不明发热；（6）头痛；（7）慢性胆囊炎；（8）乳癖；（9）神经衰弱；（9）糖尿病；（10）颈淋巴结核；（11）失眠；（12）肾盂肾炎；（13）中耳炎；（14）腮腺炎；（15）头痛；（16）紫斑病；（17）食道癌；（18）房事茎痛；（19）眩晕；（20）失音；（21）胆囊炎。

13. 半夏泻心汤

方证：见《伤寒论》149条"伤寒五六日，呕而发热者，……但满而不痛者，此为痞，半夏泻心汤主之。"

《金匮要略·呕吐哕下利病脉证并治》篇载："呕而肠鸣，心下痞者，半夏泻心汤主之。"

半夏半升（10g），黄芩、干姜、人参各三两（各9g），黄连一两（3g），大枣十二枚，甘草三两（炙）（9g）。

上七味，以水一升，煮取六升，去滓再煮，取三升，温服一升，日三服。

方解：本证为湿热中阻，胃气上逆，故"呕而肠鸣"。原为少阳证，误下，中虚邪热内陷，搏结于里，则"满而不痛""心下痞"。用半夏、干姜之辛能散其结，黄连、黄芩之苦能泄其满，用参、草、枣之甘补中气之虚。诸药"辛开苦降"，甘兼和胃，阴升阳降，寒去热降，痞满自解。合方功用为和胃降逆、消痞除满。

本方即小柴胡汤去柴胡、生姜，加黄连、干姜。临床上用于治疗"发热而呕"的脘腹胀、"满而不痛"的胃痛、少阳证以及慢性胃炎等。

临床报道：半夏泻心汤治疗（1）慢性胃炎；（2）慢性溃疡性结肠炎；（3）胆汁反流性胃炎；（4）十二指肠炎；（5）胃窦炎；（6）肠易激综合征；（7）不全性幽门梗阻；（8）十二指肠壅积症；（9）痞证；（10）中焦湿阻；（11）胃节律紊乱综合征；（12）胃痛；（13）小儿寒热夹杂泄泻；（14）重症恶阻；（15）肿瘤化疗引起的消化道反应；（16）食道癌吞咽困难；（17）肾功能衰竭；（18）复发性口疮；（19）顽固性呃逆；（20）冠心病；（21）反流性食管炎；（22）慢性腹泻。

14. 旋覆代赭汤

方证：见《伤寒论》161 条"伤寒发汗，若吐若下解后，心下痞满，噫气不除者，旋覆代赭汤主之。"

旋覆花三两（9g），人参二两（6g），生姜五两（15g），代赭石一两（3g），甘草三两（炙）（9g），半夏半升（洗）（10g），大枣十二枚（擘）。

方解：主证为心下痞满、噫气不除，用旋复、代赭降逆，姜、夏去痰，参、草、枣补虚和中，合方降气、祛湿痰、和胃气。

本方使用时要特别注意药物的用量：旋复、代赭降逆，但代赭不能因质重而加大用量，原则上不超过 5g；重用则伤其胃，噫气反不除。

临床报道：旋覆代赭汤治疗（1）脑血管病呃逆；（2）化疗后顽固性呃逆；（3）出血热合并呃逆；（4）功能性消化不良；（5）神经性呕吐；（6）胆汁返流性胃炎；（7）慢性胆囊炎；（8）浅表性胃炎；（9）胃脘痛；（10）粘连性肠梗阻；（11）哮喘；（12）咽神经官能症（梅核气）；（13）头痛；（14）内耳眩晕；（15）肺心病；（16）支气管炎。

15. 黄连汤

方证：见《伤寒论》173 条"伤寒，胸中有热，胃中有邪气，腹中痛，欲呕吐者，黄连汤主之。"

黄连、甘草、干姜、桂枝各三两（各9g），人参二两（6g），半夏半升（10g），大枣十二枚（擘）。

上七味，以水一斗，煮取六升，去滓，温服，昼三夜二。

方解：此方寒热兼施，甘苦同用，补泻并进。方中以黄连为君，清胸中之热；干姜为臣，温胃中之寒；半夏降逆，佐黄连以治呕；人参补中，佐甘草、干姜以除腹痛；桂枝安外散寒，大枣培土和中。合方功用为平调寒热，和胃降逆。

本方为常用方，治疗慢性萎缩性胃炎、浅表性胃炎、胃痛、泄泻等。

临床报道：黄连汤治疗（1）胃痛；（2）浅表性胃炎；（3）萎缩性胃炎；（4）胆汁反流性胃炎；（5）顽固性呕呃；（6）非特异性肠炎；（7）粘连性肠梗阻；（8）急性出血性坏死性肠炎；（9）食道炎；（10）胆囊炎；（11）口疮性口炎；（12）舌痛、咽痛；（13）心脏病；（14）病毒性心肌炎；（15）心律失常；（16）心肌供血不足；（17）慢性心功能不全。

16. 当归四逆汤

方证：见《伤寒论》351条"手足厥寒，脉细欲绝者，当归四逆汤主之。"

当归三两（9g），桂枝三两（去皮）（9g），芍药三两（9g），细辛三两（3~6g），甘草二两（炙）（6g），大枣二十五枚，通草二两（6g）。

上七味，以水八升，煮取三升，去滓，温服一升，日三服。

方解：血虚有寒，血脉运行不畅，脾阳虚不能温养四末，而致手足厥冷，脉沉细而微，用当归助心血，芍药收心气，大枣、甘草、通草缓肝急、生肝血，桂枝、细辛温阳散寒。合方功用为温经散寒，养血通脉。

本方即桂枝汤去生姜，加当归、通草、细辛而成，临床应用极为广泛。我每年治数百例病人，尤其冬季，手脚冰冷，常常睡一夜脚还暖不热，怕风寒，喜温暖，甚则无汗，小便多。男女病人中，女性最多。一般服当归四逆汤六七副，手脚开始转暖，15~30副药后手脚不再厥寒，再服胶艾四物汤以养血善后，即可停药。若其人有体内有陈寒痼冷，可加吴萸、干姜。

治妇人少腹及腰怕冷，经血不调，或手脚冻疮、冻伤，或双手厥寒，即雷诺氏症。

治暑天受风，夜间头和额手指冰冷，不用毛巾裹头则冷痛不能入睡。

治疗风湿性偏寒的关节痛，腰腿痛。

我用此方治趟冻水导致缩阴症，初婚之夜性交后冲冷水澡导致缩阴症，治男性阴寒不孕症以及原因不明半身无汗证。

本方临床应用太广，疗效特别好，善用经方者必须熟记。

妇女血虚寒，我常用四物汤加当归、通草、细辛；产后乳汁黏浓，挤吸不出，乳胀红硬，用当归、通草、细辛加穿山甲、王不留行，乳汁自生，红肿消退。

气虚阳虚者，四君子汤加当归、通草、细辛，可以补气温阳，合之则力宏。

学会拆开经方间架结构，可自由组成很多新方，如当归四逆汤拆开：桂枝汤+归、通、细，桂枝去芍药加麻黄附子细辛汤拆开：桂枝去芍+麻、附、辛。归通细和麻附细作为经方的间架结构，灵活加入方剂中则可以提高疗效。

临床报道：当归四逆汤治疗（1）坐骨神经痛；（2）肩关节周围炎；（3）脉管炎（血栓闭塞性）；（4）冻疮；（5）肥大性脊椎炎；（6）荨麻疹；（7）腰椎间盘突出症；（8）腰腿痛；（9）关节炎；（10）股骨头无菌性坏死；（11）多发性末梢神经炎；（12）风寒性银屑病；（13）多形性红斑；（14）雷诺氏病；（15）痛痹；（16）产后身痛；（17）子宫内膜异位症；（18）盆腔炎；（19）月经周期性水肿；（20）痛经；（21）闭经；（22）月经不调；（23）子宫脱垂；（24）阴阳易；（25）缩阴症；（26）阳痿；（27）精子凝集症；（28）阴部冷汗不止；（30）遗精；（31）头痛；（32）中风；（33）冠心病；（34）窦性心动过缓；（35）窦性心动过速；（36）肺心病；（37）高血压；（38）胸痛；（39）新生儿坏死性小肠结肠炎；（40）小儿睾内积液；（41）小儿麻痹；（42）癌性疼痛；（43）术后肠粘连；（44）霉菌性肠炎、直结肠炎；（45）前列腺肥大；（46）石淋；（47）紫癜；（48）过敏性鼻炎；（49）胆道蛔虫症；（50）血管角化瘤；（51）浅静脉炎；

（52）亚急性后索合并变性症（下肢袜套状厥冷）；（53）寒疝腹痛；（54）不安腿综合症。

17. 牡蛎泽泻散

方证：见《伤寒论》395 条"大病差后，从腰以下有水气者，牡蛎泽泻散主之。"

牡蛎、泽泻、蜀漆（暖水洗去腥）、葶苈子、商陆根、海藻、栝蒌根各等分（依据浮肿的轻重配散剂的分量，根据人数的多少配药）。

上七味，异捣下筛为散，更白中治之，白饮合方寸匕，日三服，小便利，止后服。

方解：腰以下肿当利小便，大病差后腰以下有水气，方用牡蛎、泽泻利水入膀胱，栝蒌根生津润燥而止渴，蜀漆、海藻、葶苈子祛痰化饮，葶苈泄水之上源，商陆引腰下水，使水从小便出而消肿满。合方功用为祛痰利水逐饮。

老年人、体虚多病的人、久病初愈的人常常下肢浮肿，阳虚者用五苓散，阴虚者用猪苓汤，气虚者用黄芪防己汤，因此牡蛎泽泻散很少派上用场，多数大夫用得很少。

用于治疗血吸虫病肝硬化腹水下肢浮肿也有效。方中蜀漆药店不进货，我常用茵陈代之；商陆分黄白，都是块根，不写根就是根。

临床报道：牡蛎泽泻散治疗（1）慢性肾炎；（2）癌性胸水；（3）甲状腺囊肿；（4）特发性水肿；（5）高脂血症。

18. 竹叶石膏汤

方证：见《伤寒论》397 条"伤寒解后，虚羸少气，气逆欲吐，竹叶石膏汤主之。"

竹叶二把（10g）、石膏一斤（30g）、半夏半升（洗）（10g）、麦门冬一升（去心）（10g）、人参三两（10g）、甘草二两（炙）（6g）、粳米半升（10g）。

上七味，以水一斗，煮取六升，去滓，内粳米，煮米熟，汤成去米，温服一升，日三服。

方解：热病之后，余热未清，气阴两伤，症见咽干唇燥、烦热口渴、咳嗽咽痛等。竹叶性寒能止烦热，石膏清胃热，半夏逐饮止呕吐，人参补虚弱，麦冬能养胃中津液，甘草和中，粳米助胃气，共奏调胃散寒之功，合方功用为清热生津、益气止呕。

本方不仅可治伤寒后，温病后气阴两伤均可用此方。我常用于治疗低烧，口舌干燥，咽痛等。

临床报道：竹叶石膏汤治疗（1）肺痿（慢性肺间质纤维化）；（2）吐涎不止；（3）咳嗽；（4）肺痨（肺结核）；（5）经前哮喘；（6）梅核气；（7）噎膈；（8）咽痛；（9）失音；（10）呕吐；（11）胃脘痛；（12）泄泻；（13）咯血；（14）鼻衄；（15）便血。

19. 甘草泻心汤

方证：见《伤寒论》158 条"伤寒中风，医反下之，其人下利日数十行，谷不化，腹中雷鸣，心下痞硬而满，干呕心烦不得安。医见心下痞，谓病不尽，复下之，其痞益甚。此非结热，但以胃中虚，客气上逆，故使硬也，甘草泻心汤主之。"

《金匮要略·百合狐惑阴阳毒病脉证并治》篇云："狐惑之为病，状如伤寒，默默欲眠，目不得闭，卧起不安，蚀于喉为惑，蚀于阴为狐，不能饮食，恶闻食臭，其面目乍赤乍黄乍白，蚀于上部则声喝，甘草泻心汤主之。"

甘草四两（炙）（12g），黄芩三两（9g），干姜三两（9g），半夏半升（9g），黄连一两（3g），大枣十二枚，人参三两（9g）。

上七味，以水一斗，煮取六升，去滓，再煎取三升，温服一升，日三服。

方解：名曰甘草泻心汤，方中加重使用甘草者，一则取其清热除烦，二则以补胃中之虚，三则以和胃降其客气之上逆，又加干姜二倍以散中宫之寒，黄连、黄芩清热化湿解毒，干姜、半夏化湿，甘草解毒，大枣、人参扶正气，为清热化湿解毒的方剂。合方功用为清热利湿、补虚除满。

本方在《伤寒论》中治胃中虚下利，"日数十行，完谷不化"；在《金匮要略》中，治湿热壅毒而致狐惑病。

我在1964年开始用甘草泻心汤治狐惑病，可使口腔舌头糜烂好转，但不能根治，患者50岁以后，渐渐自己痊愈；治急性胃肠炎，下利日数十次，一般三副药可治愈。

临床报道：甘草泻心汤治疗（1）糖尿病胃轻瘫；（2）慢性胃炎；（3）肠易激综合征（腹痛便秘交替出现）；（4）复发性口腔溃疡；（5）带状疱疹；（6）性病（淋病，尖锐湿疣）；（7）急性胃炎；（8）狐惑病；（9）慢性咽炎；（10）皮肤黏膜皮疹；（11）外阴龟头溃疡；（12）风湿疾病；（13）慢性咽炎。

20. 桂枝加龙骨牡蛎汤

方证：见《金匮要略·血痹虚劳病脉证并治》篇"夫失精者，少腹弦急，阴头寒，目眩，发落，脉极虚芤迟，为清谷、亡血、失精；脉得诸芤动微紧，男子失精，女子梦交，桂枝加龙骨牡蛎汤主之。"

桂枝、芍药、生姜各三两（各10g），甘草二两（6g），大枣十二枚，龙骨、牡蛎各三两（各10g~15g）。

上七味，以水七升，煮取三升，分温三服。

方解：夫失精者，不仅阴虚，阳失去阴的涵养而不敛，阴失阳的固摄走而不守，形成阴阳两虚之候。故用桂枝汤调和营卫，加龙骨、牡蛎潜镇摄纳、交通心肾，阳固阴守，则精不外泄，诸症可除。合方功用为敛精镇逆、调和阴阳。

1957年暑假，住在姨家，姨带来一个纺织女工，要求单独给她一个人看病，不能有男性在场。自述每晚入睡就梦见和陌生的男人发生性关系，多不是自愿，是强奸，每夜发生几次，直到天亮醒来后阴道分泌很多白带，因羞难启齿，一年多来心身特别痛苦。我就给开了桂枝加龙骨牡蛎汤：桂枝10g，白芍10g，生姜10g，炙甘草6g，大枣12枚，龙骨15g，牡蛎15g，水煎服，每日1副药，服2次。先后服了14副药，夜间不再梦交，夜间也无恐惧感，精神明显好转，面色较前红润。

纺织女工治愈后，带来同事看病，该患无性欲，每次和爱人同房只是为了完成任务，无欢快感，自己看报，男的说行啦就行啦。此症亦可用桂枝加龙骨牡蛎汤，异病同治，改用治"男子无子，阳痿，精冷"的天雄散：附子5g，白术12g，桂枝10g，龙骨9g，服7~14副。服后性欲倍增，还怀了孕。

本方常用于治疗遗精和梦遗，痛经，白带多，自汗，性功能低下等，以及因惊恐而发的精神病，冠心病，心怔忡，心悸等，小儿遗尿症，癔症哭笑不休。

我在1960年前用桂枝去白芍加蜀漆龙骨牡蛎救逆汤的案例，第一个病例中证与方不相应，我觉得是龙骨、牡蛎潜镇住浮越的心阳，桂甘化合为阳才救治了石云山。李家孙子大汗亡阳抽搐，烦躁乱动，"病皆与方相应"，所以有效。

1965年我在汨罗血防试点组见到1例病患，患者系治疗血吸虫病时因受惊吓而诱发精神病的女孩，当区长、所长带我来到病人家去看病人时，病人家人不理我们，不给让坐，病人的爸爸说："去湖南长沙电疗2次，请女巫请神3次都不好，你们能治好就是神仙了！"我诊完脉，女病人的妈妈告诉我："她想自杀，怕声音，院里树上的小麻雀一叫，她吓出一身汗。我每天会拿竹竿打麻雀，不让外院有大声音。"我给开了桂枝加龙骨牡蛎汤：桂枝9g，白芍9g，龙骨15g，牡蛎15g，生姜9g，甘草9g，大枣10枚，5副。

5天后我们又去病人家复诊。刚进村，女病人爸爸就大声叫喊："高神仙来啦"，女病人妈妈端上甜酒冲蛋，满面笑容让我们坐，并说吃完第1副，就不怕树上鸟叫，晚上睡觉可以熄灯，没想到好得这么快，你真是神仙！先后吃了15副药，再也没惊狂。我这个经方贩子，还落了个"高神仙"美称。2010年血防所创立60周年大庆，周所长当众宣布："老高不是什么教授、专家，是高神仙。"

某女病人起于惊狂。听说住院楼窗前的大树上吊死过一个人，她住院接受"7天疗法"，最后剩她一个人。一夜，风雨大作，雷鸣电闪，吓得女孩一夜未睡。第二天就犯病狂，坐卧不安，惊叫有鬼……所以我用桂枝汤调营卫，龙牡潜镇安神。

桂枝甘草龙骨牡蛎汤治"火逆，下之，因烧针烦躁者"；桂枝加龙骨牡蛎汤治"男子遗精，女子梦交"；桂枝去芍药加蜀漆龙骨牡蛎救逆汤治"强以火迫劫之，亡阳，必惊狂，卧起不安者"。这三方临床常用，疗效都好，应多加以研究，这三方我临床都应用，都能药到病除。

临床报道：桂枝加龙骨牡蛎汤治疗（1）梦遗；（2）自汗；（3）盗汗；（4）偏沮；（5）遗精；（6）梦交；（7）遗尿；（8）产后血崩；（9）带下；（10）惊悸；（11）失眠；（12）眩晕；（13）癫狂；（14）癔症（昏厥）；（15）阴冷；（16）发热；（17）奔豚；（18）暴盲；（19）脱发；（20）咳喘（小儿肺炎）。

21. 厚朴七物汤

方证：见《金匮要略·腹满寒疝宿食病脉证并治》篇"病腹满，发热十日，脉浮而数，饮食如故，厚朴七物汤主之。"

厚朴半斤（12g），甘草三两（9g），大黄三两（9g），桂枝二两（6g），大枣五枚，枳实五枚（10g），生姜五两（15g）。

上七味，以水一斗，煮取四升，温服八合，日三服。呕者加半夏五合（10g），下利加大黄，寒多者加生姜至半斤。

方解：腹满脉数，饮食如故，为里热气滞。桂枝、甘草、生姜、大枣调和营卫而解表邪，枳实、大黄、厚朴开结攻满以解里邪，是表里两解法。合方功用为解表清里、导滞除胀。

本方是桂枝去芍加小承气汤，桂枝汤解表，小承气汤攻里。该方常常用于治疗脘腹胀满，若无表邪可单用小承气汤。

临床本方常用于治疗大人胃肠性感冒，小儿停食感冒或感冒就停食症，常人饮食如故，就是饭后腹胀，开始自以为饮食过多，后来少吃点也胀。用于小儿，厚朴、枳实量要少用。

临床报道：厚朴七物汤治疗（1）表里同病（劳汗伤食）；（2）腹胀（完全性肠梗阻）；（3）食积发热；（4）崩漏（郁热伤津）；（5）肠梗阻；（6）发热腹痛；（7）前列腺肥大。

22. 苓甘味加姜辛半夏杏仁汤

方证：见《金匮要略·痰饮咳嗽病脉证并治》篇"水去呕止，其人形肿者，（茯苓五味甘草去桂加姜辛夏）加杏仁主之。"

茯苓四两（12g），甘草三两（9g），五味子半升（10g），干姜三两（9g），半夏半斤（10g），杏仁半斤（15g），细辛三钱。

方解：本方以茯苓甘草加"伤寒四物汤"（姜、辛、夏、味）再加杏仁，治疗水饮消除，呕吐停止，而见周身浮肿者。杏仁开水之上源，茯苓利下流之水，肺气开则饮自行，肿自消；"伤寒四物汤"固本化饮。合方功用为化痰饮、止咳消肿。

痰饮将愈，周身浮肿，用此方利水消肿。

23. 黄土汤

方证：见《金匮要略·惊悸吐衄下血胸满瘀血病》篇"下血，先便后血，此远血也，黄土汤主之。"

甘草、干地黄、白术、附子（炮）、阿胶、黄芩各三两（各9g），灶中黄土半斤（15g）。

上七味，以水八升，煮取三升，分温二服。

方解：远血是脾气虚寒、脾不统血所致，是胃和十二指肠球部出血，且呈柏油色。灶心土温中和胃、涩肠止血为君药，白术、附子温阳健脾，地黄止血衄，阿胶滋阴止血养血，可速阴阳双补，黄芩苦寒，消白术附子之燥性，使其温不助邪，甘草和药调中。功用为温脾摄血。

先煮灶心土半小时，待见土沉淀后，取清水煎药。

此方常用于素有胃和十二指肠溃疡的病人，当见到先便后血，立即服黄土汤。

临床报道：黄土汤治疗（1）上消化道出血；（2）紫癜；（3）内痔术出血；（4）崩漏；（5）再生障碍性贫血；（6）便血；（7）血厥（失血性休克）；（8）半产漏下；（9）交媾尿血（前列腺毛细血管破裂）；（10）吐血；（11）鼻衄；（12）肌衄（血小板减少性紫癜）；（13）久泄不止；（14）吐涎不止。

24. 胶艾汤

方证：见《金匮要略·妇人妊娠病脉证并治》篇"妇人有漏下者，有半产后，因续下血都不绝者，有妊娠下血者，假令妊娠腹中痛，为胞阻，胶艾汤主之。"

川芎、阿胶、甘草各二两（6g），艾叶、当归各三两（各9g），芍药四两（12g），干地黄六两（18 升）。

上七味，以水五升，清酒三升，合煮取三升，去滓，内胶，令消尽，温服一升，日三服，不瘥更作。

方解：妇人冲任脉虚，阴气不守，则"崩漏"；肝脾不和，胎动不安，则"妊娠下血"；血海虚寒，阴血不足，胎失所养，而病"胞阻"。三种出血，其源一也，皆是冲任虚损，阴气不能自守。地、芍、归、芎（即四物汤）有补血调胞、补血调经之功，芍药、甘草缓急止痛，阿胶专于补血止血，艾叶温经暖胞，胶艾又为治崩漏腹痛、胎漏下血的要药，甘草可调和诸药，清酒以行药势。诸药合而用之，可以和血止血、养血调经，兼能安胎。合方功用为养血安胎、调经止血。

这是妇科常用方剂，习惯称胶艾四物汤，我常用于治疗月经不调，经血稀少。

临床报道：胶艾汤治疗（1）滑胎；（2）产后子宫复旧不良；（3）妇女下血症；（4）室性崩漏（室女血崩）。

25. 桂枝去芍加麻辛附子汤

方证：见《金匮要略·水气病脉证并治》篇"气分，心下坚，大如盘，边如旋杯，水饮所作，桂枝去芍加麻辛附子汤主之。"

桂枝三两（9g），生姜三两（9g），甘草二两（6g），大枣十二枚，麻黄二两（6g），细辛二两（3~6g），附子一枚（炮）。

上七味，以水七升，煮麻黄，去上沫，内诸药，煮取二升，分温三服，当汗出，如虫行皮中即愈。

方解：本证阳虚寒凝，水饮不消，积留于胃中，痞坚如盘如杯，或有恶寒肢冷，厥冷，胸满，脉沉者，取桂枝、麻黄、细辛温经散寒，配伍生姜又可散饮邪，附子可温补虚阳，扶正以驱邪，甘草、大枣补中气，以助输转。阳复寒去饮消，则诸症自愈。合方功用为温经通阳、宣散水气。

临床用本方治素体阳虚，脾阳不充的慢性胃痛、下肢浮肿等。

1967 年我出差去长沙，去看望由北京调湖南中医学院工作的老师和同学，认识了夏度衡教授，听说我酷爱经方，便谈起桂枝去芍加麻黄附子细辛汤的临床应用。夏老师深有体会地说："本方着眼于'气'，而收效于'水'。阳气不温则水无以化，气机不通则水无以化，气机不通则水无以散。仲景取桂枝、麻黄宣肺解肌，通阳于表以澄水之上源；附片、细辛温肾散寒，复阳于里。两者相协，可贯彻表里上下，使气行邪散而水自消，此不治水而水治之法也。"多么精辟的论述！

临床报道：桂枝去芍加麻辛附子汤治疗（1）脚肿；（2）水气（肺源性心脏病）；（3）心悸；（4）水肿；（5）阳虚感寒；（6）痹证（风湿性关节炎）。

九、《伤寒杂病论》八味药经方用药分析

1. 麻黄连翘赤小豆汤

方证：见《伤寒论》262 条"伤寒瘀热在里，身必黄，麻黄连翘赤小豆汤主之。"

麻黄二两（去节）（6g），连翘二两（6g），杏仁四十个（去皮尖）（15g），赤小豆一

升（30g），生梓白皮一升（15g）（桑白皮15g代），生姜二两（切）（6g），甘草二两（6g），大枣十二枚。

上八味，以潦水一斗，先煮麻黄再沸，去上沫，内诸药，煮取三升，去滓，分温三服，半日服尽。

方解：本证伤寒当发汗，汗出不透，瘀热在里，瘀在肝胆，才会"身必黄"，所以借用麻黄汤治疗，发汗开表，使黄从表散，连翘、桑白皮清热，赤小豆利湿，姜枣调和营卫，使湿热表里两散。合方功用为发散表邪、清利湿热。

"文革"期间，我下农村办晚期血吸虫病治疗点，和刘炳凡老师负责巡回治疗。一天，在白塘试点来了一个病人，我请刘老看，刘老让我看。患者自诉，起病时尿频尿急，尿液灼热，未及时治，半个月后腰以下肿，下肢肿得像一根柱子，上下一样粗，脉沉见数。我诊断为瘀热在肾与膀胱。刘老说："我以为你会开越婢汤，原来你抓住瘀热在里，开了麻黄连翘赤小豆汤，你悟出了仲景旨意。"

我在临床上紧紧抓住"瘀热在里"这个病机，治瘀热在肺的肺热咳嗽，瘀热在胆的胆囊炎，瘀热在肝的黄疸性肝炎，瘀热在膀胱的泌尿系感染，瘀热在肾的慢性肾炎急性发作，以及瘀热在皮肤的荨麻疹，瘀热在大肠的热利等。

一位中医老前辈，用此方加当归治皮肤瘙痒症，我学会后治疗3例，全都治愈；我又用该方来治老年人皮肤瘙痒，疗效很好。老前辈这一"加"，加出一个锦上添花。

本方除瘀热在肝，会出现"身必黄"外，瘀热在其他脏腑，都可清热利湿，死咬"瘀热在里"不放。本方的治疗面特别广阔，又可治皮肤疮疡。湖南洞庭湖地区小儿暑夏皮肤疮疡多，本方很好用。

临床报道：麻黄连翘赤小豆汤治疗（1）急性肾炎；（2）肾病水肿；（3）荨麻疹；（4）逆行射精（精子射入膀胱尿液中）；（5）治小儿水痘；（6）湿疹；（7）日旋旋光性皮炎；（8）乙型肝炎；（9）水肿；（10）过敏性紫癜；（11）脂溢性皮炎。

2. 大柴胡汤

方证：见《伤寒论》103条、136条和165条。

103条："太阳病，经过十余日，反二三下之……呕不止，心下急，郁郁微烦者，为未解也，大柴胡汤主之。"

136条："伤寒十余日，热结在里，复往来寒热者，与大柴胡汤。"

165条："伤寒发热，汗出不解，心下痞硬，呕吐下利者，大柴胡汤主之。"

《金匮要略·腹满寒疝宿食病脉证并治》篇载："按之心下满痛者，此为实也，当下之，宜大柴胡汤。"

柴胡半斤（24g），黄芩三两（9g），芍药三两（9g），半夏半升（12g），生姜五两（15g），枳实四枚（12g），大黄二两（6g），大枣十二枚。

上八味，以水一斗二升，煮取六升，去滓再煎，温服一升，日三服。

方解：大柴胡汤由小柴胡汤合小承气汤加减组成，是在和剂中加清热泻下法，合方功用为和解少阳、内泻里实。治疗少阳阳明合病，除少阳证外，出现呕不止、心下急、心下痞硬、下利等热结在里的症状，都是大柴胡汤的适应证。

临床常用本方治疗胆囊炎和胆结石、胆绞痛等,以及急性胰腺炎、小儿高烧、急性化脓性扁桃腺炎、腮腺炎、习惯性便秘等。

临床报道:大柴胡汤治疗(1)胆石症;(2)胆囊炎;(3)慢性胆囊炎伴胆结石;(4)胆绞痛;(5)胆道蛔虫症;(6)急性胰腺炎;(7)胆汁反流性胃炎;(8)阻塞性黄疸;(9)溃疡病穿孔;(10)十二指肠球部溃疡;(11)反流性食道炎;(12)肝炎;(13)小儿高烧;(14)流行性腮腺炎;(15)高脂血症;(16)高血压。

3. 柴胡加芒硝汤

方证:见《伤寒论》104条"伤寒十三日不解,胸胁满而呕,日晡所发潮热,而已微利……潮热者,实也,宜先服小柴胡汤以解外,后以柴胡加芒硝汤主之。"

柴胡二两十六铢(7g),黄芩一两(3g),人参一两(3g),甘草一两(3g),生姜一两(3g),半夏二十铢(2.6g),大枣四枚,芒硝二两(6g)。

上八味,以水四升,煮取二升,去滓,内芒硝,更煎微沸,分温再服。不解更作。

方解:本少阳证,滥用丸药下之,余热陷入阳明,大便秘结,而发潮热,故用小柴胡和解少阳,加芒硝咸寒软坚润下,合方功用为解少阳,软硬下实。为通因通用、软坚通下法。因正已伤,故不用大黄。

临床用于少阳证兼有潮热便秘,胃肠型感冒,或外感就便秘之人。

临床报道:柴胡加芒硝汤治疗(1)热入血室;(2)感冒;(3)发热。

4. 小青龙汤

方证:见《伤寒论》2用,《金匮要略》3用。

《伤寒论》40条"伤寒表不解,心下有水气,干呕、发热而咳,或渴,或利,或噎,或小便不利,少腹满或喘者"。

《金匮要略》载:"病溢饮者,当发其汗,小青龙汤主之""咳逆倚息不得卧,小青龙汤主之""妇人吐涎沫,小青龙汤主之。"

麻黄三两(9g),芍药三两(9g),干姜三两(9g),甘草三两(9g),桂枝三两(9g),细辛三两(3~6g),半夏半升(12g),五味子半升(12g)。

上八味,以水一斗,先煮麻黄,减二升,去上沫,内诸药,煮取三升,去滓,温服一升。

方解:素有痰饮,复感外邪,风寒闭塞,引动内饮,上逆迫肺,故咳喘,甚则咳逆倚息不得卧,夜间坐床上趴在被上过夜,痰多盈碗,咳不止。方中麻黄、桂枝发汗解表,桂枝、芍药调和营卫,干姜、细辛、半夏温肺化饮,五味子收敛肺气、止咳定喘。合方功用为解表散寒,温肺化饮,止咳平喘。故本方外治风寒,内治痰饮。

本方我在临床上用得最广、最多,先后治有上千例从几周、几月、几季度甚则几年咳嗽不已的病人。

1958年到北京怀柔调查浮肿,我负责黄花镇村,这里上百户人家,几乎家家都有咳喘病人,即老慢支,我就用小青龙汤、射干麻黄汤、厚朴麻黄汤。从黄花镇治到九渡河,当时还结合小手术等治哮喘。半年看了上百人,用了几百副小青龙汤,我慢慢总结出了小青龙汤的用法。外感风寒咳嗽，咳过 2~3 周咳嗽不愈，已不是外感而变成痰饮，就用小青龙汤，痰饮温化，咳嗽自止。如果不把握风寒咳嗽，咳过 3 周便变成痰饮这一关键，继续用止咳药，九年咳嗽也治不好。

痰饮咳嗽，大人小孩都一样用小青龙汤。有烦热者加石膏。用小青龙汤治疗小儿，我多用开水泡泡当茶饮，疗效一样好。

2010 年 1 月 19 日从深圳来了一个病人，咳嗽时便遗尿，中医称其膀胱咳，很痛苦，一年四季裤裆湿淋淋。她说："这十年，不论中西医都看了不少，多数医生都当伤风、着凉、上火等各种原因引起的咳嗽来治疗。期间抽了若干次的血做化验，用了多种抗生素，吃了许多汤药……有一次还让住院当哮喘治，竟生平第一次体验了上呼吸机的感觉……服用小青龙汤到第 3 副药的时候，咳嗽已渐渐停住；到第 7 副药时已经完全好了；为了巩固疗效，吃完剩余 7 副。这次终于治好长达 10 年的咳嗽即遗尿的膀胱咳！那种开心啊，这是祖国医学的伟大。"——摘自《罗薇求医记》

临床报道：小青龙汤治疗（1）支气管炎；（2）哮喘；（3）肺心病；（4）变应性鼻炎；（5）慢性荨麻疹；（6）肺炎；（7）结核性渗出性胸膜炎；（8）病窦综合征。

5. 葛根加半夏汤

方证：见《伤寒论》33 条"太阳与阳明合病者，不下利，但呕者，葛根加半夏汤主之。"

葛根四两（12g），麻黄三两（去节）（9g），桂枝二两（去皮）（6g），芍药二两（6g），生姜三两（切）（9g），甘草二两（炙）（6g），大枣十二枚，半夏半升（洗）（12g）。

上八味，以水一斗，先煮葛根、麻黄减二升，去白沫，内诸药，煮取三升，去滓，温服一升，覆取微似汗。

方解：本方是桂枝汤加麻黄、葛根、半夏。葛根味甘气凉，能生津液，滋养筋脉，故能解除项背强直，为君药；无汗为表实，故用麻黄作为臣药；太阳病者怕风，脉浮而不紧数，所以仍以桂枝汤主治；法半夏降逆止呕。合方功用为生津解肌、发表止呕。

葛根汤是桂枝加味变方，本方又是葛根汤加味，阳明胃气上逆加法半夏即可。

外感而兼有呕逆者用之，亦可用桂枝加半夏汤。用于肩痛、肩周炎、颈椎病、腰椎间盘突出。

临床报道：参见葛根汤。

6. 肾气丸（金匮肾气丸）

方证：见《金匮要略》之"中风历节病篇""血痹虚劳病篇""痰饮咳嗽病篇""消渴病篇""妇人病篇"，共见 5 次。治"脚气上入，少腹不仁""虚劳腰痛，小便不利""夫短气有微饮，当从小便去""男子消渴，小便反多，以饮一斗，小便一斗""妇人病，饮食如故，烦热不得卧，而反倚息者，何也？"师曰："此名转胞，不得溺也，以胞系了戾，故致此病，但利小便则愈。"

干地黄八两（24g），山茱萸四两（12g），山药四两（12g），附子一两（3g），泽泻

三两 (9g), 茯苓三两 (9g), 粉丹皮三两 (9g), 桂枝一两 (3g)。

上八味，末之，炼蜜为丸，梧子大，酒下十五丸，加至二十五丸，日再服。

方解：本方剂是补肾第一方，就是王冰说的"益火之源，以消阴翳"。治肾气不化，肾虚膀胱气化不利的小便不利或遗尿、小便频数、少腹拘急或少腹不仁；治肾阳衰微，不能蒸腾津液以上润，故见消渴，小便反多；阳虚不化，水饮停留，"短气微饮""转胞不得尿"等。方用地黄、山药固肾脏之阴，山萸肉、附子补肾脏之阳，茯苓、泽泻利水，"通阳不在温，而在利小便"，丹皮、桂枝疏肝和血，温化下焦。合方功用为双补肾之阴阳。

肾气丸补肾阳，六味地黄丸从此衍化出以补肾阴，故肾气丸可补肾之阴阳也。临床见肾阳虚，肾气丸是首选之方。我在临床带毕业生实习时，学生常把茯苓、泽泻去掉不用，此为错也。叶天士说："通阳不在温，而在利小便"，去掉茯苓、泽泻，肾气丸补阳之功大减。

老年人夜尿多，腰痛，下肢浮肿，肾虚遗尿，性功能低下，夜间口干，我常用肾气丸治之；肾炎蛋白尿用肾气丸补之；青壮年腰腿痛、肾虚女子不孕、孕后夜尿多等也常用该方。

临床报道：肾气丸治疗（1）肺源性心脏病；（2）肾病综合征；（3）男性乳房发育；（4）前列腺肥大；（5）阳痿；（6）糖尿病；（7）慢性再生障碍性贫血；（8）流行性出血热；（9）视神经萎缩；（10）高血压；（11）慢性支气管炎；（12）口舌干燥症；（13）冠心病；（14）支气管哮喘；（15）病毒性肝炎后综合征；（16）膀胱炎；（17）席汉氏综合征。

7. 生姜泻心汤

方证：见《伤寒论》157条"伤寒汗出解之后，胃中不和，心下痞满，干噫食臭，胁下有水气，腹中雷鸣下利者，生姜泻心汤主之。"

生姜四两（12g），甘草三两（9g），人参三两（9g），干姜一两（3g），黄芩三两（9g），半夏半升（9g）（洗），黄连一两（3g），大枣十二枚（擘）。

上八味，以水一斗，煮去六升，去滓，再煎取三升，温服一升，日三服。

方解：伤寒汗出表已解，但胃气未振，热与水结，故"心下痞硬"；胃中不和，五谷不化，故见干呕食臭；土虚不能制水，水气泛溢中州，故出现"腹中雷鸣下利"。本方乃小柴胡去柴加干姜、黄连。方取生姜散寒降逆，干姜、半夏散胁下水气，参、枣补中土之虚，干姜配甘草温里散寒，芩连泻痞热。合方功用为和胃降逆、散痞止利。

《伤寒杂病论》中有5个泻心汤，多有除痞之功。

大黄黄连泻心汤：大黄二两，黄连一两，黄芩一两。功用为清泻实火，除痞止血。

附子泻心汤：泻心汤加附子一两。功用为扶阳散痞，治疗上寒下热心下痞，而后恶寒汗出。

半夏泻心汤：半夏半升，人参三两，干姜三两，黄芩三两，黄连一两，甘草三两，大枣十二枚。功用为降逆和胃、消痞除满。治疗湿热互兼的"心下痞满""呕而肠鸣"

等症。

生姜泻心汤：半夏泻心汤加生姜四两，减去干姜二两。突出了生姜的用量。功用为和胃降逆、化食消水以散痞。它的主治近似半夏泻心汤证，突出"干噫食臭""胁下有水气"，或因水气所致的"腹中雷鸣下利"等症。

甘草泻心汤：半夏泻心汤加大甘草用量为四两。功用为清热利湿，补胃除痞。突出了甘草补中的作用。该方用以治疗中虚成痞及腹中雷鸣切痛或狐惑等症。（见《张仲景药法研究》）。

恩师宋孝志先生治1例老妇人，"日下利数十行"，××医院认为无法治，老先生用半夏泻心汤原方，服药1副，泄止大半，3副药而愈。

去年底我也治1例，宋×"日下利数十行"，因中阳虚水泻，我用了生姜泻心汤，开了5副，吃了1煎，腹泻就好了大半；3副药吃完，下利已止，为了巩固，嘱吃完5副，不留慢性肠炎的后患。

临床报道：生姜泻心汤治疗（1）妊娠恶阻；（2）幽门不全性梗阻；（3）慢性结肠炎；（4）小儿腹泻；（5）慢性浅表性胃炎；（6）急性糜烂性胃炎；（7）心下痞证；（8）急性胃肠炎；（9）冠心病；（10）胃扭转；（11）低热不退（甘温除热）。

8. 苓甘姜味辛夏仁黄汤

方证：见《金匮要略·痰饮咳嗽病脉证并治》篇"水去呕止，其人形肿者加杏仁……若面热如醉，此为胃热上冲熏其面，加大黄以利之。"

茯苓四两（12g），甘草三两（9g），五味子半升（10g），干姜三两（9g），细辛三两（3~6g），半夏半升（10g），大黄三两（9g），杏仁半升（9g）。

上八味，以水一斗，煮去三升，去滓，温服半升，日三服。

方解：本方是桂苓五味甘草汤加减方。本方与上方对比，上方主治水饮挟寒，其形如肿。本方则主治水饮挟胃热上熏于面，所以加大黄通利大便以泻胃热；虽有姜辛等热药，不碍大黄荡涤邪热。合方功用为消饮泻热。痰饮咳嗽，大便不通，肺气不降；通腑安肺，便通，咳喘立见好转。

本方临床应用很多，但临床报道病例很少。

十、《伤寒杂病论》九味药经方用药分析

1. 炙甘草汤

方证：见《伤寒论》177条"伤寒脉结代，心动悸，炙甘草汤主之。"

甘草四两（炙）（12g），人参二两（6g），生地一斤（30g），桂枝三两（9g），麦冬半斤（10g），麻仁半斤（10g），生姜三两（切）（9g），阿胶二两（6g），大枣三十枚（擘）。

上九味，以清酒七升、水八升，先煮八味，取三升，去滓，内胶，烊消尽，温服一升，日三服。一名复脉汤。

方解：肾气丸是温肾第一方，炙甘草汤是补心第一方。寒邪伤心，神明不安，故见

"心动悸";心血不足,失其常度,脉见"脉结代"。本方乃治心悸动、脉结代的主方,有生血复脉、通调营卫的功能。以炙甘草为君,主持胃气,资助脉之本源;人参补气,桂枝通阳,生地、麦冬、麻仁、阿胶养阴,生姜、大枣调和营卫,又加清酒促其血行于脉道,于是悸可宁而脉可复,所以又名"复脉汤"。合方功用为益气养阴、补血复脉。

心脏病的种类多,病症不一,治法不同,凡见脉结代、心动悸,可用炙甘草汤加减治之。但必须用黄酒,酒水各半煎八味药,内胶烊消尽,温服一升;不加黄酒疗效折半。

我临床应用本方时,常和生脉散交替服用。生脉散能使损伤的心脏慢慢恢复,尤其搭桥手术后,加服复脉汤、生脉散和桂枝甘草龙骨牡蛎汤,病人恢复很快。

若胸痹,还要用栝蒌、薤白头及法半夏、枳实一类。

临床报道:炙甘草汤治疗(1)病毒性心肌炎;(2)心律失常;(3)病态窦房结综合征;(4)肢体动脉硬化性闭塞症;(5)慢性心力衰竭;(6)肺心病;(7)低血压;(8)窦性心律不齐;(9)克山病;(10)复发性口疮;(11)干燥综合征;(12)糖尿病眼底出血;(13)慢性色素脱失。

2. 当归四逆汤加吴茱生姜汤

方证:见《伤寒论》352条"若其人内有久寒者,当归四逆汤加吴茱生姜汤主之。"

当归三两(9g),芍药三两(9g),甘草二两(炙)(6g),通草二两(6g),桂枝三两(去皮)(9g),细辛三两(3~6g),生姜半斤(10g),吴茱萸二升(6g),大枣二十五枚(擘)。

上九味,以水六升,清酒六升,和煮取五升,去滓,温分五服。

方解:本方即当归四逆汤加吴茱萸二升(6g)、生姜三两(10g)。吴茱萸辛温以散久寒,生姜辛温以行阳气。合方功用为温经散寒、养血通脉。

除手足厥寒、脉细欲绝外,少腹寒凉,背冷痛,或下利不止,乃陈寒内结,我则常用本方治疗;还有厥冷头痛,头冷痛,暖之则舒,也用此方。

临床报道:参见当归四逆汤条。

3. 桂枝芍药知母汤

方证:见《金匮要略·中风历节病脉证并治》篇"诸肢节疼痛,身体魁羸,脚肿如脱,头眩短气,温温欲吐,桂枝芍药知母汤主之。"

桂枝四两(12g),芍药三两(9g),知母四两(12g),麻黄二两(6g),生姜五两(15g),白术五两(15g),甘草二两(6g),防风四两(12g),附子二枚(炮)(6g)。

上九味,以水七升,煮取二升,温服七合,日三服。

方解:本方为通阳行痹、祛风胜湿之方,含有深意。以桂枝通达四肢,芍药定痛,知母消肿为主,佐以麻黄、防风祛风,生姜、附子以散寒,白术渗湿,甘草和中。因"脚肿如脱",所以重用白术;以"温温欲吐",所以重用生姜,使在里的湿毒驱出达表为法则。合方功用为通阳行痹、祛风胜湿。

凡风湿性关节炎,膝踝关节肿痛,内侧关节发热,只肿不发热都可使用本方。

本方是桂枝汤去大枣,加麻黄、附子、防风、白术、知母。九味药,其中七味药是温热药，仅凭知母味苦而寒益阴止渴，芍药味苦酸寒，酸能止汗，其清热之力很有限。且仲景未言热痹，方证也无热证，不能只因方中有知母、白芍，便认为治热痹。所以我在临床上治关节炎，不管风寒、湿热，都用此方。寒重时减知母二两；芍药止痛，必要时还要加至15～30g。

临床报道：桂枝芍药知母汤治疗（1）风湿热痹；（2）寒痹；（3）鹤膝风；（4）肩凝证（肩周炎）；（5）腿痛（原发性坐骨神经痛）；（6）痿证（马尾神经炎）；（7）流注（深部组织炎）；（8）下肢水肿（深部静脉血栓形成）；（9）历节（类风湿性关节炎）；（10）水气凌心（肺心病伴心衰）；（11）咳喘（慢性支气管炎）；（12）疹毒内陷（麻疹并发肺炎）；（13）关节型银屑病；（14）慢性膝关节滑膜炎；（15）血管炎；（16）痛经。

4. 射干麻黄汤

方证：见《金匮要略·肺痿肺痈咳嗽上气病脉证并治》篇"咳而上气，喉中水鸡声，射干麻黄汤主之。"

射干三两（9g），麻黄四两（12g），生姜四两（12g），细辛三两（3～9g），紫菀三两（9g），冬花三两（9g），五味子半升（9g），半夏半升（9g），大枣七枚。

上九味，以水一斗二升，先煮麻黄二沸，去上沫，内诸药，煮取三升，分温三服。

方解：胶痰阻膈，寒饮袭喉，痰鸣声如青蛙，此属哮喘重症，多发作不能平卧，吐痰盈碗，痛苦不堪。本方乃小青龙汤去桂枝、白芍，加紫菀、冬花、射干。以射干开痰结，麻黄开肺郁，生姜、细辛散寒行水，款冬、紫菀、半夏止咳化痰，大枣健脾，五味子配生姜、细辛一收一敛，以收镇咳之效。合方功用为温肺逐饮，利肺降逆，止咳平喘。

从临床上，"喉中水鸡声"，有痰饮咳嗽，有风寒咳嗽，有风热咳嗽，最多见的是哮喘病人。肺脾寒重，服射干麻黄汤不会立即见效，要服15副、30副药后再会见效。痰饮净、肺气降，水鸡声才可消。

临床报道：射干麻黄汤治疗（1）慢性支气管炎；（2）哮喘；（3）肺心病；（4）小儿支气管哮喘；（5）小儿支气管炎；（6）百日咳。

5. 厚朴麻黄汤

方证：见《金匮要略·肺痿肺痈咳嗽上气病脉证并治》篇"咳而脉浮者，厚朴麻黄汤主之。"

厚朴五两（15g），麻黄四两（12g），石膏如鸡子黄大（54g），杏仁半升（9g），半夏半升（9g），干姜二两（6g），细辛二两（6g），小麦一升（30g），五味子半升（9g）。

上九味，以水一斗二升，先煮小麦熟，去滓，内诸药，煮取三升，温服一升，日三服。

方解：厚朴、麻黄治"咳而脉浮"，泽漆治"咳而脉沉"。本方"咳而脉浮"乃停水夹风寒之证。风寒宜表散，故用麻黄、细辛、杏仁，以宣肺平喘，散寒止嗽；停水又宜温肺利水行气，故用厚朴、半夏行气消痰，散邪蠲饮；干姜取其温化；石膏得麻、杏二药而清肺润肺，降逆平喘；小麦入心经能通火气，以火能生土，助脾而形成决水之功。以咳逆上气、脉浮为主证。合方功用为祛痰饮、降逆气。

本方由麻黄、杏仁、石膏清风热，合"伤寒四物汤"（半夏、干姜、细辛、五味子）温化痰饮止咳，厚朴主治胸腹胀满，宽胀下气，小麦心之谷，助火生土。

轻度肺心病，厚朴麻黄汤对证。临床治风寒感冒并发咳喘胸满，久咳成痰饮用此方。咳喘，热轻水重用此方。热重可加重石膏用量，发挥麻杏石甘汤的作用。方中无桂枝，因表邪不重。

临床报道：厚朴麻黄汤治疗（1）咳喘；（2）咳喘（肺源性心脏病）；（3）哮喘（支气管哮喘）。

6. 泽漆汤

方证：见《金匮要略·肺痿肺痈咳嗽上气病脉证并治》篇"脉沉者，泽漆汤主之。"

半夏半升（10g），紫参五两（紫菀）（15g），泽漆三斤（东流水三斗，煮取一斗五升）（3～9g），生姜五两（15g），白前五两（15g），黄芩三两（9g），人参三两（9g），桂枝三两（9g），甘草三两（9g）。

上九味，咬咀，内泽漆汁，煮取五升，温服五合，至夜尽。

方解：本方主治喘咳身肿，咳嗽上气，内有水饮停留者，故以泽漆消痰逐水，桂枝通阳，半夏、生姜、人参、甘草扶正培土，土旺则能制水，又佐以黄芩清热。合方功用为消痰逐水，通阳止咳喘。

与厚朴麻黄汤比较，前者偏于风寒袭表，夹气上逆，故腹胀、汗出脉浮；而后者主病在里，乃痰湿浊饮作祟，故见身肿、喘咳、脉沉，故不用麻黄之主表，无须石膏之重降；并无胸满，且兼正虚，故参草在所必用；白前降气平喘，桂枝、甘草辛甘化合为阳，阳胜则土暖。

临床应用：风寒袭表，咳逆上气，用厚朴麻黄汤；痰湿浊饮、身肿咳喘用泽漆汤。

泽漆有毒，常用量3～9g，"毒虽然毒，只要煮得熟"，主治大腹水气，四肢面目浮肿，必兼咳逆上气，小便不利者，我未得用此药。泽漆为大戟科植物的全草，俗称猫儿眼草。我曾用九头狮子草根皮消腹水，得出结论，脾湿肿满型腹水有效，肾虚气结、肝胀络瘀型腹水都无效。若有腹水可用甘遂1.5～3g消腹水。

临床报道：缺如。

7. 奔豚汤

方证：见《金匮要略·奔豚气病脉证并治》篇"奔豚气，上冲胸腹痛，往来寒热，奔豚汤主之"。

甘草、川芎、当归各二两（各6g），黄芩二两（6g），生葛五两（15g），芍药二两（6g），生姜四两（12g），甘李根白皮一升（10～15g）。

方解：本病病机多为肝气挟冲气上逆，当归、芍药、川芎和血止腹痛，黄芩、葛根清热降逆治奔豚气。合方功用为养血和肝、平冲降逆。

临床治奔豚气病，我先用桂枝加桂汤，对证者二三副可痊愈，不效我才用奔豚汤。我曾治河南油田一战友，奔豚气发作时大床随之摇晃，妇人都怕和他同床共睡，只得单独睡在沙发上过夜。我用奔豚汤15副不见效。自觉"胸满烦惊，一身尽重"，改用柴胡加龙骨牡蛎汤，服完6副才将奔豚气控制住；本方中的铅丹毒性大未敢用，我用赭石15g代替。

临床报道：奔豚汤治疗（1）奔豚；（2）脏躁；（3）不寐；（4）高热惊风；（5）经行呕吐；（6）暑湿（乙型脑炎）；（7）胁痛腹胀（慢性肝炎）；（8）痄腮（流行性腮腺炎）；（9）烂喉痧（猩红热）；（10）麻疹（麻疹伴病毒性肺炎）；（11）暴发赤眼（流行性结膜炎）。

8. 小青龙加石膏汤

方证：见《金匮要略·肺痿肺痈咳嗽上气病脉证并治》篇"肺胀，咳而上气，烦躁而喘，脉浮者，心下有水气，小青龙加石膏汤主之。"

麻黄、芍药、桂枝、细辛、甘草、干姜各三两（各9g），五味子、半夏各半升（各10g），石膏二两（6g）。

上九味，以水一斗，先煮麻黄，去上沫，纳诸药，煮取三升，强人服一升，羸者减之，日三服。小儿服四合（20~40毫升）。

小青龙汤是涤饮解表的方剂，治表有风寒内有水饮，今增加烦躁，是兼有热象，所以才加石膏。合方功用为温化痰饮，止咳平喘，清热解郁。

1959年我在怀柔，治咳喘没有经验，证未见"烦躁而喘"，只见"多唾口燥"，便使用小青龙加石膏汤；也未细看石膏为二两（6g），顺手开出生石膏30g。不但"口燥"不减，还导致胃痛难受。后来改用桂苓五味甘草汤方，才治愈"口燥"。

临床报道：小青龙加石膏汤治疗（1）咳喘；（2）小儿咳喘（腺病毒肺炎）；（3）哮喘危候。

9. 柴胡桂枝汤

方证：见《伤寒论》146条"伤寒六七日，发热恶寒，支节烦痛，微呕，心下支结，外证未去者，柴胡桂枝汤主之。"

桂枝（去皮）一两半，黄芩一两半，人参一两半，芍药一两半，甘草一两半，生姜一两半（各5g），半夏二合半（7.5g），柴胡四两（12g），大枣六枚。

上九味，以水七升，煮取三升，日三服。

方解：本方因太少并病，表证未解，少阳病已形成，故用柴胡桂枝汤解肌发表、和解少阳。仲景用合方，常用量各减二分之一或三分之一，少少与之。

本方是治太少并病的常用方。虚人外感、老年人外感，我习惯用此方。汗出多可加人参至10g；外感热重时，可加生石膏以清热，防热势蔓延。

临床报道：柴胡桂枝汤治疗（1）慢性胃炎；（2）流行性感冒；（3）经期感冒；（4）癫痫；（5）耳后神经痛；（6）冠心病（心阳不振、痰气痹阻型）；（7）心律失常；（8）发热；（9）慢性胰腺炎；（10）肝炎后综合征；（11）肩凝；（12）涎石；（13）多汗症；（14）风湿病；（15）夜尿多；（16）术后发热；（17）面神经炎；（18）腹型癫痫；（19）冠心病；（20）支气管哮喘。

10. 王不留行散

方证：见《金匮要略·疮痈肠痈浸淫病脉证并治》篇"病金疮，王不留行散主之。"

王不留行二两半（7.5g），蒴藋细叶十分（7.5g），桑白皮十分（7.5g），黄芩二分（1.5g），川椒三分（2g），干姜二分（1.5g），厚朴二分（1.5g），甘草十八分（13g），芍药二分（1.5g）。

上九味，桑白皮、王不留行、蒴藋细叶烧存性，勿令灰过，各杵筛，合治为散，服方寸匕（3.5g）。小疮即粉之，大疮但服之，产后亦可服。如风寒，桑白皮勿取之。前三物，皆阴干百日。

方解：所谓金疮，战场上刀枪剑戟损伤，皮肤跌打破损，出血不止，或局部血肿，甚则感染生疮、溃疡，以及日久不愈的疮疡。

本方已经过时，现代战场救护都使用高科技，抗感染药物层出不穷，所以很少有人应用。但在偏僻农村，外科医生还在应用。

本方中王不留行、蒴藋叶、桑白皮是治金疮的主要药物，川椒、干姜散寒祛风，黄芩、白芍分清气血之热，厚朴、甘草行气和中。合方功用为行瘀止血，生肌长肉，续筋接骨。

十一、《伤寒杂病论》十味药以上经方用药分析

1. 乌梅丸

方证：见《伤寒论》338 条"……蛔厥者，其人当吐蛔，今病者静，而复时烦者，此为脏寒。蛔上入其膈，故烦，须臾复止，得食而呕，又烦者，蛔闻食臭出，其人常自吐蛔，蛔厥者，乌梅汤主之。"

乌梅三百个（740g），细辛六两（18g），干姜十两（30g），黄连十六两（200g），当归四两（12g），附子六两（18g），蜀椒四两（12g），桂枝六两（18g），人参六两（18g），黄柏六两（18g）。

上十味，异捣筛，合治之，以苦酒渍乌梅一宿，去核，蒸之五斗米下，饭熟捣成泥，和药令相得，内臼中，与蜜杵两千下，丸如梧桐子大，先食饮服十丸，日三服，稍加至二十丸，禁生冷滑物臭食等。

方解：本方治疗因肠寒胃热，蛔上入膈所致蛔厥，也治久利属厥阴寒热错杂之证。方以连柏清上火，姜附辛椒温下寒，乌梅味酸入肝安胃，当归益肝血，桂枝调肝气，因为寒温杂用气味不和，所以佐以人参调其中气。这是治阴阳相格、上热下寒的方剂。合方功用为温脏安蛔、止痛止利。

20 世纪 60 年代西药驱蛔药已常用，湖南常德、益阳、岳阳三个地区的农村小孩都有蛔虫，为了治血吸虫病先要驱蛔。用乌梅汤驱蛔不如西药驱蛔排出的虫体多，而遇到胆道蛔虫症，乌梅丸止痛排蛔力强。

用乌梅丸治疗杂病，我最敬佩刘有余老先生。一次侍诊，先生半日中曾经 4 次用乌梅丸方。一用于肢厥，一用于吐逆，一用于消渴，一用于腹泻。他说："凡阳衰于下，火盛

于上，气逆于中诸症，皆随证用之。腹泻与肢厥两症，均阳衰于下，故重用姜桂附辛，而去二黄；呕吐一症，气逆于中也，故重用黄连、黄柏，去辛桂，用附姜以平之。"先生悟出仲景用乌梅丸之奥秘。

临床报道：乌梅汤治疗（1）胆道蛔虫症；（2）胆结石；（3）滴虫性肠炎；（4）带下病；（5）胆囊炎；（6）慢性结肠炎；（7）脑囊虫性癫痫；（8）痛经；（9）肠易激综合征；（10）男性不育症；（11）直肠息肉。

2. 竹叶汤

方证：见《金匮要略·妇人产后病脉证并治》篇"产后，中风发热，面正赤，喘而头痛，竹叶汤主之。"

竹叶一把（9g），葛根三两（9g），防风、桔梗、桂枝、人参、甘草各一两（3g），生姜五两（15g），大枣十五枚，附子一枚（炮）（3g）。

上十味，以水一斗，煮取二升半，分温三服，温复使汗出。颈项强，用大附子一枚，破之如豆大，煎药扬去沫；呕者，加半夏半升洗。

方解：产后气血两虚，表气不固，风邪乘之，最易变为柔痉。方中以竹叶为君，佐葛根散阳明经风热，桂枝、防风散太阳经风寒，桔梗、甘草利气和中，姜枣和其营卫，又用人参生津补气兼助药力。合方功用为扶正祛邪、温经散风。

本方内含桂枝去芍加附子、人参，祛太阳经风寒，散阳明风热。

产后感冒，风寒、风热皆可使用，亦可用于虚人感冒。

临床报道：竹叶汤治疗（1）产后感冒；（2）术后发热。

3. 柴胡加龙骨牡蛎汤

方证：见《伤寒论》107条"伤寒八九日，下之，胸满烦惊，小便不利，谵语，一身尽重，不可转侧者，柴胡加龙骨牡蛎汤主之。"

柴胡四两（12g），龙骨、黄芩、生姜（切）、铅丹、人参、桂枝、茯苓各一两半（各3g），半夏二合半（8g），大黄二两（6g），牡蛎一两半（熬）（15g），大枣六枚（劈）。

上十二味，以水八升，煮取四升，内大黄，切如棋子，更煮一两沸，去渣，温服一升。

方解：伤寒阳明里实证，按轻重不同，分别使用调胃承气汤、小承气汤、大承气汤，而柴胡加龙骨牡蛎汤证则因里本无实而用下法，因用下法导致热乘虚内陷，出现"胸满烦惊，小便不利，甚则谵语，一身尽重，不可转侧者"。治以小柴胡汤和解少阳而去胸满，误下致气虚心神不安宁，加龙骨、牡蛎、铅丹可收敛神气而镇惊；加茯苓、桂枝以助气化而利小便。误下后（镇心神，止烦惊）伤内郁热，加大黄，可以泻热止谵语。合方功用为和解肝胆，化痰安神，潜阳熄风。

铅丹很少入煎剂，因是铅的氧化物，有毒，易引起代谢紊乱，导致血红蛋白合成障碍。后世常用于外科，治疗湿疹、阴疮，又称黄丹、广丹、东丹。我常用代赭石取代铅丹，镇肝气，除惊烦。

临床用于治疗少阳征、烦惊、谵语、抽搐、眩晕呃逆。

临床报道：柴胡加龙骨牡蛎汤治疗（1）癫痫；（2）眩晕；（3）失眠；（4）慢性盆腔炎；（5）消化性溃疡；（6）甲亢引起的心功能不全症；（7）心绞痛；（8）糖尿病合并高脂血症；（9）更年期综合征；（10）男性不育症；（11）精神分裂症；（12）慢性项背疼痛；（13）甲状腺功能亢进；（14）痛经；（15）不良反应；（16）产后脏躁；（17）荨麻疹；（18）产后惊悸；（19）产后呃逆；（20）老年便秘；（21）虚人感冒；（22）阳痿；（23）遗精；（24）美尼尔氏综合征。

4. 风引汤

方证：见《金匮要略·中风历节病脉证并治》篇"除热瘫痫，风引汤主之"；（方后注）"治大人风引，少小惊痫瘈疭，日数十发，医所不疗除热方。巢氏云：脚气宜风引汤。"

大黄、干姜、龙骨各四两（12g），桂枝三两（9g），甘草（炙）二两（6g），牡蛎二两（6g），寒水石、滑石、赤石脂、白石脂、紫石英、石膏各六两（18g）。

上十二味，杵，粗筛，以苇囊盛之，取三指撮，井花水三升，煮三沸，温服一升。

功用：清热镇肝熄风。

方解："风引"者，一则言此乃由痰生热，热生风，而风引可病。如《金匮要略译释》所说："风引，重在镇风熄风，汇集六种石药清热镇降以熄风。佐以龙骨、牡蛎贝类潜纳，使大黄导热下行，桂枝、干姜辛通以复脉。"

方中含桂枝甘草龙骨牡蛎汤，加入六石二介潜阳熄风，常用于中风半身不遂，半身掣缩，口眼歪斜，热痫发作，失语等。

临床报道：风引汤治疗（1）中风（脑卒中）；（2）阳亢动风；（3）半身不遂；（4）瘈（癔症性抽搐）；（5）癫痫；（6）狂症；（7）躁动症（小儿舞蹈症）；（8）气厥；（9）暑温（乙型脑炎）；（10）不寐（神经衰弱）；（11）肝郁化热；（12）斜颈；（13）流火；（14）风瘾疹；（15）神经脱髓鞘。

5. 温经汤

方证：见《金匮要略·妇人妊娠病脉证并治》篇"问曰：妇人年五十所，病下利，数十日不止，暮即发热，少腹里急，腹满，手掌烦热，唇口干燥，何也？师曰：此病属带下。何以故？曾经半产，瘀血在少腹不去。何以知之？其证唇口干燥，故知之。温经汤主之。"

吴茱萸三两（9g），当归、川芎、白芍、人参、桂枝、阿胶、牡丹皮、生姜、甘草各二两（各6g），半夏半升（10g），麦门冬一升（24g）。

上十二味，以水一斗，煮取三升，分温三服。亦主妇人少腹寒，久不受胎，兼取崩中去血，或月水来过多及至期不止。

方剂：本方为调经第一方。凡瘀血内阻、冲任虚寒所致的月经不调，或前或后，或多或少，或过期不止，或一月再行者，或兼有少腹胀痛，掌心发热，傍晚发烧，唇干口燥者均可用该方。方中归、胶、芍药养血治风，丹、桂、芎破瘀疏肝，半夏、麦冬降逆润燥，甘草、人参生津益气，茱萸、生姜暖血温经，瘀血得温则行。合方功用为温经散寒、养血祛瘀。

临床上常用治不孕症，行血少腹寒，经期错后，一月两行，以及虚寒痛经等。

临床报道：温经汤治疗（1）痛经；（2）不孕；（3）胃脘痛；（4）月经期哮喘；（5）神经病变（糖尿周围神经病变）；（6）坐骨神经痛；（7）慢性阑尾炎；（8）功能性子宫出血；（9）崩漏；（10）月经不调；（11）闭经及排卵障碍；（12）阴道炎与外阴瘙痒症；（13）子宫内膜异位症；（14）慢性阑尾炎；（15）更年期子宫出血；（16）遗尿症。

6. 大黄䗪虫丸

方证：见《金匮要略·血痹虚劳病脉证并治》篇"五劳虚极，羸瘦，腹满，不能饮食，食伤，忧伤，饮伤，房室伤，饥伤，劳伤，经络营卫气伤，内存干血，肌肤甲错，两目黯黑，缓中补虚，大黄䗪虫丸主之。"

大黄二两半（7.5g），黄芩二两（6g），甘草三两（9g），桃仁一升（10g），杏仁一升（10g），芍药四两（12g），干地黄十两（30g），干漆一两（3g），虻虫一升（10g），水蛭百枚（15g），蛴螬一升（6g），䗪虫半升（6g）。（为笔者用的汤剂分量，药厂成药的分量不详）。

上十二味末之，炼蜜和丸，小豆大，酒饮五丸，日三服。

方剂：本方主治五劳七伤所致之干血蓄积。血积，不濡肌肤则"肌肤甲错"，地道不通则经水不下，血瘀冲任则行经困难。大黄、䗪虫、水蛭、虻虫、桃仁、干漆破瘀血，地黄、芍药滋血生新血，杏仁散结气、通血络，黄芩佐大黄以下瘀，推陈而致新，甘草补中益气。合方功用为扶正祛瘀、调经活血，祛瘀生新。

我常用此方治多发性肝癌，而子宫手术后癌症扩散满腹腔，肺癌术后再发，还可用大黄䗪虫丸、桂枝茯苓丸，丸汤并用，使病变进展放缓慢，病人精神大增，为放疗、化疗创造条件，本方还用于糖尿病并发症，偏瘫，下肢麻木，血痹症，妇人痛经，血瘀不孕等。

临床报道：大黄䗪虫丸治疗（1）胁痛（早期肝硬化）；（2）鼓胀（肝硬化腹水）；（3）癥瘕（多发性肝癌）；（4）黄疸（胆总管坏死性肝炎后结节性硬化症）；（5）脑瘤；（6）劳伤；（7）腹痛（出血性胰腺炎后遗腹腔包块）；（8）腹满（胃神经官能症）；（9）便秘（回盲部增殖型肠结核）；（10）头痛（气血瘀痹）；（11）中风偏瘫；（12）消渴；（13）不寐；（14）烦躁（焦虑性精神病）；（15）睑废（眼睑下垂）；（16）身颤；（17）舌强；（18）喉喑；（19）低热；（20）癫痫；（21）脱疽（血栓闭塞性脉管炎）；（22）环跳剧痛（阴虚热瘀）；（23）手臂外伤红肿；（24）手掌心痒；（25）鹤膝风；（26）肌肤甲错；（27）石瘕（子宫肌瘤）；（28）断经复来（子宫颈癌）；（29）闭经（子宫内膜结核）；（30）阴痒（阴部奇痒）；（31）急性胆囊炎；（32）慢性乙型肝炎；（33）慢性肾功能衰竭；（34）高血脂；（35）肛裂；（36）痛风；（37）陈旧性宫外孕；（38）盆腔脓肿；（39）盆腔炎包块；（40）腹动脉硬化症；（41）静脉曲张综合征；（42）颜面黑垢（颜面色素沉着）；（43）术后肠粘连；（44）白疕（牛皮癣）；（45）前列腺增生；（46）脑动脉硬化症。

7. 麻黄升麻汤

方证：见《伤寒论》357条"伤寒六七日，大下后，寸脉沉而迟，手足厥逆，下部脉不至，咽喉不利，唾脓血，泄利不止者，为难治。麻黄升麻汤主之。"

麻黄二两半（7.5g），石膏六铢（0.75g），甘草六铢（0.75g），桂枝六铢（0.75g），白芍六铢（0.75g），干姜六铢（0.75g），茯苓六铢（0.75g），白术六铢（0.75g），天冬六铢（0.75g），黄芩十八铢（1.7g），知母十八铢（1.7g），升麻一两一分（3.8g），当归一两一分（3.8g），萎蕤十八铢（1.7g）。

方解：主治伤寒大下后表热内陷，上热则咽喉不利，唾脓血，下寒见脉沉迟，四肢厥逆，泄利不止。用桂枝、白芍、甘草调营卫解表清热，用麻黄、石膏（甘草）发越肺胃郁热，用干姜、茯苓、白术（甘草）健脾利湿、温中散寒，脾土暖，泄利自止。因"大下"伤及阴分，故用天冬、知母、萎蕤、黄芩滋阴清热，加升麻升阳解毒，当归养血祛风。本方上清肺胃之热，中滋"大下"伤之阴血，下温脾肾之寒，乃治寒热错杂证之方。合方功用为滋养营血，解表散郁，清上温下。

仲景寒热并用之方，皆非"寻常之证"，所以《勿药方函口诀》说："凡顽固偏僻难拔之积，皆阴阳错杂，非常例所拘。"寒热错杂之证，非寒热并用之药不能夺关斩将；能拟出寒热并用之方，而无顾此失彼之弊，拟方高手也。

麻黄升麻汤间架结构，由以下四部分药物所组成：

（1）桂枝汤——桂枝，白芍，甘草（调营卫）；

（2）越婢汤加术——麻黄，石膏，甘草，白术（发越郁热）；

（3）肾着汤——干姜，茯苓，白术，甘草，甚则加附子即四逆汤（脾肾双补）；

（4）滋阴养血——天冬，知母，萎蕤，黄芩，升麻，当归等（阴中升阳）。

此方盛夏则常用，小儿外感伤食泄泻，咽喉疼，过用寒凉，或胃热口干，脾虚泄泻之胃肠不和，上热下寒，反之上寒下热，胃热脾寒、肺热肠寒、胆热肝寒等皆可用之。方药十四味，主证上热下寒而已。本方妙在治热则碍于寒，温寒则助其热，补虚则助其实，泻实则碍其虚，寒热错杂证，处方寒热并施，才能除顽固偏僻难治之疾，众方药联合作战才获全胜之大捷。

《伤寒杂病论》中寒热并用的方有很多，如大黄附子汤，附子泻心汤，干姜黄连黄芩人参汤，麻杏石膏汤，当归贝母苦参丸，桂枝芍药知母汤，桂枝加大黄汤，栀子大黄汤，小青龙加石膏汤等，皆独具匠心之佳作。

临床报道：麻黄升麻汤治疗（1）痰喘（慢性喘息性支气管炎）；（2）肺痿（自发性气胸）；（3）鼓胀（结核性腹膜炎）；（4）休息痢（慢性非特异性溃疡性结肠炎）；（5）慢性胃炎；（6）慢性支气管炎；（7）牙龈病；（8）慢性肠炎。

8. 侯氏黑散

方证：见《金匮要略·中风历节病脉证并治》篇"治大风，四肢烦重，心中恶寒不足者，侯氏黑散主之。"

菊花四十分（30g），白术十分（7.5g），防风（7.5g），桔梗八分（6g），黄芩五分

(3.25g)，细辛、干姜、茯苓、牡蛎、人参、矾石、当归、川芎、桂枝各三分（2.7g）。

上十四味，杵为散，酒服方寸匕，日一服，初服二十日，温酒调服，禁一切鱼肉大蒜，常令冷食，六十日止，即药积在腹中不下也。热食即下矣，冷食自能助药力。（汉代四分为一两，二十四铢为一两）。

方解：因受大风寒，邪客肌肉筋骨之间，出现"四肢烦重"楚痛难受，伸屈难解，"心中恶寒不足""其人苦病心如啖蒜状，剧者心彻背，背痛彻心，譬如虫注"。本方用菊花、防风驱表里之邪，佐参、苓、归、芎补气之虚，白术化湿，桔梗涤痰，牡蛎开结，矾石填窍，借桂枝引导诸药达四肢，以温酒助药力并引导至经络，黄芩泻热，干姜、细辛散风寒，助桂防以开辛热之痹。合方功用为除湿蠲痹，散风活络（祛风填窍）。

本方用药十四味，无剧毒烈性药，除矾石（白矾）外都是常用药。矾石在本方中用量很少，总量才2.75g，杵为散，每次用药0.36g，白矾的含量极低，其常用量1~3g，在极安全范围。名曰黑散，药中无一味药色黑，炮制杵散，散也不黑，乃因肾色黑，补肾之方也。

我在临床上改黑散为汤，治中风偏瘫，头痛眩晕，加怀牛膝30g，辅助降压，是临床常用方。

本方组成，人参、白术、干姜、甘草温脾胃之阳，脾主肌肉，阳达四末，四肢厥冷随之消；茯苓、桂枝、白术、甘草健脾利水湿，心中寒则去；当归、川芎养血，血行则风自灭；菊花、桔梗祛内外风，四肢不再烦重；细辛通行十二经，温通经脉；矾石黄豆大一粒，口服功用同10粒速效救心丸，心绞痛发作时，可救急一时。所谓填隙，是指脑脊腔隙性病变。

侯氏黑散在《金匮要略·中风历节病脉证并治》篇中未列入附方，很多人认为它不是仲景方，只在本方方后"禁一切鱼肉大蒜"；因无巴豆入药，谈何"热食即下矣，冷食自能助药力"，大风剧烈导致一身肌肉筋骨烦重，用冷药不啻雪上加霜。

与侯氏黑散同篇的崔氏八味丸却列入附方，而《金匮要略·妇人杂病脉证并治》篇中的肾气丸无疑是仲景方。崔氏八味丸和仲景肾气丸，药味、分量相同，丸子大小、服用量多少一字不差，只可能崔氏用仲景方治"脚气上入，少腹不仁"。由此推测，是不是黑氏用仲景黑散方"治大风，四肢烦重，心中恶寒不足者"？三国争霸时，《伤寒杂病论》竹简散乱，谁补进来的，已无法考证，但不管黑猫白猫，捉住老鼠就是好猫。如古今录验续命汤，治风痱疗效卓越，我一直把它当仲景方使用，并认为风痱是一种病毒，侵犯中枢神经系统而致病，续命汤方药组成特别像仲景方，由麻黄汤加越婢汤，合四物汤去芍，再加人参、干姜而成。它虽列在附方，但不感到多余。

临床报道：侯氏黑散治疗（1）四肢烦重（高血压）；（2）类中风（腔隙性脑梗死）；（3）偏瘫；（4）顽痹；（5）麻木；（6）狂证；（7）痹病；（8）郁病（神经官能症）；（9）头痛（遇冬则发）；（10）眩晕（高血压）；（11）脱发；（12）痛证；（13）下利（慢性溃疡性结肠炎）；（14）风瘾疹（荨麻疹）。

第一篇　经方见闻录

9. 薯蓣丸

方证：见《金匮要略·血痹虚劳病脉证并治》篇"虚劳诸不足，风气百疾，薯蓣丸主之。"

山药三十分（22.5g），当归十分（8g），桂枝十分（8g），地黄十分（8g），神曲十分（8g），豆黄卷十分（8g），甘草二十八分（21g），人参七分（5g），川芎六分（4.5g），芍药粉六分（4.5g），白术六分（4.5g），麦冬六分（4.5g），杏仁六分（4.5g），柴胡五分（3.6g），桔梗五分（3.6g），茯苓五分（3.6g），阿胶七分（4.5g），干姜三分（1.8g），白蔹二分（1.5g），防风六分（4.5g），大枣百枚为膏。

上二十一味，末之，炼蜜和丸，如弹子大，空腹酒服一丸，一百丸为一剂。（汉制四分为一两）。

方解：本方治虚劳诸不足，诸虚百损，一则先天不足，二则后天失养。脾胃乃后天之本，肾为先天之本，方中以参术苓草、地芍归芎八珍补气补血为主，阿胶配伍加强养血，白术、干姜配四君以健脾补气，麦冬、白蔹以养阴，柴胡、桂枝、防风、豆卷、桔梗、杏仁疏风除湿、清宣肺热为辅，重用大枣健脾和中养血，诸药共奏健脾益气，扶正祛邪之功。

薯蓣丸蜜制10g每丸，日服2丸。对诸虚不足疗效不错，但不如老中医口授之蒲辅周老先生的百损丸，滋补肝肾，强壮筋骨，通经络，活血消瘀，续断伤，补骨碎之力重大。百损丸多了破故纸、骨碎补、杜仲、川断、肉苁蓉等大量补肝肾治跌打损伤的药（详见《蒲辅周治疗经验》）。

我给患者配过薯蓣丸，未用过汤剂，也用过百损丸。两丸配好早晚服，先天后天都会补得很好。

临床报道：薯蓣丸治疗（1）风气劳损；（2）肺痿（肺结核空洞出血）；（3）心悸（心功能减退）；（4）低热不退；（5）胃脘痛（十二指肠球部溃疡）；（6）半身麻木；（7）脱肛；（8）产后腰痛；（9）圆翳内障（老年性白内障）。

10. 鳖甲煎丸

方证：见《金匮要略·疟疾脉证并治》篇"病疟，以月一日发，当以十五日愈，当月尽解，如其不差，当云何？师曰：此结为癥瘕，名曰疟母，急治之。鳖甲煎丸主之。"

鳖甲十二分（6g），乌扇三分（烧）（2.25g），黄芩三分（2.25g），鼠妇三分（2.25g），干姜三分（2.25g），大黄三分（2.25g），桂枝三分（2.25g），石苇三分（去毛）（2.25g），厚朴三分（2.25g），阿胶三分（2.25g），柴胡六分（3.5g），芍药五分（3.5g），紫葳三分（2.25g），丹皮五分（3.5g），赤硝十二分（6g），䗪虫五分（3.5g），蜣螂六分（3.5g），瞿麦二分（1.5g），桃仁二分（1.5g），葶苈一分（0.75g），半夏一分（0.75g），人参一分（0.75g），蜂巢四分（炙）（3g）。

上二十三味药，为末，取煅灶下灰一斗，清酒一斛五升，浸灰，候酒尽一半，着鳖甲于中，煮令泛烂如胶漆，绞取汁，纳诸药，煎为丸，梧桐子大，空心服七丸，日三服。（四分为一两，一分为0.75g）。

方解：本方所治疟母即癥瘕，现代医学已确诊为肝脾肿大、肌瘤、水肿、瘀血，疟病内结癥瘕，外作寒热似疟，似少阳证。方中鳖甲遵《内经》"坚者消之，结者行之"之旨，攻坚散结，消疟母，加上䗪虫、桃仁、牡蛎、大黄、芍药、赤硝、鼠妇、紫葳、射干等破血消瘀，厚朴、半夏、葶苈、蜂巢、蜣螂、石苇等理气通利，佐以人参、阿胶调和气血，柴胡、桂枝、黄芩、干姜止其寒热，和解表里。利用灶灰消导，清酒行速，用丸代煎，徐除癥瘕。合方功用为破癥散瘕，行瘀消肿。

1964年我大学毕业分配到湖南省血吸虫病研究所医疗股，在刘炳凡老师领导下研究晚期血吸虫病人腹水的辨证和治疗。初到之日，先当学生，有个针灸大夫和内科大夫合作。病人肝脾肿大，用的就是鳖甲煎丸，针用的长针刺入脾脏。我是1956年拜师刘会宾门下学的针灸，认为血防所这种刺法是无效的刺法。脾肝已纤维化，不可逆转，癥瘕一旦形成，不可逆转，针药不可能治愈。当时农村病人多年疟母缠身，生活困难，若用气血双补的方，肝脾韧带拉力增强，使肝脾上拉移位，胁下肝脾自然缩回。后和刘老配方，想方设法使纤维软化，均以失败告终。鳖甲煎丸"攻坚散结之功"功不可灭，用以治疗初期肝硬化、酒毒中毒肝硬化有效，治晚期血吸虫腹水肝胀络瘀型和肾虚气结型都无大效，而治肝囊肿、子宫肌瘤、息肉等，疗效都不错，不愧为护肝上佳之品。

临床报道：鳖甲煎丸治疗（1）癥瘕（肝脾肿大）；（2）久疟（邪结肝络）；（3）疟母（气滞血瘀）；（4）少腹癥积（双侧卵巢囊肿）；（5）胁痛（早期肝硬化）。

（2011年2月11日瑞雪迎春，《1~23味药经方药味分析》落笔，高齐民。）（此部分由安健组织本院2007级研究生同学录入）

十二、《伤寒论》《金匮要略》相同三十六方按语

1. 十枣汤—逐水散饮

《伤寒论》152条记载，太阳中风并发水停胁下，则用十枣汤；《金匮要略·痰饮咳嗽病脉证并治》篇，则用十枣汤治疗悬饮、支饮、水气。不难看出，《金匮要略》扩大了十枣汤的临床应用范围，两书用十枣汤，不是简单的重复，而是不断发展了十枣汤的用法。

2. 大青龙汤——发汗解表，清热除烦

《伤寒论》两用大青龙汤，都称得上妙用：39条，伤寒当"脉浮紧"，但脉见"浮缓"；38条太阳中风，当"脉浮缓"，反而"浮紧"。仲景舍脉从证，39条"但重"是水饮溢于体表的感觉，38条"烦躁"是里有热之象，但身重与烦躁都可用大青龙汤。

《金匮要略》用大青龙汤治"溢饮"。"身重"和"溢饮"都是饮邪溢于体表的症状，从"身重"到"溢饮"是扩大大青龙汤的用法。

大青龙汤、麻黄连翘赤小豆汤、越婢汤，都可用于治疗慢性肾炎急性发作。

3. 小青龙汤——解表散寒，温肺化饮，止咳平喘

《伤寒论》40条、41条用小青龙汤治心下有水气，胸满而咳喘，医皆知之；《金匮要略》用小青龙汤发汗治溢饮，又加生石膏治肺胀，咳而上气，里有热，烦躁而喘，是对

小青龙汤临床应用的发展和补充。

太阳病时，风邪犯肺，病人咳嗽，七日过经不愈，再七日仍咳者，水饮已形成，饮在气管流动时，咽喉因保护性反应，欲把水饮咳出，出现咳嗽，不管恶寒、发热解不解，应及时用小青龙汤。气管中饮之流动，X光不显影。这时若不用小青龙汤温化痰饮，有的病人会咳半年不解。

4. 大承气汤——破气散结，泻下清热

《伤寒论》大承气汤共16条，全面论述了阳明腑实证的各种证候。每个腑实证，并不都是数而实的主脉，还可见到脉迟、脉浮、脉弱、脉微实和脉数而滑实等，甚至就连十万火急的少阴"三急下"，也不言脉只言证，可谓舍脉从证的典范。

《金匮要略》大承气汤用法又盛开几朵金花：治痉、宿食、腹满、定期定时发病以及产后热结膀胱等。

5. 小承气汤——清热泻结，荡涤肠胃

《伤寒论》五用小承气汤"微和胃气"，勿令大泄，是投石探路之法："少与小承气汤，汤入腹中转矢气……乃可攻之。"临床上，尤其体弱久病、产后虚弱者，用小承气汤当慎之又慎，一定要一煎一煎服用，服药后不转矢气，应止后服。

《金匮要略》用小承气汤治"下利，谵语，有燥屎"，则是平常用法，无创新。

6. 大柴胡汤——外解少阳、内泻里实

《伤寒论》有3条论大柴胡汤主证："呕不止，心下急""热结在里""呕吐下利"。

《金匮要略》补充了"心下满痛"的大柴胡汤证，补充了大柴胡汤的"满痛"又一主证。

7. 小柴胡汤——和解少阳，疏肝和胃

小柴胡汤是少阳病主方。少阳篇经文共10条：九条论证无方，仅266条一条方证俱全。统观《伤寒论》共用小柴胡汤16次，《金匮要略》4次用小柴胡汤，其中包括《伤寒论》379条与《金匮要略·呕吐哕下利病脉证治》篇1条重复。《伤寒论》中"辨少阳病脉证并治"仅有小柴胡1条，而其他篇竟有小柴胡汤方证10条之多，应了陆游的一句名言："功夫在诗外"。

六经，三阳之中，少阳为"枢"，若枢机失常，邪气拂逆而不能外达时，它能代偿转枢诸经。意思是说，其他五经中任何一经的经气转枢功能发生障碍，少阳可以起到代偿的作用。

同样，三阴之中，少阴为"枢"，故小柴胡汤和大黄附子细辛汤，在"开""阖"不利时，常用小柴胡汤转枢，助太阳之"开"，助阳明之"阖"；常用大黄附子细辛汤，助太阴之"开"，助厥阴之"阖"。

小柴胡汤的主证："往来寒热，胸胁苦满，嘿嘿不欲饮食，心烦喜呕"，但在《伤寒论》101条又说："但见一证便是，不必悉具。"在"阳明篇"230条，论述了小柴胡的功用："上焦得通，津液得下，胃气因和"。因此，在临床上，熟练掌握小柴胡汤和大黄附子细辛汤的用法，常常会收到出其不意的效果。如，小柴胡汤加防风治摇头风，大黄附子细辛汤加川芎治头痛，即属此例。

临床上，定时发作的疾病，多是转枢失调，当启用小柴胡汤。

临床上，小柴胡汤加减令人深思：太少并病有烦躁，小柴胡汤加生石膏。少阳阳明并病，"在经"，小柴胡汤加生石膏以治渴；"在腑"，便秘加大黄以通便。

《金匮要略》中，小柴胡汤用治"诸黄""产妇汗出""热入血室"以及妊娠"呕而发热"等，扩大和发展了小柴胡汤在临床各科的应用。

8. 小建中汤与黄芪建中汤——温中补虚，缓中止痛

治疗脾胃病，不会用小建中汤和黄芪建中汤则是天大的遗憾。用此方，若不用饴糖，则失去了君药，疗效减半是必然的结果。不会用经方，而时方如补中益气汤、香砂六君子丸等又陌生，用不好，治疗脾胃病的疗效不佳，会长期治不好。

大凡虚劳后期，胃肠黏膜糜烂，周身肌肉苦痛、彻夜不寐，纳谷不下，气短欲绝，胃气将竭时，非黄芪建中汤不能逆流挽舟。

《伤寒论》中，小建中汤有两条，犹如蜻蜓点水，揭开治胃病的序幕；《金匮要略》步步深入，推演小建中汤：治"虚劳"、治"黄疸"、治妇人"腹痛"、又治"血痹"。《金匮要略》中小建中加黄芪汤治"诸不足"，把小建中汤治"腹中急痛"妙方提高到"保胃气"的雄方。而各种危证都是"有胃气"则生，"保胃气"又非黄芪建中汤莫属，这是我在临床实践中学到的真知。

记得1959年跟随舅舅出诊，看一个危重病人，中西医都束手无策，中西药方都未见过效。舅舅看后说，病人气血阴阳脏腑都难辨出虚实雌雄，就顺手开了一剂黄芪建中汤培育一下胃气，并告诉病人家属："吃完，病人症状减轻就有救，不减轻，请另请高明。"回来的路上，我问舅舅："像这样难辨的病人临床上多吗？"舅舅回答说："不多。大凡看病人纳谷极差，或粒米不进，就可开黄芪建中汤；若病人气短不足以息，我就开补中益气汤1~2副，以观气血疑难的变化，再施行辨证论治。每每病人进药1~2副，就大有起色。病家常夸赞说：××大夫高明，其实并不是高明，山重水复疑无路时，是大夫摸着石头才探清了过河的路。"

9. 文蛤散——清热除烦，生津止渴

《伤寒论》篇和《金匮要略》条文证相反：前者是"欲饮，反不渴"，后者是"欲饮不止者"。故"渴"与"不渴"不是主证，里有热被劫则是主证。

10. 五苓散——和表，化气利水

《伤寒论》第7条的主要症状，是由于膀胱气化不利，所致的水肿，身重，小便不利，腹泻，烦渴饮水或入水即吐之证。

《金匮要略》有3条，论述气化不利，水停成饮，眩晕、脐下悸，拓宽了五苓散的临床应用。

11. 四逆汤——温中散寒，回阳救逆

《伤寒论》共有11条条文，论述四逆汤的临床应用，为回阳救逆天下第一方。

《金匮要略》有2条，"吐哕""下利清谷"所致；回阳救逆之证。

《伤寒论·少阳病脉证并治》篇共有44条、323条和324条用了四逆汤；314、315条用四逆汤加减方：白通汤、白通加猪胆汁汤；317条用通脉四逆汤。

《伤寒论·辨霍乱病脉证并治》篇载："恶寒脉微，而复利。利止，亡血也，四逆加人参汤主之。"是四逆汤从回阳救逆，发展为益气回阳，为以后参附汤的创立奠定了基础，临床大夫又多了一个起死回生的效方。

12. 白头翁汤——清热解毒，凉血止痢

《伤寒论》311条、373条，包括《金匮要略》1条都用来治疗热痢，且有1条重复。而《金匮要略》治产后"下利虚极"在白头翁汤中加甘草补中益气，加阿胶补血，则是对白头翁汤的发展。20世纪50年代初，我在岳阳血防所，治过2例病患产后下痢，疗效非常满意，服5副药痢止体康。

13. 白虎汤加人参——清气热，泻胃火，生津止渴

白虎加人参汤从《伤寒论》三用白虎汤发展而来，高热，气阴两伤时，用白虎加人参益气生津，为白虎添翼之举，实在高明，只加一味药，便能挽回败局，是学习《伤寒论》最要用心的地方。

《伤寒论》与《金匮要略》各只用2次：一用于大烦渴不解，一用于中暑，治温疟则白虎加桂枝。

20世纪50年代，广州流行乙脑，阳明经热夹湿，用白虎加苍术而获大效。

14. 甘草干姜汤——（补虚温阳）温中散寒，健脾化饮

《伤寒论》29条、30条，"咽中干，烦躁"，温中散寒，健脾化饮。"小便数"，临床上很重要，小便数、清长，为阳虚之象。小儿高烧不退，小便清长，是用炮附子之主证。

《金匮要略》用甘草干姜汤治"肺中冷"，遗尿，或小便数。我常用甘草干姜汤治小儿遗尿，治肺寒吐白沫痰带血。

15. 甘草附子汤——温阳除湿，缓痛祛邪

《伤寒论》和《金匮要略》同一条经文，用于温阳除湿，祛邪止痛，常用于关节风湿痹痛。甘草干姜汤补虚温阳，甘草附子汤温阳除湿，都可治"小便不利""风寒湿痹"。

16. 甘草泻心汤——清热利湿，补虚除痞。

《伤寒论》用甘草泻心汤清热利湿，补虚除痞，治"下利，日数十行"，即急性肠炎。

《金匮要略》用甘草泻心汤治狐惑病，蚀于下则阴道溃疡，蚀于上则口舌糜烂，当清热利湿；我在湖南岳阳，则用宋孝志先生治疗疮疡之"三两三"，疗效也很好。

这一方可以治疗急性胃肠炎、白塞氏综合征，以及脾胃虚寒之虚火上炎，效果都很好。

17. 半夏泻心汤——和胃降逆，消痞除满。

《伤寒论》149条用其治"心下痞，满而不痛"，《金匮要略》用其治"心下痞，呕而肠鸣"，取其和胃降逆，消痞除满。

18. 瓜蒂散——涌吐痰涎实邪

瓜蒂散是一个催吐剂，吐"胸中寒邪"，吐"胃中宿食"，以及吐误食不洁之物。

《金匮要略》还用瓜蒂散治黄疸。1959年黄疸流行时，我回农村，听当赤脚医生的弟

弟高晋民说，他们用瓜蒂嗜鼻后，病人鼻腔中流黄水，渐渐黄疸消尽。

19. 吴茱萸汤——暖肝暖胃，降逆止呕，补中泄浊

《伤寒论》用此方治阳明寒呕，少阴下利，厥阴头痛；《金匮要略》用其治呕而胸满，只要辨证准确，疗效立竿见影，是一个暖肝、暖胃、降逆止呕、补中泄浊的好方子。

20. 抵当汤——泻热破瘀

《伤寒论》《金匮要略》共四用：《伤寒论》三用泻热破瘀；《金匮要略》一用也是泻热破瘀，但用于调经，血热而瘀，经水不行，妇人体胖，经水不利，可用抵当汤通经，有势不可挡之势。

21. 桂枝汤——调和营卫，解肌发表

《伤寒论》桂枝汤出现19条次之多，全面阐述了桂枝汤病脉证治；《金匮要略》3条，则用于产后受风、妊娠渴不能食，其中一条与《伤寒论》372条重复。

桂枝汤证因人体质不同，症状轻重不一。除脉浮缓外，可见到脉浮、脉浮数、脉迟、脉虚、脉弱、平脉、脉数急等。

桂枝汤，方冠伤寒、杂病、内妇儿外各科，其加减方多达40余方。学《伤寒论》先把桂枝汤的变化了然于心，就已掌握全部《伤寒论》方的三分之一强。

22. 桂枝加桂汤——调营卫，泄奔豚之气

《伤寒论》117条和《金匮要略》之"奔豚气篇"中一条条义文字重复，可删去一条。从临床看，奔豚气病的始发原因并非都是"烧针令其汗"，应和《金匮要略》中"奔豚气篇"一起参读。

本病多起于惊恐忧思，肝气不舒，我所治的几例，一例是本院戈岷，太阳中风引起，一例是南阳油田总指挥，罢官后肝气不舒所致，一例因走夜路惊恐所致。戈岷用桂枝加桂汤，油田总指挥用的奔豚汤，养血和肝，平冲降逆。

从《伤寒论》桂枝加桂汤，到《金匮要略》设专篇论奔豚气，病之治，是发展、是完善了奔豚病之治。

1960年在京西煤矿实习，一煤矿工人发作奔豚气，祝谌予老师开完方后，大家对桂枝加桂汤，是加桂枝好？还是加肉桂好？提出议论。最后他说："桂枝汤，加桂枝，加肉桂，都有病例可证。"

23. 桂枝去芍药加蜀漆龙骨牡蛎救逆汤——涤痰救逆，镇潜安神

《伤寒论》1条，杂病篇1条，病因都是火迫大汗亡阳，病人烦躁不安。1959年，我治石云山案，阳虚，火从下半身上冲则昏迷不醒，已数天；1963年，我治一例满月小儿睡高温热炕头，导致三九天中暑；一例在西北酒泉，民俗是孕妇生小孩，要睡在烧暖砂的炕上，高温导致火劫，大汗亡阳。几例病患都用救逆汤挽回生命，此方是真正的临床起死回生的救逆汤。

24. 桂枝附子汤——温经散寒，除湿利关节

《伤寒论》篇和《金匮要略》篇方证都相同，是治疗风寒湿痹以寒痹为主的方子，可以看出，桂枝汤去芍加附子汤是桂枝汤的加减方。

25. 苓桂枣甘汤——降冲下气，通阳利水

《伤寒论》篇和《金匮要略》篇相同，用于治疗"发汗后，欲作奔豚"，用于降冲下气，通阳制水。

26. 苓桂术甘汤——温阳降冲，化饮渗湿

《伤寒论》和《金匮要略》共3条，都用来温化痰饮。水饮上泛，清阳不升，故见头晕目眩，水气凌心则胸满。

《金匮要略》指出，苓桂术甘汤使"饮从小便出"。

本方去桂枝加干姜，名肾着汤。

临床上，我常用本方治美尼尔综合征，低血压引起的一过性脑贫血，以及各种饮证、水饮内停的心悸等。本方是一个常用方，大可温阳降冲，化饮渗湿。

27. 桃花汤——温中固脱，涩肠止痢

《伤寒论》2条，《金匮要略》1条，均用来治"少阴病，下利不止，便脓血者"，如慢性肠炎、慢性菌痢、阿米巴痢疾等，可温中固脱，涩肠止痢。

临床上，我常把桃花汤与赤石脂禹余粮汤合起来应用，温中止涩，疗效更好，即桃花汤加禹余粮。

28. 茵陈蒿汤——清热利胆祛黄

《伤寒论》和《金匮要略》各1条，用于治疗"瘀热在里"和"久久发黄"的"谷疸"。我最早也用其治乙肝，后才改用小金楼汤。

29. 桔梗汤——清热解毒，宣肺开结，排脓除痰

《伤寒论》用于治疗少阴病咽痛。少阴咽痛轻症，寒包火，用甘草补中益气，用桔梗宣散风热；若少阴病重症，当用麻黄附子细辛汤，尤其治乳蛾溃烂时的咽痛，是由于过早用清热解毒、滋阴凉血药，火被逼住，不得出来，所以药越苦寒，咽痛越重；所包之火，非温不散。

若阳明有热，麻黄附子细辛汤加硝黄泄阳明之热，此热仅用解毒之品难以荡涤，辛凉发散的时方，如生甘草、苦桔梗、牛蒡子、荆芥、防风、辛夷、滑石，用荷蒂为引，为证治妙方。

《金匮要略》则用桔梗汤治肺痈吐脓，排脓散用桔梗排脓消炎，都是对桔梗汤的发展。

30. 乌梅丸——寒温并用，温脏安蛔止痛，止痢

乌梅丸是《伤寒论》和《金匮要略》治蛔厥的方药之一，由于目前已有高效杀蛔虫的药，乌梅丸已很少用于驱蛔。但厥阴经病变，乌梅丸的适用范围较广。

厥阴病的提纲指导厥阴病的证治。乌梅丸是厥阴病的主方，是治杂证的妙方，一方多用，可用治"肢厥"；可用治"吐逆"；可用治"消渴"；可用治"腹泻"。

刘有余老说："凡阳衰于下，火盛于上，气逆于中诸证，皆随证施用。"

"腹泻"与"肢厥"两证均为阳衰于下，故重用姜桂附辛，而去二黄；"呕吐"一证，气逆于中也，故重用黄连、黄柏，去辛桂，用附姜以平之。

31. 麻子仁丸——润肠通便，缓下泻热

《伤寒论》和《金匮要略》两篇方证相同。麻子仁丸主要用于便秘。

本方大黄、厚朴、枳实下气破结，泻实除满，加杏仁宣肺，麻仁润肠通便。

32. 栀子豉汤——清热除烦

《伤寒论》6条，《杂病篇》1条，两篇重复1条。此证多见于误汗、误吐、误下后，不见少阳证之呕烦，不见阳明经之大热烦渴，是病邪客上焦胸膈出现的虚烦之证，临床上的神经官能症、植物神经紊乱时常见此症状。

我常用甘麦大枣汤合栀子豉汤治疗更年期烦躁，疗效很好，很快解除更年期虚烦症。

《伤寒论》与《金匮要略》方证皆同，未扩充新的治疗范围。

33. 通脉四逆汤——回阳救逆

《伤寒论》和《金匮要略》各1条。它是四逆汤倍干姜，附子用大者，治疗比四逆汤证更重的虚寒重证。"面色红者，加葱白九茎"（一寸长为1茎）；"利止，脉不出者，加人参。"

34. 黄芩加半夏生姜汤——清热止泻

《伤寒论》与《金匮要略》都用其治"干呕而利"。黄芩汤（芩、芍、草、枣）原用于治太少合病之自利者，因呕才加的姜夏，本方是清热止泻的好方。

35. 猪苓汤——滋阴利水

《伤寒论》2条，《金匮要略》1条，还重复了1条。本方治"渴欲饮水，小便不利"，或"咳而呕渴"，以及心烦不寐之症，即阴虚小便不利。猪苓汤滋阴利水，五苓散化气利水，属阳虚小便不利。

36. 葛根汤——生津、解肌、发表

《伤寒论》与《金匮要略》用本方治太阳病表实和太阳阳明合病下利。

《金匮要略》用其治"刚痉"，扩大了葛根汤应用范围。《伤寒论》与《金匮要略》有3条论述太阳伤寒经气不舒，以及太阳阳明合病的治法，临床上治落枕、颈椎病、肩周炎，以及太阳膀胱腑病，腰肌劳损，都可用葛根汤化裁治之。

小结

纵观《伤寒论》《金匮要略》相同36方，细读之，你会发现，这不是简单的重复，而是临床应用范围的不断扩大和补充：《伤寒论》发《金匮要略》之秘，《金匮要略》启《伤寒论》之微；伤寒是杂病之起始，杂病是伤寒的归宿。两书全读之犹不能瞻仰尽仲景学术思想的全貌，粗浅涉猎岂能进仲景之奥堂！学中医要以四大经典为体，《伤寒杂病论》为用，做到"勤求古训，博采众方"，临证方能"思过半矣"。

第三节　禁方探秘

《黄帝内经》一书中共有禁方11个，全都是战国时代师徒相传的镇宅之宝。司马迁《史记》中记载："长桑君告扁鹊，我有禁方，年老，欲传与公，公毋泄。"《灵》《素》中也记载了传授禁方的仪式。

我在大学拜经方临床大家宋孝志先生为师，学习经方的临床应用。毕业后投入全部精力，钻研《伤寒杂病论》，尤其对疑难杂症一一加以研究，阅读了数千篇有关经方的论文，独不见诠释"十一禁方"的临床报告，一方、二方的报道也少见。当我写完《经方见闻录》，我的学生晓林欲知禁方的临床应用，为了使其领悟经方来源于禁方，我趁今年去黑山寨避暑，山风凉爽，河水清清，欣然提笔，写一篇《禁方探秘》，以使善于用禁方和经方的晓林，更上一层楼，还医于民，德馨双收。

禁方11个：鸡矢醴方，四乌贼一藘茹丸，生铁络方，泽泻术麋衔散，泽兰方，头发灰方，川椒干姜桂心汤，半夏汤，豕膏方，赤小豆连翘根汤，马膏方。

1. 鸡矢醴方（《素问·腹中论篇》）

黄帝问曰："有病心腹满，旦食则不能暮食，此为何病？"岐伯对曰："名为鼓胀。"帝曰："治之奈何？"岐伯曰："治之以鸡矢醴，一剂知，二剂已。"

鸡矢醴，即家鸡拉的屎，晒干碾粉入药，每次5g，每日2次。鸡矢醴是用全鸡屎，鸡矢白当用鸡屎中白的部分。

鼓胀病，是重病危症，是中医五大难治病之一，即风、痨、气、鼓、噎之一。鼓胀，除肝脏硬化以外，还伴有门脉高压（脾脏肿大、食管静脉曲张、腹水等）。

《神农本草经》记载：鸡矢白，主治"消渴，伤寒寒热"。《本经疏证》记载，鸡矢白治"转筋之为病，其人脚直，脉上下行转筋入腹者。"这从仲景"论杂病"中出。

禁方用鸡矢醴治鼓胀，仲景用经方鸡矢白治转筋。一种药治两种病，我都用过，都有效。

我上大学期间，1959年回故乡省亲，去垣曲古城姚家庄二舅家。第二天早上，舅舅的故友来看望他，舅舅给他介绍："这是我外甥，在北京中医学院读书，暑假回来看我。"坐下寒暄以后，客人说："我两下肢抽筋，四处求医，药都吃了一小车，至今不见好转。什么药能把我的抽筋治好，再难吃的驴屎、马尿我都能吃下去。"我马上接过他的话茬："你说话可算数，我可有个两千多年的古禁方，一吃就好。"客人说："你给我开吧。"我说："我这个古方，不花一分钱，农村家家都有。"客人急着要知道什么药，催着让我告诉他。我说："就是满地的鸡屎，晒干碾细，每次5g，每日2次。"客人说："这是哪个大夫的秘方？"我说："我是学生，肯定不是我的。这是伟大的医圣张仲景从《素问》禁方中挖掘出来的。"客人说："今晚我就吃，吃三五天看看。"

2011年3月的一天，表妹淑玉来北京，她问我："哥，有个老头对我说，你让他吃鸡粪，治好他的抽筋，可有此事？"我说："确有此事。"

1968年，我在研究治疗血吸虫病肝硬化腹水时，曾用鸡矢醴碾粉装入胶囊，治肝硬化轻、中度腹水，药后腹胀满减轻，小便增多，但未见到"一剂知，二剂已"的效果。因肝硬化是不可逆的病理反应，能消腹胀、利尿已很满意了。临床可见重度腹水的病人，腹胀，痛苦不堪时扬言："谁能让我放个屁，我给他100元。"可知鼓胀之痛苦，度日如年。

2. 四乌贼—蘆茹丸（《素问·腹中论篇》）

帝曰："有病胸胁支满者，妨于食，病至则先闻腥臊臭，出清液，先唾血，四支清，目眩，时时前后血，病名为何，何以得之？"岐伯曰："病名血枯，此得之年少时，有所大脱血，若醉入房，中气竭，肝伤，故月事衰少不来也。"帝曰："治之奈何？复以何术？"岐伯曰："以四乌鰂骨—蘆茹，二物并合之，丸以雀卵，大小如豆，以五丸为后饭，饮以鲍鱼汁，利肠中，及伤肝也。"

禁方四乌贼—蘆茹丸（汤），从古至今临床应用广泛，调经血，止血崩，治痛经，疗不孕，祛瘀血，疗外伤，止出血，为临床大夫所熟知，用药比例遵古法：乌贼骨12g，茜草3g。

我在湖南名医刘炳凡老师指导下，观察软肝缩脾，所用软肝缩脾丸，就是以四乌贼—蘆茹丸为主，结果是，肝未软，脾未缩。我又参加脾切除手术上百例，实地观察生态下的肝脾病理状态，已经纤维化的肝脾不可能软缩，切下的脾脏晒干，硬的像铁锤一样。

我在临床上，治少女痛经，常喜用四乌贼—蘆茹丸。瘀血重者，合用仲景土瓜根散，用天花粉代土瓜根；治经血淋漓，则常用四乌贼—蘆茹丸加生地榆30g，或用桂枝茯苓丸等。

禁方四乌贼—蘆茹丸，可谓一方传千古，奇效不虚传，谁用谁受益。

3. 生铁络方（《素问·病能论篇》）

帝曰："病怒狂者，此病安生？"岐伯曰："生于阳也。"帝曰："阳何以使人狂？"岐伯曰："阳气者，因暴折而难决，故善怒也，病名曰阳厥。"帝曰："何以知之？"岐伯曰："阳明者常动，巨阳少阳不动，不动而动，大疾，此其候也。"

帝曰："治之奈何？"岐伯曰："夺其食即已。夫食入于阴，长气于阳，故夺其食即已。使之服以生铁络为饮，夫生铁络者，下气疾也。"

古人治怒狂，用饥饿下气夺食综合治疗，难能可贵。

生铁络，又名生铁落，是打铁飞出的铁花，其性重坠，故有下气的作用。

我很少治怒狂病人，常用桃核承气汤加生铁落，泻阳明之动，大黄推荡阳明之气，使随铁落下降。我最爱用的是防己地黄汤和镇肝熄风汤。

盐山张锡纯先生，在建瓴汤中加生铁锈一两，以助怀牛膝30g降血下气。

一农村老夫人，用醋煎生铁落20~50g（已锈的）逐瘀调经，治不孕。

4. 泽泻术麋衔散（《素问·病能论篇》）

帝曰："有病，身热解堕，汗出如浴，恶风少气，此为何病？"岐伯曰："病名曰酒风。"帝曰："治之奈何？"岐伯曰："以泽泻、术各十分，麋衔五分，合以三指撮为后饭。"

每逢节假日或喜庆之日，酒客常多饮贪杯，湿热内聚，酒醒之后，头痛，汗出，纳差，少气，或冒眩，或恶心，我常用此方，重用泽泻为君，泽泻30~60g，白术10~15g，鹿衔草15~30g，加姜黄15g，莪术10g，以除膏粱厚味造成的"陈气"。

东汉张仲景继承禁方治湿热酒风之经验，创建泽泻汤治"心下有支饮，其人苦冒眩者。"用于治疗美尼尔综合征、不明原因的眩晕,以及四肢浮肿等,每每得心应手。

5. 泽兰方(《素问·奇病论篇》)

帝曰:"有病口甘者,病名为何?何以得之?"岐伯曰:"此五气之溢也,名曰脾瘅。夫五味入口,藏于胃,脾为之行其精气,津液在脾,故令人口甘也,此肥美之所发也。此人必数食甘美而多肥也。肥者令人内热,甘者令人中满,故其气上溢,转为消渴。治之以兰,除陈气也。王冰注曰:兰,谓之兰草(即泽兰、佩兰)。"《神农本草经》记载:"兰草,味辛平,主利水道……除胸中痰澼也。"陈,谓之久也,言兰除陈气,久甘肥不化之气也。陈气,即甘油三酯、胆固醇、脂肪肝、脂肪堆积、血黏度过高等。我依据古禁方治脾瘅之旨组成"泽兰姜黄汤",即君之以泽兰10g、佩兰10g,臣以姜黄15g,佐以郁金10g、莪术12g,使以黄精10g、苁蓉10g,除陈久甘肥不化之脂肪,用汤、散、酒均可,临床效果都很好。治甘油三酯过高需1~2周,胆固醇过高需3~4周,脂肪肝则需1~2个月,才能把重度降到中度。体内沉积多年的脂膏"陈气"从大小便排出,所以厕所马桶中漂有油脂。此药能减肥,但我不提倡,之所以不言能减肥,是怕把人引入误区。

我的夫人为防血脂"三高",每年春天服1斤药粉,可保1年内血脂不会偏高,案例不多,不足以参考。朋友相互传抄,均言有效,至少数百人,但未统计,只是一个估计。

6. 头发灰方(《素问·缪刺论篇》)

帝曰:"五络俱竭,令人身脉皆动,而形无知也,其状若尸,或曰尸厥……不已,以竹筒吹其两耳,鬄其左角之发,方一寸,燔治,饮以美酒一杯,不能饮者,灌之,立已。"

鬄,读替,同剃,除也,男剃取左额角头发方寸,女剪小辫发一撮,烧成灰,用美酒冲服,若神志不清可鼻饲。

《史记》记载扁鹊治虢太子尸厥,针灸、推拿齐上;汉代张仲景治尸厥用还魂汤。20世纪50年代一革命军人患尸厥,用还魂汤治愈,但忘了哪一期《中医杂志》报道的。

梁代陶弘景《肘后方》用血余炭治黄疸,可能是溶血性黄疸。

《伤寒杂病论》用血余炭有2方。一为猪膏发煎治诸黄,即急性溶血性黄疸;我加人参治慢性原因不明的溶血,大显效益。二为滑石白鱼散利尿通淋,加血余炭止血。

西汉马王堆《五十二病方》记载:用烧人发合他药,温酒吞饮,治金刃跌打诸伤,或以发灰按创口止血。

头发灰止血,我国农村妇孺皆知。农村小孩淘气,不慎跌倒出血,剪一撮头发烧灰,放在伤口上止血,已习以为常。还有,妇女产后大出血,立即将辫子剪下一撮,烧灰,吞服,血立止。条件好的则煎人参水急救,名为"有形之血不能速生,无形之气所当急固也。"在无条件输血时,用发灰和喝参汤急救大出血,功不可没。

徐忠可的朋友骆天游患黄疸,腹大如鼓,百药不效,医以发灰4两,猪膏4两,1剂而愈。此案有点太神。鼓胀,肝已硬化且有腹水,不可能一剂治愈。鼓胀离死期不远,"百药难以见效",这是事实,别忘了"华佗无奈小虫何!"指的就是晚期血吸虫病肝硬化腹水。"黄疸"加"腹大如鼓",猪膏发煎欲治愈则力不从心。肝硬化腹水,肾功不好,尿利不出时，就得放腹水。我在病房期间，几乎每天都给患者放腹水，少则1人，多则3~4人，我对"腹大如鼓"不陌生。

7. 川椒干姜桂心汤(《灵枢·寿夭刚柔》篇)

黄帝曰："刺寒痹内热，奈何？"伯高曰："刺布衣者以火焠之，刺大人者以药熨之。"

黄帝曰："药熨奈何？"伯高答曰："用醇酒二十斤，蜀椒一斤，干姜一斤，桂心一斤，凡四种，皆㕮咀，渍酒中；用棉絮一斤，细白布四丈，并内酒中；置酒马矢煴中，盖封涂，勿使泄。五日五夜，出布棉絮，曝干之，干复渍，以尽其汁。每渍必晬其日，乃出干。干，并用滓与棉絮，复布为复巾，长六七尺，为六七巾。则用之生桑炭，炙巾，以熨寒痹所刺之处，令热入至于病所，寒复炙巾以熨之，三十遍而止。汗出以巾拭身，亦三十遍而止。起步内中，无见风。每刺必熨，如此病已矣。此所谓内热也。"

方中的酒，不是白酒，是米酒，度数较低，若用二锅头渍，药力就很大。寒痹方若用酒泡，每次服一杯，效果也不错。若"寒痹内热"，属类风湿性关节炎，我常用寒痹方加益母草30g，透骨草30g，金银藤30g，威灵仙15g，外散寒邪，内清里热。一般用二锅头渍泡，不会用酒，可做丸服之，也可制散以服之均可。

药熨治寒痹，药味辛热，药力能从皮毛进入骨髓，使体内发热，"寒者热之"，涩滞的寒邪才能冰化雪融。

《灵枢》药熨法程序繁琐，难以推广，医患不易掌握，我将其"药熨法"改成"热敷法"，将酒渍改为水煎，改针熨合法为内服外敷法。

外用：川椒10g，干姜10g，桂枝10g，原方每日热敷两次，10天为一个疗程。

内服：

当归四逆汤：

当归10g，通草5g，细辛3g，桂枝10g，白芍10g，大枣10枚，甘草5g，每日一副，10天为一个疗程。休息五天，再内服外敷一个疗程。

若是类风湿性关节炎可服桂枝枝芍药知母汤加味。

8. 半夏汤(《灵枢·邪客》篇)

黄帝问于伯高曰："夫邪气之客人也，或令人目不瞑、不卧出者，何气使然？"伯高曰："五谷入于胃也，其糟粕、津液、宗气，分为三隧。故宗气积于胸中，出于喉咙，以贯心脉，而行呼吸焉。营气者，泌其津液，注之于脉，化以为血，以荣四末，内注五脏六腑，以应刻数焉。卫气者，出其悍气之慓疾，而先行于四末分肉皮肤之间，而不休者也。昼日行于阳，夜行于阴，常从足少阴之分间，行于五脏六腑。今厥气客于五脏六腑，则卫气独卫其外，行于阳，不得入于阴。行于阳则阳气盛，阳气盛则阳蹻陷；不得入于阴，阴虚，故目不瞑。"

黄帝曰："善，治之奈何？"伯高曰："补其不足，泻其有余，调其虚实，以通其道，而去其邪，饮以半夏汤一剂，阴阳已通，其卧立至。"黄帝曰："善，此所谓决渎壅塞，经络大通，阴阳和得者也。愿闻其方。"伯高曰："其汤方：以流水千里以外者八升，扬之万遍，取其清五升，煮之，炊以苇薪；火，沸，置秫米一升，治半夏（清半夏研粉）五合，徐炊，令竭为一升半，去其滓，饮汁一小杯，日三，稍益，以知为度。故其病新发者，覆杯则卧，汗出则已矣；久者，三饮而已也。"

半夏汤治失眠，即不瞑，治其新病不寐，因阴阳不通，用半夏调阴阳，阴阳和者，复杯则卧。我在临床上治失眠数以千计，治久不寐。有20年、30年、40年、50年等，曾用半夏汤，效不明显，"久者三饮而已"者，未曾见到。可能经历不足，经验缺乏，不会用半夏汤。

我年轻时不会用半夏汤，治不好失眠病，病人回馈。"半夏汤煎好后成一锅粥，无法过筛取汁。"为此在备课时，反复阅读《灵枢·邪客》篇找原因，当我读"治半夏"时，这个"治"字，引起我注意，首先肯定"治"不是"制"，治是什么炮制法呢？查《古汉语词典》治八种用法，"治"有处理，碾研之意，原来"治半夏"是将半夏研末，用高粱米粥冲服。我常用清半夏或姜半夏研末，每次冲服3~5g，每日冲服2次，治不瞑，这才是古禁方半夏汤的原始用法、唯一正确的煎服法，大大提高了该汤的镇静安神的效果。

临床见到的久病失眠，病因在《灵枢》中已说得很清楚。如《灵枢·大惑论》篇曰："病而不得卧者也？岐伯曰：卫气不得入于阴，常留于阳。留于阳则阳气满，阳气满则阳跷盛，不得入于阴则阴气虚，故目不瞑矣。"《灵枢·邪客》篇曰："卫气者，出其悍气之慓疾，而先行于四末分肉皮肤之间而不休者也。昼日行于阳，夜行于阴，阴虚故目不瞑……"《灵枢·口问》篇提出："卫气昼日行于阳，夜半则行于阴。阴者主夜，夜者卧。阳者主上，阴者主下。故阴气积于下，阳气未尽，阳引而上，阴引而下，阴阳相引，故数欠。阳气尽，阴气盛，则目瞑；阴气尽而阳气盛，则寤矣。"

一个大夫临床上会不会治失眠，读读《灵枢·大惑》篇、《灵枢·邪客》篇、《灵枢·口问》篇中治失眠之绝技，已掌握过半矣。"不瞑"的病机是阴虚，多寐的病机是阳虚。阴气虚，阳不得入于阴，故长期失眠。阳气满，阴气虚，是不寐的原因；阴气满，阳气虚是欲寐的原因。阳虚用附子汤，阴虚用半夏汤。

半夏汤：法半夏10~15g，秫米（即高粱米）30g。

附子汤：党参15g，白芍10g，茯苓30g，白术15g，附子5g。

中药通时令，调阴阳，只有半夏夏至挖掘，夏枯草夏至采摘。时令为半阴半阳，所以善调阴阳。半夏辛燥伤阴，对新病阴不太虚时短期应用，安睡有效；久病阴虚已重，已不可使用，再伤阴更难入寐。

《灵枢·邪客》篇记载失眠原因，"阴虚，故目不瞑"；《灵枢·大惑论》篇记载"阳气满，目不瞑矣"；《灵枢·口问》篇记载："阴气盛，则目瞑"。……概而言之，一句话，阴虚，故目不瞑，临床上选用仲景防己地黄汤、酸枣仁汤、黄连阿胶汤、百合地黄汤、甘麦大枣汤加减使用。

防己地黄汤：君以生地，重用滋阴安神，我用生地最少30g，最多120g。防己10g，利水调阴阳。清代名医叶天士说："通阳不在温，而在利小便"。防风解毒舒肝，散抑郁，悦心气。经云，失眠除阴虚是本，卫气行于阳不得入于阴是标。仲景桂枝汤，白芍调营气，桂枝调卫气，故用桂枝10g调卫气即调阴阳，甘草调和诸药，切记轻用，5g即可，重用可使全部药力迟缓，顿减药物效力，别忘经曰："甘者缓之"之警言。

我对服法提出要求，防己地黄汤，本身能"不安神而神自安""不治狂而狂止"，是滋阴安神第一方，故用于治失眠，头煎药晚上11点服，待药温时加白酒一杯或半杯，混合后服下，刷牙洗脸卧床休息。白酒加五谷之精华，能引阳入阴很快使人进入睡眠。一个五十多年失眠少寐的老人，服头煎防己地黄汤后十多分钟，便哈欠欲睡，一睡就3~4小时。我院老职工孙某，40年失眠，仅服防己地黄一煎，40年不寐症烟消云散。二煎药中午吃，不加酒。不会饮酒可加黄酒少许，甜酒、米酒少许均可。失眠者若服完头煎药入睡，后半夜醒后入睡难者，可加服煎好的第二煎。白天可再服一剂，不加酒，即24小时服两剂药。欲知防己地黄汤治癫狂之妙用，请阅读拙作《经方见闻录》。更年期妇女阴虚潮热，加百合30g，就有百合地黄汤；加浮小麦30g，大枣12枚，治抑郁症，方中便有甘麦大枣汤，安神之功倍增。一句话，阴虚不瞑，不重用生地养阴，那是杯水车薪，劳而无功。

9. 豕膏方（《灵枢·痈疽》篇）

黄帝曰："愿尽闻痈疽之形，与忌日名。"岐伯曰："痈发于嗌中，名曰猛疽。猛疽不治，化为脓，脓不泻，塞咽，半日死。其化为脓者，泻则合豕膏，冷食，三日而已。"

猛疽，从发病部位来看在"嗌中"，即咽喉脓肿，脓不外泻，肿块会堵塞咽喉，令人呼吸吞咽困难，在今天也是手术指征。古人排脓，一般用砭石，春秋战国已有金针排脓。若少女惧怕刀刃，铃医巧用"草泽笔头"排脓，脓已泻，不再塞咽。服什么药呢？豕膏，即猪板油，性凉，能清热解毒，排脓生肌。当代名医蒲辅周，善用豕膏外敷治火毒，疗乳头皮肤破裂，外敷治火眼，阴唇溃疡，以及小儿火丹，不是试试，而是效果很好，"屡用屡效"。

我在蒲老用豕膏（猪油）的启发下，学会用炼好的猪肉加糖治咽喉红肿，扁桃体化脓，每次1小勺，放口中徐徐咽下，每日3次，效果满意。

豕膏的用法，早在春秋战国时代，已很盛行，西汉墓出土的《五十二病方》，实际是春秋战国民间验方集，其中用动物油脂作药，共27方，全都是外用，尤以豕膏为多，共18方。治外伤用之"令上五瘢"，作为调和剂便于外涂，"以猪膏和之"，功同现代凡士林膏，使药敷而不去。

我在"沅江血防科研组"任组长，下湖区调查。去的地方很偏僻，去1次县城要3天。一天夜里，我和几个腹外科大夫在农家院中赏月，主人的小孩5岁，哭得很厉害，一声比一声急促。我们判断孩子患了急病，我让外科大夫打头阵，先去问问，下个初步诊断。十分钟后，两个大夫回来告诉我，小儿是急性胆道蛔虫症，必须送县医院手术，可现在湖上风大，无法行船，小孩在不停地哭叫，大家都为主人着急，突然外科张大夫，开玩笑地说："高神仙，只有你的仙丹当解当前燃眉之急。"我说："仙丹没有，我有个土办法咱们试试。"我问小孩的爸爸："你家有香油没有？"主人说："没有，有炼好的板肉行不行？"我说："行。把炼好的猪板油一两，放勺中加温，30度左右，加一勺白糖，让你儿子喝下去。"喝下五分钟，小孩不哭啦，笑着与妈妈讲话。外科大夫问："老高，你这是什么方法？"我说："我也不知道，记得小时候听村里人说，谁家的小孩肚子疼得要死，喝了一两香油，几分钟就不疼啦。"今天主人没香油，我改猪油试试，还真灵。你想，突然大量的猪油下肚，胆囊应急，马上强烈收缩，将钻入胆道进退两难的蛔虫排射出胆道，腹痛能不马上缓解，也免了手术之苦。

一次在西医病房，住院治疗血吸虫的病人，突然腹部绞痛，诊断为"胆道蛔虫症"。马大夫请我会诊，我就用此方法，让病人喝一两多猪油，疼痛迅速解除，免了一次手术。

我治痈疖，除外涂豕膏外，还用民间方法，调蛋清外涂，每日涂3～4次，脓肿会很快消失。

猪膏案例：

今夏入伏前，应朋友韩××邀请，去黑山寨避暑。刚到他便向我求药。两天前他发现左腋下皮肤横着宽3cm、长12cm，颜色赤紫，疼痛，恶臭，洗之不去的痕迹。我让他的夫人，切一块生猪油，在痛处每天擦4～5次。五天后，还没弄清什么病，就霍然消失了。

10. 赤小豆连翘根汤（《灵枢·痈疽》篇）

"发于胁，名曰败疵。败疵者，女子病也。灸之，其病，大痈脓，治之，其中有生肉大，赤小豆，㕮，连翘根各一升。以水一斗六升煮之，竭为取三升，则强饮，厚衣，坐于釜上，令汗出至足，已。"（"㕮"同"咀"，刀切加工。）

"生肉大"应为"生肉方"的笔误。"生肉"是指疮口化脓还有好肉，未全化成脓，所以叫"生肉"。这时可以用赤小豆30g、连翘根30g治之。如果说大如赤小豆，那么连翘根"各一升"这个"各"字被谁去"了"呢？若改成"其中有生肉方，赤小豆、连翘根各一升"，文章就通顺合理啦。

赤小豆，《神农本草经》记载："主下水，排痈肿脓血"。仲景创麻黄连翘赤小豆汤，治周身郁热，连翘清热解毒，赤小豆利尿泄热。郁热在里外、上下都可治。

我用连翘赤小豆治疮毒，化脓性疖肿，疮毒性肾炎，以及泌尿系感染，妇女黄带，剥脱性皮炎等。本方功同麻黄连翘赤小豆汤，仲景继承禁方，发展禁方，脉络清晰，疗效更辉煌，是我们学习的榜样。

经方252个，连翘仅一用。《神农本草经》记载："味苦平，主寒热，痈脓，恶疮，祛热等。"《神农本草经百种录》言："连翘，气芳烈而性清凉，故凡在气分之郁热皆能已之。"连翘治三焦之火，栀子清三焦之热，被誉为疮家圣药。

11. 马膏方（《灵枢·经筋》篇）

"太阳为目上网，阳明为目下网，其支者，从颊结于耳前，其病足中趾支胫转筋，脚跳坚，伏兔转筋……急者，目不合，热则筋纵，目不开。颊筋有寒，则急引颊移口，有热则筋弛纵，缓不胜收，故僻，治之以马膏，其急者，以白酒和桂以涂其缓者，以桑钩钩之，即以生桑炭置于坎中，高下以坐等，以膏熨急颊，且饮美酒，啖美炙肉，不饮酒者，自强也，为之三拊而已。"

马性火烈，善奔驰，古禁方用马膏，治"颊筋有寒"，涂以白酒和桂皮粉，外用马膏熨之。临床我未用马膏治病，无话可谈，古今医家用马屎，又名马通汁，可不少。

仲景用马通汁，创"柏叶汤"，温经止血。《本经疏证》曰："血缘火，血而溢，必尽用性温者为治，且不使与干姜、艾叶为伍矣……通则马一身之余，纵使一切性毒、有毒之骨肉脏腑，皆赖此生长，则人之身因寒因伤因血停……均能行以散之，不容其再停矣。"

清代名医吴鞠通所著《温病条辨》有独圣散方，治绞肠病痧痛急，危在顷刻，其方用年久马粪，瓦上焙干为末，服时用老酒冲服二至三钱。

《阅览散录》记载，一小儿胆道蛔虫症，发热，腹痛呕吐，巩膜黄染，外科大夫要进行手术，患儿家属不肯，同病房家属一老者，鹤发童颜，献方说："我之法，一吃就好，只怕你不吃。鲜马粪一枚，加水搅拌，用二层手帕过滤，又将清汁采用低温消毒。"患儿原本腹痛难忍，呕吐不止，汤水不进，而服此马通汁则畅饮不止，连服3~4口，热退，呕吐腹痛明显减轻，巩膜黄染亦减轻，病情日趋平稳，不久痊愈出院。

本谈用马膏治颊寒，一下扯到马通汁，离题远了一点。马膏、马通皆是宝，出奇制胜病人笑，谁能悟出其中意，禁方之中藏医道。

注："高神仙"称呼的由来：那是1965年我下"湖南省血防试点组"，设在汨罗洋房子。我刚到，便被区委书记邀请会诊一少女，因受惊吓犯精神病，送湖南医学院电疗两次又犯病，因在试点组治病时被惊吓，医疗组有责任管，所以书记亲自出面。到病人家，见院中纸船明烛刚"下过神"，病人家属抵触很大，生气地说："你能治好，你就是神仙。"我说试试，会诊毕，开了仲景桂枝甘草龙骨牡蛎汤，五副，区委书记亲自给抓的药。出乎病家意料之外，五副药竟使病人好了大半，所以病人和村里人改称呼叫我"高神仙"。直到去年（2010年6月）我参加血防所六十年所庆，周达人所长当着全所同志说："老高可不是什么教授专家，他是我们所的高神仙。"我一点也不神，就是酷爱开禁方和经方而已。

小结：禁方探秘，是我多年的夙愿。大学一、二年级，任应秋老师讲《素问》选读，掀起一股"《素问》热"，我就想把所有禁方摘出来熟悉一下，以便将来临床应用。大学三、四年级王绵之老师讲方剂，我又想把禁方摘出来，看今之学者如何继承和发展禁方，因功课忙还是不能如愿。时过50多年，我已年近八十，上黑山寨，在避暑休闲之余，为实现半个世纪前的一点夙愿，把《黄帝内经》中11个禁方，一一舒卷问责，虽不能透解方中奥秘，至少能使我的学生一知半解。限于水平，那我已足矣。

（高齐民于黑山寨茅舍，2011年7月17日）

第二篇 《内经》《难经》病证配方

第二篇 《内经》《难经》病证配方

引言：我国的传统文化重在传承。国粹之一的京剧进行了系统的"音配像"工程，为继承京剧国粹流派的精华做出了巨大贡献。同为国粹的中医何独不然？仲景为了继承《素问》《灵枢》旨趣，"乃勤求古训、博采众方，撰用《素问》《九卷》《八十一难》《阴阳大论》《胎胪药录》并《平脉辨证》，为《伤寒杂病论》，合十六卷。"仔细比较，《素问·调经论篇》载："帝曰，经言阳虚则外寒，阴虚则内热，阳盛则外热，阴盛则内寒，余已闻之矣，不知其所由然也。"仲景以证配方，"阳虚则外寒"，仲景配当归四逆汤温阳散寒；"阴盛则内寒"，仲景配四逆汤温里驱寒；"阳盛则外热"，仲景配以麻杏石甘汤宣肺清热；"阴虚则内热"，仲景配以百合地黄汤养阴清热。纵观仲景《伤寒杂病论》252方，大多数都以"病证配方"形式出现，他自己在通脉四逆汤方后也说："病皆与方相应者，乃服之。"

显然，"病证配方"是仲景传承《内经》《难经》的基本形式，作为经典，历时一千八百多年，至今盛而不衰。《系辞》一言九鼎，说"非天下之至神，其孰能如此"。

笔者幼习经方承庭训，勤求古训，博采众方，攻读《伤寒杂病论》白文，阅读了千万篇经方临床应用的报道与论著，复印了经方临床报道佼佼者千余篇，放在案头，五十年如一日，反复阅读体会。七十岁以后，决定重走仲景路，将《内经》《难经》之病症配以经方，如《素问·生气通天论篇》中"体若燔炭，汗出而散"，配以麻黄汤和委中放血疗法；《灵枢·邪客》篇中"阴虚，故目不瞑"，轻则配以百合地黄汤，重则配以防己地黄汤；《难经·十四难》中"损其心者，调其营卫"，轻则配以桂枝甘草汤，重则桂枝汤。

为《内经》《难经》病证配经方，前无古人，后无来者，故我针对病症所配之方恐难达到琴瑟和鸣，或是邯郸学步，愚者一得而已，仅供我的学生临床参考。

（高齐民书于海运仓3号，2012年9月10日）

第一节 《素问》病证配方

1. 血菀于上，使人薄厥。

证配桃核承气汤：桃仁 10g，大黄 12g，桂枝 6g，炙甘草 6g，芒硝 6g。

按：此证多见于中风昏迷便秘，即脑血栓、脑出血或外伤脑出血。

2. 汗出偏沮，使人偏枯。

证配补阳还五汤（益气活血）：黄芪 120g，归尾 6g，赤芍 1.5g，地龙 3g，红花 3g。

按：偏沮与偏枯，偏沮为半身汗出，或上半身出汗、下半身无汗，此为中风先兆；偏枯即半身不遂，当用小续命汤。偏沮也可用续命汤或补阳还五汤。

3. 少火生气，壮火食气。

证配栝蒌瞿麦丸（改汤）：瞿麦 3g，栝蒌根 6g，茯苓 9g，山药 9g，附子 3g。

按：仲景从中悟出"少火生气"的玄妙，治疗湿热下注（即泌尿系感染）。此病以阳虚为本，尿频、尿急、尿痛为标。上工则标本同治，下工因见"湿热下注"症状，不敢用附子治本，故本病难愈反复发作。治本用附子，要掌握"少火生气"的原则，最多用 3g，多用则"壮火食气"。所以仲景说"腹中温为知"，腹中热则会尿痛加重。我治湿热下注甚多，用栝蒌瞿麦汤很少反复。

4. 形不足者，温之以气。

证配黄芪建中汤（补营卫，"营卫者，精气也"）：黄芪 30g，桂枝 10g，白芍 20g，甘草 10g，生姜 10g，大枣 12 枚，饴糖 30g。

按：形体软弱，消瘦，气血双虚，当先补无形之气，方用黄芪建中汤，再用当归建中汤。

5. 精不足者，补之以味。

证配六味地黄汤和龟鹿血肉有情之品。

按："夫精者，身之本也"，"精气夺则虚"，临床多见于房劳过度，阳痿不举，腰背酸软等。

6. 其高者因而越之。

证配瓜蒂散。

按：多见于老年人和小孩，饮食过度，或进食年糕、粽子等难以消化之物，初食可吐之；若过一昼夜仍堵在心口，可用大黄甘草汤导其下行；体弱可用理中汤，助其消化。

7. 其下者引而竭之。

证配调胃承气汤：大黄 12g，芒硝 10g，炙甘草 6g。

8. 中满者泻之于内。

证配厚朴七物汤：厚朴 15g，甘草 9g，大黄 9g，枳实 15g，桂枝 6g，生姜 15g，大枣 10 枚。

按：腹胀满的治疗，《金匮要略》有专篇论述，《伤寒论》66 条也有腹胀满治疗的论述。虚人腹胀满者，可用厚朴生姜半夏甘草人参汤。

9. 其在皮者汗而发之。

仲景设三阳经而治：有汗者，桂枝汤；无汗者，麻黄汤；项背强几几，用葛根汤。

10. 血实以决之。

证配下瘀血汤：大黄6g，桃仁9g，䗪虫20枚（约3~5g）。

按：腹中有"干血着脐下""宿有癥病""少腹急结者"，都属血实，可用下瘀血汤。决者，决流而出。

11. 阴虚阳搏谓之崩。

证配胶艾汤：川芎6g，阿胶6g，甘草6g，艾叶9g，当归9g，芍药12g，干地黄18g。

12. 去菀陈莝，推陈致新。

证配桂枝茯苓丸：桂枝、茯苓、丹皮、桃仁、芍药各等分。

按："所以血不止者，其癥不去故也，当下其症"，用桂枝茯苓丸消除凝结的瘀血，推陈致新。

13. 开鬼门。

证配方：辛温发汗用桂枝汤，辛凉发汗用麻杏石甘汤。（《素问·诊要经终论篇》《素问·汤液醪醴论篇》）

按：鬼门，即汗毛孔；发汗，称开鬼门。

14. 壮火之气衰，少火之气壮；壮火食气，气食少火；壮火散气，少火生气。

证配方：壮火食气，证配人参10~30g，生石膏30~60g；少火生气，证配栝蒌瞿麦丸（改汤）。

按："少火生气"：证见湿热下注，出现尿频、尿急、尿痛，乃因肾阳虚，膀胱气化失司，仲景慧眼，在栝蒌瞿麦丸中少加附子1~3g，以求"少火生气"。愚者不解其意，以为湿热下注不能用附子，故去而不用，使此方失去灵魂，病情出现反复发作，久治不愈。我临床多年，深感此方之妙，常常治愈后很少反复；若减掉治本的附子，病就不易根治。

"壮火食气"：此证常发生在高烧持久，热不退而心力衰竭，常见于体弱多病的小儿，温热病，发热十多天，神志不清，有汗，脉细数，此乃"热伤气"，即"壮火之气衰"，呈现内闭外脱、元气衰竭之象。当用独参汤扶持元气，安宫牛黄丸或紫雪散泻火解毒、芳香逐秽、醒神开窍、清热护阴。这叫热邪伤阴，"壮火散气"。临床报道，江育仁先生治疗麻疹肺炎用附子，以及大汗亡阳案的参附汤，其理也在于此。此条证治，非勤求博采，不能知常达变。

15. 洁净府。

证配五苓散：泽泻15g，猪苓15g，茯苓15g，白术10g，桂枝10g。

按："净府"，即膀胱；"洁"，是排泄膀胱之水。本方温化下焦，宣通水道，用治水肿小便不利。

16. 风寒客于人，皮肤闭而为热。

证配麻黄汤方：麻黄 6g，杏仁 9g，桂枝 9g，甘草 6g。

按：风寒客于人，皮肤不闭而自汗，用桂枝汤；若皮肤闭而为热，无汗而热，则当用麻杏石甘汤。

17. 痹不红肿痛。

证配桂枝芍药知母汤：桂枝 12g，芍药 9g，知母 12g，麻黄 6g，生姜 15g，白术 15g，甘草 6g，防风 12g，附子 6g。

按："诸肢节疼痛，脚肿如脱"，祛风用麻黄、防风，温阳用附子、生姜，渗湿用白术，定痛用白芍，消肿用知母，通达四肢用桂枝。

18. 肺痹发咳上气。

证配小青龙汤：麻黄 5g，细辛 3g，半夏 9g，五味子 9g，干姜 6g，桂枝 9g，白芍 9g，甘草 6g。

按：外感风寒之后，肺气失于肃降，转为上气咳嗽，用小青龙汤以化痰饮。

19. 胁痛出食（呕吐）。

证配小柴胡汤：柴胡 15g，党参 9g，黄芩 9g，半夏 9g，甘草 9g，生姜 9g，大枣 12 枚。

按：此为柴胡汤证常规用药。

20. 腹中热，烦心，出黄（出现黄疸）。

证配大黄硝石汤：大黄 12g，黄柏 12g，硝石 12，栀子 15g。

按："腹中热"是湿热内盛，所以小便不利而尿赤，心烦。

21. 少腹冤热而痛出（尿清）白，名曰蛊。

证配方：大黄䗪虫丸（用成药），或真武汤温阳利尿。

按：蛊证常伴虚极羸瘦，腰痛，尿清。蛊证偏脾肾阳虚。

22. 病筋脉相引而急。

证配栝蒌桂枝汤加全蝎、蜈蚣、薏苡仁。

按：本证属柔痉，刚痉则当用葛根汤。

23. 急虚身中，卒至五脏绝闭，脉道不通，气不往来。

证配铃医袁国华秘传"跌打三两三"：全当归 30g，金银花 30g，大川芎 30g，穿山甲 9g，滇三七 0.1g（研）。

按："急虚身中"，指突然失控，或从高空坠下，或失足扑跌，导致五脏闭绝，脉道不通，牙关紧闭，气绝无声，而内脏无伤，无骨折，可用此方急救。

24. 脾湿，急食苦以燥之。

证配黄芩汤：黄芩 9g，炙甘草 6g，芍药 6g，大枣 12 枚。

按：脾湿重，用黄芩汤；寒湿热重，用黄连汤。

25. 肺气上逆（咳嗽短气），急食苦以泄之。

证配葶苈大枣泻肺汤：葶苈子 15g，大枣 12 枚。

按：葶苈，泻水平咳喘，治实证有捷效。《神农本草经》记载：葶苈，味辛，苦寒，泻肺平喘咳。

26. 肾燥，急食辛以润之，开腠理，致津液通气也。

证配苓桂五味姜辛汤：茯苓15g，桂枝9g，五味子9g，干姜6g，细辛3g。

按：肺为水之上源，辛性药物生津润肺，则肺气下流，水液从肾排出，肺肾通气，水液代谢正常。辛以润肾燥，实为润肺使上源流清。

27. 肝急，急食甘以缓之。

证配甘麦大枣汤：浮小麦60g，甘草10g，大枣12枚。

按语：若肝急，筋脉瘛疭，则用芍药甘草汤。

28. 心缓急，急食酸以收之。

证配生脉散：人参10g，麦冬15g，五味子15g。

按：生脉散可使心肌劳损恢复。

29. 脾欲缓，急食甘以缓之。

证配小建中汤：桂枝10g，白芍20g，生姜10g，甘草6g，大枣12枚，饴糖30g。

按：小建中汤中，饴糖为君药，缺之功减大半，操经方者不可不知。饴，源于春秋，《诗经》有载，发明者中华民族，乃治脾胃之圣药，专治脾胃虚寒导致之胃痉挛疼痛，故"脾欲缓"，疼痛才可缓解。

30. 肝欲散，急食辛以散之。

证配四逆散：柴胡12g，白芍20g，枳实10g，甘草6g。

按：肝喜调达，最忌郁结。辛主散结，四逆散为少阳之药，主达六经之枢纽，故为舒肝解郁之佳方。

31. 肺欲收，急食酸以收之，辛以泻（散）之。

证配苓桂五味姜辛汤：茯苓15g，桂枝9g，五味子12g，干姜6g，细辛3g。

按：仲景在治咳喘方药中，遵循《素问》旨意，方中不离五味子、细辛、干姜。如小青龙汤，在方药加减中提示"咳加五味子、干姜"，彰显酸收辛散法则。

32. 肾欲坚，急食苦以坚之。

证配知柏地黄丸。

按：肾为水脏，主藏精，主津液，喜苦，苦能生水；恶燥，燥则伤阴津。"坚之"则肾气得固，受五脏六腑之精而藏之。

33. 肝病者，两胁下痛引少腹，令人善怒。

证配大柴胡汤：柴胡12g，黄芩9g，芍药9g，半夏9g，枳实12g，大黄6g，大枣12枚，生姜15g。

按："胁下满痛，此为实也，当下之。"病在肝，肝实气滞，善怒而胁痛腹满，治时不忘疏泄肝气。

34. 心痛者，胃中痛，胁支满，胁下痛膺。

证配枳实薤白桂枝汤：枳实12g，厚朴12g，薤白10g，桂枝10g，栝蒌30g。

按：胸痹，病位在上，但胁下有气逆而上达心窝，心胃同称但有别。

35. 肺病，喘咳逆气，肩背痛。

证配越婢加半夏汤：麻黄10g，生石膏30g，生姜9g，大枣15枚，甘草6g，半夏12g。

按：喘咳有热，用越婢加半夏；喘咳寒者，用小青龙汤；胃热者，面热如醉，此为胃热上冲，可用大黄甘草汤。

36. 善病甚，则弃衣而去，登高而歌，或至不食数日，踰垣上屋。

证配防己地黄汤：生地黄40~60g，防己9g，防风12g，桂枝9g，甘草6g。

按：防己地黄汤乃治狂第一方，被誉为"不治狂而狂自止，不安神而神自安"，笔者于此大为受益，非一言能尽。

37. 肝热病者，小便先黄，腹痛，多卧，身热。

证配茵陈蒿汤：茵陈18g，栀子12g，大黄6g；若身黄，有热，小便不利，自汗出，用茵陈五苓散。

按：黄疸有寒有热，寒性黄疸多由过服苦寒之品而来。我曾用当归四逆汤治肝怕寒，暖之则舒，服药10剂痊愈。

38. 心热者，先不乐（心烦），数日仍热。

证配黄连阿胶汤：黄连12g，黄芩6g，芍药6g，鸡子黄2枚，阿胶9g。

按：黄连阿胶汤，又称朱雀汤，用以泻心火而养阴，比导赤散功效佳。

39. 脾热者，先头重，颊痛，心烦，颜青，欲呕，身热。

证配竹叶石膏汤：竹叶10g，生石膏30g，半夏10g，麦冬10g，人参6g，甘草6g，粳米一大撮。

按：脾病，多由饮食劳倦所伤。脾失健运，水湿不化，脾胃热，当清热养阴。

40. 肺热者，先淅然厥起毫毛，恶风寒，舌上黄，身热者。

证配白虎加人参汤：知母10g，生石膏30g，人参6g，甘草6g，粳米一撮。

按：蒲老认为："此方是辛凉重剂，但清凉甘润，凉而不凝，清而能达（肺胃），作用虽宏，仍不失轻清，举气分之邪热出于外。"

41. 肾热者，先腰痛胻酸，苦渴数饮，身热。

证配猪苓汤：猪苓15g，阿胶珠9g，滑石10g，泽泻6g，茯苓15g。

按：肾热一证，多呈现阴虚之症，故当滋阴清热。成药有知柏地黄丸，汤药用猪苓汤。肾以阴虚有热为多见，若郁热在肾当用麻黄连翘赤小豆汤。我曾单用一味野生地汁，治愈1例肾阴虚齿衄牙齿脱落12年不孕者，用生地汁7日，患者经来怀孕。

42. 心热者，颜（面）先赤。

证配导赤散：生地15g，通草5g，竹叶10g，甘草6g。

按：心热，即心热火旺，阳气会于面故面赤，我常用牛黄清心丸调理。

43. 不得卧，卧则喘，是水气之客也。

证配射干麻黄汤：射干12g，麻黄6g，生姜12g，细辛3g，紫菀6g，冬花6g，五味子

10g，大枣 7 枚，半夏 9g。

按：肺水者，其身肿，犯肺则咳喘。麻黄、射干开肺郁痰结，生姜、细辛散寒行水，半夏、紫菀、冬花止咳化痰，温肺行水利尿，五味子、生姜一收一散，以收镇咳之效。

44. 人有身寒，汤火不能热，厚衣不能暖，不冻栗，名曰骨痹。

证用方：（西汉元年）"伤寒四物汤"附子 10g（先煎 1 小时），细辛 6g，桂枝 10g，白术 15g。或用茯苓四逆汤：人参 10g，附子 5g，茯苓 12g，甘草 6g。

按：仲景所说"寒在骨髓"，肾主骨生髓，肾不生则髓不能满，故寒甚至骨也。用四逆汤回阳温肾祛骨寒。茯苓四逆汤中的茯苓利水通阳，即叶天士所说"通阳不在温，而在利小便"之意。

45. 胃不和者，卧不安。

证配小建中汤：桂枝 10g，白芍 20g，生姜 10g，甘草 10g，大枣 12 枚，饴糖 30g。

按：胃不和，一则因饮食倍增，腹满不安，一则因脾胃虚寒，食不化，泛酸，胃中嘈杂，影响睡眠。小儿饮食过多，常辗转反侧，难以入睡；年老脾胃虚弱者，多食，胃不和，难以入睡；我是饿了也不能入睡，加完餐则安睡。

46. 胆移热于脑，则辛頞（酸痛）鼻渊，浊涕不止。

证配蒲老验方：苍耳子 9g，白芷 6g，细辛 2g，川芎 3g，藁本 6g，桔梗 3g，黄芩 3g，连翘 3g，藿香 9g。

47. 五脏六腑皆令人咳——膀胱咳，咳则遗尿。

证配小青龙汤：麻黄 5g，桂枝 9g，白芍 9g，细辛 3g，半夏 9g，五味子 12g，干姜 9g，甘草 6g。

按：我之验案多矣。1 例病患咳了 4 年，服小青龙 9 副而愈，至今 3 年不犯。

48. 肺咳之状，咳而喘息有音，甚则唾血。

证配甘草干姜汤：甘草 12g，炮姜 6g。

按：肺咳为寒饮，咽喉辘辘有声，久病则唾血。炮姜色黑，故能止血。

49. 心咳之状，咳则心痛，喉中响如梗状，甚则咽肿喉痹。

证配栝蒌薤白酒汤加法半夏桂枝：栝蒌 30g，薤白 9g，法半夏 9g，桂枝 9g，白酒八钱；咽痛加桔梗 10g，甘草 10g。

按：素有冠心病，即胸痹，喘息咳唾，咳则胸背痛，喜用手抚心前区，慢慢咳嗽。

50. 脾咳之状，咳而右胁下痛，阴引肩背，甚则不可以动，动则咳剧。

证配苓桂术甘汤：茯苓 12g，桂枝 9g，白术 9g，甘草 6g；或人参汤：人参 9g，甘草 9g，干姜 9g，白术 9g。

按：脾咳，常伴有下肢浮肿、纳食不香、乏力神疲等症状。

51. 肾咳之状，咳则腰背相引而痛，甚则咳涎。

证配西汉出土"伤寒方"：人参 9g，紫菀 9g，菖蒲 6g，细辛 3g，干姜 9g，川椒 9g，附子 5g。

按：肾咳多见于老年人，久咳不愈，年老体衰，腰背痛，扶杖而行，蹒跚欲跌。多见肺脾肾阳虚。仲景从此方中化裁出大建中汤、四逆汤、小青龙汤、乌梅丸等。

52. 小肠咳状，咳而失气，气与咳俱失。

证配人参健脾丸。

按：矢气，俗称放屁，常为脾虚饮食不化，或气滞不行，借咳时腹压卒然加大，气从魄门而出。

53. 胆咳之状，咳呕胆汁。

证配小柴胡汤：柴胡12g，党参15g，黄芩9g，法半夏9g，甘草6g，生姜15g，大枣10枚。

按：胆咳，常伴有呕而发热，胃气上逆，吐出胆汁；若为上热下寒则用乌梅汤。

54. 大肠咳状，咳而遗失（大便）。

证配桂苓五味甘草汤加赤石脂、干姜（桃花汤）。

按：大肠咳，多见于年老多病或小儿，或久病泄泻，魄门不固，当温化痰饮，涩固大肠。

55. 有病心腹满，旦食不能暮食，此为鼓胀。

证配鸡矢醴。

按：古之鼓胀，即今之肝硬化腹水。我在湖南系统观察了血吸虫病肝硬化腹水，一般分为3型，脾湿肿满型易治，肝胀络郁型、肾虚气结型治好者少见。鸡矢醴，我也用过，但"一剂知、二剂已"之效未曾见到。

56. 病有少腹盛，上下左右皆有根，是裹大脓血。居肠外，名伏梁，难治；胃脘内痈，易治。

证配方：冷脓肿，用薏苡附子败酱散加皂刺、穿山甲；若是胃脘内痈，则用大黄牡丹汤。

按：腹腔内冷脓肿，多见于阑尾脓肿、肺脓肿、肠脓肿、肝脓肿。我曾用四妙勇安汤治冷脓肿，收效不错。

57. 有病膺（胸大肌）肿，颈痛，胸满，腹胀，名曰厥逆。

证配通脉四逆汤：甘草6g，干姜9g，附子5g，猪胆汁半合（用童便代之）；或用四逆加人参汤。

58. 病热而有所痛，病在头与腹，乃瞋胀而痛也。

证配方：病热而头痛者，大黄附子细辛汤；病寒而头痛者，用麻黄附子细辛汤。

59. 夫热中消中者，皆富贵人也。不可服膏粱（鸡鸭鱼肉），是不合（富贵人）其心；禁芳草（泽兰）石药（石膏），是病不愈。

证配肾气丸、文蛤散。

按：热中、消中是消渴病，富贵人不喜欢节制饮食，用石膏清其热，病也治不好。说明古人已经发现重度糖尿病无法治疗。

60. 寒气客于脉外则脉寒，脉寒则缩蜷，缩蜷则脉绌，急则外引小络，卒然而痛，得炅则痛立止。

证配当归四逆汤：当归9g，通草5g，细辛3g，桂枝9g，白芍9g，甘草6g，生姜9g，大枣10枚。

按：若引牵睾丸而痛者，当用大黄附子细辛汤。

61. 寒气客于肠胃之间故痛，按之则血气散，按之痛止。

证配以大建中汤：党参15g，川椒10g，干姜10g，饴糖30g。

按：寒客偏于胃，用小建中汤。寒客于肠，则用大建中汤；若肠寒泄泻，加赤石脂15g，合桃花汤之意。

62. 寒气客于侠背之脉，则深按之不能及，项背强直（而不能左右顾，背腰强直如铁铸，站立后行走无妨如赶尸）。

证配葛根汤：麻黄5g，葛根30g，桂枝10g，白芍10g，生姜10g，甘草10g，大枣12枚。

按：笔者在蓟县党羽"开门办学"时，一农民中午睡在石板上，睡醒后，颈腰寒，强直不能弯曲，一年多治不好。我予葛根汤3副而病去大半，焦树德老师竖着大拇指说："仲景真伟大!"

按：寒气客于背俞，热气至则痛止。多见于夜卧着冷，衣少风寒吹着背俞，卧热炕则缓解。轻者，姜糖水亦可缓解。

63. 寒气客于厥阴之脉，厥阴之脉络阴器系于肝，肝寒则胁肋与少腹相引痛矣。

证配赤丸方（改汤）：茯苓12g，附子5g，半夏12g，细辛3g。

按：此条世称缩阴证，房事后阴器受寒而致，当归四逆汤、麻黄附子细辛汤均可选用。

64. 寒气客于肠胃，厥逆（胃怕冷，手指凉），故痛而呕。

证配方：大半夏汤，法半夏10g，人参12g，白蜜20g；或用半夏泻心汤去黄连：人参9g，干姜9g，半夏9g，大枣12枚，甘草9g。

按：临床多见于脾虚寒，脾虚阳不暖四肢，饮食凉则不能下咽。

65. 寒气客于小肠，小肠不得成聚，故后泄腹痛。

证配黄芩加半夏生姜汤：黄芩9g，甘草6g，芍药6g，半夏9g，生姜9g，大枣12枚。

按：恩师宋孝志治一老妇，日泄20余次，饮凉则泄剧，用生姜泻心汤而愈。

66. 热气留于小肠，肠中痛，瘅热焦竭，则坚干不得出（闭），故痛而闭不通矣。

证配厚朴三物汤：厚朴24g，大黄12g，枳实15g。

按：本病之证是"痛而闭"，大便因热气留于大小肠，腹部胀满疼痛，大便秘，闭结。以大黄清热，厚朴、枳实行气消胀满。

67. 寒则腠理闭，气不行故气收矣。

证配桂枝加附子汤。

按：寒着于身，卫气沉而收敛而不散，腠理密闭，经气不行，营卫不行。

68. 炅（热）则腠理开，营卫通，汗大泄。

证配白虎加人参汤。

按：暑热，大汗出，用人参补气，白虎清热止汗，热去则汗止。

69. 惊则气无所倚，神无所归，虑无所充，故气乱矣。

证配桂枝甘草龙骨牡蛎汤：桂枝9g，甘草6g，龙骨15g，牡蛎15g。

按：笔者在汨罗血防试点组，治一因惊吓而狂的姑娘，3次电疗不愈，姑娘在家门窗紧闭不出，怕麻雀叫，怕猫狗叫。不想治疗。服桂枝甘草龙骨牡蛎汤，5剂而愈大半，再5剂病痊愈。

70. 举重伤腰，腰痛不以仰，仰则恐仆，恶血归之。

证配复元活血汤：柴胡15g，天花粉9g，穿山甲10g，甘草6g，红花6g，桃仁15g，大黄6g。

按：举重伤腰，轻则腰肌劳伤，重则椎间盘滑脱或突出。

71. 此下则因阴，必下脓血，则迫胃脘生鬲，使胃脘内痛。

证配方："时时发热"，用大黄牡丹汤；"身无热"，用薏苡附子败酱方。

按：治胃脓肿、阑尾脓肿，还可用排脓散和排脓汤。我常用薏苡附子败酱散合排脓散治阑尾脓肿。

按：体内脓肿，主要分阴阳之治。

72. 解脉令人腰痛，痛引肩，目䀮䀮然，时遗溲。

证配甘草干姜汤加金樱子桑螵蛸：炮姜6g，甘草12g，金樱子30g，桑螵蛸9g。

按：上虚不能制下，必遗尿，肺为水之上源也。

73. 病热，三阳之动，阳入于阴，故病在头与腹，乃䐜胀而头痛也。

证配犀角地黄汤：犀角粉3g（冲），生地24g，芍药9g，牡丹6g。

按：此方治外感热病，热入营血，神志不清，腹胀而头痛。

74. 漏风之状，或多汗，常不可单衣（怕风），食则汗出，甚则喘息，恶风，衣常（湿），口干，善渴，不劳身（不欲自劳）。

证配候氏黑散（填窍熄风）：菊花15g，白术12g，细辛5g，茯苓9g，牡蛎9g，桔梗12g，防风15g，人参3g，矾石3g，黄芩10g，当归9g，干姜9g，川芎9g，桂枝9g。酒服方寸匕，日1服。

按：自汗不止，《素问·风论篇》将其归属于风；《灵枢·营卫生会》篇则责之于"外伤于风，内开腠理，毛蒸理泄""卫气不循其道，见开而出"；仲景在《伤寒论》20条中说："太阳病，发汗，遂漏（汗）不止，其人恶风，小便难，四肢微急，难以屈伸，桂枝加附子汤主之。"本病颇为难治。前人用玉屏风散，旨在固卫止汗，临床都可参考。

75. 心瘅者（瘅者，热也），脉不通，烦则心下鼓暴，上气而喘（气短状），嗌善噫（呃逆），厥气上则恐。

证配桂枝甘草汤合生脉散：桂枝12g，甘草9g，党参30g，麦冬10g，五味子12g。

按：心瘅，常见于病毒犯心之心肌炎。若心动悸，加紫石英20g以镇之，加生龙牡各15g以安神。心瘅即《难经》所说之"损其心"。

76. 肺瘴者，烦满，喘而呕。

证配麻杏石甘汤加栀子豆豉：麻黄 5g，杏仁 9g，薏米 15g，甘草 6g，栀子 12g，豆豉 6g。

按：肺瘴，临床最为多见。外感风寒，风寒去后，湿邪黏着不去，常常诱发痰饮。故治风寒感冒，不能忘加利湿药，不然咳嗽会接踵而来，这是我的一点小小体会。大家都知"风寒湿杂至，合而为痹也"，忘却在辛温解表中少加利湿，仲景则补之，以桂枝去桂加茯苓白术汤以补救。因桂枝汤中祛寒有姜，所以去桂，加苓术利湿之品。风寒解，湿去，不让痰饮滋生。

77. 肝瘴者，夜卧则惊，多饮，数小便，上为引如怀。

证配旋覆花汤合吴茱萸汤。

按：肝瘴，多于厥阴经脉犯病，即仲景所说"胁下偏痛，发热，其脉紧弦，此寒也"。亦治若风犯于肝，则肝风为病，心烦多动，小儿则见挤眉弄眼，不自主摇头多动。我常用小柴胡汤加防风、薏米。

78. 肾瘴者，善胀，尻（尾骨）以代踵，脊以代头。

证配方：肾阴虚用地黄饮子，或清宫再造丸。

按：此病多起于增生性脊髓炎，椎间盘突出失治，导致腰不能举，弯之则舒，久之，"尻以代踵，脊以代头"。湖南一亲戚，十多年如一日，头发扫地，身体最高处为脊背，呈 180°弯曲，需手扶小板凳走路。死前询问其儿媳，不火葬怎么放入棺材？儿媳说，咽气后给她洗澡换衣，周身不硬，果然很平稳放入棺材。

79. 脾瘴者，四肢懈惰，发咳，呕汁，上为大寒。

证配大建中汤合小半夏汤：党参 15g，川椒 10g，干姜 10g，饴糖 30g，法半夏 10g，生姜 15g。

按：脾主四肢肌肉，脾受风寒，气血不充，故四肢倦怠无力；胃寒，气上逆，则呕苦水。此为大寒，当益气温中降逆为治。

80. 肠瘴者，数饮而出不得（小便），中气喘，喘急（气短），时发飧泄。

证配五苓散加诃子 10g。

按：风寒湿犯肠，小便不利，还飧泄，当健脾利水。

81. 病者寒气多也，有寒故痛也。

证配方：寒在四肢，用当归四逆汤；寒在头，用麻黄附子细辛汤；寒在肝，用吴茱萸汤。

按：寒主凝，阳衰，气血凝而不通，故痛甚。病寒气多，当温经散寒，仲景拟方甚多，《伤寒论》中伤于寒辨证论治方药甚多，大有选择余地。

82. 其不痛不仁者，病久深，营卫之行涩经络，时疎故不痛，皮肤不营为不仁。

证配黄芪桂枝五物汤：黄芪 30g，芍药 9g，桂枝 9g，生姜 18g，大枣 12 枚。

按：仲景把"不痛不仁"归为血痹，阴阳俱微。1975 年冬我接诊一个上肢麻木不仁的工人，两手麻木，一年不愈。自己听老人说"痛轻，麻重，木难医"，称"我这个手一开始由麻转木，怕不治而残，特来求医"。我予黄芪桂枝五物汤将其治愈。他说的流传民间的"痛轻，麻重，木难医"一语，虽七个字，但它是辨证的精华，烙印在我脑海里，没齿难忘。

83. 其寒者，阳气少，阴气多，与病相益（阴阳相平衡后，阴盛于阳），故寒也。

证治当以温经散寒为治则。

84. （其痹为热痹）其热者，阳气多，阴气少，病气胜，阳遭阴（损阴），故为痹热。

证配方：用笔者有效经验方"痹症三两三"，金银藤 30g，益母草 30g，透骨草 30g，知母 15g，白芍 15g；或用仲景桂枝芍药知母汤。

按：热痹，恩师宋孝志先生用白虎汤加桂枝人参：人参 10g，生石膏 30g，知母 15g，粳米一小撮，桂枝 6g，生甘草 6g。

85. 其多汗而濡（湿）者，此为逢湿甚也。阳气少，阴气盛，两气相感，故汗出而濡。

证配桂枝去桂加茯苓白术汤：芍药 15g，甘草 6g，生姜 10g，白术 15g，茯苓 30g。

按：表里为湿所困，湿属阴属寒，故去温阳的桂枝，仲景用"通阳不在温，而在利小便"的方法，阴去阳自盛。《伤寒论》中的真武汤也以茯苓为君药，利小便通阳，调解阴阳。

86. 肺热叶焦，则皮毛虚弱急薄，著则生痿躄也。

证配养阴清肺汤（《重楼玉钥》）：生地 15g，麦冬 9g，白芍 9g，百合 15g，玄参 9g，甘草 6g，丹皮 9g，薄荷 5g。

按：肺痿之治独取阳明，是因肺热在上焦，因咳导致肺叶不张，名曰肺痿。养阴清肺汤甘寒养阴，用治肺痿（肺不张）效果满意。

87. 心气热则下脉厥而上，上则下脉虚，虚则生脉痿，枢折挈胫纵而不任地也。

证配续命汤：甘草，桂枝，当归，人参，石膏，干姜，麻黄，川芎，杏仁。

按：心主身之血脉，心为火脏，热极则心火盛，则津血耗伤。心痿多发于小儿，热退则下肢痿废，手足不遂（小儿下肢麻痹）。目前针对病毒尚无良法，用续命汤可消灭侵入髓中之病毒。

88. 肝气热则胆泄口苦，筋膜干则筋急而挛，发为筋痿。

证配六味地黄汤加味。

按：肝痿者，筋痿也，法当清热补血养肝。

按：肝热而阴血不足，筋膜干粘所致者，可先用芍药甘草汤加薏苡仁，先解痉挛痿疾。

89. 脾气热则胃干而渴，肌肉不仁，发为肉痿。

证配竹叶石膏汤：竹叶 9g，石膏 30g，半夏 9g，麦冬 9g，人参 9g，甘草 6g，粳米一小撮。

按：脾主肌肉，脾热则营气不足，呈现肌肉萎缩。竹叶止渴，石膏清胃热，麦冬养胃中津液。

90. 肾痿，肾气热则腰脊不举，骨空而髓减。

证配牛膝丸（《医宗必读》）：牛膝，萆薢，杜仲，白蒺藜，防风，菟丝子，肉苁蓉，官桂。

按：肾痿者，骨痿也。邪热伤肾，阴精耗损，腰脊酸软，不能伸举，下肢痿弱，不能起床活动，甚则牙龈枯萎，牙齿脱落；妇人则齿龋不断，代经上行，地道不通，不孕。我用鲜生地取汁治愈1例。又，肾萎缩，当归于高热后肾受损。

91. 思虑无穷，所愿不得，意淫于外，入房太甚，宗筋弛纵，发为筋痿，及为白淫。

证配方：天雄散加淫羊藿仙茅：附子5g，白术15g，桂枝9g，龙骨12g，淫羊藿30g，仙茅15g；或八味肾气丸。

按：筋痿者，男子阳痿也。男子梦遗，女子梦交，久则出现阴痿或阳痿。用桂枝加龙骨牡蛎汤，或小建中汤、天雄散都可选用。女性羞，不言阴痿，女不言，男不究，一般不治，常不了了之。

92. 悲哀太甚则胞络绝，络绝则阳气内动，发则心下崩，数溲血也。

证配泻心汤加生地：大黄6g，黄连3g，黄芩3g，生地30g。

按：肺主悲，悲哀太过则伤肺，肺伤则劳生，阳气内动则出现尿频和溲血，崩止后当服丹栀逍遥丸调理。

93. 有怒狂者，此病生于阳也，阳气因暴折而难决，故善怒，名阳厥。

证配调胃承气汤加生铁落：大黄10g，甘草6g，芒硝30g，生铁落30g。

按：生铁落治狂，肇始于战国，从《素问》流传至今。清代医家有生铁落饮，以生铁落为君，胆南星、陈皮为臣，石菖蒲、远志、连翘、茯苓、茯神、玄参、钩藤、丹参、朱砂三分，治痰火上扰之怒狂。生铁落，下气也下血，建瓴汤中以生铁落为引。

94. 酒风病，身热懈惰，汗出如雨，恶风，少气。

证配泽泻白术汤加姜黄：泽泻30g，白术30g，鹿衔草15g，姜黄15g。

按：近几年，请客风盛，患酒风的很多。《灵枢》曰："酒者，水谷之精，熟谷之液也，其气慓悍，其入于胃中则胃胀，气上逆满于胸中，肝浮胆横……"。白酒、黄酒、葡萄酒，多饮都会患酒风病。只要饮酒过多，再见上述一证，便可用泽泻白术汤治之。

95. 有病口甘者，此五气之溢也，名曰脾瘅。热气盛，其气上溢，转为消渴。

证配泽兰汤加姜黄、莪术、郁金：泽兰，佩兰，姜黄，莪术，郁金。

按：此为笔者经验方，病人称其为"二姐妹三兄弟汤"。瘅为热邪，口甘，吃苦瓜口都为口甜，用我的经验方，除陈气，消脂膏油，口甘渐渐缓解。

96. 人有重身（怀妊）而瘖（不能语）为何？胞络脉绝（不通）。因胞络者，系于肾少之脉，贯肾系舌，故不能言。

证配大黄附子细辛汤。

按：此病多发于寒包（火）热。热病，服寒药过多，或感受风寒不愈，又感受风寒，咽红肿疼痛，又不能言语，不能自愈。上海名医范文虎先生对此有专论，论述了咽痛有寒有热，还有寒包火。肾之络系喉，用治肾药治咽喉病，名正言顺。

97. 有病口苦，病名胆瘅。

证配栀子大黄汤：栀子15g，大黄10g，枳实15g，豆豉10g。

按：瘅者，热也。口苦多为饮酒过多，实热积于胆，胆汁上溢，故口苦。大黄、栀子苦寒泄肝胆之热，枳实散滞，豆豉升散，使热外出。

98. 此人者数谋虑不决，故胆虚气上溢而口为之苦。

证配温胆汤：半夏9g，竹茹9g，枳实10g，茯苓15g，生姜9g，甘草6g。

按：说明口苦有热、有虚，此为胆虚，痰热上扰。

99. 太阴脉细，细如发（沉细欲绝之象），此（阳）不足也，曰厥，寒厥（难治）。

证配当归四逆汤：当归9g，通草5g，细辛3g，桂枝9g，白芍9g，生姜9g，甘草9g，大枣十二枚；寒厥，四肢及全身厥冷，则用人参四逆汤。

100. 有癃者，一日数十溲，此不足也；身热如炭，颈膺如格，人迎躁盛，喘息气逆，此（邪）有余也。

证配方：先用人参白虎汤，热去再用猪苓汤滋阴利尿。

按：高热伤阴，癃闭失控；热退后，滋阴利尿，尿即正常启关。

101. 人有病头痛，以数岁不已，此安得之？当有所犯大寒，内至骨髓，脑逆，故令头痛，齿亦痛。

证配方：内服首推张泽生先生方。白芷18g，僵蚕18g，生川草乌各3g，制川草乌各3g，甘草6g。上药共研极细末，每服3g，每日3次，清茶调服。药后，除自觉口唇稍有麻木外，无其他不适。

外用蒲辅周老先生"三生祛痛方"：生乌头（草乌亦可），生南星，生白附子，等分，共研细末。每用30g，以葱白连须7茎，生姜15g，切碎，捣如泥，入药末和匀，用软布包好蒸熟，包在痛处，其效颇速，痛可缓解。偏风头痛，屡发已三十年余，痛不可思，拟此方屡用获效。

按：《素问》曰"寒气入经而稽迟，涩而不行"，外犯大寒，内至骨髓，非大毒大热之品不能破骨入髓祛邪外出。恩师宋孝志先生常用麻黄附子细辛汤，我则常用当归四逆汤加吴茱萸生姜或真武汤。

102. 饮食自倍，脾胃乃伤。

证配方：理中汤。

若饮食自倍，不出半天，痞满欲呕，可用瓜蒂散，从上而越；若食后1天，宿食在中脘，可用调胃承气汤。若宿食3日不解，心下满痛腹胀者，可用大柴胡汤或大承气汤把宿食推荡出去。

按：临床上病人主诉，只是说"好吃，吃多啦"，让大夫开点药消消食；或者说小儿"吃多啦"，几天不想东西，这些都可用大黄甘草汤调之。

大黄甘草汤主证为"食入即吐"，原文并未指明证之虚实，我认为其证有虚，有实，有半虚半实，关键要掌握二药的分量。实者，大黄6~10g，甘草3~6g；虚者，甘草10g，大黄5g；半虚半实者，大黄3g，甘草3g。我治小儿停食或不想吃饭，就用大黄、甘草，使胃肠蠕动，化食，胃口自开。

103. 肉痿者得之于湿。有渐于湿，以水为事，若有所留，居处极湿，肌肉濡渍，痹而不仁，发为肉痿。

证配防己黄芪汤：防己10g，黄芪30g，白术10g，甘草6g，生姜9g，大枣2枚。

按：肉痿，多见于煤矿井下的矿工、渔民和长期居住潮湿之地之人，治以健脾利水或益气健脾利水，湿肿即可治愈。

104. 有所远行劳伤，逢大热而渴，渴（过量）则伤阳气，内伐则热合于肾，水不胜火则骨枯而髓虚，故足不任（麻木不仁），发为骨痿。

证配方：肾主骨，故骨痿以补肾为主，配肾气丸。

按：人体痿证部位很多，痿证都难治，精心辨证，可获疗效。本条经文所言"远行……逢大热"，暴饮冷水过多，伤及骨而痿的可能性不大，若是感染病毒还有可能。有报道，有人暑热下河游泳，病毒侵入脊髓，出现痹病，甚则呼吸吞咽困难。要想活命，用小续命汤，治病"在髓者"（《素问·刺要论篇》）。

105. 此人必数醉，若饱以入房，酒气与谷气相薄，热盛于中，故热偏于身，内热而溺者也；胃不和则精气竭，不营四肢也；肾气有衰，阳气独胜，故手足热。

证配六味地黄汤合猪苓汤（清热养阴利尿，原方顺序稍加变动）。

按：内热伤津，下注膀胱，造成溺赤，手足热，都是阴虚病证，可用我的经验方"镇衄汤"，养阴清热，又能止血。

106. 人生而有病巅疾，病名为胎病，此得之在母腹中时有所大惊，气上而不下，精气并居，故令子发巅疾。

证配方：热巅，配仲景风引汤；痰巅，配礞石滚痰丸；血瘀巅，配下瘀血汤；寒巅，配吴茱萸汤。

按：《素问》中的巅疾非单指癫痫，是泛指头部病证，也包括癫痫在内，如头风、头痛、头昏、头眩、头疮之类，都统称巅疾。《素问·著至教论篇》载"并至如风雨，上为巅疾"；《素问·阴阳别论篇》载"骂詈妄行，巅疾为狂"；《素问·奇病论篇》言"人生而有病巅疾者……病名为胎病"。小儿体温调节中枢不健全，外感体温38℃左右就四肢抽搐。

107. 有病庞然如有水状，身无痛者，形不瘦，不能食，食少，其脉大而紧，病在肾，为肾风。肾风而不能食，善惊已，心气痿者死。

证配麻黄连翘赤小豆汤：麻黄5g，连翘15g，赤小豆30g，桑白皮15g，杏仁9g，甘草6g，大枣12枚，生姜9g；或配以越婢汤。

按：用越婢汤，有效与否的关键在于麻黄的用量，重用麻黄才利尿消肿。

108. 所谓食则呕者，物盛满而上溢，故呕也（多为食入即呕）。

证配大黄甘草汤，清除宿食，推陈致新，使胃海空虚。

按：反胃呕吐，仲景用大半夏汤。

109. 所谓呕吐上逆喘者，阴气在下，阳气在上，诸阳气浮无所依，故呕咳上气喘也。

证配茯苓甘草去桂加姜辛夏汤：茯苓12g，甘草6g，细辛3g，干姜6g，五味子9g，半夏9g。

按：本证支饮在心下，阳气必被阻遏，这是寒饮互结呕而咳的病证。

110. 所谓色色（部之误）不能久立，久坐，起则目䀮䀮无所见者，万物阴阳不定，（气）未有主也。

证配黄芪桂枝五物汤加服补中益气丸。

按：此病若发于秋天，"秋气始至，微霜始下，而方杀万物，阴阳内夺，故目䀮䀮无所见""肝气当治而未得"，不独秋天，一年四季都可见本病，以虚补之法治即可。

111. 病在少腹，痛，不得大小便，名曰疝（不通），得之于寒（即寒疝）。

证配方：大黄附子细辛汤，大黄9g，附子5g，细辛6g；亦可用大建中汤。

按：仲景治疝，有"痛而闭者"。闭，即大小便不通，可用厚朴三物汤；大便通，小便自通，不可滥加利尿之品。

112. 病在筋，筋挛节（肢节）痛，不可以行，名曰筋痹，病起筋（寒），筋炅（热）已止。

证配方：芍药甘草汤。

按：伤寒病"脚挛急"，筋伤则痉挛，反恶寒，阳虚者，芍药甘草汤加附子。

注意：用芍药甘草汤，芍药用量最少30g～60g，少则疗效差；甘草不要太多，6～9g，多则疗效迟缓，所以然者何？甘则缓之。本方若加薏苡仁（15～20g），或鸡矢白（3～6g），效果更佳。反恶寒，阳虚者，用芍药甘草汤加附子。

113. 病在肌肤，肌肤尽痛，名曰肌痹，伤于寒湿。

证配桂枝加黄芪葛根汤。

按：《素问·刺节论篇》云："病在肌肤，肌肤尽痛，名曰肌痹"，除肌肉尽痛外，还有怕寒湿、四肢痿弱、皮肤麻木等。相当于皮肌炎。肌，又称肉，也叫肉痹。

114. 病在骨（病在腰膝），骨重不可举，骨髓酸痛，寒气至（冬春寒天），名曰骨痹。

证配桂枝芍药知母汤：桂枝12g，芍药9g，知母12g，麻黄6g，生姜15g，白术15g，甘草6g，防风12g，附子5g。

按：骨痹，是以骨节症状为主的痹证，由风寒湿乘虚侵袭骨关节所致，包括受寒胫骨冷痛。

115. 邪之始入于皮，泝然起毫毛，开腠理。

证配方：轻则姜糖水，重则桂枝汤。

按：仲景依邪之传入路线，设六经辨证论治。邪入皮即治，则可得微汗而解。等到恶寒发热，腠理开，则邪入已深，姜糖水则望尘莫及。所以说"皮者有分部，不舆（治）而生大病也"。

116. 帝捧手逡巡而却曰：夫子之开余道也，目未见其处，耳未闻其数，而目以明，耳以聪矣。岐伯曰：此所谓圣人易语，良马易御也。帝曰：余非圣人之易语也，世言真

数开人意,今余所访问者,真数发蒙解惑,未足以论也。(《素问·气穴论篇》)

帝曰:愿闻天地之至数合于人形(载九履一),血气通,决死生,为之奈何?岐伯曰:天地之至(真)数,始于一,终于九焉……以决死生,以处百病,以调虚实而除邪疾。(《素问·三部九候论篇》)

证配方:这是用《易经》理论治病的理论依据。用《易经》疗疾病,临床上我常用,已体会到"真数开人意"之理。

坐车眩晕:默读700·800;小儿发烧:默读380·60;大便难:默读810·60;小腿抽筋:默读430·700;化解肿瘤:默读720·600;下肢扭伤:默读40·70。

用《易经》真数来治病,除心脏、眼睛、大脑外,疗效都还可以,是高尚的简便廉。

117. 背与心相控而痛(胸痹证)。

证配乌头赤石脂丸(蜜丸):附子5g,川椒6g,制乌头0.3g,干姜9g,赤石脂12g。

按:心绞痛,背心相应,常10分钟左右发1次,如针刺,背部心俞周围疼,我常用蜈蚣1条,全蝎3g,研粉冲,止痛效果胜过失笑散。

118. 积寒留舍,荣卫不居,卷肉缩(寒主收引),筋、肋、肘不得伸,内为骨痹,外为不仁。

证配桂枝去芍加麻黄附子细辛汤。

按:寒气在气分。仲景曰:"阳气不通即身冷,阴气不通为骨疼;阳前通则恶寒(怕冷),阴前通则痹不仁。阴阳相得,其气乃行;大气一转,其气乃散。"

119. 风从外入,令人振寒(恶寒),汗出,头痛,身重,恶寒(甚则发热)。

证配桂枝汤,可加刺风府提高疗效。

按:此为典型桂枝汤证。

120. 大风,头项痛,刺风府在上椎。

证配葛根汤,加刺大椎穴。

按:此为寒客太阳经俞,当用葛根汤。

121. 此生病从少腹上冲心而痛,不得前后,为冲疝。

证配仲景奔豚汤:当归6g,川芎6g,甘草6g,黄芩6g,葛根15g,芍药6g,生姜12g,桑皮15g。

按:我曾医治某患者奔豚发作,卧则大床摇晃,别人无法入睡。我常用桂枝加桂汤,疗效很好;严重的奔豚,用奔豚汤也无效,用镇肝熄风汤才控制住发作。

122. 其女子不孕,癃痔遗漏,口舌干。

女子不孕原因很多;癃闭、痔疮、遗溺(脊椎裂)为肾虚;阴虚则咽喉干燥。

证配四乌贼一藘茹丸。

123. 任脉为病,男子内结七疝。

证配大黄䗪虫丸。

124. 任脉为病,女子带下瘕聚(子宫肿胀)。

证配桂枝茯苓丸。

按：寒疝有热，用大黄附子细辛汤，加川楝子、小茴香；女子瘕聚，即子宫肿胀病，证配桃核承气汤；带下有四乌贼—蘆茹汤。

125. 冲脉为病，逆气里急。

证配当归芍药散或胶艾汤主之（芎归胶艾汤）。

按：冲脉为病很复杂，可见气上冲心、月经不调、崩漏、不孕等。若冲任不固，则病崩漏、带下、流产；冲为血海，任主胞胎，若冲任损伤，则见月经不调，小腹疼痛，腰酸，崩漏、习惯性流产（充任损伤）。

126. 督脉为病，脊强反。

证配葛根汤。

按：督脉督一身之阳，肝主风，风寒常犯督脉，故常人用葛根汤。临床上，3～5岁的小儿，高热或受风则易四肢痉挛、抽搐。因小儿吃药困难，农村购药又困难，刘会宾老师传授我"督任三针"，先刺长强，再刺丰隆，不留针，"脊强反"立止。

127. 蹇膝为病，伸（而）不能屈。

证配独活寄生汤。

按：蹇膝，即跛膝，膝关节病变，肿痛变形，走起路来跛，膝已偏废。多见于鹤膝风病。

128. 坐而膝痛，或膝痛不可伸。

证配白术附子汤、甘草附子汤。

按：膝痛，坐时关节弯曲，痛加重，伸腿可以，不能屈，除外伤外，多因风寒湿杂至，寒湿偏重。

129. 淫泺胫酸不能久立。

证配天雄散：附子5g，白术15g，桂枝9g，龙骨15g；或桂枝加龙骨牡蛎汤。

按：《灵枢·五色》篇载"其随而下，至胝为淫，有润如膏状"。指醉已入房，房事太多，骨髓空虚故胫骨发冷而酸。临床多见于梦遗之青壮年。

130. 帝曰：肾何以能聚水而生病？岐伯曰：肾者胃之关也，开关门不利故聚水。

证配枳术丸：枳实12g，白术12g。

按：治水饮消肿，即开寒邪消水邪之法，同在一条文中，桂枝去芍加麻黄附子细辛汤则行气消水。

131. 上下（之水）溢于皮肤，故为胕肿，聚水而生病（为皮水）。

证配防己茯苓汤：防己9g，黄芪9g，桂枝9g，茯苓12g，甘草6g。

按：仲景认为"风水，脉浮身重，汗出恶风"，加上水溢皮肤胕肿。胕肿和浮肿：胕肿指下肢浮肿，浮肿可能全身浮肿。胕是指出浮肿的部位。

132. 肾汗出逢于风，内不得入于脏腑，外不得越于皮肤，客于玄府（玄府者，汗孔也），行于皮肤，传为胕肿，本之于肾，名曰风水。

证配防己黄芪汤：防己9g，黄芪15g，白术12g，甘草6g。

按：仲景云"风水，脉象现浮，身体沉重，出汗怕风者"。若"一身悉肿，脉浮不渴，续自汗出，无大热"，则用越婢汤：麻黄9g，生石膏15g，生姜10g，甘草6g，大枣15枚。

133. 水病，下为胕肿大腹，上为喘呼，不得卧。

证配真武汤（温阳利水）：附子5g，茯苓30g，白术5g，芍药10g。

按：大腹，上为喘呼，说明已高度腹水，肺肾同病，心肺已受腹水波及。若尿少，纳谷不下，就要用决流汤排水，决流汤：甘遂6g，车前子30g，肉桂1.2g，牵牛6g。1～2剂。若病人体弱，甘遂从1g用起，甘遂量大，水决堤而出。

134. 伤于寒而传为热。

以法治之。

按：此为六经正常传变，多为伤寒阳毒伤于人；若伤寒阴毒，其热更加嚣张凶猛。若能知病毒属寒、属热，便好治疗了。例如，带状疱疹乃寒性病毒，其热如燎原烈火，若清热解毒，则愈治愈重，病毒可在体内多年不消；若用辛温之药，数剂便可治愈。

135. 神有余则笑不休，不足则悲。

证配防己地黄汤：生地50g，防己9g，防风15g，桂枝9g，甘草6g。加服白酒少许，引药力入脑髓。

按：临床所见，"神有余"表现为"病如狂状，妄行，独语不休"；神"不足则悲"，表现为病人精神崩溃，闭门不出，心惊胆战，鸟叫鸡鸣都全身哆嗦，找地躲藏，我用桂枝加龙骨牡蛎汤治之。

136. 气有余则喘咳上气（气逆于喉），不足则息利少气。

证配方："气有余"，配射干麻黄汤，射干12g，麻黄9g，生姜12g，细辛9g，紫菀9g，款冬花9g。

137. 血有余则怒，不足则恐（怕）。

证配方："血有余"，配镇肝熄风汤，方中牛膝30g，引厥阴有余之血下行；血"不足"则恐慌，肝藏魂，神魂外游则恐，用朱砂安神丸。

按：血有余，由于暴怒、挫闭、饥饱失调，气血上冲，胸胁刺痛，常怒气冲天，证配镇肝熄风汤。

138. 形有余则腹胀，泾溲不利；不足则四肢不起。

证配方："形有余"，配大柴胡汤；"不足"，则用"起痿神丹"，麦冬10g，熟地15g，玄参10g，五味子10g。

按：形不足，四肢无力，气短不足以息，可用黄芪建中汤。

139. 血气未并，五脏安定，肌肉蠕动（阵发性），曰微风。

证配桂枝汤加黄芪、防风。

按：《素问·调经论篇》中，"微风"是指病人的感觉，指肌肉内有虫蠕动爬行的感觉，多因风邪伤卫，卫气不通，阳气内鼓所致，尤其荨麻疹病人，自觉皮下有虫爬行的很多。

140. 志有余则腹胀飧泄，不足则厥（凡厥者，阴阳气不相顺接便为厥）。

证配方："志有余"，用四逆汤；"不足"，则四逆加人参汤。

按：经载"肾藏精，精舍志"，壮志可凌云，"雄心壮志"即肾不虚，人才能精神饱满，肾阳虚，四肢厥冷证，故配以人参四逆汤。

141. 帝曰：经言阳虚则外寒。

证配当归四逆汤：当归9g，通草5g，细辛3g，桂枝9g，白芍9g，甘草6g，生姜9g，大枣10枚。

按："阳虚则外寒"，症有手足厥寒，脉细欲绝等。

142. 阴虚则内热。

证配百合地黄汤或六味地黄丸。

按：阴虚内热，肺痨，肾阴大伤后，更年期阴虚不寐，心烦意乱，五心烦热，汗出恶风，治以养阴清热。

143. 阳盛则外热。

证配白虎汤。

按："外热"，指三阳经热，肢体七窍等发热。

144. 阴盛则内寒。

证配四逆汤。

按：内寒、外寒、外热、内热，当按六经、脏腑、上中下三焦辨证论治。

145. 肝热小便黄。

证配茵陈蒿汤。

按：肝热证很多，可见头晕、面红、目赤、口苦、急躁易怒、发狂、晕厥等，若病人主诉只有一个小便黄，可断为肝热。

146. 人有身寒，汤火不能热，厚衣不能温。

证配附子汤，人参四逆汤。

按：此属大寒厥，阴盛于内重证。笔者治1例患者用药导致之内寒大证，病程长达30余年，一年四季像住冰窖，从无暖时，生水果太凉不能服吃，更不敢奢热吃一口冰棍。产后大出血，大量补充营养液，液体温度仅为10～15℃，输完后周身皮肤麻木不仁。用暖水袋烫出10个大疱，自己都不知道。我用大建中合桃花汤40余剂，周身才有春意盎然。

147. 不足者补之。

按："不足者"范围广泛，有阴阳，有气血，有五脏，有六腑，不能一方包治，当辨证论治。

148. 体若燔炭，汗出而散（脉浮紧而数）。

证配麻黄汤：麻黄9g，桂枝6g，甘草3g，杏仁15g。

按：仲景载"太阳病，头痛，发热，身疼，腰痛，骨节疼痛，恶风，无汗而喘者，麻黄汤主之"，笔者在临床上所见麻黄汤证，个个体若燔炭，高热41℃以上，神昏谵语，烦躁，周身燥热无汗，有时还循衣摸床，气喘呼呼。用麻黄汤发汗，汗出热退神清。

149. 重实，大热，气热脉满。

证配大承气汤。

按："重实"，实上加实也，为阳明腑证，高烧，大便秘结；"重虚"，虚上加虚也。"误补益疾，反泻含冤""邪气未除正气伤，可怜嫩草不耐霜"，皆是虚实之诫。

150. 血气未并，五脏安定，骨节有动（骨节之中有物鼓动）。

证配八味地黄汤（补肾温阳）。

按：血气并，是气血离居，皆喜温而恶寒；气血未并，五脏安定，并则乱。

151. 血气未并，五脏安定，孙络水溢，则经有留血（此症多见于血小板减少症）。

证配笔者所创之"镇衄汤"。

按：气血未并，五脏安定，但"肌肉蠕动"，如虫爬行，"骨节有动"感觉，"孙络水溢"，皮下也会出血，又称紫癜。这些细微的变化，古人都未放过，记载于经典之中，如此良苦用心，以启发后学者。审证时要明察秋毫，纹丝不漏，堪称良医。

总之，气之所并为血虚，血之所并为气虚；血气者，喜温而恶寒，寒则涩而不能行，温则消而去之，此"气血并"的治则。

152. 血之与气并走于上，则为大厥，厥则暴死（危），气复反则生，不反则生。

证配小续命汤，或镇肝熄风汤，大承气汤。

按："大厥"，是气血并走于上，出现中风、脑出血、眩晕、呕吐、头痛如裂、四肢厥冷、抽搐。

153. 阴虚生内热。

证配黄芪建中汤或补中益气汤，甘温除大热。

按：是因有所劳倦，形气衰少，谷气不盛，上焦不行，下脘不通，胃气热，热气熏胸中故内热。脾气不运，胃腑谷气停滞，而致阴火内焚。胃阴虚，脾不虚，阳火积盛，故胃中灼热，称为内伤发热。甘温才能清其热。

154. 阳盛生外热。

按：因上焦不通利，则皮肤致密，腠理闭，玄府不通，卫气不得泄，故外热。详看三阳经辨证。证配桂枝汤、麻黄汤、葛根汤，以法治之。发汗清热，卫气外泄，则热随汗出而解。

155. 阴盛生内寒。

证配附子理中丸、人参四逆汤等。

按：是因厥气上逆，寒气积于胸中而不泻，不泻则温（阳）气去，寒独留则血凝，脉不通。其脉盛大以涩故中寒。

阴盛则寒，医者在用寒凉药苦寒药时，中病即止，不可滥用以免生内寒。

156. 阳虚则外寒。

证配当归四逆汤或桂枝去芍加麻黄附子细辛。

按：是因阳气出上焦，以温皮肤分肉之间，今寒气在外则上焦不通，上焦不通则寒气独留于外，故寒栗。

我用当归四逆汤，让患者服药时另服白酒1小杯，不会饮酒，服黄酒也可。

157. 风雨之伤人也，先客于皮肤，传入于孙脉，脉满则输于大经脉，血气与邪并客于分腠之间，其脉坚大故曰实。实者外坚充满，不可按，按之则痛。

证配麻杏苡甘汤或防己黄芪汤。

按：风雨伤人，邪由表入里，"邪之所腠，其气必虚"，故按之痛止。

158. 寒湿之中人也，皮肤不收，肌肉坚紧，荣血泣，卫气去，故曰虚。虚者，聂辟气不足，按之则气足以温之，快然而不痛。

证配白术附子汤：白术6g，附子3g，甘草3g，生姜9g，大枣6枚。

按：桂枝去风邪，附子、白术化寒湿，草姜枣调营卫，内健脾胃，而驱逐风湿。风雨寒湿伤人，都可化为痹，风寒湿三气杂至，偏重不同，治法各异。

159. 五络俱竭，令人身脉皆动，而形无知也，其状若尸，或曰尸厥。

古人剃其左角之髮方一寸，燔治，饮以美酒一杯，不能饮者灌之。

证配仲景还魂汤：麻黄9g，杏仁15g，甘草3g。

按：尸厥，又称暴厥，扁鹊治虢太子尸厥，"太子病血气不时，交错而不得泄，暴发于外，则为中毒害，精神不能止邪气，邪气蓄积而不得泄，是以阳缓而阴急，故暴而死"；"当闻其耳鸣而鼻张，循其两股以至于阴——当尚温也。"

160. 少气善怒者，阳气不治，阳气不得出，肝气当治而未得，故善怒，名曰煎厥。

证配犀角地黄汤，安宫牛黄丸。

按：煎厥，是内热消烁阴液而出现的昏厥，多因平素阴精亏损，阳气亢盛，复感暑热所致。症见耳鸣、耳聋、目盲，甚则突然昏厥，见于脑血管痉挛、脑溢血、蛛网膜下腔出血、中风等。

161. 病至则欲乘（登）高而歌，弃衣而走者，阴阳复争而外并于阳，故使之弃衣而走。

证配笔者家传"商陆汤"：商陆120g，白梨取汁，绿豆芽120g，红糖120g，鲜生姜120g。商陆（有黄白两种，黄的佳），用开水浸泡4小时，将白梨压取汁，绿豆芽压取汁，生姜压取汁，另放一个小碗内，将商陆饮片捞出，加入梨汁、豆芽汁，红糖搅好后让病人服下，半小时后病人会上吐或下泻，泻完，药已生效，病人如梦苏醒。若病人服药后，吐不止，或泄不止，昏厥，面色苍白，汗出，四肢厥冷，六脉已摸不到，口中微有气呼吸，心跳弱，可急将生姜汁灌下，回阳救逆。

按：我用家传方，治壮妇失心风，属实证；治少女失心风，病属虚证。患者一个登高而歌，一个独闭户牖；一个饮食倍增，一个不知饥饿；一个病程三年，一个病程两岁。二者都曾赤身裸体，奔驰于秋苗之间。一个狂妄，一个由狂变癫，都服祖传秘方1副而愈。此方重用商陆，为虎狼之品，千万不可大意，人命关天。

162. 喜怒不节，则阴气上逆，上逆则下虚。

证配柴胡加龙骨牡蛎汤。

按：此病不早治，一会儿中风，一会儿狂癫，老年人则常发心绞痛。

163. 喜则气下，喜伤心。

证配炙甘草汤或桂枝加龙骨牡蛎汤。

按：喜伤心，常发心绞痛，心肌梗死。

164. 悲则气消，消则脉虚空。

证配小柴胡汤，甚则用黄芪建中汤。

按：悲甚伤肺，易患肺痨，治不忘培土生金。

165. 夫病传者心病，咳胁支痛，闭塞不通，身体重。

证配栝蒌薤白半夏汤。

166. 肺病喘咳，身重，体重胀，两胁支痛。

证配厚朴麻黄汤。

167. 肝病，头目眩，胁支满，体重，身痛，少腹痛，胻酸。

证配大柴胡汤。

168. 肾病，少腹腰脊痛，胻酸，小便闭，腹胀，两胁支痛。

证配肾气丸。

169. 胃病，胀满，少腹腰脊痛，胻酸，体重（浮肿），小便闭。

证配厚姜半甘参汤。

170. 膀胱病，小便闭，少腹胀，腰脊痛，胻酸，身体痛。

证配五苓散。

按：从心病到膀胱病，这一节经文，论述的不是单一疾病，而是可能发生的病证，所以临证要辨证论治，不能以此包治百病，学者要细心辨证施方。

171. 木郁达之。

证配四逆散、逍遥丸。

172. 火郁发之。

证配火郁汤（《兰室秘藏》方：升麻 5g，葛根 15g，白芍 12g，柴胡 12g，防风 15g，甘草 10g，葱为引）。

173. 土郁夺之。

证配大黄甘草汤。

174. 金郁泄之。

证配葶苈大枣泻肺汤。

175. 水郁夺之。

证配"决流汤"：甘遂 6g，车前 30g，肉桂 1.2g，牵牛 6g。

按：五郁之治，都有虚实轻重之分，当辨证施方，不应拘于我配之方。

以上是一时之念，供我的学生阅读。

第二节 《灵枢》病证配方

1. 愁忧不解则伤心（肺）。

证配桂枝甘草龙骨牡蛎汤或生脉饮。

2. 恐惧不休则伤心。

证配小柴胡汤加龙骨、牡蛎。

3. 形寒寒饮则伤肺，以其两寒相感，中外皆伤，故气逆而上行。有所击仆，若醉入房，汗出当风，则伤脾。

证配方：伤肺，证配甘草干姜汤；伤脾，证配附子理中汤。

4. 有所堕坠，恶血留肉。

证配复元活血汤：柴胡15g，天花粉9g，当归9g，甘草6g，穿山甲6g，桃仁15g，大黄15g。

按：《素问·玉机真脏论篇》载"急虚身中，卒至五脏闭绝，脉道不通，气不往来。譬如坠溺，不可为期"。急虚身中，高空作业卒然昏迷，或心梗或脑干出血，卒然高空坠落，包括恐高症在内，个别是失足从高空坠下。摔伤急救，恩师宋孝志先生用"跌打三两三"：全当归30g，金银花30g，大川芎30g，穿山甲9g，滇三七0.1g（研冲）。

5. 有所大怒，气而不下（积于上为大厥），积于胁下则伤肝，为阳厥。

证配四逆散，或柴胡疏肝散。

6. 酒醉入房，身热懈惰，或汗出当风，则伤脾。

证配禁方泽泻白术汤：泽泻15g，白术12g，鹿衔草30g。

按：此条《痿论》载"酒入于胃，则络脉满而经脉虚。脾主为胃行其津液者也，阴气虚则阳气入，阳气入则胃不和，胃不和则精气竭，精气竭则不营其四支也。此人必数醉若饱以入房，气聚于脾中不得散，酒气与谷气相薄，热盛于中，故热遍于身，内热而溺赤也。夫酒气盛而剽悍，肾气有衰，阳气独胜，故手足为之热也。"

7. 有所用力举重（或搬重物），腰肌劳损，或入房过度，汗出浴水，腰胯疼痛（椎间盘突出），肾已伤。

证配自拟方"椎复汤"：黄芪30g，白芍40g，何首乌，甘草，川断，杜仲，威灵仙，山萸肉各6g。

按：本方拟定后，已治腰椎间盘突出上千例，疗程6个月。1副药服2煎，第3煎用来洗脚，疗程：少数7天即愈，最长达6个月，一般在2～3个月内治愈。仅5%患者因间盘向椎髓突出，必须手术。

8. 胃病者，腹䐜胀，胃脘当心而痛（泛酸）。

证配小建中汤，或黄芪建中汤。

9. 大肠病者，肠中切痛（按之舒）而（肠）鸣濯濯，冬日重感于寒即（飧）泄，当脐而痛，不能久立。

证配大建中汤祛寒，合桃花汤温中止泻。

10. 小肠病者，小腹痛，腰脊控睾（丸）而痛，时窘之后。

证配方：若寒甚，用大黄附子汤。

按：此病多见疝气发作，或附睾丸炎症，鼠蹊部病变。

11. 三焦病者，腹气满，小腹尤坚，不得小便，窘急，溢则水留，即为胀。

证配大柴胡汤。

按：《伤寒论》103 条大柴胡汤证，"心下急（窘急）"，不得大便，与大柴胡汤下之则愈。

12. 膀胱病者，小腹偏肿而痛，以手按之，即欲小便而不得。

证配李时珍"通精隧"汤：黑丑 12g，川楝子 10g，茴香 6g，穿山甲 10g。可"一服而成，三服而平"。

按：此证由前列腺肿大发炎引起癃闭，按压之，欲小便而不得出；若非精隧壅胀，则可用五苓散。

13. 胆病者，善太息，口苦，呕宿汁，心下澹澹，恐人将捕之，嗌（咽）中介介然，数唾。

证配方：小陷胸汤或小柴胡汤加龙牡汤。

14. 心脉急甚者为瘛疭，微急为心痛，当缓急心阵痛。

证配薏苡附子散。

按：薏苡仁本治瘛，排在全蝎、蜈蚣之后，不知哪个医家给它带上"健脾"的桂冠，一直流落民间，列入五谷杂粮之列。岂不知，薏苡仁主治瘛病症，名列镇痉止搐药之首。

（1）治疝疾：《倦游录》记辛稼轩患疝疾，以车壁之土炒水煮为膏，服数服即消。《香祖笔记》《归田琐记》《仙游录》都有案例记载。我治附睾炎，用大黄附子汤加薏米，疗效好而快。

（2）治抽搐：小儿体温 38℃左右即"高烧"抽搐，常列入癫痫怀疑范畴。我用薏米煮粥，服 3~5 个月，以后体温 40℃也不再抽搐。

（3）治小儿摇头风：煮粥喝，慢慢地瘛缓解，而即愈。

（4）治小儿多动症：我用小柴胡汤加防风、薏苡仁，7~14 副，多动减少大半。

（5）治腓肠肌痉挛（俗称腿肚子抽筋）：以芍药甘草汤加薏米。

我在此为薏米平反，恢复其名声（主治）：治瘛之功力，前史有载，后有用者；薏米健脾，上不如白术，下不如三仙，别错把珍珠当莲子。

《神农本草经》言："味甘微寒，主筋急拘挛，不可屈伸……"；《伤寒杂病论》仲景用薏米 3 次：一用麻黄杏仁薏米甘草汤，治风湿病；二用薏仁附子败酱散，排脓；三用薏苡附子散，缓急心（心绞）痛，心肌缺血拘挛。

15. 心脉缓者，为狂笑，脏躁发病。

证配甘麦大枣汤，为养心气、缓肝急、宁烦扰之佳方。我常用于治疗更年期病人。

按：甘麦大枣汤非独妇人专用，叶天士生平最赏识此方。集甘缓、和阳、熄风三法于一体，在肝风（"肝苦急，急食甘以缓之"）、虚劳、失血、头眩、心悸、胸闷、便秘证治中施用。所谓脏躁者，心躁也，心静则神安，脏躁不静，精神不宁，故见"如有神灵"之象。

16. 心痹引背，善泪出，脉微，时发时止。

证配栝蒌薤白桂枝汤合薏苡附子散。

按：心痹引背，常痛在心俞周围。若服上药不止，可加失笑散或蜈蚣、全蝎以镇痛。

17. 消瘅，甚善渴。

证配《近效》麦门冬汤：麦冬5g，地黄3g，花粉9g，人参3g，黄芩5g，黄连5g，黄柏5g，苦参8g。

按：目前治消渴惜无良方，《近效》说麦门冬汤有良效，故临床用之。

18. 肝急甚者为恶言，微急为肥气（脂肪肝），在胁下若覆杯（肝硬化）……微大为肝痹阴缩，微涩为瘈疭筋痹。

证配四乌贼一蘆茹丸加味：乌贼骨12g，蘆茹3g，浮小麦50g，甘草10g，大枣12枚，泽兰10g。

按：从脂肪肝到肝硬化、阴囊（积水）收缩，是肝病的重证，当辨证论治。

19. 脾脉急甚为瘈疭，微急为膈中，食饮入而还出，反沃沫。

证配大半夏汤合芍药甘草汤。

按：脾瘈，即胃痉挛不可舒，所以"食饮入而反还"（呕吐），是胃气上逆之证。

20. 肾脉急甚为骨，癫疾，微急为沉厥，奔豚，足不收，不能前后。

证配方：赵老（心波）先生治癫痫3方：

肝风内盛型：用生石决明，天麻，蜈蚣，龙胆，磁石，郁金，红花，全蝎，石菖蒲，神曲，朱砂；

痰火偏盛型：用礞石，生石决明，天麻，天竺黄，胆南星，钩藤，全蝎，僵蚕，代赭石，法半夏，红花，桃仁；

正气偏虚型：以补中益气、当归补血汤善治。

按：此条肾病综合征，癫疾用赵心波法，奔豚用桂枝加桂汤，足不收、肌肉痉挛用芍药甘草汤。足痿独取阳明，病因机体气血不足，风邪乘虚而入，客于经络，阻塞气血不畅达，导致肌肤不仁，四肢痿废，用宣木瓜、牛膝、桑枝、红花、伸筋草、桃仁、侧柏叶、蜈蚣、全虫、地龙、羌独活、天麻、当归、川芎、青风藤、海风藤、火麻仁、杜仲、丹皮、生地、木香、麻黄。

21. 寒痹之为也，留而不去，时痛而皮不仁。

证配方：血痹用黄芪桂枝五物汤，寒痹重用桂枝去芍加麻黄附子细辛汤。

按：此条两组症状，寒痹时痛和麻木不仁，应分而治之。

22. 面红而热者，足阳明经病。

证配白虎汤。

按：阳明分经与腑，阳明腑热用承气，阳明经热用白虎。若热毒郁怫于面，血络之中有热，当清络宣透，用《串雅》治火丹：柴胡，升麻，元参，当归，丝瓜络（或子）。

23. 病在阳者为风，病在阴者为痹，阴阳俱病为风痹。

证配麻杏苡甘汤：麻黄 6g，甘草 6g，薏苡仁 15g，杏仁 10g。或防己黄芪汤：防己 10g，黄芪 30g，甘草 6g，白术 15g。

按：风湿痹，"不可汗，汗之风气去，湿气在"；若要发汗，"但微微似欲出汗者，风湿俱去也"。

24. 心气虚则悲，哭泣，心气实则笑不休。

证配方：虚则配甘麦大枣汤，实则配黄连阿胶汤。

按：心气虚，常见于心肌炎病程中，常用生脉散加味；心气实，可用百合地黄汤调治。

25. 肺气虚，则鼻塞不利，少气。

证配资生汤：山药 10g，元参 10g，白术 15g，鸡内金 10g，牛蒡子 6g，辛夷 9g，黄芪 15g；亦可用玉屏风散。

按：脾为后天之本，能资生一身。脾胃健壮，多能消谷，则全身自然健壮，何病之有！

26. 脾气虚则四肢不用，五脏不安。

证配人参健脾丸：人参 9g，麦芽 12g，白术 12g，陈皮 9g，枳实 9g，山楂 15g。

按：脾为后天之本，主四肢，主五谷之精华。此证用方很多，人参归脾丸、启脾丸、人参养荣丸等，都可因证选用。

27. 肝气虚则恐，肝不藏魂（则不寐）。

证配酸枣仁汤：枣仁 30g，甘草 6g，知母 6g，茯苓 6g，川芎 6g，生姜 6g。

28. 肾气虚寒则肢冷厥，实证胀，五脏不安，肾常不足，胀则水气犯病。

证配方：肾气虚寒，用人参四逆汤。实证胀，水气犯病，用越婢加术汤；或用百合地黄汤加滑石、知母、代赭石，下病上取。

按：古人治水"不离乎肺也"。清肃肺气，百脉悉安；导水高原，治节出焉。

29. 阴阳俱不足，补阳则阴竭，泻阴则阳脱。

证配全真益气汤：人参 6g，麦冬 10g，五味子 10g，熟地 12g，附子 5g，白术 15g。

按：此方，温阳无升浮之弊，不伤阴；育阴而有气化之功，能助阳。示法于后学者，怎么"温阳""育阴"不伤阴阳，怎么"补""通"不伤正碍邪，祛实通脉不伤正，扶正补虚不碍邪。

30. 痒者，阳也。

证配大黄黄连泻心汤加苦参。

按：病机十九条言"诸痛痒疮皆于心（火）"。王文鼎老前辈治奇痒症，用五黄汤（黄连、黄芩、黄柏、栀子、大黄）加犀角、苍术、苦参、蜈蚣、全虫、僵蚕。成都外科名医黄祖成先生，取三黄（黄连 10g、黄芩 10g、黄柏 10g），总用量与甘草 30g 相等，取苦甘化阴不伤脾胃之意。

31. 颊筋有寒，则急引颊移口（口眼歪斜），卒口僻（面瘫）。

证配牵正散：白附子、僵蚕、全蝎（等分，碾细，每服 3g，热酒调服，功能祛风痰，止痉挛）；并用禁方马膏熨颊（马膏，即马油，性温，能祛寒）。

32. 漏风之状，多汗，常不可单衣，食则汗出，甚则身汗，喘息（气短），恶风，衣常濡，口干善渴，不能（欲）劳事。

证配桂枝加附子汤，复阳敛液，固表止汗。

按：漏风、漏泄、漏汗，为同一病，此证难治。《灵枢·营卫生会》篇记载其病机："黄帝曰：人有热，饮食入胃，其气未定，汗则出，或出于面，或出于背，或出于身半，其不循卫气之道而出，何也？岐伯曰：此外伤于风，内开腠理，毛蒸理泄，卫气走之，固不得循其道，此气慓悍滑疾，见开而出，故不得从其道，故命曰漏泄。"

《伤寒论》20 条则设证方："太阳病，发汗（太多），遂漏不止，其人恶风，小便难，四肢微急，难以屈伸者，桂枝加附子汤主之。"

外用：五倍子，生牡蛎，等分，研末，纳入肛脐，外贴膏药，每日 1 次。

33. 温疟，汗不出。

证配白虎加桂枝汤：知母 18g，石膏 50g，甘草 6g，桂枝 9g，粳米 15g。

按：仲景云"温疟者，其脉如平，身无寒，但热，骨节疼烦，时呕"，补充了《灵枢》温疟的临床见证。

34. 着痹（即湿痹）不去，久寒不已。

证配茯苓五味甘草干姜细辛半夏汤，真武汤亦主之。

按：着痹（湿痹），湿重，四肢沉重，久寒则伤阳，手足厥逆，当温阳利湿。

35. 腹中常鸣，气上冲胸，喘，不能久立。

证配越婢加半夏汤：麻黄 6g，石膏 30g，生姜 9g，大枣 12 枚，半夏 12g，桂枝 9g。

按：仲景用石膏，一是"烦躁而喘""无大热，口燥渴"；一是清热平喘；一是清热泻火；一是清热解毒。

临床上我喜用石膏。小儿风寒挟热，总用桂枝汤恐星火燎原，故加生石膏 30g；少阳证，寒热往来，热重寒轻，加生石膏 30g，石膏、黄芩合用清热力大；更年期烦热盛，百合地黄汤或甘麦大枣汤加石膏，疗效都很好。不能一见石膏，就想到应该热到高热神昏。仲景告诉我们，"无大热"也能用石膏。

36. 小腹控睾，引腰背，上冲心。

证配大黄附子细辛汤加味：大黄 6g，附子 5g，北细辛 3g，白芍 30g，甘草 6g，薏米 20g。

按：常见于附睾丸炎、鼠蹊部炎症、疝气等。仲景云："胁下偏痛，发热，其脉紧弦，此寒也，以温药下之。"

37. 善呕，呕有苦（吐苦水），长太息，心中澹澹，恐人将捕之。

证配方："善呕"用小半夏汤；"太息"用小柴胡加龙骨牡蛎汤，重加五味子收敛心神。

38. 饮食不下，膈塞不通，邪在胃脘。

证配大黄甘草汤加代赭石，推荡停在胃脘之邪。

按：此病当化验检查排除肿瘤、贲门病变、胰腺病变及胆囊病变等。

39. 小腹痛肿，不得小便。

证配防己茯苓汤：防己9g，黄芪9g，桂枝9g，茯苓18g，甘草6g，益气和中利水。

按：常用于肾炎，有少量腹水，小便不通，防己茯苓汤能使风从外出，水从内泄。

40. 邪在肺（肺主皮毛），则病皮肤痛，寒热，上气喘，汗出，咳动肩背。

证配小青龙汤加延胡索10g。

按：不明原因的皮肤痛，用延胡索止痛；肌肉痛，用芍药甘草汤即可。

41. 邪在肝，则两胁中痛，寒中，恶血在内，行善掣节，时脚肿。

证配宋孝志先生自创"小金楼汤"加味：草河车15g，苏木6g，贯众10g，高良姜10g，炮姜6g，加服大黄䗪虫丸化恶血。

按：邪在肝，胁痛，乙肝多见。本方为治乙肝之效方，笔者用之屡验不爽。

42. 邪在脾胃，则病肌肉痛；阳气有余，阴气不足，则热中善饥；阳气不足，阴气有余，则寒中肠鸣，腹痛；阴阳俱有余，则有寒有热。

证配方："肌痛"，用新加汤；"热中"，配黄连汤；"寒中"，配理中汤。

按：本条综合邪在脾胃之治，以分三组论治为妥。

43. 邪在肾，则病骨病，阴痹（湿痹）。

证配附子汤或济生肾气丸：生地，山药，山萸肉，泽泻，茯苓，丹皮，桂枝，附子，车前子，牛膝。

按：若肾阳虚，可用肾着汤。

44. 皮寒热者，不可附席，毛发焦，鼻槁腊，不得汗。

证配大青龙汤，汗出热散；或用麻黄汤。

按："体若燔炭"，身热"不可附席"，都属大热之象，高热无汗都要用汗法来清热。

45. 邪在心，则病心痛，喜怒，时眩仆。

证配栝蒌薤白桂枝汤。

按：胸痹，仲景在《金匮要略》中设专篇论述，多读才能悟出其中的奥秘。

46. 肌寒热者，肌痛，毛发焦，面焦槁腊。

证配竹叶石膏汤或治火丹，清血络之中邪热。

治火丹：柴胡15g，升麻6g，当归10g，元参20g，丝瓜子30g。

按：《串雅》治火丹，清不表不里络中之郁热，即半表半里之郁热，不失经方之规范。

47. 骨寒热者，病无所安，或五心烦热，妇人则停经。

证配方：热则用百合地黄汤合甘麦大枣汤，六味地黄汤；寒则用麻黄附子细辛汤，附子汤。

按：经文所说的"寒热"，包括寒证和热证，以法治之。

48. 骨痹，举节不用而痛，汗注倾心。

证配桂枝芍药知母汤；寒重证，配当归四逆汤；湿重证，配五苓散；风重证，配防己黄芪汤：防己9g，黄芪15g，白术15g，甘草6g。

按：骨痹，即周身关节炎，重时四肢不举，步履困难，多走一点路则关节疼得汗出如注，心慌气短。

49. 身有所伤，血出多及中风寒，若有所堕坠，四肢懈惰不收，名曰体惰。

证配复元活血汤，或下瘀血汤（大黄6g，桃仁10g，䗪虫3g）。

按：伤血有多种，如刀伤、撞击伤、跌伤、坠伤等。

50. 厥痹（即寒痹），厥气上及腹。

证配茯苓四逆汤：茯苓30g，人参5g，附子5g，干姜9g，甘草6g。

按：特别提示，本方茯苓不是健脾利湿，而是通阳，即"通阳不在湿，而在利小便"之意，四逆汤加茯苓可使四逆汤回阳救逆之力倍增，故茯苓四逆汤、真武汤中的茯苓都是君药。

51. 暴瘅（热）内逆，肝肺相搏，血溢鼻口。

证配笔者自拟方"镇衄汤"：生地30g，桑白皮30g，白茅根30g，党参10g。

按：镇衄汤，是笔者1965年下汨罗点治疗血吸虫病时所拟。一急性血吸虫病患者，高热、鼻衄一个月止不住，蚊帐被子上都是血，西医组请我明天会诊，认为我虽初出茅庐，但是从北京中医药大学来的，"水平一定很高"，所以约我。其实我治衄血，学生时代知道一点，但未治过血吸虫病大衄血。当天晚上，我和所管的晚期血吸虫病患围火炉聊天。问他们："你们过去感染血吸虫病出鼻血怎么治？"钱塘一老人说："我们用白茅根炖猪肉，一吃就好"。屈原大队一老人说："我们用桑白皮一撮煎水，喝完就不出血了"。其他人没有提，我就回办公室组方。我善用生地止血，加上采来的桑白皮、白茅根，又想此三味药甘寒，防其伤阳，再加党参10g，组成了"镇衄汤"。会诊时开了3副药。刘炳凡老师问我"方出何处"，我笑着说："出自咱俩的病人口中。"刘老师笑着说："妙！民间是中草药的源泉，书中的都只是流而已"。

52. 癫疾始生，先不乐，头重痛，视举目，赤甚作极，已而烦心，而引口啼呼喘悸者，先反僵，因而脊痛。癫疾者，疾发如狂。

证配方：老前辈王文鼎先生善治癫狂，喜用《千金》温胆汤、《丹溪心法附余》礞石滚痰丸；痰浊内壅，痰火挟风，用《医林改错》癫狂梦醒汤化痰开窍、活血醒神。详见《名老中医之路》。还有名医赵心波治痫，有法有方。

53. 中风偏枯之为病，身偏不用而痛，言不变，志不乱，病在分腠之间。

证配"雷中箭"：泽兰10g，穿山甲10g，白薇15g。

54. 风痱之为病也，身无痛者，四肢不收，智乱不甚，其言微知，可治；甚则不能言，不可治也。

证配小续命汤：麻黄5g，桂枝9g，当归9g，人参9g，生石膏30g，干姜5g，甘草6g，川芎9g，杏仁15g。

按：风痱证治，四川名医陈鼎三先生有治唐××、雷×风痱案例。现代医学称之"脊髓炎"，多发性神经炎，氯化钡中毒，笔者认为都是病毒内侵所致。

55. 热病，脉（寸）口动，"喘而短者""汗且自出"。

证配方：风热犯肺，用麻杏石甘汤；高热，"汗且自出"，证配人参白虎汤，加人参防范"壮火食气"。

按：热病很多，此仅举肺热、阳明经热二组证候群。

56. 热病，脉微小，病者溲血。

证配人参四逆汤加血余炭。

按：热病，脉微小，属大汗亡阳危证。临床症见头身汗出如雨，心慌气促，四肢厥逆，脉细如丝，医当未雨绸缪，用参附汤防范大汗亡阳。

57. 热病，已得汗出，而脉尚躁，喘且复热。

证配升降散：僵蚕，蝉蜕，姜黄，大黄，蜂蜜，黄酒少许。

按：本方治表里三焦大热。所谓升降，指气化功能而言。立方据《内经》风淫、热淫、湿淫所胜，治以辛凉、咸寒、苦辛，佐以甘缓淡泄之旨。

若热陷于络，则用治火丹：柴胡，升麻，当归，元参，丝瓜络（子）。

58. 热病，嗌干多饮，善惊，卧不能起。

证配仲景麦门冬汤加全蝎、蜈蚣。

按：热病善惊，当防动风，"卧不能起"，有痉挛之嫌。

59. 热病数惊，瘛疭而狂。

证配犀角地黄汤，加服安宫牛黄丸或牛黄镇惊丸、牛黄抱龙丸。

按：瘛，即抽风。"瘛"为筋脉拘急而缩，"疭"为筋脉缓纵而伸。此条热盛伤阴，风火相煽，故瘛而狂，为瘛重症。

60. 热病，身重，骨痛，耳聋而好瞑（睁眼）。

证配牛黄清心丸。

按：好睁眼不睡是热犯心包，神不守舍，当清心而神方安。

61. 热病，头痛，颞颥目瘛，脉痛，善衄，厥热病也。

证配羚羊钩藤汤加大黄：羚羊角4.5g，桑叶6g，川贝12g，鲜生地30g，钩藤9g，菊花6g，茯神9g，白芍9g，甘草5g，竹茹15g，大黄6g。

按：颞颥（眼眶的外后方，当蝶骨颞面部）。本方平肝熄风，清热止痉。高热头痛，要注意发生病毒性脑炎，重用生地，加大黄镇痛止衄。

62. 热病，体重，肠中热。

证配调胃承气汤。

按：阳明腑热，则会大便闭而不通，尿赤，口渴，脉数，调胃承气汤清肠热，推陈致新。

63. 热病，挟脐急痛，胸胁满。

证配大柴胡汤、大黄牡丹皮汤。

按:"挟脐急痛"可能是阑尾发炎,"胸胁满"是肝郁气滞。"肝热者,尿先黄",临床可做参考。

64. 热病者,脉尚盛躁(躁得厉害)而不得汗者。

证配白虎加桂枝汤。

按:此证临床多见。风寒挟热,用桂枝加石膏汤;热重而汗不出,则用白虎加桂枝汤。

65. 热病,已得汗而脉尚躁盛(为热入血室)。

证配柴胡汤加生地或清营汤:犀角9g,生地5g,玄参9g,竹叶3g,麦冬9g,丹参6g,黄连4.5g,金银花9g,连翘6g。

按:热入营分,血热引起躁盛,用清营汤清营解毒、泄热养阴。

66. 风痉,身反折。

证配栝蒌桂枝汤:天花粉6g,桂枝9g,白芍9g,甘草6g,生姜9g,大枣12枚。

按:痉分刚柔,风痉属柔痉范围。

67. 热病,先肤痛,窒鼻(血热)充面。

证配麻黄石甘汤。

按:此乃风热上犯,首先犯肺,故鼻窒面热。风热犯病,引起鼻渊,热冲于面。

68. 热病,面青脑痛,手足躁。

证配张泽生先生治头痛方或用大黄附子细辛汤。若手足不躁则用麻黄附子细辛汤。

按:面青多为寒疼或者主寒,用麻黄附子细辛汤。本方仅3味药,可温可散,可表可里,可通可利,可升可降,而成表里双解之法,为《伤寒杂病论》不可多得之奇方。

69. 热病,不知所痛,耳聋,不能自收,口干,阳热甚,阴颇有寒者。

证配柴胡桂枝干姜汤:柴胡15g,桂枝9g,干姜6g,黄芩9g,牡蛎6g,天花粉12g,甘草6g。

按:此证多见于热病后期,灼热伤阴,血不养筋,不知痛,不能自收,阳甚,阴凝有寒,出现阴阳两伤,以柴胡、花粉、黄芩清热,桂枝、干姜温阳。

70. 厥头痛(厥气上逆的头痛,多属于风寒,痛时面若肿,烦心,善忘,头痛甚而重)。

证配吴茱萸汤。

按:厥阴头痛,临床多见,暑天贪凉,久之头疼喜暖,不戴皮帽头冷难以入睡。痛甚心烦且善忘。寒则热之,起效很快。

恩师宋孝志常用麻黄附子细辛汤,疗效也很好。

71. 真头痛,头痛甚,脑尽痛(呈绞痛),手足寒至节(四肢厥冷)。

证配乌头散:白芷、僵蚕各18g,生川草乌各3g,制川草乌各3g,甘草6g。上药共研细末,每服3g,每日3次,清茶调服。药后除自觉口唇稍麻木外,无其他不适。

按:真头痛系风寒袭脑,久痛入络所致。头痛剧烈,引脑及巅,手足逆冷至肘膝关节,非大辛大毒之品不能驱寒外出。

72. 男子如蛊，女子如怚，身体腰脊如解，不欲饮食。

证配方："如蛊"，证象肝硬化，腹如鼓，用大黄甘遂汤：大黄12g，甘遂6g，阿胶6g。服1剂即可。"如怚"，为恐惧感，证配甘麦大枣汤加龙牡，或用桂枝甘草龙牡汤。

按：此证多见于久病之后，症状错杂，要精心辨证。

73. 齿痛（或牙龈糜烂，牙齿动摇）。

证配大黄甘草汤。

按：齿痛、牙龈糜烂、牙齿动摇，为临床常见病，牙科大夫主张哪颗牙痛就拔掉哪颗；牙龈糜烂，则要长期服抗生素；由于长期牙齿出血，导致牙齿动摇脱落。西汉竹简载"大黄治糜烂"。恩师宋孝志先生，入院拔牙时遇一老者，劝他不要拔，说他有奇方，服后牙龈不肿不红，齿不痛，齿动者也慢慢牢固。我用此法治多人都显效，自己牙齿痛，常用此方代茶，屡验不爽。

74. 衄而不止，鲜血流。

证配自拟方"镇衄汤"。我曾用之治指衄、眼衄、唇衄、齿衄、肌衄、乳衄、精衄（精液带血）、鼻衄，常药到衄至。

按：肌衄，即今天说的血小板减少。我在门诊曾治1例用担架抬来的内蒙古患者，血小板3000/mm^3，动则七窍阴道出血。患者服镇衄汤1天，血小板升10000/mm^3，7天升至70000/mm^3。我在太原参加名老中医义诊时，治疗山西×××院血小板减少的住院病人，医院系统观察，每天检查，1天血小板升10000/mm^3，升至90000/mm^3，再升就很困难。证实了此方之疗效可靠。我有点王小二卖瓜之嫌，自觉此方治血液病大有用场。

75. 喜怒不欲食，言益小。

证配方：先服小柴胡汤，继用小建中汤。

按："喜怒不欲食"，为肝木克脾土之象；"言益小"，为中气不足。先用小柴胡舒肝，再用小建中健脾，中气足则语言有力。

76. 厥挟脊而痛者，至顶，头沉沉然，目䀮䀮然，腰脊强。

证配葛根汤。

按：厥阴寒客太阳经俞。

77. 厥胸满，唇漯漯然，暴言难，甚则不能言。

证配真武汤加菖蒲、远志。

按：厥阴寒客任脉，上起肺故胸满，舌不能言。

78. 厥阴走喉而不能言，手足清（冷），大便不利。

证配麻黄附子细辛合理中汤。

按：厥阴犯脾，脾阳虚，大便下利。

79. 厥而腹响响然，多寒气，腹中𪘏𪘏，便溲难。

证配大建中汤。

按：厥阴寒气犯胸腹，犯阳明腑，胸腹中有大寒，上冲皮𪘏则出现头足，寒气波及肾，肾不司二便而便难。为胸脾胃有大寒。

80. 嗌干，口中热如胶。

证配桔梗汤合苇茎汤：桔梗 10g，甘草 6g，芦根 30g，冬瓜子 10g，桃仁 6g，竹茹 15g；或用麦门冬汤。

按：此条未定厥阴，属杂病类疾病，当滋阴清热；"口中热如胶"是有热痰。

81. 膝中痛。

证配甘草干姜茯苓白术汤。

按：单纯的"膝中痛"，农村最常见，多因水田耕作，或冷水中作业，寒湿侵犯关节而为病。

82. 喉痹不能言。

证配《济生》乌梅丸加桔梗甘草玉蝴蝶：乌梅，僵蚕，蜂蜜，桔梗，甘草，玉蝴蝶。

按：《内经》云"热淫于内，治以咸寒，佐以甘苦之方"。我常用《济生》乌梅丸，上治声带息肉、喉痹声音哑，下治肝胆息肉、子宫肌瘤、阴道息肉等。《济生》乌梅丸合大黄附子细辛，治寒包热之声音嘶哑。

83. 疟，不渴，间日而作。

证配方：内服茵陈蒿汤，外敷"二甘散"。

按：疟疾为常见病，1951 年随军在沔县，我以"二甘散"首治直工科科长夫人，她患间日疟 40 多天，服奎宁不效，出现贫血，卧床不起。我告诉她，我在政治部主任徐义彬处见到一方，能治你的病。我从沔县老城药店购得甘遂 5g，甘草 5g，碾成细粉，让她发作前放肚脐中，外贴胶布盖上。因军务忙，出现寒战时她才贴在神阙穴，仅有轻微寒战，未再壮热，就痊愈了。1956 年，我拜针灸老师刘会滨先生学针灸结业时，他赠我一个秘方治疟疾，叫"二甘散"，我谢了老师的爱意。

84. 齿痛，不恶清饮（冷饮）。

证配大黄甘草汤或清胃散。

按：此齿痛，属胃火上犯阳明大肠经络，当清之。

85. 聋而不痛者。

证配肾着汤加破故纸。

按：此聋属寒，或神经性耳聋。

86. 颇痛。

证配方：内服芍药甘草加葛根川芎，配合按摩好得快。

按：颇，项也，颈也，可能有落枕感觉，颈项转动则痛。

87. 项痛不可俯仰。

证配自拟方：葛根 30g，川芎 15g，白芍 30g，甘草 10g，首乌 12g。

按：初病落枕，久病多颈椎病，自拟方可治。

88. 小腹满大，上走胃，至心，淅淅然身时寒热，小便不利。

证配厚朴七物汤：厚朴，枳实，大黄，桂枝，甘草，生姜，大枣。

按：阳明腑寒热错杂证。

89. 腹满，大便不利，腹大，亦上走胸嗌，喘息喝喝然。

证配大柴胡汤。

按：阳明腑实，浊气上逆，喘息。

90. 腹满，食不化，腹向向然，（胀）不能大便。

证配小承气汤。

按：轻则用大黄甘草汤可解，重则用小承气汤即可。

91. 心痛引腰背，欲呕。

证配栝蒌薤白半夏汤，加全蝎、蜈蚣止背痛。

按：心痛向背部心俞穴周围刺痛，加虫类药止痛。

92. 心痛，腹胀，啬啬然，大便不利。

证配枳实薤白桂枝汤：枳实，厚朴，薤白，桂枝，栝蒌。

按：枳实除腹胀，栝蒌通便。心绞痛病人最忌便秘。

93. 心痛引背，不得息。

证配乌头赤石脂丸方：川椒5g，附子3g，制乌头0.3g，干姜9g，赤石脂12g。

按：本方可减去乌头，用附子先煎。

94. 心痛引小腹满，上下无常处，便溲难。

证配桂枝生姜枳实汤。

按："上下无常处"，即"诸逆心悬痛"。

95. 心痛，但短气，不足以息（实也）。

证配栝蒌薤白白酒汤合葶苈大枣泻肺汤。

按：心肺同病，一虚一实，方药一补一泻。

96. 心痛。

证配速效救心丸，每次6～10粒，舌下含服。

97. 气逆上。

证配调胃承气汤。

98. 腹痛。

证配理中汤。

99. 哕，取嚏而已。

证配小半夏汤。

100. 风寒湿气，客于分肉间，迫切而为沫，沫得寒则聚，名曰周痹。

证配当归四逆汤。

按：古人认为，风寒湿之气作用下，分肉之间产生一种物质叫"沫"，游离在分肉间，一旦受寒，"沫"就会汇聚而作病。

同样，风寒犯肺引起咳嗽，2周以上仍咳不止，肺的支气管中产生一种无色透明的"水"，因比水流动得慢，所以叫"饮"，又称水饮。仲景创桂苓五味甘草汤，治辛温伤阴，大散伤阳，多唾口燥之变证，是支饮产生的前驱表现。若伤及脾肺之阳，便会"咳逆倚息，短气不得卧"，不管肿与不肿都是支饮，当用小青龙汤温化水饮，咳才会好。在学生时代，恩师宋孝志先生告诉我说，咳嗽 15～20 天不愈，当思水饮在肺支气管流动，咳只是肺的保护性反应，而不是肺病了。治"痹"、治"咳"当留心"沫"与"饮"。

101. 人之欠者（呵欠也），阴阳相引，阴盛则瞑，阳盛则寤。

证配酸枣仁汤。

按：人之哈欠，是阴阳相引，瞑与寤抗争的表现，多是欲寐的征兆。若只哈欠不寐是阳盛，一哈欠就瞑是阴盛。人群中大家都困倦时，哈欠还可传染。

102. 人之哕者，何气使然？岐伯曰：谷入于胃，胃气上注于肺，今有故寒气与新谷气俱还入于胃，新故相乱，真邪相攻，气并相逆，复出于胃，故为哕。

证配旋覆花代赭石汤：旋覆花 9g，人参 6g，生姜 15g，代赭石 3g，甘草 9g，半夏 9g，大枣 5 枚。

按：呃逆，又名噫气，吃逆，宋以前称哕，明以后称呃逆，其声短促，胃气冲逆而上，现代医学称横膈肌痉挛。

103. 人之唏者（哀叹也），此阴气盛而阳气虚，阴盛阳绝则唏。

证配附子汤。

按："唏"和"背恶寒"，都是阳气弱、阴气胜的表现，所以用附子汤。附子散表里之寒，芍药敛阴气。

104. 人之寒战者，乃寒气客于皮肤，阴气盛，阳气虚。

证配人参四逆汤。

按：寒战，又名战栗，又名振寒。临床多见于热病，因里热炽盛，阳气不得发越所致。表现为先身体颤振，继则寒战，栗后高热，发作有时。

105. 人之噫者（嗳气也），寒气客于胃，不能消谷，故能噫也。

证配方：附子理中汤加柿蒂 12g。或丁香柿蒂汤：丁香 5g，柿蒂 12g，人参 10g，生姜 15g。

106. 人之嚏者（喷嚏也），阳气和利，满于心，出于鼻，为嚏。

证配方：急煎姜糖水 1 碗，取微汗即可；不解则用桂枝汤，调营卫，祛寒气。

按：嚏者，风寒侵入人体之征兆也。

107. 人之軃者，何气使然？岐伯曰："胃不实则诸脉虚，诸脉虚则筋脉懈惰，筋脉懈惰则行阴用力，气不能复，故为軃。"

证配补中益气汤或黄芪建中汤。

108. 人之耳中鸣者，何气使然？岐伯曰："耳者宗脉之所聚也，故胃中空则宗脉虚，虚则下溜，脉有所竭者，故耳鸣。"

证配方：黄芪建中汤。或磁朱丸：煅磁石 9g，朱砂 0.3g，神曲 15g，治耳鸣耳聋等。

按：宗气，总合水谷精微化生的营卫之气与吸入之大气而成，积于胸中，是一身之气运动输布的出发点。有两大功用：出于喉咙而司呼吸，贯注心脉而行气血，对能量调节、机体的运动有重大作用。《灵枢·口问》篇云："目者，宗脉之所聚也""耳中，宗脉之所聚也。"

109. 人之自啮舌者，何气使然？岐伯曰："此厥逆走上，脉气辈至也。少阴气至则啮舌，少阳气至则啮颊，阳明气至则啮唇矣。视主病者则补之。"

证配乌梅丸。

按：人之啮舌者，很少作为一种疾病去治疗，只告知小心为好。

110. 胃欲寒饮，肠欲热饮，两者相逆，使之奈何？

证配麻黄升麻汤或干姜黄芩黄连人参汤。

按：麻黄升麻汤有清上温下、滋阴养血、调和营卫、升阳举陷等作用。有麻黄、升麻、当归、知母、黄芩、葳蕤、芍药、天冬、桂枝、茯苓、甘草、石膏、白术、干姜等14味药。旨在清上温下，治久痢之妙方。

111. 夫中热，消瘅（热），胃中热则消谷，令人悬心善饥。

证配大黄黄连泻心汤加文蛤15g。

按：多见消渴，少部分是热伤津。

112. 寒中者，胃中寒，则肠鸣飧泄。

证配大建中汤合桃花汤。

按：临床多见症，开始胃中寒，久而久之大肠亦寒，出现飧泄。

113. 胃中热，肠中寒，则疾饥，小腹痛胀。

证配干姜黄连黄芩人参汤。

按：上热下寒证，方则寒热并用，如大黄附子汤、乌梅丸、麻黄升麻汤、栀子干姜汤等寒热并用之方，每每出奇制胜。

114. 夫心胀者，烦心短气，卧不安。

证配橘枳姜汤合生脉散。

按：多见于心肌炎、肺心病。

115. 肺胀者，虚满而喘咳。

证配越婢汤。

按：多见慢性支气管炎、肺扩张。

116. 肝胀者，胁下满而痛引少腹。

证配旋覆花汤。

按："肝胀"，即肝肿胀，是指肝脏气血郁滞。肝肿胀是肝硬化的开始，腹水的前奏曲，脾肿胀的倒计时。

117. 脾胀者，善呃逆，四肢烦悗，体重不能胜衣，卧不安。

证配防己黄芪汤合泽泻白术汤：防己3g，黄芪10g，白术9g，甘草9g，泽泻30g，鹿衔草30g，丁香9g，柿蒂12g；或用鳖甲煎丸。

按：肝肿大引起脾肿大（门脉高压），肝纤维化不可逆，脾肿大也不可逆。我对此做过软肝缩脾之科研，还用鳖甲煎丸治脾肿大均无效。我参加外科100多例脾切除，切除的脾脏晒干后像铁锤一样，可以钉钉子。

118. 肾气肿，腹满引背，央央然，脾髀痛。

证配济生肾气丸：熟地 15g，山药 6g，山萸肉 9g，泽泻 15g，茯苓 30g，丹皮 6g，桂枝 9g，附子 5g，牛膝 15g，车前子 30g。

按：肾气肿出现的症状多为肾性疾病，我当肾病科主任时，天天为患者肾胀发愁而苦无良策。

119. 胃胀者，腹满，胃脘痛，鼻闻焦臭，妨于食，大便难。

证配方：先用"砂半理中汤"，再用厚姜半甘参汤。

砂半理中汤是恩师宋孝志先生自创方：砂仁 6g，半夏 9g，白芍 24g，良姜 9g，香附 9g。

按：胃胀满，腹痛，是脾胃病中最多见的一种，胃镜检查有萎缩性胃炎、浅表性胃炎、胃糜烂等。当用黄芪建中汤、香砂六君子汤。

120. 大肠病者，肠中切痛而鸣濯濯，冬日重感于寒即泄，当脐而痛，不能久立。

证配附子理中汤合桃花汤（温大肠而止泄）。

常见于久泄、素体阳虚的病人，严重者 30 多年不敢吃水果。

121. 小肠胀者，少腹䐜胀，引腰而痛。

证配厚姜半甘参汤。

按：胃胀，部位明确，大小肠胀有时很难分，胀而飧泄是大肠胀，伴少腹胀是小肠胀，用药两者都治。

122. 膀胱胀者，小腹满而癃。

证配栝蒌瞿麦丸加铁甲将军 1 个。

按：癃为小便不通，有用葶苈大枣泻肺汤、麻黄汤，有用提壶揭盖法，用补中益气汤、五苓散法、猪苓汤法等。

123. 三焦胀者，气满于皮肤中，轻轻然而不坚。

证配《石室秘录》清气散：白术 10g，苡仁 10g，茯苓 30g，人参 10g，甘草 6g，枳壳 10g，山药 9g，肉桂 15g，车前子 30g，莱菔子 10g，神曲 10g。

按：三焦为外腑，主持诸气，有疏通水道的作用。《难经·三十一经》云："三焦者，水谷之道路，气之所终始也。"《素问·灵兰秘典论篇》曰："三焦者，决渎之官，水道出焉。""三焦胀"，指气机郁滞所致的鼓胀，症见胸腹鼓胀，中空无物，"轻轻然不坚"，外皮紧，叩之有声，甚则腹大皮厚，一身尽肿，青筋暴露，肤色苍黄。傅青主创"决流汤"泄水，就是泄三焦之水。

124. 胆胀者，胁下痛胀，口中苦，善太息。

证配笔者经验方"遂虎陷胸汤"：甘遂 1.5g，虎杖 30g，栝蒌 30g，黄连 5g，法半夏 12g。

按：本方是站在江西名医肩上开的一个方。傅老年幼上山随老道学医，一日侄女患胆囊炎上山求医，便开了小陷胸汤。老师归来，听说后，说："方子开得对，若痛不止，加甘遂痛即止"。傅老回忆说，多年未见"痛不止"，所以把老师的教导书于笔下。可巧，又读傅老用虎杖的文章后，我即遇见 2 例慢性胆囊炎"痛不止"，久治不愈。我就把傅老和傅老老师的"痛不止"加在小陷胸汤之上，名曰遂虎陷胸汤，常 3 副药"痛不止"即消失。非我所创，师言千金！

125. 肤胀者，寒气客于皮肤之间，瑿瑿然不坚，腹大，身尽肿，皮厚，按其腹窅而不起，腹色不变，此其候也。

证配决流汤、五苓散。

按：肤胀即皮水，当健脾利水。《素问·水热穴论篇》曰："其本在肾，其末在肺，皆积水也"。

126. 鼓胀，腹胀，身皆大，大与肤胀等也，色苍黄，腹筋（静脉怒张）起。

证配方：用五苓散健脾利水；水鼓则用真武汤温阳利水，加鸡矢醴 3~5g 消水。

按：鼓胀，即肝硬化腹水。

127. 夫邪气客人也，令人目不瞑不卧者，何气使然……阴虚故目不瞑。

证配方：用半夏秫米汤；"阴虚不瞑"用百合地黄汤合甘麦大枣汤。

按：本方非为阴虚不瞑而设，是因阴阳不通（在先），脉络阻塞。半夏疏阳通阴，秫米调和阴阳，所以饮一剂阴阳立通，其卧立志，此所谓决渎壅塞，经络大通，阴阳和得者也，故能"覆杯而卧"，汗出则已矣。

128. 身痛而色微黄，齿垢上黄，爪甲上黄，黄疸也，安卧，小便黄赤，脉小濇者，不嗜食。

证配茵陈蒿汤。

按：黄疸还包括急性溶血性黄疸、慢性溶血性黄疸，即仲景所谓之"诸黄"。急黄，若 24 小时血尿不止，则会危在旦夕。仲景称"诸黄，猪膏发煎主之"，治急性溶血性黄疸尚无一方驾驭在猪膏发煎之上。为什么？因为猪膏发煎能增加六磷酸脱氢酶。急慢性溶血我都治过，所以敬佩仲景"诸黄"之治。

129. 人之善忘者，上气不足，下气有余，肠胃实而心脾虚。

证配补中益气汤。

按：青壮年人气虚，可使人短暂善忘；年过七十善忘，则要补肾，肾气丸调之。

130. 人之善饥而不嗜食者，胃气止，胃脘寒也，故不嗜食。

证配人参汤：人参 9g，白术 9g，甘草 9g，干姜 9g。

按：人参扶正，治心腹痛、胸胁逆满为君，佐以干姜、白术振奋阳气，以化阴结开胃，甘草扶正。

131. 人之善饥，胃热则消谷，谷消故善饥。

证配《近效》麦门冬汤：麦冬 5g，地黄 3g，升麻 5g，黄芩 5g，花粉 7g，苦参 8g，人参 3g，黄连 5g，黄柏 5g。

按：《近效极要方》作者说：自作此方以来，服者皆瘥，服多即吐水（苦寒伤胃）。古人云：苦参败胃，不可久服。

132. 病而不得卧者，卫气不得入于阴，阴气虚故目不瞑矣。

证配防己地黄汤加百合龙骨：重用生地 40～60g，防己 8g，防风 12g，桂枝 9g，甘草 6g，百合 20g，龙骨 12g。会饮酒者，药后饮白酒少许，酒助药力，入睡更快。

按：对男女夜不能寐、抑郁症、焦虑证、脏躁症，我常加浮小麦 50～60g，大枣 13 枚。

133. 寒气邪客于经络之中则血泣（涩），血泣则不通，不通则卫气归之，不得复反，故痈肿；寒气化为热，热胜则腐肉，肉腐则为脓。

证配方：薏苡附子败酱散；或四妙勇安汤，元参 80g，金银花 80g，全当归 60g，生甘草 30g。

按：本病为阴疽，四妙勇安汤为治阴疽的奇方，出自《验方新编》，实则是铃医秘传的"三两三"，它和恩师宋孝志先生传的"疮疡三两三"只差一味药，若阳疮化脓，将元参换为生黄芪 30g 即可。阴阳只差一味药，真是妙不可言。

134. 肠覃，寒气客于肠外，其始生大如卵，稍大如杯，按之则坚，推之不移。

证配方：四逆散加皂刺、穿山甲、路路通；或桂枝茯苓丸。

按：肠覃是一种生长于下腹部的肿物，类似卵巢囊肿，多因气阻血瘀癖结所致。正如《灵枢·水胀》篇所载："肠覃者，寒气客于肠外，与卫气相搏，气不得荣，因有所系，癖而着，恶气乃起，息肉乃生。"

135. 石瘕生于胞中，寒气客于子门（阴道），子门闭塞，气不得通，恶血当泻不泻，衃以留止。

证配下瘀血汤：大黄 6g，桃仁 12g，䗪虫 5g。

按：石瘕，属子宫粘连，空腔积血。大黄、桃仁能推陈下瘀，破结润燥，䗪虫攻干血，主开血闭。

136. 石水（少腹肿大，坚如石），阴阳结斜，少腹肿，四肢水肿。

证配桂枝去芍加麻黄附子细辛汤，行气散水。

按：石水，又名单腹胀，凡有癥瘕积块，痞块，腹大如箕，如瓮者也。多因肝肾阴寒，水气凝聚下焦所致。

137. 暑天入房（性交）冷浴，则伤肾，常发缩阴症。

证配当归四逆汤加吴茱萸干姜。

按：一次，急诊室来一新婚青年，时值盛夏，同房后用冷水浴，继则出现阴茎睾丸收缩。值班女医生看后无法开方，电话请药房老药工到急诊室，药工说寒者热之，用干姜 30g 煮水，温浴后缓解。我听后告诉学生，当用当归四逆汤治之。我已治多例，服药后马上缓解。

138. 用力过度，伤肾则腰痛。

证配方：早服补中益气丸，晚服六味地黄丸；或六味地黄汤加川断、杜仲。

按：用力过度常引发椎间盘突出，先用中药治疗，95% 可能治愈（腰痛缓解，功能活动恢复，但纤维环的破坏不可逆）。

139. 卒然忧恚，而言不能者，人卒然无问者，寒气客于厌（会厌），则厌不能发。

证配响声破笛丸。

按：《灵枢·本神》篇云："愁忧者，气闭塞而不行"，寒气客于会厌，"会厌"者，"为声音之户也"，《难经》载："会厌为吸门"，即呼吸之门。

140. 若声带息肉，致不能言传言。

证配《济生》乌梅丸：乌梅10g，僵蚕10g，蜂蜜少许；或大黄附子细辛汤加蝉衣。

按：我常用《济生》乌梅丸治声带息肉、肠息肉、输卵管息肉等。

141. 痈发于嗌中（咽喉），名曰猛疽。猛疽不治，化为脓塞咽。治法：泻则合豕（猪）膏（油），冷食三日而已。

按：猪膏，性寒凉，善拔火毒，治产妇乳头裂、小儿火丹（胎毒），皮肤红肿，阴道炎等。猪膏发煎治急性溶血。我还用猪膏治疗胆道蛔虫症，一般服油（温）5分钟后，剧烈疼痛立止，这在偏僻山区急救用，使人感到神奇。

结语：《灵枢》全书证配方共141条，还有些证未配方，留给我的学生以后去做了。我在阅览经文时，根据临床经验加以证配方。证配方是我给战国时的古人开方。仲景要求"病皆与方相应者，乃服之"，这次配完《灵》《素》《难》三书的证配方，阅览了"为伤寒杂病论十六卷"的祖派系，为深入学习理解《伤寒杂病论》又打下一个牢实的基础。望研究经方者，深入研究仲景学说的源头活水，一定会受益匪浅。

第三节 《难经》病证配方

1. 损其肺者，益其气。

证配黄芪建中汤、薯蓣丸。

按："损其肺"的病很多，有肺痿、肺痈、肺胀（支气管扩张）等。

2. 损其心者，调其营卫。

证配桂枝汤。

按：证常见本有冠心病，偶感风寒，心绞痛发作，开桂枝汤即可。若有针刺样疼，加蜈蚣、全蝎。1998年在墨西哥城召开针灸协会年会，我应邀做客，会中休息，墨西哥针灸医生在计算机上开出一个桂枝汤，他说："我是心脏病，怎么开出一个解表药方？"因解答不了，来请我解释一下。我说："这个方开得对，是根据《难经》十四难'损其心者调其营卫'开的方药"。协会主席伸出大拇指赞扬。

3. 损其脾者，调其饮食，适其寒热。

如：胃寒，多食姜、葱、茴香、羊肉；热多，多食西瓜、梨、凉薯、猪肉。

按：若脾胃虚寒，用黄芪建中汤及附子理中丸；若寒及胃肠，则用大建中合桃花汤；脾胃热，则用黄连汤、黄芩汤、调胃承气汤等。

4. 损其精者，益其精。

证配天雄散治冷精，肾气丸补肾益精。

按：人之房室过多，醉以入房，房事无节度，会导致阳举而无力，或阳痿不起等。

5. 脾者，中州也，其平和不可得见，衰乃见。

按：脾胃为水谷之海，阳气者，人之大宝，"饮食有节"，脾胃才会永康。若饮食倍增，脾胃乃伤。保护中州，才是长寿百岁的第一个硬指标。长寿的老人百分之百脾胃健康。我的朋友赵某，母亲98岁，每天早上必吃火烧加猪头肉，老太太无牙，口味不减。

6. 假令得肝脉，其外证善怒，面青；其内证脐左（先天八卦，左为肝）有动气，按之牢苦痛，四肢满，闭淋，溲便难，转筋。

按：为肝病内外证的综合论述，四逆散、舒肝丸、芍药甘草汤、五苓散、猪苓汤证都有，需辨证论治。

7. 假令得肺胀，面白（贫血），善嚏（外感），悲愁不乐，欲哭，其内证齐右有动气，按之牢若痛，其病喘咳，洒淅寒热（受风），有是者肺也。

按：为肺病的综合论述，当归补血汤、桂枝汤、逍遥散、苓桂术甘汤、参苏饮等都可辨证择方。

8. 假令得肾脉，其外证面黑，善恐欠。其内证齐下——其病逆气，小腹急痛，泄如下重，足胫寒而逆。

按：为肾病的综合论述，安神丸、当归芍药散、四逆散加薤白、当归四逆汤等均可择证选用。

9. **重阳者狂。**

见证：弃衣而走，登高而歌，裸体奔走，不避亲疏，脉弦而紧。

证配生铁落饮、梦醒癫狂汤、镇肝熄风汤。

10. **重阴者癫。**

见证：关闭门户，怕声音，吃饭不知饥饱，不分昼夜，卧床不起，怕鸟叫，喜沉静，痰多，语言无声，脉沉微滑。

证配方：笔者家传商陆汤，商陆为君，配以梨汁、绿豆芽汁、红糖、生姜等；仲景百合地黄汤、甘麦大枣汤、防己地黄汤可选用。

11. **亡阳与亡阴之治。**

证配方：亡阳，用四逆散加人参；亡阴，用生脉散加人参。

按：徐洄溪老前辈对此有精辟论述"亡阴之汗，身肢热，手足温，肌热，汗亦热而味咸，口渴，喜冷饮，气粗，脉洪实；亡阳之汗，身反恶寒，肌冷，汗冷而吐痰，微黏，口不渴，喜热饮，气微，脉浮数而空。"

12. **肾热之治，足少阴气绝，则骨痿……伏行而温于骨髓，故骨髓不温，即肉不着骨，骨肉不相亲，即肉濡而却，故齿长而枯。**

证治六味地黄汤；独用生地汁，每日鲜生地1两取汁，连服7天。

按：笔者行医多年，肾热牙枯脱落只见到1例。服野生地汁7天，地道通，经血来潮，怀孕。

13. **舌卷卵缩：足厥阴者，肝脉也，肝筋之会也。筋者，聚于阴器而络于六本，故脉**

不营则筋缩急，即引卵与舌，故舌卷卵缩。

证配当归四逆汤。

14. 男子七疝（寒、水、筋、血、气、狐、抵也）。

证配方：寒疝用大黄附子汤。

按：疝类综合论述，以寒疝为多见，故予证配方。

15. 女子瘕聚（子宫肿胀）。

证配方：于道济先生"大黄硝石丸"：大黄12g，硝石9g，人参9g，甘草6g；或桃花煎：桃仁9g，大黄3g，虻虫1.5g。

16. 狂疾之始发，少卧而不饥，自高贤也，自辨智也，自倨贵也，妄笑好歌乐，妄行不休是也。

证配防己地黄汤。

按：《灵枢》《难经》中都论及狂与癫之证，笔者都配此方。

17. 癫疾始发，意不乐，僵卧自视，其脉三部阴阳俱盛也。

证配礞石滚痰丸、桂枝甘草龙骨牡蛎汤，防己地黄汤。

按：狂癫病程，先狂后癫。狂疾治愈，病人不承认自己有病，狂妄之作没有记忆；癫疾时，患者病体虚弱，走路要人扶，不然东倒西歪。

18. 厥心痛，痛甚，手足青，即名真心痛，旦发夕死，夕发早死。

证配失笑散、速效救心、乌头赤石脂丸、九痛丸。

按：厥心痛，即今之心肌梗死，严重的死于分秒之间，急救都来不及。旦发夕死，还留出抢救时间。

结语：

《难经·八十一难》侧重补充《素问》之脉、《灵枢》之针，故病证论述极少，更无禁方所论。但仲景很重视，写《金匮要略》时，首先将《难经·七十七难》"上工治未病""见肝之病"放在《金匮要略》首篇。传承中医"上工治未病"的先进思想，我因读书时会走马观花，所以《难经》中病证未配方者不少，留给我的学生再去接力。

（高齐民2012年6月16日于海运仓3号）

第三篇 重订伤寒杂病论

《伤寒杂病论》原序

论曰：余每览越人入虢之诊，望齐侯之色，未尝不慨然叹其才秀也。怪当今居世之士，曾不留神医药，精究方术，上以疗君亲之疾，下以救贫贱之厄，中以保身长全，以养其生，但竞逐荣势，企踵权豪，孜孜汲汲，惟名利是务，崇饰其末，忽弃其本，华其外而悴其内，皮之不存，毛将安附焉。卒然遭邪风之气，婴非常之疾，患及祸至，而方振栗，降志屈节，钦望巫祝，告穷归天，束手受败。赉百年之寿命，持至贵之重器，委付凡医，恣其所措，咄嗟呜呼，厥身已毙，神明消灭，变为异物，幽潜重泉，徒为啼泣。痛夫，举世昏迷，莫能觉悟，不惜其命，若是轻生，彼何荣势之云哉。而进不能爱人知人，退不能爱身知己，遇灾值祸，身居厄地，蒙蒙昧昧，蠢若游魂。哀乎，趋世之士，驰竞浮华，不固根本，忘躯徇物，危若冰谷，至于是也。

余宗族素多，向余二百，建安纪年以来，犹未十稔，其死亡者三分有二，伤寒十居其七。感往昔之沦丧，伤横夭之莫救，乃勤求古训、博采众方，撰用素问、九卷、八十一难、阴阳大论、胎胪药录、并平脉辨证，为伤寒杂病论，合十六卷。虽未能尽愈诸病，庶可以见病知源，若能寻余所集，思过半矣。

夫天布五行，以运万类，人禀五常，以有五脏，经络府俞，阴阳会通，玄冥幽微，变化难极，自非才高识妙，岂能探其理致哉。上古有神农、黄帝、岐伯、伯高、雷公、少俞、少师、仲文，中世有长桑、扁鹊，汉有公乘阳庆及仓公。下此以往，未之闻也。观今之医，不念思求经旨，以演其所知；各承家技，始终顺旧，省病问疾，务在口给。相对斯须，便处汤药，按寸不及尺，握手不及足，人迎、趺阳，三部不参，动数发息，不满五十，短期未知决诊，九候曾无仿佛，明堂阙庭，尽不见察，所谓窥管而已。夫欲视死别生，实为难矣。

孔子云：生而知之者上，学则亚之，多闻博识，知之次也。余素尚方术，请事斯语。

引 言

东汉张仲景，勤求两汉医经家之理法，博采东汉前经方家之方药，结合自己救治建安以来瘟疫流行的经验，著成《伤寒杂病论》十六卷，竹简墨迹未干，便遭三国连年混战，致使原著索断简失。西晋太医令王叔和收集的《伤寒论》十卷出版，而《金匮要略》六卷不知流失何处。北宋翰林学士王洙在馆阁蠹简中得《金匮玉函要略方》三卷：上卷伤寒论，中卷论杂病，下卷载其方。因《伤寒论》早已出版，乃诏儒臣校正《金匮要略》，依旧名《金匮方论》编次出版。一部经典名著被"天下大势"之利剑断成两部分，在中国医学长河中分道扬镳了一千七百多年。

笔者幼承庭训，博好经方，先拜经方临床大家宋孝志先生为师研读《金匮要略》，后又聆听仲景学说实践家陈慎吾老师背讲《伤寒论》，再经自己五十多年临床实践，才初步领悟出：伤寒起于风寒，杂病始于内伤；伤寒是杂病之起始，杂病是伤寒之归宿；伤寒中蕴育着杂病，杂病中培育着伤寒；伤寒传变始终有杂病出没，杂病随时有伤寒尾随；伤寒与杂病，经络与脏腑时隐时现，内外呼应，伤寒与杂病标本相依，一脉相承。故伤寒一百一十三方无一方不能治杂病，杂病一百四十方无一方不能治伤寒；伤寒发杂病之秘，杂病启伤寒之微。故伤寒与杂病不合二为一，则不能深明《伤寒杂病论》之意。

今将《伤寒论》与《金匮要略》依仲景原序所论十六卷合二为一，增其阙缺，删其重复，裁其附方，名曰《重订伤寒杂病论》。在《伤寒篇》之后，附梁代陶弘景收集的"外感天行，经方之治，大小六神十二方"；在《杂病篇》之后，附陶弘景收集的"经方有效治诸虚劳损方五首"及"开五窍以救卒死中恶之方五首"。其中，开心窍"着舌以通心气"，舌下含硝石雄黄散治疗心绞痛，比硝酸甘油治疗心绞痛要早一千多年。

限于水平，《重订伤寒杂病论》虽未能尽复仲景原著之旧，但合二为一，有增有删，却能使学者检用方便，尽收白文之秘，不受注家"先入为主"之弊。不妥之处，敬请同道斧正。

师云：学中医，不精通《伤寒杂病论》，不足以成名医。

（高齐民2009年3月24日书于北京中医药大学东直门医院）

第一节　辨伤寒　伤寒论十卷

卷一　辨太阳病脉证并治上（1~30条）

1. 太阳之为病，脉浮，头项强痛而恶寒。

2. 太阳病，发热，汗出，恶风，脉缓者，名为中风。

3. 太阳病或已发热，或未发热，必恶寒，体痛，呕逆，脉阴阳俱紧者，名为伤寒。

4. 伤寒一日，太阳受之，脉若静者，为不传；颇欲吐，若燥烦，脉数急者，为传也。

5. 伤寒二三日，阳明、少阳证不见者，为不传也。

6. 太阳病，发热而渴，不恶寒者，为温病。若发汗已，身灼热者，为风温。风温为病，脉阴阳俱浮，自汗出，身重，多眠睡，鼻息必鼾，语言难出。若被下者，小便不利，直视失溲。若被火者，微发黄色，剧则如惊痫，时瘛疭。若火熏之。一逆尚引日，再逆促命期。

7. 病有发热恶寒者，发于阳也，无热恶寒者，发于阴也，发于阳七日愈，发于阴六日愈，以阳数七，阴数六故也。

8. 太阳病，头痛至七日以上自愈者，以行其经尽故也，若欲作再经者，针足阳明，使经不传则愈。

9. 太阳病，欲解时，从巳至未上。

10. 风家，表解而不了了者，十二日愈。

11. 病人身大热，反欲得衣者，热在皮肤，寒在骨髓也；身大寒，反不欲近衣者，寒在皮肤，热在骨髓也。

12. 太阳中风，阳浮而阴弱。阳浮者，热自发，阴弱者，汗自出。啬啬恶寒，淅淅恶风，翕翕发热，鼻鸣干呕者，桂枝汤主之。

桂枝汤方

桂枝三两去皮　芍药三两　甘草二两炙　生姜三两切　大枣十二枚擘

上五味，㕮咀，以水七升，微火煮取三升，去滓，适寒温，服一升。服已，须臾，啜热稀粥一升余，以助药力。温覆令一时许，遍身漐漐，微似有汗者益佳，不可令如水流漓，病必不除。若一服汗出病差，停后服，不必尽剂。若不汗，更服依前法，又不汗，后服小促其间，半日许，令三服尽。若病重者，一日一夜服，周时观之，服一剂尽，病证犹在者，更作服。若不汗出者，乃服至二三剂。禁生冷、黏滑、肉面、五辛、酒酪、臭恶等物。

13. 太阳病，头痛，发热，汗出，恶风者，桂枝汤主之。

14. 太阳病，项背强几几，反汗出恶风者，桂枝加葛根汤主之。

桂枝加葛根汤方

葛根四两　麻黄三两去节　芍药二两　生姜三两切　甘草二两炙　大枣十二枚擘　桂枝二两去皮

上七味，以水一斗，先煮麻黄、葛根减二升，去上沫，内诸药，煮取三升，去滓，温服一升，覆取微似汗，不须啜粥，余如桂枝法将息及禁忌。

15. 太阳病，下之后，其气上冲者，可与桂枝汤，方用前法。若不上冲者，不得与之。

16. 太阳病三日，已发汗，若吐、若下、若温针仍不解者，此为坏病，桂枝不中与之也。观其脉证，知犯何逆，随证治之。桂枝本为解肌，若其人脉浮紧，发热，汗不出者，不可与之也。常须识此，勿令误也。

17. 若酒客病，不可与桂枝汤。得之则呕，以酒客不喜甘故也。

18. 喘家作，桂枝汤加厚朴杏子佳。

桂枝加厚朴杏子汤方

桂枝三两去皮　甘草二两炙　生姜三两切　芍药三两　大枣十二枚擘　厚朴二两炙去皮　杏仁五十枚去皮尖

上七味，以水七升，微炎煮取三升，去滓，温服一升，覆取微似汗。

19. 凡服桂枝汤吐者，其后必吐脓血也。

20. 太阳病，发汗，遂漏不止，其人恶风，小便难，四肢微急，难以屈伸者，桂枝加附子汤主之。

桂枝加附子汤方

桂枝三两去皮　芍药三两　甘草二两炙　生姜三两切　大枣十二枚擘　附子一枚炮去皮破八片

上六味，以水七升，煮取三升，去滓，温服一升。本云：桂枝汤，今加附子，将息如前法。

21. 太阳病，下之后，脉促胸满者，桂枝去芍药汤主之。

桂枝去芍药汤方

桂枝三两去皮　甘草二两炙　生姜三两切　大枣十二枚擘

上四味，以水七升，煮取三升，去滓，温服一升。本云：桂枝汤，今去芍药，将息如前法。

22. 若微寒者，桂枝去芍药加附子汤主之。

桂枝去芍药加附子汤方

桂枝三两去皮　甘草二两炙　生姜三两切　大枣十二枚擘　附子一枚炮去皮破八片

上五味，以水七升，煮取三升，去滓，温服一升。本云：桂枝汤，今去芍药，加附子，将息如前法。

23. 太阳病，得之八九日，如疟状，发热恶寒，热多寒少，其人不呕，清便欲自可，一日二三度发。脉微缓者，为欲愈也；脉微而恶寒者，此阴阳俱虚，不可更发汗更下更吐也；面色反有热色者，未欲解也，以其不能得小汗出，身必痒，宜桂枝麻黄各半汤。

桂枝麻黄各半汤方

桂枝一两十六铢去皮　芍药　生姜切　甘草炙　麻黄去节各一两　大枣四枚擘　杏仁二十四枚汤浸去皮尖及两仁者

上七味，以水五升，先煮麻黄一、二沸，去上沫，内诸药，煮取一升八合，去滓，温服六合。本云：桂枝汤三合，麻黄汤三合，并为六合，顿服，将息如上法。

24. 太阳病初服桂枝汤，反烦不解者，先刺风池、风府，却与桂枝汤则愈。

25. 服桂枝汤，大汗出后，脉洪大者，与桂枝汤如前法。若形似疟，一日再发者，汗出必解，宜桂枝二麻黄一汤。

桂枝二麻黄一汤方

桂枝一两十七铢去皮　芍药一两六铢　麻黄十六铢去节　生姜一两六铢切　杏仁十六枚去皮尖　甘草一两二铢炙　大枣五枚擘

上七味，以水五升，先煮麻黄一、二沸，去上沫，内诸药，煮取二升，去滓，温服一升，日再服。本云：桂枝汤二分，麻黄汤一分，合为二升，分再服，今合为一方，将息如前法。

26. 服桂枝汤，大汗出后，大烦渴不解，脉洪大者，白虎加人参汤主之。

白虎加人参汤方

知母六两　石膏一斤碎绵裹　甘草炙二两　粳米六合　人参三两

上五味，以水一斗，煮米熟，汤成去滓，温服一升，日三服。

27. 太阳病，发热恶寒，热多寒少。脉微弱者，此无阳也，不可发汗，宜桂枝二越婢一汤。

桂枝二越婢一汤方

桂枝去皮　芍药　麻黄　甘草炙各十八铢　大枣四枚擘　生姜一两二铢切　石膏二十四铢碎绵裹

上七味，以水五升，煮麻黄一、二沸，去上沫，内诸药，煮取二升，去滓，温服一升。本云：当裁为越婢汤桂枝汤，合之饮一升，今合为一方，桂枝汤二分，越婢汤一分。

28. 服桂枝汤，或下之，仍头项强痛，翕翕发热，无汗，心下满微痛，小便不利者，桂枝去桂加茯苓白术汤主之。

桂枝去桂加茯苓白术汤方

芍药三两　甘草二两炙　生姜切　白术　茯苓各三两　大枣十二枚擘

上六味，以水八升，煮取三升，去滓，温服一升，小便利则愈。本云：桂枝汤，今去桂加茯苓、白术。

29. 伤寒脉浮，自汗出，小便数，心烦，微恶寒，脚挛急，反与桂枝汤，欲攻其表，此误也，得之便厥。咽中干，烦躁，吐逆者，作甘草干姜汤与之，以复其阳；若厥愈足温者，更作芍药甘草汤与之，其脚即伸；若胃气不和，谵语者，少与调胃承气汤；若重发汗，复加烧针者，四逆汤主之。

甘草干姜汤方

甘草四两炙　干姜二两

上二味，以水三升，煮取一升五合，去滓，分温再服。

芍药甘草汤方

芍药　甘草炙各四两

上二味，以水三升，煮取一升五合，去滓，分温再服。

调胃承气汤方

大黄四两去皮清酒洗　甘草二两炙　芒硝半升

上三味，以水三升，煮取一升，去滓，内芒硝，更上火，微煮令沸，少少温服之。

四逆汤方

甘草二两炙　干姜一两半　附子一枚生用去皮破八片

上三味，以水三升，煮取一升二合，去滓，分温再服。强人可大附子一枚，干姜三两。

30. 问曰："证象阳旦别名桂枝汤，笔者注，按法治之而增剧，厥逆，咽中干，两胫拘急而谵语，师曰言夜半手足当温，两脚当伸，后如师言。何以知此？"答曰："寸口脉浮而大，浮为风，大为虚，风则生微热，虚则两胫挛，病形象桂枝，因加附子参其间。增桂令汗出，附子温经，亡阳故也，厥逆，咽中干，烦躁，阳明内结，谵语烦乱，更饮甘草干姜汤，夜半阳气还，两足当热；胫尚微拘急，重与芍药甘草汤，尔乃胫伸；以承气汤微溏，则止其谵语，故知病可愈。"

卷二　辨太阳病脉证并治中 (31～127条)

31. 太阳病，项背强几几，无汗，恶风，葛根汤主之。

葛根汤方

葛根四两　麻黄三两去节　桂枝二两去皮　芍药二两　生姜三两切　甘草二两炙　大枣十二枚擘

上七味，以水一斗，先煮麻黄葛根减二升，去白沫，内诸药，煮取三升，去滓，温服一升，覆取微似汗，余如桂枝法将息及禁忌，诸汤皆仿此。

32. 太阳与阳明合病者，必自下利，葛根汤主之。

33. 太阳与阳明合病，不下利，但呕者，葛根加半夏汤主之。

葛根加半夏汤方

葛根四两　麻黄三两去节　甘草二两炙　芍药二两　桂枝二两去皮　生姜二两切　半夏半升洗　大枣十二枚擘

上八味，以水一斗，先煮麻黄葛根减二升，去白沫，内诸药，煮取三升，去滓，温服一升，覆取微似汗。

34. 太阳病，桂枝证，医反下之，利遂不止，脉促者，表未解也；喘而汗出者，葛根黄芩黄连汤主之。

葛根黄芩黄连汤方

葛根半斤　甘草二两炙　黄芩二两　黄连三两

上四味，以水八升，先煮葛根减二升，内诸药，煮取二升，去滓，分温再服。

35. 太阳病，头痛发热身疼腰痛，骨节疼痛，恶风无汗而喘者，麻黄汤主之。

麻黄汤方

麻黄三两去节　桂枝二两去皮　甘草一两炙　杏仁七十个去皮尖

上四味，以水九升，先煮麻黄减二升，去上沫，内诸药，煮取二升半，去滓，温服八合，覆取微似汗，不须啜粥，余如桂枝法将息。

36. 太阳与阳明合病，喘而胸满者，不可下，宜麻黄汤。

37. 太阳病，十日已去，脉浮细而嗜卧者，外已解也；设胸满胁痛者，与小柴胡汤方见96条；脉但浮者，与麻黄汤。

38. 太阳中风，脉浮紧，发热恶寒，身疼痛，不汗出而烦躁者，大青龙汤主之；若脉微弱，汗出恶风者，不可服之，服之则厥逆，筋惕肉瞤，此为逆也。

大青龙汤方

麻黄六两去节　桂枝二两去皮　甘草二两炙　杏仁四十枚去皮尖　生姜三两切　大枣十枚擘　石膏如鸡子大碎

上七味，以水九升，先煮麻黄减二升，去上沫，内诸药，煮取三升，去滓，温服一升，取微似汗，汗出多者，温粉扑之。一服汗者，停后服，若复服，汗多亡阳，遂虚，恶风，烦躁不得眠也。

39. 伤寒脉浮缓，身不疼，但重，乍有轻时，无少阴证者，大青龙汤发之。

40. 伤寒表不解，心下有水气，干呕发热而咳，或渴，或利，或噎，或小便不利，少腹满，或喘者，小青龙汤主之。

小青龙汤方

麻黄去节　芍药　细辛　干姜　甘草炙　桂枝去皮各三两　五味子半升　半夏半升洗

上八味，以水一斗，先煮麻黄减二升，去上沫，内诸药，煮取三升，去滓，温服一升。若渴，去半夏，加栝蒌根三两；若微利，去麻黄，加荛花如一鸡子，熬令赤色；若噎者，去麻黄，加附子一枚，炮；若小便不利，少腹满者，去麻黄，加茯苓四两；若喘，去麻黄，加杏仁半升，去皮尖。

41. 伤寒，心下有水气，咳而微喘，发热不渴。服汤已，渴者，此寒去欲解也。小青龙汤主之。

42. 太阳病，外证未解，脉浮弱者，当以汗解，宜桂枝汤。

43. 太阳病，下之微喘者，表未解故也，桂枝加厚朴杏子汤主之。

44. 太阳病，外证未解，不可下也，下之为逆。欲解外者，宜桂枝汤。

45. 太阳病，先发汗不解，而复下之，脉浮者不愈。浮为在外，而反下之，故令不愈。今脉浮，故在外，当须解外则愈，宜桂枝汤。

46. 太阳病，脉浮紧，无汗，发热，身疼痛，八九日不解，表证仍在，此当发其汗。服药已，微除，其人发烦目瞑，剧者必衄。衄乃解，所以然者，阳气重故也。麻黄汤主之。

47. 太阳病，脉浮紧，发热身无汗，自衄者愈。

48. 二阳并病，太阳初得病时，发其汗，汗先出不彻，因转属阳明，续自微汗出，不恶寒。若太阳病证不罢者，不可下，下之为逆，如此可小发汗。设面色缘缘正赤者，阳气怫郁在表，当解之，熏之。若发汗不彻，不足言阳气怫郁不得越，当汗不汗，其人躁烦，不知痛处，乍在腹中，乍在四肢，按之不可得，其人短气，但坐，以汗出不彻故也，更发汗则愈。何以知汗出不彻，以脉涩故知也。

49. 脉浮数者，法当汗出而愈。若下之，身重心悸者，不可发汗，当自汗出乃解。所以然者，尺中脉微，此里虚，须表里实，津液自和，便自汗出愈。

50. 脉浮紧者，法当身疼痛，宜以汗解之。假令尺中迟者，不可发汗，何以知其然，以荣气不足，血少故也。

51. 脉浮者，病在表，可发汗，宜麻黄汤。

52. 脉浮而数者，可发汗，宜麻黄汤。

53. 病常自汗出者，此为荣气和，荣气和者，外不谐，以卫气不共荣气和谐故尔。以荣行脉中，卫行脉外，复发其汗，荣卫和则愈，宜桂枝汤。

54. 病人，藏无他病，时发热，自汗出而不愈者，此为卫气不和也。先其时发汗则愈，宜桂枝汤主之。

55. 伤寒脉浮紧，不发汗，因致衄者，麻黄汤主之。

56. 伤寒不大便，六七日，头痛有热者，与承气汤，其小便清者，知不在里，仍在表也，当须发汗。若头痛者，必衄。宜桂枝汤。

57. 伤寒发汗已解，半日许，复烦，脉浮数者，可更发汗，宜桂枝汤。

58. 凡病，若发汗，若吐，若下，若亡血，亡津液，阴阳自和者，必自愈。

59. 大下之后，复发汗，小便不利者，亡津液故也，勿治之，得小便利，必自愈。

60. 下之后，复发汗，必振寒，脉微细，所以然者，以内外俱虚故也。

61. 下之后，复发汗，昼日烦躁，不得眠，夜而安静，不呕，不渴，无表证，脉沉微，身无大热者，干姜附子汤主之。

干姜附子汤方

干姜一两　附子一枚生用去皮破八片

上二味，以水三升，煮取一升，去滓，顿服。

62. 发汗后，身疼痛，脉沉迟者，桂枝加芍药生姜各一两、人参三两新加汤主之。

桂枝加芍药生姜各一两人参三两新加汤方

桂枝三两去皮　芍药四两　甘草二两炙　人参三两　大枣十二枚擘　生姜四两

上六味，以水一斗二升，煮取三升，去滓，温服一升。本云：桂枝汤，今加芍药、生姜、人参。

63. 发汗后，不可更行桂枝汤，汗出而喘，无大热者，可与麻黄杏仁甘草石膏汤。

麻黄杏仁甘草石膏汤方

麻黄四两去节　杏仁五十个去皮尖　甘草二两炙　石膏半斤碎绵裹

上四味，以水七升，煮麻黄减二升，去上沫，内诸药，煮取二升，去滓，温服一升。

64. 发汗过多，其人叉手自冒心，心下悸，欲得按者，桂枝甘草汤主之。

桂枝甘草汤方

桂枝四两去皮　甘草二两炙

上二味，以水三升，煮取一升，去滓，顿服。

65. 与论杂病奔豚气病脉证治篇条文重复，故删去。

66. 发汗后，腹胀满者，厚朴生姜半夏甘草人参汤主之。

厚朴生姜半夏甘草人参汤方

厚朴半斤炙去皮　生姜半斤切　半夏半升洗　甘草二两炙　人参一两

上五味，以水一斗，煮取三升，去滓，温服一升，日三服。

67. 伤寒，若吐若下后，心下逆满，气上冲胸，起则头眩，脉沉紧，发汗则动经，身为振振摇者，茯苓桂枝白术甘草汤主之。

茯苓桂枝白术甘草汤方

茯苓四两　桂枝三两去皮　白术　甘草各二两炙

上四味，以水六升，煮取三升，去滓，分温三服。

68. 发汗，病不解，反恶寒者，虚故也，芍药甘草附子汤主之。

芍药甘草附子汤方

芍药　甘草炙各三两　附子一枚炮去皮破八片

上三味，以水五升，煮取一升五合，去滓，分温三服。

69. 发汗若下之，病仍不解，烦躁者，茯苓四逆汤主之。

茯苓四逆汤方

茯苓四两　人参一两　附子一枚生用去皮破八片　甘草二两炙　干姜一两半

上五味，以水五升，煮取三升，去滓，温服七合，日二服。

70. 发汗后，恶寒者，虚故也；不恶寒，但热者，实也，当和胃气，与调胃承气汤。

71. 太阳病，发汗后，大汗出，胃中干，烦躁不得眠，欲得饮水者，少少与饮之，令胃气和则愈；若脉浮，小便不利，微热消渴者，五苓散主之。

五苓散方

猪苓十八铢去皮　泽泻一两六铢　白术十八铢　茯苓十八铢　桂枝半两去皮

上五味，捣为散，以白饮和服方寸匕，日三服，多饮暖水，汗出愈，如法将息。

72. 发汗已，脉浮数，烦渴者，五苓散主之。

73. 伤寒，汗出而渴者，五苓散主之；不渴者，茯苓甘草汤主之。

茯苓甘草汤方

茯苓二两　桂枝二两去皮　甘草一两炙　生姜三两切

上四味，以水四升，煮取二升，去滓，分温三服。

74. 中风发热，六七日不解而烦，有表里证，渴欲饮水，水入则吐者，名曰水逆，五苓散主之。

75. 未持脉时，病人叉手自冒心，师因教试令咳，而不咳者，此必两耳聋无闻也，所以然者，以重发汗，虚故如此。发汗后，饮水多必喘，以水灌之亦喘。

76. 发汗后，水药不得入口为逆，若更发汗，必吐下不止。发汗吐下后，虚烦不得眠，若剧者，必反复颠倒，心中懊憹，栀子豉汤主之；若少气者，栀子甘草豉汤主之；若呕者，栀子生姜豉汤主之。

栀子豉汤方

栀子十四个擘　香豉四合绵裹

上二味，以水四升，先煮栀子得二升半，内豉，煮取一升半，去滓，分为二服，温进一服，得吐者止后服。

栀子甘草豉汤方

栀子十四个擘　甘草二两炙　香豉四合绵裹

上三味，以水四升，先煮栀子甘草取二升半，内豉，煮取一升半，去滓，分二服，温进一服，得吐者止后服。

栀子生姜豉汤方

栀子十四个擘　生姜五两切　香豉四合绵裹

上三味，以水四升，先煮栀子生姜取二升半，内豉，煮取一升半，去滓，分二服，温进一服，得吐者止后服。

77. 发汗若下之，而烦热胸中窒者，栀子豉汤主之。

78. 伤寒五六日，大下之后，身热不去，心中结痛者，未欲解也，栀子豉汤主之。

79. 伤寒下后，心烦腹满，卧起不安者，栀子厚朴汤主之。

栀子厚朴汤方

栀子十四个擘　厚朴四两炙去皮　枳实四枚水浸炙令黄

上三味，以水三升半，煮取一升半，去滓，分二服，温进一服，得吐者止后服。

80. 伤寒，医以丸药大下之，身热不去，微烦者，栀子干姜汤主之。

栀子干姜汤方

栀子十四个擘　干姜二两

上二味，以水三升半，煮取一升半，去滓，分二服，温进一服，得吐者止后服。

81. 凡用栀子汤，病人旧微溏者，不可与服之。

82. 太阳病，发汗，汗出不解，其人仍发热，心下悸，头眩，身瞤动，振振欲擗地者，真武汤主之。

真武汤方

茯苓　芍药　生姜各三两切　白术二两　附子一枚炮去皮破八片

上五味，以水八升，煮取三升，去滓，温服七合，日三服。

83. 咽喉干燥者，不可发汗。

84. 淋家，不可发汗，发汗必便血。

85. 疮家虽身疼痛，不可发汗，汗出则痉。

86. 衄家，不可发汗，汗出必额上陷，脉急紧，直视不能眴，不得眠。

87. 亡血家，不可发汗，发汗则寒栗而振。

88. 汗家重发汗，必恍惚心乱，小便已，阴疼，与禹余粮丸。笔者按：汗出重发汗，犯汗家之大忌，急当回阳救阴，当用禹余粮汤，用丸则不治；禹余粮汤：禹余粮 9g　桂枝 12g　甘草 12g。

89. 病人有寒，复发汗，胃中冷，必吐蚘。

90. 本发汗，而复下之，此为逆也，若先发汗，治不为逆；本先下之，而反汗之，为逆；若先下之，治不为逆。

91. 伤寒，医下之，续得下利，清谷不止，身疼痛者，急当救里；后身疼痛，清便自调者，急当救表。救里宜四逆汤，救表宜桂枝汤。

92. 病发热头痛，脉反沉，若不差，身体疼痛，当救其里，四逆汤方。

93. 太阳病，先下之而不愈，因复发汗，以此表里俱虚，其人因致冒，冒家汗出自愈，所以然者，汗出表和故也；里未和，然后复下之。

94. 太阳病，未解，脉阴阳俱停一作微，必先振栗，汗出而解；但阳脉微者，先汗出而解；但阴脉微者，下之而解。若欲下之，宜调胃承气汤。

95. 太阳病，发热汗出者，此为荣弱卫强，故使汗出，欲救邪风者，宜桂枝汤。

96. 伤寒五六日，中风，往来寒热，胸胁苦满，嘿嘿不欲饮食，心烦，喜呕，或胸中烦而不呕，或渴，或腹中痛，或胁下痞硬，或心下悸，小便不利，或不渴，身有微热，或咳者，小柴胡汤主之。

小柴胡汤方

柴胡半斤　黄芩三两　人参三两　半夏半升洗　甘草炙　生姜各三两切　大枣十二枚擘

上七味，以水一斗二升，煮取六升，去滓，再煎取三升，温服一升，日三服。若胸中烦而不呕者，去半夏、人参，加栝蒌实一枚；若渴，去半夏，加人参合前成四两半，栝蒌根四两；若腹中痛者，去黄芩，加芍药三两；若胁下痞硬，去大枣，加牡蛎四两；若心下悸，小便不利者，去黄芩，加茯苓四两；若不渴，外有微热者，去人参，加桂枝三两，温覆微汗愈；若咳者，去人参、大枣、生姜，加五味子半升、干姜二两。

97. 血弱气尽，腠理开，邪气因入，与正气相搏，结于胁下。正邪分争，往来寒热，休作有时，嘿嘿不欲饮食，藏府相连，其痛必下，邪高痛下，故使呕也，小柴胡汤主之。服柴胡汤已，渴者，属阳明，以法治之。

98. 得病六七日，脉迟浮弱，恶风寒，手足温，医二、三下之，不能食，而胁下满痛，面目及身黄，颈项强，小便难者，与柴胡汤，后必下重，本渴饮水而呕者，柴胡汤不中与也。食谷者哕。

99. 伤寒四五日，身热，恶风，颈项强，胁下满，手足温而渴者，小柴胡汤主之。

100. 伤寒，阳脉涩，阴脉弦，法当腹中急痛，先与小建中汤。不瘥者，小柴胡汤主之。

小建中汤方

桂枝三两去皮　甘草二两炙　大枣十二枚擘　芍药六两　生姜三两切　胶饴一升

上六味，以水七升，煮取三升，去滓，内饴，更上微火消解，温服一升，日三服，呕家不可用建中汤，以甜故也。

101. 伤寒、中风，有柴胡证，但见一证便是，不必悉具。凡柴胡汤病证而下之，若柴胡证不罢者，复与柴胡汤，必蒸蒸而振，却发热汗出而解。

102. 伤寒，二三日，心中悸而烦者，小建中汤主之。

103. 太阳病，过经十余日，反二三下之，后四五日，柴胡证仍在者，先与小柴胡。呕不止，心下急，郁郁微烦者，为未解也，与大柴胡汤下之，则愈。

大柴胡汤方

柴胡半斤　黄芩三两　芍药三两　半夏半升洗　生姜五两切　枳实四枚炙　大枣十二枚擘

上七味，以水一斗二升，煮取三升，去滓，再煎，温服一升，日三服。一方加大黄二两，若不加，恐不为大柴胡汤。

104. 伤寒，十三日不解，胸胁满而呕，日晡所发潮热，已而微利，此本柴胡证，下之以不得利，今反利者，知医以丸药下之，此非其治也。潮热者，实也，先宜服小柴胡汤以解外，后以柴胡加芒硝汤主之。

柴胡加芒硝汤方

柴胡二两十六铢　黄芩一两　人参一两　甘草一两炙　生姜一两切　半夏二十铢本云五枚洗　大枣四枚擘　芒硝二两

上八味，以水四升，煮取二升，去滓，内芒硝，更煮微沸，分温再服，不解更作。

105. 伤寒，十三日，过经谵语者，以有热也，当以汤下之；若小便利者，大便当硬，而反下利，脉调和者，知医以丸药下之，非其治也。若自下利者，脉当微厥，今反和者，此为内实也，调胃承气汤主之。

106. 太阳病不解，热结膀胱，其人如狂，血自下，下者愈。其外不解者，尚未可攻，当先解其外，外解已，但少腹急结者，乃可攻之，宜桃核承气汤。

桃核承气汤方

桃仁五十个去皮尖　大黄四两　桂枝二两去皮　甘草二两炙　芒硝二两

上五味，以水七升，煮取二升半，去滓，内芒硝，更上火微沸，下火，先食温服五合，日三服。当微利。

107. 伤寒八九日，下之，胸满烦惊，小便不利，谵语，一身尽重，不可转侧者，柴胡加龙骨牡蛎汤主之。

柴胡加龙骨牡蛎汤方

柴胡四两　龙骨　黄芩　生姜切　铅丹　人参　桂枝去皮　茯苓各一两半　半夏二合半洗　大黄二两　牡蛎一两半熬　大枣六枚擘

上十二味，以水八升，煮取四升，内大黄，切如棋子，更煮一、二沸，去滓，温服一升。本云：柴胡汤，今加龙骨等。

108. 伤寒，腹满，谵语，寸口脉浮而紧，此肝乘脾也，名曰纵，刺期门。

109. 伤寒，发热，啬啬恶寒，大渴欲饮水，其腹必满，自汗出，小便利，其病欲解，此肝乘肺也，名曰横，刺期门。

110. 太阳病，二日，反躁，反熨其背，而大汗出，大热入胃，胃中水竭，躁烦，必发谵语；十余日，振栗，自下利者，此为欲解也，故其汗从腰以下不得汗，欲小便不得，反呕欲失溲，足下恶风，大便硬，小便当数，而反不数，及不多；大便已，头卓然而痛，其人足心必热，谷气下流故也。

111. 太阳病中风，以火劫发汗，邪风被火热，血气流溢，失其常度，两阳相熏灼，其身发黄。阳盛则欲衄，阴虚小便难，阴阳俱虚竭，身体则枯燥，但头汗出，剂颈而还，腹满微喘，口干咽烂，或不大便，久则谵语；甚者至哕，手足躁扰，捻衣摸床；小便利者，其人可治。

112. 伤寒，脉浮，医以火迫劫之，亡阳，必惊狂，卧起不安者，桂枝去芍药加蜀漆牡蛎龙骨救逆汤主之。

桂枝去芍药加蜀漆牡蛎龙骨救逆汤方

桂枝三两去皮　甘草二两炙　生姜三两切　大枣十二枚擘　牡蛎五两熬　蜀漆三两洗去腥　龙骨四两

上七味，以水一斗二升，先煮蜀漆减二升，内诸药，煮取三升，去滓，温服一升。本云：桂枝汤，今去芍药，加蜀漆、牡蛎、龙骨。

113. 形作伤寒，其脉不弦紧而弱，弱者必渴，被火必谵语；弱者发热，脉浮，解之当汗出愈。

114. 太阳病，以火熏之，不得汗，其人必躁。到经不解，必清血，名为火邪。

115. 脉浮，热甚，而反灸之，此为实，实以虚治，因火而动，必咽燥吐血。

116. 微数之脉，慎不可灸。因火为邪，则为烦逆，追虚逐实，血散脉中，火气虽微，内攻有力，焦骨伤筋，血难复也。脉浮，宜以汗解，用火灸之，邪无从出，因火而盛，病从腰以下必重而痹，名火逆也。欲自解者，必当先烦，烦乃有汗而解，何以知之，脉浮故知汗出解。

117. 与论杂病奔豚气病脉证治篇条文重复，故删去。

118. 火逆下之，因烧针烦躁者，桂枝甘草龙骨牡蛎汤主之。

桂枝甘草龙骨牡蛎汤方

桂枝一两去皮　甘草二两炙　牡蛎二两熬　龙骨二两

上四味，以水五升，煮取二升半，去滓，温服八合，日三服。

119. 太阳伤寒者，加温针必惊也。

120. 太阳病，当恶寒发热，今自汗出，反不恶寒发热，关上脉细数者，以医吐之过也。一二日吐之者，腹中饥，口不能食；三四日吐之者，不喜糜粥，欲食冷食，朝食暮吐，以医吐之所致也，此为小逆。

121. 太阳病，吐之，但太阳病当恶寒，今反不恶寒，不欲近衣，此为吐之内烦也。

122. 病人脉数，数为热，当消谷引食，而反吐者，此以发汗，令阳气微，膈气虚，脉乃数也。数为客热，不能消谷，以胃中虚冷，故吐也。

123. 太阳病，过经十余日，心下温温欲吐，而胸中痛，大便反溏，郁郁微烦，先此时，自极吐下者，与调胃承气汤；若不尔者，不可与，但欲呕，胸中痛，微溏者，此非柴胡汤证，以呕故知极吐下也。

调胃承气汤方

甘草二两炙　芒硝半升　大黄四两酒洗

上三味，切，以水三升，煮二物至一升，去滓，内芒硝，更上微火一二沸，温顿服之，以调胃气。

124. 太阳病，六、七日，表证仍在，脉微而沉，反不结胸，其人发狂者，以热在下焦，少腹当硬满，小便自利者，下血乃愈，所以然者，以太阳随经，瘀热在里故也，抵当汤主之。

抵当汤方

水蛭三十个熬　虻虫各三十个去翅足熬　桃仁二十个去皮尖　大黄三两酒洗

上四味，以水五升，煮取三升，去滓，温服一升，不下，更服。

125. 太阳病，身黄，脉沉结，少腹硬。小便不利者，为无血也；小便自利，其人如狂者，血证谛也，抵当汤主之。

126. 伤寒有热，少腹满，应小便不利，今反利者，为有血也，当下之，不可余药，宜抵当丸。

抵当丸方

水蛭二十个熬　虻虫二十个去翅足熬　桃仁二十五个去皮尖　大黄三两

上四味捣，分四丸，以水一升，煮一丸，取七合，服之，晬时当下血，若不下者，更服。

127. 太阳病，小便利者，以饮水多，必心下悸；小便少者，必苦里急也。

卷三　辨太阳病脉证并治下（128～178条）

128. 问曰："病有结胸，有脏结，其状何如？"答曰："按之痛，寸脉浮，关脉沉，名曰结胸也。"

129. 何谓脏结？答曰："如结胸状，饮食如故，时时下利，寸脉浮，关脉小细沉紧，名曰脏结，舌上白胎滑者，难治。"

130. 脏结无阳证，不往来寒热，其人反静，舌上胎滑者，不可攻也。

131. 病发于阳，而反下之，热入，因作结胸；病发于阴，而反下之，因作痞也；所以成结胸者，以下之太早故也。结胸者，项亦强，如柔痉状，下之则和，宜大陷胸丸。

大陷胸丸方

大黄半斤　葶苈子半升熬　芒硝半升　杏仁半升去皮尖熬黑

上四味，捣筛二味，内杏仁、芒硝，合研如脂，和散，取如弹丸一枚，别捣甘遂末一钱匕，白蜜二合，水二升，煮取一升，温顿服之，一宿乃下；若不下，更服，取下为效；禁如药法。

132. 结胸证，其脉浮大者，不可下，下之则死。

133. 结胸证悉具，烦躁者亦死。

134. 太阳病，脉浮而动数，浮则为风，数则为热，动则为痛，数则为虚。头痛发热，微盗汗出，而反恶寒者，表未解也。医反下之，动数变迟，膈内拒痛，胃中空虚，客气动膈，短气躁烦，心中懊憹，阳气内陷，心下因硬，则为结胸，大陷胸汤主之；若不结胸，但头汗出，余处无汗，剂颈而还，小便不利，身必发黄。

大陷胸汤方

大黄六两去皮　芒硝一升　甘遂一钱匕

上三味，以水六升，先煮大黄取二升，去滓，内芒硝，煮一两沸，内甘遂末，温服一升，得快利，止后服。

135. 伤寒六七日，结胸热实，脉沉而紧，心下痛，按之石硬者，大陷胸汤主之。

136. 伤寒十余日，热结在里，复往来寒热者，与大柴胡汤；但结胸无大热者，此为水结在胸胁也；但头微汗出者，大陷胸汤主之。

137. 太阳病，重发汗而复下之，不大便，五六日，舌上燥而渴，日晡所小有潮热，从心下至少腹硬满而痛不可近者，大陷胸汤主之。

138. 小结胸病，正在心下，按之则痛，脉浮滑者，小陷胸汤主之。

小陷胸汤方

黄连一两　半夏半升洗　栝蒌实大者一枚

上三味，以水六升，先煮栝蒌，取三升，去滓，内诸药，煮取二升，去滓，分温三服。

139. 太阳病，二三日，不能卧，但欲起，心下必结，脉微弱者，此本有寒分也，反下之，若利止，必作结胸；未止者，四日复下之，此作协热利也。

140. 太阳病下之，其脉促不结胸者，此为欲解也；脉浮者，必结胸；脉紧者，必咽痛；脉弦者，必两胁拘急；脉细数者，头痛未止；脉沉紧者，必欲呕；脉沉滑者，协热利；脉浮滑者，必下血。

141. 病在阳，应以汗解之，反以冷水潠之，若灌之，其热被劫不得去，弥更益烦，肉上粟起，意欲饮水，反不渴者，服文蛤散；若不差者，与五苓散；寒实结胸，无热证者，与三物小陷胸汤，白散亦可服。

文蛤散方

文蛤五两

上一味，为散，以沸汤和一方寸匕服，汤用五合。

三物小白散方

桔梗三分　巴豆一分去皮心熬黑研如脂　贝母三分

上三味，为散，内巴豆，更于白中杵之，以白饮和服，强人半钱匕，羸者减之，病在膈上必吐，在膈下必利，不利，进热粥一杯，利过不止，进冷粥一杯，身热皮粟不解，欲引衣自复者，若以水潠之洗之，益令热劫不得去，当汗而不汗则烦。假令汗出已，腹中痛，与芍药三两如上法。

142. 太阳与少阳并病，头项强痛，或眩冒，时如结胸，心下痞硬者，当刺大椎第一间，肺俞、肝俞，慎不可发汗，发汗则谵语，脉弦，五日谵语不止，当刺期门。

143. 与论杂病妇人杂病脉证并治篇条文重复，故删去。

144. 与论杂病妇人杂病脉证并治篇条文重复，故删去。

145. 与论杂病妇人杂病脉证并治篇条文重复，故删去。

146. 伤寒六七日，发热微恶寒，支节烦疼，微呕，心下支结，外证未去者，柴胡桂枝汤主之。

柴胡桂枝汤方

桂枝一两半去皮　黄芩一两半　人参一两半　甘草一两炙　半夏二合半洗　芍药一两半　大枣六枚擘　生姜一两半切　柴胡四两

上九味，以水七升，煮取三升，去滓，温服一升。本云：人参汤作如桂枝法，加半夏、柴胡、黄芩，复如柴胡法，今用人参作半剂。

147. 伤寒五六日，已发汗而复下之，胸胁满微结，小便不利，渴而不呕，但头汗出，往来寒热，心烦者，此为未解也，柴胡桂枝干姜汤主之。

柴胡桂枝干姜汤方

柴胡半斤　桂枝三两去皮　干姜二两　栝蒌根四两　黄芩三两　牡蛎二两熬　甘草二两炙

上七味，以水一斗二升，煮取六升，去滓，再煎取三升，温服一升，日三服，初服微烦，复服汗出，便愈。

148. 伤寒五六日，头汗出，微恶寒，手足冷，心下满，口不欲食，大便硬，脉细者，此为阳微结，必有表复有里也，脉沉亦在里也。汗出为阳微，假令纯阴结，不得复有外证，悉入在里，此为半在里半在外也。脉虽沉紧，不得为少阴病，所以然者，阴不得有汗，今头汗出，故知非少阴也，可与小柴胡汤。设不了了者，得屎而解。

149. 伤寒五六日，呕而发热者，柴胡汤证具，而以他药下之，柴胡证仍在者，复与柴胡汤，此虽已下之不为逆，必蒸蒸而振，却发热汗出而解。若心下满而硬痛者，此为结胸也，大陷胸汤主之。但满而不痛者，此为痞，柴胡不中与之，宜半夏泻心汤。

半夏泻心汤方

半夏半升洗　黄芩　干姜　人参　甘草炙各三两　黄连一两　大枣十二枚擘

上七味，以水一斗，煮取六升，去滓，再煎取三升，温服一升，日三服。

150. 太阳少阳并病，而反下之，成结胸，心下硬，下利不止，水浆不下，其人心烦。

151. 脉浮而紧，而复下之，紧反入里，则作痞，按之自濡，但气痞耳。

152. 太阳中风，下利呕逆，表解者，乃可攻之。其人漐漐汗出，发作有时，头痛，心下痞硬满，引胁下痛，干呕短气，汗出不恶寒者，此表解里未和也，十枣汤主之。

十枣汤方

芫花熬　甘遂　大戟

上三味等分，各别捣为散，以水一升半，先煮大枣肥者十枚，取八合，去滓，内药末，强人服一钱匕，羸人半钱，温服之，平旦服。若下后病不除者，明日更服，加半钱，得快下利后，糜粥自养。

153. 太阳病，医发汗，遂发热恶寒，因复下之，心下痞，表里俱虚，阴阳气并竭，无阳则阴独，复加烧针，因胸烦，面色青黄，肤𥆧者，难治，今色微黄，手足温者，易愈。

154. 心下痞，按之濡，其脉关上浮者，大黄黄连泻心汤主之。

大黄黄连泻心汤方

大黄二两　黄连一两

上二味，以麻沸汤二升渍之，须臾绞去滓，分温再服。

155. 心下痞，而复恶寒、汗出者，附子泻心汤主之。

附子泻心汤方

大黄二两　黄连一两　黄芩一两　附子一枚炮去皮破别煮取汁

上四味，切三味，以麻沸汤二升渍之，须臾绞去滓，内附子汁，分温再服。

156. 本以下之，故心下痞，与泻心汤，痞不解，其人渴而口燥烦，小便不利者，五苓散主之。一方云，忍之一日乃愈。

157. 伤寒汗出解之后，胃中不和，心下痞硬，干噫食臭，胁下有水气，腹中雷鸣下利者，生姜泻心汤主之。

生姜泻心汤方

生姜四两切　甘草二两炙　人参三两　干姜一两　黄芩三两　半夏半升洗　黄连一两　大枣十二枚擘

上八味，以水一斗，煮取六升，去滓再煎，取三升，温服一升，日三服。

158. 伤寒中风，医反下之，其人下利，日数十行，谷不化，腹中雷鸣，心下痞硬而满，干呕心烦不得安，医见心下痞，谓病不尽，复下之，其痞益甚，此非结热，但以胃中虚，客气上逆，故使硬也，甘草泻心汤主之。

甘草泻心汤方

甘草四两炙　黄芩三两　干姜三两　半夏半升洗　大枣十二枚擘　黄连一两

上六味，以水一斗，煮取六升，去滓再煎，取三升，温服一升，日三服。

159. 伤寒服汤药，下利不止，心下痞硬，服泻心汤已，复以他药下之，利不止，医以理中与之，利益甚。理中者，理中焦，此利在下焦，赤石脂禹余粮汤主之；复利不止者，当利其小便。

赤石脂禹余粮汤方

赤石脂一斤碎　太一禹余粮一斤碎

上二味，以水六升，煮取二升，去滓，分温三服。

160. 伤寒吐下后，发汗，虚烦，脉甚微，八九日，心下痞硬，胁下痛，气上冲咽喉、眩冒，经脉动惕者，久而成痿。

161. 伤寒发汗，若吐若下，解后，心下痞硬，噫气不除者，旋复代赭汤主之。

旋复代赭汤方

旋覆花三两　人参二两　生姜五两　代赭一两　甘草三两炙　半夏半升洗　大枣十二枚擘

上七味，以水一斗，煮取六升，去滓再煎，取三升，温服一升，日三服。

162. 下后，不可更行桂枝汤，若汗出而喘，无大热者，可与麻黄杏子甘草石膏汤。

163. 太阳病，外证未除，而数下之，遂协热而利，利下不止，心下痞硬，表里不解者，桂枝人参汤主之。

桂枝人参汤方

桂枝四两去皮　甘草四两炙　白术三两　人参三两　干姜三两

上五味，以水九升，先煮四味，取五升，内桂，更煮取三升，去滓，温服一升，日再夜一服。

164. 伤寒大下后，复发汗，心下痞，恶寒者，表未解也，不可攻痞，当先解表，表解乃可攻痞，解表宜桂枝汤，攻痞宜大黄黄连汤心汤。

165. 伤寒发热，汗出不解，心中痞硬，呕吐而下利者，大柴胡汤主之。

166. 病如桂枝证，头不痛，项不强，寸脉微浮，胸中痞硬，气上冲喉咽，不得息者，此为胸有寒也，当吐之，宜瓜蒂散。

瓜蒂散方

瓜蒂一分熬黄　赤小豆一分

上二味，各别捣筛，为散已，合治之，取一钱匕。以香豉一合，用热汤七合，煮作稀糜，去滓，取汁合散，温顿服之。不吐者，少少加，得快吐乃止。诸亡血虚家，不可与瓜蒂散。

167. 病胁下素有痞，连在脐旁，痛引少腹，入阴筋者，此名藏结，死。

168. 伤寒若吐若下后，七八日不解，热结在里，表里俱热，时时恶风，大渴，舌上干燥而烦，欲饮水数升者，白虎加人参汤主之。

169. 伤寒，无大热，口燥渴，心烦，背微恶寒者，白虎加人参汤主之。

170. 伤寒脉浮，发热无汗，其表不解者，不可与白虎汤；渴欲饮水，无表证者，白虎加人参汤主之。

171. 太阳少阳并病，心下硬，颈项强而眩者，当刺大椎、肺俞、肝俞，慎勿下之。

172. 太阳与少阳合病，自下利者，与黄芩汤；若呕者，黄芩加半夏生姜汤主之。

黄芩汤方

黄芩三两　甘草二两炙　芍药二两　大枣十二枚擘

上四味，以水一斗，煮取三升，去滓，温服一升，日再夜一服。

黄芩加半夏生姜汤方

黄芩三两　芍药二两　甘草二两炙　大枣十二枚擘　半夏半升洗　生姜一两半切

上六味，以水一斗，煮取三升，去滓，温服一升，日再夜一服

173. 伤寒，胸中有热，胃中有邪气，腹中痛，欲呕吐者，黄连汤主之。

黄连汤方

黄连　甘草炙　干姜　桂枝去皮各三两　人参二两　半夏半升洗　大枣十二枚擘

上七味，以水一斗，煮取六升，去滓，温服，昼三夜二。

174. 与论杂病痉湿暍病脉证篇条文重复，故删去。

175. 与论杂病痉湿暍病脉篇条文重复，故删去。

176. 伤寒，脉浮滑，此以表有热，里有寒，白虎汤主之。

白虎汤方

知母六两　石膏一斤碎　甘草二两炙　粳米六合

上四味，以水一斗，煮米熟，汤成去滓，温服一升，日三服。

177. 伤寒，脉结代，心动悸，炙甘草汤主之。

炙甘草汤方

甘草四两炙　生姜三两切　人参二两　生地黄一斤　桂枝三两去皮　阿胶二两　麦门冬半斤去心　麻仁半升　大枣三十枚擘

上九味，以清酒七升，水八升，先煮八味，取三升，去滓，内胶烊消尽，温服一升，日三服。一名复脉汤。

178. 脉按之来缓，时一止复来者，名曰结；又脉来动而中止，更来小数，中有还者，反动，名曰结，阴也。脉来动而中止，不能自还，因而复动者，名曰代，阴也。得此脉者，必难治。

卷四　辨阳明病脉证并治（179~262条）

179. 问曰："病有太阳阳明，有正阳阳明，有少阳阳明，何谓也？"答曰："太阳阳明者，脾约是也；正阳阳明者，胃家实是也；少阳阳明者，发汗利小便已，胃中燥烦实，大便难是也。"

180. 阳明之为病，胃家实是也。

181. 问曰："何缘得阳明病？"答曰："太阳病，若发汗、若下、若利小便，此亡津液，胃中干燥，因转属阳明，不更衣，内实大便难者，此名阳明也。"

182. 问曰："阳明病外证云何？"答曰："身热汗自出，不恶寒，反恶热也。"

183. 问曰："病有得之一日，不发热而恶寒者，何也？"答曰："虽得之一日，恶寒将自罢，即自汗出而恶热也。"

184. 问曰："恶寒何故自罢？"答曰："阳明居中主土也，万物所归，无所复传，始

虽恶寒，二日自止，此为阳明病也。"

185. 本太阳，初得病时，发其汗，汗先出不彻，因转属阳明也。伤寒，发热、无汗、呕不能食，而反汗出濈濈然者，是转属阳明也。

186. 伤寒三日，阳明脉大。

187. 伤寒脉浮而缓，手足自温者，是为系在太阴。太阴者，身当发黄。若小便自利者，不能发黄。至七八日大便硬者，为阳明病也。

188. 伤寒转系阳明者，其人濈然微汗出也。

189. 阳明中风，口苦咽干，腹满微喘，发热恶寒，脉浮而紧，若下之，则腹满小便难也。

190. 阳明病，若能食，名中风，不能食，名中寒。

191. 阳明病，若中寒者，不能食，小便不利，手足濈然汗出，此欲作固瘕。必大便初硬后溏，所以然者，以胃中冷，水谷不别故也。

192. 阳明病，初欲食，小便反不利，大便自调，其人骨节疼，翕翕如有热状，奄然发狂，濈然汗出而解者，此水不胜谷气，与汗共并，脉紧则愈。

193. 阳明病欲解时，从申至戌上。

194. 阳明病，不能食，攻其热必哕，所以然者，胃中虚冷故也，以其人本虚，攻其热必哕。

195. 阳明病，脉迟，食难用饱，饱则微烦，头眩，必小便难，此欲作谷疸，虽下之，腹满如故，所以然者，脉迟故也。

196. 阳明病，法多汗，反无汗，其身如虫行皮中状者，此以久虚故也。

197. 阳明病，反无汗，而小便利，二三日，呕而咳、手足厥者，必苦头痛；若不咳不呕，手足不厥者，头不痛。

198. 阳明病，但头眩，不恶寒，故能食而咳，其人咽必痛；若不咳者，咽不痛。

199. 阳明病无汗，小便不利，心中懊憹者，身必发黄。

200. 阳明病，被火，额上微汗出，而小便不利者，必发黄。

201. 阳明病，脉浮而紧者，必潮热，发作有时；但浮者，必盗汗出。

202. 阳明病，口燥，但欲漱水不欲咽者，此必衄。

203. 阳明病，本自汗出，医更重发汗，病已差，尚微烦不了了者，此必大便硬故也。以亡津液，胃中干燥，故令大便硬。当问其小便日几行，若本小便日三、四行，今日再行，故知大便不久出。今为小便数少，以津液当还入胃中，故知不久必大便也。

204. 伤寒呕多，虽有阳明证，不可攻之。

205. 阳明病，心下硬满者，不可攻之，攻之利遂不止者死，利止者愈。

206. 阳明病，面合色赤，不可攻之，必发热；色黄者，小便不利也。

207. 阳明病，不吐不下，心烦者，可与调胃承气汤服法与29条有别："温顿服之，以调胃气。"笔者注。

208. 阳明病，脉迟，虽汗出不恶寒者，其身必重，短气，腹满而喘。有潮热者，此外欲解，可攻里也。手足濈然汗出者，此大便已硬也，大承气汤主之。若汗多，微发热恶寒者，外未解也，一法与桂枝汤其热不潮，未可与承气汤；若腹大满不通者，可与小承气汤，微和胃气，勿令致大泄下。

大承气汤方

大黄四两酒洗　厚朴半斤炙去皮　枳实五枚炙　芒硝三合

上四味，以水一斗，先煮二物，取五升，去滓，内大黄，更煮取二升，去滓，内芒硝，更上微火一、二沸，分温再服，得下，余勿服。

小承气汤方

大黄四两酒洗　厚朴二两炙去皮　枳实三枚大者炙

上三味，以水四升，煮取一升二合，去滓，分温二服；初服当更衣，不尔者，尽饮之；若更衣者，勿服之。

209. 阳明病，潮热，大便微硬者，可与大承气汤，不硬者不可与之。若不大便六七日，恐有燥屎，欲知之法，少与小承气汤，汤入腹中，转失气者，此有燥屎也，乃可攻之。若不转失气者，此但初头硬，后必溏，不可攻之，攻之必胀满不能食也，欲饮水者，与水则哕。其后发热者，必大便复硬而少也，以小承气汤和之。不转失气者，慎不可攻也。

210. 夫实则谵语，虚则郑声，郑声者，重语也。直视谵语，喘满者死，下利者亦死。

211. 发汗多，若重发汗者，亡其阳，谵语，脉短者死，脉自和者不死。

212. 伤寒若吐若下后不解，不大便五六日，上至十余日，日晡所发潮热，不恶寒，独语如见鬼状。若剧者，发则不识人，循衣摸床，惕而不安，怵惕不安，微喘直视。脉弦者生，涩者死。微者，但发热谵语者，大承气汤主之，若一服利，则止后服。

213. 阳明病，其人多汗，以津液外出，胃中燥，大便必硬，硬则谵语，小承气汤主之，若一服谵语止者，更莫复服。

214. 阳明病，谵语，发潮热，脉滑而疾者，小承气汤主之。因与承气汤一升，腹中转气者，更服一升，若不转气者，勿更与之。明日又不大便，脉反微涩者，里虚也，为难治，不可更与承气汤也。

215. 阳明病，谵语，有潮热，反不能食者，胃中必有燥屎五六枚也。若能食者，但硬耳，宜大承气汤下之。

216. 阳明病，下血谵语者，此为热入血室。但头汗出者，刺期门，随其实而泻之，濈然汗出则愈。

217. 汗出谵语者，以有燥屎在胃中，此为风也。须下者，过经乃可下之。下之若早，语言必乱，以表虚里实故也。下之愈，宜大承气汤。

218. 伤寒四五日，脉沉而喘满，沉为在里，而反发其汗，津液越出，大便为难，表虚里实，久则谵语。

219. 三阳合病，腹满身重，难于转侧，口不仁，面垢，一云向经。谵语遗尿。发汗则谵语；下之则额上生汗，手足逆冷；若自汗出者，白虎汤主之。

220. 二阳并病，太阳证罢，但发潮热，手足漐漐汗出，大便难而谵语者，下之则愈，宜大承气汤。

221. 阳明病，脉浮而紧，咽燥口苦，腹满而喘，发热汗出，不恶寒，反恶热，身重。若发汗则躁，心愦愦，反谵语；若加温针，必怵惕烦躁不得眠；若下之，则胃中空虚，客气动膈，心中懊憹，舌上胎者，栀子豉汤主之。

222. 与论杂病消渴小便不利淋病脉证并治篇条文重复，故删去。

223. 与论杂病消渴小便不利淋病脉证并治篇条文重复，故删去。

224. 阳明病，汗出多而渴者，不可与猪苓汤，以汗多胃中燥，猪苓汤复利其小便故也。

225. 脉浮而迟，表热里寒，下利清谷者，四逆汤主之。

226. 若胃中虚冷，不能食者，饮水则哕。

227. 脉浮发热，口干鼻燥，能食者，则衄。

228. 阳明病，下之，其外有热，手足温，不结胸，心中懊憹，饥不能食，但头汗出者，栀子豉汤主之。

229. 阳明病，发潮热，大便溏，小便自可，胸胁满不去者，与小柴胡汤。

230. 阳明病，胁下硬满，不大便而呕，舌上白苔者，可与小柴胡汤。上焦得通，津液得下，胃气因和，身濈然汗出而解。

231. 阳明中风，脉弦浮大而短气，腹都满，胁下及心痛，久按之，气不通，鼻干不得汗，嗜卧，一身及目悉黄，小便难，有潮热，时时哕，耳前后肿，刺之小差，外不解，病过十日，脉续浮者，与小柴胡汤。

232. 脉但浮，无余证者，与麻黄汤；若不尿，腹满加哕者，不治。

233. 阳明病自汗出，若发汗，小便自利者，此为津液内竭，虽硬不可攻之，当须自欲大便，宜蜜煎导而通之。若土瓜根，及大猪胆汁，皆可为导。

蜜煎方

食蜜七合

上一味，于铜器内，微火煎，当须凝如饴状，搅之勿令焦着，欲可丸，并手捻作梃，令头锐，大如指，长二寸许。当热时急作，冷则硬。以内谷道中，以手急抱，欲大便时乃去之。

土瓜根方方佚

猪胆汁方

大猪胆一枚，泻汁，和少许法醋，以灌谷道内，如一食顷，当大便出宿食恶物，甚效。

234. 阳明病，脉迟，汗出多，微恶寒者，表未解也。可发汗，宜桂枝汤。

235. 阳明病，脉浮，无汗而喘者，发汗则愈，宜麻黄汤。

236. 阳明病，发热汗出者，此为热越，不能发黄也；但头汗出，身无汗，剂颈而还，小便不利，渴引水浆者，此为瘀热在里，身必发黄，茵陈蒿汤主之。

茵陈蒿汤方

茵陈蒿六两　栀子十四枚擘　大黄二两去皮

上三味，以水一斗二升，先煮茵陈，减六升，内二味，煮取三升，去滓，分三服，小便当利，尿如皂荚汁状，色正赤，一宿腹减，黄从小便去也。

237. 阳明证，其人喜忘者，必有蓄血。所以然者，本有久瘀血，故令喜忘，屎虽硬，大便反易，其色必黑者，宜抵当汤下之。

238. 阳明病，下之，心中懊憹而烦，胃中有燥屎者，可攻。腹微满，初头硬，后必溏，不可攻之。若有燥屎者，宜大承气汤。

239. 病人不大便五六日，绕脐痛，烦躁，发作有时者，此有燥屎，故使不大便也。

240. 病人烦热，汗出则解，又如疟状，日晡所发热者，属阳明也。脉实者，宜下之；脉浮虚者，宜发汗；下之与大承气汤，发汗宜桂枝汤。

241. 大下后，六七日不大便，烦不解，腹满痛者，此有燥屎也。所以然者，本有宿食故也，宜大承气汤。

242. 病人小便不利，大便乍难乍易，时有微热，喘冒不能卧者，有燥屎也，宜大承气汤。

243. 食谷欲呕，属阳明也，吴茱萸汤主之。得汤反剧者，属上焦也。

吴茱萸汤方

吴茱萸一升洗　人参三两　生姜六两切　大枣十二枚擘

上四味，以水七升，煮取二升，去滓，温服七合，日三服。

244. 太阳病，寸缓关浮尺弱，其人发热，汗出，复恶寒，不呕，但心下痞者，此以医下之也。如其不下者，病人不恶寒而渴者，此转属阳明也。小便数者，大便必硬，不更衣十日，无所苦也，渴欲饮水，少少与之，但以法救之。渴者，宜五苓散。

245. 脉阳微而汗出少者，为自和也；汗出多者，为太过。阳脉实，因发其汗，出多者，亦为太过，太过者为阳绝于里。亡津液，大便因硬也。

246. 脉浮而芤，浮为阳，芤为阴，浮芤相搏，胃气生热，其阳则绝。

247. 趺阳脉浮而涩，浮则胃气强，弱则小便数，浮涩相搏，大便则硬，其脾为约，麻子仁丸主之。

麻子仁丸方

麻子仁二升　芍药半斤　枳实半斤炙　大黄一斤去皮　厚朴一尺炙去皮　杏仁一升去皮尖熬别作脂

上六味，蜜和丸，如梧桐子大，饮服十丸，日三服，渐加，以知为度。

248. 太阳病三日，发汗不解，蒸蒸发热者，属胃也，调胃承气汤主之。

249. 伤寒吐后，腹胀满者，与调胃承气汤。

250. 太阳病，若吐、若下、若发汗后，微烦，小便数，大便因硬者，与小承气汤和之愈。

251. 得病二三日，脉弱，无太阳、柴胡证，烦躁心下硬，至四、五日，虽能食，以小承气汤少少与微和之，令小安。至六日，与承气汤一升。若不大便六七日，小便少者，虽不受食，但初头硬，后必溏。未定成硬，攻之必溏。须小便利，屎定硬，乃可攻之，宜大承气汤。

252. 伤寒六七日，目中不了了，睛不和，无表里证，大便难，身微热者，此为实也，急下之，宜大承气汤。

253. 阳明病，发热汗多者，急下之，宜大承气汤。

254. 发汗不解，腹满痛者，急下之，宜大承气汤。

255. 腹满不减，减不足言，当下之，宜大承气汤。

256. 阳明、少阳合病，必下利，其脉不负者为顺也。负者失也，互相克贼，名为负也。脉滑而数者，有宿食也，当下之，宜大承气汤。

257. 病人无表里证，发热七八日，虽脉浮数者，可下之。假令已下，脉数不解，合热则消谷喜饥，至六七日不大便者，有瘀血，宜抵当汤。

258. 若脉数不解，而下不止，必协热便脓血也。

259. 伤寒发汗已，身目为黄，所以然者，以寒湿在里不解故也。以为不可下也，于寒湿中求之。

260. 伤寒七八日，身黄如橘子色，小便不利，腹微满者，茵陈蒿汤主之。

261. 伤寒身黄发热，栀子柏皮汤主之。

栀子柏皮汤方

肥栀子十五个擘　甘草一两炙　黄柏二两

上三味，以水四升，煮取一升半，去滓，分温再服。

262. 伤寒，瘀热在里，身必黄，麻黄连翘赤小豆汤主之。

麻黄连翘赤小豆汤方

麻黄二两去节　连轺二两连翘根是　杏仁四十个去皮尖　赤小豆一升　大枣十二枚擘　生梓白皮一升切　生姜二两切　甘草二两炙

上八味，以潦水一斗，先煮麻黄，再沸，去上沫，内诸药，煮取三升，去滓，分温三服，半日服尽。

卷五　辨少阳病脉证并治（263~272条）

263. 少阳之为病，口苦咽干目眩也。

264. 少阳中风，两耳无所闻，目赤，胸中满而烦者，不可吐下，吐下则悸而惊。

265. 伤寒，脉弦细，头痛发热者，属少阳。少阳不可发汗，发汗则谵语，此属胃。胃和则愈；胃不和，烦而悸。

266. 本太阳病不解，转入少阳者，胁下硬满，干呕不能食，往来寒热，尚未吐下，脉沉紧者，与小柴胡汤。

267. 若已吐、下、发汗、温针，谵语，柴胡汤证罢，此为坏病。知犯何逆，以法治之。

268. 三阳合病，脉浮大，上关上，但欲眠睡，目合则汗。

269. 伤寒六七日，无大热，其人躁烦者，此为阳去入阴故也。

270. 伤寒三日，三阳为尽，三阴当受邪。其人反能食而不呕，此为三阴不受邪也。

271. 伤寒三日，少阳脉小者，欲已也。

272. 少阳病，欲解时，从寅至辰上。

卷六　辨太阴病脉证并治（273～280条）

273. 太阴之为病，腹满而吐，食不下，自利益甚，时腹自痛，若下之，必胸下结硬。

274. 太阴中风，四肢烦疼，脉阳微阴涩而长者，为欲愈。

275. 太阴病，欲解时，从亥至丑上。

276. 太阴病，脉浮者，可发汗，宜桂枝汤。

277. 自利不渴者，属太阴，以其藏有寒故也，当温之，宜服四逆辈。

278. 伤寒脉浮而缓，手足自温者，系在太阴，太阴当发身黄。若小便自利者，不能发黄。至七八日，虽暴烦下利日十余行，必自止，以脾家实，腐秽当去故也。

279. 本太阳病，医反下之，因而腹满时痛者，属太阴也，桂枝加芍药汤之。大实痛者，桂枝加大黄汤主之。

桂枝加芍药汤方

桂枝三两去皮　芍药六两　甘草二两炙　大枣十二枚擘　生姜三两切

上五味，以水七升，煮取三升，去滓，温分三服。本云：桂枝汤，今加芍药。

桂枝加大黄汤方

桂枝三两去皮　大黄二两　芍药六两　生姜三两切　甘草二两炙　大枣十二枚擘

上六味，以水七升，煮取三升，去滓，温服一升，日三服。

280. 太阴为病，脉弱，其人续自便利，设当行大黄芍药者，宜减之，以其人胃气弱，易动故也。

卷七　辨少阴病脉证并治（281～325条）

281. 少阴之为病，脉微细，但欲寐也。

282. 少阴病，欲吐不吐，心烦，但欲寐，五六日自利而渴者，属少阴也。虚故引水自救，若小便色白者，少阴病形悉具。小便白者，以下焦虚，有寒，不能制水，故令色白也。

283. 病人脉阴阳俱紧，反汗出者，亡阳也，此属少阴，法当咽痛，而复吐利。

284. 少阴病，咳而下利，谵语者，被火气劫故也，小便必难，以强责少阴汗也。

285. 少阴病，脉细沉数，病为在里，不可发汗。

286. 少阴病，脉微，不可发汗，亡阳故也；阳已虚，尺脉弱涩者，复不可下之。

287. 少阴病，脉紧，至七八日，自下利，脉暴微，手足反温，脉紧反去者，为欲解也。虽烦下利，必自愈。

288. 少阴病，下利，若利自止，恶寒而蜷卧，手足温者，可治。

289. 少阴病，恶寒而蜷，时自烦，欲去衣被者，可治。

290. 少阴中风，脉阳微阴浮者，为欲愈。

291. 少阴病，欲解时，从子至寅上。

292. 少阴病，吐利，手足不逆冷，反发热者，不死；脉不至者，灸少阴七壮。

293. 少阴病，八九日，一身手足尽热者，以热在膀胱，必便血也。

294. 少阴病，但厥无汗，而强发之，必动其血。未知从何道出，或从口鼻，或从目出者，是名下厥上竭，为难治。

295. 少阴病，恶寒身蜷而利，手足逆冷者，不治。

296. 少阴病，吐利，躁烦，四逆者，死。

297. 少阴病，下利止，而头眩，时时自冒者，死。

298. 少阴病，四逆，恶寒而身蜷，脉不至，不烦而躁者，死。

299. 少阴病，六七日，息高者，死。

300. 少阴病，脉微细沉，但欲卧，汗出不烦，自欲吐，至五六日，自利，复烦躁不得卧寐者，死。

301. 少阴病，始得之，反发热，脉沉者，麻黄附子细辛汤主之。

麻黄细辛附子汤方

麻黄二两去节　细辛二两　附子一枚炮去皮破八片

上三味，以水一斗，先煮麻黄，减二升，去上沫，内诸药，煮取三升，去滓，温服一升，日三服。

302. 少阴病，得之二三日，麻黄附子甘草汤微发汗。以二三日无里证，故微发汗也。

麻黄附子甘草汤方

麻黄二两去节　甘草二两炙　附子一枚炮去皮破八片

上三味，以水七升，先煮麻黄一两沸，去上沫，内诸药，煮取三升，去滓，温服一升，日三服。

303. 少阴病，得之二三日以上，心中烦，不得卧，黄连阿胶汤主之。

黄连阿胶汤方

黄连四两　黄芩二两　芍药二两　鸡子黄二枚　阿胶三两一云三铤

上五味，以水六升，先煮三物，取二升，去滓，内胶烊尽，小冷，内鸡子黄，搅令相得，温服七合，日三服。

304. 少阴病，得之一二日，口中和，其背恶寒者，当灸之，附子汤主之。

附子汤方

附子二枚炮去皮破八片　茯苓三两　人参二两　白术四两　芍药三两

上五味，以水八升，煮取三升，去滓，温服一升，日三服。

305. 少阴病，身体痛，手足寒，骨节痛，脉沉者，附子汤主之。

306. 少阴病，下利便脓血者，桃花汤主之。

桃花汤方

赤石脂一斤一半全用一半筛末　干姜一两　粳米一升

上三味，以水七升，煮米令熟，去滓，温服七合，内赤石脂末方寸匕，日三服。若一服愈，余勿服。

307. 少阴病，二三日至四五日，腹痛，小便不利，下利不止，便脓血者，桃花汤主之。

308. 少阴病，下利便脓血者，可刺。

309. 少阴病，吐利，手足逆冷，烦躁欲死者，吴茱萸汤主之。

310. 少阴病，下利，咽痛，胸满，心烦，猪肤汤主之。

猪肤汤方

猪肤一斤

上一味，以水一斗，煮取五升，去滓，加白蜜五升，白粉五合，熬香，和令相得，温分六服。

311. 少阴病，二三日，咽痛者，可与甘草汤；不差，与桔梗汤。

甘草汤方

甘草二两

上一味，以水三升，煮取一升半，去滓，温服七合，日二服。

桔梗汤方

桔梗一两　甘草二两

上二味，以水三升，煮取一升，去滓，温分再服。

312. 少阴病，咽中伤，生疮，不能语言，声不出者，苦酒汤主之。

苦酒汤方

半夏洗破如枣核十四枚　鸡子一枚去黄内上苦酒着鸡子壳中

上二味，内半夏苦酒中，以鸡子壳置刀环中，安火上，令三沸，去滓，少少含咽之。不差更作三剂。

313. 少阴病，咽中痛，半夏散及汤主之。

半夏散及汤方

半夏洗　桂枝去皮　甘草炙

上三味，等分，各别捣筛已，合治之，白饮和，服方寸匕，日三服，若不能散服者，以水一升，煎七沸，内散两方寸匕，更煮三沸，下火令小冷，少少咽之。半夏有毒，不当散服。

314. 少阴病，下利，白通汤主之。

白通汤方

葱白四茎　干姜一两　附子一枚生去皮破八片

上三味，以水三升，煮取一升，去滓，分温再服。

315. 少阴病，下利、脉微者，与白通汤；利不止，厥逆无脉，干呕烦者，白通加猪胆汁汤主之；服汤，脉暴出者死，微续者生。

白通加猪胆汁汤方

葱白四茎　干姜一两　附子一枚生去皮破八片　人尿五合　猪胆汁一合

上五味，以水三升，煮取一升，去滓，内胆汁、人尿，和令相得，分温再服。若无胆亦可用。

316. 少阴病，二三日不已，至四五日，腹痛、小便不利、四肢沉重疼痛、自下利者，此为有水气，其人或咳，或小便利，或下利，或呕者，真武汤主之。

真武汤方

茯苓三两　芍药三两　白术二两　生姜三两切　附子一枚炮去皮破八片

上五味，以水八升，煮取三升，去滓，温服七合，日三服。若咳者，加五味子半升、细辛一两、干姜一两；若小便利者，去茯苓；若下利者，去芍药，加干姜二两；若呕者，去附子，加生姜足前为半斤。

317. 少阴病，下利清谷，里寒外热，手足厥逆，脉微欲绝，身反不恶寒，其人面色赤，或腹痛，或干呕，或咽痛，或利止脉不出者，通脉四逆汤主之。

通脉四逆汤方

甘草二两炙　附子大者一枚生用去皮破八片　干姜三两强人可四两

上三味，以水三升，煮取一升二合，去滓，分温再服，其脉即出者愈。面色赤者，加葱九茎；腹中痛，去葱，加芍药二两；呕者，加生姜二两；咽痛者，去芍药，加桔梗一两；利止脉不出者，去桔梗，加人参二两。病皆与方相应者，乃服之。

318. 少阴病，四逆，其人或咳，或悸，或小便不利，或腹中痛，或泄利下重者，四逆散主之。

四逆散方

甘草炙　枳实破水渍炙干　柴胡　芍药

上四味，各十分，捣筛，白饮和，服方寸匕，日三服。咳者，加五味子、干姜各五分，并主下利；悸者，加桂枝五分；小便不利者，加茯苓五分；腹中痛者，加附子一枚炮令坼；泄利下重者，先以水五升，煮薤白三升，煮取三升，去滓，以散三方寸匕内汤中，煮取一升半，分温再服。

319. 少阴病，下利六七日，咳而呕渴，心烦不得眠者，猪苓汤主之。

320. 少阴病，得之二三日，口燥咽干者，急下之，宜大承气汤。

321. 少阴病，自利清水，色纯青，心下必痛，口干燥者，急下之，宜大承气汤。

322. 少阴病，六七日，腹胀不大便者，急下之，宜大承气汤。

323. 少阴病，脉沉者，急温之，宜四逆汤。

324. 少阴病，饮食入口则吐，心中温温欲吐，复不能吐，始得之，手足寒，脉弦迟者，此胸中实，不可下也，当吐之；若膈上有寒饮，干呕者，不可吐也，当温之，宜四逆汤。

325. 少阴病，下利，脉微涩，呕而汗出，必数更衣，反少者，当温其上，灸之。

卷八　辨厥阴病脉证并治（326～381条）

326. 厥阴之为病，消渴，气上撞心，心中疼热，饥而不欲食，食则吐蛔，下之，利不止。

327. 厥阴中风，脉微浮，为欲愈，不浮为未愈。

328. 厥阴病，欲解时，从丑至卯上。

329. 厥阴病，渴欲饮水者，少少与之，愈。

330. 诸四逆厥者，不可下之，虚家亦然。

331. 伤寒，先厥后发热而利者，必自止，见厥复利。

332. 伤寒始发热六日，厥反九日而利，凡厥利者，当不能食，今反能食者，恐为除中一云消中，食以索饼，不发热者，知胃气尚在，必愈。恐暴热来出而复去也，后三日脉之，其热续在者，期之旦日夜半愈。所以然者，本发热六日，厥反九日，复发热三日，并前六日，亦为九日，与厥相应，故期之旦日夜半愈。后三日脉之而脉数，其热不罢者，此为热气有余，必发痈脓也。

333. 伤寒脉迟，六、七日，而反与黄芩汤彻其热，脉迟为寒，今与黄芩汤复除其热，腹中应冷，当不能食，今反能食，此名除中，必死。

334. 伤寒先厥后发热，下利必自止，而反汗出，咽中痛者，其喉为痹；发热无汗，而利必自止，若不止，必便脓血，便脓血者，其喉不痹。

335. 伤寒一、二日至四、五日，厥者必发热；前热者后必厥，厥深者热亦深，厥微者热亦微，厥应下之，而反发汗者，必口伤烂赤。

336. 伤寒病，厥五日热亦五日，设六日当复厥，不厥者，自愈。厥终不过五日，以热五日，故知自愈。

337. 凡厥者，阴阳气不相顺接便为厥。厥者，手足逆冷者是也。

338. 伤寒脉微而厥，至七、八日肤冷，其人躁无暂安时者，此为藏厥，非蛔厥也；蛔厥者，其人当吐蛔，今病者静，而复时烦者，此为藏寒，蛔上入其膈，故烦，须臾复止，得食而呕，又烦者，蛔闻食臭出，其人常自吐蛔，蛔厥者，乌梅丸主之，又主久利。

乌梅丸方

乌梅三百枚　细辛六两　干姜十两　黄连十六两　当归四两　附子六两炮去皮　蜀椒四两出汗　桂枝六两去皮　人参六两　黄柏六两

上十味，异捣筛，合治之，以苦酒渍乌梅一宿，去核，蒸之五斗米下，饭熟，捣成泥，和药令相得，内臼中，与蜜杵两千下，丸如梧桐子大，先食，饮服十丸，日三服，稍加至二十丸，禁生冷、滑物、臭食等。

339. 伤寒，热少微厥，指头寒，嘿嘿不欲饮食，烦躁，数日，小便利，色白者，此热除也。欲得食，其病为愈；若厥而呕，胸胁烦满者，其后必便血。

340. 病者手足厥冷，言我不结胸，小腹满，按之痛者，此冷结在膀胱关元也。

341. 伤寒发热四日，厥反三日，复热四日，厥少热多者，其病当愈。四日至七日热不除者，必便脓血。

342. 伤寒，厥四日，热反三日，复厥五日，其病为进，寒多热少，阳气退，故为进也。

343. 伤寒，六七日，脉微，手足厥冷，烦躁，灸厥阴，厥不还者，死。

344. 伤寒，发热下利，厥逆，躁不得卧者，死。

345. 伤寒，发热，下利至甚，厥不止者，死。

346. 伤寒，六七日，不利，便发热而利，其人汗出不止者死。有阴无阳故也。

347. 伤寒，五六日，不结胸，腹濡，脉虚，复厥者，不可下，此亡血，下之死。

348. 发热而厥，七日下利者，为难治。

349. 伤寒脉促，手足厥逆，可灸之。

350. 伤寒脉滑，而厥者，里有热，白虎汤主之。

351. 手足厥寒，脉细欲绝者，当归四逆汤主之。

当归四逆汤方

当归三两　桂枝三两去皮　芍药三两　细辛三两　甘草二两炙　大枣二十五枚擘　通草二两

上七味，以水八升，煮取三升，去滓，温服一升，日三服。

352. 若其人内有久寒者，宜当归四逆加吴茱萸生姜汤。

当归四逆加吴茱萸生姜汤方

当归三两　芍药三两　甘草二两炙　通草二两　桂枝三两去皮　细辛三两　生姜半斤切　吴茱萸二升　大枣二十五枚擘

上九味，以水六升，清酒六升和，煮取五升，去滓，温分五服。一方，水酒各四升。

353. 大汗出热不去，内拘急、四肢疼，又下利、厥逆而恶寒者，四逆汤主之。

354. 大汗，若大下利，而厥冷者，四逆汤主之。

355. 病人手足厥冷，脉乍紧者，邪结在胸中；心下满而烦，饥不能食者，病在胸中，当须吐之，宜瓜蒂散。

356. 伤寒，厥而心下悸，宜先治水，当服茯苓甘草汤，却治其厥。不尔，水渍入胃，必作利也。

357. 伤寒，六七日，大下后，寸脉沉而迟，手足厥逆，下部脉不至，喉咽不利，唾脓血，泄利不止者，为难治，麻黄升麻汤主之。

麻黄升麻汤方

麻黄二两半去节　升麻一两一分　当归一两一分　知母十八铢　黄芩十八铢　葳蕤一作菖蒲十八铢　芍药六铢　天门冬六铢去心　桂枝六铢去皮　茯苓六铢　甘草六铢炙　石膏六铢碎绵裹　白术六铢　干姜六铢

上十四味，以水一斗，先煮麻黄一两沸，去上沫，内诸药，煮取三升，去滓，分温三服。相去如炊三斗米顷，令尽，汗出愈。

358. 伤寒四、五日，腹中痛，若转气下趋少腹者，此欲自利也。

359. 伤寒，本自寒下，医复吐下之，寒格，更逆吐下，若食入口即吐，干姜黄芩黄连人参汤主之。

干姜黄芩黄连人参汤方

干姜　黄芩　黄连　人参各三两

上四味，以水六升，煮取二升，去滓，分温再服。

360. 下利者，微热而渴，脉弱者，今自愈。

361. 下利，脉数，有微热，汗出，自愈；设复紧，为未解。

362. 下利，手足厥冷，无脉者，灸之不温，若脉不还，反微喘者死，少阴负趺阳者为顺也。

363. 下利，寸脉反浮数，尺中自涩者，必清脓血。

364. 下利清谷，不可攻表，汗出必胀满。

365. 下利，脉沉弦者，下重也；脉大者，为未止；脉微弱数者，为欲自止，虽发热不死。

366. 下利，脉沉而迟，其人面少赤，身有微热，下利清谷者，必郁冒汗出而解，病人必微厥，所以然者，其面戴阳，下虚故也。

367. 下利，脉数而渴者，今自愈；设不差，必清脓血，以有热故也。

368. 下利后，脉绝，手足厥冷，晬频率还，手足温者生，脉不还者死。

369. 伤寒下利，日十余行，脉反实者，死。

370. 与论杂病呕吐哕下利病脉证治篇条文重复，故删去。

371. 与论杂病呕吐哕下利病脉证治篇条文重复，故删去。

372. 下利，腹胀满，身体疼痛者，先温其里，乃攻其表。温里宜四逆汤，攻表宜桂枝汤。

373. 下利，欲饮水者，以有热故也，白头翁汤主之。

374. 下利，谵语者，有燥屎也，宜小承气汤。

375. 与论杂病呕吐哕下利病脉证治篇条文重复，故删去。

376. 呕家有痈脓者，不可治呕，脓尽自愈。

377. 呕而脉弱，小便复利，身有微热见厥者，难治，四逆汤主之。

378. 与论杂病呕吐哕下利病脉证治篇条文重复，故删去。

379. 与论杂病呕吐哕下利病脉证治篇条文重复，故删去。

380. 伤寒，大吐大下之，极虚，复极汗者，其人外气怫郁，复与之水，以发其汗，因得哕。所以然者，胃中寒冷故也。

381. 伤寒，哕而腹满，视其前后，知何部不利，利之则愈。

卷九　辨霍乱病脉证并治（382~391条）

382. 问曰："病有霍乱者何？"答曰："呕吐而利，此名霍乱。"

383. 问曰："病发热头痛，身疼恶寒，吐利者，此属何病？"答曰："此名霍乱，霍乱自吐下，又利止，复更发热也。"

384. 伤寒，其脉微涩者，本是霍乱，今是伤寒，却四、五日，至阴经上，转入阴，必利，本呕下利者，不可治也；欲似大便而反失气，仍不利者，此属阳明也，便必硬，十三日愈。所以然者，经尽故也。下利后，当便硬，硬则能食者愈，今反不能食，到后经中，颇能食，复过一经，能食，过之一日当愈，不愈者，不属阳明也。

385. 恶寒脉微，而复利。利止，亡血也，四逆加人参汤主之。

四逆加人参汤方

甘草二两炙　附子一枚生去皮破八片　干姜一两半　人参一两

上四味，以水三升，煮取一升二合，去滓，分温再服。

386. 霍乱，头痛发热，身疼痛，热多欲饮水者，五苓散主之。寒多不用水者，理中丸主之。

理中丸方

人参　干姜　甘草炙　白术各三两

上四味，捣筛为末，蜜和为丸，如鸡子黄许大，以沸汤数合，和一丸，研碎温服之，日三四、夜二服。腹中未热，益至三、四丸，然不及汤。

汤法：以四物依两数切，用水八升，煮取三升，温服一升，日三服。

若脐上筑者，肾气动也，去术，加桂四两；吐多者，去术，加生姜三两；下多者，还用术；悸者，加茯苓二两；渴欲得水者，加术足前成四两半；腹中痛者，加人参足前成四两半；寒者，加干姜足前成四两半；腹满者，去术，加附子一枚。

服汤后，如食顷，饮热粥一升许，微自温，勿发揭衣被。

387. 吐利止，而身痛不休者，当消息和解其外，宜桂枝汤小和之。

388. 吐利汗出，发热恶寒，四肢拘急，手足厥冷者，四逆汤主之。

389. 既吐且利，小便复利，而大汗出，下利清谷，内寒外热，脉微欲绝者，四逆汤主之。

390. 吐已下断，汗出而厥，四肢拘急不解，脉微欲绝者，通脉四逆加猪胆汤主之。

通脉四逆加猪胆汤方

甘草二两炙　干姜三两强人可四两　附子大者一枚生去皮破八片　猪胆汁半合

上四味，以水三升，煮取一升二合，去滓，加入猪胆汁，分温再服，其脉即来。无猪胆，以羊胆代之。

391. 吐利、发汗、脉平、小烦者，以新虚不胜谷气故也。

卷十　辨阴阳易差后劳复病脉证并治（392~398 条）

392. 伤寒阴阳易之为病，其人身体重，少气，少腹里急，或引阴中拘挛，热上冲胸，头重不欲举，眼中生花—作眵，膝胫拘急者，烧裈散主之。

烧裈散方

妇人中裈近隐处，取烧作灰。

上一味，水服方寸匕，日三服，小便即利，阴头微肿，此为愈矣。妇人病，取男子裈烧服。

393. 大病差后，劳复者，枳实栀子豉汤主之。

枳实栀子豉汤方

枳实三枚炙　　栀子十四个擘　　香豉一升绵裹

上三味，以清浆水七升，空煮取四升，内枳实栀子，煮取二升，下豉，更煮五、六沸，去滓，温分再服，复令微似汗。若有宿食者，内大黄如博棋子大五、六枚，服之愈。

394. 伤寒差以后，更发热，小柴胡汤主之。脉浮者，以汗解之；脉沉实—作紧者，以下解之。

395. 大病差后，从腰以下有水气者，牡蛎泽泻散主之。

牡蛎泽泻散方

牡蛎熬　　泽泻　　蜀漆暖水洗去腥　　葶苈子熬　　商陆根熬　　海藻洗去咸　　栝蒌根各等分

上七味，异捣下筛为散，更于臼中治之，白饮和服方寸匕，日三服。小便利，止后服。

396. 大病差后，喜唾，久不了了，胸上有寒，当以丸药温之，宜理中丸。

397. 伤寒解后，虚羸少气，气逆欲吐，竹叶石膏汤主之。

竹叶石膏汤方

竹叶二把　　石膏一斤　　半夏半升洗　　麦门冬一升去心　　人参三两　　甘草二两炙　　粳米半升

上七味，以水一斗，煮取六升，去滓，内粳米，煮米熟，汤成，去米，温服一升，日三服。

398. 病人脉已解，而日暮微烦，以病新差，人强与谷，脾胃气尚弱，不能消谷，故令微烦，损谷则愈。

附："外感天行，经方之治。"（摘自手抄本《辅行诀》）

笔者按：《辅行诀脏腑用药法要》，简称《辅行诀》，敦煌千佛洞古本医书之一，为梁代众医者收集两汉"经方十一家"散落民间的经方，托名陶弘景撰述。此书收集两汉经方甚多，与张仲景《伤寒杂病论》体例相同，源流相似，对于研究仲景学说参考价值极大。今将我 1979 年 2 月获得的手抄本中的三部分内容录出，分别附于《伤寒论》《金匮要略》之后，以补仲景原著之缺漏。

又按："外感天行，经方之治"，共计大小神方十二首，皆为天行热病所设，大可补伤寒六神不全之阙。

"夫天行者，为春时应暖而反大寒，夏时应热而反大冷，秋时应凉而反大热，冬时应寒而反大温，此非其时而有其气，是以一岁之中、长幼之病，多相似者，此则天行之气。"（高继冲《伤寒叙论》）

大小六神中，小白虎汤即《伤寒论》白虎汤，小玄武汤即《伤寒论》真武汤，小朱鸟（雀）汤即《伤寒论》黄连阿胶汤，小青龙汤即《伤寒论》麻黄汤，小阳旦汤即《伤寒论》桂枝汤，大青龙汤即《伤寒论》小青龙汤。其中小朱鸟（雀）汤、小青龙汤、小阳旦汤三方之张冠李戴，不知出于何故？陶弘景解释说："张机撰《伤寒论》，避道家之称，"某些神方以药名之，"以推方主为识耳"。

大小六神中，大阴旦汤、大阳旦汤、大白虎汤、大朱鸟（雀）汤、大玄武汤、小阴旦汤，六者前证后方俱全，与《伤寒杂病论》加减方相似，如大阴旦汤即《伤寒论》小柴胡汤加芍药，大阳旦汤即《金匮要略》黄芪建中汤加人参，大白虎汤即《伤寒论》竹叶石膏汤加生姜，大朱鸟（雀）汤即《伤寒论》黄连阿胶汤加人参、干姜，大玄武汤即《伤寒论》真武汤加人参、甘草，小阴旦汤即《伤寒论》黄芩汤加生姜。

《伤寒杂病论》中方药加减范例甚多，如桂枝汤倍芍药加饴糖，则名曰小建中汤，只加了一味饴糖；再如，小承气汤、厚朴大黄汤、厚朴三物汤，三方药物相同，因主治不同，则命名不同。故大小神方可审视为仲景某方加减，但不能断它不是新收集的经方。因为，梁代《金匮要略》还在民流传，他不可能见到黄芪建中汤，大阳旦不可能是其加减方。

弘景曰：外感天行，经方之治，有二旦、六神、大小等汤。昔南阳张机，依此诸方，撰为《伤寒论》一部，疗治明悉，后学咸尊奉之。山林僻居，仓促难防，外感之疾，日数传变，生死往往在三五日间，岂可疏忽！若能深明此数方者，则庶无蹈险之虞也。今亦录而识之。

小阴旦汤，治天行，身热汗出，头目痛，腹中痛，干呕下利。

处方：黄芩三两　芍药三两切　生姜一两　甘草一两炙　大枣十二枚

服法：上方，以水七升，煮取三升，温服一升，日三服。服汤已，如人行三四里时，令病者啜白酨一器，以助药力，身热去，自愈也。

大阴旦汤，治凡病眩晕，咽中干，每喜干呕，食不下，心中烦满，胸胁支痛，往来寒热方。

处方：柴胡八两　人参　黄芩　生姜各三两　甘草炙二两　芍药四两　大枣十二枚　半夏一升洗

服法：以水一斗二升，煮取六升，去滓，重上火，缓缓煮之，取得三升，温服一升，日三服。

小阳旦汤，治天行，发热，自汗出而恶风，鼻鸣干呕者。

处方：桂枝三两　芍药三两　生姜切三两　甘草炙二两　大枣十二枚

服法：上方，以水七升，煮取三升，温服一升，服已，即啜热粥饭一器，以助药力。稍令汗出，不可大汗流漓，汗之则病不除也。若不汗出，可随服之，取瘥止。日三服。若加饴一升，为正阳旦汤。

大阳旦汤，治凡病，汗出不止，气息惙惙，身劳力怯，恶风凉，腹中拘急，不欲饮食，皆宜此方。若脉虚大者，为更切证也。

处方：黄芪五两　人参　桂枝　生姜各三两　甘草炙二两　芍药六两　大枣十二枚　饴一升

服法：上七味，以水一斗，煮取四升，去滓，内饴，更上火，令烊已，每服一升，日三夜一服。

小青龙汤，治天行，发热恶寒，汗不出而喘，身疼痛，脉紧者方。

处方：麻黄三两　杏仁半升熬打　桂枝二两　甘草炙一两半

服法：上方四味，以水七升，先煮麻黄，减二升，掠去上沫，内诸药，煮取二升，去滓，温服八合，必令汗出彻身，不然，恐邪不尽散也。

大青龙汤，治天行，表不解，心下有水气，干呕，发热喘咳不已者。

处方：麻黄去节　细辛　芍药　甘草炙　桂枝各二两　五味子半升　半夏半升　干姜三两

服法：上方八味，以水一斗，先煮麻黄，减二升，掠去上沫，内诸药，煮取三升，去滓，温服一升；一方无干姜，作七味，当从。

小白虎汤，治天行热病，大汗出不止，口舌干燥，饮水数升不已，脉洪大者方。

处方：石膏如鸡子大绵裹　知母六两　甘草炙二两　粳米六合

服法：上四味，先以水一斗，熬粳米，熟讫去米，内诸药，煮取六升，服二升，日三服。

大白虎汤，治天行热病，心中烦热，时自汗出，舌干，渴欲饮水，时呷嗽不已，久不解表方。

处方：石膏如鸡子大一枚　麦门冬半斤　甘草炙二两　粳米六合　半夏半升　生姜二两，切　竹叶三大握

服法：上方七味，以水一斗二升，先煮粳米，米熟讫去米，内诸药，煮至六升，去渣，温服三升，日三服。

小朱雀汤，治天行热病，心气不足，内生烦热，坐卧不安，时下利纯血如鸡鸭肝者方。

处方：鸡子黄二枚　阿胶三锭　黄连四两　黄芩　芍药各二两

服法：上五味，以水六升，先煮连、芩、芍三物，取三升，去滓，内胶，更上火，令烊尽，取下，待小冷，下鸡子黄，搅合相得，温服七合，日三服。

大朱雀汤，治天行热病，重下，恶毒痢，痢下纯血，日数十行，羸瘦如柴，心中不安，腹中绞急，痛如刀刺方。

处方：鸡子黄二枚　阿胶三锭　黄连四两　黄芩　芍药各二两　人参二两　干姜二两

服法：上药七味，以水一斗，先煮连、芩、姜等五物，得四升讫，内醇苦酒二升，煮至四升讫，去滓，次内胶于内，更上火，令烊，取下，待小冷，内鸡子黄，搅令相得即成，每服一升，日三夜一服。

小玄武汤，治天行病，肾气不足，内生虚寒，小便不利，腹中痛，四肢冷者方。

处方：茯苓三两　芍药三两　白术二两　干姜三两　附子一枚，炮，去皮

服法：上五味，以水八升，煮取三升，去滓，温服七合，日三服。

大玄武汤，治肾气虚疲，少腹中冷，腰背沉重，四肢清，小便不利，大便鸭溏，日十余行，气惙力弱者方。

处方：茯苓三两　白术二两　附子一枚，炮　芍药二两　干姜二两　人参二两　甘草二两，炙

服法：上七味，以水一斗，煮取四升，温服一升，日三夜一服。

弘景曰：阳旦者，升阳之方，以黄芪为主；阴旦者，扶阴之方，以柴胡为主；青龙者，宣发之方，以麻黄为主；白虎者，收重之方，以石膏为主；朱雀者，清滋为方，以鸡子黄为主；玄武者，温渗之方，以附子为主。此六方者，为六合之正精，升降和阴阳，交互金木，既济水火，乃神明之剂也。张机撰《伤寒论》，避道家之称，故其方皆非正名也，但以某药名之，以推主为识耳。

《伤寒论》方剂索引

桂枝汤：12、13、15、16、17、24、25、42、44、45、53、54、56、57、91、95、164、234、240、276、372、387 条

桂枝加葛根汤：14 条

桂枝加厚朴杏子汤：18、43 条

桂枝加附子汤：20 条

桂枝去芍药汤：21 条

桂枝去芍药加附子汤：22 条

桂枝麻黄各半汤：23 条

桂枝二麻黄一汤：25 条

白虎加人参汤：26、168、169、170、222 条

桂枝二越婢一汤：27 条

桂枝去桂加茯苓白术汤：28 条

甘草干姜汤：29、30 条

芍药甘草汤：29、30 条

调胃承气汤：29、30、70、94、105、123、207、248、249 条

四逆汤：29、91、92、225、323、324、353、354、372、377、388、389 条

葛根汤：31、32 条

葛根加半夏汤：33 条

葛根黄芩黄连汤：34 条

麻黄汤：35、36、37、46、51、52、55、232、235 条

小柴胡汤：37、96、97、98、99、100、101、103、104、144、148、149、229、230、231、266、379、394 条

大青龙汤：38、39 条

小青龙汤：40、41 条

干姜附子汤：61 条

桂枝加芍药生姜各一两人参三两新加汤：62 条

麻黄杏仁甘草石膏汤：63、126 条

桂枝甘草汤：64 条

茯苓桂枝甘草大枣汤：65 条（删去）

厚朴生姜半夏甘草人参汤：66 条

茯苓桂枝白术甘草汤：67 条

芍药甘草附子汤：68 条

茯苓四逆汤：69 条

五苓散：71、72、73、74、141、156、244、386 条

茯苓甘草汤：73、356 条

栀子豉汤：76、77、78、81、221、228、375 条

栀子甘草汤：76 条

栀子生姜豉汤：76 条

栀子厚朴汤：79 条

栀子干姜汤：80 条

真武汤：82、316 条

禹余粮丸：88 条

小建中汤：100、102 条

大柴胡汤：103、136、165 条

柴胡加芒硝汤：104 条

桃核承气汤：106 条

柴胡加龙骨牡蛎汤：107 条

桂枝去芍药加蜀漆牡蛎龙骨救逆汤：112 条

桂枝甘草龙骨牡蛎汤：118 条

抵当汤：124、125、237、257 条

抵当丸：126 条

大陷胸丸：131 条

大陷胸汤：134、135、136、137、149 条

小陷胸汤：138、141 条

文蛤散：141 条

白散：141 条

柴胡桂枝汤：146 条

柴胡桂枝干姜汤：147 条

半夏泻心汤：149 条

十枣汤：152 条

大黄黄连泻心汤：154、164 条

附子泻心汤：155 条

生姜泻心汤：157 条

甘草泻心汤：158 条

赤石脂禹余粮汤：159 条

旋复代赭汤：161 条

桂枝人参汤：163 条

瓜蒂散：166、355 条

黄芩汤：172、333 条

黄芩加半夏生姜汤：172 条

黄连汤：173 条

桂枝附子汤：174 条

去桂加白术汤：174 条

甘草附子汤：175 条

白虎汤：170、176、219、350 条

炙甘草汤：177 条

大承气汤：208、209、212、215、217、220、238、240、241、242、251、252、253、254、255、256、320、321、322 条

小承气汤：208、209、213、214、250、251、374 条

猪苓汤：223、224、319 条

蜜煎方：233 条

茵陈蒿汤：236、260 条

吴茱萸汤：243、309、378 条

麻子仁丸：247 条

栀子柏皮汤：261 条

第二节　论杂病　金匮要略方论六卷

《金匮要略》　金匮要略方论　原序

张仲景著《伤寒杂病论》合十六卷，今世但传《伤寒论》十卷，杂病未见其书，或于诸家方中载其一二矣。翰林学士王洙在馆阁日，于蠹简中得仲景《金匮玉函要略方》三卷：上则辨伤寒，中则论杂病，下则载其方，并疗妇人，乃录而传之士流，才数家耳，尝以对方证对者，施之于人，其效若神。然而或有证而无方，或有方而无证，救疾治病，其有未备。国家诏儒臣校正医书，臣奇先校定《伤寒论》，次校定《金匮玉函经》，今又校成此书，仍以逐方次于证候之下，使仓卒之际，便于检用也，又采散在诸家之方，附于逐篇之末，以广其法。以其伤寒文多节略，故断自杂病以下，终于饮食禁忌，凡二十五篇，除重复合二百六十二方，勒成上中下三卷，依旧名曰《金匮方论》。臣奇尝读《魏志·华佗传》云：出书一卷，曰"此书可以活人"，每观华佗凡所疗病，多尚奇怪，不合圣人之经，臣奇谓活人者，必仲景之书也。

大哉炎农圣法，属我圣旦，恭惟主上丕承大统，抚育元元，颁行方书，拯济疾苦，使和气盈溢，而万物莫不尽和矣。

太子右赞善大夫臣高保衡、尚书都官员外郎臣孙奇、尚书司封郎中充秘阁校理臣林亿等传上。

引　言

　　《金匮要略》六卷，自王洙从翰林院蠹简中检得复出，已历时九百多年。此书不仅弥补了《伤寒杂病论》半壁江山之遗缺，书成"施之于人，其效若神"，为杂病之治做出了巨大贡献，且深受宋代以后临床医家所厚爱。

　　笔者颇习经方，五十余年手不释卷。此书篇目次序系由宋儒臣编排而成，他们善论四书五经，而陌生于中医脏腑经络与三焦方位，翻阅时常感本书篇次有点散乱，若能稍加调整篇目先后，则更利于"检查应用"，苦思多年，今试调之。

　　《金匮要略》二十五篇，应每篇都有"论"，多则论十三首，少则论一首，但第九、十二、十四、二十、二十五篇共五篇无"论"，已脱之简，无处查寻，今从《素问》中择需以补之，共增补"论"九首。

　　宋代儒臣校正《金匮玉函经》时，随意将书中的"论曰"几乎全部改为"师曰"，而篇首的"论几首"则未改。《消渴小便不利淋病篇》中"论曰"因一时疏忽未能改成"师曰"，这才使我们有证据将儒臣笔下的"师曰"全部改回"论曰"，恢复原著风貌。

　　篇头的"论几首"与篇中的"论曰"遥相呼应。篇目中仅有一个"又曰"在"师曰"之下，确定为"论曰"，其他经文不敢乱动。

　　另，书中共有九篇后有附方，非仲景原书所有，从有关书中可以检得，故予删去。不妥之处，敬请斧正。

（高齐民于北京中医药大学东直门医院2009年3月24日）

卷一　五脏病篇之一

脏腑经络先后病脉证第一

论十三首　脉证二条

问曰："上工治未病，何也？"师曰："夫治未病者，见肝之病，知肝传脾，当先实脾，四季脾王不受邪，即勿补之。中工不晓相传，见肝之病，不解实脾，惟治肝也。夫肝之病，补用酸，助用焦苦，益用甘味之药调之。酸入肝，焦苦入心，甘入脾，脾能伤肾，肾气微弱，则水不行，水不行，则心火气盛，则伤肺，肺被伤，则金气不行，金气不行，则肝气盛，则肝自愈，此治肝补脾之要妙也。肝虚则用此法，实则不在用之。经曰：'虚虚实实，补不足，损有余'是其义也，余脏准此。"

夫人禀五常，因风气而生长，风气虽能生万物，亦能害万物，如水能浮舟，亦能覆舟；若五脏元真通畅，人即安和，客气邪风，中人多死，千般疢难，不越三条：一者，经络受邪，入脏腑，为内所因也；二者，四肢九窍，血脉相传，壅塞不通，为外皮肤所中也；三者，房室金刃虫兽所伤，以此详之，病由都尽。若人能养慎，不令邪风干忤经络，适中经络，未流传脏腑，即医治之，四肢才觉重滞，即导引吐纳，针灸膏摩，勿令九窍闭塞。更能无犯王法，禽兽灾伤，房室勿令竭乏，服食节其冷热苦酸辛甘，不遗形体有衰，病则无由入其腠理（腠者，是三焦通会元真之处，为血气所注；理者，是皮肤脏腑之文理也）。

问曰："病人有气色见于面部，愿闻其说。"师曰："鼻头色青，腹中痛，苦冷者死，一云腹中冷，苦痛者死；鼻头色微黑者，有水气；色黄者，胸上有寒；色白者，亡血也。设微赤非时者死。其目正圆者痓，不治。又色青为痛，色黑为劳，色赤为风，色黄者便难，色鲜明者有留饮。"

师曰："病人语声寂然喜惊呼者，骨节间病；语声喑喑然不彻者，心膈间病；语声啾啾然细而长者，头中病一作痛。"

师曰："息摇肩者，心中坚；息引胸中上气者，咳；息张口短气者，肺痿唾沫。"

师曰："吸而微数，其病在中焦，实也，当下之即愈，虚者不治。在上焦者，其吸促，在下焦者，其吸远，此皆难治。呼吸动摇振振者，不治。"

师曰："寸口脉动者，因其王时而动，假令肝王色青，四时各随其色。肝色青而反色白，非其时色脉，皆当病。"

问曰："有未至而至，有至而不至，有至而不去，有至而太过，何谓也？"师曰："冬至之后，甲子夜半少阳起，少阳之时，阳始生，天得温和。以未得甲子，天因温和，此为未至而至也；以得甲子，而天未温和，为至而不至也；以得甲子，而天大寒不解，此为至而不去也；以得甲子，而天温如盛夏五六月时，此为至而太过也。"

师曰："病人脉浮者在前，其病在表；浮者在后，其病在里。腰痛背强不能行，必短气而极也。"

问曰："经云：'厥阳独行'，何谓也？"师曰："此为有阳无阴，故称厥阳。"

问曰："寸脉沉大而滑，沉则为实，滑则为气。实气相搏，血气入脏即死，入腑即愈，此为卒厥。何谓也？"师曰："唇口青，身冷，为入脏，即死；如身和，汗自出，为入腑，即愈。"

问曰："脉脱，入脏即死，入腑即愈，何谓也？"师曰："非为一病，百病皆然。譬如浸淫疮，从口起流向四肢者可治，从四肢流来入口者不可治；病在外者可治，入里者即死。"

问曰："阳病十八何谓也？"师曰："头痛、项、腰、脊、臂、脚掣痛。""阴病十八何谓也？"师曰："咳、上气、喘、哕、咽、肠鸣胀满、心痛拘急。五脏病各有十八，合为九十病；人又有六微，微有十八病，合为一百八病，五劳、七伤、六极、妇人三十六病，不在其中。清邪居上，浊邪居下，大邪中表，小邪中里，䅽饪之邪，从口入者，宿食也。五邪中人，各有法度，风中于前，寒中于暮，湿伤于下，雾伤于上，风令脉浮，寒令脉急，雾伤皮腠，湿流关节，食伤脾胃，极寒伤经，极热伤络。"

问曰："病有急当救里救表者，何谓也？"师曰："病，医下之，续得下利清谷不止，身体疼痛者，急当救里；后身体疼痛，清便自调者，急当救表也。"

夫病痼疾，加以卒病，当先治其卒病，后乃治其痼疾也。

师曰："五脏病各有所得者愈，五脏病各有所恶，各随其所不喜者为病。病者素不应食，而反暴思之，必发热也。"

夫诸病在脏，欲攻之，当随其所得而攻之，如渴者与猪苓汤，余皆仿此。

卷一　五脏病篇之二

五脏风寒积聚病脉证并治第二

论二首　脉证十七首　方二首

肺中风者，口燥而喘，身运而重，冒而肿胀。

肺中寒，吐浊涕。

肺死脏，浮之虚，按之弱如葱叶，下无根者死。

肝中风者，头目瞤，两胁痛，行常伛，令人嗜甘。

肝中寒者，两臂不举，舌本燥，喜太息，胸中痛，不得转侧，食则吐而汗出也。肝死脏，浮之弱，按之如索不来，或曲如蛇行者死。

肝着，其人常欲蹈其胸上，先未苦时，但欲饮热，旋覆花汤主之。

旋覆花汤方

旋覆花三两　葱十四茎　新绛少许

上三味，以水三升，煮取一升，顿服之。

心中风者，翕翕发热，不能起，心中饥，食即呕吐。

心中寒者，其人苦病心如啖蒜状，剧者心痛彻背，背痛彻心，譬如蛊注，其脉浮者，自吐乃愈。

心伤者，其人劳倦即头面赤而下重，心中痛而自烦，发热，当脐跳，其脉弦，此为心脏伤所致也。

心死脏，浮之实，如麻豆，按之益躁急者死。

邪哭使魂魄不安者，血气少也，血气少者属于心，心气虚者，其人则畏，合目欲眠，梦远行而精神离散，魂魄妄行。阴气衰者为癫，阳气衰者为狂。

脾中风者，翕翕发热，形如醉人，腹中烦重，皮目瞤瞤而短气。

脾死脏，浮之大坚，按之如覆杯，洁洁状如摇者死。

麻子仁丸条与辨伤寒第247条内容重复，故删去。

肾着之病，其人身体重，腰中冷，如坐水中，形如水状，反不渴，小便自利，饮食如故，病属下焦，身劳汗出，衣一作表里冷湿，久久得之，腰以下冷痛，腹重如带五千钱，甘姜苓术汤主之。

甘草干姜茯苓白术汤方

甘草二两　白术二两　干姜四两　茯苓四两

上四味，以水五升，煮取三升，分温三服，腰中即温。

肾死脏，浮之坚，按之乱如转丸，益下入尺中者死。

问曰："三焦竭部，上焦竭善噫，何谓也？"师曰："上焦受中焦，气未和，不能消谷，故能噫耳；下焦竭，即遗溺失便，其气不和，不能自禁制，不须治，久则愈。"

师曰："热在上焦者，因咳为肺痿；热在中焦者，则为坚；热在下焦者，则尿血，亦令淋秘不通；大肠有寒者，多鹜溏；有热者，便肠垢。小肠有寒者，其人下重便血；有热者，必痔。"

问曰："病有积，有聚，有䅽气，何谓也？"师曰："积者，脏病也，终不移；聚者，腑病也，发作有时，展转痛移，为可治；䅽气者，胁下痛，按之则愈，复发，为䅽气。"诸积大法：脉来细而附骨者，乃积也。寸口积在胸中；微出寸口，积在喉中；关上积在脐旁；上关上，积在心下；微下关，积在少腹；尺中，积在气冲。脉出左，积在左；脉出右，积在右；脉两出，积在中央。各以其部处之。

卷一　五脏病篇之三

水气病脉证并治第三

论七首　脉证五首　方八首

师曰："病有风水，有皮水，有正水，有石水，有黄汗。风水，其脉自浮，外证骨节疼痛恶风；皮水，其脉亦浮，外证胕肿，按之没指，不恶风，其腹如鼓，不渴，当发其汗；正水，其脉沉迟，外证自喘；石水，其脉自沉，外证腹满不喘；黄汗，其脉沉迟，身发热，胸满，四肢头面肿，久不愈，必致痈脓。"

脉浮而洪，浮则为风，洪则为气。风气相搏，风强则为隐疹，身体为痒，痒为泄风，久为痂癞，气强则为水，难以俯仰。风气相击，身体洪肿，汗出乃愈，恶风则虚，此为风水；不恶风者，小便通利，上焦有寒，其口多涎，此为黄汗。

寸口脉沉滑者，中有水气，面目肿大，有热，名曰风水；视人之目窠上微拥，如蚕新卧起状，其颈脉动，时时咳，按其手足上，陷而不起者，风水。

太阳病，脉浮而紧，法当骨节疼痛，反不疼，身体反重而酸，其人不渴，汗出即愈，此为风水。恶寒者，此为极虚，发汗得之。渴而不恶寒者，此为皮水。身肿而冷，状如周痹，胸中窒，不能食，反聚痛，暮躁不得眠，此为黄汗。痛在骨节。咳而喘，不渴者，此为脾胀，其状如肿，发汗即愈。然诸病此者，渴而下利，小便数者，皆不可发汗。

里水者，一身面目黄肿，其脉沉，小便不利，故令病水；假如小便自利，此亡津液，故令渴也。越婢加术汤主之。方见下。

趺阳脉当伏，今反紧，本自有寒，疝，瘕，腹中痛，医反下之，下之即胸满短气。

趺阳脉当伏，今反数，本自有热，消谷小便数，今反不利，此欲作水。

寸口脉浮而迟，浮脉则热，迟脉则潜，热潜相搏，名曰沉；趺阳脉浮而数，浮脉即热，数脉即止，热止相搏，名曰伏；沉伏相搏，名曰水；沉则脉络虚，伏则小便难，虚难相搏，水走皮肤，即为水矣。

寸口脉弦而紧，弦则卫气不行，即恶寒，水不沾流，走于肠间。

少阴脉紧而沉，紧则为痛，沉则为水，小便即难。

脉得诸沉，当责有水，身体肿重；水病脉出者死。

夫水病人，目下有卧蚕，面目鲜泽，脉伏，其人消渴；病水腹大，小便不利，其脉沉绝者，有水，可下之。

问曰："病下利后，渴饮水，小便不利，腹满因肿者，何也？"答曰："此法当病水，若小便自利，及汗出者，自当愈。"

心水者，其身重而少气，不得卧，烦而躁，其人阴肿。

肝水者，其腹大，不能自转侧，胁下腹痛，时时津液微生，小便续通。

肺水者，其身肿，小便难，时时鸭溏。

脾水者，其腹大，四肢苦重，津液不生，但苦少气，小便难。

肾水者，其腹大，脐肿，腰痛，不得溺，阴下湿如牛鼻上汗，其足逆冷，面反瘦。

师曰："诸有水者，腰以下肿，当利小便；腰以上肿，当发汗乃愈。"

师曰："寸口脉沉而迟，沉则为水，迟则为寒，寒水相搏。趺阳脉伏，水谷不化，脾气衰则鹜溏，胃气衰则身肿。少阳脉卑，少阴脉细，男子则小便不利，妇人则经水不通，经为血，血不利，则为水，名曰血分。"

问曰："病有血分水分，何也？"师曰："经水前断，后病水，名曰血分，此病难治；先病水，后经水断，名曰水分，此病易治。何以故？去水，其经自下。"

问曰："病者苦水，面目身体四肢皆肿，小便不利，脉之不言水，反言胸中痛，气上冲咽，状如炙肉，当微咳喘。审如师言，其脉何类？"师曰："寸口脉沉而紧，沉为水，紧为寒，沉紧相搏，结在关元，始时尚微，年盛不觉。阳衰之后，营卫相干，阳损阴盛，结寒微动，肾气上冲，喉咽塞噎，胁下急痛。医以为留饮而大下之，气击不去，其病不除；后重吐之，胃家虚烦，咽燥欲饮水，小便不利，水谷不化，面目手足浮肿；又与葶苈丸下水，当时如小差，食饮过度，肿复如前，胸胁苦痛，象若奔豚，其水扬溢，则浮咳喘逆。当先攻击冲气令止，乃治咳，咳止，其喘自差。先治新病，病当在后。"

风水，脉浮身重，汗出恶风者，防己黄芪汤主之，腹痛者加芍药。

防己黄芪汤方

防己一两　黄芪一两一分去芦　甘草半两炒　白术七钱半

上剉麻豆大，每抄五钱匕，生姜四片，大枣一枚，水盏半，煎八分，去滓温服，良久再服。喘者加麻黄半两；胃中不和者加芍药三分；气上冲者加桂枝三分；下有陈寒者加细辛三分。服后当如虫行皮中，从腰下如冰，后坐被上，又以一被绕腰以下，温令微汗，差。

风水恶风，一身悉肿，脉浮不渴，续自汗出，无大热，越婢汤主之。

越婢汤方

麻黄六两　石膏半斤　生姜三两　甘草二两　大枣十五枚

上五味，以水六升，先煮麻黄，去上沫，内诸药，煮取三升，分温三服。恶风者加附子一枚、炮，风水加术四两。

皮水为病，四肢肿，水气在皮肤中，四肢聂聂动者，防己茯苓汤主之。

防己茯苓汤方

防己三两　黄芪三两　桂枝三两　茯苓六两　甘草二两

上五味，以水六升，煮取二升，分温三服。

里水，越婢加术汤主之，甘草麻黄汤亦主之。

越婢加术汤方见上，于内加白术四两。

甘草麻黄汤方

甘草二两　麻黄四两

上二味，以水五升，先煮麻黄，去上沫，内甘草，煮取三升，温服一升，重复汗出，不汗，再服，慎风寒。

水之为病，其脉沉小，属少阴；浮者为风；无水虚胀者为气。水发其汗即已，脉沉者宜麻黄附子汤，浮者宜杏子汤。

麻黄附子汤方

麻黄三两　甘草二两　附子一枚炮

上三味，以水七升，先煮麻黄，去上沫，内诸药，煮取二升半，温服八分，日三服。

杏子汤方未见，恐是麻黄杏仁甘草石膏汤

厥而皮水者，蒲灰散主之。

蒲灰散方

蒲灰七分　滑石三分

上二味，杵为散，饮服方寸匕，日三服。

问曰："黄汗之为病，身体肿一作重，发热汗出而渴，状如风水，汗沾衣，色正黄如柏汁，脉自沉，何从得之？"师曰："以汗入水中浴，水从汗孔入得之，宜芪芍桂酒汤主之。"

黄芪芍药桂枝苦酒汤方

黄芪五两　芍药三两　桂枝三两

上三味，以苦酒一升，水七升，相和，煮取三升，温服一升，当心烦，服至六七日乃解。若心烦不止者，以苦酒阻故也。一方用美酒醯代苦酒。

黄汗之病，两胫自冷；假令发热，此属历节；食已汗出，又身常暮盗汗出者，此劳气也；若汗出已，反发热者，久久其身必甲错；发热不止者，必生恶疮；若身重，汗出已，辄轻者，久久必身瞤，瞤即胸中痛，又从腰以上必汗出，下无汗，腰髋弛痛，如有物在皮中状，剧者不能食，身疼重，烦躁，小便不利，此为黄汗，桂枝加黄芪汤主之。

桂枝加黄芪汤方

桂枝三两　芍药三两　甘草二两　生姜三两　大枣十二枚　黄芪二两

上六味，以水八升，煮取三升，温服一升，须臾，饮热稀粥一升余，以助药力，温服取微汗，若不汗，更服。

师曰："寸口脉迟而涩，迟则为寒，涩为血不足；趺阳脉微而迟，微则为气，迟则为寒；寒气不足，则手足逆冷；手足逆冷，则营卫不利，营卫不利，则腹满胁鸣相逐；气转膀胱，营卫俱劳；阳气不通即身冷，阴气不通即骨疼；阳前通则恶寒，阴前通则痹不仁；阴阳相得，其气乃行，大气一转，其气乃散，实则失气，虚则遗尿，名曰气分。"

气分，心下坚，大如盘，边如旋杯，水饮所作，桂枝去芍药加麻辛附子汤主之。

桂枝去芍药加麻黄细辛附子汤方

桂枝三两　生姜三两　甘草二两　大枣十二枚　麻黄二两　细辛二两　附子一枚炮

上七味，以水七升，煮麻黄，去上沫，内诸药，煮取二升，分温三服，当汗出，如虫行皮中即愈。

心下坚，大如盘，边如旋盘，水饮所作，枳术汤主之。
枳术汤方
枳实七枚　白术二两
上二味，以水五升，煮取三升，分温三服，腹中软，即当散也。

卷一　五脏病篇之四

痰饮咳嗽病脉证并治第四

论一首　脉二十一条　方十八首

问曰："夫饮有四，何谓也？"师曰："有痰饮、有悬饮、有溢饮、有支饮。"

问曰："四饮何以为异？"师曰："其人素盛今瘦，水走肠间，沥沥有声，谓之痰饮；饮后水流在胁下，咳唾引痛，谓之悬饮；饮水流行，归于四肢，当汗出而不汗出，身体疼重，谓之溢饮；咳逆倚息，短气不得卧，其形如肿，谓之支饮。"

水在心，心下坚筑，短气，恶水不欲饮。

水在肺，吐涎沫，欲饮水。

水在脾，少气身重。

水在肝，胁下支满，嚏而痛。

水在肾，心下悸。

夫心下有留饮，其人背寒冷，如手大。

留饮者，胁下痛引缺盆，咳嗽则辄已一作转甚。

胸中有留饮，其人短气而渴；四肢历节痛，脉沉者，有留饮。

膈上病痰，满喘咳吐，发则寒热，背痛腰疼，目泣自出，其人振振身瞤剧，必有伏饮。

夫病人饮水多，必暴喘满。凡食少饮多，水停心下，甚者则悸，微者短气。脉双弦者寒也，皆大下后喜虚；脉偏弦者饮也。

肺饮不弦，但苦喘短气。

支饮亦喘而不能卧，加短气，其脉平也。

病痰饮者，当以温药和之。

心下有痰饮，胸胁支满，目眩，苓桂术甘汤主之。
苓桂术甘汤方
茯苓四两　桂枝三两　白术三两　甘草二两
上四味，以水六升，煮取三升，分温三服，小便则利。

夫短气，有微饮，当从小便去之，苓桂术甘汤主之。方见上。肾气丸亦主之。
肾气丸方
干地黄八两　山茱萸　山药各四两　泽泻　茯苓　牡丹皮各三两　桂枝　附子炮各一两

上八味，末之，炼蜜和丸，梧子大，酒下十五丸，日再服。

病者脉伏，其人欲自利，利反快，虽利，心下续坚满，此为留饮欲去故也，甘遂半夏汤主之。

甘遂半夏汤方

甘遂大者三枚　半夏十二枚以水一升煮取半升去滓　芍药五枚　甘草如指大一枚炙

上四味，以水二升，煮取半升，去滓，以蜜半升和药汁，煎取八合，顿服之。

脉浮而细滑，伤饮。

脉弦数，有寒饮，冬夏难治。

脉沉而弦者，悬饮内痛；病悬饮者，十枣汤主之。

十枣汤方

芫花熬　甘遂　大戟各等分

上三味，捣筛，以水一升五合，先煮肥大枣十枚，取九合，去滓，内药末，强人服一钱七分，羸人服半钱，平旦温服之，不下者，明日更加半钱，得快下后，糜粥自养。

病溢饮者，当发其汗，大青龙汤主之，小青龙汤亦主之。

大青龙汤方

麻黄六两去节　桂枝三两去皮　甘草二两炙　杏仁四十个去皮尖　生姜三两　大枣十二枚　石膏如鸡子大碎

上七味，以水九升，先煮麻黄，减二升，去上沫，内诸药，煮取三升，去滓，温服一升，取微似汗，汗多者温粉粉之。

小青龙汤方

麻黄三两去节　芍药三两　五味子半升　干姜三两　甘草三两炙　细辛三两　桂枝三两去皮　半夏半升汤洗

上八味，以水一斗，先煮麻黄，减二升，去上沫，内诸药，煮取三升，去滓，温服一升。

膈间支饮，其人喘满，心下痞坚，面色黧黑，其脉沉紧，得之数十日，医吐下之不愈，木防己汤主之；虚者即愈，实者三日复发，复与不愈者，宜木防己汤去石膏加茯苓芒硝汤主之。

木防己汤方

木防己三两　石膏十二枚鸡子大　桂枝三两　人参四两

上四味，以水六升，煮取二升，分温再服。

木防己去石膏加茯苓芒硝汤方

木防己二两　桂枝二两　人参四两　芒硝三合　茯苓四两

上五味，以水六升，煮取二升，去滓，内芒硝，再微煎，分温再服，微利则愈。

心下有支饮，其人苦冒眩，泽泻汤主之。

泽泻汤方

泽泻五两　白术二两

上二味，以水二升，煮取一升，分温再服。

支饮胸满者，厚朴大黄汤主之。

厚朴大黄汤方

厚朴一尺　大黄六两　枳实四枚

上三味，以水五升，煮取二升，分温再服。

支饮不得息，葶苈大枣泻肺汤主之。

葶苈大枣泻肺汤方

葶苈熬令黄色捣丸如弹子大　大枣十二枚

上先以水三升，煮枣取二升，去枣内葶苈，煮取一升，顿服。

呕家本渴，渴者为欲解，今反不渴，心下有支饮故也，小半夏汤主之。

小半夏汤方

半夏一升　生姜半斤

上二味，以水七升，煮取一升半，分温再服。

腹满，口舌干燥，此肠间有水气，己椒苈黄丸主之。

己椒苈黄丸方

防己　椒目　葶苈熬　大黄各一两

上四味，末之，蜜丸如梧子大，先食饮服一丸，日三服，稍增，口中有津液，渴者加芒硝半两。

卒呕吐，心下痞，膈间有水，眩悸者，小半夏加茯苓汤主之。

小半夏加茯苓汤方

半夏一升　生姜半斤　茯苓三两一法四两

上三味，以水七升，煮取一升五合，分温再服。

假令瘦人，脐下有悸，吐涎沫而癫眩，此水也，五苓散主之。

五苓散方

桂枝二分去皮　泽泻一两一分　猪苓三分去皮　茯苓三分　白术三分

上五味，为末，白饮服方寸匕，日三服，多饮暖水，汗出愈。

咳家，其脉弦，为有水，十枣汤主之。方见上。

夫有支饮家，咳烦胸中痛者，不卒死，至一百日或一岁，宜十枣汤。方见上。

久咳数岁，其脉弱者可治，实大数者死，其脉虚者必苦冒，其人本有支饮在胸中故也，治属饮家。

咳逆倚息，不得卧，小青龙汤主之。方见上。

青龙汤下已，多唾口燥，寸脉沉，尺脉微，手足厥逆，气从小腹上冲胸咽，手足痹，其面翕热如醉状，因复下流阴股，小便难，时复冒者，与茯苓桂枝五味甘草汤治其气冲。

桂苓五味甘草汤方

茯苓四两　桂枝四两去皮　甘草炙三两　五味子半升

上四味，以水八升，煮取三升，去滓，分三，温服。

冲气即低，而反更咳，胸满者，用桂苓五味甘草汤去桂加干姜、细辛，以治其咳满。

苓甘五味姜辛汤方

茯苓四两　甘草三两　干姜三两　细辛三两　五味子半升

上五味，以水八升，煮取三升，去滓，温服半升，日三。

咳满即止，而更复渴，冲气复发者，以细辛、干姜为热药也；服之当遂渴，而渴反止者，为支饮也；支饮者，法当冒，冒者必呕，呕者复内半夏，以去其水。

桂苓五味甘草去桂加姜辛夏汤方

茯苓四两　甘草二两　细辛二两　干姜二两　五味子　半夏各半升

上六味，以水八升，煮取三升，去滓，温服半升，日三。

水去呕止，其人形肿者，加杏仁主之；其证应内麻黄，以其人遂痹，故不内之。若逆而内之者，必厥，所以然者，以其人血虚，麻黄发其阳故也。

茯苓甘草五味加姜辛半夏杏仁汤方

茯苓四两　甘草三两　五味半升　干姜三两　细辛三两　半夏半升　杏仁半升去皮尖

上七味，以水一斗，煮取三升，去滓，温服半升，日三。

若面热如醉，此为胃热上冲熏其面，加大黄以利之。

苓甘姜味辛夏杏黄汤方

茯苓四两　甘草三两　五味半升　干姜三两　细辛三两　半夏半升　杏仁半升　大黄三两

上八味，以水一斗，煮取三升，去滓，温服半升，日三。

先渴后呕，为水停心下，此属饮家，小半夏加茯苓汤主之。方见上。

卷一　五脏病篇之五

血痹虚劳病脉证并治第五

论一首　脉证九条　方九首

问曰："血痹病从何得之？"师曰："夫尊荣人骨弱肌肤盛，重因疲劳汗出，卧不时动摇，加被微风遂得之。但以脉自微涩，在寸口关上小紧，宜针引阳气，令脉和、紧去则愈。"

血痹，阴阳俱微，寸口关上微，尺中小紧，外证身体不仁，如风痹状，黄芪桂枝五物汤主之。

黄芪桂枝五物汤方

黄芪三两　芍药三两　桂枝三两　生姜六两　大枣十二枚

上五味，以水六升，煮取二升，温服七合，日三服，一方有人参。

夫男子平人，脉大为劳，极虚亦为劳。

男子面色薄者，主渴及亡血；卒喘悸，脉浮者里虚也。

男子脉虚沉弦，无寒热，短气，里急，小便不利，面色白，时目瞑，兼衄，少腹满，此为劳使之然。

劳之为病，其脉浮大，手足烦，春夏剧，秋冬瘥，阴寒精自出，酸削不能行。

男子脉浮弱而涩，为无子，精气清冷，天雄散主之笔者补之。

天雄散方

天雄三两炮　白术八两　桂枝六两　龙骨三两

上四味，杵为散，酒服半钱匕，日三服，不知稍增之。

夫失精家，少腹弦急，阴头寒，目眩一作目眶痛，发落。脉极虚芤迟，为清谷亡血失精；脉得诸芤动微紧，男子失精，女子梦交，桂枝龙骨牡蛎汤主之。

桂枝加龙骨牡蛎汤方

桂枝　芍药　生姜各三两　甘草二两　大枣十二枚　龙骨　牡蛎各三两

上七味，以水七升，煮取三升，分温三服。

男子平人，脉虚弱细微者，喜盗汗也。

人年五六十，其病脉大者，痹侠背行，若肠鸣、马刀、侠瘿者，皆为劳得之。

脉沉小迟，名脱气，其人疾行则喘喝，手足逆寒，腹满，甚则溏泄，食不消化也。

脉弦而大，弦则为减，大则为芤，减则为寒，芤则为虚，虚寒相搏，此名为革。妇人则半产漏下，男子则亡血失精。

虚劳里急，悸，衄，腹中痛，梦失精，四肢酸疼，手足烦热，咽干口燥，小建中汤主之。

小建中汤方

桂枝三两去皮　甘草三两炙　大枣十二枚　芍药六两　生姜三两　胶饴一升

上六味，以水七升，煮取三升，去滓，内胶饴，更上微火消解，温服一升，日三服。呕家不可用建中汤，以甜故也。

虚劳里急，诸不足，黄芪建中汤主之。

黄芪建中汤方

于小建中汤内加黄芪一两半，余依上法。气短胸满者加生姜；腹满者去枣，加茯苓一两半；及疗肺虚损不足，补气加半夏三两。

虚劳腰痛，少腹拘急，小便不利者，八味肾气丸主之。方见痰饮咳嗽病脉证并治篇。

虚劳诸不足，风气百疾，薯蓣丸主之。

薯蓣丸方

薯蓣三十分　当归　桂枝　曲　干地黄　豆黄卷各十分　甘草二十八分　人参七分　芎䓖　芍药　白术　麦门冬　杏仁各六分　柴胡　桔梗　茯苓各五分　阿胶七分　干姜三分　白敛二分　防风六分　大枣百枚为膏

上二十一味，末之，炼蜜和丸如弹子大，空腹酒服一丸，一百丸为剂。

虚劳虚烦不得眠，酸枣仁汤主之。

酸枣仁汤方

酸枣仁二升　甘草一两　知母二两　茯苓二两　芎䓖二两　深师有生姜二两

上五味，以水八升，煮酸枣仁得六升，内诸药煮取三升，分温三服。

五劳虚极羸瘦，腹满，不能饮食，食伤、忧伤、饮伤、房室伤、饥伤、劳伤、经络营卫气伤，内有干血，肌肤甲错，两目黯黑，缓中补虚，大黄䗪虫丸主之。

大黄䗪虫丸方

大黄十分蒸　黄芩二两　甘草三两　桃仁一升　杏仁一升　芍药四两　干地黄十两　干漆一两　虻虫一升　水蛭百枚　蛴螬一升　䗪虫半升

上十二味，末之，炼蜜和丸小豆大，酒饮服五丸，日三服。

卷二　三焦疾病篇之一

痉湿暍病脉证治第六

论一首　脉证十二首　方十一首

太阳病，发热无汗，反恶寒者，名曰刚痉。

太阳病，发热汗出，而不恶寒，名曰柔痉。

太阳病，发热，脉沉而细者，名曰痉，为难治。

太阳病，发汗太多，因致痉。

夫风病，下之则痉，复发汗，必拘急。

病者，身热足寒，颈项强急，恶寒，时头热，面赤目赤，独头动摇，卒口噤，背反张者，痉病也；若发其汗者，寒湿相得，其表益虚，即恶寒甚，发其汗已，其脉如蛇。一云其脉涘。

暴腹胀大者，为欲解，脉如故；反伏弦者痉。

夫痉脉，按之紧如弦，直上下行。一作筑筑而弦。

痉病有灸疮，难治。

太阳病，其证备，身体强几几然，脉反沉迟，此为痉，栝蒌桂枝汤主之。

栝蒌桂枝汤方

栝蒌根二两　桂枝三两　芍药三两　甘草二两　生姜三两　大枣十二枚

上六味，以水九升，煮取三升，分温三服，取微汗，汗不出，食顷，啜热粥发之。

太阳病，无汗而小便反少，气上冲胸，口噤不得语，欲作刚痉，葛根汤主之。

葛根汤方

葛根四两　麻黄三两去节　桂枝二两去皮　芍药二两　甘草二两炙　生姜三两　大枣十二枚

上七味，㕮咀，以水一斗，先煮麻黄葛根，减二升，去沫，内诸药，煮取三升，去滓，温服一升，覆取微似汗，不须啜粥，余如桂枝汤法将息及禁忌。

痉为病，一本痉上有刚字，胸满，口噤，卧不着席，脚挛急，必龂齿，可与大承气汤。
大承气汤方

大黄四两酒洗　厚朴半斤炙　枳实五枚炙　芒硝三合

上四味，以水一斗，先煮枳朴取五升，去滓，内大黄，煮取二升，去滓，内芒硝，更上微火一二沸，分温再服，得下止服。

太阳病，关节疼痛而烦，脉沉而细一作缓者，此名湿痹。湿痹之候，小便不利，大便反快，但当利其小便。

湿家之为病，一身尽疼一云疼烦，发热，身色如熏黄也。

湿家，其人但头汗出，背强，欲得被覆向火；若下之早则哕，或胸满，小便不利一云利。舌上如苔者，以丹田有热，胸上有寒，渴欲得饮而不能饮，则口燥烦也。

湿家，下之，额上汗出微喘，小便利一云不利者死，若下利不止者亦死。

风湿相搏，一身尽疼痛，法当汗出而解，值天阴雨不止，医云："此可发汗。"汗之病不愈者，何也？盖发其汗，汗大出者，但风气去，湿气在，是故不愈也。若治风湿者，发其汗，但微微似欲汗出者，风湿俱去也。

湿家病，身疼发热，面黄而喘，头痛鼻塞而烦，其脉大，自能饮食，腹中和无病，病在头中寒湿，故鼻塞，内药鼻中则愈。

湿家身烦疼，可与麻黄加术汤。发其汗为宜，慎不可以火攻之。
麻黄加术汤方

麻黄三两去节　桂枝二两去皮　甘草二两炙　杏仁七十个去皮尖　白术四两

上五味，以水九升，先煮麻黄，减二升，去上沫，内诸药，煮取二升半，去滓，温服八合，覆取微似汗。

病者一身尽疼，发热，日晡所剧者，名风湿。此病伤于汗出当风，或久伤取冷所致也。可与麻黄杏仁薏苡甘草汤。
麻黄杏仁薏苡甘草汤方

麻黄去节半两汤泡　甘草一两炙　薏苡仁半两　杏仁十个去皮尖炒

上剉麻豆大，每服四钱匕，水盏半，煮八分，去滓，温服，有微汗，避风。

风湿脉浮，身重，汗出恶风者，防己黄芪汤主之。方见水气病脉证并治篇。

伤寒八九日，风湿相搏，身体疼烦，不能自转侧，不呕不渴，脉浮虚而涩者，桂枝附子汤主之。若其人大便硬，小便自利者，去桂加白术汤主之。
桂枝附子汤方

桂枝四两去皮　附子三枚炮去皮破　生姜三两切　大枣十二枚擘　甘草二两炙

上五味，以水六升，煮取二升，去滓，分温三服。
去桂加白术汤方

附子三枚炮去皮破　白术四两　生姜三两切　甘草二两炙　大枣十二枚擘

上五味，以水六升，煮取二升，去滓，分温三服。初一服，其人身如痹，半日许复服之，三服都尽，其人如冒状，勿怪，此以附子、术并走皮内，逐水气未得除，故使之耳，法当加桂四两。此本一方二法：以大便硬、小便自利，去桂也；以大便不硬、小便不利，当加桂。附子三枚，恐多也。虚弱家及产妇，宜减服之。

风湿相搏，骨节疼烦，掣痛不得屈伸，近之则痛剧，汗出短气，小便不利，恶风不欲去衣，或身微肿者，甘草附子汤主之。

甘草附子汤方

甘草二两炙　附子二枚炮去皮　白术二两　桂枝四两去皮

上四味，以水六升，煮取三升，去滓，温服一升，日三服，初服得微汗则解，能食汗出复烦者，服五合。恐一升多者，服六、七合为妙。

太阳中暍，发热恶寒，身重而疼痛，其脉弦细芤迟，小便已，洒洒然毛耸，手足逆冷，小有劳，身即热，前板齿燥口开。若发其汗，则恶寒甚；加温针，则发热甚；数下之则淋甚。

太阳中热者，暍是也，汗出恶寒，身热而渴，白虎加人参汤主之。

白虎加人参汤方

知母六两　石膏一斤碎　甘草二两　粳米六合　人参三两

上五味，以水一斗，煮米熟，汤成，去滓，温服一升，日三服。

太阳中暍，身热疼重，而脉微弱，此以夏月伤冷水，水行皮中所致也，一物瓜蒂汤主之。

一物瓜蒂汤方

瓜蒂二十个

上判，以水一升，煮取五合，去滓，顿服。

卷二　三焦疾病篇之二

肺痿肺痈咳嗽上气病脉证治第七

论三首　脉证四条　方十六首

问曰："热在上焦者，因咳为肺痿。肺痿之病，从何得之？"师曰："或从汗出；或从呕吐；或从消渴，小便利数；或从便难，又被快药下利；重亡津液，故得之。"曰："寸口脉数，其人咳，口中反有浊唾涎沫者何？"师曰："为肺痿之病。若口中辟辟燥，咳即胸中隐隐痛，脉反滑数，此为肺痈，咳唾脓血脉数虚者为肺痿，数实者为肺痈。"

问曰："病咳逆，脉之，何以知此为肺痈？当有脓血，吐之则死？其脉何类？"师曰："寸口脉微而数；微则为风，数则为热；微则汗出，数则恶寒。风中于卫，呼气不入；热过于营，吸而不出；风伤皮毛，热伤血脉；风舍于肺，其人则咳，口干，喘满，咽燥不渴，时唾浊沫，时时振寒。热之所过，血为之凝滞，蓄结痈脓，吐如米粥。始萌可救，脓成则死。"

上气，面浮肿，肩息，其脉浮大，不治；又加利，尤甚。

上气，喘而躁者，属肺胀，欲作风水，发汗则愈。

肺痿吐涎沫而不咳者，其人不渴，必遗尿、小便数。所以然者，以上虚不能制下故也。此为肺中冷，必眩、多涎唾，甘草干姜汤以温之；若服汤已渴者，属消渴。

甘草干姜汤方

甘草四两炙　干姜二两炮

上㕮咀，以水三升，煮取一升五合，去滓，分温再服。

咳而上气，喉中水鸡声，射干麻黄汤主之。

射干麻黄汤方

射干十三枚一云三两　麻黄四两　生姜四两　细辛　紫菀　款冬花各三两　五味子半升　大枣七枚　半夏大者洗八枚一法半升

上九味，以水一斗二升，先煮麻黄两沸，去上沫，内诸药煮取三升，分温三服。

咳逆上气，时时吐浊，但坐不得眠，皂荚丸主之。

皂荚丸方

皂荚八两刮去皮用酥炙

上一味，末之，蜜丸梧子大，以枣膏和汤服三丸，日三夜一服。

咳而脉浮者，厚朴麻黄汤主之。

厚朴麻黄汤方

厚朴五两　麻黄四两　石膏如鸡子大　杏仁半升　半夏半升　干姜二两　细辛二两　小麦一升　五味子半升

上九味，以水一斗二升，先煮小麦熟，去滓，内诸药煮取三升，温服一升，日三服。

脉沉者，泽漆汤主之。

泽漆汤方

半夏半升　紫参五两一作紫菀　泽漆三斤以东流水五斗煮取一斗五升　生姜五两　白前五两　甘草　黄芩　人参　桂枝各三两

上九味，㕮咀，内泽漆汁中煮取五升，温服五合，至夜尽。

大逆上气，咽喉不利，止逆下气者，麦门冬汤主之。

麦门冬汤方

麦门冬七升　半夏一升　人参三两　甘草二两　粳米三合　大枣十二枚

右六味，以水一斗二升，煮取六升，温服一升，日三夜一服。

肺痈喘不得卧，葶苈大枣泻肺汤主之。方见痰饮咳嗽病脉证并治篇。

咳而胸满，振寒，脉数，咽干不渴，时出浊唾腥臭，久久吐脓如米粥者，为肺痈，桔梗汤主之。

桔梗汤方亦治血痹

桔梗一两　甘草二两

上二味，以水三升，煮取一升，分温再服，则吐脓血也。

咳而上气，此为肺胀，其人喘，目如脱状，脉浮大者，越婢加半夏汤主之。

越婢加半夏汤方

麻黄六两　石膏半斤　生姜三两　大枣十五枚　甘草二两　半夏半升

上六味，以水六升，先煮麻黄，去上沫，内诸药，煮取三升，分温三服。

肺胀咳而上气，烦躁而喘，脉浮者，心下有水，小青龙加石膏汤主之。

小青龙加石膏汤方

麻黄　芍药　桂枝　细辛　甘草　干姜各三两　五味子　半夏各半升　石膏二两

上九味，以水一斗，先煮麻黄，去上沫，内诸药，煮取三升，强人服一升，羸者减之，日三服，小儿服四合。

肺痈胸胀满，一身面目浮肿，鼻塞清涕出，不闻香臭酸辛，咳逆上气，喘鸣迫塞，葶苈大枣泻肺汤主之。方见痰饮咳嗽病脉证并治篇。

卷二　三焦疾病篇之三

胸痹心痛短气病脉证治第八

论一首　证一条　方十首

师曰："夫脉当取太过不及，阳微阴弦，即胸痹而痛，所以然者，责其极虚也。今阳虚，知在上焦，所以胸痹心痛者，以其阴弦故也。"

平人，无寒热，短气不足以息者，实也。

胸痹之病，喘息咳唾，胸背痛，短气，寸口脉沉而迟，关上小紧数，栝蒌薤白白酒汤主之。

栝蒌薤白白酒汤方

栝蒌实一枚捣　薤白半斤　白酒七升

上三味，同煮，取二升，分温再服。

胸痹不得卧，心痛彻背者，栝蒌薤白半夏汤主之。

栝蒌薤白半夏汤方

栝蒌实一枚捣　薤白三两　半夏半升　白酒一斗

上四味，同煮，取四升，温服一升，日三服。

胸痹心中痞，留气结在胸，胸满，胁下逆抢心，枳实薤白桂枝汤主之；人参汤亦主之。

枳实薤白桂枝汤方

枳实四枚　厚朴四两　薤白半斤　桂枝一两　栝蒌一枚捣

上五味，以水五升，先煮枳实厚朴，取二升，去滓，内诸药，煮数沸，分温三服。

人参汤方

人参　甘草　干姜　白术各三两

上四味，以水八升，煮取三升，温服一升，日三服。

胸痹，胸中气塞、短气，茯苓杏仁甘草汤主之；橘枳姜汤亦主之。

茯苓杏仁甘草汤方

茯苓三两　杏仁五十个　甘草一两

上三味，以水一斗，煮取五升，温服一升，日三服。不差，更服。

橘枳姜汤方

橘皮一斤　枳实三两　生姜半斤

上三味，以水五升，煮取二升，分温再服。《肘后》《千金》云治胸痹，胸中愊愊如满，噎塞习习如痒，喉中涩，唾燥沫。

胸痹缓急者，薏苡附子散主之。

薏苡附子散方

薏苡仁十五两　大附子十枚炮

上二味，杵为散，服方寸匕，日三服。

心中痞，诸逆心悬痛，桂枝生姜枳实汤主之。

桂枝生姜枳实汤方

桂枝　生姜各三两　枳实五枚

上三味，以水六升，煮取三升，分温三服。

心痛彻背，背痛彻心，乌头赤石脂丸主之。

乌头赤石脂丸方

蜀椒一两一法二分　乌头一分炮　附子半两炮一法一分　干姜一两一法一分　赤石脂一两一法二分

上五味，末之，蜜丸如桐子大，先食服一丸，日三服。不知，稍加服。

卷二　三焦疾病篇之四

惊悸吐衄下血胸满瘀血病脉证治第九

论二首笔者补之　脉证十二条　方五首

黄帝问曰："五脏应四时各有收受乎？"岐伯曰："有东方青色入通于肝，开窍于目，藏精于肝。其发病惊骇。"《素问·金匮真言论》

黄帝问曰："生者何如？"岐伯曰："不远热而热至……热至则为热，吐下，霍乱痈疽疮疡，瞀郁注下，瞤，瘛肿胀，呕，鼽衄头痛，骨关节变肉痛，血溢，血泄，淋闷之病生矣。"《素问·六元正纪大论》

寸口脉动而弱，动即为惊，弱则为悸。

师曰："尺脉浮，目睛晕黄，衄未止；晕黄去，目睛慧了，知衄今止。"

又曰："从春至夏衄者太阳，从秋至冬衄者阳明。"

衄家不可汗，汗出必额上陷，脉紧急，直视不能眴，不得眠。

病人面无血色，无寒热，脉沉弦者衄；浮弱，手按之绝者，下血；烦咳者，必吐血。

夫吐血，咳逆上气，其脉数而有热，不得卧者，死。

夫酒客咳者，必致吐血，此因急饮过度所致也。

病人胸满，唇痿，舌青，口燥，但欲漱水，不欲咽，无寒热，脉微大来迟，腹不满，其人言我满，为有瘀血。

病者如热状，烦满，口干燥而渴，其脉反无热，此为阴伏，是瘀血也，当下之。

火邪者，桂枝去芍药加蜀漆牡蛎龙骨救逆汤主之。

桂枝救逆汤方

桂枝三两去皮　甘草二两炙　生姜三两　牡蛎五两熬　龙骨四两　大枣十二枚　蜀漆三两洗去腥

上为末，以水一斗二升，先煮蜀漆，减二升，内诸药，煮取三升，去滓，温服一升。

心下悸者，半夏麻黄丸主之。

半夏麻黄丸方

半夏　麻黄等分

上二味，末之，炼蜜和丸小豆大，饮服三丸，日三服。

吐血不止者，柏叶汤主之。

柏叶汤方

柏叶　干姜各三两　艾三把

上三味，以水五升，取马通汁一升，合煮取一升，分温再服。

下血，先便后血，此远血也，黄土汤主之。

黄土汤方亦主吐血衄血

甘草　干地黄　白术　附子炮　阿胶　黄芩各三两　灶中黄土半斤

上七味，以水八升，煮取三升，分温二服。

下血，先血后便，此近血也，赤小豆当归散主之。

赤小豆当归散方

赤小豆三升浸令芽出曝干　当归三两原缺分两据《千金方》补入

上二味，杵为散，浆水服方寸匕，日三服。

心气不足，吐血、衄血，泻心汤主之。

泻心汤方亦治霍乱

大黄二两　黄连一两　黄芩一两

上三味，以水三升，煮取一升，顿服之。

卷二 三焦疾病篇之五

呕吐哕下利病脉证治第十

论一首 脉证二十七条 方二十三首

夫呕家有痈脓，不可治呕，脓尽自愈。

先呕却渴者，此为欲解；先渴却呕者，为水停心下，此属饮家；呕家本渴，今反不渴者，以心下有支饮故也，此属支饮。

问曰："病人脉数，数为热，当消谷引食，而反吐者何也？"师曰："以发其汗，令阳微膈气虚，脉乃数，数为客热，不能消谷，胃中虚冷故也。脉弦者虚也，胃气无余，朝食暮吐，变为胃反；寒在于上，医反下之，今脉反弦，故名曰虚。"

寸口脉微而数，微则无气，无气则营虚，营虚则血不足，血不足则胸中冷。

趺阳脉浮而涩，浮则为虚，涩则伤脾，脾伤则不磨，朝食暮吐，暮食朝吐，宿谷不化，名曰胃反。脉紧而涩，其病难治。

病人欲吐者，不可下之。

哕而腹满，视其前后，知何部不利，利之即愈。

呕而胸满者，茱萸汤主之。

茱萸汤方

吴茱萸一升 人参三两 生姜六两 大枣十二枚

上四味，以水五升，煮取三升，温服七合，日三服。

干呕，吐涎沫，头痛者，茱萸汤主之。方见上。

呕而肠鸣，心下痞者，半夏泻心汤主之。

半夏泻心汤方

半夏半升洗 黄芩 干姜 人参各三两 黄连一两 大枣十二枚 甘草三两炙

上七味，以水一斗，煮取六升，去滓再煮取三升，温服一升，日三服。

干呕而利者，黄芩加半夏生姜汤主之。

黄芩加半夏生姜汤方

黄芩三两 甘草二两炙 芍药二两 半夏半升 生姜三两 大枣十二枚

上六味，以水一斗，煮取三升，去滓，温服一升，日再夜一服。

诸呕吐，谷不得下者，小半夏汤主之。方见痰饮咳嗽病脉证并治篇。

呕吐而病在膈上，后思水者解，急与之。思水者，猪苓散主之。

猪苓散方

猪苓 茯苓 白术各等分

上三味，杵为散，饮服方寸匕，日三服。

呕而脉弱，小便后利，身有微热，见厥者，难治，四逆汤主之。

四逆汤方

附子一枚生用　干姜一两半　甘草二两炙

上三味，以水三升，煮取一升二合，去滓，分温再服，强人可大附子一枚，干姜三两。

呕而发热者，小柴胡汤主之。

小柴胡汤方

柴胡半斤　黄芩三两　人参三两　甘草三两　半夏半升　生姜三两　大枣十二枚

上七味，以水一斗二升，煮取六升，去滓再煎，取三升，温服一升，日三服。

胃反呕吐者，大半夏汤主之。

大半夏汤方

半夏二升洗完用　人参三两　白蜜一升

上三味，以水一斗二升和蜜，扬之二百四十遍，煮取二升半，温服一升，余分再服。

食已即吐者，大黄甘草汤主之。

大黄甘草汤方

大黄四两　甘草一两

上二味，以水三升，煮取一升，分温再服。

胃反，吐而渴欲饮水者，茯苓泽泻汤主之。

茯苓泽泻汤方

茯苓半斤　泽泻四两　甘草二两　桂枝二两　白术三两　生姜四两

上六味，以水一斗，煮取三升，内泽泻，再煮取二升半，温服八合，日三服。

吐后，渴欲得水而贪饮者，文蛤汤主之，兼主微风脉紧头痛。

文蛤汤方

文蛤五两　麻黄　甘草　生姜各三两　石膏五两　杏仁五十枚　大枣十二枚

上七味，以水六升，煮取二升，温服一升，汗出即愈。

干呕吐逆，吐涎沫，半夏干姜散主之。

半夏干姜散方

半夏　干姜各等分

上二味，杵为散，取方寸匕，浆水一升半，煎取七合，顿服之。

病人胸中似喘不喘，似呕不呕，似哕不哕，彻心中愦愦然无奈者，生姜半夏汤主之。

生姜半夏汤方

半夏半升　生姜汁一升

上二味，以水三升，煮半夏，取二升，内生姜汁，煮取一升半，小冷，分四服，日三夜一服，呕止，停后服。

干呕，哕，若手足厥者，橘皮汤主之。

橘皮汤方

橘皮四两　生姜半斤

上二味，以水七升，煮取三升，温服一升，下咽即愈。

哕逆者，橘皮竹茹汤主之。

橘皮竹茹汤方

橘皮二升　竹茹二升　大枣三十枚　生姜半斤　甘草五两　人参一两

上六味，以水一斗，煮取三升，温服一升，日三服。

夫六腑气绝于外者，手足寒、上气、脚缩；五脏气绝于内者，利不禁，下甚者，手足不仁。

此处有6条条文与辨伤寒第365、338、360、361、367条重复，故删去。

下利，脉反弦，发热身汗者，自愈。

此处有5条条文与伤寒篇第363、364、366、368、372条重复，故删去。

下利气者，当利其小便。

下利，三部脉皆平，按之心下坚者，急下之，宜大承气汤。

下利，脉迟而滑者，实也，利未欲止，急下之，宜大承气汤。

下利，脉反滑者，当有所去，下乃愈，宜大承气汤。

下利已差，至其年月日时复发者，以病不尽故也，当下之，宜大承气汤。

大承气汤方见痉湿暍病脉证治篇。

下利谵语者，有燥屎也，小承气汤主之。

小承气汤方

大黄四两　厚朴二两炙　枳实大者三枚炙

上三味，以水四升，煮取一升二合，去滓，分温二服，得利则止。

下利便脓血者，桃花汤主之。

桃花汤方

赤石脂一升一半到一半筛末　干姜一两　粳米一升

上三味，以水七升，煮令米熟，去滓，温七合，内赤石脂末方寸匕，日三服。若一服愈，余勿服。

热利下重者，白头翁汤主之。

白头翁汤方

白头翁二两　黄连三两　黄柏三两　秦皮三两

上四味，以水七升，煮取二升，去滓，温服一升，不愈，更服。

下利后，更烦，按之心下濡者，为虚烦也，栀子豉汤主之。

栀子豉汤方

栀子十四枚　香豉四合绵裹

上二味，以水四升，先煮栀子，得二升半，内豉煮取一升半，去滓，分二服，温进一服，得吐则止。

下利清谷，里寒外热，汗出而厥者，通脉四逆汤主之。

通脉四逆汤方

大附子一枚生用　干姜三两强人可四两　甘草二两炙

上三味，以水三升，煮取一升二合，去滓，分温再服。

下利肺痛，紫参汤主之。

紫参汤方

紫参半斤　甘草三两

上二味，以水五升，先煮紫参，取二升，内甘草，煮取一升半，分温三服。疑非仲景方。

气利，诃黎勒散主之。

诃黎勒散方

诃黎勒十枚煨

上一味，为散，粥饮和，顿服。疑非仲景方。

卷二　三焦疾病篇之六

腹满寒疝宿食病脉证治第十一

论一首　脉证十六条　方十四首

趺阳脉微弦，法当腹满，不满者必便难，两胠疼痛，此虚寒从下上也，当与温药服之。

病者腹满，按之不痛为虚，痛者为实，可下之；舌黄未下者，下之黄自去。

腹满时减，复如故，此为寒，当与温药。

病者痿黄，躁而不渴，胸中寒实而利不止者，死。

寸口脉弦者，即胁下拘急而痛，其人啬啬恶寒也。

夫中寒家喜欠，其人清涕出，发热色和者，善嚏。

中寒：其人下利，以里虚也，欲嚏不能，此人肚中寒一云痛。

夫瘦人绕脐痛，必有风冷，谷气不行，而反下之，其气必冲，不冲者，心下则痞也。

病腹满，发热十日，脉浮而数，饮食如故，厚朴七物汤主之。

厚朴七物汤方

厚朴半斤　甘草三两　大黄三两　大枣十枚　枳实五枚　桂枝二两　生姜五两

上七味，以水一斗，煮取四升，温服八合，日三服。呕者加半夏五合；下利去大黄；寒多者加生姜至半斤。

腹中寒气，雷鸣切痛，胸胁逆满，呕吐，附子粳米汤主之。

附子粳米汤方

附子一枚炮　半夏半升　甘草一两　大枣十枚　粳米半升

上五味，以水八升，煮米熟，汤成，去滓，温服一升，日三服。

痛而闭者，厚朴三物汤主之。

厚朴三物汤方

厚朴八两　大黄四两　枳实五枚

上三味，以水一斗二升，先煮二味，取五升，内大黄煮取三升，温服一升，以利为度。

按之心下满痛者，此为实也，当下之，宜大柴胡汤。

大柴胡汤方

柴胡半斤　黄芩三两　芍药三两　半夏半升洗　枳实四枚炙　大黄二两　大枣十二枚　生姜五两

上八味，以水一斗二升，煮取六升，去滓，再煎，温服一升，日三服。

腹满不减，减不足言，当须下之，宜大承气汤。

大承气汤方见前痉湿暍病脉证治篇。

心胸中大寒痛，呕不能饮食，腹中满，上冲皮起，出见有头足，上下痛而不可触近，大建中汤主之。

大建中汤方

蜀椒二合去汗　干姜四两　人参二两

上三味，以水四升，煮取三升，去滓，内胶饴一升，微火煎取一升半，分温再服，如一炊顷，可饮粥二升，后更服，当一日食糜，温覆之。

胁下偏痛，发热，其脉紧弦，此寒也，以温药下之，宜大黄附子汤。

大黄附子汤方

大黄三两　附子三枚炮　细辛二两

右三味，以水五升，煮取二升，分温三服，若强人，煮取二升半，分温三服，服后如人行四五里，进一服。

寒气厥逆，赤丸主之。

赤丸方

茯苓四两　乌头二两炮　半夏四两洗一方用桂　细辛一两

上四味末之，内真朱为色，炼蜜丸如麻子大，先食，酒饮下三丸，日再夜一服；不知稍增之，以知为度。

腹痛，脉弦而紧，弦则卫气不行，即恶寒，紧则不欲食，邪正相搏，即为寒疝。绕脐痛，若发则白汗出，手足厥冷，其脉沉弦者，大乌头煎主之。

乌头煎方

乌头大者五枚熬去皮不咬咀

上以水三升，煮取一升，去滓，内蜜二升，煎令水气尽，取二升，强人服七合，弱人服五合，不差，明日更服，不可一日再服。

寒疝，腹中痛及胁痛里急者，当归生姜羊肉汤主之。

当归生姜羊肉汤方

当归三两　生姜五两　羊肉一斤

上三味，以水八升，煮取三升，温服七合，日三服。若寒多者加生姜成一斤，痛多而呕者加橘皮二两、白术一两；加生姜者，亦加水五升，煮取三升二合，服之。

寒疝腹中痛，逆冷，手足不仁，若身疼痛，灸刺诸药不能治，抵当乌头桂枝汤主之。

乌头桂枝汤方

乌头实中者五枚熬去皮不咬咀

上一味，以蜜二斤，煎减半，去滓，以桂枝汤五合解之，得一升后，初服二合，不知，即服三合，又不知，复加至五合，其知者，如醉状，得吐者，为中病。

桂枝汤方

桂枝三两去皮　芍药三两　甘草二两炙　生姜三两　大枣十二枚

上五味，剉，以水七升，微火煮取三升，去滓。

其脉数而紧，乃弦，状如弓弦，按之不移。脉数弦者，当下其寒；脉紧大而迟者，必心下坚；脉大而紧者，阳中有阴，可下之。

问曰："人病有宿食，何以别之？"师曰："寸口脉浮而大，按之反涩，尺中亦微而涩，故知有宿食，大承气汤主之。"

脉数而滑者实也，此有宿食，下之愈，宜大承气汤。

下利不欲食者，有宿食也，当下之，宜大承气汤。

大承气汤方见痉湿暍病脉证治篇。

宿食在上脘，当吐之，宜瓜蒂散。

瓜蒂散方

瓜蒂一分熬黄　赤小豆一分煮

上二味，杵为散，以香豉七合煮取汁，和散一钱匕，温服之，不吐者少加之，以快吐为度而止。亡血及虚者，不可与之。

脉紧如转索无常者，有宿食也。

脉紧，头痛风寒，腹中有宿食不化也。一云寸口脉紧。

卷三　疾病专论篇之一

消渴小便利淋病脉证并治第十二

论二首笔者补之　脉证九条　方六首

夫五味入口藏于胃，脾为行其精气，津液在脾，故令人口甘也，此肥美之所发也，此人必数食甘美而多肥，肥者令人内热，甘者令人中满，故其气上溢为消渴。《素问·奇病论篇》

夫热中消中者，皆富贵人也，今禁高（膏）粱是不合其心，禁芳草（泽兰）石药是病不愈。《素问·利腰痛论》

寸口脉浮而迟，浮即为虚，迟即为劳，虚则卫气不足，劳则营气竭。

趺阳脉浮而数，浮即为气，数即为消谷而大坚（一作紧）；气盛则溲数，溲数即坚，坚数相搏，即为消渴。

男子消渴，小便反多，以饮一斗，小便一斗，肾气丸主之。方见痰饮咳嗽病脉证并治篇。

脉浮，小便不利，微热消渴者，宜利小便，发汗，五苓散主之。方见痰饮咳嗽病脉证并治篇。

渴欲饮水，水入则吐者，名曰水逆，五苓散主之。

渴欲饮水不止者，文蛤散主之。

文蛤散方

文蛤五两

上一味，杵为散，以沸汤五合，和服方寸匕。

淋之为病，小便如粟状，小腹弦急，痛引脐中。

趺阳脉数，胃中有热，即消谷引食，大便必坚，小便即数。

小便不利者，有水气，其人若渴，栝蒌瞿麦丸主之。

栝蒌瞿麦丸方

栝蒌根二两　茯苓三两　薯蓣三两　附子一枚炮　瞿麦一两

上五味，末之，炼蜜丸，梧子大，饮服三丸，日三服。不知，增至七八丸，以小便利，腹中温为知。

小便不利，蒲灰散主之，滑石白鱼散、茯苓戎盐汤并主之。

蒲灰散方见水气病脉证并治篇

滑石白鱼散方

滑石二分　乱发二分烧　白鱼三分

上三味，杵为散，饮服方寸匕，日三服。

茯苓戎盐汤方

茯苓半斤　白术二两　戎盐弹丸大一枚

上三味，先将茯苓、白术煎成，入戎盐再煎，分温三服。

渴欲饮水，口干舌燥者，白虎加人参汤主之。方见痉湿暍病脉证并治篇。

脉浮发热，渴欲饮水，小便不利者，猪苓汤主之。

猪苓汤方

猪苓去皮　茯苓　阿胶　滑石　泽泻各一两

上五味，以水四升，先煮四味，取二升，去滓，内胶烊消，温服七合，日三服。

卷三　疾病专论篇之二

黄疸病脉证并治第十三

论二首　脉证十四条　方七首

寸口脉浮而缓，浮则为风，缓则为痹，痹非中风；四肢苦烦，脾色必黄，瘀热以行。

趺阳脉紧而数，数则为热，热则消谷，紧则为寒，食即为满。尺脉浮为伤肾；趺阳脉紧为伤脾。风寒相搏，食谷即眩，谷气不消，胃中苦浊，浊气下流，小便不通，阴被其寒，热流膀胱，身体尽黄，名曰谷疸。额上黑，微汗出，手足中热，薄暮即发，膀胱急，小便自利，名曰女劳疸；腹如水状，不治。

心中懊憹而热，不能食，时欲吐，名曰酒疸。

阳明病，脉迟者，食难用饱，饱则发烦头眩，小便必难，此欲作谷疸；虽下之，腹满如故，所以然者，脉迟故也。

夫病酒黄疸，必小便不利，其候心中热，足下热，是其证也。

酒黄疸者，或无热，靖言了了，腹满，欲吐，鼻燥，其脉浮者先吐之，沉弦者先下之。

酒疸，心中热，欲呕者，吐之愈。

酒疸下之，久久为黑疸，目青面黑，心中如啖蒜齑状，大便正黑，皮肤爪之不仁，其脉浮弱，虽黑微黄，故知之。

师曰："病黄疸，发热烦喘，胸满口燥者，以病发时火劫其汗，两热所得，然黄家所得，从湿得之。一身尽发热而黄，肚热，热在里，当下之。"

脉沉，渴欲饮水，小便不利者，皆发黄。

腹满，舌痿黄，燥不得睡，属黄家。舌痿疑作身痿。

黄疸之病，当以十八日为期，治之十日以上瘥，反极为难治。

疸而渴者，其疸难治；疸而不渴者，其疸可治。发于阴部，其人必呕；阳部，其人振寒而发热也。

谷疸之为病，寒热不食，食即头眩，心胸不安，久久发黄，为谷疸，茵陈蒿汤主之。

茵陈蒿汤方

茵陈蒿六两　栀子十四枚　大黄二两

上三味，以水一斗，先煮茵陈，减六升，内二味，煮取三升，去滓，分温三服，小便当利，尿如皂角汁状，色正赤，一宿腹减，黄从小便去也。

黄家日晡所发热，而反恶寒，此为女劳得之；膀胱急，少腹满，身尽黄，额上黑，足下热，因作黑疸，其腹胀如水状，大便必黑，时溏，此女劳之病，非水也。腹满者难治。硝石矾石散主之。

硝石矾石散方

硝石　矾石烧等分

上二味为散，以大麦粥汁和服方寸匕，日三服，病随大小便去，小便正黄，大便正黑，是候也。

酒黄疸，心中懊憹，或热痛，栀子大黄汤主之。

栀子大黄汤方

栀子十四枚　大黄一两　枳实五枚　豉一升

上四味，以水六升，煮取二升，分温三服。

诸病黄家，但利其小便，假令脉浮，当以汗解之，宜桂枝加黄芪汤主之。方见水气病脉证并治篇。

诸黄，猪膏发煎主之。

猪膏发煎方

猪膏半斤　乱发如鸡子大三枚

上二味，和膏中煎之，发消药成，分再服，病从小便出。

黄疸病，茵陈五苓散主之。一本云茵陈汤及五苓散并主之。

茵陈五苓散方

茵陈蒿末十分　五苓散五分方见痰饮咳嗽病脉证并治篇

上二物和，先食饮方寸匕，日三服。

黄疸腹满，小便不利而赤，自汗出，此为表和里实，当下之，宜大黄硝石汤。

大黄硝石汤方

大黄　黄柏　硝石各四两　栀子十五枚

上四味，以水六升，煮取二升，去滓，内硝，更煮，取一升，顿服。

黄疸病小便色不变，欲自利，腹满而喘，不可除热，热除必哕，哕者，小半夏汤主之。方见痰饮咳嗽病脉证并治篇。

诸黄，腹痛而呕者，宜柴胡汤。必小柴胡汤，方见呕吐哕下利病脉证治篇。

男子黄，小便自利，当与虚劳小建中汤。方见血痹虚劳病脉证并治篇。

卷三　疾病专论篇之三

疟病脉证并治第十四

论一首笔者补之　**证二条**　**方六首**

问曰："夫痎疟皆生于风，其蓄作有时者，何也？"对曰："疟之始发也，先起于毫毛，伸欠乃作，寒栗鼓颔，腰脊俱痛去，则内外皆热，头痛如破，渴欲冷饮。"《素问·疟论》

师曰："疟脉自弦，弦数者多热，弦迟者多寒。弦小紧者下之差，弦迟者可温之，弦紧者可发汗、针灸也，浮大者可吐之，弦数者风发也，以饮食消息止之。"

病疟，以月一日发，当以十五日愈；设不差，当月尽解；如其不差，当云何？师曰："此结为癥瘕，名曰疟母，急治之，宜鳖甲煎丸。"

鳖甲煎丸方

鳖甲十二分炙　乌扇三分烧　黄芩三分　柴胡六分　鼠妇三分熬　干姜三分　大黄三分　芍药五分　桂枝三分　葶苈一分熬　石苇三分去毛　厚朴三分　牡丹五分去心　瞿麦二分　紫葳三分　半夏一分　人参一分　䗪虫五分熬　阿胶三分炙　蜂窠四分炙　赤硝十二分　蜣螂六分熬　桃仁二分

上二十三味，为末，取煅灶下灰一斗，清酒一斛五斗，浸灰，候酒尽一半，着鳖甲于中，煮令泛烂如胶漆，绞取汁，内诸药，煎为丸，如梧子大，空心服七丸，日三服。

师曰："阴气孤绝，阳气独发，则热而少气烦冤，手足热而欲呕，名曰瘅疟，若但热不寒者，邪气内藏于心，外舍分肉之间，令人消铄肌肉。"

温疟者，其脉如平，身无寒但热，骨节疼烦，时呕，白虎加桂枝汤主之。

白虎加桂枝汤方

知母六两　石膏一斤　甘草炙二两　粳米二合　桂枝三两去皮

上剉，每五钱，水一盏半，煎至八分，去滓，温服，汗出愈。

疟多寒者，名曰牝疟，蜀漆散主之。

蜀漆散方

蜀漆洗去腥　云母烧二日夜　龙骨等分

上三味，杵为散，未发前以浆水服半钱匕，温疟加蜀漆半分，临发时服一钱匕。

卷三　疾病专论篇之四

奔豚气病脉证治第十五

论二首　方三首

师曰："病有奔豚，有吐脓，有惊怖，有火邪，有温针（见辨伤寒119条，笔者补之），此四部病，皆从惊发得之。"

师曰："奔豚病，从少腹起，上冲咽喉，发作欲死，复还止，皆从惊恐得之。"

奔豚气上冲胸，腹痛，往来寒热，奔豚汤主之。

奔豚汤方

甘草　芎䓖　当归各二两　半夏四两　黄芩二两　生葛五两　芍药二两　生姜四两　甘李根白皮一升

上九味，以水二斗，煮取五升，温服一升，日三夜一服。

发汗后，烧针令其汗，针处被寒，核起而赤者，必发奔豚，气从少腹上至心，灸其核上各一壮，与桂枝加桂汤主之。

桂枝加桂汤方

桂枝五两　芍药三两　甘草二两炙　生姜三两　大枣十二枚

上五味，以水七升，微火煮取三升，去滓，温服一升。

发汗后，脐下悸者，欲作奔豚，茯苓桂枝甘草大枣汤主之。

茯苓桂枝甘草大枣汤方

茯苓半斤　甘草二两炙　大枣十五枚　桂枝四两

上四味，以甘澜水一斗，先煮茯苓，减二升，内诸药，煮取三升，去滓，温服一升，日三服。甘澜水法：取水二斗，置大盆内，以杓扬之，水上有珠子五、六千颗相逐，取用之。

卷三　疾病专论篇之五

中风历节病脉证并治第十六

论一首　脉证三首　方十一首

夫风之为病，当半身不遂，或但臂不遂者，此为痹，脉微而数，中风使然。

寸口脉浮而紧，紧则为寒，浮则为虚；寒虚相搏，邪在皮肤。浮者血虚，络脉空虚，贼邪不泻，或左或右，邪气反缓；正气即急，正气引邪，喎僻不遂。邪在于络，肌肤不仁；邪在于经，即重不胜。邪入于腑，即不识人；邪入于脏，舌即难言，口吐涎。

寸口脉迟而缓，迟则为寒，缓则为虚。营缓则为亡血，卫缓则为中风。邪气中经，则身痒而瘾疹；心气不足，邪气入中，则胸满而短气。

风引汤除热瘫痫。

大黄　干姜　龙骨各四两　桂枝三两　甘草　牡蛎各二两　寒水石　滑石　赤石脂　白石脂　紫石英　石膏各六两

上十二味，杵，粗筛，以韦囊盛之，取三指撮，井花水三升，煮三沸，温服一升。治大人风引，少小惊痫瘈疭，日数十发，医所不疗，除热方。

防己地黄汤治病如狂状，妄行，独语不休，无寒热，其脉浮。

防己一钱　桂枝三钱　防风三钱　甘草一钱

上四味，以酒一杯，浸之一宿，绞取汁，生地黄二斤，㕮咀，蒸之如斗米饭久，以铜器盛其汁，更绞地黄汁，和，分再服。

头风摩散方

大附子一枚炮　盐等分

上二味为散，沐了，以方寸匕，已摩疢上，令药力行。

寸口脉沉而弱，沉即主骨，弱即主筋，沉即为肾，弱即为肝，汗出入水中，如水伤心。历节黄汗出，故曰历节。

趺阳脉浮而滑，滑则谷气实，浮则汗自出。

少阴脉浮而弱，弱则血不足，浮则为风，风血相搏，即疼痛如掣。

盛人脉涩小，短气自汗出，历节痛不可屈伸，此皆饮酒汗出当风所致。

诸肢节疼痛，身体魁羸，脚肿如脱，头眩短气，温温欲吐，桂枝芍药知母汤主之。

桂枝芍药知母汤方

桂枝四两　芍药三两　知母四两　麻黄二两　生姜五两　白术五两　甘草二两　防风四两　附子二枚炮

上九味，以水七升，煮取二升，温服七合，日三服。

味酸则伤筋，筋伤则缓，名曰泄。咸则伤骨，骨伤则痿，名曰枯。枯泄相搏，名曰断泄。荣气不通，卫不独行，荣卫俱微，三焦无所御，四属断绝，身体羸瘦，独足肿大，黄汗出，胫冷，假令发热，便为历节也。

病历节不可屈伸，疼痛，乌头汤主之。

乌头汤方治脚气疼痛，不可屈伸。

麻黄　芍药　黄芪　甘草炙各三两　川乌五枚㕮咀以蜜二升煎取一升即出乌头

上五味，㕮咀四味，以水三升，煮取一升，去滓，内蜜煎中，更煎之，服七合，不知，尽服之。

矾石汤治脚气冲心。

矾石二两

上一味，以浆水一斗五升，煎三五沸，浸脚，良。

卷三　疾病专论篇之六

百合狐惑阴阳毒病脉证治第十七

论一首　证三条　方十二首

论曰：百合病者，百脉一宗，悉致其病也。意欲食复不能食，常默默，欲卧不能卧，欲行不能行，饮食或有美时，或有不用闻食臭时，如寒无寒，如热无热，口苦，小便赤，诸药不能治，得药则剧吐利，如有神灵者，身形如和，其脉微数。每溺时头痛者，六十日乃愈；若溺时头不痛，淅然者，四十日愈；若溺快然，但头眩者，二十日愈。其证或未病而预见，或病四五日而出，或病二十日或一月微见者，各随证治之。

百合病，发汗后者，百合知母汤主之。

百合知母汤方

百合七枚擘　知母三两切

上先以水洗百合，渍一宿，当白沫出，去其水，更以泉水二升，煎取一升，去滓；别以泉水二升，煎知母，取一升，去滓，后合和，煎取一升五合，分温再服。

百合病，下之后者，滑石代赭汤主之。

滑石代赭汤方

百合七枚擘　滑石三两碎绵裹　代赭石如弹丸大一枚碎绵裹

上先以水洗百合，渍一宿，当白沫出，去其水，更以泉水二升，煎取一升，去滓；别以泉水二升，煎滑石、代赭，取一升，去滓，后合和，重煎，取一升五合，分温服。

百合病，吐之后者，用后方主之。

百合鸡子汤方

百合七枚擘　鸡子黄一枚

上先以水洗百合，渍一宿，当白沫出，去其水，更以泉水二升，煎取一升，去滓，内鸡子黄，搅匀，煎五分，温服。

百合病，不经吐下发汗，病形如初者，百合地黄汤主之。

百合地黄汤方

百合七枚擘　生地黄汁一升

上以水洗百合，渍一宿，当白沫出，去其水，更以泉水二升，煎取一升，去滓，内地黄汁，煎取一升五合，分温再服，中病勿更服，大便当如漆。

百合病一月不解，变成渴者，百合洗方主之。

百合洗方

上以百合一升，以水一斗，渍之一宿，以洗身，洗已，食煮饼，勿以盐豉也。

百合病渴不差者，栝蒌牡蛎散主之。

栝蒌牡蛎散方

栝蒌根　牡蛎熬等分

上为细末，饮服方寸匕，日三服。

百合病变发热者一作发寒热，百合滑石散主之。

百合滑石散方

百合一两炙　滑石三两

上为散，饮服方寸匕，日三服，当微利者止服，热则除。

百合病见于阴者，以阳法救之；见于阳者，以阴法救之。见阳攻阴，复发其汗，此为逆；见阴攻阳，乃复下之，此亦为逆。

狐惑之为病，状如伤寒，默默欲眠，目不得闭，卧起不安。蚀于喉为惑，蚀于阴为狐，不欲饮食，恶闻食臭，其面目乍赤、乍黑、乍白；蚀于上部则声喝一作嗄，甘草泻心汤主之。

甘草泻心汤方

甘草四两　黄芩　人参　干姜各三两　黄连一两　大枣十二枚　半夏半升

上七味，水一斗，煮取六升，去滓，再煎，取三升，温服一升，日三服。

蚀于下部则咽干，苦参汤洗之。

苦参汤方徐榕据庞安时伤寒总论补入，狐惑证

苦参半斤　槐白皮　狼牙根各四两

蚀于肛者，雄黄熏之。

雄黄熏方

雄黄

上一味为末，筒瓦二枚合之烧，向肛熏之。《脉经》云：病人或从呼吸上蚀其咽，或从下焦蚀其肛阴。上为惑，蚀下为狐，狐惑病者，猪苓散主之。

病者脉数，无热，微烦，默默但欲卧，汗出。初得之三、四日，目赤如鸠眼，七、八日目四眦一本此有黄字黑；若能食者，脓已成也，赤小豆当归散主之。方见惊悸吐衄下血胸满瘀血病脉证治篇。

阳毒之为病，面赤斑斑如锦文，咽喉痛，唾脓血。五日可治，七日不可治，升麻鳖甲汤主之。

阴毒之为病，面目青，身痛如被杖，咽喉痛。五日可治，七日不可治，升麻鳖甲汤去雄黄蜀椒主之。

升麻鳖甲汤方

升麻二两　当归一两　蜀椒炒去汗一两　甘草二两　鳖甲手指大一片炙　雄黄半两研

上六味，以水四升，煮取一升，顿服之，老小再服，取汗。

卷三　疾病专论篇之七

跌蹶手指臂肿转筋阴狐疝蛕虫病脉证治第十八

论一首　脉证一条　方四首

师曰："病跌蹶，其人但能前，不能却，刺腨入二寸，此太阳经伤也。"病人常以手指臂肿动，此人身体瞤瞤者，藜芦甘草汤主之。

藜芦甘草汤方未见

转筋之为病，其人臂脚直，脉上下行，微弦，转筋入腹者，鸡矢白散主之。

鸡矢白散方

鸡矢白

上一味，为散，取方寸匕，以水六合，和温服。

阴狐疝气者，偏有大小，时时上下，蜘蛛散主之。

蜘蛛散方

蜘蛛十四枚熬焦　桂枝半两

上二味，为散，取八分一匕，饮和服，日再服，蜜丸亦可。

问曰："病腹痛有虫，其脉何以别之？"师曰："腹中痛，其脉当沉，若弦，反洪大，故有蛕虫。"

蛕虫之为病，令人吐涎，心痛发作有时，毒药不止，甘草粉蜜汤主之。

甘草粉蜜汤方

甘草二两　粉一两　蜜四两

上三味，以水三升，先煮甘草取二升，去滓，内粉蜜，搅令和，煎如薄粥，温服一升，差即止。

卷四　外科病篇

疮痈肠痈浸淫病脉证并治第十九

论一首　脉证三条　方五首

诸浮数脉，应当发热，而反洒淅恶寒，若有痛处，当发其痈。

师曰："诸痈肿欲知有脓无脓，以手掩肿上，热者为有脓，不热者为无脓。"

肠痈之为病，其身甲错，腹皮急，按之濡，如肿状，腹无积聚，身无热，脉数，此为腹内有痈脓，薏苡附子败酱散主之。

薏苡附子败酱散方

薏苡仁十分　附子二分　败酱五分

上三味，杵为末，取方寸匕，以水二升，煎减半，顿服。小便当下。

肠痈者，少腹肿痞，按之即痛，如淋，小便自调，时时发热，自汗出，复恶寒；其脉迟紧者，脓未成，可下之，当有血；脉洪数者，脓已成，不可下也。大黄牡丹汤主之。

大黄牡丹汤方

大黄四两　牡丹一两　桃仁五十枚　瓜子半升　芒硝三合

上五味，以水六升，煮取一升，去滓，内芒硝，再煎沸，顿服之，有脓当下，如无脓，当下血。

问曰："寸口脉浮微而涩，法当亡血，若汗出，设不汗者云何？"答曰："若身有疮，被刀斧所伤，亡血故也。"

病金疮，王不留行散主之。

王不留行散方

王不留行十分八月八日采　蒴藋细叶十分七月七日采　桑东南根白皮十分三月三日采　甘草十八分　川椒三分除目及闭口去汗　黄芩二分　干姜二分　芍药二分　厚朴二分

上九味，桑根皮以上三味烧灰存性，勿令灰过，各别杵筛，合治之为散，服方寸匕。小疮即粉之，大疮但服之，产后亦可服。如风寒，桑东根勿取之，前三物，皆阴干百日。

排脓散方

枳实十六枚　芍药六分　桔梗二分

上三味，杵为散，取鸡子黄一枚，以药散与鸡黄相等，揉和令相得，饮和服之，日一服。

排脓汤方

甘草二两　桔梗三两　生姜一两　大枣十枚

上四味，以水三升，煮取一升，温服五合，日再服。

浸淫疮，从口流向四肢者，可治；从四肢流来入口者不可治。

浸淫疮，黄连粉主之。方未见。

卷五　妇科病篇之一

妇人妊娠病脉证并治第二十

论二首_{笔者补之}　证三条　方八首

岐伯曰："女子七岁，肾气盛，齿更发长，二七而天癸至，任脉通，太冲脉盛，月事以时下，故有子。"

帝曰："善，何以知怀子且生也？"岐伯曰："身有病而无邪脉也。"《素问·上古天真论》

师曰："妇人得平脉，阴脉小弱，其人渴，不能食，无寒热，名妊娠，桂枝汤主之_{方见下利中}。于法六十日当有此证，设有医治逆者，却一月，加吐下者，则绝之。"

妇人宿有癥病，经断未及三月，而得漏下不止，胎动在脐上者，为癥痼害。妊娠六月动者，前三月经水利时，胎也。下血者，后断三月衃也。所以血不止者，其癥不去故也，当下其症，桂枝茯苓丸主之。

桂枝茯苓丸方

桂枝　茯苓　牡丹_{去心}　桃仁_{去皮尖熬}　芍药各等分

上五味，末之，炼蜜和丸，如兔屎大，每日食前服一丸，不知，加至三丸。

妇人怀娠六七月，脉弦发热，其胎愈胀，腹痛恶寒者，少腹如扇，所以然者，子脏开故也，当以附子汤温其脏。

附子汤方见辨伤寒少阴篇305条，笔者注。

师曰："妇人有漏下者；有半产后因续下血都不绝者；有妊娠下血者，假令妊娠腹中痛，为胞阻，胶艾汤主之。"

芎归胶艾汤方一方加干姜一两

芎䓖　阿胶　甘草各二两　艾叶　当归各三两　芍药四两　干地黄六两

上七味，以水五升，清酒三升，合煮取三升，去滓，内胶，令消尽，温服一升，日三服，不差更作。

妇人怀妊腹中㽲痛，当归芍药散主之。

当归芍药散方

当归三两　芍药一斤_{一作六两}　茯苓四两　白术四两　泽泻半斤　芎䓖半斤_{一作三两}

上六味，杵为散，取方寸匕，酒和，日三服。

妊娠呕吐不止，干姜人参半夏丸主之。

干姜人参半夏丸方

干姜一两　人参一两　半夏二两

上三味，末之，以生姜汁糊为丸，如梧桐子大，饮服十丸，日三服。

妊娠，小便难，饮食如故，当归贝母苦参丸主之。

当归贝母苦参丸方男子加滑石半两

当归　贝母　苦参各四两

上三味，末之，炼蜜丸，如小豆大，饮服三丸，加至十丸。

妊娠有水气，身重，小便不利，洒淅恶寒，起即头眩，葵子茯苓散主之。

葵子茯苓散方

葵子一斤　茯苓三两

上二味，杵为散，饮服方寸匕，日三服，小便利则愈。

妇人妊娠，宜常服当归散主之。

当归散方

当归　黄芩　芍药　芎䓖各一斤　白术半斤

上五味，杵为散，酒服方寸匕，日再服，妊娠常服即易产，胎无苦疾，产后百病悉主之。

妊娠，养胎，白术散主之。

白术散方见外台秘要

白术　芎䓖　蜀椒三分去汗　牡蛎

上四味，杵为散，酒服一钱匕，日三服夜一服。但苦痛加芍药；心下毒痛倍加芎䓖；心烦吐痛，不能食饮，加细辛一两，半夏大者二十枚，服之后，更以醋浆水服之；若呕以醋浆水服之，复不解者小麦汁服之；已后渴者，大麦粥服之。病虽愈，服之勿置。

妇人伤胎怀身，腹满，不得小便，从腰以下重，如有水气状，怀身七月，太阴当养不养，此心气实，当刺泻劳宫及关元，小便微利则愈。

卷五　妇科病篇之二

妇人产后病脉证治第二十一

论一首　证六条　方七首

问曰："新产妇人有三病，一者病痉，二者病郁冒，三者大便难，何谓也？"师曰："新产血虚，多汗出，喜中风，故令病痉；亡血复汗，寒多，故令郁冒；亡津液胃燥，故大便难。产妇郁冒，其脉微弱，不能食，大便反坚，但头汗出；所以然者，血虚而厥，厥而必冒，冒家欲解，必大汗出，以血虚下厥，孤阳上出，故头汗出；所以产妇喜汗出者，亡阴血虚，阳气独盛，故当汗出，阴阳乃复。大便坚，呕不能食，小柴胡汤主之。方见呕吐哕下利病脉证治篇。"

病解能食，七八日更发热者，此为胃实，大承气汤主之。方见痉湿暍病脉证治篇。

产后腹中㽲痛，当归生姜羊肉汤主之。并治腹中寒疝，虚劳不足。

当归生姜羊肉汤方见腹满寒疝宿食病脉证治篇。

产后腹痛，烦满不得卧，枳实芍药散主之。

枳实芍药散方

枳实烧令黑勿太过　芍药等分

上二味，杵为散，服方寸匕，日三服，并主痈脓，以麦粥下之。

师曰："产妇腹痛，法当以枳实芍药散，假令不愈者，此为腹中有干血着脐下，宜下瘀血汤主之。亦主经水不利。"

下瘀血汤方

大黄二两　桃仁二十枚　䗪虫二十枚熬去足

上三味，末之，炼蜜和为四丸，以酒一升，煎一丸，取八合，顿服之，新血下如豚肝。

产后七八日，无太阳证，少腹坚痛，此恶露不尽；不大便，烦躁发热，切脉微实，更倍发热，日晡时烦躁者，不食，食则谵语，至夜即愈，宜大承气汤主之。热在里，结在膀胱也。方见痉湿暍病脉证治篇。

产后风，续之数十日不解，头微痛恶寒，时时有热，心下闷，干呕汗出，虽久，阳旦证续在耳，可与阳旦汤。即桂枝汤，方见腹满寒疝宿食病脉证治篇。

产后，中风发热，面正赤，喘而头痛，竹叶汤主之。

竹叶汤方

竹叶一把　葛根三两　防风　桔梗　桂枝　人参　甘草各一两　生姜五两　大枣十五枚　附子一枚炮

上十味，以水一斗，煮取二升半，分温三服，温覆使汗出。颈项强用大附子一枚，破之如豆大，煎药扬去沫；呕者，加半夏半升洗。

妇人乳中虚，烦乱，呕逆，安中益气，竹皮大丸主之。

竹皮大丸方

生竹茹二分　石膏二分　桂枝一分　甘草七分　白薇一分

上五味，末之，枣肉和丸弹子大，以饮服一丸，日三夜二服。有热者倍白薇；烦喘者加柏实一分。

产后下利虚极，白头翁加甘草阿胶汤主之。

白头翁加甘草阿胶汤方

白头翁二两　秦皮三两　黄连三两　柏皮三两　阿胶二两　甘草二两

上六味，以水七升，煮取二升半，内胶，令消尽，分温三服。

卷五　妇科病篇之三

妇人杂病脉证并治第二十二

论一首　证六条　方七首

妇人中风七八日，续来寒热，发作有时，经水适断，此为热入血室。其血必结，故使如疟状，发作有时，小柴胡汤主之。方见呕吐中。

妇人伤寒发热，经水适来，昼日明了，暮则谵语，如见鬼状者，此为热入血室。治之无犯胃气及上二焦，必自愈。

妇人中风，发热恶寒，经水适来，得之七八日，热除脉迟、身凉和，胸胁满、如结胸状，谵语者，此为热入血室也，当刺期门，随其实而取之。

妇人咽中如有炙脔，半夏厚朴汤主之。

半夏厚朴汤方

半夏一升　厚朴三两　茯苓四两　生姜五两　干苏叶二两

上五味，以水七升，煮取四升，分服四服，日三夜一服。

妇人脏躁，喜悲伤欲哭，象如神灵所作，数欠伸，甘麦大枣汤主之。

甘麦大枣汤方

甘草三两　小麦一升　大枣十枚

上三味，以水六升，煮取三升，温分三服，亦补脾气。

妇人吐涎沫，医反下之，心下即痞，当先治其吐涎沫，小青龙汤主之。涎沫止，乃治痞，泻心汤主之。

小青龙汤方见痰饮咳嗽病脉证并治篇。

泻心汤方见惊悸吐衄下血胸满瘀血病脉证治篇。

妇人之病，因虚、积冷、结气，为诸经水断绝，至有历年，血寒，积结胞门，寒伤经络，凝坚在上：呕吐涎唾，久成肺痈，形体损分；在中：盘结，绕脐寒疝，或两胁疼痛，与脏相连；或结热中，痛在关元，脉数无疮，肌若鱼鳞，时着男子，非止女身；在下：未多，经候不匀，令阴掣痛，少腹恶寒，或引腰脊，下根气街，气冲急痛，膝胫疼烦，奄忽眩冒，状如厥癫，或有忧惨，悲伤多嗔，此皆带下，非有鬼神。久则羸瘦，脉虚多寒，三十六病，千变万端；审脉阴阳，虚实紧弦；行其针药，治危得安；其虽同病，脉各异源，子当辨记，勿谓不然。

问曰："妇人年五十所，病下利数十日不止，暮即发热，少腹里急，腹满，手掌烦热，唇口干燥，何也？"师曰："此病属带下。何以故？曾经半产，瘀血在少腹不去。何以知之？其证唇口干燥，故知之，当以温经汤主之。"

温经汤方

吴茱萸三两　当归二两　芎䓖二两　芍药二两　人参二两　桂枝二两　阿胶二两　牡丹皮

去心二两　生姜二两　甘草二两　半夏半升　麦门冬去心一升

上十二味，以水一斗，煮取三升，分温三服。亦主妇人少腹寒，久不受胎，兼取崩中去血，或月水来过多，及至期不来。

带下经水不利，少腹满痛，经一月再见者，土瓜根散主之。

土瓜根散方阴㿗肿亦主之

土瓜根　芍药　桂枝　䗪虫各三两

上四味，杵为散，酒服方寸匕，日三服。

寸口脉弦而大，弦则为减，大则为芤，减则为寒，芤则为虚，寒虚相搏，此名曰革，妇人则半产漏下，旋覆花汤主之。

旋覆花汤方见五藏风寒积聚病脉证并治篇。

妇人陷经漏下，黑不解，胶姜汤主之。臣亿等校诸本无胶姜汤方想是前妊娠中胶艾汤。

妇人少腹满，如敦状，小便微难而不渴，生后者，此为水与血俱结血室也，大黄甘遂汤主之。

大黄甘遂汤方

大黄四两　甘遂二两　阿胶二两

上三味，以水三升，煮取一升，顿服之，其血当下。

妇人经水不利下，抵当汤主之。亦治男子膀胱满急有瘀血者。

抵当汤方

水蛭二十个熬　虻虫三十枚熬去翅足　桃仁二十个去皮尖　大黄三两酒浸

上四味，为末，以水五升，煮取三升，去滓，温服一升。

妇人经水闭不利，脏坚癖不止，中有干血，下白物，矾石丸主之。

矾石丸方

矾石三分烧　杏仁一分

上二味，末之，炼蜜和丸枣核大，内脏中，剧者再内之。

妇人六十二种风，及腹中血气刺痛，红蓝花酒主之。

红蓝花酒方疑非仲景方

红蓝花一两

上一味，以酒一大升，煎减半，顿服一半，未止再服。

妇人腹中诸疾痛，当归芍药散主之。

当归芍药散方见妇人妊娠病脉证并治篇。

妇人腹中痛，小建中汤主之。

小建中汤方见血痹虚劳病脉证并治篇。

问曰："妇人病，饮食如故，烦热不得卧，而反倚息者，何也？"师曰："此名转胞不得溺也，以胞系了戾，故致此病，但利小便则愈。宜肾气丸主之。"

肾气丸方方见痰饮咳嗽病脉证并治篇。

蛇床子散方温阴中坐药。

蛇床子仁

上一味，末之，以白粉少许，和合相得，如枣大，绵裹内之，自然温。

少阴脉滑而数者，阴中即生疮，阴中蚀疮烂者，狼牙汤洗之。

狼牙汤方

狼牙三两

上一味，以水四升，煮取半升，以绵缠筋如茧，浸汤沥阴中，日四遍。

胃气下泄，阴吹而正喧，此谷气之实也，膏发煎导之。

膏发煎方见黄疸病脉证并治篇。

小儿疳虫蚀齿方疑非仲景方

雄黄　葶苈

上二味，末之，取腊月猪脂，溶，以槐枝绵裹头，四五枚，点药烙之。

卷六　验方篇之一

杂疗方第二十三

论一首　证一条　方二十三首

退五脏虚热，四时加减柴胡饮子方

冬三月加柴胡八分　白术八分　陈皮五分　大腹槟榔四枚并皮子用　生姜五分　桔梗七分

春三月加枳实　减白术　共六味

夏三月加生姜三分　枳实五分　甘草三分　共八味

秋三月加陈皮三分　共六味

上各㕮咀，分为三贴，一贴以水三升，煮取二升，分温三服。如人行四五里进一服，如四体壅，添甘草少许，每贴分作三小贴，每小贴以水一升，煮取七合温服，再合滓为一服。重煮，都成四服。

长服诃黎勒丸方

诃黎勒煨　陈皮　厚朴各三两

上三味，末之，炼蜜丸如梧子大，酒饮服二十丸加至三十丸。

三物备急丸方

大黄一两　干姜一两　巴豆一两去皮心熬外研如脂

上药各须精新，先捣大黄干姜为末，研巴豆内中，合治一千杵，用为散，蜜和丸亦佳，密器中贮之，莫令歇。主心腹诸卒暴百病，若中恶客忤，心腹胀满，卒痛如锥刺，气急口噤，停尸卒死者，以暖水苦酒服大豆许三四丸，或不下，捧头起，灌令下咽，须臾当差，如未差，更与三丸，当腹中鸣，即吐下便差，若口噤，亦须折齿灌之。

治伤寒令愈不复，紫石寒食散方

紫石英　白石英　赤石脂　钟乳碓炼　栝蒌根　防风　桔梗　文蛤　鬼臼各十分　太乙余粮十分烧　干姜　附子炮去皮　桂枝去皮各四分

上十三味，杵为散，酒服方寸匕。

救卒死方

薤捣汁，灌鼻中。

雄鸡冠割取血，管吹内鼻中。

猪脂如鸡子大，苦酒一升，煮沸，灌喉中。

鸡肝及血涂面上，以灰围四旁，立起。

大豆二七粒，以鸡子白并酒和，尽以吞之。

救卒死而壮热者方

矾石半斤，以水一斗半，煮消，以渍脚，令没踝。

救卒死而目闭者方

骑牛临面，捣薤汁灌耳中，吹皂荚末鼻中，立效。

救卒死而张口反折者方

灸手足两爪后十四壮了，饮以五毒诸膏散有巴豆者。

救卒死而四肢不收失便者方

马屎一升，水三斗，煮取二斗以洗之，又取牛洞稀粪也一升，温酒灌口中，灸心下一寸，脐上三寸，脐下四寸，各一百壮，差。

救小儿卒死而吐利，不知是何病方

狗屎一丸，绞取汁以灌之，无湿者，水煮干者，取汁。

尸蹶，脉动而无气，气闭不通，故静而死也，治方还魂汤笔者补之。

还魂汤方

麻黄三两去节一方四两　杏仁七十个去皮尖　甘草一两炙

上三味，以水八升，煮取三升，去滓，分令咽之，通治诸感忤。

菖蒲屑，内鼻两孔中吹之，令人以桂屑着舌下。

剔取左角发方寸烧末，酒和，灌令入喉，立起。

救卒死客忤死，还魂汤主之。方见上。

又方

韭根一把　乌梅二十枚　吴茱萸半升炒

上三味，以水一斗煮之，以病人栉内中，三沸，栉浮者生，沉者死。煮取三升，去滓，分饮之。

救自缢死，旦至暮，虽已冷，必可治；暮至旦，小难也，恐此当言阴气盛故也。然夏时夜短于昼，又热，犹应可治；又云，心下若微温者，一日以上，犹可治之，方。

徐徐抱解，不得截绳，上下安被卧之，一人以脚踏其两肩，手少挽其发常弦弦勿纵之，一人以手按据胸上，数动之。一人摩捋臂胫屈伸之，若已僵，但渐渐强屈之，并按其腹，如此一炊顷，气从口出，呼吸眼开，而犹引按莫置，亦勿苦劳之，须臾，可少桂汤及粥清含与之，令濡喉，渐渐能咽，及稍止，若向令两人以管吹其两耳，罙好，此法最善，无不活也。

凡中暍死，不可使得冷，得冷便死，疗之方。

屈草带，绕暍人脐，使三两人溺其中，令温，亦可用热泥和屈草，亦可扣瓦碗底按，及车缸以着暍人，取令溺，须得流去，此谓道路穷卒无汤，当令溺其中，欲使多人溺，取令温，若汤便可与之，不可泥及车缸，恐此物冷，暍既在夏月，得热泥土，暖车缸，亦可用也。

救溺死方

取灶中灰两石余，以埋人，从头至足，水出七孔，即活。

上疗自缢、溺、暍之法，并出自张仲景为之，其意殊绝，殆非常情所及，本草所能关，实救人之大术矣。伤寒家数有暍病，非此遇热之暍。

治马坠，及一切筋骨损方

大黄一两切浸汤成下　绯帛如手大烧灰　乱发如鸡子大烧灰用　久用炊单布一尺烧灰　败蒲一握三寸　桃仁四十九枚去皮尖熬　甘草如中指节炙剉

上七味，以童子小便，量多少，煎成汤，内酒一大盏，次下大黄，去滓分温三服，先剉败蒲席半领，煎汤浴，衣被盖覆，斯须通利数行，痛楚立差，利及浴水赤，勿怪，即瘀血也。

卷六　验方篇之二

禽兽鱼虫禁忌并治第二十四

论辩二首　合九十法　方二十一首

凡饮食滋味，以养于生，食之有妨，反能为害，自非服药炼液，焉能不饮食乎？切见时人，不闲调摄，疾疢竞起，若不因食而生，苟全其生，须知切忌者矣。所食之味，有与病相宜，有与身为害，若得宜则益体，害则成疾，以此致危，例皆难疗。凡煮药饮汁以解毒者，虽云救急，不可热饮。诸毒病得热更甚，宜冷饮之。

肝病禁辛，心病禁咸，脾病禁酸，肺病禁苦，肾病禁甘。春不食肝，夏不食心，秋不食肺，冬不食肾，四季不食脾。辩曰，春不食肝者，为肝气王脾气败，若食肝，则又补肝，脾气败尤甚，不可救；又肝王之时，不可以死气入肝，恐伤魂也。若非王时，即虚，以肝补之佳。余脏准此。

凡肝脏自不可轻啖，自死者弥甚。

凡心皆为神识所舍，勿食之，使人来生复其报对矣。

凡肉及肝，落地不着尘土者，不可食之。

猪肉落水浮者，不可食。
诸肉及鱼，若狗不食，鸟不啄者，不可食。
诸肉不干，火炙不动，见水自动者，不可食之。
肉中有朱点者，不可食之。
六畜肉，热血不断者，不可食之。
父母及身本命肉，食之令人神魂不安。
食肥肉及热羹，不得饮冷水。
诸五脏及鱼，投地尘土不污者，不可食之。
秽饭馁肉臭鱼，食之皆伤人。
自死肉，口闭者，不可食之。
六畜自死，皆疫死，则有毒，不可食之。
兽自死，北首及伏地者，食之杀人。
食生肉，饱饮乳，变成白虫一作血蛊。
疫死牛肉，食之令病洞下，亦致坚积，宜利药下之。
脯藏米瓮中，有毒，及经夏，食之发肾病。
治自死六畜肉中毒方。
黄蘗屑，捣服方寸匕。
治食郁肉漏脯中毒方。郁肉，密器盖之，隔宿者是也。漏脯，茅屋漏下，沾著者是也。
烧犬屎，酒服方寸匕，每服人乳汁亦良。饮生韭汁三升，亦得。
治黍米中藏干脯，食之中毒方。
大豆浓煮汁，饮数升，即解，亦治狸肉漏脯等毒。
治食生肉中毒方。
掘地深三尺，取其下土三升，以水五升，煮数沸，澄清汁，饮一升，即愈。
治六畜鸟兽肝中毒方。
水浸豆豉，绞取汁，服数升愈。
马脚无夜眼者，不可食之。
食酸马肉，不饮酒，则杀人。
马肉不可热食，伤人心。
马鞍下肉，食之杀人。
白马黑头者，不可食之。
白马青蹄者，不可食之。
马肉狍肉共食，饱醉卧，大忌。
驴马肉合猪肉食之，成霍乱。
马肝及毛，不可妄食，中毒害人。
食马肝中毒，人未死方。
雄鼠屎二七粒，末之，水和服，日再服屎尖者是。

人垢取方寸匕，服之佳。

治食马肉，中毒欲死方。

香豉二两　杏仁三两

上二味，蒸一食顷，熟，杵之服，日再服。

煮芦根汁，饮之良。

疫死牛，或目赤或黄，食之大忌。

牛肉共猪肉食之，必作寸白虫。

青牛肠，不可合犬肉食之。

牛肺从三月至五月，其中有虫，如马尾，割去勿食，食则损人。

牛羊猪肉，皆不得以楮木桑木蒸炙，食之令人腹内生虫。

噉蛇牛肉杀人，何以知之？噉蛇者，毛发向后顺者是也。

治噉蛇牛肉，食之欲死方。

饮人乳汁一升，立愈。

以泔洗头，饮一升，愈。

牛肚细切，以水一斗煮取一升，暖饮之，大汗出者愈。

治食牛肉中毒方。

甘草煮汁，饮之即解。

羊肉，其有宿热者，不可食之。

羊肉不可共生鱼酪食之，害人。

羊蹄甲中有珠子白者，名羊悬筋，食之令人癫。

白羊黑头，食其脑，作肠痈。

羊肝共生椒食之，破人五脏。

猪肉共羊肝和食之，令人心闷。

猪肉以生胡荽同食，烂人脐。

猪脂不可合梅子食之。

猪肉和葵食之，少气。

鹿肉不可和蒲白作羹，食之发恶疮。

麋脂及梅李子，若妊妇食之，令子青盲，男子伤精。

獐肉不可合虾及生菜梅李果食之，皆病人。

痼疾人，不可食熊肉，令终身不愈。

白犬自死不出舌者，食之害人。

食狗鼠余，令人发瘘疮。

治食犬肉不消，心下坚，或腹胀，口干大渴，心急发热，妄语如狂，或洞下方。

杏仁一升合皮熟研用。

上一味以沸汤三升和，取汁，分三服，利下肉片，大验。

妇人妊娠，不可食兔肉、山羊肉及鳖鸡鸭，令子无声音。

兔肉不可合白鸡肉食之，令人面发黄。

兔肉着干姜食之，成霍乱。

凡鸟自死，口不闭，翅不合者，不可食之。

诸禽肉，肝青者，食之杀人。

鸡有六翮四距者，不可食之。

乌鸡白首者，不可食之。

鸡不可共葫蒜食之，滞气一云鸡子。

山鸡不可合鸟兽肉食之。

雉肉久食之，令人瘦。

鸭卵不可合鳖肉食之。

妇人妊娠食雀肉，令子淫乱无耻。

雀肉不可合李子食之。

燕肉勿食，入水为蛟龙所啖。

鸟兽有中毒箭死者，其肉有毒，解之方。

大豆煮汁及盐汁，服之，解。

鱼头正白，如连珠至脊上，食之杀人。

鱼头中无鳃者，不可食之，杀人。

鱼无肠胆者，不可食之，三年阴不起，女子绝生。

鱼头似有角者，不可食之。

鱼目合者，不可食之。

六甲日勿食鳞甲之物。

鱼不可合鸡肉食之。

鱼不得和鸬鹚肉食之。

鲤鱼鲊，不可合小豆藿食之，其子不可合猪肝食之，害人。

鲤鱼不可合犬肉食之。

鲫鱼不可合猴雉肉食之。一云，不可合猪肝食。

鳀鱼合鹿肉生食，令人筋甲缩。

青鱼鲊不可合生胡荽及生葵并麦中食之。

鳟、鳝不可合白犬血食之。

龟肉不可合酒果子食之。

鳖目凹陷者，及压下有王字形者，不可食之。又，其肉不得合鸡鸭子食之。

龟鳖肉不可合苋菜食之。

虾无须，及腹下通黑，煮之反白者，不可食之。

食脍，饮奶酪，令人腹中生虫，为瘕。

鲙食之，在心胸间不化，吐复不出，速下除之，久成癥病，治之方。

橘皮一两　大黄二两　朴硝二两

上三味，以水一大升，煮至小升，顿服即消。

食鲙多，不消，结为癥病，治之方。

马鞭草

上一味，捣汁饮之。或以姜叶汁，饮之一升，亦消。又可服吐药吐之。

食鱼后中毒，两种烦乱，治之方。

橘皮，浓煎汁，服之即解。

食鯸鲐鯺鱼中毒方。

芦根煮汁服之，即解。

蟹目相向，足斑目赤者，不可食之。

食蟹中毒，治之方。

紫苏煮汁，饮之三升，紫苏子捣汁饮之，亦良。

冬瓜汁，饮二升，食冬瓜亦可。

凡蟹未遇霜，多毒，其熟者乃可食之。

蜘蛛落食中，有毒，勿食之。

凡蜂蝇虫蚁等，多集食上，食之致瘘。

卷六　验方篇之三

果实菜谷禁忌并治第二十五

论二首笔者补之

五谷为养，五果为助，五畜为益，气味合而服之，以补精益气。《素问·宣明论》

谷肉果菜含养尽之，无使过之，伤其正也。《素问·五常政大论》

果子生食，生疮。

果子落地经宿，虫蚁食之者，人大忌食之。

生米停留多日，有损处，食之伤人。

桃子多食令人热，仍不得入水浴，令人病淋沥寒热病。

杏酪不熟，伤人。

梅多食，坏人齿。

李不可多食，令人胪胀。

林檎不可多食，令人百脉弱。

橘柚多食，令人口爽不知五味。

梨不可多食，令人寒中，金疮产妇亦不宜食。

樱桃杏，多食伤筋骨。

安石榴不可多食，损人肺。

胡桃不可多食，令人动痰饮。

生枣多食，令人热渴气胀；寒热羸瘦者，弥不可食，伤人。

食诸果中毒，治之方。

猪骨烧灰

上一味，末之，水服方寸匕。亦治马肝、漏脯等毒。

木耳赤色及仰生者，勿食。菌仰卷及赤色者，不可食。

食诸菌中毒，闷乱欲死，治之方。

人粪汁，饮一升，土浆，饮一二升，大豆浓煎汁，饮之，服诸吐利药，并解。

食枫柱菌而哭不止，治之以前方。

误食野芋，烦乱欲死，治之方。以前方。其野芋根，山东人名魁芋；人种芋三年不收，亦成野芋，并杀人。

蜀椒闭口者有毒，误食之，戟人咽喉，气病欲绝。或吐下白沫，身体痹冷，急治之方。

肉桂，煎汁饮之，饮冷水一二升，或食蒜，或饮地浆，或浓煮豉汁饮之，并解。

正月勿食生葱，令人面生游风。

二月勿食蓼，伤人肾。

三月勿食小蒜，伤人志性。

四月八月勿食胡荽，伤人神。

五月勿食韭，令人乏气力。

五月五日勿食一切生菜，发百病。

六月七月勿食茱萸，伤神气。

八月九月勿食姜，伤人神。

十月勿食椒，损人心，伤心脉。

十一月十二月勿食薤，令人多涕唾。

四季勿食生葵，令人饮食不化，发百病，非但食中，药中皆不可用，深宜慎之。

时病差，未健，食生菜，手足必肿。

夜食生菜，不利人。

十月勿食被霜生菜，令人面无光，目涩，心痛，腰疼，或发心疟，疟发时手足十指爪皆青，困委。

葱韭初生芽者，食之伤人心气。

饮白酒，食生韭，令人病增。

生葱不可共蜜食之，杀人，独颗蒜弥忌。

枣和生葱食之，令人病。

生葱和雄鸡雉白犬肉食之，令人七窍经年流血。

食糖蜜后，四日内食生葱蒜，令人心痛。

夜食诸姜蒜葱等，伤人心。

芜菁根多食令人气胀。
薤不可共牛肉作羹，食之，成瘕病，韭亦然。
莼多食，动痔疾。
野苣不可同蜜食之，作内痔。
白苣不可共酪同食，作䘌虫。
黄瓜食之，发热病。
葵心不可食，伤人，叶尤冷，黄背赤茎者，勿食之。
胡荽久食之，令人多忘。
病人不可食胡荽及黄花菜。
芋不可多食，动病。
妊妇食姜，令子余指。
蓼多食，发心痛。
蓼和生鱼食之，令人夺气，阴咳疼痛。
芥菜不可共兔肉食之，成恶邪病。
小蒜多食，伤人心力。
食躁式躁方
豉，浓煮汁饮之。
钩吻与芹菜相似，误食之，杀人，解之方。
荠苨八两
上一味，水六升，煮取二升，分温二服。
菜中有水莨菪，叶圆而光，有毒，误食之，令人狂乱，状如中风或吐血，治之方。
甘草煮汁，服之即解。
春秋二时，龙带精入芹菜中，人偶食之为病，发时手青，腹满痛不可忍，名蛟龙病，治之方。
硬糖二三升
上一味，日两度，服之，吐出如蜥蜴三五枚，差。
食苦瓠中毒，治之方。
黎穰煮汁，数服之解。
扁豆，寒热者，不可食之。
久食小豆，令人枯燥。
食大豆屑，忌啖猪肉。
大麦久食，令人作癣。
白黍米，不可同饴蜜食，亦不可合葵食之。
荍麦面，多食令人发落。
盐多食，伤人肺。
食冷物，冰人齿。

食热物，勿饮冷水。

饮酒，食生苍耳，令人心痛。

夏月大醉，汗流，不得冷水洗着身，及使扇，即成病。

饮酒，大忌灸腹背，令人肠结。

醉后勿饱食，发寒热。

饮酒食猪肉，卧秫稻穰中，则发黄。

食饴，多饮酒，大忌。

凡水及酒，照见人影动者，不可饮之。

醋合酪食之，令人血瘕。

食白米粥，勿食生苍耳，成走疰。

食甜粥已，食盐即吐。

犀角筋搅饮食，沫出，及浇地坟起者，食之杀人。

饮食中毒烦满，治之方。

苦参三两　苦酒一升半

上二味，煮三沸，三上三下，服之，吐食出即差，或以水煮亦得。

犀角汤亦佳。

贪食，食多不消，心腹坚满痛，治之方。

盐一升　水三升

上二味，煮令盐消，分三服，当吐出食，便差。

矾石生入腹，破人心肝，亦禁水。

商陆，以水服，杀人。

葶苈子，傅头疮，药成入脑，杀人。

水银入人耳，及六畜等，皆死，以金银着耳边，水银则吐。

苦练无子者杀人。

凡诸毒，多是假毒以投，无知时，宜煮甘草荠苨汁饮之，通除诸毒药。

附：救诸劳损病方五首（摘自《辅行诀》手抄本）

陶云：经方有救诸劳损病方，亦有五首，然综观其要义，盖不外虚候方加减而已，录出以备修真之辅，拯人之危也。然方意深妙，非俗浅所识。缘诸虚候，藏气互乘，虚实错杂，药味寒热并行，补泻相参，先圣遗奥，出人意表。汉晋以还，著名医辈张机、卫汜、华元化、吴普、皇甫玄晏、文法师、葛稚川、范将军等，皆为当代名贤，咸师式此《汤液经法》，悯救疾苦，造福含灵；其间增减，虽各擅其异，或致新效，似乱旧经，而其旨趣，仍方圆之于规矩也。

（一）养生补肝汤

养生补肝汤，治肝虚，筋极，腹中坚澼，大便秘。

处方：蜀椒一升　桂心三两　韭菜切一把　芍药三两　芒硝半斤　胡麻油一升

服法：上六味，以上五升，先煮椒、桂、韭菜叶、芍药，取得二升，去滓，内芒硝于内，待消已，将麻油倾入，乘热急以桑枝三枚，各长尺许，不住手搅，令与药合为度，共得三升，温分三服，一日尽之。

（二）调中补心汤

调中补心汤，治心劳，脉极，心中烦悸，神识恍惚。

处方：旋覆花一升　栗子打去壳十二枚　葱叶十四茎　豉半斤　栀子十四枚打　人参三两切

服法：上六味，以清酒四升，水六升，煮取三升，温分三服，日三。

（三）建中补脾汤

建中补脾汤，治脾虚，肉极，羸瘦如柴，腹中拘急，四肢无力方。

处方：甘草二两炙　大枣十二枚劈　生姜三两切　饴糖一升　芍药六两　桂枝二两

服法：上六味，以水七升，煮取三升，去渣。内饴，更上火，令消已，温服一升，日尽之。

（四）宁气补肺汤

宁气补肺汤，治肺虚，气极，烦热汗出，口舌渴燥方。

处方：麦门冬二升　五味子一升　白酨浆五升　芥子半升　旋覆花一两　竹叶三把

服法：上六味，但以白酨浆共煮，取得三升，分温三服，日尽之。

（五）固元补肾汤

固元补肾汤，治肾虚，筋极，遗精，失溺，气乏无力，不可动转，唾血，咯血方。

处方：地黄切　王瓜根切，各三两　苦酒一升　甘草炙　薤白四两　干姜二两，切

服法：上方六味，以苦酒合并，泉水五升煮之，取得三升，每服一升，一日尽之。

又治五药方

肝劳：雄黄白矾丹砂羊肉

心劳：禹朴滑石石英马肉

脾劳：石膏琅玕硫黄牛肉

肺劳：硫黄垩土赭石狗肉

肾劳：阳起雄黄石膏猪肉

上五方，上二味俱三两，下三味俱作六两。

五劳诸方，皆虚中夹实，可谓正虚则邪实也，如建中可治挛急，所缓肝急也。

附：五窍救卒死方（摘自手抄本《辅行诀》）

陶隐居云：中恶卒死者，皆脏气被壅，致令内外隔绝所致也。神仙有开五窍以救卒死中恶之方五首，录如下：

点眼以通肝气，治跌仆暨腰，挫闪，气血着滞，作痛一处，不可欠伸、动转方。

处方：矾石烧赤，取凉冷，研为细末

用法：每用少许，以酢蘸，点目大眦，痛在左侧点右眦，痛在右侧点左眦，当大痒，蛰泪大出则痓愈。

吹鼻以通肺气，治诸凡猝死，息闭不通者，皆可用此法治之。

处方：皂角刮去皮弦，用净肉，火上炙燥，如杏核大一块　细辛根等分

用法：共为细末，每用苇管吹鼻口少许，得嚏则活也。

着舌以通心气，治中恶，急心痛，手足逆冷者，顷刻可杀人。看其人唇舌青紫者及指甲青冷者是。

处方：硝石五钱匙　雄黄一钱匙

服法：上二味，共为极细末，启病者舌，着散一匕于舌下，少时即定中。若有涎出，令病者涎咽下必愈。

启喉以通脾气，治过食难化之物，或异品有毒，宿积不消，毒势攻注，心腹痛如刀绞。

处方：赤小豆　瓜蒂各等分

服法：共为散，每用咸豉半斤，以水二升，煮豉，取一升，去滓，内散一匙，顿服，少顷，当大吐则瘥。

熨耳以通肾气，治梦魇不寤。

处方：烧热汤二升，入戎盐七合，令烊化已，切葱白十五茎，内汤内，视汤再沸，即将葱取出，捣如泥。

用法：以麻布包之，熨病者二耳，令葱气入耳，病者即寤也。

上五方，乃神仙救急之道；若六畜病者，可倍用之。

《金匮要略》方剂索引

旋覆花汤 五脏风寒积聚病脉证并治篇，妇人杂病脉证并治篇

甘草干姜茯苓白术汤方 五脏风寒积聚病脉证并治篇

越婢加术汤 水气病脉证并治篇

防己黄芪汤 水气病脉证并治篇

越婢汤 水气病脉证并治篇

防己茯苓汤 水气病脉证并治篇

甘草麻黄汤 水气病脉证并治篇

麻黄附子汤 水气病脉证并治篇

杏子汤 水气病脉证并治篇

黄芪芍药桂枝苦酒汤 水气病脉证并治篇

桂枝加黄芪汤 水气病脉证并治篇

桂枝去芍药加麻黄细辛附子汤 水气病脉证并治篇

枳术汤 水气病脉证并治篇

苓桂术甘汤 痰饮咳嗽病脉证并治篇

肾气丸 痰饮咳嗽病脉证并治篇2条，消渴小便利淋病脉证并治篇，妇人杂病脉证并治篇

甘遂半夏汤 痰饮咳嗽病脉证并治篇

十枣汤 痰饮咳嗽病脉证并治篇2条

大青龙汤 痰饮咳嗽病脉证并治篇

小青龙汤 痰饮咳嗽病脉证并治篇2条，妇人杂病脉证并治篇

木防己汤方 痰饮咳嗽病脉证并治篇

木防己去石膏加茯苓芒硝汤 痰饮咳嗽病脉证并治篇

泽泻汤 痰饮咳嗽病脉证并治篇

厚朴大黄汤 痰饮咳嗽病脉证并治篇

葶苈大枣泻肺汤 痰饮咳嗽病脉证并治篇，肺痿肺痈咳嗽上气病脉证治篇2条

小半夏汤 痰饮咳嗽病脉证并治篇，呕吐哕下利病脉证治篇，黄疸病脉证并治篇

己椒苈黄丸 痰饮咳嗽病脉证并治篇

小半夏加茯苓汤 痰饮咳嗽病脉证并治篇2条

五苓散 痰饮咳嗽病脉证并治篇，消渴小便利淋病脉证并治篇

桂苓五味甘草汤 痰饮咳嗽病脉证并治篇

苓甘五味姜辛汤 痰饮咳嗽病脉证并治篇

桂苓五味甘草去桂加姜辛夏汤 痰饮咳嗽病脉证并治篇

茯苓甘草五味加姜辛半夏杏仁汤 痰饮咳嗽病脉证并治篇

苓甘姜味辛夏杏黄汤 痰饮咳嗽病脉证并治篇

黄芪桂枝五物汤痰饮咳嗽病脉证并治篇

天雄散痰饮咳嗽病脉证并治篇

桂枝加龙骨牡蛎汤痰饮咳嗽病脉证并治篇

小建中汤痰饮咳嗽病脉证并治篇，黄疸病脉证并治篇，妇人杂病脉证并治篇

黄芪建中汤痰饮咳嗽病脉证并治篇

薯蓣丸痰饮咳嗽病脉证并治篇

酸枣仁汤痰饮咳嗽病脉证并治篇

大黄䗪虫丸痰饮咳嗽病脉证并治篇

栝蒌桂枝汤痉湿暍病脉证治篇

葛根汤痉湿暍病脉证治篇

大承气汤痉湿暍病脉证治篇，呕吐哕下利病脉证治篇6条，腹满寒疝宿食病脉证治篇3条，妇人产后病脉证治篇，妇人产后病脉证治篇

麻黄加术汤痉湿暍病脉证治篇

麻黄杏仁薏苡甘草汤痉湿暍病脉证治篇

防己黄芪汤痉湿暍病脉证治篇

桂枝附子汤痉湿暍病脉证治篇

去桂加白术汤痉湿暍病脉证治篇

甘草附子汤痉湿暍病脉证治篇

白虎加人参汤痉湿暍病脉证治篇

一物瓜蒂汤痉湿暍病脉证治篇

甘草干姜汤肺痿肺痈咳嗽上气病脉证治篇

射干麻黄汤肺痿肺痈咳嗽上气病脉证治篇

皂荚丸肺痿肺痈咳嗽上气病脉证治篇

厚朴麻黄汤肺痿肺痈咳嗽上气病脉证治篇

泽漆汤肺痿肺痈咳嗽上气病脉证治篇

麦门冬汤肺痿肺痈咳嗽上气病脉证治篇

桔梗汤肺痿肺痈咳嗽上气病脉证治篇

越婢加半夏汤肺痿肺痈咳嗽上气病脉证治篇

小青龙加石膏汤肺痿肺痈咳嗽上气病脉证治篇

栝蒌薤白白酒汤胸痹心痛短气病脉证治篇

栝蒌薤白半夏汤胸痹心痛短气病脉证治篇

枳实薤白桂枝汤胸痹心痛短气病脉证治篇

人参汤胸痹心痛短气病脉证治篇

茯苓杏仁甘草汤胸痹心痛短气病脉证治篇

橘枳姜汤胸痹心痛短气病脉证治篇

薏苡附子散胸痹心痛短气病脉证治篇

桂枝生姜枳实汤胸痹心痛短气病脉证治篇

乌头赤石脂丸胸痹心痛短气病脉证治篇

桂枝去芍药加蜀漆牡蛎龙骨救逆汤惊悸吐衄下血胸满瘀血病脉证治篇

半夏麻黄丸惊悸吐衄下血胸满瘀血病脉证治篇

柏叶汤惊悸吐衄下血胸满瘀血病脉证治篇

黄土汤惊悸吐衄下血胸满瘀血病脉证治篇

赤小豆当归散惊悸吐衄下血胸满瘀血病脉证治篇

泻心汤惊悸吐衄下血胸满瘀血病脉证治篇，妇人杂病脉证并治篇

茱萸汤呕吐哕下利病脉证治篇2条

半夏泻心汤呕吐哕下利病脉证治篇

黄芩加半夏生姜汤呕吐哕下利病脉证治篇

猪苓散呕吐哕下利病脉证治篇

四逆汤呕吐哕下利病脉证治篇

小柴胡汤呕吐哕下利病脉证治篇，黄疸病脉证并治篇，妇人产后病脉证治篇，妇人杂病脉证并治篇

大半夏汤呕吐哕下利病脉证治篇

大黄甘草汤呕吐哕下利病脉证治篇

茯苓泽泻汤呕吐哕下利病脉证治篇

文蛤汤呕吐哕下利病脉证治篇

半夏干姜散呕吐哕下利病脉证治篇

生姜半夏汤呕吐哕下利病脉证治篇

橘皮汤呕吐哕下利病脉证治篇

橘皮竹茹汤呕吐哕下利病脉证治篇

桃花汤呕吐哕下利病脉证治篇

白头翁汤呕吐哕下利病脉证治篇

栀子豉汤呕吐哕下利病脉证治篇

通脉四逆汤呕吐哕下利病脉证治篇

紫参汤呕吐哕下利病脉证治篇

诃黎勒散呕吐哕下利病脉证治篇

厚朴七物汤腹满寒疝宿食病脉证治篇

附子粳米汤腹满寒疝宿食病脉证治篇

厚朴三物汤腹满寒疝宿食病脉证治篇

大柴胡汤腹满寒疝宿食病脉证治篇

大建中汤腹满寒疝宿食病脉证治篇

大黄附子汤腹满寒疝宿食病脉证治篇

赤丸方腹满寒疝宿食病脉证治篇

乌头煎腹满寒疝宿食病脉证治篇

当归生姜羊肉汤腹满寒疝宿食病脉证治篇，妇人产后病脉证治篇

乌头桂枝汤腹满寒疝宿食病脉证治篇

桂枝汤腹满寒疝宿食病脉证治篇，妇人产后病脉证治篇（阳旦汤）

瓜蒂散方腹满寒疝宿食病脉证治篇

五苓散消渴小便利淋病脉证并治篇

文蛤散消渴小便利淋病脉证并治篇

栝蒌瞿麦丸消渴小便利淋病脉证并治篇

蒲灰散消渴小便利淋病脉证并治篇

滑石白鱼散消渴小便利淋病脉证并治篇

茯苓戎盐汤消渴小便利淋病脉证并治篇

白虎加人参汤消渴小便利淋病脉证并治篇

猪苓汤消渴小便利淋病脉证并治篇

茵陈蒿汤黄疸病脉证并治篇

硝石矾石散黄疸病脉证并治篇

栀子大黄汤黄疸病脉证并治篇

桂枝加黄芪汤黄疸病脉证并治篇

猪膏发煎黄疸病脉证并治篇，妇人杂病脉证并治篇

茵陈五苓散黄疸病脉证并治篇

大黄硝石汤黄疸病脉证并治篇

鳖甲煎丸疟病脉证并治篇

白虎加桂枝汤疟病脉证并治篇

蜀漆散疟病脉证并治篇

奔豚汤奔豚气病脉证治篇

桂枝加桂汤奔豚气病脉证治篇

茯苓桂枝甘草大枣汤奔豚气病脉证治篇

风引汤中风历节病脉证并治篇

防己地黄汤中风历节病脉证并治篇

头风摩散中风历节病脉证并治篇

桂枝芍药知母汤中风历节病脉证并治篇

乌头汤中风历节病脉证并治篇

矾石汤中风历节病脉证并治篇

百合知母汤百合狐惑阴阳毒病脉证治篇

滑石代赭汤百合狐惑阴阳毒病脉证治篇

百合鸡子汤百合狐惑阴阳毒病脉证治篇

百合地黄汤百合狐惑阴阳毒病脉证治篇

百合洗方百合狐惑阴阳毒病脉证治篇

栝蒌牡蛎散 百合狐惑阴阳毒病脉证治篇

百合滑石散 百合狐惑阴阳毒病脉证治篇

甘草泻心汤 百合狐惑阴阳毒病脉证治篇

苦参汤 百合狐惑阴阳毒病脉证治篇

雄黄熏方 百合狐惑阴阳毒病脉证治篇

赤小豆当归散 百合狐惑阴阳毒病脉证治篇

升麻鳖甲汤 百合狐惑阴阳毒病脉证治篇

升麻鳖甲汤去雄黄蜀椒 百合狐惑阴阳毒病脉证治篇

藜芦甘草汤 趺蹶手指臂肿转筋阴狐疝蚘虫病脉证治篇

鸡矢白散 趺蹶手指臂肿转筋阴狐疝蚘虫病脉证治篇

蜘蛛散 趺蹶手指臂肿转筋阴狐疝蚘虫病脉证治篇

甘草粉蜜汤 趺蹶手指臂肿转筋阴狐疝蚘虫病脉证治篇

薏苡附子败酱散 疮痈肠痈浸淫病脉证并治篇

大黄牡丹汤 疮痈肠痈浸淫病脉证并治篇

王不留行散 疮痈肠痈浸淫病脉证并治篇

排脓散 疮痈肠痈浸淫病脉证并治篇

排脓汤 疮痈肠痈浸淫病脉证并治篇

黄连粉 疮痈肠痈浸淫病脉证并治篇

桂枝茯苓丸 妇人妊娠病脉证并治篇

附子汤 妇人妊娠病脉证并治篇

芎归胶艾汤 妇人妊娠病脉证并治篇，妇人杂病脉证并治篇

当归芍药散 妇人妊娠病脉证并治篇，妇人杂病脉证并治篇

干姜人参半夏丸 妇人妊娠病脉证并治篇

当归贝母苦参丸 妇人妊娠病脉证并治篇

葵子茯苓散 妇人妊娠病脉证并治篇

当归散 妇人妊娠病脉证并治篇

白术散 妇人妊娠病脉证并治篇

枳实芍药散 妇人产后病脉证治篇

下瘀血汤 妇人产后病脉证治篇

竹叶汤 妇人产后病脉证治篇

竹皮大丸 妇人产后病脉证治篇

白头翁加甘草阿胶汤 妇人产后病脉证治篇

半夏厚朴汤 妇人杂病脉证并治篇

甘麦大枣汤 妇人杂病脉证并治篇

温经汤 妇人杂病脉证并治篇

土瓜根散 妇人杂病脉证并治篇

大黄甘遂汤妇人杂病脉证并治篇

抵当汤妇人杂病脉证并治篇

矾石丸妇人杂病脉证并治篇

红蓝花酒方妇人杂病脉证并治篇

蛇床子散妇人杂病脉证并治篇

狼牙汤妇人杂病脉证并治篇

膏发煎妇人杂病脉证并治篇

小儿疳虫蚀齿方妇人杂病脉证并治篇

注：杂疗方、禽兽鱼虫禁忌并治、果实菜谷禁忌并治及附件一、附件二中方剂未列入。

跋

我的老师高齐民先生是我院中医内科教研室教师，曾任肾内科主任，今年已经八十岁高龄。

先生幼承庭训，后于北京中医学院科班修业六年，平时苦读精思，勇于实践，善于总结，并先后得针灸医师刘会宾、湖南名医刘炳凡、经方大家宋孝志等多位名医亲授多年，针药术业与日俱精，是我院内科公认颇见疗效的有数医师之一，更是我院现今有较深造诣的经方家之仅存者。其以深厚的经方理论水平，治疗疑难杂病多有奇效。

我喜爱经方，早闻先生善用经方，久有亲近之意。留院工作后，从先生处喜得防己地黄汤之奇妙，先后介绍久治不愈的同事杨克杰母亲和我家乡县长夫人就诊，先生均以经方很快治愈，由此仰慕之心更浓。2008年，正逢我院50周年大庆征文，我有幸为先生打印论文，终得先生垂爱，并将其所学倾囊相授。其讲授经方，画龙点睛，多有新意；其诊病处方，方小药简，别出心裁；其笔耕不辍，记录心得，新颖切用。尤为感人者，先生心胸坦荡，为人亲切和蔼，与他相处，一无拘束，感受更多的是会临绝顶的豁然，春雨润物的清新，秋天收获的喜悦。得遇先生，真不虚此生。

时逢乙未年春天，书稿终于成册，虽不及手稿之半，也足以反映先生医学人生之业绩。通过整理书稿，敬仰之余，更多的是良深感触：先生深厚的经方修养，宽广的诊疗视野，舍我其谁的临证自信，令人钦佩的临床疗效，源自于一生的青灯苦读勤学，源自于专心致志的治学辛劳。既令晚辈汗颜，又是无上的鞭策。先生年事已高，学生自当加倍努力，继承学习，不负殷殷师恩！

衷心感谢安健、王丽娟、杨凤玲、董霞与俞雷硕士为先生文稿的录入、校对和编辑；中医古籍出版社领导，慧眼识珠，立项出版；黄鑫博士为促成此事，多方奔走。多承诸君尽力。全国名老中医吕仁和教授欣然作序，为本书增辉。书稿面世，若能有益于中医，承爱于后学，则先生心血没有白付；书中难免有失校错植之处，当由学生负责。愿得方家指教。

后学李晓林
乙未年正月二十九日拜记于北京中医药大学东直门医院